TRAITÉ

DES

RÉTRÉCISSEMENTS

DE L'URÈTHRE

PAR

Le Dr P. HAMONIC

Ancien interne des Hôpitaux de Paris
Ancien aide-d'anatomie et lauréat de la Faculté de Médecine
Membre de la Société de Médecine pratique, etc.

Précédé d'une Préface par M. le professeur TILLAUX

AVEC 107 FIGURES DANS LE TEXTE

PARIS

OCTAVE DOIN, ÉDITEUR

8, PLACE DE L'ODÉON, 8

1893

TRAITÉ

DES RÉTRÉCISSEMENTS

DE L'URÈTHRE

TRAITÉ

DES

RÉTRÉCISSEMENTS

DE L'URÈTHRE

PAR

Le Dr P. HAMONIC

Ancien interne des Hôpitaux de Paris
Ancien aide-d'anatomie et lauréat de la Faculté de Médecine
Membre de la Société de Médecine pratique, etc.

Précédé d'une Préface par M. le professeur TILLAUX

AVEC 107 FIGURES DANS LE TEXTE

PARIS

OCTAVE DOIN, ÉDITEUR

8, PLACE DE L'ODÉON, 8

1893

ERRATUM

Une erreur typographique a fait mal orthographier le nom de *M. Terrillon* un certain nombre de fois. La notoriété de notre excellent et savant maître est trop considérable pour que le lecteur ne fasse pas de lui-même la rectification qui convient.

———

PRÉFACE

—

Parmi les fonctions dont l'intégrité est indispensable à la santé physique et même morale de l'homme, se trouve au premier rang la fonction rénale ; or, les rétrécissements de l'urèthre, en apportant un obstacle à l'émission de l'urine, troublent au plus haut point cette fonction et déterminent à la longue des désordres susceptibles d'entraîner la mort.

L'émission du sperme se fait aussi plus difficilement, quelquefois même est impossible ; aussi la fonction génitale se trouve-t-elle singulièrement entravée, circonstance d'autant plus grave que les rétrécissements de l'urèthre atteignent l'homme de préférence vers l'âge moyen de la vie. Le moral des sujets en est souvent profondément affecté, et il en résulte une véritable hypocondrie. Il n'est donc pas étonnant que l'attention des chirurgiens ait été de tout temps portée vers le traitement de cette grave maladie.

Les rétrécissements de l'urèthre ont donné lieu à un nombre véritablement énorme de travaux, et la série est loin d'être close. La preuve en est dans l'ouvrage que M. le Dr Hamonic livre actuellement au public, ouvrage considérable, le plus important, le plus complet qui ait été écrit jusqu'à ce jour sur la matière. M. le Dr Hamonic, qui a été jadis mon interne, m'a fait l'honneur de me demander une préface. Celle-ci ajoutera peu de chose sans doute à la valeur du livre de notre jeune confrère, mais elle aura au moins cet avantage de me permettre de proclamer publiquement en quelle haute estime je tiens et l'auteur et son œuvre.

Ce n'est pas mon rôle de montrer ici tous les mérites de ce travail vraiment magistral, mis avec un soin scrupuleux au courant de la science la plus moderne; mon témoignage serait suspect de partialité; mais ce que je tiens à dire, et ce qui m'a causé un véritable plaisir, c'est que la conduite conseillée par M. Hamonic dans le traitement des rétrécissements de l'urèthre est, dans les principales lignes, en conformité parfaite avec la pratique que je suis depuis de longues années, avec celle que j'avais déjà formulée dans ma Thèse d'agrégation de 1863, et que je n'ai cessé de conseiller.

L'étiologie, l'anatomie pathologique, etc., des rétrécissements de l'urèthre constituent sans doute des chapitres très importants de leur histoire; mais ce qui intéresse surtout le praticien, c'est leur traitement, dont voici à grands traits la description.

Le traitement véritablement chirurgical des rétrécissements de l'urèthre date de notre époque, et il est de toute justice d'attribuer à Maisonneuve le mérite de l'avoir fait entrer dans cette phase nouvelle, grâce à l'admirable instrument qu'il imagina pour pratiquer l'uréthrotomie interne. Ce n'est pas que les chirurgiens n'aient fait cette dernière opération bien longtemps auparavant, mais on se servait d'instruments imparfaits, qui n'étaient tout au plus que des scarificateurs. Il y avait bien l'uréthrotome de Reybard, instrument dangereux dont on limitait difficilement l'action, et nous n'osions guère l'employer, tant il était aisé de dépasser les limites du canal et de produire des infiltrations d'urine. L'instrument de Maisonneuve accomplit donc une révolution réelle dans le traitement des rétrécissements de l'urèthre, en rendant l'opération facile, rapide, efficace, certaine dans ses résultats, et de nos jours à peu près inoffensive. L'électro-lyse linéaire doit être rapprochée de l'uréthrotomie interne, dont elle ne diffère que par l'agent de diérèse mis en usage.

A son apparition dans la pratique, l'uréthrotomie interne était loin d'être exempte de dangers, et je pus fournir dans ma Thèse de 1863 des statistiques qui en démontraient la gravité ; mais c'était avant l'antisepsie, à une époque où une simple incision cutanée exposait le sujet à l'érysipèle et à l'infection purulente, accidents que les jeunes générations ont le bonheur de ne pas connaître ; mais, je le répète, l'uréthrotomie interne faite correctement ne donne plus guère aujourd'hui que des succès.

Est-ce à dire que cette opération doive être considérée comme la méthode générale de traitement des rétrécisse-ments de l'urèthre, celle à laquelle il est bon de recourir toujours et d'emblée ? Je ne le crois pas, et voici comment il faut, selon moi, diriger ce traitement.

Commençons par nous rappeler que l'urèthre de l'homme mesure, à l'état normal, un diamètre minimum de 7 à 8 mil-limètres environ ; un instrument de ce calibre doit donc le parcourir aisément, *sans effort*. Au-dessous de 7 millimètres, le canal sera considéré comme rétréci, et notre devoir est d'engager le malade à se soumettre au traitement, bien qu'à cette période les accidents soient ordinairement si légers que les sujets le signalent à peine ; le rétrécissement aug-mentera en effet à peu près fatalement et la cure en devien-dra de plus en plus difficile, sans compter que des désordres graves, parfois irréparables, pourront évoluer insidieusement en arrière du rétrécissement.

Tout rétrécissement de l'urèthre doit donc être dilaté, quel que soit le degré de l'atrésie.

Il y a la dilatation graduelle et la dilatation brusque. Avec M. le D' Hamonic, je repousse complètement cette dernière et, par conséquent aussi, les divers instruments divulseurs.

La dilatation graduelle pratiquée avec des bougies doit toujours être employée par le praticien au début du traitement.

Cette dilatation graduelle agit d'une manière plus ou moins rapide, non seulement suivant la nature du rétrécissement, mais aussi suivant le procédé employé par le chirurgien. Chacun de nous possède ordinairement un procédé qui lui est propre, et sous ce rapport je trouve très ingénieuse la pratique de M. le D' Hamonic ; mais, en définitive, nous arrivons au résultat à l'aide de bougies bien calibrées, introduites successivement dans le canal, jusqu'à restauration complète, ce qui demande un temps variable, toujours plusieurs semaines.

La dilatation graduelle est donc la méthode générale de traitement des rétrécissements de l'urèthre.

Cette méthode ne réussit pas toujours. Le rétrécissement résistera complètement à l'action des bougies ; après un certain résultat obtenu, l'état reste stationnaire ; le sujet est atteint de fièvre, de frissons à la suite de chaque séance de dilatation : telles sont les raisons principales qui obligent à interrompre (je ne dis pas à cesser) la dilatation, et c'est alors qu'il faut recourir à la section du rétrécissement avec la lame tranchante de Maisonneuve ou bien avec l'instrument électrolytique.

Voici un cas fréquent et que je signale à l'attention du praticien. Le canal est rétréci jusqu'à 1 millimètre de diamètre, je suppose, et par la dilatation vous êtes arrivé à lui restituer 4 à 5 millimètres, mais vous ne pouvez aller plus loin et vous proposez logiquement l'uréthrotomie interne ; or, le malade a déjà retiré un si grand bénéfice du traitement, que la fonction lui semble complètement rétablie ; il se croit volontiers guéri et ne comprend pas l'utilité d'une opération ; c'est à vous de lui en démontrer la nécessité, car la guérison n'existera réellement que lorsque vous aurez atteint le calibre normal.

L'uréthrotomie interne suffit-elle à guérir le malade ? D'une manière générale, non ; je ne conteste pas que quelques sujets, abandonnés complètement à eux-mêmes, puissent rester définitivement guéris, mais c'est à coup sûr une exception et il serait imprudent d'y compter. Après la section du rétrécissement reprenez donc la dilatation, et employez de préférence les bougies Béniqué. Pénétrez-vous bien de cette idée, que les rétrécissements de l'urèthre, même bien guéris, ont une grande tendance à la récidive ; le canal devra toujours être surveillé et entretenu dans son calibre normal ; une exploration annuelle suffira souvent à maintenir la guérison.

Pour pratiquer l'uréthrotomie interne, il est indispensable de pousser la lame sur un conducteur, et de faire d'abord pénétrer dans la vessie une bougie conductrice. Lorsque le rétrécissement est imperméable, c'est alors seulement que se pose l'opération de l'uréthrotomie externe. Je ne saurais établir un parallèle entre les deux opérations qui répondent à des indications différentes, et je rejette, sauf pour les cas très spéciaux (fistules, indurations périnéales), l'uréthrotomie externe avec conducteur. Toutes les fois qu'un conducteur peut être introduit dans la vessie, recourez à l'uréthrotomie interne; dans le cas contraire, l'uréthrotomie externe s'impose.

M. le Dr Jouon, de Nantes, a proposé récemment la résection du rétrécissement et la suture des deux bouts de l'urèthre. Je n'ai aucune expérience personnelle sur ce point, mais je réserverais, tout au plus, cette opération aux seuls cas justiciables de l'uréthrotomie externe.

Poursuivons jusqu'au bout la cure du rétrécissement de l'urèthre. Ce dernier est infranchissable, et nous pratiquons l'uréthrotomie externe. Cette opération est toujours laborieuse, surtout si on la compare à l'uréthrotomie interne, mais de plus elle est parfois irréalisable. Le but que l'on se propose, en effet, est de découvrir les deux bouts de l'urèthre, et d'y introduire une sonde volumineuse jusque dans la vessie; or, la recherche du bout postérieur peut être absolument infructueuse; toutes les manœuvres échouent et, par suite, la restauration du canal est impossible. Une dernière ressource reste alors au chirurgien et il ne faut pas hésiter à y recourir, c'est le *cathétérisme rétrograde*. La vessie étant ouverte au-dessus du pubis, une sonde est introduite dans l'urèthre d'arrière en avant par le col et laissée en place jusqu'à reconstitution du canal.

Telle est la marche qu'il convient, selon moi, de suivre dans le traitement souvent si compliqué des rétrécissements de l'urèthre, et je la formulerai dans les quelques conclusions suivantes :

Un canal de l'urèthre qui ne mesure pas facilement de 7 à 8 millimètres de diamètre est un canal rétréci et doit être dilaté.

La dilatation graduelle avec des bougies est le traitement général des rétrécissements de l'urèthre

Lorsque, pour une cause quelconque, le rétrécissement est indilatable par les moyens ordinaires, il faut employer un adjuvant à la dilatation.

Si l'urèthre est perméable et peut recevoir un conducteur, le meilleur adjuvant est l'uréthrotomie interne avec l'instrument de Maisonneuve. L'électrolyse linéaire est également un bon moyen qui fournit d'ailleurs un résultat immédiat identique à celui de l'uréthrotomie interne.

Un rétrécissement de l'urèthre abandonné à lui-même après le traitement, quel que soit d'ailleurs le moyen employé, récidive à peu près fatalement au bout d'un temps plus ou moins long. Il faut donc reprendre ou continuer la dilatation avec les bougies pour parachever la guérison, et la rendre durable. La dilatation sera continuée pendant toute la vie du sujet, à intervalles très éloignés (une ou deux fois par an).

Un rétrécissement infranchissable est justiciable de l'uréthrotomie externe.

S'il est impossible de trouver le bout postérieur, il faut pratiquer le cathétérisme rétrograde.

TILLAUX.

20 juillet 1892.

AVANT-PROPOS

J'ai pensé qu'un *Traité des rétrécissements de l'urèthre* pourrait être utile aux praticiens qui, en raison du grand nombre des strictures du canal que l'on rencontre dans la clientèle, sont obligés, surtout en province, de soigner ce genre d'affection, quoique ne s'adonnant pas à la spécialité des voies urinaires.

J'ai voulu bien isoler du groupe nosologique uréthral l'histoire clinique de cette maladie qui, dans ses manifestations légères, passe si souvent inaperçue au grand détriment du patient.

Je me suis attaché à préciser la ligne de conduite à tenir, lorsqu'on aborde la question si délicate du traitement, et j'ai cherché à mettre en relief la valeur relative de chaque procédé, et à faire comprendre quelle est sa puissance d'action et quelles sont ses indications.

Les complications si nombreuses des rétrécissements devaient trouver place dans ce *Traité* et témoigner de l'importance morbide de cette lésion uréthrale qui domine la pathologie de l'appareil excréteur de l'urine.

J'ai fait mon possible pour que les récentes découvertes bactériologiques prissent le rang qui leur est dû dans la pathogénie des infections dont les strictures sont le point de départ.

Je profite de l'occasion pour communiquer à mes lecteurs

les modifications que j'ai fait subir aux procédés d'exploration de l'urèthre et à quelques-unes des méthodes thérapeutiques.

J'ai pensé servir le plus grand nombre en m'efforçant de simplifier. Mais je n'ai pas voulu être élémentaire. Je m'adresse à des médecins et à des étudiants avancés, et je leur dois de résumer l'état actuel de nos connaissances sur les rétrécissements uréthraux, tout en conservant à ce livre un certain caractère personnel qu'autorisent mes recherches de laboratoire et mes observations cliniques qui se poursuivent sur ce sujet spécial depuis plus de dix ans.

Je m'estimerais trop heureux si la lecture de ce livre était de quelque utilité au médecin et surtout au malade qui réclame ses soins.

P. HAMONIC.

Paris, le 16 juillet 1892.

DIVISION

Nous divisons ce livre en TROIS PARTIES.

Dans la PREMIÈRE nous ferons l'*histoire des rétrécissements de l'urèthre*.

La SECONDE traitera de leurs *complications*.

La TROISIÈME sera consacrée à leur *traitement*.

PREMIÈRE PARTIE

HISTOIRE DES RÉTRÉCISSEMENTS DE L'URÈTHRE

CHAPITRE PREMIER

DÉFINITION

On donne le nom de *rétrécissement de l'urèthre à toute néoformation fibreuse d'origine inflammatoire ou cicatricielle, disposée soit sous forme de virole ou d'anneau sur la circonférence uréthrale, soit sous forme de valvule ou de callosité sur une de ses parois et dont la conséquence directe est de diminuer progressivement la lumière du canal en donnant lieu à des troubles multiples ; de déterminer sur tout l'appareil urinaire des lésions secondaires, dont la gravité s'accroît à mesure qu'elles se rapprochent du rein ; et de nécessiter enfin une intervention chirurgicale variable suivant les cas.*

Cette définition élimine d'emblée les *obstructions* du canal par un calcul, ou un corps étranger pouvant grossièrement simuler un rétrécissement en comblant en partie la cavité de l'urèthre.

Les *compressions* du conduit excréteur de l'urine n'y trouvent pas place non plus. Ici le canal est aplati par une tumeur du voisinage, un abcès, un épanchement sanguin, une hypertrophie prostatique, une production morbide quelconque qui siège en dehors de lui.

Une des éventualités les plus remarquables à ce point de vue est *l'hypertrophie et la soudure des lobes latéraux de la prostate.* Cette rareté anatomo-pathologique a été signalée par M. Duplay, et rangée dans le groupe des rétrécissements.

Nous l'en séparerons parce qu'il n'existe pas dans ce cas de néoformation fibreuse. Cette modalité doit être plutôt rattachée aux *hypertrophies prostatiques.*

Quoiqu'il existe une certaine analogie symptomatique entre les diverses maladies précédentes et les coarctations, les premières diffèrent essentiellement des secondes en ce qu'elles n'appartiennent pas aux parois uréthrales.

Il y a cependant, à ce titre, une réserve à faire pour les *brides fibreuses circulaires ou demi-circulaires développées autour de l'urèthre et en dehors de lui*, à la suite de quelques traumatismes.

Ici le processus cicatriciel est le même que celui des rétrécissements traumatiques proprement dits. La seule nuance qui sépare ces deux ordres de lésions réside dans leur *localisation*. Les unes consistent en tissu fibreux entourant le canal. Les autres sont caractérisées par un tissu fibreux développé dans l'épaisseur même de l'urèthre. Sauf cela, les causes, les symptômes, les complications sont identiques, à tel point que le diagnostic différentiel n'est possible qu'à l'autopsie, ou tout au moins au moment où l'on pratique l'uréthrotomie externe.

Pour ces motifs, on ne peut pas faire rentrer ces brides cicatricielles dans le cadre des lésions exerçant une compression péri-uréthrale, et les placer à côté des néoplasmes périnéaux par exemple. La clinique et l'anatomie pathologique exigent qu'on les étudie en même temps que les rétrécissements traumatiques, mais à cause de leur localisation spéciale on peut leur imposer le nom de *rétrécissements péri-uréthraux*.

Comme conclusion à ce qui précède, nous dirons que les obstacles au cours de l'urine, placés dans la *lumière du canal* ou à son *extérieur*, ne seront pas compris dans les limites de notre étude.

Quant aux lésions localisées dans l'épaisseur même de la paroi uréthrale et reproduisant les symptômes des coarctations, nous ne devons conserver que celles qui sont de *nature fibreuse*.

Nous éliminons donc d'emblée les *envahissements néoplasiques de l'urèthre*. Leur description appartient à l'histoire du *cancer génital*.

Le *syphilôme du canal* mérite cependant une exception : le tissu pathologique est en effet de *nature fibreuse*. Il affecte la forme circulaire, donne lieu à tous les symptômes et accidents des coarctations, et nécessite le même traitement qu'elles. Les seules différences portent sur sa *cause première* et sur son *évolution*. Nous en parlerons dans le cours de cet ouvrage.

Je ne garderai pas davantage dans le groupe des rétrécissements le *spasme de l'urèthre*, que beaucoup d'auteurs ont dénommé *rétrécissement spasmodique*. C'est en effet un phénomène transitoire, dû à une contracture réflexe de l'appareil sphinctérien de l'urèthre et pouvant se produire à l'insu de toute lésion locale. Ce n'est pas plus un rétrécissement que ne sont le spasme glottique ou le spasme anal. Il réclame comme traitement des moyens qui sont juste l'opposé de ceux qu'on emploie contre les rétrécissements.

Ceci dit, je m'empresse d'ajouter que nous verrons très souvent le spasme se surajouter au tableau clinique des coarctations.

Enfin je dois éliminer, en tant que rétrécissement proprement dit, le *gonflement congestif ou inflammatoire* de l'urèthre. Il est vrai qu'il peut être suffisant pour empêcher l'urine de s'écouler au dehors et pour reproduire à peu près complètement le syndrome de la stricture. Il y a en effet ici diminution du calibre uréthral ; mais il n'existe pas de tissu néoformé et anatomiquement constitué. L'obstacle est, en définitive, un *boursouflement hypérémique* des tissus, et la caractéristique de la lésion est d'être *fugace* et de céder à un traitement antiphlogistique, tandis que les procédés thérapeutiques qu'on oppose aux rétrécissements auraient dans l'espèce la plus déplorable influence. Donc le *pseudo-rétrécissement congestif ou inflammatoire* appartient non pas à l'histoire des coarctations, mais bien à celle de *l'uréthrite.*

Je me hâte de faire observer que nous verrons à chaque instant la congestion et l'inflammation uréthrales se surajouter aux rétrécissements déjà constitués, pour activer leur marche évolutive, les rendre plus difficilement curables, et les compliquer.

Les rétrécissements sont la cause la plus habituelle de ces hypérémies ; et celles-ci, à leur tour, réagissent d'une façon importante sur ceux-là.

CHAPITRE II

ÉTIOLOGIE

Au point de vue étiologique et sauf les *rétrécissements congénitaux* et les *syphilômes uréthraux*, toutes les coarctations du canal sont d'origine :

1° *Inflammatoire ;*

2° *Cicatricielle ;*

3° *Mixte.*

Passons en revue ces trois ordres de causes. Nous dirons ensuite un mot sur :

4° *Les syphilômes uréthraux ;*

5° *Et les rétrécissements congénitaux du canal.*

1° RÉTRÉCISSEMENTS D'ORIGINE INFLAMMATOIRE

Les inflammations aiguës et rapides exercent une influence minime dans le groupe qui nous occupe en ce moment. Le rôle le plus important est dévolu aux phlegmasies uréthrales *chroniques* et *récidivantes*. On sait qu'elles ont pour caractère essentiel de déterminer des *néoformations embryonnaires* au sein même des tissus qu'elles occupent. Ces néoformations peuvent être expliquées soit par une exagération dans l'afflux sanguin, soit par une irritation nutritive de tissus, soit par une *action microbienne spéciale*. Le tissu embryonnaire évolue, devient peu à peu tissu fibreux interstitiel, et il en résulte un épaississement de la muqueuse où s'est développée l'inflammation chronique. Plus tard le tissu fibreux se rétracte et diminue ainsi le calibre *uréthral*.

La *phlegmasie* reconnaît pour cause première tantôt un *principe virulent (blennorrhagie)*, tantôt une *action mécanique (passages de sondes, corps étrangers*, etc., *masturbation, excès de coït,* etc.), ou bien une *action chimique (injections médicamenteuses)*.

Les *inflammations virulentes de l'urèthre* sont celles qui entraînent le plus sûrement et le plus rapidement le rétrécissement. Cela se comprend si l'on songe qu'elles sont longues, presque toujours chroniques, et qu'elles intéressent la profondeur de la muqueuse.

Les *inflammations mécaniques ou par contact d'un liquide irritant* sont très passagères et superficielles. (Je ne parle pas ici, bien entendu, des blessures profondes de la muqueuse, ou des cautérisations intenses et destructives.)

Il est important, à l'époque actuelle, de bien séparer ces deux groupes si différents de phlegmasies. Autant le premier dévie les éléments anatomiques de leur évolution normale, leur communique une *irritation proliférante et néoformatrice*, autant le second les atteint peu. Celui-là envahit toute l'épaisseur de la muqueuse, celui-ci n'en atteint que la surface. Tous les deux peuvent agir évidemment comme cause étiogénique de la sclérose, mais le rôle capital appartient à l'*inflammation virulente*, à condition qu'elle se prolonge le temps nécessaire.

On a autrefois beaucoup discuté sur l'importance des *injections* dans le développement des coarctations du canal. On les a accusées d'en être la cause productrice.

A mon sens, la plus grosse part dans l'espèce revient à la *blennorrhagie*. C'est surtout la *chronicité* de cette affection qui favorise la formation du tissu fibreux, plus même que son intensité. Elle produit le rétrécissement, mieux encore lorsque le malade s'abstient des injections que lorsqu'il les emploie. Les observations démontrent surabondamment le fait.

Ce n'est pas que je nie le rôle irritant des injections. Mais, à ce point de vue, il y a lieu de les diviser en deux groupes :

1° Les injections *modificatrices, antiseptiques,* ou *très faiblement caustiques* (sulfate de zinc, tannin, ratanhia, nitrate d'argent, etc. etc.) ;

2° Les injections *fortement caustiques* (chlorure de zinc, acide phénique, sublimé, bi-iodure de mercure, etc., qui cependant, en solution très étendue, deviennent assimilables aux premières).

Nous verrons ailleurs que ce second groupe peut produire directement des rétrécissements *cicatriciels* par perte de substance, par *brûlure* suivie de chute d'escarre. Sur ce point, tout le monde est d'accord. De telles injections sont *toujours* mauvaises et condamnables.

Mais les injections simplement *modificatrices, antiseptiques* ou *très faiblement caustiques* échappent à ce reproche.

Il est vrai que leur action irritative semble devoir s'ajouter à celle de la blennorrhagie pour activer la néoformation inflammatoire. Mais c'est là une vue théorique.

En pratique, elles combattent la *virulence*, la détruisent, et par cela même elles effacent la cause de la vraie sclérose inflammatoire du canal. Non seulement elles ne font pas de mal, mais elles rendent les plus signalés services, en détruisant les véritables créateurs des strictures, les *microbes*.

On comprend qu'il vaut mieux substituer à une *phlegmasie virulente*, dont la conséquence fatale sera à la longue un rétrécissement, une *inflammation simple* qui n'amènera pas ce résultat, même en employant pour cela un caustique léger.

Le *nitrate d'argent* est le sel qui, mieux que tout autre, produit cette substitution. On l'a cependant jadis accablé de reproches et on lui a fait supporter le poids de nombreux rétrécissements blennorrhagiques.

Pour ma part, depuis bien des années que je l'emploie journellement, je ne l'ai jamais vu motiver cette mauvaise réputation.

J'estime qu'il a cet avantage considérable, sur les autres modificateurs et antiseptiques, d'exercer une action *rapide* et *sûre* et d'effacer en un temps très court la *virulence gonococcienne*, à condition qu'il soit appliqué à son heure et manié avec prudence et habileté.

Résumons : les rétrécissements d'origine inflammatoire reconnaissent pour cause la *blennorrhagie chronique* dans le plus grand nombre de cas. Les *irritations simples du canal* (injections faiblement caustiques, etc.) jouent à ce titre un rôle insignifiant, et le *nitrate d'argent* bien employé, en faisant disparaître rapidement la virulence de l'uréthrite, préserve le malade d'un rétrécissement ultérieur, au lieu d'en créer un, ainsi qu'on l'a soutenu pendant longtemps.

2° RÉTRÉCISSEMENTS D'ORIGINE CICATRICIELLE

Dans la classe précédente le rétrécissement était *éventuel*. Il ne survenait que si la phlegmasie était *chronique et profonde*. Un traitement, en arrêtant le processus néoformateur, pouvait prévenir la coarctation.

Ici, au contraire celle-ci est *fatale*. Rien ne peut l'empêcher de se produire, car elle est le terme ultime de l'évolution normale de la maladie.

La cause des *rétrécissements cicatriciels* est toujours une *solution de continuité.*

Deux cas se présentent : ou cette solution de continuité est la conséquence d'un *traumatisme*, ou bien elle est due à un *ulcère* non traumatique et non inflammatoire du canal (chancre).

1° RÉTRÉCISSEMENT CICATRICIEL TRAUMATIQUE. — La blessure de l'urèthre peut succéder à une *cause interne*, c'est-à-dire que le corps vulnérant exerce son action dans l'intérieur même du canal.

C'est alors un *calcul* rugueux qui, au moment de son élimination, déchire la muqueuse ; ou bien plus souvent c'est une *sonde* ou un *cathéter* qui éraille, divulse ou ulcère les tissus.

Les *corps étrangers* quelconques (tuyau de pipe, porte-plume, aiguille à tricoter, etc. etc.), que certains sujets s'introduisent dans l'urèthre sous l'influence de l'aliénation mentale ou d'une perversion du sens génital, agissent de même et d'autant mieux qu'ils sont dirigés par des mains ignorant la conformation du conduit urinaire.

Toute blessure produite dans de telles circonstances est suivie d'un travail de *cicatrisation*. Or on sait que les cicatrices se rétractent fatalement. C'est là une propriété inhérente à ces formations fibreuses. La rétraction diminuera le calibre uréthral, d'autant plus que la perte de substance sera *plus étendue* et affectera davantage la *direction transversale* par rapport à l'axe du canal.

Arrêtons-nous un peu sur ces deux faits.

Il est facile de comprendre que la *largeur de la cicatrice* est la même que celle de la plaie, et que la puissance rétractile est en rapport direct avec cette étendue. En d'autres termes, une cicatrice grande rétrécira bien plus le canal qu'une cicatrice petite.

Quant à la *direction*, elle a une importance capitale. Supposons par la pensée une plaie exactement *linéaire et longitudinale*. La cicatrice qui lui succède a même dimension et même direction. La rétraction ne peut guère s'effectuer transversalement puisque le tissu fibreux est très peu étendu dans ce sens. Au contraire, la tendance à la rétraction s'exerce très activement dans le sens longitudinal. La résultante est donc un *certain raccourcissement* du canal, et un rétrécissement négligeable, qui n'apporte aucun trouble sérieux dans la fonction urinaire.

Admettons maintenant une plaie *linéaire, circulaire et exactement perpendiculaire à l'axe de l'urèthre*. La cicatrice présentera une disposition et une rétraction qui seront l'opposé du cas précédent. Tandis que la rétraction dans le sens longitudinal sera insignifiante, celle dans le sens transversal sera considérable. Il y aura donc ici un *rétrécissement très serré*.

Je m'empresse de dire que ces plaies linéaires sont théoriques. Dès que les tissus *très élastiques* de l'urèthre sont sectionnés dans un sens quelconque, les lèvres de la plaie s'écartent l'une de l'autre, ce qui amène une solution de continuité d'une certaine étendue. Mais le fait général de la cicatrisation et de ses conséquences reste le même que dans l'exemple énoncé ci-dessus.

Entre les directions extrêmes, longitudinale et transversale des plaies uréthrales il existe toute la série des intermédiaires qui se rapprochent plus ou moins des deux types initiaux.

Sauf le cas de sections chirurgicales ou accidentelles par instruments tranchants. les plaies du canal sont irrégulières, déchiquetées et par suite donnent lieu à des cicatrices vastes et ayant grande tendance à la rétraction.

La blessure de l'urèthre peut succéder à une *cause externe*, c'est-à-dire qui s'exerce sur le périnée ou sur la face inférieure de la verge.

Le périnée est plus souvent atteint que le pénis, celui-ci fuyant grâce, à sa mobilité, devant la cause traumatique.

Les principales causes vulnérantes sont, pour le périnée, la *chute à califourchon* sur un corps dur, les *chocs directs* (coups de pieds) ou les *fractures du pubis ;* pour la verge, ce sont les *fausses manœuvres du coït,* la *pression violente du pénis,* les *projectiles de guerre,* les *blessures par instruments tranchants,* etc.

Qu'il nous suffise pour le moment de ces données générales permettant de comprendre ce qu'il faut entendre par l'expression de *rétrécissement traumatique.* Nous en étudierons les causes détaillées et leur mécanisme dans un chapitre spécial.

2° RÉTRÉCISSEMENTS CICATRICIELS CONSÉCUTIFS A UN ULCÈRE URÉTHRAL NON INFLAMMATOIRE ET NON TRAUMATIQUE. — Nous devons ranger ici les rétrécissements qui succèdent aux *chancres simples* du canal, et peut-être aussi de certaines *tuberculoses uréthrales guéries.*

Ces lésions sont exceptionnelles, les dernières surtout. J'ai eu occasion de soigner un malade atteint de tuberculose vésicale, épididymaire, prostatique et uréthrale, indépendamment d'altérations pulmonaires assez avancées.

A la suite d'un long séjour dans les pays chauds, ce malade revint à Paris très amélioré et porteur d'un rétrécissement bulbaire qui nécessita la dilatation progressive; et cependant, *il n'avait jamais eu de blennorrhagie.* J'ai cru pouvoir rapporter cette coarctation à du tissu cicatriciel développé au niveau de ses plaies tuberculeuses uréthrales en partie comblées.

Quant au *chancre simple du canal,* il est très rare. Sur une statistique de 445 cas portant sur des hommes, M. Fournier[1] a noté *onze chancres du méat urinaire* et seulement *cinq de l'intérieur de l'urèthré.*

Ils siègent presque toujours à *l'extrémité de la verge,* et ne dépassent guère la fosse naviculaire. Le plus souvent les chancres intra-uréthraux ne sont que la prolongation d'un chancre du méat. On en a cependant signalé dans la profondeur de l'urèthre, même dans la région membraneuse et prostatique (Ricord). Il est vrai que ces observations sont très discutables, quoique chez un de ces deux derniers malades l'auto-inoculation ait semblé être positive.

Le chancre uréthral creuse et détruit les tissus sur lesquels il se greffe. Il en résulte une perte de substance qui se comble au moment de la guérison grâce à un *processus cicatriciel* analogue à celui que nous avons décrit précédemment. La rétraction fibreuse est d'autant plus marquée que la solution de continuité a été plus vaste, plus profonde et plus irrégulière.

Ajoutons qu'au moment de la réparation les surfaces opposées de l'urèthre, se trouvant au contact l'une de l'autre, peuvent adhérer entre elles et se fusionner si elles sont envahies par l'ulcère en même temps. Ce fait donne lieu à des *atrésies* presque complètes.

Ces rétrécissements sont très semblables à ceux développés sous les influences traumatiques. En tout cas, ils se produisent en vertu du même mode évolutif.

3° RÉTRÉCISSEMENTS D'ORIGINE MIXTE

(OU D'ORIGINE A LA FOIS INFLAMMATOIRE ET CICATRICIELLE)

Ce groupe est de beaucoup le plus nombreux. Il renferme les cas dans lesquels *l'inflammation joue un rôle étiogénique en même temps que le processus cicatriciel.* Il correspond aux rétrécissements qu'au point de vue anatomique M. Guyon appelle *scléro-cicatriciels.*

Ici la cause initiale est une *uréthrite aiguë* ou plus souvent une *uréthrite chronique* sur laquelle se greffent des *poussées aiguës.*

Le processus inflammatoire chronique détermine une néoformation interstitielle comme dans les cas précédents, et ne présente rien de particulier. Mais au moment des poussées phlegmasiques

---

[1] *Dict. de méd. et de chirurg. prat.,* t. VII, p. 72.

aiguës, sous l'influence de la congestion extrème des petits vaisseaux, il se produit de petites *fissures superficielles* donnant lieu à de légères hémorragies. Ce fait est général à toutes les inflammations intenses des muqueuses. On voit de même des épistaxis dans le coryza aigu, et des bronchorrhagies dans le cours des bronchites violentes.

La théorie de la diapédèse est insuffisante pour expliquer ces hémorragies de cause inflammatoire. On est forcément obligé d'admettre de *petites solutions de continuité*, qui, quelque superficiel que soit leur siège, n'en sont pas moins le point de départ de formations *fibreuses* cicatricielles et rétractiles.

En dehors de ce fait, qui ne succède qu'aux poussées inflammatoires très aiguës, il faut signaler la *chute épithéliale* se produisant dans le cours des phlegmasies chroniques. Dans ces circonstances, le chorion de la muqueuse se dénude, suppure et subit ainsi un certain travail de destruction progressive. A la longue l'*érosion* superficielle du début devient *ulcération*, surtout si le sujet est dans de mauvaises conditions d'état général et de traitement. L'ulcération nécessite, pour guérir, une production cicatricielle comme toute solution de continuité intéressant le derme de la muqueuse.

Dès qu'un rétrécissement est formé dans l'urèthre, quelque minime qu'il soit, il constitue pour ce conduit un *locus minoris resistentiæ* et le prédispose à toute une série d'inflammations nouvelles. Ces derniers contribuent, chacune suivant son intensité, à augmenter la coarctation.

De plus, tout rétrécissement, à moins qu'il n'ait subi complètement son entière évolution fibreuse, renferme une proportion variable d'éléments jeunes *embryonnaires*, doués d'une grande vitalité et de propriétés reproductrices énergiques. C'est là un foyer latent de phlegmasie, qui peut envahir lentement de proche en proche, ou rapidement suivant les cas, de la même façon que le fait une inflammation chronique quelconque.

Cela explique la tendance si remarquablement récidivante de l'uréthrite chez les rétrécis.

La preuve de l'étiologie précédente est fournie par l'anatomie pathologique et l'endoscopie, qui permettent de constater sur la muqueuse uréthrale des bourgeons charnus, des fongosités (carnosités, caroncules des anciens auteurs), comme on en rencontre à la surface des anciens ulcères.

Les *liquides caustiques* injectés dans le canal amènent, en même temps qu'une violente inflammation, des *escarres par brûlure directe*. La chute de ces dernières est suivie d'ulcérations qui, en se cicatrisant, donnent lieu à des nodules fibreux rétractiles

Dans ces circonstances, *le rétrécissement est à la fois scléreux et cicatriciel*, mais ces deux processus sont contemporains l'un de l'autre, et ne se succèdent pas comme dans les cas précédemment étudiés.

J'ai observé, il y a quelque temps, un rétrécissement de ce genre. Un malade atteint d'écoulement chronique de l'urèthre fut voir un empirique qui lui plongea dans le canal un bourdonnet d'ouate imbibé d'une solution phéniquée très forte et passée au travers des yeux d'une sonde. Il en résulta une douleur subite considérable. La verge se tuméfia. Le soir même il y eut un écoulement sanguin très abondant et de la rétention urinaire incomplète.

Quelques jours plus tard, quand je vis le malade, j'observai à la face inférieure du gland et de la verge des ulcérations provenant de la chute d'escarres dont il restait encore quelques débris non éliminés. Il était évident que ces brûlures extérieures avaient été produites par un peu de liquide corrosif qui avait coulé en ces points au moment de son introduction dans l'urèthre. On pouvait donc, par l'examen de la plaie externe, se faire une très juste idée de la plaie interne.

En quinze jours, il se forma un rétrécissement cicatriciel, qui céda à la dilatation progressive, dans un temps relativement court, à cause de l'âge peu avancé de la stricture.

On comprend que les injections non caustiques, mais poussées dans le canal avec une grande force (*injections forcées*), puissent érailler la muqueuse par dilatation excentrique et brusque de l'urèthre. Ce fait produit de petites brides cicatricielles comparables à celles que nous venons de signaler, mais plus faibles et moins étendues, parce qu'au-delà d'une certaine tension le liquide injecté force la résistance de la portion membraneuse ou *sphincter interuréthral* et pénètre dans la vessie. Il ne peut pas de la sorte déterminer de bien grandes déchirures.

Toutes les ulcérations du canal sont susceptibles, au moment de la période de réparation, de créer des *adhérences*, des *soudures* entre les parois opposées de l'urèthre, ou même entre deux replis voisins de la muqueuse. De là, des rétrécissements par *adhésion cicatricielle*.

Les surfaces muqueuses ulcérées et en contact se fusionnent généralement au moment de la formation de la cicatrice.

Il est vrai qu'ici le passage fréquent de l'urine s'oppose en grande partie à cet accident, en ce qui concerne du moins les adhérences des parois opposées du canal.

Mais il n'en est pas de même pour les replis de la muqueuse. Cette membrane s'adosse à elle-même pour former des plicatures qui sont *longitudinales* et *transversales*. Ces dernières sont très rares. Les premières au contraire sont constantes. Elles se déplissent au moment du passage d'un corps étranger volumineux, d'une grosse sonde par exemple. Le jet urinaire n'est jamais suffisant pour opérer ce déplissement. A leur niveau il y a adossement et contact permanent de la muqueuse avec elle-même. Si cette membrane est ulcérée, il se forme adhérence lors de la cicatrisation. La conséquence en est un rétrécissement comparable à celui qu'on obtiendrait sur le col d'une bourse si on réunissait par une suture deux des plis voisins qui existent en ce point.

Le même fait pourrait se réaliser pour deux replis transversaux, dont la soudure formerait un *rétrécissement valvulaire*.

Arrivons à un groupe étiologique important, et sur lequel on n'a pas jusqu'ici suffisamment insisté. Je veux parler de la *folliculite uréthrale*.

Signalée vaguement par Morgagni [1], Stoll [2], Desault [3], Ph. Boyer [4], Cullérier [5], Swediaur [6], Lagneau [7], qui eurent le tort de confondre les lacunes de Morgagni avec les follicules de l'urèthre ; — mieux étudiée par Thiry [8], Melchior Robert [9], Hardy [10], Desormeaux [11], Niemeyer [12], Belhomme et Martin [13], Diday et Doyon [14], Jullien [15], Fournier [16], elle a été l'objet d'un travail important de Guiard [17]. J'ai moi-même publié un Mémoire sur les diverses variétés de folliculites blennorrhagiques de l'homme [18].

---

[1] *De sedibus et causis morborum per anatomia indagatis*, 1760.

[2] *Méd. prat.*, trad. de J. Terrier, 1797.

[3] *Th. de Paris*, 1818, nº 206.

[4] *Traité de la Syph.* Paris, 1836.

[5] Art. *blennorrhagie, in* : *Dict.*, en 15 volumes.

[6] *Traité des mal. syph.*, pluviôse an IX, 4ᵉ édition, t. I.

[7] Art. *blennorrhagie, in* : *Dict.*, en 21 vol. (1821).

[8] *Presse médicale* (de Bruxelles), 1856 : Recherches nouvelles sur les affections blennorrhagiques.

[9] *Nouveau traité des maladies vénériennes* (1861).

[10] *Mémoire sur les abcès blennorrhagiques* (Paris, 1864).

[11] *De l'endoscope et de ses applications au diagnostic et au traitement des affections de l'urèthre et de la vessie* (Paris, 1865).

[12] *Traité de path. int.*, 1873.

[13] *Traité de la Syph.*, 1876.

[14] *Thérapeutique des mal. vén. et cut.*, 1876.

[15] *Traité pratique des maladies vénériennes*, 1879.

[16] Art. *blennorrhagie, in* : *Dict. de méd. et chirurg. prat.*

[17] *Uréthrites latentes et uréthrites glandulaires. Ann. des mal. des org. génito-urin.*, février 1884.

[18] *Des folliculites blennorrhagiques de l'homme. Ann. méd. chirurg.* (Paris, 1885).

La *folliculite uréthrale* est l'inflammation des glandes folliculaires qu'on observe tout le long du canal de l'urèthre. Dans presque tous les cas, pour ne pas dire dans tous, elle est d'origine *blennorrhagique*. Les glandes folliculaires constituent pour le gonocoque blennorrhagique et les microbes du pus des sortes de refuges, de cryptes, où ils peuvent élire domicile bien à l'abri de l'action des injections médicamenteuses.

Ces petits foyers d'inflammation latente constituent un danger permanent, car ils peuvent à chaque instant prendre de l'extension, sous l'influence d'une cause irritative quelconque. Dans ces circonstances, la muqueuse uréthrale devient un milieu de culture propice à l'évolution des microbes, qui, renfermés jusque-là dans les follicules où ils végètent, prennent tout à coup un excès de vitalité et envahissent une étendue plus ou moins considérable du canal. Cela explique les blennorrhagies soi-disant spontanées, ou succédant à une cause banale, non virulente. En réalité, ce ne sont là que des retours à l'état actif d'une inflammation microbienne, latente à cause de sa localisation glandulaire.

La folliculite blennorrhagique du canal de l'urèthre, ou *urèthro-folliculite*, est très fréquente. Mais, pour en constater l'existence, il faut la rechercher avec soin. Sans cela, elle échappe à l'observation.

Son symptôme essentiel consiste dans la sensation de *petits noyaux durs* situés dans l'épaisseur du canal de l'urèthre, et dont on apprécie facilement les caractères par la palpation. C'est en passant la pulpe de l'index sur la face inférieure de la verge au niveau de la saillie du canal, qu'on perçoit les nodosités en question.

Tantôt il n'y en a qu'une seule. Plus souvent on en trouve plusieurs isolées ou agminées.

Elles occupent surtout la *paroi inférieure* de l'urèthre, quoique les follicules glandulaires soient beaucoup plus nombreux à la paroi supérieure. La raison paraît tenir à la déclivité et à la tendance bien plus grande qu'ont toutes les inflammations d'occuper le plancher du canal plutôt que son plafond. Le volume des nodules ne dépasse guère celui d'une *tête d'épingle* ou d'un grain de plomb numéro 1, dans les cas ordinaires. Leur consistance est *ferme*, pseudo-cartilagineuse. La pression exercée à leur niveau est un peu *douloureuse*.

Les saillies que font ces noyaux dans l'intérieur de l'urèthre sont parfois suffisantes pour arrêter une bougie exploratrice. Quand celle-ci franchit le point malade, l'observateur éprouve un ou plusieurs ressauts qui sont l'indice des petits nodules. En même temps le patient accuse une douleur variable qui cesse dès que l'instrument a franchi la zone altérée.

Les symptômes fonctionnels consistent surtout en une *sécrétion puriforme*, intermittente, blennorrhéique, ramenée au méat par pression d'arrière en avant, ou sur le talon de la boule de la bougie exploratrice, — en une *douleur légère* (cuisson, gène à l'émission du premier jet d'urine), — en un *petit bouchon muco-purulent* sécrété par les glandules malades et expulsé au début de la miction.

D'autres fois le sujet n'éprouve rien, et l'affection est absolument *latente*. La gouttelette puriforme peut cependant être obtenue par une pression assez forte exercée au niveau de la ou des saillies folliculaires.

Le fait le plus intéressant de la folliculite uréthrale, c'est qu'elle se complique parfois de *périfolliculite*.

Ici l'inflammation dépasse les limites de la glande et envahit le tissu cellulaire qui l'entoure. Aussitôt le nodule *grossit*, devient *très douloureux et lancinant;* sa consistance, d'abord ferme, est bientôt *empâtée*. Ses limites nettement accusées *se diffusent*. La miction est pénible et le jet d'urine manifestement *rétréci*.

Au bout de quelques jours un *écoulement purulent* se fait jour tout à coup par l'urèthre, et est suivi d'un grand soulagement. La glandule malade a déterminé un *petit abcès* et son tissu cellulaire périphérique en a fait presque tous les frais. Une fois la cavité bien détergée, la cicatrisation survient, et il reste à la place un *nodule fibreux* plus ou moins régulier.

Si plusieurs follicules voisins suppurent, leurs cavités peuvent se fusionner et donner lieu à une ulcération irrégulière, et qui sera suivie de la formation d'une nappe fibreuse d'étendue variable.

Je suis d'autant mieux autorisé à décrire, comme je viens de le faire, le processus de la *folliculite uréthrale suppurée, qui échappe à la vue,* que les choses se passent exactement de la même façon pour les *folliculites de la couronne du gland et du méat urinaire,* qui tombent sous l'observation directe, grâce à leur siège.

Or, au point de vue anatomique, celles-ci constituent la même maladie avec une localisation différente, et, au point de vue de la cause et de l'évolution clinique, elles sont absolument assimilables aux précédentes.

Lorsque la folliculite uréthrale suppure, l'abcès peut saillir fortement vers la peau, et le pus se créer une issue à *l'extérieur et à l'intérieur de l'urèthre en même temps.* Ce processus est celui de la plupart des *fistules uréthrales péniennes.* Il est à remarquer que celles-ci sont constamment précédées, au niveau de leur orifice interne, d'*un rétrécissement valvulaire*, placé du côté du méat urinaire. La guérison de ce rétrécissement amène souvent l'oblitération de la fistule, sans qu'il soit nécessaire de rien faire contre elle. J'ai constaté plusieurs fois ce fait.

Les notions précédentes étaient nécessaires pour comprendre le rôle de la folliculite dans l'étiogénie des rétrécissements.

On conçoit d'abord qu'une folliculite chronique et non suppurée puisse à la longue, et par le processus de la sclérose inflammatoire, créer une *callosité fibreuse*.

Mais, lorsque la folliculite suppure et forme abcès, il en résulte fatalement une *solution de continuité toujours profonde*, puisque, dans les cas de double ouverture, elle occupe toute l'épaisseur de la paroi uréthrale inférieure. Cette cavité, en se comblant, donne lieu à un rétrécissement.

La coarctation sera développée à son maximum dans les abcès qui forment fistule, puisque ce sont ceux qui atteignent le plus profondément la paroi de l'urèthre.

La *forme*, l'*étendue*, le *siège*, la *disposition*, la *complexité* des strictures dépendront absolument de la façon dont se produira le tissu scléreux ou cicatriciel, de son épaisseur, de sa situation, etc.

4° SYPHILÔMES URÉTHRAUX

Le chancre infectant peut se localiser sur le méat urinaire ou dans le canal, et amener un véritable rétrécissement au point de vue fonctionnel.

Cependant nous ne pouvons pas retenir ces cas dans notre travail. En effet le chancre uréthral guérit par le seul fait du traitement spécifique, il ne laisse pas de traces à sa suite et ne nécessite jamais d'intervention chirurgicale. Ces caractères sont suffisants pour le rejeter en tant que cause immédiate de stricture.

Mais tel n'est pas le *cas du syphilôme tertiaire*. Celui-ci est un *tissu scléro-gommeux* qui envahit l'urèthre *définitivement*, et constitue une coarctation légitime. A la longue, le tissu devient exclusivement fibreux, et la stricture n'a de spécial que son évolution première.

Veale (1868), un des premiers, a signalé le *syphilôme uréthral*. En 1875, M. Fournier en a rapporté trois observations très nettes. Chez un de ses malades on observait, dans la région pénienne, une induration allongée, en forme de cylindre cartilagineux. Veale n'a pas hésité à admettre que le syphilôme devient le point d'origine du rétrécissement uréthral. Pour ma part, je considère le fait comme aussi réel *pour l'urèthre que pour le rectum.*

J'en ai observé un cas très intéressant. Un garçon d'hôtel syphilitique depuis trois ans environ et qui ne s'était jamais soigné régulièrement fut atteint d'un suintement transparent, très visqueux et très abondant. En même temps il éprouva une difficulté croissante à vider sa vessie. Quand je le vis, je trouvai dans le tiers antérieur de son canal une induration considérable de la paroi uréthrale. Le conduit était dur comme du bois. Sa forme était celle d'un tuyau de pipe. Au niveau du méat l'induration se perdait dans le tissu du gland où elle se diffusait. En arrière, elle s'arrêtait brusquement, de sorte que le doigt passait sans transition du tissu pathologique sur le tissu sain. L'urèthre avait l'air d'être entouré dans sa partie malade d'une virole épaisse et régulière.

J'eus toutes les peines du monde à introduire une bougie numéro 7. Les bougies numéros 1 et 2 passaient très bien. Mais celles d'un calibre plus élevé entraînent à frottement. Le jet d'urine était filiforme.

Le sujet portait en même temps un foyer d'ostéo-périostite syphilitique au niveau du tibia droit. J'instituai un traitement mixte énergique et je pratiquai la dilatation progressive. En quelques semaines je pouvais passer le numéro 45 Béniqué. Le malade fut obligé de quitter Paris. Il continua très régulièrement son traitement spécifique, et malgré cela, quelques mois plus tard, je pus constater que la bougie numéro 7 ne passait pas mieux que la première fois. La dilatation fut reprise et conduite en quelques mois jusqu'au numéro 50. Depuis je n'ai pas revu ce malade qui pouvait être considéré comme guéri, au moins pour le moment.

M. Fournier a signalé des cas de *gommes isolées* dans l'épaisseur de l'urèthre. Mais il faut les séparer du véritable rétrécissement syphilitique qui est *cylindrique* et *scléro-gommeux.* Cependant ces productions peuvent former des bandes fibreuses sur les parois uréthrales qu'elles occupent, soit après suppuration, soit en se sclérosant directement.

5° RÉTRÉCISSEMENTS CONGÉNITAUX DE L'URÈTHRE

Ils résultent d'un défaut de développement de l'urèthre.

Je ne puis pas ici m'étendre sur l'embryogénie du canal. Il me suffira, pour faire comprendre le mécanisme de la formation de ces strictures, de dire que de très bonne heure l'allantoïde se dilate au niveau de son pédicule pour former une cavité nommée *sinus uro-génital*, qui deviendra plus tard la vessie et l'urèthre postérieur. A ce moment la vésicule allantoïdienne communique avec l'intestin dont elle est une expansion (von Baer, Rahtke, Valentin). Mais vers la sixième semaine une cloison se forme et l'en sépare. De sorte qu'en avant de la cloison existe le sinus uro-génital, et en arrière la partie inférieure de la cavité intestinale.

La paroi du sinus est constituée, comme l'allantoïde, par une expansion du feuillet moyen, tapissée en dedans par le feuillet interne du blastoderme.

En même temps le feuillet moyen bourgeonne à l'extérieur de l'embryon, et ces bourgeons vont former les organes génitaux externes. Les bourgeons péniens se creusent en une gouttière qui est tapissée par le feuillet externe et qui deviendra l'urèthre antérieur.

Nous avons donc en présence, d'une part, le *sinus uro-génital*, creusé dans le feuillet moyen et tapissé par le feuillet interne (vessie et urèthre postérieur), et d'autre part un bourgeonnement du feuillet moyen au sein duquel existe un canal tapissé par le feuillet externe, et terminé en arrière en un cul-de-sac (urèthre antérieur).

Peu à peu ce cul-de-sac se rapproche du sinus et à un moment donné il y a contact, puis usure de la cloison de séparation. La communication est dès lors établie entre les cavités des deux organes. De sorte que l'épithélium de l'urèthre antérieur émane du feuillet externe, tandis que celui de l'urèthre postérieur et de la vessie provient du feuillet interne. Quant aux divers plans sous-épithéliaux, ils sont formés par le feuillet moyen aussi bien pour l'urèthre que pour la vessie.

La réunion du sinus uro-génital et de l'urèthre se produit au niveau de la partie la plus profonde de la portion spongieuse, juste en avant de la portion membraneuse. De sorte que tout ce qui est en arrière de ce point appartient au sinus uro-génital et tout ce qui est en avant émane des bourgeons génitaux et de l'involution du feuillet externe dans la cavité uréthrale.

Il est maintenant aisé de comprendre que *la persistance ou la disparition incomplète de la cloison qui sépare l'urèthre du sinus uro-génital* constitue un rétrécissement congénital plus ou moins complet.

Les *rétrécissements congénitaux* sont tantôt *cylindriques*, tantôt *annulaires*, tantôt enfin *valvulaires* (Guyon[1]).

---

[1] *Des vices de conformation de l'urèthre*. Th. d'agrégation, Paris, 1863.

Dans le premier cas l'urèthre est représenté dans une étude variable par un *cordon plein* dur, et n'offrant pas trace de cavité intérieure (Nélaton, Syme).

D'autres fois c'est un *diaphragme* d'épaisseur variable, un *anneau* offrant à son centre une petite ouverture.

Ou bien c'est une *valvule* un peu comparable aux valvules veineuses, dirigée dans le sens de l'urine et ayant sa concavité tournée vers le méat (Velpeau, Budd, Jajavay).

J'ai soigné un garçon de onze ans atteint, sans aucune cause, d'un rétrécissement valvulaire de la région bulbaire, et d'origine certainement congénitale. Le fait curieux de cette observation c'est que les symptômes, nuls jusque-là, s'étaient révélés tout d'un coup comme si la coarctation avait été de date récente.

En terminant, signalons l'*occlusion congénitale du méat urinaire*, due à un simple agglutinement des lèvres de cet orifice, ou à l'existence d'une mince cloison, ou enfin à une masse fibreuse cylindrique pouvant avoir plusieurs centimètres de longueur.

Il est vraisemblable que ces faits reconnaissent pour cause des *adhérences inflammatoires* développées pendant la vie intra-utérine.

CHAPITRE III

SYMPTÔMES ET ÉVOLUTION CLINIQUE DES RÉTRÉCISSEMENTS
DE L'URÈTHRE

Nous étudierons à part :
1° *La période de début ;*
2° *La période d'état ;*
3° *La terminaison.*
Pendant le cours de ces trois périodes, on peut observer toute
une série de complications dont nous nous occuperons dans la
seconde partie de cet ouvrage. Il n'en sera donc pas question dans
ce chapitre.

1° DÉBUT

Les rétrécissements uréthraux débutent de façons très différentes.

Quelquefois les symptômes surviennent *bruyamment* et avec une
rapidité remarquable. Ils suivent de très près leur cause productrice et atteignent en peu de temps leur maximum d'intensité symptomatique. Ce fait se réalise dans les cas *traumatiques* (ruptures
du canal, etc.).

Il n'y a pour ainsi dire pas de transition entre le moment
où agit la cause vulnérante et celui où apparaissent les signes du
rétrécissement confirmé. Le tissu fibreux se développe avec une
telle activité, qu'on l'a vu former une coarctation complète en
onze jours seulement.

Dans les inflammations uréthrales, même les plus violentes, le
début du rétrécissement est toujours *moins rapide*. Cependant,
lorsqu'il se produit les fissures dont nous avons parlé, la stricture affecte une *marche aiguë*, mais qui est loin d'égaler celle de
la catégorie précédente.

Dans les cas inflammatoires, il existe toujours une *certaine période de calme* entre la terminaison de l'uréthrite et le début clinique du rétrécissement. Le malade peut même se croire guéri à tel point que les premiers symptômes de la coarctation l'impressionnent à peine.

Dans toutes les circonstances où le rétrécissement débute d'une façon brutale, *suraiguë* ou *aiguë*, le premier symptôme, et aussi un des plus importants, est *l'obstacle apporté à l'émission de l'urine.*

Cet obstacle varie depuis une *simple gêne* jusqu'à la *rétention complète.* La miction nécessite des efforts, et le jet est lent, petit et faiblement propulsé. Il peut être filiforme ; quelquefois même l'urine coule goutte à goutte.

En même temps le patient éprouve une *douleur locale*, uréthrale, siégeant dans le point où a porté le traumatisme initial, et due à ce dernier (si le rétrécissement est traumatique).

Dans les coarctations inflammatoires, cette douleur est bien moins vive, ou nulle. Elle n'est ressentie que si l'uréthrite n'a pas cédé et est encore en période d'activité.

Il existe une autre *douleur due à la rétention urinaire*, et sur laquelle nous insisterons plus tard. Cette dernière a son siège dans l'*hypogastre*, et s'irradie dans la verge, le périnée, le rectum, les aines, les lombes, quelquefois dans tout l'abdomen et même le long des cuisses. Elle est exacerbante, et par moment elle se calme un peu pour reparaître de nouveau. En même temps la vessie est distendue, globuleuse, d'autant plus que la rétention est plus complète.

Dans les cas traumatiques, on observe souvent des *uréthrorrhagies* occasionnées par la lésion primitive du canal, et pouvant se continuer jusqu'au moment où la stricture se manifeste.

Certains rétrécissements, *très peu considérables*, entrent en scène d'une manière *particulièrement bruyante*. Ce sont ceux qui, sous une influence irritative, se compliquent d'une *congestion du corps spongieux*.

Toute coarctation crée pour l'urèthre un point de moindre résistance. Que le canal soit soumis à l'action d'une cause nocive (froid, excès, fatigue, etc.), le corps spongieux qui le double se congestionne et efface la lumière uréthrale. Il peut y avoir *rétention complète*. Ordinairement ce phénomène est transitoire, et bientôt tout rentre dans l'ordre. On est alors étonné de constater l'existence d'un rétrécissement très léger, et l'on a de la peine à lui rapporter l'origine des accidents observés.

Quelques strictures débutent par des *poussées d'uréthrite aiguë* ou *subaiguë* survenant sans aucun motif apparent, ou sous l'in-

fluence de causes insignifiantes. La coarctation communique au
canal une *susceptibilité* extrême donnant prise à des circonstances
étiogéniques qui, en temps ordinaire, auraient un rôle absolument
négatif.

Ce qui démontre bien l'influence primordiale du rétrécissement
dans la détermination de ces poussées inflammatoires successives,
c'est l'*action de la dilatation* qui fait disparaître rapidement tous les
symptômes pathologiques, et en empêche le retour.

Je dois signaler un mode de début assez rare, mais que j'ai nettement observé dans certains rétrécissements de la région bulbaire.
Le malade n'éprouve aucun symptôme autre qu'une *névralgie
testiculaire*, nettement caractérisée, et qui ne cède qu'à la dilatation. En face d'une telle manifestation, on doit toujours penser à
un rétrécissement uréthral possible, et faire une exploration
minutieuse du canal. Je possède cinq observations remarquables
de ce début, et dans tous ces cas la dilatation a amené la disparition des douleurs.

Mentionnons enfin des *uréthrites postérieures*, et *des cystites du
col récidivantes* comme premiers indices de certains rétrécissements profonds sur lesquels je reviendrai ailleurs.

Dans la majorité des cas le début des coarctations uréthrales est
lent et insidieux, parce que le resserrement se produit d'une
façon progressive et insensible. Cela a lieu dans les strictures
d'origine inflammatoire. Ce n'est qu'au bout d'un temps assez long
et lorsque la maladie est déjà confirmée que le sujet se préoccupe
de son état. Souvent même il attend l'apparition d'une complication pour se décider à consulter.

Peu à peu *le jet d'urine se déforme*, devient mince et perd sa
force de projection. *La miction est longue et nécessite des efforts
expulsifs.*

Le malade urine verticalement et éclabousse ses chaussures.
Son canal se vide mal, et, la miction terminée, il s'écoule quelques
gouttes de liquide qui souillent la chemise. Un léger suintement
uréthral existe parfois, et c'est alors le symptôme qui attire le
plus vivement l'attention du sujet.

Progressivement les manifestations précédentes s'accusent, et la
période d'état est constituée.

Il arrive enfin qu'un rétrécissement est *découvert accidentellement*, pendant qu'on pratique une exploration vésicale pour la
recherche d'un calcul par exemple. Ici les symptômes sont tout à
fait latents pendant une période initiale quelquefois très longue.
*De là le précepte de toujours explorer l'urèthre dès qu'il existe le
plus petit fait pathologique pouvant faire penser à une stricture.*

2° Période d'état

Tout rétrécissement constitué donne lieu à une série de phénomènes morbides qui s'imposent à l'observation, et qui ne peuvent pas passer inaperçus pour le malade, même le moins soigneux de sa personne.

Les symptômes peuvent être divisés en : A. *physiques ;* — B. *fonctionnels.*

A. Symptômes physiques

Ils consistent essentiellement en *modifications ,du jet urinaire,* dues aux nouvelles conditions anatomiques dans lesquelles se trouve l'urèthre.

On a beaucoup exagéré l'importance clinique de ces symptômes, dont j'ai voulu juger la valeur exacte en instituant une série d'expériences.

A l'aide d'un tube en caoutchouc relié à un réservoir où de l'eau pouvait être maintenue à un degré variable de pression, j'ai réalisé un appareil comparable à l'urèthre, au point de vue de l'écoulement du liquide, et qui m'a permis d'étudier le mécanisme et la valeur des changements de forme du jet.

Pour vérifier les données de ce mode d'expérimentation, et me rapprocher davantage de la nature, j'ai placé dans l'urèthre d'un certain nombre de malades, à qui je pratiquais des lavages de la vessie, une très longue sonde en caoutchouc rouge. Cette sonde, flexible et assez mince dans sa partie postérieure, se moulait sur les parois uréthrales dès qu'un liquide la traversait. Dans sa portion libre, elle avait une paroi plus épaisse et plus résistante, et son extrémité antérieure se terminait par un orifice rappelant la forme du méat urinaire. Une fois introduite (à l'aide d'un mandrin), la sonde mettait à la disposition de l'expérimentateur une sorte d'urèthre très long, sa partie antérieure libre représentant en quelque sorte un prolongement du canal.

La longueur normale de l'urèthre est très variable. On ne s'éloignait donc pas beaucoup de la donnée anatomique en allongeant pour ainsi dire artificiellement le canal urinaire.

Quant à la force de projection, elle était fournie ici par la vessie elle-même.

Il était dès lors très aisé de réaliser, sur la partie libre de la sonde, tous les rétrécissements possibles et de vérifier les modifications du jet, au moment où s'écoulait le liquide injecté dans la vessie.

Enfin, j'ai employé un troisième mode d'expérimentation qui a consisté à comprimer de diverses façons, et pendant la miction normale, le canal de l'urèthre, afin de simuler de la sorte les divers rétrécissements.

Ce dernier procédé expérimental, outre qu'il est douloureux, est très insuffisant. Mais il permet de contrôler les deux précédents.

Constamment, et quelle qu'ait été la façon d'agir, les résultats n'ont pas différé. Je les exposerai tout en étudiant les modifications du jet d'urine des rétrécis.

La première à signaler, c'est la *diminution de la force de propulsion*. Le liquide, au lieu d'être projeté en avant, tombe directement à terre, et se rapproche plus ou moins de la verticale.

C'est là un phénomène presque constant, et d'une valeur clinique très grande, mais qui demande à être interprété, car il varie suivant le siège de l'obstacle.

Si, dans les conditions expérimentales indiquées plus haut, on détermine un rétrécissement à l'extrémité du tube évacuateur du liquide, le jet est lancé *plus loin*, mais en plus faible quantité qu'avant la coarctation. Si au contraire cette dernière est produite sur le trajet du conduit, et à une certaine distance de son extrémité libre, *le jet diminue de force et tend vers la verticale*.

Donc ici la même cause initiale produit un résultat diamétralement opposé d'après le point du conduit où elle s'exerce.

Dans le premier cas, la puissance expulsive restant la même, l'orifice de sortie sur lequel s'épuise cette force a été rendu plus petit. De ce fait la projection liquidienne s'exagère, tandis qu'elle s'atténue si on laisse reprendre au tube sa forme primitive.

Dans le second cas, lorsque nous créons une stricture *éloignée de l'orifice libre* du tube, les choses se passent de la même façon *au niveau du point rétréci*. En cet endroit, le jet est projeté plus fortement qu'avant la formation du rétrécissement, mais en moins grande quantité.

Au lieu de sortir librement à l'extérieur, il s'engage dans la zone non coarctée du cylindre qu'il doit remplir avant d'être évacué. Cette circonstance lui retire nécessairement de sa force, d'autant plus que l'obstacle est plus serré et plus éloigné de l'extrémité libre du conduit.

C'est donc *la cavité uréthrale placée en avant du rétrécissement qui est la véritable cause de la perte de force de propulsion du jet urinaire chez les rétrécis*.

Ce qui précède s'applique aux gens dont la puissance expulsive est la même après qu'avant la maladie.

Il est bien évident que, *si cette force diminue* à la longue, par paralysie ou dégénérescence de la vessie, elle devient une nouvelle cause qui s'ajoute à la première pour affaiblir davantage la projection de l'urine. Mais ce dernier point de vue ne doit pas nous occuper ici car il appartient aux complications vésicales des rétrécissements.

En résumé : *Un rétrécissement situé au méat urinaire augmente l'étendue de la projection du jet tout en diminuant la quantité d'urine émise dans un temps donné; un rétrécissement placé sur le trajet de l'urèthre diminue la longueur de projection du jet, en même temps que le débit proportionnel, et cela d'autant plus que la stricture est plus serrée et plus éloignée du méat.*

La seconde modification à signaler est la *ténuité du jet urinaire*. Le mécanisme est facile à saisir. Toute coarctation située sur un tube d'écoulement, en en diminuant le calibre, rend forcément plus mince la colonne liquide qui le traverse. Mais on comprend qu'un rétrécissement *très faible et élastique*, coïncidant avec une *vessie vigoureuse*, soit insuffisant pour changer le jet d'urine. La puissance expulsive est alors capable de forcer, d'effacer le rétrécissement et de rétablir la ligne de projection et la grosseur du jet. C'est ce qu'on peut vérifier expérimentalement sur l'appareil signalé ci-dessus en augmentant la pression du réservoir, après avoir créé une légère stricture sur le tube d'écoulement. La colonne liquidienne redevient, à un moment donné, la même qu'avant le resserrement.

Inversement, si la force expulsive primitive soit de la vessie, soit du réservoir, diminue, les troubles s'exagèrent du côté du *jet liquide*, et deviennent très marqués, même pour des coarctations insignifiantes.

Deux facteurs sont donc en présence : *d'une part, la résistance circulaire du rétrécissement; de l'autre, la contraction vésicale.* La prédominance du second fait disparaître les troubles urinaires physiques ; la prédominance du premier les exagère. La clinique donne de ces faits des exemples quotidiens.

Ce que nous venons de dire s'applique surtout aux rétrécis. Mais toutes les affections réduisant le calibre uréthral, et en particulier les *hypertrophies prostatiques*, sont capables de reproduire ces phénomènes.

La colonne urinaire peut présenter un *aspect aplati dû à la coarctation.*

Je me hâte de dire que l'on voit chez presque tout le monde un *aplatissement latéral que l'on doit considérer comme normal.*

A sa sortie, l'urine est projetée en une sorte de lame ayant exactement la forme de l'orifice du canal.

Chez la femme, dont le méat n'est pas bilobé, le jet urinaire, lorsqu'on a soin d'écarter les petites lèvres l'une de l'autre au moment de la miction, ne présente pas cette disposition ; chez l'homme on peut la faire disparaître en comprimant l'extrémité du gland du haut en bas, de façon à rendre son orifice quasi circulaire. Si on comprime l'extrémité libre d'un tube d'écoulement, la colonne liquide s'aplatit dans le même sens.

Mais, si la compression ne porte pas sur l'orifice de sortie, et *s'exerce sur un point du trajet du canal*, elle ne détermine plus l'aplatissement en question. Le jet reprend la forme que lui imprime l'orifice de l'extrémité libre. Les faits se reproduisent de la même façon quand on établit une saillie valvulaire dans la lumière du tube. Celle-ci agit comme l'aplatissement.

On comprend maintenant que, si un rétrécissement du méat, ou voisin de cet orifice, en modifie la forme linéaire, *verticale*, le jet d'urine doit perdre son aspect naturel. On voit même parfois l'aplatissement transversal devenir *supéro-inférieur*. J'ai assez souvent constaté cette disposition dans les rétrécissements valvulaires du méat dans lesquels une bride accidentelle placée au niveau et en travers de cette ouverture, la cloisonne et lui donne l'apparence d'une *fente transversale*, ou d'un orifice triangulaire à base supérieure.

Depuis longtemps on a signalé la *disposition tortillée, en spirale, en tire-bouchon*, etc., de la colonne urinaire des rétrécis. On a même attribué à ce symptôme une valeur clinique qu'il est loin de posséder.

Disons d'abord que tout *jet aplati au début devient forcément tortillé sur lui-même à une certaine distance du méat.*

C'est ce qu'on peut constater chez les sujets les plus normaux. L'urine au sortir du canal est disposée sous forme de lame, qui bientôt devient spiroïdale et enfin se convertit en un cylindre irrégulier.

Sur un tube d'écoulement en communication avec un réservoir on obtient cette disposition en serrant doucement son extrémité libre entre les doigts ; si on lui imprime un léger mouvement de torsion dans un sens ou dans l'autre, on change la direction de l'hélice qui fait suite à la lame liquide. Le *jet en vrille ne me paraît donc avoir aucune valeur, car il est la conséquence de tout jet aplati.*

Arrivons maintenant à la *bifidité de la colonne urinaire*. Elle n'est qu'une exagération de la disposition *aplatie*. On s'en rend compte expérimentalement en comprimant l'extrémité d'un tube d'écoulement. Au-delà d'un certain degré de compression le jet se bifurque. C'est la même chose si, par un artifice, on épaissit une des parois du tube, ou les deux parois opposées. La *bifurcation n'appartient qu'aux lésions intéressant le méat ou son voisinage immédiat.*

Cependant on observe aussi ce phénomène dans certains rétrécissements bulbaires. Mais un examen attentif démontre que le mécanisme est alors différent.

On trouve ici en effet un *petit bouchon muco-purulent* sécrété au voisinage de la stricture, et qui, cheminant de proche en proche, vient se placer derrière le méat et souvent en agglutine les lèvres. C'est à lui qu'il faut rapporter la cause première de la bifurcation. D'autres fois, les *bords du méat sont congestionnés, tuméfiés*, secondairement à un rétrécissement profond, et c'est ce gonflement qui, en augmentant l'aplatissement, détermine la bifidité du jet.

Ce qui le prouve, c'est que fréquemment la colonne liquide présente cette disposition seulement au *début de la miction*. Dès que le petit bouchon susmentionné a été détaché et éliminé, elle redevient unique. Dans d'autres cas le même phénomène s'observe à la suite des fatigues, des excès et de toutes les causes capables, en déterminant de l'uréthrite, de congestionner le méat. Aussitôt que la poussée phlegmasique a cédé, le jet reprend sa forme simple.

Il est bon de remarquer qu'un *effort volontaire*, ou *l'exagération de la contraction vésicale*, suffit pour faire disparaître la bifidité. Une recrudescence de la force expulsive primitive surmonte l'obstacle du méat, l'efface en partie et rétablit l'aspect ordinaire de la colonne liquide. Mais, dès que cette force faiblit, l'obstacle reprend ses droits. Cela explique pourquoi on voit fréquemment le jet bifurqué *au début et à la fin de la miction*, lorsque la contraction vésicale est mal établie ou qu'elle cesse, devenir simple quand elle s'exerce dans toute sa plénitude. On comprend aussi qu'un effort violent puisse effacer momentanément la bifidité.

Dans toutes les circonstances précédentes, une des deux branches se porte un peu en avant, tandis que l'autre tombe verticalement à terre. D'autres fois les deux branches divergent en formant un angle plus ou moins ouvert. On peut, enfin, les voir s'enrouler l'une autour de l'autre.

Ces diverses apparences sont dues à la forme de l'obstacle qui siège à l'extrémité antérieure de l'urèthre. En dernière analyse cet obstacle divise le canal en deux conduits secondaires, d'où bifidité du jet. Suivant la disposition de l'axe de ces conduits, les branches liquides offrent une direction différente.

La colonne urinaire peut être *trifurquée*. Ce fait est plus rare que le précédent, mais ses causes sont exactement semblables.

On observe aussi le *jet en pomme d'arrosoir* qui est encore une variante des cas que nous venons d'étudier. Ici, la cause première est plus complexe. Pour produire le phénomène, elle doit encore siéger *à l'extrémité antérieure de l'urèthre*. Elle le cloisonne pour ainsi dire ; elle subdivise la lumière en conduits secondaires ayant chacun un axe qui imprime sa direction au petit jet liquide qui le traverse. La *pomme d'arrosoir* appartient surtout aux inflammations secondaires du méat et de la fosse naviculaire.

A un certain degré de resserrement uréthral, le malade *urine goutte à goutte*. C'est l'exagération du *jet filiforme* appartenant aux strictures très serrées. Ces deux dispositions représentent les deux degrés successifs de même lésion. Qu'on pousse de l'eau à travers un tube très fin, elle s'écoulera en filet très mince ; que le tube devienne capillaire, et elle tombera goutte à goutte.

Signalons la *déviation à droite ou à gauche* de la colonne urinaire au sortir de l'urèthre. J'ai constaté ce symptôme assez rarement, et toujours dans les cas de *syphilômes uréthraux*. Pour qu'il se produise, il faut que l'obstacle, comme dans les cas précédents, *siège à l'extrémité libre de l'urèthre*. Le phénomène est dû à un épaississement latéral de la partie antérieure du canal, qui en ce point dévie son axe et le dirige obliquement d'un côté ou de l'autre. On produit ce résultat expérimentalement en plaçant sur une des parois de l'orifice d'un tube d'évacuation et dans son intérieur un petit coin, dont la base est en avant. De cette sorte on forme un épaississement qui change la direction terminale de l'axe du conduit, et celle que prend le liquide.

Dans tous ces cas l'axe du rétrécissement cesse d'être parallèle à celui du canal ; et comme la stricture siège à l'extrémité de l'urèthre, c'est elle qui imprime à l'urine sa direction extérieure.

Le dernier terme de la série des modifications qu'affecte le jet urinaire est sa *suppression complète*. Le malade ne *pisse plus du tout*. Il y a *rétention ;* grave accident que nous étudierons plus tard, et qui nécessite toujours une intervention rapide.

En terminant, disons qu'il faut tenir compte, dans l'appréciation pathogénique des symptômes précédents, des *coudures* qu'offrent les rétrécissements cylindriques. Elles sont la résultante de l'irrégularité même du tube rétréci de la coarctation, dont l'épaisseur pariétale est loin d'être la même sur tous les points de son trajet.

Les coudures agissent absolument comme les strictures, lorsqu'on les produit sur un tube expérimental. Elles sont aussitôt suivies *de diminution de la grosseur* et *de perte de la force de projection* de la colonne liquide ; et si on les exagère, celle-ci cesse de passer. Elles jouent donc un rôle ; quant à leur existence, elle est suffisamment démontrée par les courbures quelquefois très brusques que conservent les bougies à demeure après un certain séjour dans le canal.

B. Symptômes fonctionnels

Ils doivent être envisagés : *avant, pendant* et *après* la miction,

1° *Avant* l'issue de l'urine, voici ce qu'on constate :

Le malade est *long à pisser*. Il s'écoule quelquefois plusieurs minutes avant la sortie du liquide. Souvent une sorte de *rétention nerveuse réflexe naît de la connaissance qu'a le patient de son infirmité.* C'est surtout lorsqu'il est pressé ou qu'on le regarde et qu'il est impressionné d'une façon quelconque que ce symptôme se manifeste. En chemin de fer, quand le sujet n'a que quelques instants à sa disposition, il lui est fréquemment impossible d'uriner. D'abord c'est *un spasme purement nerveux* qui en est la cause et qui a été très bien étudié par James Paget[1] qui lui a donné le nom de *bégaiement urinaire,* voulant ainsi caractériser l'hésitation de l'écoulement. Mais, à mesure que le liquide séjourne dans la vessie, un *élément congestif* se surajoute au spasme, et la rétention devient complexe. Le rétréci est donc dès le début atteint d'une sorte de *spasmophilie uréthro-vésicale,* en d'autres termes d'une impressionnabilité très grande des sphincters, qui se convulsent sous la moindre action *directe, réflexe* ou même *psychique.*

Fréquemment la partie coarctée de l'urèthre *se congestionne* ou *s'enflamme.* Il en résulte une sorte de *resserrement aigu* du rétrécissement, amenant une exagération de la rétention. Le malade est encore plus long à pisser ici que dans le cas précédent, et l'issue de l'urine doit parfois être précédée d'une *poussée expulsive* volontaire très intense.

Souvent la *vessie est dégénérée ou affaiblie* par les efforts continuels qui lui sont imposés. Elle cesse en partie d'agir, et cette cause s'ajoute aux précédentes pour exagérer le phénomène.

Dans les cas extrêmes l'urine n'apparaît au méat que sous l'influence *d'un effort violent*, et cesse de couler dès que l'effort diminue.

Mais il s'agit là de la *rétention des rétrécis*, que nous étudierons dans le groupe des complications.

Certains malades croient favoriser la miction en opérant sur leur verge des *tractions* comparables à celle qu'exerce une personne qui trait une vache. De fait, ces mouvements activent parfois

---

[1] *Clinic. Lectures and Essays.*

l'écoulement de l'urine, en redressant un rétrécissement cylindrique irrégulier à *coudures brusques*.

Le premier jet est ordinairement précédé de la sortie du canal d'un petit *bouchon blanchâtre*. Ce corps étranger peut créer la cause essentielle de la difficulté de la miction, car, dès qu'il a disparu, celle-ci s'établit régulièrement.

On recueille le petit bouchon en question en ayant soin de recevoir le premier jet d'urine dans un verre à expérience. On le voit nager dans le liquide sous forme d'une petite masse plus ou moins filamenteuse ou grumeleuse d'un volume variable et d'un blanc jaunâtre. Il offre l'aspect membraniforme; sa consistance est molle et diffluente, et il ne tarde pas à se liquéfier et à disparaître.

Si on l'examine au microscope, on le voit formé de globules blancs, de cellules épithéliales de l'urèthre antérieur et de micro-organismes nombreux, parmi lesquels dominent ceux du pus; tous ces éléments sont conglomérés par une substance amorphe visqueuse. C'est donc en dernière analyse un *bouchon muco-purulent*. Son origine est le rétrécissement, ou plutôt *la partie uréthrale située immédiatement derrière lui*. Nous verrons que ce segment du canal est le siège d'une dilatation excentrique due à la poussée de l'urine, et d'une sécrétion inflammatoire à peu près constante. La portion uréthrale située en avant de la stricture ne prend pas part ordinairement à la formation du petit bouchon. Il est facile de s'en assurer par l'exploration pratiquée avant la miction. Tandis que le talon de la boule de la bougie exploratrice ne ramène rien de la région qui précède le rétrécissement, il revient au contraire chargé de muco-pus lorsque l'extrémité de l'instrument traverse la coarctation.

Assez rarement la sécrétion rétrostricturale *se concrète* et constitue un obstacle momentané à l'émission de l'urine. Elle finit cependant par se détacher, et la miction s'établit. Je l'ai vue parfois sortir sous l'apparence d'un véritable *bourbillon* du volume d'un gros pois.

Ce symptôme est manifeste dans la plupart des cas; mais quelquefois, pour le constater, il faut le rechercher avec soin.

Dans le cours d'une *poussée d'uréthrite aiguë secondaire* le bouchon ne se manifeste plus, noyé pour ainsi dire dans l'écoulement qui résulte de l'inflammation du canal. Il reparaît ensuite plus volumineux et plus purulent qu'auparavant.

Le début de la miction peut être précédé d'une *petite douleur*, que les malades comparent à une déchirure, à une cuisson, à un élancement ou à une piqûre. Elle se calme rapidement ou est instantanée. Elle est due tantôt au passage du bouchon muco-purulent ou à son décollement lorsqu'il a agglutiné les parois uréthrales. L'*effort excentrique opéré sur le rétrécissement par l'urine* joue certainement le rôle essentiel, car la souffrance est plus vive lorsque la coarctation est enflammée, et lorsque le malade chasse énergiquement l'urine qui remplit sa vessie.

Signalons les *efforts* que sont obligés de faire les rétrécis pour provoquer la miction. Ils sont très variables suivant le degré de stricture. Tantôt insignifiants, ils peuvent devenir considérables (thoraco-abdominaux). Dans ce dernier cas, le malade, après avoir emmagasiné de l'air dans ses poumons et fermé sa glotte, développe dans sa plénitude l'action des muscles thoraciques et abdominaux. La résultante en est une pression extrinsèque qui s'ajoute à la contraction intrinsèque de la vessie. Certains sujets choisissent instinctivement, au moment de la miction, des positions particulières. Ils s'accroupissent, se mettent à quatre pattes, etc... Ces attitudes favorisent quelquefois l'écoulement de l'urine. La posture accroupie est celle où le phénomène de l'effort s'exerce avec le plus d'énergie sur la cavité vésicale ; c'est aussi la plus fréquemment prise par le patient ;

2° *Pendant la miction* on observe les phénomènes suivants :

Le *jet d'urine* offre d'abord les modifications physiques étudiées plus haut.

Souvent il *s'interrompt brusquement* pour reparaître ensuite, soit que l'effet expulsif se ralentisse un peu et devienne inférieur à l'obstacle qu'il est chargé de surmonter ; soit qu'une valvule uréthrale se redresse sous l'influence du passage trop rapide de l'urine et forme clapet.

Dans le premier cas, le malade n'a qu'à exagérer l'effort de la miction pour voir celle-ci se rétablir ; dans le second cas, c'est tout le contraire : plus il pousse, et moins l'urine sort. S'il se retient pendant quelques instants et s'il recommence à uriner lentement et sans effort, le liquide se met à couler de nouveau. Même résultat heureux si on passe une sonde dans l'urèthre ou si on pousse une injection. Tous ces moyens ont pour but de rabattre la valvule contre la paroi du canal. J'ai soigné un malade qui ne pouvait uriner spontanément et sans sonde qu'à la condition de prendre préalablement une injection. La bougie exploratrice était arrêtée par un rétrécissement valvulaire, qu'on franchissait facilement, mais contre lequel le talon de l'instrument s'accrochait d'une façon remarquable ; ce qui indiquait que la concavité de la valvule regardait du côté de la vessie.

Dans les strictures serrées, le patient se livre à des *efforts conti-*

nuels pendant la miction, qui ne peut se faire que grâce à eux. Il se congestionne, sa face rougit, il rend involontairement des gaz par l'anus, et quelquefois même ses matières, lorsqu'elles sont liquides. La respiration est entrecoupée, comme lorsqu'on fait une série d'efforts successifs. L'inspiration est ample, l'expiration est rapide et ne se produit qu'à la fin de chaque poussée.

La miction terminée, le malade respire largement comme s'il avait accompli une tâche pénible ; et, de fait, on doit considérer comme telle l'évacuation de l'urine dans ces conditions-là. Si le malade est prédisposé, il se produit une ou plusieurs *hernies*. On voit souvent chez lui de petites *taches ecchymotiques sous-conjonctivales*, dues à des déchirures vasculaires.

La *congestion* et l'*hémorragie cérébrale* sont des éventualités à craindre chez les pléthoriques.

Enfin la *rupture de l'anévrisme* menace tout sujet porteur d'une ectasie artérielle.

A la longue les efforts expulsifs répétés amènent de l'*emphysème pulmonaire*, de la *bronchectasie*, quelquefois même de l'*emphysème interlobulaire*. On a signalé, et je l'ai observée un certain nombre de fois, la *chute du rectum*. Tous ces accidents, de même que la *dilatation du cœur*, sont la conséquence mécanique de la même cause.

Il est exceptionnel que le malade, dans les coarctations serrées, *vide complètement sa vessie*. Il ne pisse jamais à fond, même lorsqu'il en a l'air. Il conserve toujours une certaine quantité d'urine, et cela constitue la *rétention incomplète*. Peu à peu la vessie se dilate, elle perd son élasticité et sa tonicité, en même temps que sa sensibilité s'émousse. L'urine a une tendance de plus en plus marquée à y séjourner, de sorte qu'*immédiatement après la miction on peut toujours retirer du liquide avec la sonde*, et parfois même en quantité considérable.

Nous venons de voir ce qui se passe dans les *rétrécissements serrés*.

Dans les autres, l'effort expulsif est relativement léger ou nul. La vessie se vide bien, et en somme les symptômes fonctionnels ont une importance médiocre. Entre les cas extrêmes s'échelonne la série des intermédiaires.

3° *Après la miction* voici ce qu'on peut constater :

Malgré toutes les précautions que prend le malade, il *s'écoule lentement un certain nombre de gouttes d'urine* qui mouillent sa chemise et son pantalon. Le canal se vide mal. Ce fait est dû en grande partie à la dilatation rétrostricturale dans laquelle séjournent les dernières portions de l'urine, comme dans une sorte de réservoir supplémentaire. Ce liquide sort ensuite à l'extérieur, à travers le trajet rétréci, peu à peu et par son propre poids.

Il faut tenir compte dans l'explication de ce symptôme de *la perte d'élasticité uréthrale* au niveau du rétrécissement. Pendant la miction, la force vésicale est, chez un sujet sain, en partie emmagasinée par l'urèthre, que dilate le passage de l'urine. Dès que la vessie cesse sa contraction, le canal revient sur lui-même, et restitue cette mise en jeu de son élasticité, en projetant à l'extérieur les dernières gouttes d'urine qui se trouvent dans sa cavité. Pour que cette action se produise, on comprend qu'il est d'absolue nécessité que le canal soit élastique. Or tout rétrécissement (surtout cylindrique) fait disparaître cette propriété physique.

Il est des gens chez qui l'écoulement urinaire qui suit la miction se prolonge pendant plusieurs minutes. Ils peuvent l'activer en *comprimant le périnée d'arrière en avant* avec la main. Cette manœuvre a pour but d'effacer la dilatation rétrostricturale et de la vider tout d'un coup.

Mais dans certains cas elle ne produit pas ce résultat.

C'est qu'alors la poche siège plus profondément au niveau de la portion membraneuse. Pour pouvoir l'atteindre, il faut mettre *l'index dans l'anus*. Cette introduction est suivie de l'écoulement à l'extérieur d'une certaine quantité d'urine.

Au chapitre consacré à l'anatomie pathologique, nous verrons que les dilatations rétrostricturales, formées d'une part par la poussée urinaire, très énergique lorsque la vessie est hypertrophiée, et d'autre part par l'inflammation chronique qui existe constamment derrière les rétrécissements, et affaiblit en ce point la résistance des tissus de l'urèthre, siégent le plus ordinairement au niveau du *cul-de-sac du bulbe*.

A la longue et par le fait de l'extension progressive, la dilatation envahit la *portion membraneuse* d'autant plus rapidement que la stricture se resserre davantage.

Il est vrai que le sphincter interuréthral résiste ; mais peu à peu il cède ; il se laisse dilater, se paralyse et subit la dégénérescence graisseuse. Dès lors la poche augmente très vite et finit par occuper la région membraneuse qui a perdu son appareil musculaire auquel elle devait son ressort et sa rigidité. A partir de ce moment il y a *incontinence d'urine*.

Dans ces conditions l'appareil urinaire représente une sorte d'entonnoir, dont le sommet correspond à l'urèthre, et dont l'ouverture est représentée par l'orifice du rétrécissement. Comme le sphincter interuréthral n'existe plus physiologiquement, cette ouverture est toujours béante (Guyon). De sorte que, *lorsque le malade est debout, il urine goutte à goutte,* sans pouvoir se retenir, grâce à l'action de la pesanteur et à la déclivité. Quand il est couché, et surtout s'il a soin d'élever le bassin à l'aide d'un coussin, l'urine cesse de couler, ou du moins le fait beaucoup moins et seulement si la vessie est surdistendue (Guyon).

Ce qui précède explique pourquoi les rétrécis ont souvent de l'incontinence *exclusivement diurne,* tandis que la nuit ils retiennent très bien leur urine (sauf le cas où la vessie est pleine).

Nous verrons au chapitre consacré aux *poches urineuses* qu'il est possible dans quelques cas de percevoir directement et par la palpation la dilatation rétrostricturale. Tantôt elle est périnéale, tantôt rectale, tantôt même scrotale, suivant son siège. Mais dès qu'elle prend un volume apparent, elle doit être considérée comme une complication et non plus comme un symptôme du rétrécissement.

Signalons la *possibilité* chez beaucoup de coarctés de *recommencer à uriner une fois la miction accomplie et le besoin calmé,* et cela au prix d'un effort expulsif plus ou moins énergique. C'est un symptôme de rétention et de dilatation vésicale plutôt que de rétrécissement. Il comporte un pronostic relativement sérieux, car il indique le début des complications qui s'échelonnent derrière la stricture sur tout l'appareil urinaire.

Le canal de l'urèthre, en même temps qu'il est destiné au passage de l'urine, sert aussi de conduit excréteur au sperme. L'*éjaculation* est donc modifiée chez les rétrécis. Le liquide séminal, au lieu d'être lancé en jet, *s'écoule en bavant,* suivant l'expression consacrée, sans aucune puissance de projection. De plus, l'issue du sperme est *douloureuse.*

Le rétrécissement, en mettant obstacle au passage des liquides, produit le premier résultat. Quant à la souffrance, elle provient de la surdistension de la partie de l'urèthre située au-delà de la stricture.

Le sperme s'y accumule brusquement et, trouvant en partie fermée sa voie d'excrétion, il agit comme cause traumatisante. Cette douleur revêt parfois les caractères d'une sorte de *colique spermatique uréthrale,* et consiste en une sensation syncopale à siège périnéal, et s'irradiant vers l'hypogastre et l'anus.

Pour ce motif le coït est peu recherché par les rétrécis. Chez eux la fécondation est difficile, sinon impossible, à cause même des caractères de l'éjaculation.

Dans certains cas le sperme, emprisonné derrière une coarctation très serrée, s'écoule à l'extérieur avec une telle difficulté qu'il parvient à forcer la résistance de l'appareil sphinctérien et tombe dans la vessie. *L'éjaculation se fait en dedans.*

Le microscope révèle alors l'existence de nombreux spermatozoïdes dans le dépôt urinaire.

Le fait précédent explique pourquoi certains rétrécis, tout en éprouvant la sensation qui marque la fin du coït, constatent une absence complète de l'éjaculation.

Arrêtons-nous maintenant sur un important symptôme des coarctations. Nous voulons parler des *écoulements uréthraux*.

Ils sont loin d'être constants, mais ils sont plus fréquents qu'on ne croit. Pour s'en convaincre, il suffit de les rechercher soigneusement, car ils peuvent être très peu développés et passer inaperçus. Par contre, dans quelques circonstances, ils se montrent avec une abondance excessive.

Nous en admettons quatre variétés :

1° *Écoulement séro-muqueux* ; — 2° *écoulement purulent* ; — 3° *écoulement sanguin* ; — 4° *écoulement mixte*.

1° ÉCOULEMENT SÉRO-MUQUEUX. — C'est celui qu'on observe le plus souvent. Il est très abondant dans *syphilôme uréthral*, d'autres fois il est insignifiant. Il a beaucoup de tendance à s'exagérer à l'occasion des fatigues, des excès, des irritations locales et même du *froid*.

Ce dernier facteur a une influence manifeste à ce point de vue. C'est surtout l'hiver que les coarctations donnent lieu à ce suintement *catarrhal*. J'ai même vu des malades chez lesquels ce symptôme se manifestait exclusivement pendant la saison froide, pour disparaître dès le retour de la chaleur.

L'écoulement séro-muqueux est d'habitude *intermittent*. Le malade le remarque principalement le matin. En pressant l'urèthre d'arrière en avant, depuis la région périnéale jusqu'au méat, il ramène une goutte liquide, d'autant plus abondante que le repos de la nuit et l'absence de miction en ont favorisé l'accumulation dans le *canal*. Dans la journée, on ne peut s'en rendre compte que si le malade a soin de rester plusieurs heures sans uriner. Réduit à ses proportions les plus minimes, c'est plutôt un *suintement* qu'un écoulement.

Quelquefois il disparaît subitement, tantôt spontanément, tantôt et le plus souvent par l'effet du traitement. Il est vrai que, dans le premier cas, il se reproduit avec la plus grande facilité, tout le temps que subsiste la stricture qui en est la cause essentielle.

C'est cet écoulement qu'on a souvent désigné sous le nom de *blennorrhée* ou *goutte militaire*. Mais ce n'est pas là une entité pathologique spéciale. C'est purement et simplement un *symptôme*, au même titre que la leucorrhée, la bronchorrhée, la gastrorrhée, etc., qui se lient à des affections primitives.

La *blennorrhée*, qu'il serait mieux d'appeler *uréthrorrhée*, est en dernière analyse une sorte de *flux catarrhal* lié à la présence du rétrécissement.

Parfois il consiste en un *liquide aqueux* (*séreux*), qui ne file pas lorsqu'on le prend entre les doigts rapprochés qu'on écarte ensuite ; d'autres fois il présente les caractères opposés et est *gluant, visqueux* (*muqueux*). Il ne forme cependant pas les longs filaments que produit le liquide prostatique, quand, après en avoir aggluriné le pouce et l'index, on sépare ces derniers l'un de l'autre. Ce caractère appartient à la *prostatorrhée*, mais il est parfois difficile d'établir le diagnostic différentiel, d'autant qu'il peut s'ajouter au liquide du suintement une certaine hypersécrétion prostatique.

Ordinairement le liquide est *séro-muqueux*.

Il donne au linge sur lequel il se dépose un aspect particulier. Il le rend raide, comme *empesé* par places, dès qu'il est desséché.

Au début les taches sont analogues à celles que ferait de l'eau gommée. Elles n'ont pas de coloration spéciale.

A mesure qu'elles se dessèchent, le linge en devenant dur et parcheminé prend une teinte *grisâtre* uniforme. Le contour de la tache est un peu plus coloré que son centre. Il est irrégulier et sinueux, et rappelle l'aspect des cartes de géographie. La tache disparaît facilement sous l'action d'un léger lavage à l'eau tiède.

Le liquide séro-muqueux est légèrement collant. S'il lubrifie les deux faces juxtaposées d'un linge plié, il les fait adhérer par dessiccation, à la façon de l'empois d'amidon.

Examiné au microscope, il nous a montré constamment les éléments suivants :

1° *Substance amorphe liquide ;* — 2° *granulations protéiques ;* — 3° *cellules épithéliales*, à contours nets et accusés, à noyaux fortement colorables et indifférentes de forme ; — 4° *globules blancs* en très petit nombre.

Le protoplasma des cellules offre des *granulations*, des *gouttelettes graisseuses* colorées en noir par l'acide osmique, et des *éléments microbiens* (*cocci*). Ces cellules proviennent de la desquamation du revêtement épithélial de la muqueuse uréthrale. Ce sont là, somme toute, les lésions du *catarrhe*.

J'ai fait souvent des inoculations de ce liquide à divers animaux. C'est le chien qui se prête le mieux à ces expériences. Je n'ai jamais pu déterminer que des *uréthrites légères*, simples et fugaces ; et j'ai remarqué que ces inflammations étaient d'autant plus insignifiantes que le liquide séro-muqueux contenait moins de globules blancs. *Le suintement* qui nous occupe *n'est pas virulent*. La clinique confirme l'expérimentation. Au contact de tels malades, une femme n'est exposée qu'à de la *vulvo-vaginite bénigne* qui guérit rapidement et d'elle-même.

Il arrive que l'*écoulement séro-muqueux* persiste même après la complète guérison du rétrécissement, ce qui prouve que son point d'origine est la muqueuse et non pas le tissu de la coarctation. Dans ce cas, on est obligé de lui opposer, une fois la dilatation complète, certains moyens thérapeutiques que nous étudierons plus loin, et auxquels l'affection peut se montrer très rebelle.

Il faut bien savoir que parfois un *rétrécissement serré* ne produit pas le moindre suintement, tandis qu'un. *rétrécissement large* en détermine un considérable.

A côté de la *cause locale efficiente*, il faut donc admettre une *cause générale prédisposante*. Cela est du reste vrai pour le catarrhe de toutes les muqueuses. L'*arthritisme*, la *scrofule*, les *mauvais états généraux*, etc., doivent prendre rang dans l'étiologie de ce suintement.

L'écoulement séro-muqueux a une grande tendance, à l'occasion de la fatigue, du coït, du cathétérisme, des injections, de toute cause irritante en un mot, à changer de nature et à se transformer en *écoulement purulent* que nous allons étudier.

2º ÉCOULEMENT PURULENT. — Ici le liquide uréthral est du *pus*. Rarement pur, il est souvent mélangé au liquide précédent.

Son abondance est très variable, augmentant avec les fatigues et les imprudences de toute sorte et diminuant avec le repos et le traitement.

C'est le matin au réveil qu'on doit rechercher le pus ou dans la journée, lorsque le malade est resté plusieurs heures sans uriner.

On le ramène facilement au méat soit par la pression directe d'arrière en avant, soit à l'aide de la bougie exploratrice, dont le talon se charge des sécrétions uréthrales. Ce dernier procédé de recherche est bon, surtout lorsque la sécrétion se produit au fond de l'urèthre antérieur, et qu'elle est très faible.

Voici comme on procède:

Une fois la boule de la bougie parvenue dans le cul-de-sac bulbaire, on lui imprime quelques mouvements de rotation rapide en roulant son extrémité libre entre le pouce et l'index, et on la retire rapidement à soi.

L'aspect du liquide est tantôt *blanc laiteux*, tantôt *jaune verdâtre*.

Il forme *trois ordres de taches* qu'il est important de différencier.

A. Les premières sont remarquables en ce qu'elles sont formées par *deux zones* distinctes, visibles à l'état frais, comme à l'état sec. La zone centrale constitue une sorte de disque irrégulier, d'un jaune verdâtre. La zone périphérique est grisâtre et rappelle les taches du liquide séro-muqueux.

A l'état frais, la zone centrale est la plus épaisse et la plus visqueuse. A l'état sec, elle est la plus dure, la plus parcheminée. Interposée entre la lumière et l'œil, la zone centrale intercepte complètement les rayons ; elle est opaque, tandis que la zone périphérique offre l'apparence opposée.

La zône centrale est formée de pus, qui, à cause de sa densité et de son peu de fluidité, reste sur la place même où il.a été déposé. Au contraire la zône périphérique est composée de liquide séro-muqueux qui, en raison de sa fluidité plus grande, se diffuse par capillarité, par imbibition.

Les différences entre ces deux zones sont surtout bien tranchées dans les cas où un écoulement séro-muqueux devient purulent sous l'action d'une cause quelconque.

B. Les *taches purulentes* sont parfois d'un *jaune safran*. Elles s'observent dans les suintements insignifiants, qu'on ne constate que le matin au réveil. Elles affectent une forme oblongue, presque linéaire, et reproduisant la forme du méat urinaire qui *s'imprime* pour ainsi dire sur le linge. Ici la zone périphérique fait défaut.

C. Quelquefois, les taches, tout en revêtant les caractères qui précèdent, offrent une coloration *franchement verte*, sans zone périphérique.

Dans ces deux derniers cas, le liquide séro-muqueux fait complètement défaut, ce qui explique l'absence d'auréole environnante.

Au microscope les écoulements purulents font constater la présence des éléments suivants :

1° *Leucocytes* en quantité considérable, déformés, anguleux par pression réciproque, hérissés de prolongements, souvent fusionnés ou agglutinés entre eux, offrant par places des *corps granulés ;* 2° *petits éléments ronds* paraissant être de jeunes globules blancs en voie de formation ; 3° *microbes du pus*, libres et infiltrant les globules ; 4° *substance amorphe*, liquide et granuleuse ; 5° la plupart du temps on rencontre enfin des débris de *cellules épithéliales* plus ou moins altérés.

Les *écoulements purulents* des rétrécis sont *toujours contagieux*. Déposé sur une muqueuse saine, le liquide pathologique l'irrite et l'enflamme. Il est le point de départ de beaucoup de *vulvo-vaginites* qui n'ont rien de blennorrhagique, il est vrai, mais qui n'en suppurent pas moins. Ces accidents ont ordinairement une évolution rapide et cèdent facilement à l'action des antiseptiques locaux.

J'ai inoculé dans le sang de petits animaux (lapins et cochons d'Inde) le pus uréthral de plusieurs rétrécis non blennorrhagiens. J'ai pu produire ainsi des symptômes caractérisés d'infection purulente, et, lorsque la quantité du liquide a été suffisante, la mort dans le collapsus avec hyperthermie excessive.

J'ai déterminé, après injection directe dans l'urèthre du chien, une inflammation quelquefois intense, quelquefois médiocre, mais toujours *rapidement et spontanément curable*. Dans quelques cas l'uréthrite expérimentale s'est prolongée des semaines. Mais je me suis convaincu que le rétréci était alors blennorrhagien depuis une époque plus ou moins ancienne. J'avais donc inoculé, non pas du pus d'urèthre rétréci, mais bien du pus blennorrhagique. Le gonocoque peut vivre dans un canal coarcté pendant une période de temps indéfinie, et l'écoulement est alors tout le temps virulent, ou du moins il le devient dès qu'une circonstance quelconque se met à activer l'évolution du microbe spécifique.

Il est très difficile d'établir cliniquement si le suintement purulent d'un rétréci est ou non *gonococcien*.

La culture suivie de l'inoculation à l'animal pourra cependant permettre d'établir si le pus uréthral contient ou non le microbe blennorrhagique.

3° Ecoulements sanguins. — Certains rétrécissements *saignent avec une extrême facilité, et sous la moindre influence*. Nous verrons plus tard qu'ils constituent une véritable forme clinique qu'on doit étudier à part lorsque les hémorragies sont le symptôme dominant.

Le sang est souvent mélangé aux autres liquides signalés ci-dessus. Peu abondant, il forme des taches rosées, ou rouges, qui se combinent avec celles produites par le suintement catarrhal ou purulent. Il sort parfois sous forme de petits caillots qui dénotent une certaine rétention du liquide sanguin derrière la coarctation.

Dans les cas ordinaires *l'apparition du sang est toujours provoquée*. Tantôt et le plus souvent la cause en est l'exploration, la dilatation, le passage d'un instrument quelconque; tantôt il faut la rapporter à une inflammation uréthrale surajoutée et secondaire au rétrécissement.

4° Ecoulements mixtes. — Ici il y a *mélange* en proportions variables des liquides que nous venons d'étudier. Ordinairement il y a *prédominance* de l'un d'eux sur les autres, de sorte qu'en réalité l'écoulement mixte peut être rattaché à l'un des trois types précédents.

Nous venons d'étudier les symptômes essentiels de tout rétrécissement, ceux qui se font remarquer par leur constance.

Il nous reste à passer en revue les phénomènes que nous pouvons appeler *accessoires* parce qu'ils sont loin d'avoir l'importance clinique des autres.

Signalons tout d'abord l'*aspect du méat des rétrécis*. Ordinairement il rappelle celui observé dans le cours des affections chroniques inflammatoires du canal ; et, de fait, il est la conséquence plus souvent de la phlegmasie uréthrale, secondaire à la stricture que du rétrécissement lui-même. *Le méat est rouge ;* ses lèvres sont boursouflées, quelquefois œdématiées et déjetées en dehors, ce qui donne à l'orifice normalement linéaire une apparence entr'ouverte.

Si on en écarte les bords, on constate que la *muqueuse est très rouge, humidifiée, quelquefois tomenteuse.* Les lèvres du méat sont souvent agglutinées, même en l'absence de tout écoulement uréthral apparent et du fait seul de la phlegmasie locale, qui produit une légère exsudation pouvant se concréter par la dessiccation.

Ces symptômes ont une grande valeur séméiologique. Ils appartiennent aux inflammations quelconques de l'urèthre, et l'on peut dire que *le méat urinaire est au canal de l'urèthre ce que la langue est à l'estomac.*

Bien des rétrécis ont, il est vrai, un méat absolument normal. Mais alors la stricture n'exerce sur la muqueuse du canal aucune réaction inflammatoire. Que la moindre uréthrite se produise, et aussitôt l'on verra se dessiner l'aspect signalé ci-dessus.

Mentionnons *la forme et le développement qu'acquiert le gland* dans le cours de certaines strictures anciennes et très serrées. Le tissu fibreux du rétrécissement peut envahir le corps spongieux et en oblitérer les mailles ; ou bien une phlébite de voisinage se produit au cours de la coarctation et établit une sorte d'interruption dans la continuité du cylindre spongieux péri-uréthral. Nous verrons ailleurs qu'Alphonse Guérin [1] regardait autrefois cette phlébite secondaire comme le fait initial de toute coarctation.

Quoi qu'il en soit, il en résulte une gêne très grande dans la circulation du corps spongieux ; le sang qui revient du gland ne trouve pas une voie libre d'écoulement, de sorte que cet organe se

---

[1] *Mém. Soc. chirurg.,* t. IV, p. 122.

tuméfie, prend un volume considérable relativement à la verge et revêt l'apparence d'un *battant de cloche*.

Certains malades se tirent la verge au moment de la miction comme s'ils voulaient la traire. Il leur semble que cette manœuvre favorise l'écoulement de l'urine. Peu à peu, sous son influence, *le pénis se déforme et s'allonge* d'une façon très curieuse.

Les rétrécissements longs et à parois épaisses donnent au canal une apparence de *baguette de fusil* placée au dessous et entre les deux corps caverneux. La palpation permet de bien apprécier ce symptôme.

Les coarctations irrégulières et d'une certaine étendue peuvent le transformer en une sorte de *chapelet*. Au palper de l'urèthre on sent alors des nodosités successives, de volumes variables et séparées les unes des autres par des sortes d'étranglements.

Dans tous ces cas, au moment de l'érection. le malade perçoit la sensation de la *corde*, et on voit sa verge s'incurver et décrire une courbe en faucille, à concavité inférieure, pouvant rendre le coït impossible ou tout au moins très pénible.

A la longue la *santé générale s'altère*, en dehors, bien entendu, de toute complication et surtout de la septicémie uréthrale dont l'étude trouvera place ailleurs. Les yeux se cernent, le teint devient pâle, les forces décroissent, l'appétit diminue du fait même du rétrécissement, et sans que la vessie ou le rein aient fait leur apparition sur la scène pathologique. Ces modifications sont sensibles surtout chez les rétrécis atteints d'écoulements. Les suintements les plus légers, lorsqu'ils persistent pendant un temps très long, deviennent en effet des causes très efficaces de débilitation.

Qu'on joigne à cela les craintes et les tourments du rétréci qui, lorsqu'il la connaît, redoute toute la série des complications pouvant l'atteindre, et qui toujours se sent dans un état d'infériorité virile ; qui n'ose affronter la moindre fatigue de peur de rétention, qui est obligé de se faire une vie spéciale, et on comprendra l'*affaissement nerveux* si souvent observé en pareil cas, et si favorable à la production de la cachexie.

Certains sujets s'absorbent, pour ainsi dire, dans l'idée de leur affection. Ils s'étudient constamment, examinent leur méat à tout moment, observent leur jet urinaire, sa grosseur, sa forme, et attribuent presque toujours à cette dernière une valeur qu'elle n'a pas ; quelques-uns, plus hardis, cherchent à se dilater, employant pour cela des sondes ou des instruments qu'ils fabriquent eux-mêmes et avec lesquels ils produisent fréquemment de graves désordres. A la moindre indisposition ils deviennent soucieux, et rapportent tout ce qu'ils ressentent à leur stricture. Ceux qui savent se sonder, le font avec exagération.

Ils regardent leur urine à chaque instant et interprètent de la façon la plus pessimiste les différents aspects que peut prendre chez tout le monde ce liquide d'excrétion.

En un mot, le rétrécissement devient une *véritable obsession*. Ces malades n'osent boire ni vin, ni liqueurs, ni café. Il y en a qui s'anémient par une abstinence volontaire, croyant faire preuve ainsi d'une sobriété de bon aloi.

Ces mêmes malades collectionnent les annonces qu'ils trouvent dans les journaux et qui se rapportent à leur état. Ils passent leur vie à se droguer, se soumettent aux traitements les plus fantaisistes et exagèrent ainsi le mauvais état de leur santé.

Ils sont nerveux, dorment mal, ont des digestions difficiles, de la gastralgie, de la constipation. Ils accusent des battements de cœur, des migraines, des névralgies ; leur esprit est changeant, irritable ; ils maigrissent, perdent leurs forces, et peuvent tomber dans le marasme avant même qu'une complication sérieuse se soit produite.

Cet état mérite le nom d'*hypochondrie uréthrale*. Je l'ai vu devenir voisin de la *folie* tellement il était exagéré ; il est vrai qu'alors il s'agissait de *névropathes* de longue date ou de *psychopathes héréditaires*. Ces observations sont loin d'être rares. MM. Ultzmann [1], Geffrier [2], Bourguignon [3], Legrand du Saulle [4], Malecot [5], Janet [6], etc., en ont rapporté un grand nombre, dans le cours des diverses affections de l'appareil génito-urinaire.

Je dois ajouter que, dès que ces malades se sont décidés à subir le traitement, et qu'on a réussi à capter leur confiance par de la patience et de la douceur, le moral se remonte rapidement et l'hypochondrie n'est pas longue à disparaître. Elle s'améliore à mesure que la fonction urinaire se rétablit, et on peut voir le sujet tomber bientôt dans l'excès contraire. Il devient trop confiant dans sa guérison, insouciant même, et, dès qu'il vide sa vessie, il oublie les recommandations qu'on lui a faites et abandonne le traitement. Cette négligence le ramène du reste vers le chirurgien au bout de peu de temps.

Un autre symptôme qu'il faut mettre en relief est la *lombalgie*, ou douleur lombaire.

---

[1] *Névroses des org. génit.-urin. de l'homme*, trad. par Picard. Paris, 1883.
[2] *Des troubles de la miction dans les mal. du syst. nerveux.* Th., Paris, 1884.
[3] *Névralgie de la vessie. Union méd.*, 1860.
[4] *État mental des spermatorrhéiques. Gaz. hôp.*, 1885.
[5] *De la spermatorrhée.* Th. de Paris, 1884.
[6] *Les troubles psychopathiques de la miction.* Th. de Paris, 1890.

Ce phénomène appartient, comme nous le verrons plus loin, à la *pyélite* et à la *néphrite*, qui peuvent se manifester dans le cours des rétrécissements. Mais, en l'absence de toute complication, la lombalgie s'observe fréquemment et doit être considérée alors comme une sorte d'*irradiation irritative*.

C'est une véritable névralgie lombaire dont le point de départ est l'urèthre coarcté.

Elle survient spontanément, sans motif, ou à la suite du *froid* et de la *fatigue*.

Quelquefois elle succède à la rétention volontaire ou involontaire de l'urine, ou bien au passage des instruments dans le canal, ou des manœuvres de dilatation.

La douleur est variable d'intensité, profonde, obtuse. Elle siège dans la région des masses sacro-lombaires, à droite ou à gauche ou des deux côtés de la colonne vertébrale.

Quelquefois elle est plus bas, vers la base du sacrum, et est disposée sous forme de ligne transversale.

Rarement elle est lancinante ou térébrante.

Lorsqu'elle acquiert une certaine force, on doit craindre qu'elle soit liée à une inflammation rénale. La lombalgie due au rétrécissement seul est en effet *tolérable*, quoique par accès elle puisse revêtir momentanément une notable intensité.

Elle est plus ou moins continue. Elle ne se calme jamais complètement.

La chaleur, le repos la font en partie disparaître ; mais un mouvement du tronc suffit pour rappeler au malade que la souffrance, quoique latente, est toujours là.

Dans certains cas, la lombalgie est d'abord intermittente et succède à la fatigue et au froid.

Le malade devient *très sensible des reins*. Mais peu à peu elle prend le caractère *de continuité* que nous venons de signaler.

En raison de sa cause pathologique, toute lombalgie chronique attirera l'attention du clinicien du côté de l'urèthre, et *fera soupçonner un rétrécissement*.

Il est important de remarquer que la lombalgie présente chez le même sujet un rapport direct entre son intensité et sa persistance et l'état pathologique de l'urèthre. Elle augmente quand le rétrécissement se serre, et diminue dès qu'on le dilate. On ne peut cependant pas dire qu'en général à une stricture peu marquée correspond une lombalgie faible, et inversement. On voit souvent le contraire. Il faut tenir compte, à ce point de vue, des dispositions individuelles, du nervosisme, de l'état rhumatisant et même de la profession du sujet. Il est de toute évidence qu'un névropathe, ou un arthritique, toutes choses égales d'ailleurs, sera plus exposé à cette manifestation douloureuse qu'un sujet robuste et sain. Il en sera de même pour les travaux de force et les métiers qui, en exposant le malade aux refroidissements et au lumbago en général, favorisent souvent l'apparition de la *lombalgie*.

Il arrive souvent que cette manifestation, spéciale aux rétrécis, est prise pour du *lumbago rhumatismal*. Elle survient alors brusquement à la suite d'une fatigue, du froid, et cette quasi-spontanéité peut donner le change. Mais une fois déterminée, au lieu de céder en quelques jours comme le fait le lumbago légitime, elle persiste et revêt les caractères de chronicité qui lui sont propres.

La *lombalgie secondaire* à la pyélo-néphrite n'est qu'un des symptômes de cette grave complication. Dans ce cas l'urine est albumineuse.

La lombalgie que nous pouvons appeler *irritative* et qui n'est qu'une irradiation douloureuse partie du rétrécissement, coexiste avec une urine non albumineuse. Elle est comparable, sous le rapport pathogénique, à la douleur lombaire observée chez les femmes atteintes de métrite ou d'une affection utérine quelconque.

On comprend qu'il est impossible, par les caractères exclusifs de la souffrance, de savoir si elle est simplement névralgiforme ou si elle succède à une complication rénale.

Pour établir ce diagnostic, il est nécessaire de faire intervenir d'autres symptômes.

Dans tous les cas l'intervention thérapeutique au point de vue du rétrécissement s'impose à brève échéance. La dilatation, outre qu'elle mettra un terme aux phénomènes douloureux, protègera le patient contre les complications éventuelles du rein, qui parfois se développent d'une façon très insidieuse, et dont le début initial est marqué fréquemment par la lombalgie.

Tant que le malade n'est que rétréci, il est facilement guérissable, mais, dès que les complications secondaires se manifestent derrière la stricture, la guérison devient de plus en plus aléatoire, à mesure que l'appareil urinaire est atteint dans une portion plus considérable de son étendue.

Quand l'uretère et les reins sont touchés, le pronostic s'assombrit beaucoup.

En terminant, disons que les rétrécissements de l'urèthre donnent à l'ensemble des voies urinaires une très grande *susceptibilité pathologique* vis-à-vis de toutes les maladies qui peuvent l'envahir, et qui sont indépendantes de la stricture. Ainsi les rétrécis sont très exposés à la *blennorrhagie*, aux *épididymites*, aux *orchites*, aux *prostatites*, aux *cystites*, etc. etc.

Signalons enfin l'influence considérable que joue le *froid*, non seulement sur la production des complications des strictures, mais sur les strictures elles-mêmes. C'est toujours en hiver, au moment du froid humide, que les rétrécis urinent le plus difficilement, souffrent davantage et sont plus exposés aux écoulements uréthraux.

3° Terminaisons

Les rétrécissements de l'urèthre peuvent aboutir à :
A. *la guérison ;* — B. *la mort.*

A. Terminaison par guérison

Plus nous allons, et plus cette terminaison heureuse devient fréquente, et cela, grâce au progrès de l'antisepsie et au perfectionnement des procédés auxquels il faut joindre la connaissance plus étendue de l'histoire des rétrécissements.

On ne voit jamais une stricture dûment caractérisée *guérir spontanément, sauf le cas de syphilôme uréthral* qui obéit très bien à l'action interne des spécifiques, en dehors de toute intervention locale.

La guérison est soumise à la thérapeutique employée, au choix et à l'application du procédé opératoire.

Elle est souvent *transitoire* et quelquefois *définitive.*

La *guérison transitoire* est obtenue par tout moyen qui ouvre un passage à l'urine, et qui remet pour le moment le malade dans des conditions normales de l'excrétion vésicale. Mais ordinairement ce résultat s'efface peu à peu, et il y a retour des accidents. Il faut donc reprendre le traitement. Ces guérisons temporaires, en s'ajoutant les unes aux autres, prolongent très longtemps un malade qui s'observe beaucoup. Mais, en cas de négligence, des complications peuvent surgir au moment où la stricture se forme à nouveau, et mettre le patient en grand péril, ou même le tuer.

La guérison n'est rendue *définitive* qu'à la condition de maintenir *pendant longtemps* le résultat acquis, quel qu'ait été le moyen employé pour cela. Une fois le calibre maximum de l'urèthre obtenu par la dilatation ou l'uréthrotomie interne, etc., il faut le conserver religieusement pendant une longue période (de douze à dix-huit mois), en ayant soin d'effectuer à de certains intervalles quelques séances de dilatation progressive. La guérison est ainsi assurée pour l'avenir.

Plus loin aura été portée l'action dilatatrice, et moins on aura besoin d'en renouveler l'application ultérieure. Aussi les dilatations extrêmes rendront la guérison bien plus certaine. Il y a lutte entre l'action excentrique des bougies et le resserrement concentrique de la stricture. Plus le premier terme l'emporte sur le second (dans les limites de la prudence), et meilleur est le résultat ultime.

Toute coarctation élargie a une tendance à revenir sur elle-même, à se reconstituer. Mais cette tendance est faible si la dilatation a été forte, et inversement.

Grâce aux phénomènes d'assimilation et de désassimilation, nos organes subissent, dans un certain laps de temps, une sorte de réfection complète. Des éléments neufs se substituent aux vieux, et l'organisme figure une lampe qui brûle d'un côté pendant que de l'autre on la garnit d'huile continuellement. Si la dilatation uréthrale est entretenue durant une longue période, les anciens éléments du tissu pathologique de la stricture sont remplacés par des éléments nouveaux qui se rapprochent bien plus de l'état normal que les précédents. Nous pouvons dire que, pour que la guérison d'un rétrécissement soit définitive, il faut, une fois qu'on a donné au canal de l'urèthre un calibre maximum, entretenir celui-ci, l'empêcher de diminuer jusqu'à ce que le mouvement vital dont nous venons de parler ait pour ainsi dire reconstitué tous les plans de l'urèthre. Les nouveaux tissus garderont à peu près le *pli* qu'on leur aura donné, si je puis m'exprimer ainsi ; et, quoique les éléments fibreux du rétrécissement ne soient jamais complètement remplacés par des éléments élastiques, leur tendance à la rétraction sera d'autant plus minime que la dilatation aura été plus longue et plus complète.

Il y a des rétrécissements (fibroïdes, valvulaires, calleux) qui guérissent facilement et définitivement, tandis qu'il en est (cicatriciels) qui ont une tendance fatale à se reproduire, dès qu'on suspend le traitement.

Dans l'application de la dilatation, le chirurgien tiendra le plus grand compte de ces différences.

B. Terminaison par la mort

La *mort* survient à toutes les périodes de la coarctation et est provoquée par une des nombreuses complications qui menacent continuellement les rétrécis. Ce n'est pas ici le lieu de nous en occuper.

La terminaison fatale peut être aussi la *conséquence directe de la stricture*. Dans ce cas, elle ne se produit qu'à la longue, et résulte d'une déchéance organique, lente et progressive, d'une *cachexie uréthrale* qui marque la phase ultime de l'évolution des rétrécissements.

Toute stricture s'oppose plus ou moins à l'écoulement de l'urine. La conséquence en est une tendance à la stagnation de ce liquide, en arrière de l'obstacle, dans la vessie.

Si cet organe appartient à un sujet jeune et vigoureux, il réagit, dépense plus de force de propulsion, et à la longue, grâce à cet excès de travail, ses parois *s'hypertrophient*. Il y a dès lors *compensation*, et si le liquide éprouve une certaine gêne dans son évacuation du fait du rétrécissement, il est plus activement chassé à l'extérieur par la vessie, ce qui rétablit l'équilibre. L'urine se vide aussi bien qu'auparavant. Le phénomène qui se produit ici est exactement le même que celui qu'on observe dans l'hypertrophie cardiaque consécutive à une lésion valvulaire. *L'hypertrophie compensatrice vésicale* permet donc au malade de vivre longtemps à l'abri des accidents.

Mais il existe des cas où l'hypertrophie vésicale dépasse les limites qu'elle devrait conserver. *L'intensité du processus hypertrophique est supérieure à celle de la stricture*, ce qui amène des symptômes d'intolérance vésicale qui dominent la scène. Bientôt l'hypertrophie devient envahissante, se diffuse et atteint les fibres lamineuses; celles-ci s'hyperplasient, se durcissent, se rétractent et aboutissent à la *sclérose*. Il y a lutte entre le tissu musculaire et le tissu fibreux. Mais ce dernier, ici comme partout ailleurs, l'emporte sur le précédent, qu'il étouffe et détruit peu à peu. La vessie devenue *complètement fibreuse*, des complications surgissent et tuent le malade.

Dans d'autres circonstances plus fréquentes, l'événement contraire se produit. Le rétrécissement se ferme de plus en plus et la vessie, dont l'hypertrophie était exactement compensatrice au début, commence à être de nouveau au-dessous de sa tâche. Elle s'hypertrophie encore, mais la stricture se ferme dans des proportions supérieures. A la longue, surtout si le sujet est vieux et faible, *la vessie cesse de s'hypertrophier*. Elle devient passive et absolument inférieure à l'obstacle qu'elle doit surmonter. A partir de ce moment elle se laisse *distendre* par l'urine, et cet événement marque le début de toute la série des complications que nous étudierons bientôt. La succession des phénomènes est la même ici que pour le cœur. Lorsque le ventricule hypertrophié se laisse dilater, l'asystolie, avec tout son cortège clinique, apparaît.

Toute hypertrophie compensatrice de la vessie, quand aucune inflammation ne vient en exagérer la marche ou la transformer en sclérose, est fatalement vouée à la dilatation. C'est une question de temps et de résistance organique. Mais arrive un moment où la résistance des parois vésicales est inférieure à la stricture contre laquelle elle lutte, et alors elle cède forcément.

La *rétention urinaire* survient dans ces circonstances, et, si on ne porte pas secours au malade, elle s'exagère progressivement. Or on peut dire que tout sujet qui vide mal sa vessie, outre les accidents intercurrents auxquels il est sans cesse exposé, est destiné à mourir bien avant son heure.

La rétention urinaire même incomplète dès qu'elle se prolonge durant un certain laps de temps amène de la dilatation du côté de l'uretère et de la sclérose rénale. Les fonctions éliminatrices de l'urine s'altèrent; le malade se débarrasse mal de certains principes excrémentitiels. Il s'autoïnfecte lentement, perd son appétit, digère mal, maigrit, s'anémie et enfin arrive à une véritable *cachexie urineuse* dont l'apparition est hâtée par l'état d'hypochondrie profonde habituelle en pareil cas.

Un tel sujet est apte à contracter toutes les maladies infectieuses, et en particulier la *tuberculose* à laquelle il offre un terrain bien préparé.

En dehors même des complications la mort est due alors aux progrès de la *déchéance organique*.

Un traitement méthodique et rationnel dirigé contre la stricture ramène à la vie, quelquefois en un temps très court, le patient et lui rend sa bonne santé. On obtient parfois de véritables résurrections. Mais ces résultats brillants sont exclusivement réservés à ceux dont le rein n'est pas encore altéré, ou ne l'est que très peu.

Il n'est pas possible de fixer une *durée* même approximative à l'évolution complète d'un rétrécissement, trop de facteurs différents intervenant pour en activer ou en retarder la marche.

CHAPITRE IV

EXAMEN CLINIQUE DU MALADE

Lorsqu'on se trouve en présence d'un rétréci ou d'un malade supposé tel, il faut d'abord l'interroger sur ses *antécédents personnels*, sur les *traumatismes* qu'il peut avoir subis, sur les *blennorrhagies* dont il a été atteint ; il faut s'informer de la marche de ces accidents, de leur intensité, du traitement dont ils ont été l'objet ; on doit se renseigner sur les complications qui se sont produites, et en particulier sur les *uréthrorrhagies* qui indiquent toujours une solution de continuité dont la suite fatale est la production de tissu cicatriciel rétractile.

Cela fait, on passe aux *accidents actuels* éprouvés par le malade, et on insiste surtout sur les troubles de la miction, sur les douleurs, les suintements, etc.

On procède ensuite à l'*examen local* qui établira le diagnostic définitif. Mais il faut le faire *sans idée préconçue*. On peut être en effet poussé *a priori* vers le diagnostic de stricture par les renseignements d'un sujet dont le canal est tout à fait normal comme calibre, et qui, sans s'en rendre compte, exagère singulièrement les quelques troubles qu'il ressent ou les invente même complètement, comme cela se voit chez les hypochondriaques qui ont lu des livres de médecine.

Avant tout on rassure le patient qui est ordinairement très effrayé lorsqu'on lui parle exploration. Chez les anciens rétrécis c'est une précaution inutile. Certains névropathes pâlissent et ont de la lipothymie dès qu'on choisit l'instrument. Il est rare qu'on n'arrive pas à les remonter par quelques paroles et l'assurance qu'ils n'éprouveront qu'une douleur insignifiante. On insistera surtout sur la nécessité absolue de l'exploration uréthrale pour le diagnostic et le traitement.

L'intérêt de sa santé est la considération qui frappe le plus le malade.

Dès qu'il se décide à se confier aux soins du chirurgien, on lui fait retirer son pantalon et on l'installe dans la position la plus favorable à l'exploration.

POSITION DU MALADE

Une position unique et exclusive n'est pas nécessaire. Il faut savoir explorer dans diverses attitudes. A la rigueur on pourrait le faire le sujet étant *debout*. Mais comme on trouvera partout et toujours le moyen de le faire *coucher* ou *asseoir*, il vaut mieux choisir une de ces deux positions dans lesquelles le malade est plus relâché, plus passif et oppose au passage de l'instrument moins de résistance involontaire.

L'*attitude couchée* est excellente. Le sujet est placé horizontalement sur un lit un peu dur, ou une chaise longue, les jambes légèrement écartées : ses muscles seront dans la résolution, comme s'il dormait. Pour cela il respirera largement, la bouche entr'ouverte, en évitant de regarder la main de l'opérateur qui pourrait l'impressionner et le faire se contracter malgré lui.

Certains chirurgiens soulèvent le siège du malade à l'aide d'un coussin sous les fesses. Cette pratique, qui facilite beaucoup l'exploration de la vessie, nous paraît inutile dans celle de l'urèthre. Elle cause au patient une certaine gêne qui le fait se raidir involontairement.

Il existe divers modèles de fauteuils destinés à recevoir le sujet qu'on va explorer. L'un des plus connus, le *fauteuil à bascule*, a l'inconvénient d'effrayer beaucoup le malade qui se trouve tout à coup rejeté en arrière et soulevé horizontalement. Je connais des personnes qui ont été littéralement terrorisées dès la séance d'exploration et à qui le fauteuil à bascule a enlevé toute envie de subir le traitement.

La *position assise* est excellente. Elle a l'avantage de ne nécessiter qu'un fauteuil un peu bas, et à dossier renversé en arrière. Le malade s'y place dans la position qu'il prendrait pour s'endormir. Il est alors couché dans une direction oblique. Ses fesses reposent sur le bord antérieur du siège, ses membres inférieurs sont naturellement allongés, ses épaules appuient sur le haut du dossier. Ses reins sont séparés par un intervalle de l'angle dièdre que forment la partie horizontale et la partie verticale du fauteuil. Il est bon de combler cet espace avec un petit coussin, de façon que la région lombo-dorsale porte sur un plan résistant. Cette situation ne devient fatigante que pour les cuisses et les jambes qui n'appuient pas sur une surface ; à la longue, l'articulation du genou en extension dans le vide est le siège d'une légère souffrance. Mais jamais la séance ne se prolonge assez pour permettre ce résultat.

Depuis plusieurs années je me sers d'un *fauteuil spécial* auquel j'ai cherché à donner la plus grande simplicité possible, tout en lui demandant du confortable pour le malade et de la commodité pour l'opérateur.

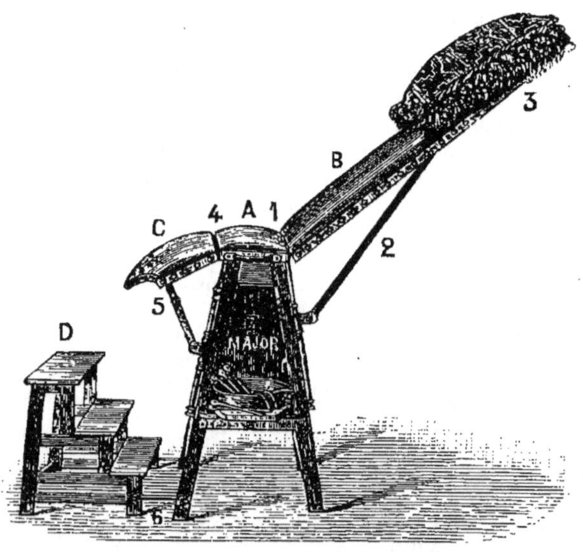

Fig. 1.

Voici la description de cet appareil :

Il se compose :

1° D'une partie horizontale, ou *siège* (A), sorte de tabouret élevé de 0^m,80 au-dessus du sol et porté sur des pieds divergents afin de donner une large base d'appui. Le siège a 0^m,50 de largeur, et 0^m,22 de profondeur. A droite et à gauche une *poignée* est fixée sur son bord libre ;

2° *D'un dossier* (B) articulé à l'aide d'une charnière (1) avec le siège, et pouvant se rabattre horizontalement ou s'élever verticalement. Une glissière (2) est destinée à le maintenir dans telle position qu'on veut lui donner. Un coussin (3) termine en haut le dossier qui a même largeur que le siège, et dont la longueur est de 0^m,75 ;

3° *D'un plan d'appui pour les cuisses* (C) articulé avec le siège (4) et pouvant se rabattre ou s'élever par le moyen d'une autre glissière (5). Ce plan d'appui a même largeur que le reste du meuble. Sa longueur est de 0^m,27. Ses deux angles libres sont fortement échancrés, en forme de quart de cercle. Ces échancrures sont distantes l'une de l'autre de 0^m,16.

La description qui précède fait comprendre le fonctionnement de l'appareil. On peut donner au dossier et au plan d'appui telle inclinaison que l'on veut. En les plaçant horizontalement on en fait une table.

Pour les manœuvres uréthrales il faut les mettre dans une position intermédiaire à l'horizontale et à la verticale. Le dossier et le plan d'appui doivent être parallèles.

L'appareil est à la hauteur de la main de l'opérateur. C'est dire que pour s'y asseoir l'aide d'un *tabouret* (D) est nécessaire. Celui que j'emploie est à trois marches, dont chacune a une hauteur de 0^m,13. Sa base est large et il peut être relié au fauteuil à l'aide de deux tringles (6) qui l'empêchent de s'en écarter.

Terminons enfin cette description en disant qu'au-dessous du siège existe une sorte de caisse (7) limitée par des panneaux se fixant aux pieds et dans laquelle on peut serrer des instruments. Cette caisse s'ouvre de chaque côté par une porte qui se rabat horizontalement en formant une tablette à la portée de la main de l'opérateur.

En faisant adapter au-dessous des poignées du siège des *pédales* à glissière on peut donner à l'appareil un double emploi et en faire un *lit à speculum*. Pour s'en servir on n'a qu'à rabattre complètement le *plan d'appui des cuisses* et abaisser un peu le *dossier*.

Le malade monte sur la première marche du tabouret. Il s'assoit sur le siège. Ses cuisses portent sur le plan d'appui, et les échancrures les forcent à s'écarter légèrement l'une de l'autre. Ses jambes sont pendantes et ses pieds reposent naturellement sur la seconde marche du tabouret.

On fait alors pencher le sujet en arrière, de façon que sa tête s'appuie sur le coussin. Ses mains qui continuellement ont tendance à venir gêner l'opérateur, et que le malade ne sait où placer, saisissent naturellement les poignées latérales du siège et lui fournissent un point d'appui. Dans cette situation le patient est mieux que dans un lit. Tous les points du corps portent, et aucun n'éprouve de fatigue. L'urèthre est complètement à portée de la main de l'opérateur qui peut faire le tour de son malade, se placer du côté qu'il désire ou en face si cela lui convient mieux.

Il va sans dire que le fauteuil est rembourré de crin et recouvert de cuir.

Pour l'exploration de la vessie je rabats un peu plus bas que l'horizontale le dossier, de manière à donner au malade la position couchée et j'abaisse le plan d'appui des cuisses. De la sorte je soulève le bassin bien mieux qu'avec un coussin sur un lit.

Quoique d'un volume relativement petit, mon fauteuil est très solide, et n'offre aucune chance de se renverser si l'on a soin de placer les fesses du malade sur le *siège*. Le centre de gravité passe alors toujours dans la base de sustentation, quelle que soit la direction qu'on donne au *dossier* et au *plan d'appui*.

Une fois le rétréci en place, et la région génitale mise à nu, on procède à l'exploration du canal.

Il est important d'engager le sujet à quitter son suspensoir, s'il en porte un, car le rebord de la poche exerce une certaine pression sur la paroi inférieure de l'urèthre, et peut, sinon causer une erreur de diagnostic, du moins gêner le passage de l'explorateur.

Même recommandation pour le bandage herniaire inguinal, surtout dans le cas où il s'agit d'une bubonocèle ou d'une oschéocèle, et où la pelote très large exerce une compression latérale sur la racine de la verge et le canal de l'urèthre.

EXPLORATION

Elle doit être : *A. externe ; — B. interne.*

A. EXPLORATION EXTERNE

Avant tout on jette un coup d'œil sur la verge ; on regarde si elle est le siège d'une malformation susceptible d'entraver le cathétérisme explorateur ; si le méat est libre et suffisamment calibré pour le passage des instruments, si la valvule de Guérin, anormalement située au niveau de cet orifice, n'en rétrécit pas la lumière. On constate en même temps l'état inflammatoire de la muqueuse et l'aspect du suintement, s'il en existe, etc. On pratique ensuite la *palpation uréthrale*. Pour bien palper on se place à droite du malade. On saisit les corps caverneux entre le pouce et les autres doigts de la main gauche, et on parcourt extérieurement la paroi inférieure du canal à l'aide de la pulpe de l'index de la main droite. Les corps caverneux immobilisés offrent un plan résistant contre lequel l'observateur sent très bien les indurations qui occupent les parois uréthrales au niveau de la région pénienne.

La même manœuvre doit être exécutée en intervertissant le rôle des mains, lorsqu'on se met à gauche du patient.

Au périnée le canal est naturellement immobilisé ; mais, comme il devient de plus en plus profond, les résultats de la palpation sont plus obscurs.

L'index doit parcourir le canal depuis la fosse naviculaire jusqu'à l'anus.

Dans certains cas il est bon de l'introduire dans cet orifice, afin de se rendre compte de l'état de la portion membraneuse et de la prostate.

Au niveau des bourses le doigt explorateur passe entre les deux testicules qu'il écarte l'un de l'autre.

En ce point la palpation sera légère, car une pression un peu forte y est douloureusement ressentie à cause de la résistance du pubis contre lequel le canal se trouve comprimé.

Souvent on *combine la palpation uréthrale avec l'exploration interne*. Le doigt extérieur suit dans ce cas la boule de l'explorateur, à travers l'épaisseur des tissus, et se rend ainsi compte des altérations situées dans la paroi inférieure de l'urèthre à laquelle le cathéter forme une sorte de plan d'appui.

L'*exploration externe* ne sera jamais négligée. Bien faite elle donne fréquemment des renseignements précieux, fait découvrir des nodosités, des épaississements cylindriques, des poches uréthrales, des abcès urineux, etc. Dans les complications des rétrécissements, dans les fistules en particulier, elle est bien plus compliquée qu'ici. Mais nous la retrouverons à propos de ces accidents éventuels.

B. Exploration interne

D'abord il faut *choisir une bougie exploratrice*.

Autrefois on employait simplement la sonde ordinaire. Mais à ce point de vue cet instrument est absolument imparfait. Il est vrai qu'en refusant de pénétrer dans la vessie il indique la présence d'une coarctation serrée. Mais il est incapable de faire percevoir toutes les nuances, tous les détails que peut offrir un urèthre rétréci. De ce que la sonde poussée avec une force moyenne parcourt l'urèthre, il ne faut pas en conclure qu'il n'y a pas de stricture, beaucoup de ces dernières étant suffisamment légères pour ne pas lui opposer d'obstacle perceptible.

Les anciens se servaient de bougies molles, dites *emplastiques*, qui étaient censées se mouler sur le rétrécissement, et en rapporter à l'observateur l'impression en creux. Le type en était la *bougie porte-empreinte* de Ducamp [1]. Elle était munie à son extrémité d'un fragment de cire à modeler destiné à prendre l'empreinte de la stricture. La tige était graduée, ce qui permettait de voir à quelle profondeur siégeait la lésion. La cire était retenue par des fils passés dans la bougie.

On a employé aussi des cathéters *faits complètement de cire*. Pour éviter leur rupture dans le canal, on les fabriquait avec des bandelettes de toile roulées en cylindre et imprégnées de cire jaune. Plus tard on a substitué à celle-ci l'emplâtre de diachylon. C'est là la vraie *bougie emplastique*, et c'est celle qui se moule le mieux. Tous ces instruments donnent des indications vagues, inconstantes et toujours incomplètes. On les a abandonnés.

Aujourd'hui la *bougie exploratrice* a été universellement adoptée. En dernière analyse, elle consiste en une *tige* mince et flexible faite de tissu gommé, et terminée à son extrémité par une petite *boule* dont le diamètre est notablement plus grand. Si ce dernier correspond par exemple au numéro 15 de la filière Charrière, le calibre de la tige ne répond qu'au numéro 6 ou 7.

Les *boules métalliques vissées sur des tiges indépendantes* en baleine ou en acier flexible, fabriquées sur le modèle des dilatateurs œsophagiens de Trousseau, sont des instruments qui sont loin de valoir les explorateurs faits d'une seule pièce, en tissu gommé. Ceux-ci sont plus souples, d'une introduction plus aisée et moins douloureuse. Ces qualités sont dues au défaut complet de rigidité de la tige.

La forme donnée à la boule a subi plusieurs variations. En voici les principaux types :

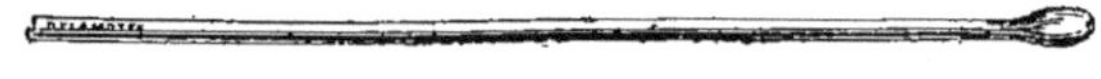

Fig. 2.

1° Forme *olivaire*, d'un diamètre longitudinal un peu plus long que le diamètre transversal ;

<hr>

[1] Ducamp, *Traité des rétentions d'urine causées par le rétrécissement de l'urèthre, et les moyens à l'aide desquels on peut détruire complètement les obstructions de ce canal* (Paris, 1825).

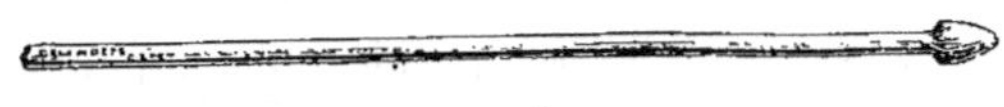

Fig. 3.

2° Bougie exploratrice dite *à boule coupée d'angle*. Ici la boule est piriforme. La petite extrémité est dirigée en avant. La grosse est en arrière. En ce point le renflement cesse tout d'un coup, formant une sorte d'angle brusque qu'on peut appeler le *talon*. Au centre du talon s'insère la tige. C'est le modèle de M. le professeur Guyon ;

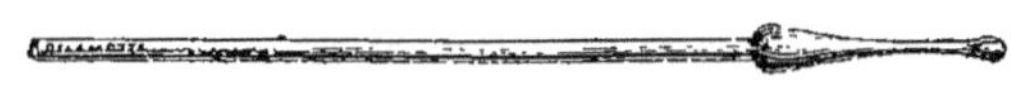

Fig. 4.

3° Autrefois, Mallez a eu l'idée de terminer le type précédent par un prolongement mince et flexible, à extrémité olivaire.

Ce prolongement en pénétrant d'abord dans le rétrécissement est destiné à jouer le rôle d'un conducteur par rapport à la boule ;

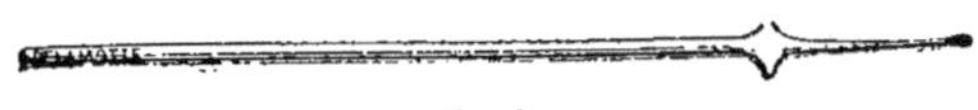

Fig. 5.

4° J'ai modifié la forme du renflement, comme l'indique la figure 5. La coupe de l'extrémité de mon explorateur rappelle un *fer de lance*, terminé par une extrémité fine, souple et courte. Si j'ai créé ce nouveau modèle, ce n'est pas dans le but d'innover, mais bien pour rendre l'instrument plus sensible.

Toutes ces bougies sont graduées d'après la filière Charrière.

C'est la boule de l'explorateur qui en passant sur les inégalités de l'urèthre et en traversant les strictures, transmet à l'observateur, par l'intermédiaire de la tige, toutes les sensations provenant du *contact du renflement avec les parois du canal*. Ces sensations auront d'autant plus de netteté et d'intensité qu'elles seront plus exclusivement recueillies par la boule.

Pour que l'instrument soit sensible, il est donc nécessaire qu'il existe entre le diamètre de la tige et celui du renflement une différence suffisamment grande pour que ce dernier seul prenne part au frottement révélateur contre les parois uréthrales. On explorera bien mieux l'intérieur d'un tube en y introduisant l'index replié en crochet, que complètement droit. La boule de l'explorateur représente en quelque sorte un doigt ainsi disposé.

La tige cependant, pour un renflement d'un certain volume, ne doit pas être trop mince, car alors elle est douée d'une résistance insuffisante et se plie trop facilement sous le moindre effort.

La *bougie exploratrice olivaire* donne des renseignements suffisants dans presque tous les cas. Mais, s'il s'agit d'un *rétrécissement très peu serré*, elle n'offre pas une très grande sensibilité. En effet, la partie qui frotte contre le canal est représentée sur la coupe, non par un point, mais par une ligne d'une certaine étendue. La surface tangentielle du renflement est donc assez considérable, et la sensation recueillie se diffusant davantage perd de son intensité.

La *bougie à boule coupée d'angle* est déjà beaucoup plus sensible, car c'est la partie la plus renflée, c'est-à-dire la grosse extrémité de la poire figurée par la boule, qui recueille les sensations uréthrales. Mais il est facile de se convaincre que l'instrument a moins de sensibilité dans le mouvement d'entrée, où il représente une sorte de coin pénétrant progressivement dans le canal dont il écarte les parois, que dans le mouvement de sortie, où le talon accroche la moindre aspérité et en transporte par la tige l'impression à la main du chirurgien.

L'explorateur de Mallez a le tort de diffuser, surtout au moment de la pénétration, le frottement sur une large étendue. Il est moins sensible que les précédents, et son introduction n'est certainement pas plus facile. Dans les rétrécissements peu serrés, là où l'explorateur doit avoir une grande délicatesse, la tige conductrice qui termine l'instrument n'a aucune raison d'être puisque dans l'espèce la pénétration de tout cathéter est facile. Elle absorbe une partie du frottement tangentiel et en supprime plus ou moins la sensation.

C'est pour l'exploration de *rétrécissements larges* que j'ai fait construire mes instruments à *boules lancéolées*. Ici, à l'aller comme au retour, le frottement s'exerce exclusivement sur l'équateur de la boule, c'est-à-dire sur une surface circulaire *presque linéaire*. Avec ce cathéter il m'arrive souvent de percevoir un rétrécissement très léger dont la sensation m'avait échappé avec un autre explorateur.

La petite pointe terminale est destinée à s'engager dans le sphincter interuréthral, ou portion membraneuse, et à conduire la boule à travers cette région. En effet, grâce à sa forme, celle-ci éprouve une certaine difficulté à y pénétrer.

Comme *conclusion générale* de ce qui précède, je dirai que l'explorateur de Mallez doit être rejeté.

Dans les rétrécissements serrés la *bougie à boule olivaire* est suffisante, mais je lui préfère l'*explorateur à boule coupée d'angle de M. Guyon* qui est bien plus sensible, surtout au retour, et qui en outre a l'avantage de ramonner pour ainsi dire le canal d'arrière en avant et de rapporter à l'extérieur sur son talon les sécrétions pathologiques.

Dans les *rétrécissements larges* mon explorateur me paraît offrir le degré de sensibilité le plus grand que l'on puisse exiger de cet ordre d'instruments.

Au chapitre suivant j'exposerai en détails une *méthode graphique* que j'ai inventée il y a quelques années, et qui offre sur toutes les autres l'avantage considérable de donner un *tracé de la stricture écrit par la stricture elle-même*. C'est un procédé mathématique dont les résultats échappent à la discussion, car c'est le rétrécissement qui grave sa propre histoire anatomique.

Mon appareil, que j'ai nommé *uréthrographe*, et qui m'a permis de vérifier les qualités des divers instruments d'exploration, m'autorise à émettre la conclusion précédente.

Quelle est la règle qu'on doit suivre dans le choix du *numéro* de l'explorateur à introduire en premier lieu ? Il n'y a rien d'absolu. La conduite est variable suivant les circonstances. Il est évident que, si le malade *urine goutte à goutte* ou en *jet filiforme*, il faut d'emblée prendre un instrument très petit. Inversement, si le sujet paraît atteint d'un *rétrécissement large*, on doit commencer par un numéro assez fort. Dans ce cas je choisis le numéro maximum qui me paraît correspondre à l'ouverture du méat.

Si l'explorateur est trop petit et ne donne pas la sensation du rétrécissement, on en prend un plus gros. Si l'explorateur ne peut traverser la coarctation, on fait l'opposé. Avant tout, on doit fatiguer le moins qu'on peut le malade, et pour cela introduire dans son urèthre la plus petite somme de cathéters. En se comportant comme nous venons de l'indiquer on a chance de mettre le plus promptement possible la main sur l'instrument qui correspond le mieux au rétrécissement qu'on examine.

L'anesthésie locale de l'urèthre, bien faite, supprime à peu près complètement les sensations douloureuses de l'exploration. On ne doit jamais négliger de la faire quand le nervosisme du sujet fait craindre une syncope ou tout autre accident, ou lorsqu'on a affaire à un malade timoré.

On l'obtient à l'aide de la *cocaïne* en solution qu'on instille dans le canal de la façon que nous allons indiquer (sous forme de *chlorhydrate*).

La solution dont je me sers est à *deux pour cent*.

Je ne l'introduis dans l'urèthre qu'après avoir fait *coucher le malade sur un plan horizontal, la tête basse.*

Je ne dépasse jamais 5 *grammes de la solution.* Cette quantité bien employée est toujours suffisante. Elle correspond à 10 centigrammes de *chlorhydrate de cocaïne.*

Avec ces précautions je n'ai jamais eu d'accidents sérieux à déplorer. La cocaïne est portée dans l'urèthre à l'aide d'une sonde fine à instillations adaptée à la seringue de M. Guyon. On instille goutte à goutte le liquide en poussant très lentement, et d'avant en arrière, la bougie creuse. La cocaïne se répand sur la muqueuse uréthrale, l'anesthésie dans une certaine étendue, de sorte qu'à mesure que la sonde progresse son extrémité se met au contact d'un segment du canal déjà insensibilisé. De la sorte le malade ne perçoit même pas le contact de l'instrument.

On mettra une plus grande quantité de cocaïne au niveau du rétrécissement, car c'est lui qui donnera le maximum de souffrance. On fera la même chose lorsqu'on sera arrivé à la région membraneuse qui est douée, comme on sait, d'une sensibilité physiologique spéciale et très développée.

L'anesthésie uréthrale, pour être complète, réclame *de dix à quinze minutes.* Cette limite de temps varie un peu avec les sujets et avec les rétrécissements.

Il est une variété de strictures qui réclame beaucoup d'attention dans l'anesthésie par la cocaïne. Ce sont celles qui *saignent facilement, au moindre contact direct.* Ici la cocaïne n'exerce pas seulement une action locale, superficielle, de contact. Elle est absorbée par la muqueuse érodée, et l'insensibilisation est bien plus rapide que dans les circonstances ordinaires. Elle survient comme lorsqu'on fait une injection sous-cutanée de cette substance. Il en faut donc une proportion moins considérable que si la muqueuse était intacte. Si, dans ce cas particulier, on ne surveillait pas attentivement l'instillation, on pourrait déterminer les accidents graves qu'on a vus succéder aux injections hypodermiques trop fortes.

On s'assure que l'anesthésie est complète en imprimant à la sonde quelques mouvements de va-et-vient que le malade cesse de percevoir peu à peu.

Il est bon *d'insensibiliser l'urèthre postérieur,* même lorsqu'on est certain que ce segment n'est pas malade. L'exploration doit toujours être complète, surtout la première fois qu'on la pratique, et ce serait une faute que de ne pas pousser la bougie jusqu'à la vessie.

La cocaïne produit une action assez rapide sur l'urèthre antérieur. Elle agit peu sur l'urèthre postérieur et moins encore sur la vessie. Ceci est démontré par le peu d'influence qu'elle exerce sur la *cystite douloureuse* et l'*uréthrite postérieure*, tandis qu'elle calme très vite les souffrances de l'*uréthrite antérieure*.

Je dois signaler les phénomènes que j'ai vus suivre quelquefois l'anesthésie uréthrale, mais qui n'ont jamais été que passagers et très bénins. Ils ont consisté en *rires nerveux, vertiges, pâleur de la face, faiblesse des jambes, tremblement, état nauséeux, céphalalgie.* Je n'ai jamais vu la dépression profonde, les syncopes, la faiblessse du pouls, le coma, etc., qui ont déjà causé un certain nombre de morts.

Il faut ajouter que les petits accidents que je viens d'énumérer se sont toujours produits sur des urèthres *qui saignaient facilement.*

Mentionnons aussi l'*incontinence d'urine* qui suit l'anesthésie uréthrale dans quelques cas rares. Je ne l'ai vue qu'une seule fois, et elle a duré environ deux heures. Le malade ne se sentait pas pisser. Il constatait simplement que sa chemise était mouillée. L'urine suintait à l'extérieur *comme par capillarité.* On ne la voyait pas couler goutte à goutte, mais on avait beau essuyer le méat, il redevenait humide presque aussitôt. Cet accident était attribuable à une paralysie du sphincter interuréthral.

On a conseillé quelquefois d'insensibiliser l'urèthre à l'aide d'injections poussées dans le canal au moyen de la seringue ordinaire. Ce procédé est défectueux, surtout chez les rétrécis. L'anesthésie qui en résulte n'atteint guère que les parties antérieures du canal. La stricture, qui est la partie douloureuse de l'urèthre antérieur, et à plus forte raison la portion membraneuse, dont la sensibilité est extrême, ne sont pas atteintes par le liquide, et le patient éprouve à peu de chose près la même somme de souffrance.

Arrivons à l'*exploration interne proprement dite.*

On doit s'exercer à la faire en se plaçant indifféremment d'un côté ou de l'autre, ou même en face du sujet assis sur le fauteuil dont la description a été donnée plus haut.

A droite du malade la main a plus d'aisance pour manier la bougie. Si le médecin est gaucher, il se sentirait plus à l'aise du côté opposé. En se mettant en face du patient on peut se servir de la main qu'on veut.

On saisit la verge de la main gauche, entre la face dorsale du doigt annulaire et la face palmaire du médius. On rabat le prépuce en arrière, et on prend le gland entre le pouce et l'index sans lâcher les doigts précédents.

On peut plus simplement, lorsque le gland est naturellement découvert, tenir l'extrémité du pénis entre le pouce d'un côté et le second et troisième doigt de l'autre.

Dans certains cas il est bon de maintenir la verge à pleine main gauche afin de fournir à la bougie exploratrice une sorte de soutien cylindrique, destiné à l'empêcher de s'infléchir sous l'effort de la main droite.

Au moment de l'introduction de l'explorateur on ouvre le méat, soit en le comprimant légèrement de haut en bas, soit en en écartant les lèvres par un petit effort des doigts qui tiennent le gland.

On fait pénétrer alors la bougie à l'aide de la main droite.

Cet instrument a été préalablement enduit d'un corps gras, destiné à en faciliter le glissement. Peu importe la substance qu'on emploie dans ce but, pourvu qu'elle soit *aseptique, onctueuse* et *non irritante*. L'*huile stérilisée* remplit ces desiderata. Je préfère me servir d'un mélange par parties égales de vaseline blanche et d'huile de vaseline que j'ai la précaution d'antiseptiser préalablement et que je conserve dans des tubes en plomb hermétiquement fermés.

On doit avoir soin d'étendre la substance lubrifiante sur toute la surface de la bougie, car, lorsque la tige de cette dernière traverse le méat urinaire à frottement, la main du chirurgien éprouve une certaine résistance qui peut faire croire à un rétrécissement, et qui dans tous les cas détermine une douleur au malade.

L'explorateur est tenu légèrement de la main droite comme une plume à écrire, à environ 4 ou 5 centimètres de son extrémité renflée. Celle-ci est poussée régulièrement et lentement dans l'urèthre. Lorsque les doigts qui le dirigent sont parvenus au méat, on lâche la tige pour la reprendre dans sa partie extérieure à quelques centimètres plus loin, et ainsi de suite.

La main gauche doit être pour la droite un *auxiliaire intelligent*. Elle facilite beaucoup la manœuvre de l'introduction en *tirant sur la verge* afin de tendre le canal et de donner de la *rigidité à sa paroi inférieure* qui conduit l'explorateur. En même temps elle porte l'urèthre au-devant de la bougie. Cette traction a pour effet aussi d'effacer les replis que la muqueuse pourrait former en s'adossant à elle-même, et de rendre moins sensibles les dépressions dites *lacunes de Morgagni*.

La main gauche devra changer aussi l'*inclinaison de la verge*, si la pénétration de l'explorateur est difficile, l'abaisser, la relever ou la porter latéralement. Cette pratique rend quelquefois le cathétérisme explorateur plus facile.

Lorsqu'on arrive au sphincter interuréthral on éprouve une résistance qu'il faut forcer sans brutalité. Le malade ressent une légère douleur ; quelques centimètres de plus et l'on arrive dans la vessie, après avoir traversé l'urèthre postérieur qui en est séparé par un second sphincter à peine perceptible en comparaison du premier.

On retire ensuite l'explorateur du canal sans brusquerie et avec lenteur.

Durant la pénétration, la main droite recueille les moindres secousses, les plus légers ressauts, en un mot toutes les sensations fournies par la boule exploratrice, et le chirurgien les interprète aussitôt. Si on veut avoir une perception plus délicate des rugosités ou saillies uréthrales, il faut saisir très légèrement la tige de l'explorateur entre le pouce et l'index, les autres doigts étant écartés, et lui imprimer de légers mouvements de va-et-vient au niveau des points que l'on étudie. Quelquefois il est bon de faire tourner la bougie sur elle-même en roulant son extrémité libre entre le pouce et l'index alternativement dans les deux sens.

Si on fait pénétrer une sonde molle et droite dans un cylindre courbe, il est aisé de comprendre que l'extrémité du cathéter vient d'abord buter contre la paroi concave du cylindre, c'est-à-dire contre la paroi la plus longue, tandis que le corps de l'instrument est à peu près tangentiel à la paroi convexe (qui est la plus courte). Si l'on pousse la sonde, son extrémité intérieure glisse sur la paroi concave qu'elle suit constamment, pendant que la tige s'incurve parallèlement à l'axe du cylindre. On ne peut pas, quoi qu'on fasse, lui faire suivre la paroi opposée.

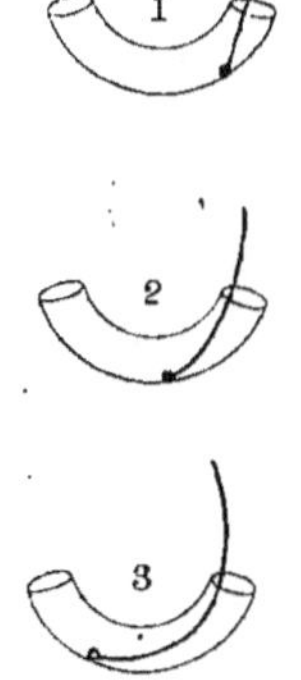

Fig. 6.

Il en est de même pour l'urèthre, qui est en dernière analyse un tube recourbé. La boule de l'explorateur en côtoie la paroi inférieure et en décèle les moindres altérations, tandis qu'elle donne des renseignements moins précis par rapport à la paroi supérieure. Il est vrai que les lésions uréthrales, de quelque nature qu'elles soient, occupent presque toujours le *plancher* du canal, que M. le professeur Guyon a appelé très justement *paroi pathologique*.

Nous verrons plus loin comment il faut procéder pour *explorer la paroi supérieure ou plafond*.

Dès que la boule arrive sur un point d'arrêt, on cherche à le franchir, et dès qu'on y est parvenu, on ramène la bougie à soi pour le traverser à nouveau de façon à s'en faire une idée aussi nette que possible en analysant la sensation qu'on obtient.

Lorsque l'explorateur refuse de passer, il ne faut pas déployer de force. Après quelques tâtonnements et quelques mouvements de va-et-vient on retire l'instrument et on en prend un d'un calibre plus petit. Dans toutes ces manœuvres, que la main soit *légère sans être timide*.

Étudions maintenant les *divers obstacles du cathétérisme explorateur*.

Ils sont : *A. anatomiques*; — *B. pathologiques*.

A. Obstacles anatomiques

Signalons d'abord le *phimosis* qui peut gêner l'introduction de l'extrémité de la bougie. On n'a qu'à renverser un peu plus le prépuce en arrière pour faire disparaître cet inconvénient. Il n'est pas nécessaire de découvrir le gland. Il suffit de rendre le méat apparent. Aussi un *rétrécissement même serré de l'orifice préputial* n'est pas capable d'empêcher l'exploration.

J'ai cependant vu de tels rétrécissements être presque filiformes, et gêner même l'émission urinaire.

La *circoncision* ou tout au moins la *dilatation préputiale* s'impose alors comme premier temps de l'exploration du canal. Cette opération est d'autant plus justifiée qu'elle entre pour une part dans le traitement.

A plus forte raison doit-on agir ainsi s'il s'est formé des *adhérences balano-préputiales*. Celles-ci immobilisent le prépuce et empêchent souvent son orifice de devenir parallèle et superposable au méat ; de sorte que les bougies s'égarent dans les culs-de-sacs situés entre le gland et ce repli cutané, et refusent de pénétrer dans l'urèthre, ou ne le font que fort difficilement.

Quelquefois le prépuce est sclérosé par des poussées inflammatoires qui l'ont soudé complètement au gland (*symphyse balanopréputiale*). L'orifice préputial communique alors avec le méat, par une sorte de canal direct ou sinueux, perceptible au toucher et donnant la sensation d'un cordon calleux. Ce canal est formé par le bord libre du prépuce épaissi. Dans de telles circonstances, les bougies rencontrent aisément le méat urinaire, et s'y engagent avec facilité.

L'orifice uréthral est fréquemment rétréci, soit du fait d'une disposition naturelle, soit à la suite d'une cicatrice résultant d'une ulcération quelconque. On le voit quelquefois divisé en deux orifices secondaires par une *petite bride fibreuse transversale*. Cette anomalie est ordinairement congénitale. Un des orifices est plus grand que l'autre, et le jet d'urine est divisé en deux branches inégales. Un petit coup de ciseaux fait disparaître cet obstacle.

J'ai observé, il y a quelques mois, une anomalie curieuse. Le méat normalement constitué se continuait avec un trajet terminé en cul-de-sac de 4 centimètres d'étendue environ.

Si on écartait les lèvres de l'orifice, on voyait au niveau de sa commissure inférieure une sorte de petit bourgeon muqueux rougeâtre. Lorsqu'on poussait l'extrémité d'une bougie fine en ce point, on pénétrait dans la vessie. Si on la dirigeait suivant l'axe du méat, dans le conduit qui avait l'apparence de l'urèthre, on était bientôt arrêté par le cul-de-sac qui le terminait. Il n'y avait aucune communication entre ce canal en doigt de gant et l'urèthre proprement dit. Cette disposition eût empêché la dilatation progressive si le malade en avait eu besoin.

Plus fréquent est le *cloisonnement transversal du méat par l'insertion trop antérieure de la valvule de Guérin.*

D'ordinaire ce repli, inséré sur la face supérieure, est situé au-delà de la fosse naviculaire, à 2 centimètres de l'extrémité antérieure de l'urèthre. Lorsqu'il offre la disposition anormale que je viens de signaler, il suffit d'écarter les lèvres du méat pour l'apercevoir sous l'aspect d'une petite membrane formant, avec la paroi supérieure et une partie des parois latérales du canal sur lesquelles elle s'attache, une valvule à concavité tournée en avant. Au-dessous de son bord libre on distingue l'orifice proprement dit de l'urèthre formant un triangle dont le sommet est en bas.

Il est facile d'éviter cet obstacle en faisant pénétrer l'explorateur au-dessous de lui.

Si l'on ressent la moindre difficulté à passer, il vaut mieux, dans tous les cas d'étroitesse du méat, agrandir cette ouverture à l'aide de l'incision que je décrirai dans un chapitre ultérieur sous le nom d'*uréthrotomie antérieure.*

Lorsqu'elle est insérée normalement, la *valvule de Guérin* peut encore constituer un obstacle à l'exploration. L'instrument aura d'autant plus de chance de venir buter contre ce repli en nid de pigeon que son extrémité sera plus fine. Si elle est renflée, elle l'effacera en partie en distendant l'urèthre, et dans tous les cas elle ne pourra pas s'engager dans cette petite dépression, étant donné son volume. La valvule de Guérin arrête bien plus les bougies filiformes que les bougies exploratrices, à moins que celles-ci ne soient d'un calibre très faible. Dans ce cas, pour passer, il faut relever la tige de l'explorateur, afin de diriger son extrémité vers la paroi inférieure du canal. On évite ainsi le rebord valvulaire au-dessous duquel on s'engage.

Mentionnons encore, parmi les obstacles anatomiques, les *lacunes de Morgagni*, dépressions creusées sur la muqueuse et dans lesquelles peut s'accrocher la pointe d'une bougie fine.

Un explorateur à boule un peu grosse refoule au-devant de lui la muqueuse uréthrale qui ne tarde pas à former *un bourrelet valvulaire en s'adossant à elle-même*. Ce peut être une cause capable de l'arrêter et qu'il importe de différencier d'une stricture véritable.

Dans ce cas, il suffit d'exercer sur la verge une traction assez forte pour voir aussitôt le cathéter continuer sa progression en avant. Cette manœuvre réussit aussi contre l'obstacle dû aux lacunes de Morgagni.

Dès maintenant je dois faire observer qu'il existe des différences telles entre les parois inférieure et supérieure du canal qu'on les oppose constamment l'une à l'autre. Pour l'instant, qu'il suffise de savoir que, tandis que la *paroi supérieure est résistante et bien soutenue par les corps caverneux sur lesquelles elle s'appuie, la paroi inférieure*, au contraire, *mince et doublée par rien, est extrêmement dépressible*. De sorte que, lorsque l'explorateur la suit, si la boule appuie un peu trop fort contre elle, elle s'infléchit, se déprime, forme une sorte de cul-de-sac contre lequel bute de plus en plus l'instrument. Si on exerçait sur lui une poussée trop forte, on ne manquerait pas de faire une fausse route.

On remédiera à cet obstacle *en rendant cette paroi dure et résistante*. Pour cela, il n'existe qu'un seul moyen, *c'est de tirer fortement sur la verge*. Grâce à cette manœuvre, on tend l'urèthre, et de même qu'une traction rend une étoffe résistante et capable de fournir un point d'appui solide, de même le procédé sus-indiqué donne au plancher uréthral la dureté nécessaire pour guider l'instrument explorateur jusqu'au niveau de la région bulbaire.

On sait qu'en ce point le canal subit une dilatation au-delà de laquelle il se rétrécit tout à coup, comprimé circulairement par le sphincter interuréthral.

Cette dilatation, qu'on a improprement nommée *cul-de-sac du bulbe*, a une importance très considérable en pathologie, car c'est là que viennent se localiser la plupart des phlegmasies chroniques du canal de l'urèthre. Lorsque nous nous occuperons de ces inflammations qui sont liées aux rétrécissements, nous nous étendrons davantage sur la constitution anatomique du *cul-de-sac bulbaire*.

Sauf les cas pathologiques, cette dilatation est insignifiante à l'inspection directe. *Elle est plus virtuelle que réelle*. Dans la région qui nous occupe, le canal est dépressible sur sa paroi inférieure dans toute sa portion spongieuse. Or à celle-ci succède brusquement un segment uréthral (*portion membraneuse*), dur et résistant, enserré qu'il est par une bague musculaire (*sphincter interuréthral*). Ce changement de consistance est la cause la plus importante de la dilatation bulbaire.

En effet, si on promène un stylet sur la paroi inférieure du canal d'un cadavre autopsié, on sent que l'extrémité de l'instrument la déprime facilement. Au niveau du sphincter interuréthral cette dépressibilité est remplacée tout à coup par une résistance très forte. Le stylet forme donc, à l'union de ces deux portions, une sorte de cul-de-sac d'autant plus marqué qu'on appuie davantage sur lui. La dépression existe exclusivement sur la face inférieure de l'urèthre spongieux, et elle est d'autant plus accusée que le sphincter interuréthral est plus fermé et plus dur. Si on retire le stylet, le cul-de-sac s'efface.

Un explorateur fin, surtout s'il est un peu rigide, produit sur le vivant un résultat analogue. Arrivé au sphincter interuréthral en suivant la paroi inférieure de l'urèthre, et éprouvant une certaine résistance à franchir ce muscle cylindrique, il déprime le plancher du canal et forme le cul-de-sac du bulbe qui constitue alors un obstacle à la progression de la bougie. Si on développait une force trop grande, on ferait une fausse route.

Avec un instrument courbe et rigide il est aisé d'éviter cet arrêt. Pour cela il n'y a qu'à *suivre la face supérieure du canal.* Mais nous savons qu'on ne peut pas diriger un instrument mou, tel qu'un explorateur qui ne peut suivre que la paroi inférieure.

Le mieux à faire en pareil cas, c'est de tendre fortement la verge, de retirer un peu l'instrument et d'essayer de nouveau de passer.

Si au bout de quelques tentatives on ne réussit pas, on n'a qu'à s'armer d'un explorateur à boule plus volumineuse. On aura ainsi moins de chance à voir cette dernière venir s'engager dans la dépression bulbaire.

Il est vrai que, si le rétrécissement est très étroit, on est forcé pour le traverser d'employer un instrument très fin.

Dans ce cas-là, je conseille *d'incurver l'extrémité de la bougie* en forme d'angle ouvert en haut, de sorte que sa partie terminale côtoie la face supérieure de l'urèthre. On n'a qu'à plier sur elle-même et dans une étendue de 1 centimètre environ cette extrémité, et on la fixe dans cette position en la trempant dans du collodion.

Quand la boule exploratrice est parvenue au *sphincter inter-uréthral*, elle éprouve une certaine résistance pour franchir cette région fermée grâce à la tonicité musculaire. En même temps le malade accuse une certaine douleur variable suivant les sujets, mais essentiellement *physiologique*. L'arrêt de la bougie est de peu de durée. Il suffit de déployer un faible effort pour le surmonter, et on sent qu'on pénètre dans une sorte de cylindre contractile qui se détend peu à peu ou tout d'un coup.

Chez certains sujets cet obstacle est très important par le fait d'une exagération de la contractilité du sphincter interuréthral. Nous reviendrons bientôt sur ce *spasme* qui appartient aux *obstacles pathologiques*.

Par contre dans certains cas la *résistance de ce muscle est insignifiante*, et on constate en même temps la disparition ou la diminution de la sensibilité spéciale de cette région de l'urèthre, ce qui s'explique, puisque la tonicité du sphincter est la conséquence réflexe de cette dernière.

En employant un explorateur d'un calibre plus fort, si c'est possible, on perçoit mieux l'angustie de la portion membraneuse.

Au-delà du sphincter interuréthral, l'extrémité de la bougie devient libre dans l'urèthre postérieur. Puis il arrive à un dernier obstacle anatomique toujours insignifiant, et que la plupart du temps on ne sent même pas, nous voulons parler du *sphincter vésical* proprement dit. On le perçoit en concentrant sur lui une grande attention, et en se servant d'une bougie à grosse boule. On le verra très nettement figuré sur les traces uréthrographiques que je donne plus loin. Ce n'est pas là un véritable obstacle, puisqu'il n'est jamais capable d'arrêter l'instrument.

Au-delà de lui on arrive dans la vessie.

B. Obstacles pathologiques

Chez les rétrécis, aux causes d'arrêt précédentes existant même dans les urèthres sains, s'ajoute toute une série d'*obstacles pathologiques* que nous allons passer en revue.

Les *inflammations préputiales* chez les sujets atteints de phimosis peuvent momentanément coarcter l'orifice du prépuce. Ce processus est intéressant à connaître chez les *diabétiques*, à cause de sa répétition fréquente, et de l'atrésie presque complète qui peut en être la conséquence. Mais ce n'est pas le lieu de nous étendre là-dessus.

Le rétrécissement du méat, lorsqu'il est pathologique, est tantôt *inflammatoire, congestif*, tantôt *cicatriciel* (plaies, chancres mous, ulcères, etc.).

Dans toutes ces circonstances les indications sont les mêmes que précédemment. Inutile d'y insister.

La *valvule de Guérin*, dont nous nous sommes déjà entretenus, est assez souvent le siège d'inflammation sclérosante qui, en l'hypertrophiant, produit à son niveau un *rétrécissement valvulaire* parfois très serré. Elle devient dès lors un obstacle pathologique au passage de l'explorateur, et se comporte comme une stricture légitime.

Toute *uréthrite aiguë*, de quelque nature soit-elle, constitue un empêchement au passage de la bougie par le fait de l'épaississement congestif des parois uréthrales et de la douleur provoquée au moment de l'exploration. Il en est de même pour les *folliculites*. Il est complètement inutile d'insister sur ce sujet, puisque l'inflammation du canal en contre indique presque toujours l'exploration.

Les *obstacles pathologiques*, de beaucoup les plus importants, sont constitués par les *rétrécissements eux-mêmes*.

Nous n'avons ici qu'à nous occuper des sensations qu'ils donnent à la main de l'opérateur au moment de l'exploration.

Ces sensations en dernière analyse se réduisent *à quatre :*

1° La bougie exploratrice est *brusquement arrêtée*. Elle bute contre un obstacle, mais sans s'y engager. La boule est libre dans l'urèthre, au-devant de lui. On peut la retirer à soi avec la même facilité que si le canal était normal.

Cette sensation correspond au *rétrécissement valvulaire* ou *annulaire*, qu'il s'agisse là d'un repli hypertrophié ou soudé de la muqueuse, d'une bride cicatricielle, ou d'un diaphragme congénital placé en travers du canal. A la rigueur un rétrécissement cylindrique qui commencerait brusquement par un épaississement taillé à pic de l'urèthre produirait le même résultat. Mais c'est là une vue théorique. En pratique de tels rétrécissements se comportent tout autrement. Si on communique une certaine pression à l'explorateur, il traverse la coarctation valvulaire de suite, ou après quelques tâtonnements ; l'opérateur perçoit en même temps une petite *secousse*, un *ressaut* particulier, qu'il faut bien connaître, et après lequel la bougie chemine librement. Lorsqu'on la retire, *son talon accroche le rétrécissement* d'arrière en avant, et quand la force employée devient suffisante, on éprouve la sensation d'une détente, et l'instrument se dirige librement vers l'extérieur.

Dans un *rétrécissement valvulaire peu serré*, des mouvements de va-et-vient imprimés à l'explorateur donnent une série de *petites secousses* se produisant tant à l'aller qu'au retour de la boule.

Les symptômes qui précèdent sont perçus non seulement par le médecin, mais aussi par le malade, s'il peut suffisamment leur prêter son attention. Il est de toute évidence que leur intensité sera d'autant plus forte que la stricture sera plus étroite ou que la boule de l'explorateur sera plus grosse.

2° D'autres fois celle-ci, au lieu d'être arrêtée brusquement, l'est *progressivement*. Elle s'engage dans une angustie où elle est de plus en plus serrée. Bientôt elle est saisie par le rétrécissement, à tel point que, si on tire le cathéter à soi, on éprouve une certaine peine à le ramener. On a la sensation d'une tige qu'on enfonce dans un cône creux.

Tantôt la bougie s'arrête et refuse d'aller plus loin, après avoir parcouru une certaine distance de la coarctation.

Tantôt elle la traverse complètement, et devient libre dans le canal, en arrière d'elle.

La douleur ressentie par le malade est ordinairement d'autant plus vive que le défaut de coaptation entre la stricture et l'explorateur est plus marqué.

Dans le cas qui nous occupe, la souffrance s'exagère à mesure que la boule s'engage plus à fond dans la stricture.

Ce mode de sensation se rapporte au *rétrécissement cylindrique*, ou mieux *infundibuliforme* dont l'ouverture antérieure (de même que la postérieure) s'évase en forme d'entonnoir.

Quelquefois la surface interne du cylindre rétréci est irrégulière et hérissée d'aspérités, que la main du médecin exercé perçoit très bien par l'intermédiaire de la bougie exploratrice.

Remarquons que, dès que la stricture est franchie, la boule exploratrice ne devient pas aussi nettement libre dans l'urèthre que dans le cas de rétrécissement valvulaire.

D'abord l'orifice postérieur de la coarctation qui nous occupe est infundibuliforme ; et puis souvent la stricture aboutit au sphincter interuréthral auquel elle confine, de sorte qu'il est quelquefois difficile de faire, dans l'interprétation des sensations reçues, la part qui revient au rétrécissement et celle qui appartient au resserrement contractile du sphincter.

Lorsque la bougie, de plus en plus serrée, refuse d'aller plus loin, il ne faut pas déployer de violence. Dès que sa tige s'infléchit un peu, on doit la retirer, et en prendre une plus mince.

3° Dans certains cas, l'explorateur transmet à la main une petite *sensation de rugosité*. On dirait qu'elle passe sur un grain de sable implanté dans le canal, sur une petite saillie dure. C'est une sorte de petit frottement très limité qui existe en dehors de tout arrêt de l'explorateur.

Il s'agit ici du rétrécissement que je décrirai ailleurs sous le nom de *calleux*. C'est, en dernière analyse, un petit nodule fibreux, une sorte de saillie chéloïdale, développée ordinairement à la suite d'une *folliculite blennorrhagique*. Ces callosités inflammatoires sont quelquefois multiples et voisines les unes des autres. On ressent alors, à l'aide de la bougie exploratrice, une sorte de *frottement dur*, comparable à celui que donnerait du papier de verre à gros grains.

4° Assez fréquemment, la boule exploratrice décèle *toute une série d'obstacles échelonnés d'avant en arrière, le long du canal.* Elle donne la sensation de petits rétrécissements valvulaires, de callosités, de rugosités, se succédant sans ordre aucun, et pouvant être interrompus par un ou plusieurs petits rétrécissements cylindriques. C'est un mélange de lésions de même origine, mais très différentes de forme. Je désigne ces urèthres sous le nom de *canaux raboteux*. Cette expression indique la nature des sensations fournies par l'explorateur.

Le *canal raboteux* correspond au rétrécissement que M. le professeur Guyon a nommé, en se plaçant au point de vue anatomo-pathologique, *scléro-cicatriciel*. C'est un type essentiellement mixte et complexe, qui ne se réalise que chez les très anciens rétrécis, et qui est suffisamment caractérisé pour mériter une place à part dans la nosologie.

Pour terminer, il nous reste encore quelques obstacles pathologiques à indiquer, par rapport au cathétérisme explorateur.

Signalons le *spasme de l'urèthre*, ou contraction douloureuse du sphincter interuréthral. C'est un phénomène réflexe que produit chez les sujets nerveux le passage de la bougie.

Certains rétrécissements profonds prédisposent beaucoup à cet accident par action irritante de voisinage.

Lorsque la boule arrive au niveau de la portion membraneuse, elle est arrêtée comme si elle se trouvait en présence d'un rétrécissement cylindrique extrêmement étroit. Si on fait le moindre effort pour avancer, le malade accuse de fortes douleurs. La bougie du reste progresse à peine. Si on parvient à l'engager dans la zone contracturée, on sent qu'elle est fortement saisie, et qu'elle ne peut plus ni avancer ni reculer. Ces signes, joints à la notion de distance du méat à laquelle se trouve l'extrémité de l'instrument, sont suffisants pour permettre le diagnostic du spasme uréthral.

Le mieux est dans ce cas d'attendre quelques minutes, sans retirer la bougie, et sans la pousser en avant. La contracture s'éteint peu à peu par épuisement, et dès lors l'instrument non seulement peut être poussé dans la vessie, mais encore il *est attiré activement vers cette cavité.* On peut même le voir avancer de quelques millimètres, et de lui-même, grâce au relâchement et à l'écartement des parois de la portion membraneuse, formant ventouse en quelque sorte.

On combat le retour du spasme principalement à l'aide de la belladone. La cocaïne, l'opium, le bromure, etc., peuvent aussi être efficacement employés.

La *région prostatique* est le siège d'un arrêt pour l'explorateur, lorsque le malade est atteint d'inflammation ou d'*hypertrophie* de la glande située à ce niveau.

Dans le premier cas il faut s'abstenir de toute introduction instrumentale.

Dans le second cas, on est souvent obligé de recourir aux *cathéters coudés*. Les explorateurs droits, même les plus flexibles, viennent buter contre le plan prostatique et refusent absolument de passer.

Ce n'est pas le lieu ici de nous occuper de cette affection. Du reste, disons que nous sommes hors du siège ordinaire des rétrécissements, dont on n'a jamais vu d'exemple dans l'urèthre postérieur, sauf dans les cas exceptionnels de déchirures uréthrales par fracture du bassin.

Pour finir, signalons chez les rétrécis les *calculs de la prostate et de la vessie*, surtout quand ils viennent s'engager dans la lumière du canal, les *corps étrangers de l'urèthre*, etc. Ce sont là des obstacles à l'exploration, comme bien on le pense, mais ils occasionnent des symptômes très particuliers, et au contact d'une sonde métallique ils produisent un frottement caractéristique. Il n'est guère possible de se méprendre sur leur nature. Ils peuvent compliquer une coarctation et donner au tableau symptomatique une allure très variable. Dans les cas ordinaires, il faudra s'occuper d'abord du rétrécissement, dont la dilatation ou l'incision ouvrira une porte d'entrée aux instruments dirigés contre les lésions plus profondes qu'on attaquera ensuite.

APPRÉCIATION DU SIÈGE, DU NOMBRE, DU DEGRÉ DE STRICTURE, DE LA LONGUEUR, DE LA FORME, DE LA CONSISTANCE, DE LA CONSTITUTION, DES RÉTRÉCISSEMENTS ET DE LA PAROI URÉTHRALE QU'ILS OCCUPENT.

Il est facile de déterminer le *siège d'un rétrécissement*. Pour cela on introduit la boule de l'explorateur jusqu'à la coarctation, et avec l'ongle du pouce on marque sur la tige de la bougie le point correspondant au méat urinaire. Il faut éviter, pendant ce temps, d'exercer une traction sur la verge. La distance qui sépare l'extrémité renflée de l'instrument de l'endroit ainsi noté correspond exactement à la profondeur du rétrécissement dans le canal de l'urèthre.

Pour connaître le *nombre des strictures*, on pousse la bougie exploratrice jusque dans la vessie en notant avec soin les secousses que lui impriment les diverses augusties qu'elle traverse.

Ordinairement les *rétrécissements deviennent de plus en plus serrés, à mesure qu'ils s'éloignent du méat urinaire;* de telle sorte qu'une bougie qui traverse un premier point coarcté peut refuser de franchir le second. Il faut dans ce cas employer des explorateurs, de moins en moins gros jusqu'à ce qu'on soit parvenu à la vessie. Les numéros les plus forts feront apprécier les rétrécissements antérieurs, tandis que les plus faibles seront destinés à l'exploration des strictures postérieures.

Si, par exception, le premier rétrécissement était le plus étroit de tous, il serait très difficile, sinon impossible, d'avoir une notion exacte des coarctations situées au delà. En effet, on ne pourrait faire pénétrer qu'une boule petite, dont le diamètre permettrait de franchir et d'explorer la première augustie, mais qui serait incapable, étant donné son faible calibre, de déceler les rétrécissements moins serrés, placés plus profondément. Cette disposition est tellement rare qu'on ne la rencontre pour ainsi dire jamais en clinique, si ce n'est dans quelques rétrécissements traumatiques.

Nous verrons bientôt que l'uréthrographe surmonte toutes ces difficultés.

Le *degré de resserrement d'une stricture* est apprécié par le *calibre de l'explorateur maximum* qui la traverse sans effort.

On a construit des instruments destinés à donner la mesure exacte du diamètre de l'urèthre sain ou coarcté. Tels sont *l'uréthromètre de Gross* et *celui de Weir*. Ce sont des bougies exploratrices métalliques dont la boule terminale est composée de deux segments juxtaposés pouvant s'écarter l'un de l'autre à l'aide d'un mécanisme ingénieux. Celui-ci met aussi en mouvement une aiguille qui marque sur un cadran le degré d'écartement. On n'a donc qu'à produire ce dernier autant qu'il est possible, et dès qu'on a atteint son maximum, on consulte l'aiguille indicatrice.

Ces appareils donnent quelques résultats dans les *rétrécissements larges*. Mais ils sont trop volumineux pour être applicables aux strictures serrées, tortueuses, cylindriques et à toutes celles qu'on aurait le plus d'intérêt à mesurer.

Donnons une mention spéciale à *l'uréthromètre d'Otis*. Le cathéter droit est cylindrique. Au voisinage de son extrémité, le tube est constitué dans une étendue de 2 centimètres par six lames élastiques juxtaposées et articulées à leur partie moyenne. Un fil occupe l'axe de la sonde, et s'insère sur son extrémité uréthrale. Lorsqu'on tire sur ce fil, on force les lames à s'incurver et à former une sorte de renflement fusiforme qui devient d'autant plus saillant que la traction est plus forte. Une aiguille marque sur un cadran le degré de dilatation ainsi obtenu.

La *longueur* est plus difficile à établir. Voici le procédé que je conseille : dès que la boule a atteint l'extrémité antérieure de l'angustie, on marque sur la tige un petit trait correspondant au méat urinaire. On force ensuite la boule à traverser la coarctation, et sitôt qu'on sent qu'elle l'a franchie et qu'elle est devenue libre dans le canal, on la retire doucement à soi, de façon que le talon de l'instrument accroche l'extrémité postérieure du rétrécissement. On trace alors un second trait sur la tige, juste au niveau du méat, et en ayant soin de ne pas tirer sur la verge. La distance qui sépare les deux marques est mesurée exactement ; on en retranche la longueur de la boule de l'explorateur, et on a à très peu de chose près la mesure du cylindre rétréci. En pratique cette manœuvre est suffisante, mais on comprend qu'elle ne peut fournir que des renseignements approximatifs lorsqu'on a affaire à des strictures représentant deux entonnoirs opposés par le sommet (infundibuliformes). Ici la boule, pas plus à l'aller qu'au retour, ne s'arrête franchement à l'origine ou à la terminaison du rétrécissement. Elle s'engage toujours un peu dans sa partie évasée ; de là, des causes d'erreur. A ce point de vue les données de l'uréthrographie sont remarquables par leur précision.

Il n'est guère commode d'obtenir des notions exactes au sujet *des flexuosités, des irrégularités d'axe* d'une coarctation longue et serrée, si ce n'est à l'aide *des bougies emplastiques*, qui, presque généralement oubliées aujourd'hui, fournissent néanmoins quelques renseignements intéressants. On aurait tort, à notre avis, de les abandonner d'une façon complète. Elles rapportent une empreinte très imparfaite, il est vrai, de l'angustie, mais elles donnent une indication assez exacte de sa direction générale.

La sensation qu'une main exercée éprouve lorsqu'elle pousse un explorateur à travers un rétrécissement permet de reconnaître le *degré de consistance du tissu de la lésion*. Lorsque cette dernière est *fibreuse*, c'est-à-dire dure, résistante et inextensible, le chirurgien ressent une peine infinie, sinon une impossibilité complète, à y engager l'extrémité de l'instrument. Au contraire, si l'angustie est *fibroïde*, c'est-à-dire molle et élastique, la bougie parcourt sa

cavité avec assez de facilité. Cette différence dans l'effort nécessaire à la progression du cathéter permet de se faire une idée assez
juste de la densité et du degré de resserrement de la coarctation.

Un dernier point reste à établir dans l'exploration uréthrale :
Quelle est la paroi occupée par le rétrécissement ?

Dans l'immense majorité des faits, on peut dire *a priori* que
c'est le *plancher du canal* (ou *paroi inférieure*). C'est lui qui est le
siège habituel de toutes les lésions développées dans ce conduit.
Or nous savons que les bougies molles le suivent exactement dans
le cathétérisme. *L'explorateur à boule révèlera donc surtout les
altérations de la paroi inférieure de l'urèthre.*

De là il ne faudrait pas conclure que l'exploration de la paroi
supérieure est inutile. Il est des cas en effet où elle est nécessaire,
car par exception des valvules ou des brides cicatricielles
s'insèrent en cet endroit.

Le meilleur procédé pour explorer le plafond uréthral consiste
à employer une *bougie à boule munie d'un mandrin courbe.* Je
me sers à cet usage d'une sonde à instillation, dans la cavité de
laquelle j'introduis une petite tige métallique flexible que je
recourbe. J'ai soin que le mandrin n'émerge pas l'orifice de l'extrémité renflée de l'instrument. Je l'introduis dans le canal comme
un cathéter courbe, et je parcours l'urèthre en en suivant la
paroi supérieure. J'évite d'exercer sur celle-ci une pression trop
forte qui rendrait l'exploration moins délicate.

Dans certaines circonstances rares, il sera bon, après avoir
exploré un rétrécissement d'après les principes ci-dessus exposés,
de passer une *sonde métallique.* Celle-ci pourra suivre facilement
la paroi supérieure du canal. Il est vrai que, pour cet objet, je lui
préfère beaucoup l'*explorateur à mandrin* que je viens de décrire.

Elle servira aussi à vider la vessie s'il y a rétention d'urine.
Mais la sonde molle en gomme est bien plus commode.

Il n'y a guère qu'un cas où le *cathétérisme au moyen de l'instrument métallique soit nécessaire* pour compléter l'exploration du
malade.

C'est celui du rétréci porteur d'un calcul vésical.

La sonde métallique produit au contact de la pierre un choc et
un frottement pathognomoniques auxquels la bougie de gomme
ne peut donner naissance.

Ce n'est pas ici le moment de décrire le cathétérisme à l'aide de
la sonde métallique. Ce sera fait au chapitre du Traitement.

Disons cependant que l'angustie uréthrale oblige de se servir de
sondes très minces, et gêne plus ou moins l'opérateur dans l'exécution du premier temps, c'est-à-dire dans la traversée de l'urèthre

antérieur. On devra agir lentement et avec prudence, et s'efforcer de faire suivre la paroi supérieure du canal au bec de l'instrument, puisque c'est le chemin le plus libre et le plus court pour parvenir jusqu'à la vessie.

RÉTRÉCISSEMENTS INFRANCHISSABLES

Il y a des cas où il n'est pas possible de franchir un rétrécissement par les moyens ordinaires. Il faut recourir alors à des procédés spéciaux et quelquefois très multipliés. On finit cependant toujours, avec de la patience et de l'habileté, par arriver au-delà de l'obstacle : aussi l'épithète par laquelle on a l'habitude de désigner ces *coarctations* est-elle au moins très exagérée.

Sauf le cas d'*oblitération de l'urèthre* (voir plus loin), il n'existe pas de *rétrécissement véritablement infranchissable.* Il serait donc mieux d'intituler cet alinéa : *rétrécissements très difficiles à traverser.*

En somme ils ne se montrent infranchissables que vis-à-vis des *procédés habituels de cathétérisme.*

En présence d'une stricture il faut avant tout, tant au point de vue de l'exploration que du traitement lui-même, *faire parvenir une bougie jusqu'à la cavité vésicale.* Quand le chirurgien a atteint ce but, il a fait autant pour la thérapeutique que pour le diagnostic. Ce qui va suivre pourrait donc être placé dans le chapitre du traitement. Mais en somme, lorsqu'on examine pour la première fois un rétrécissement difficile à traverser, on cherche tout d'abord à l'explorer par les procédés ordinaires. Dès qu'on voit qu'ils échouent, on passe à ceux qu'il nous reste à décrire.

Les manœuvres sont donc au début *exploratrices,* puis *thérapeutiques.* Aussitôt que le cathéter a atteint la vessie, l'exploration uréthrale est terminée. Si on fixe l'instrument à demeure, le traitement commence.

Nous réservons pour plus tard ce deuxième point de vue.

Pour le moment nous n'avons qu'à étudier les moyens qui nous permettront de réaliser le premier *desideratum,* c'est-à-dire la *traversée de l'angustie.*

Il est rare que la cause de la difficulté du passage tienne au *degré même de stricture.* Elle réside plus souvent dans les *flexuosités* et les *coudures du cylindre rétréci.*

L'axe des coarctations ne coïncide presque jamais avec celui du canal. Une bougie qui parcourt ce dernier aura peu de chance de rencontrer le premier, si son extrémité est droite et régulière.

Le plus fréquemment *la face antérieure des rétrécissements valvulaires est concave et tournée du côté du méat*. L'extrémité des bougies vient donc naturellement buter contre cette dépression, et on éprouve une difficulté constante à franchir l'obstacle.

Par contre, cette disposition est très favorable à l'écoulement de l'urine, et rappelle beaucoup à ce point de vue les sigmoïdes aortiques.

Lorsqu'on est parvenu à passer au-delà d'un rétrécissement de ce genre, on est tout étonné de voir combien peu la bougie est serrée, et comme elle joue librement, alors qu'elle a eu tant de peine à parvenir jusqu'à la vessie.

Les parois d'une stricture peuvent s'agglutiner entre elles par la *sécrétion d'un pus visqueux* qui se concrète si le malade reste longtemps sans uriner. Ce qui démontre ce fait, c'est qu'on voit souvent une simple injection émolliente permettre au malade, qui ne le pouvait pas, d'uriner, et à une bougie fine de pénétrer jusqu'au fond du canal, alors que cela était impossible auparavant.

La *congestion accidentelle* du tissu du rétrécissement (lorsqu'il est vasculaire) et des parties périphériques et en particulier du *corps spongieux*[1] joue un rôle considérable au même point de vue. Cette hypérémie est due au froid, aux fatigues, aux excès, etc., qui agissent dans l'espèce d'autant plus activement que la stricture prédispose davantage le canal à subir l'action de ces circonstances étiogéniques.

L'*étroitesse de l'angustie*, ses *coudures brusques* si elle est cylindrique et longue, les *irrégularités* de sa surface *interne, le défaut de coïncidence de son axe avec celui de l'urèthre*, etc., sont les principales causes rendant *très difficile* le passage d'un cathéter.

En présence d'un rétrécissement uréthral infranchissable par les explorateurs ordinaires que nous avons décrits, on doit, après s'être adressé aux antiphlogistiques et aux antispasmodiques, si on soupçonne la présence d'un élément congestif ou inflammatoire, faire appel aux *bougies filiformes* que nous devons étudier maintenant.

On nomme ainsi de *minces tiges de gomme qui sont très flexibles tout en offrant une certaine rigidité élastique*, et dont le diamètre varie de 1/3 de millimètre à 1 millimètre et demi.

Ces bougies doivent être souples, mais non pas molles, car, dépourvues de toute force de pénétration, elles se replient dans l'urèthre et ne peuvent guère franchir un rétrécissement.

Pour leur donner une rigidité que ne peut avoir le tissu de

1 TUFFIER, th. de Paris, 1885.

gomme, on en a fait en *baleines fines*. Je ne fais que mentionner ces instruments pour les condamner. Ils pénètrent comme des aiguilles à travers les tissus uréthraux surtout lorsque ceux-ci sont ramollis par l'inflammation, et on devine les désordres qui en sont la conséquence.

Certains fabricants placent quelquefois au centre de leurs bougies filiformes de gomme des fils métalliques destinés à les rendre moins flexibles. C'est encore là une mauvaise innovation. Ces instruments présentent en partie les inconvénients des précédents ; de plus, une fois coudés, ils ne reprennent pas leur forme droite.

La bougie filiforme réalisera les desiderata suivants. Elle sera exclusivement faite d'un *tissu gommé* et possèdera de la *souplesse*, de l'*élasticité et une certaine résistance*. Il faut que, sous une faible pression, elle résiste un peu et s'incurve ensuite, pour redevenir droite dès qu'elle est abandonnée à elle-même, sans jamais pour cela être rigide.

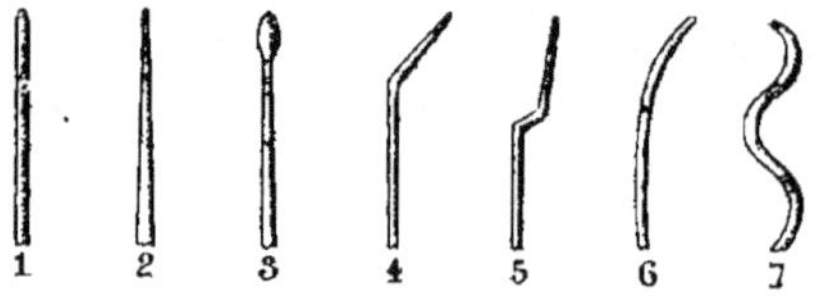

La forme de ces bougies varie beaucoup. Elles sont :

Cylindriques ; — coniques ; — olivaires ; — coudées ; — en baïonnette ; — *incurvées* ; — *tortillées* (en tire-bouchon).

FIG. 7.

On leur communique facilement les diverses courbures en les serrant entre les doigts, en les roulant autour d'une grosse épingle, en les maintenant un moment dans la position qu'on veut leur donner et en exagérant le *pli* qu'on cherche à leur faire conserver.

Pour fixer plus fortement leur forme nouvelle, on n'a qu'à les tremper dans le *collodion* qu'on laisse sécher ensuite.

Ces courbures ne doivent porter que sur l'extrémité uréthrale. Nous verrons bientôt à quoi elles servent.

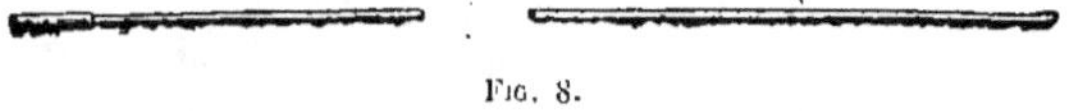

FIG. 8.

Si le bout extérieur de la bougie est muni d'un petit pas de vis sur lequel s'adapte le conducteur de l'uréthrotome de Maisonneuve (voir plus loin), elle est dite *armée*.

Dans les rétrécissements serrés et très difficiles, il est prudent d'employer ces instruments qui permettent, dès qu'ils ont pénétré dans la vessie, de faire l'uréthrotomie interne, si on le juge à propos.

Je décrirai, au moment où je parlerai de la dilatation, un nouveau modèle de *longues bougies coniques à extrémité filiforme*, dont je me sers depuis longtemps déjà pour préparer le passage aux cathéters métalliques de Béniqué.

On donne à la pointe de ces instruments spéciaux la forme qu'on veut, et on les emploie comme des bougies filiformes simples. On a avec eux cet avantage considérable que, dès qu'ils ont franchi l'obstacle, il est aisé, séance tenante, de pratiquer une dilatation relativement considérable, et faire d'un coup ce qu'avec des bougies successives et d'un calibre progressif on mettrait longtemps à réaliser. Ce n'est pas là de la divulsion. C'est de *la dilatation progressive rapide*. Je décrirai ultérieurement mon procédé et mes bougies. Il me suffit maintenant d'avoir signalé ces dernières parmi les instruments destinés à franchir un rétrécissement difficile.

Après un certain nombre de tentatives infructueuses d'exploration, on recourra aux bougies filiformes. Avec de l'habitude, on évite les tâtonnements, et on voit presque d'emblée à quel instrument il faut faire appel.

On essaie d'abord une *bougie filiforme droite*. Sitôt que son extrémité heurte le point serré, on la retire un peu et on la pousse de nouveau. Il est bon de lui imprimer en même temps quelques mouvements de torsion en la roulant entre le pouce et l'index qui la tiennent et la dirigent.

La *bougie filiforme droite* suit la paroi inférieure de l'urèthre. Il est donc rare qu'elle rencontre l'axe du rétrécissement qui est situé au niveau, et bien plus souvent *au-dessus de celui du canal*, et qu'elle s'y engage.

Lorsqu'elle est très souple, elle se replie dans le canal ; ce qui peut faire croire qu'elle a pénétré dans la vessie. On s'en aperçoit aisément dès qu'on la ramène à soi. On voit qu'elle est coudée sur elle-même ou pelotonnée. Du reste, on n'éprouve pas alors la perception du frottement particulier que donne son passage à travers une angustie étroite.

Si la bougie filiforme est un peu dure, dès qu'elle bute contre l'obstacle, le malade accuse un sentiment douloureux de piqûre, analogue à celui produit par une épingle. Fréquemment, quelques gouttes de sang apparaissent au méat au même moment.

On retire la bougie sitôt qu'on a conscience qu'elle ne s'engage pas, et on en prend une à extrémité *coudée, incurvée*, ou en *baïonnette*. Ces trois formes, qui se ressemblent beaucoup, sont celles qui conviennent à la majorité des cas. Grâce à cette disposition, l'extrémité uréthrale de l'instrument correspond au centre du

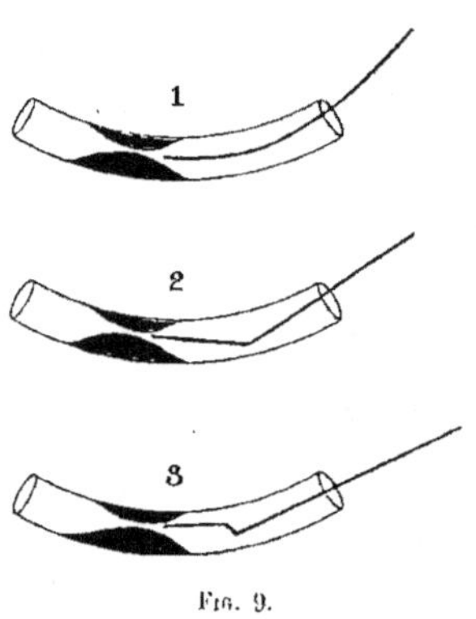

Fig. 9.

canal ou à un point un peu plus élevé. Elle a donc de grandes chances de rencontrer l'orifice du rétrécissement *à condition d'avoir soin de tourner vers la partie supérieure l'ouverture de l'ange de la courbure*.

Dans certaines coarctations cylindriques irrégulières, on n'arrive à franchir l'obstacle qu'en tortillant l'extrémité de la bougie filiforme en *tire-bouchon*. Quelques mouvements de rotation sur son axe étant imprimés au cathéter ainsi modifié, il finit par rencontrer l'orifice antérieur du rétrécissement, et dès qu'il est engagé dans ce trajet, on est surpris de voir comme il passe facilement et combien peu il est serré par une stricture en apparence infranchissable. Ce fait démontre que la difficulté du cathétérisme tient alors à l'*irrégularité* du cylindre coarcté.

Il existe bien d'autres procédés qu'il est bon de connaître.

On peut par exemple engager aussi loin que possible une bougie filiforme un peu forte, contre laquelle on en fait glisser une extrêmement fine (*cathétérisme par double bougie*).

Un faisceau composé de six ou sept bougies numéro 1 est porté dans l'urèthre jusqu'à l'obstacle, puis on essaie de franchir celui-ci en s'adressant successivement à chacun de ces instruments que l'on pousse méthodiquement comme s'il était seul dans le canal (*cathétérisme en faisceaux*).

L'instrument de Eldridge est destiné à faciliter cette manœuvre. Il se compose d'une sonde tubulaire droite garnie intérieurement de cinq petites tubulures juxtaposées, dans chacune desquelles on introduit une bougie filiforme. L'instrument étant poussé jusqu'au rétrécissement, on essaie de le franchir avec l'une des bougies fines qui le garnissent.

Encore un moyen souvent suivi de succès. On enfonce une sonde à bout coupé jusqu'à la coarctation, et dans sa cavité on introduit une petite bougie à extrémité droite ou incurvée. La sonde, en dilatant la partie antestricturale de l'urèthre, fixe l'orifice antérieur du rétrécissement, et l'élargit même un peu, de sorte que le cathéter intérieur a plus de chance de s'y introduire (*cathétérisme par sonde et bougie combinées*).

Le *cathéter creux de Gouley* [1] et celui d'Otis [2] sont basés sur ce principe, et reproduisent la disposition que nous venons d'indiquer.

Autrefois, on a vanté beaucoup les *injections forcées d'huile*, pratiquées immédiatement avant le cathétérisme. J'ai souvent réussi en employant ce moyen dans le cas de rétrécissements valvulaires. Il est évident que, dans ces circonstances, le liquide redresse le repli qui s'oppose à la pénétration de la bougie.

Je ne saurais trop recommander le procédé qui consiste à tenter de *franchir l'obstacle au moment même où le malade urine*. Il est probable que le mécanisme est le même que dans le cas précédent et que la miction agit en rabattant contre les parois uréthrales une valvule formant arrêt. Quoi qu'il en soit, c'est une excellente manœuvre, qui m'a rendu de grands services.

Il y a longtemps qu'on a songé à faire intervenir la *pression hydraulique* en même temps qu'on pratique le cathétérisme. Faire agir sur la région serrée une colonne liquide plus ou moins élevée de façon à dilater un peu la stricture, et profiter de cette circonstance pour franchir l'obstacle, tel est le principe de cette méthode.

Signalons à ce sujet les appareils de M. le professeur Lefort, de M. Guyard et celui plus récent de M. Duchatelet.

Ce dernier se compose d'une sonde à bout coupé, adaptée à son extrémité libre à un tambour métallique muni de deux tubulures. Sur l'une se fixe un petit doigt de gant en caoutchouc qui continue la direction de la sonde, et l'autre se relie à un tube flexible qui aboutit à un réservoir d'eau formant pression par élévation. On place dans l'intérieur de la sonde une bougie filiforme dont l'extrémité se loge dans le doigt de gant et que l'on peut manœuvrer par l'intermédiaire de ce dernier.

On enfonce la sonde à bout coupé dans l'urèthre, jusqu'au rétrécissement. On fait agir la pression d'eau en élevant le réservoir. Aussitôt que le doigt de gant qui contient de l'air se gonfle, on cherche alors à faire pénétrer la bougie dans la coarctation, et pour cela on la saisit et on la manœuvre à travers le doigt de gant.

Le grand reproche que mérite cet instrument, c'est que, grâce à sa distension inévitable et d'autant plus forte que la pression

---

[1] *Diseases of the urinary organs* (1873).
[2] *Stricture of the male urethra* (1878).

est plus élevée, le doigt de gant, malgré qu'il ne contienne que de l'air, empêche de manier et même de sentir la bougie filiforme.

J'ai pu me convaincre que, lorsqu'avec un appareil hydraulique on arrive au résultat cherché, *ce n'est qu'à la longue et par le fait d'une dilatation lente préparatoire*, et plus souvent même lorsque la vessie surdistendue par le liquide qui y pénètre peu à peu du fait de la pression *s'en débarrasse brusquement par la miction. Il est complètement inutile que l'introduction de la bougie filiforme se fasse au moment même où s'exerce la pression de l'eau.* Voilà pourquoi je conseille le procédé suivant que j'emploie chaque fois qu'il m'est impossible de franchir l'obstacle par tout autre moyen, et qui a l'avantage d'être simple et d'une application facile.

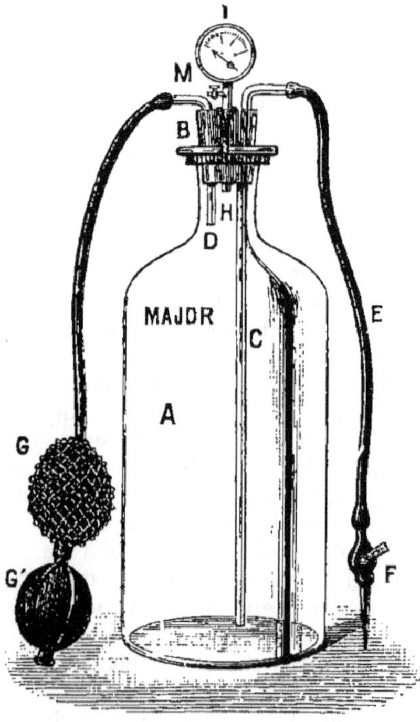

Fig. 10.

Je pousse dans l'urèthre, aussi loin que je peux, une sonde à bout coupé du numéro 16. Je relie son extrémité à un tube en caoutchouc (E) au moyen d'un embout conique muni d'un pas de vis (F).

Ce tube se rattache à un cylindre de verre coudé (C) qui, après avoir traversé un bouchon à trois tubulures (B), va plonger au fond d'un grand flacon (A). La seconde tubulure est traversée par un cylindre de verre (D) coudé comme le précédent et portant une poire double à soufflerie (G) pour établir une pression dans le vase. L'extrémité du tube D ne doit pas toucher le liquide.

La troisième tubulure du bouchon est munie d'un petit manomètre (I) destiné à mesurer la tension.

Nous retrouverons plus tard cet appareil qui nous permettra de faire les lavages de la vessie et de l'urèthre.

Lorsqu'on veut s'en servir dans le cas qui nous occupe, on l'amorce, en faisant s'écouler une certaine quantité de liquide. On place la sonde dans le canal, et, avant de la pousser à fond, on la fait traverser par le courant d'eau, de manière à en chasser l'air qui reflue au méat entre sa paroi et celle de l'urèthre. On serre ensuite la verge par une ligature faite au moyen d'un ruban, et on établit la pression progressivement en pressant la poire à soufflerie, en suivant les mouvements de l'aiguille du manomètre, et surtout en tenant le plus grand compte de la douleur accusée par le malade. Il est inutile d'élever beaucoup la tension du liquide. Une fraction d'atmosphère correspondant à 200 ou 300 grammes est toujours suffisante. Elle varie du reste avec la tolérance du sujet. Une fois la pression établie, on attend jusqu'à ce que le malade éprouve un violent besoin d'uriner.

On retire alors la sonde, et on essaie de faire passer une bougie filiforme ; si cette tentative échoue, on conseille au malade d'uriner. Il est bien rare qu'en ce moment l'instrument ne franchisse pas la stricture. Pour ma part, je n'ai jamais eu de mécompte.

La pression hydraulique exercée pendant vingt ou trente minutes sur un rétrécissement détermine une certaine *action dilatatrice* qui n'est pas niable. Mais, dès qu'elle est devenue suffisante pour laisser pénétrer dans la vessie une petite colonne d'eau, elle cesse de se produire. On pourrait peut-être l'activer à nouveau en augmentant la pression. Mais ce serait imprudent, et en tous cas extrêmement douloureux. Donc on ne devra pas espérer autre chose de l'action de l'eau sous pression qu'une *dilatation légère et transitoire de la stricture*, suffisante pour permettre l'introduction dans le canal d'une petite bougie, mais qui ne pourra jamais, et quoi qu'on en ait dit, prendre rang parmi les méthodes curatives des rétrécissements.

Lorsqu'on se trouve en présence d'une coarctation qui résiste d'une façon absolue à toute pénétration, quel que soit le procédé employé, on doit se contenter du *cathétérisme appuyé*, après avoir fait la ponction de la vessie, si ce réservoir se trouve distendu par l'urine. *Cette méthode consiste à laisser dans le canal pendant un certain temps une bougie en contact avec l'orifice antérieur du rétrécissement.* Les anciens (Hunter, Dupuytren) fixaient l'instrument de façon qu'il appuyât fortement contre l'obstacle. Le séjour était de vingt-quatre heures. M. le professeur Guyon conseille avec raison de *n'opérer qu'un simple contact de quelques heures entre l'extrémité d'un cathéter mou et cylindrique et la coarctation*, quitte à recommencer le lendemain si on échoue la première fois. La présence d'un corps étranger dans l'urèthre est le point de départ de modifications profondes du côté de la stricture, ainsi que nous le verrons ailleurs, et il en résulte un ramollissement des tissus qui permet parfois de franchir l'obstacle avec une bougie appropriée dès qu'on enlève le premier instrument.

Une variante de ce procédé est le cathétérisme que nous pouvons appeler *engagé*. Si l'on arrive à faire pénétrer d'une certaine quantité l'extrémité d'une bougie filiforme dans un rétrécissement cylindrique qui refuse de se laisser traverser complètement, on la fixe en place, et au bout de quelques heures on tente de la pousser un peu plus avant. On attend encore un certain laps de temps, et à la fin le cathéter parvient dans la vessie, *par étapes successives.*

L'uréthrotomie externe et le *cathétérisme rétrograde* ne trouvent pas place dans ce chapitre. Ce sont deux opérations qui ont des indications toutes spéciales et s'appliquent à des cas compliqués. Nous nous en occuperons au traitement.

En terminant, insistons encore sur la nécessité de *décongestionner* tout le système génito-urinaire. On facilitera beaucoup par ce moyen le passage des instruments. On prescrira un lavement purgatif pour vider le gros intestin, de grands bains, des cataplasmes hypogastriques ; on luttera contre l'élément spasmodique par l'opium, le chloral, le bromure et surtout la belladone. Localement les instillations de cocaïne seront employées.

Dans certaines circonstances, on a affaire à un sujet dont la vessie est surdistendue par l'urine.

Si l'on n'arrive pas à rétablir rapidement la voie à l'écoulement de ce liquide, on est forcé, par crainte d'accidents et en tout cas pour faire cesser l'appareil symptomatique, de pratiquer la *ponction vésicale*. Or il arrive souvent qu'aussitôt après on traverse avec facilité le rétrécissement qui jusque-là s'était montré infranchissable. Cela démontre bien le rôle que joue la congestion dans l'espèce, la rétention d'urine étant une cause essentielle d'hypérémie passive du corps spongieux.

Antisepsie uréthrale dans l'exploration. — Ici, autant qu'ailleurs, et même davantage, l'antisepsie trouve ses applications.
Grâce à elle, nous nous garons aujourd'hui des accidents si fréquents et si graves de la *septicémie uréthrale*, qu'observaient les
anciens à chaque instant. Je me rappelle avoir été, au début de
mes études, très impressionné par la mort quasi foudroyante d'un
malade auquel on n'avait pas fait autre chose que d'introduire
sans violence une sonde en gomme malpropre.

Ces accidents mortels étaient loin d'être isolés autrefois.

Le canal rétréci est un organe où siègent constamment du pus
altéré, des germes et des principes toxiques qui émanent, en
dernière analyse, de l'urine. De plus en ce point l'absorption est
très aisée. Cette double condition fait comprendre le danger que
court un malade dont on va irriter ou érailler la muqueuse uréthrale
par le passage des instruments.

Avant tout, on évitera de transporter dans le canal un principe
infectieux extérieur et étranger au malade. Il faut pour cela
n'employer que des *bougies et sondes d'une propreté absolue* qu'on
désinfecte à l'étuve lorsqu'elles ont été contaminées par des liquides
septiques. Les lavages avec la solution forte d'acide phénique ou
celle de sublimé à 1/1000 précèderont l'action de la chaleur.

Ces instruments seront brossés et savonnés de temps à autre.
Dès que leur tissu est crevassé superficiellement, il faut les jeter.
Les points privés de vernis absorbent les liquides, et retiennent les
microbes par imprégnation. Outre cela, une bougie rugueuse exerce
une action mécanique mauvaise sur la surface interne du canal.

On ne doit plus se servir aujourd'hui de sondes dont l'extrémité uréthrale renferme au-delà de l'œil une cavité en doigt de
gant, une sorte de petit cul-de-sac et dans lequel s'accumulent les
impuretés.

Les fabricants ont eu la bonne idée de combler cet espace avec
de la gomme, de sorte qu'en passant un écouvillon dans l'œil de
l'instrument et en le faisant ressortir par l'extrémité libre on
nettoie la totalité de la cavité intérieure.

Les cathéters de gomme bien antiseptisés seront serrés dans des
boîtes parfaitement closes.

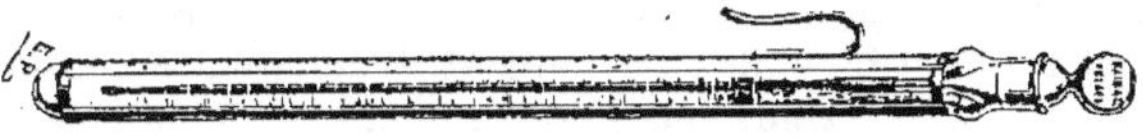

Fig. 11.

On peut conserver les sondes dans de petits tubes de verre,
remplis d'une solution antiseptique et munis d'un bouchon à

l'éméri dont l'extrémité pointue et cannelée est introduite dans l'orifice libre du cathéter. De cette façon le liquide pénètre facilement dans la cavité de ce dernier.

De larges flacons fermés d'un *couvercle filière* sont aussi d'un usage très commode.

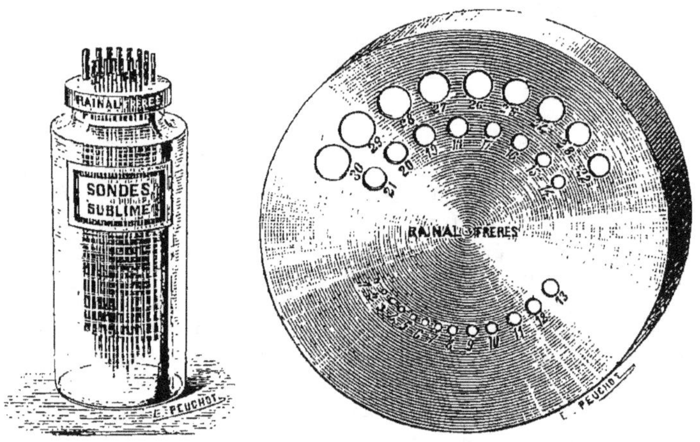

Fig. 12.   Fig. 13.

Inutile d'insister sur la nécessité pour le chirurgien d'être propre et de bien désinfecter ses mains lorsqu'il a touché un urinaire septique et qu'il va pratiquer une exploration sur un autre malade.

Il faut avoir soin de nettoyer le gland avant d'introduire la bougie. Celle-ci pourrait se charger d'impuretés en passant au niveau du méat, si on ne prenait pas cette précaution.

Un lavage uréthral sera fait avant tout passage instrumental, chaque fois que le canal sera purulent, et que le sujet se trouvera dans les conditions favorables à la septicémie. Pour cela, on emploie une sonde fine à instillations dans laquelle on pousse avec lenteur une solution antiseptique, non irritante, qui ressort entre la paroi du canal et celle de l'instrument. L'acide borique, la résorcine, le chlorure de zinc, l'acide phénique, le sublimé, etc., seront utilisés à dose d'autant plus faible que leur action locale est plus énergique. Le premier de ces corps est d'un usage ordinaire.

A la rigueur l'eau salée, la décoction de feuilles de noyer et même simplement l'eau bouillie suffisent en l'absence d'autres agents thérapeutiques. On conduit le liquide aussi avant que possible, de manière à atteindre la région rétrostricturale qui est constamment la plus septisée, et celle qui demande à être le mieux détergée.

Une fois l'exploration terminée, si le canal saigne, il n'est pas inutile de répéter le lavage de l'urèthre.

SOINS DONT ON DOIT ENTOURER LE MALADE AVANT ET APRÈS L'EXPLORATION. — Deux cas se présentent : *tantôt on a affaire à un sujet qui réclame une intervention immédiate* et chez lequel on ne peut pas s'arrêter à des considérations d'intérêt secondaire. On doit alors explorer *quand même*, et prendre une décision suivant le résultat de l'exploration ; tantôt, au contraire, on se trouve en présence d'un individu *dont l'état uréthro-vésical permet une certaine expectation*.

Ici, lorsque le canal est enflammé, douloureux et suppure pour un motif quelconque, il vaut mieux attendre et calmer la phlegmasie avant d'agir chirurgicalement.

Si le sujet est fébricitant pour cause d'embarras gastrique, d'impaludisme, ou d'une affection aiguë non dépendante du rétrécissement, la conduite à tenir est la même. Une exploration intempestive est susceptible de donner un coup de fouet à la maladie, d'en activer le développement et d'en aggraver beaucoup le pronostic.

Nous venons de dire que l'antisepsie directe doit précéder toute introduction instrumentale dans le canal.

On peut la rendre plus complète en faisant prendre par la voie stomacale du *salol* ou de l'*acide borique*, dont l'élimination se fait par l'urine.

Il faut éviter d'exercer sur l'urèthre la moindre violence et remplacer la force par l'habileté, la patience et l'ingéniosité. Sitôt que le malade se sent fatigué ou énervé, il vaut mieux mettre fin à la séance.

Les tisanes diurétiques, le lait, le goudron, les bains, le repos rendent le sujet plus tolérant.

Il est toujours bon de prescrire de la *quinine* au malade aussitôt après l'exploration et comme moyen préventif de la fièvre uréthrale.

Toutes ces précautions seront surtout prises lorsque le cathétérisme répété à de courts intervalles a toutes les chances d'amener par cela même les diverses complications dont l'étude sera faite ultérieurement.

DE L'ENDOSCOPIE ET DE L'ENDOSCOPE

L'endoscope est un instrument inventé par Désormeaux[1] et destiné à permettre l'examen direct des conduits étroits, et en particulier du *canal de l'urèthre*.

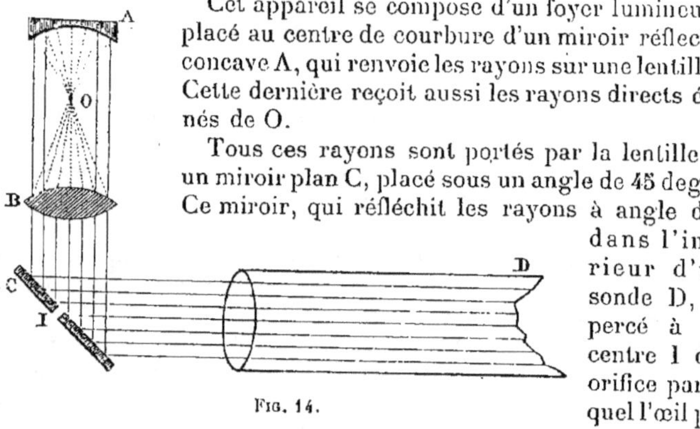

Fig. 14.

Cet appareil se compose d'un foyer lumineux O placé au centre de courbure d'un miroir réflecteur concave A, qui renvoie les rayons sur une lentille B. Cette dernière reçoit aussi les rayons directs émanés de O.

Tous ces rayons sont portés par la lentille sur un miroir plan C, placé sous un angle de 45 degrés. Ce miroir, qui réfléchit les rayons à angle droit dans l'intérieur d'une sonde D, est percé à son centre I d'un orifice par lequel l'œil peut voir les parties situées à l'extrémité de la sonde et qui sont vivement éclairées. Il suffit de jeter un coup d'œil sur la figure précédente pour comprendre la théorie sur laquelle est basé l'endoscope. En I est adaptée une petite lunette de Galilée, à court foyer, destinée à grossir les détails qu'on observe.

La sonde D est droite. Son extrémité terminale est coupée brusquement. Pour en faciliter l'introduction, on la munit d'un embout comparable à celui du spéculum cylindrique. On le retire ensuite au moment où l'on place le foyer lumineux et le système de lentilles à l'extrémité extérieure de la sonde. Celle-ci offre une fente longitudinale, de plusieurs centimètres et par laquelle on peut faire passer un stylet, un petit porte-caustique, une tige porte-coton, etc., dans le but d'explorer, de cautériser ou d'absterger la région qu'on examine. On peut même y faire pénétrer un bistouri boutonné spécial pour sectionner un rétrécissement.

Le modèle primitif de Désormeaux a été légèrement modifié par M. Collin (*fig.* 15).

Les instruments destinés à l'examen direct du canal de l'urèthre

---

[1] *De l'endoscope et de ses applications au diagnostic et au traitement des affections de l'urèthre et de la vessie. Leçons de l'hôp. Necker. Paris, 1865.*

se sont beaucoup multipliés, il nous suffira de citer les principaux :

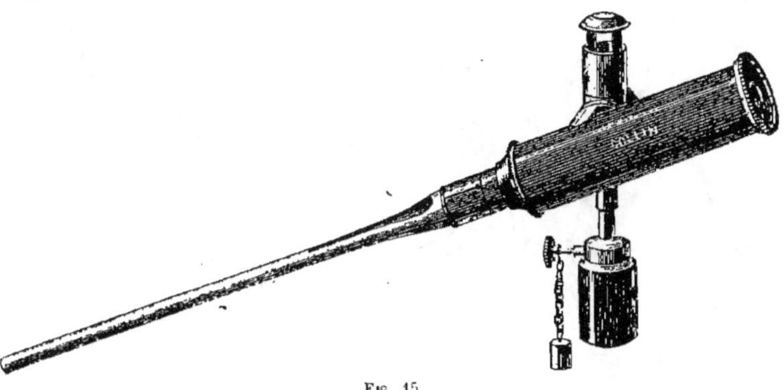

Fig. 15.

Signalons, sans y insister, les *spéculum uréthral de Skens*, instrument à deux valves et dont le nom indique le mode de fonctionnement. Il ne permet l'inspection que de la partie la plus antérieure du canal.

Le *méatoscope de Weir* laisse voir la fosse naviculaire et les
régions voisines du méat. C'est un petit entonnoir qu'on introduit
dans l'urèthre après l'avoir muni d'un embout. Une fois en place,
on retire celui-ci et on examine, en éclairant avec un miroir réflecteur percé à son centre d'un orifice par lequel on regarde. Cet
appareil rappelle l'otoscope, qui en a certainement fourni l'idée
première.

L'*uréthroscope d'Auspitz* consiste en une sonde creuse, munie
d'un embout et formée de deux valves juxtaposées. Celles-ci,
quand l'instrument est introduit, peuvent s'écarter l'une de l'autre
et rappellent alors la disposition du spéculum de Ricord. On
regarde directement à l'aide du miroir réflecteur.

L'*uréthroscope de Smith* est un cône allongé composé de fils
métalliques longitudinaux, réunis entre eux au sommet et diver-
geant à mesure qu'ils se rapprochent de la base. On les écarte à
volonté les uns des autres ; dès que l'instrument est dans le canal,
on dilate et on distend ainsi la muqueuse uréthrale qu'on inspecte
de la même façon que précédemment.

Le *tube endoscopique d'Otis* est construit sur le même modèle
que le suivant avec lequel il offre une grande ressemblance.

L'*uréthroscope de Grünfeld* se compose d'une sonde légèrement conique, dont le pavillon est fortement évasé en entonnoir et dont l'extrémité uréthrale est coupée soit perpendiculairement, soit obliquement par rapport à l'axe de l'instrument. En dernière analyse, celui-ci représente un otoscope dont l'extrémité étroite serait longue de 15 à 20 centimètres. Il peut être aussi comparé à un *spéculum de Fergusson* très mince et très long. Pour l'introduire, on le munit d'un *embout intérieur* [1].

L'éclairage se fait comme pour l'examen de l'oreille ou du larynx, soit directement, à l'aide de la lumière oxyhydrique ou électrique, soit *par réflexion* au moyen d'un *miroir concave* qu'on place sur le front.

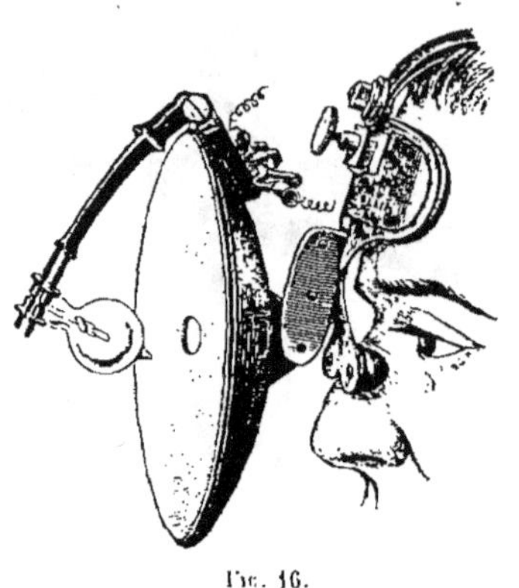

Fig. 16.

Nous donnons la préférence au *photophore de Clar* (*fig.* 16). Les photophores de *Schutz* et de *Stein* sont aussi de bons instruments.

Signalons particulièrement le nouvel appareil de M. Boisseau du Rocher, pour *l'exploration de la cavité uréthrale* (*fig.* 17).

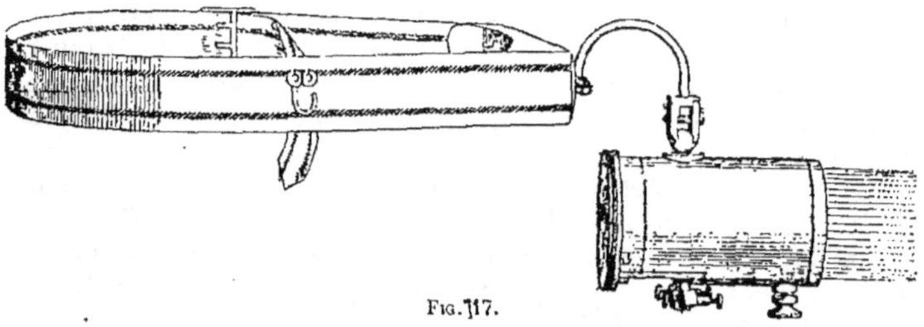

Fig. 17.

Cet uréthroscope est fermé à l'une de ses extrémités par un réflecteur concave percé à son centre pour le passage du rayon visuel.

L'éclairage se fait au moyen *de deux lampes à incandescence* d'un modèle spécial, semi-lunaires et fixées en dérivation à une distance convenable du réflecteur de façon à fournir un éclairage circulaire au centre duquel passe le rayon visuel.

La projection ainsi obtenue donne deux zones d'éclairage con-

1 GRUNFELD, *Endoscopie der Harnrohr und Blase.* Stuttgard, 1881.

centriques dont l'une, la zone centrale, la seule utilisée, est constituée par des *rayons sensiblement parallèles*. Grâce à ce parallélisme,
on évite toute espèce de réflexions sur les parois de la sonde, et la
muqueuse uréthrale est vue avec netteté et sans que sa coloration
normale soit modifiée par l'éclairage. Un autre avantage de cet
appareil c'est qu'*il n'y a pas de mise au point* comme dans les cas où
l'on fait intervenir les miroirs et les lentilles. La projection étant
formée de rayons parallèles, l'observateur peut se placer à n'importe
quelle distance du malade, et évite toute espèce de tâtonnement.

La supériorité de l'éclairage est incontestable, et M. le Dr Boisseau du Rocher a obtenu un important perfectionnement.

Pour *explorer la vessie* on emploie une sonde coudée dont l'angle
saillant coupé porte un petit carreau de verre permettant le passage de rayons lumineux (Désormeaux).

Depuis que la lumière électrique a pris rang dans l'arsenal
instrumental, on a modifié l'endoscope en substituant à l'ancienne
lampe au gazogène celle d'Edison. On a même porté directement le foyer lumineux dans la vessie, dans le but d'en scruter
mieux la paroi interne.

Cette dernière disposition a été réalisée dans l'instrument appelé
cystoscope, dont l'idée revient à MM. Boisseau du Rocher (1885)
et Nitze (1887).

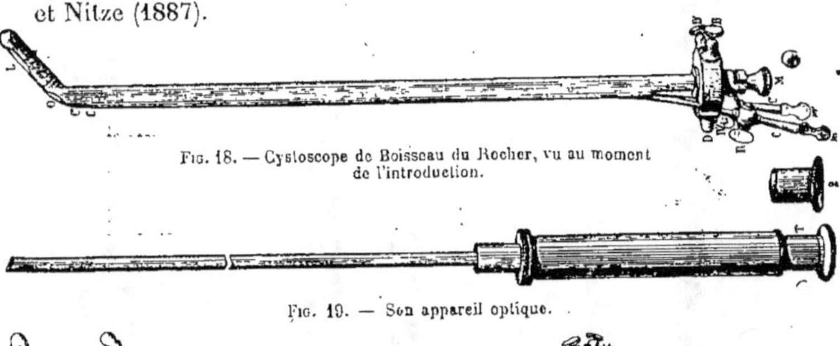

Fig. 18. — Cystoscope de Boisseau du Rocher, vu au moment
de l'introduction.

Fig. 19. — Son appareil optique.

Fig. 20. — Cystoscope au moment de l'examen.

Le cystoscope est formé d'une grosse sonde coudée à angle
obtus, dont l'extrémité vésicale est fenêtrée et munie d'une petite
lampe d'Edison. Dans l'angle est situé un prisme, dont une des
faces se continue avec la paroi extérieure de la sonde. Ce prisme
reçoit les rayons qui émanent de la vessie éclairée par le foyer
lumineux, et les renvoie dans l'intérieur de la sonde, vers une len-

tille située au niveau de l'extrémité libre, et par laquelle l'œil regarde.

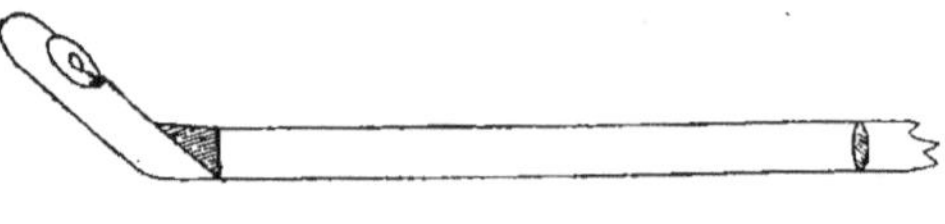

Il existe des modèles dans lesquels le prisme prend regard sur la convexité de la sonde ou sur les parties latérales. Ces diffé-

Fig. 21.

rentes dispositions permettent d'examiner la vessie dans tous les points de sa surface interne.

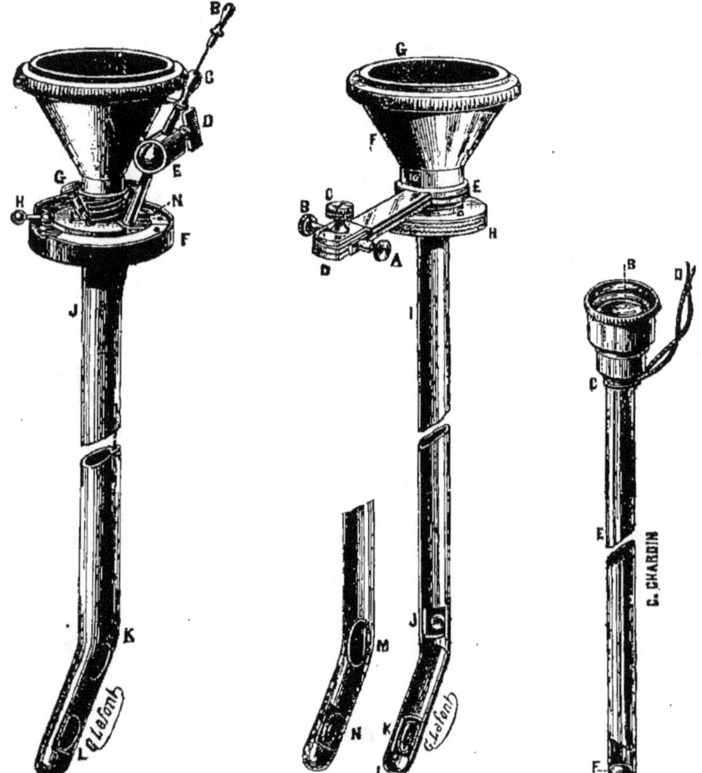

Fig. 22. — Cystoscopes (modèles de Leiter) et leur partie optique.

J'ai étudié avec beaucoup de soin la valeur clinique de ces instruments, et voici mon opinion à leur égard :

Le *cystoscope* aussi bien que l'*endoscope vésical* de Désormeaux donnent peu de résultats. On ne distingue rien avec netteté. On aperçoit des images dont l'interprétation est souvent très difficile à cause du vague de leurs contours.

Dès que la vessie contient du pus ou du sang, comme cela arrive justement dans les cas où l'examen direct est le plus intéressant à faire, ces liquides pathologiques, quelque précaution qu'on prenne, obscurcissent la surface du petit carreau de verre ou du prisme sur laquelle ils se déposent, et on ne voit plus rien du tout. De plus, le *cystoscope* dégage au niveau de la lampe une chaleur qui, en un temps assez court, devient douloureuse pour le malade. Je n'ai jamais retiré de l'emploi de ces instruments un avantage bien réel, au point de vue du diagnostic des *affections vésicales*.

Je n'en dirai pas de même de l'*endoscope uréthral*. Bien manié, cet appareil rend des services. Il laisse distinguer la face antérieure des rétrécissements valvulaires, l'extrémité antérieure des rétrécissements cylindriques, les fongosités uréthrales, les rougeurs et les saillies folliculaires de la muqueuse, etc. Ces détails anatomo-pathologiques apparaissent d'autant plus nettement qu'on emploie une sonde droite plus courte, et qu'ils sont moins éloignés de l'œil. L'endoscope permet de vérifier le diagnostic de certaines affections du canal et d'en étudier les caractères anatomiques. Mais son rôle ne va pas plus loin. L'uréthrotomie pratiquée à la faveur de l'endoscope me paraît une opération chimérique, car, loin de faciliter la section du rétrécissement, cet appareil la rend très difficile et toujours incertaine. Du reste, le sang qui s'écoule empêche le chirurgien de voir ce qu'il fait. Aujourd'hui quelqu'un qui, pour pratiquer l'uréthrotomie interne, croirait devoir suivre de l'œil la trace de son incision prouverait qu'il ne connaît pas ou comprend mal cette opération, une des mieux réglées de la chirurgie, et une de celles dont la bénignité est à peu près absolue lorsqu'elle est bien faite. Inutile d'insister sur un sujet jugé depuis longtemps.

J'en dirai autant de l'endoscope employé pour déterminer le point sur lequel doit agir une cautérisation uréthrale, et pour y transporter le caustique. Un spécialiste habile arrivera d'emblée à ce résultat avec l'explorateur qui est suffisant pour déceler les lésions susceptibles d'être directement traitées.

En résumé, nous devons conserver l'*endoscope droit* (*uréthroscope*) *destiné à l'examen uréthral*. Il peut nous rendre des services dans l'étude anatomique de certaines lésions du canal, mais là se borne son rôle. Quant au cystoscope, les résultats qu'il donne en l'état actuel sont le plus souvent inconstants,

CHAPITRE V

DE L'URÉTHROGRAPHIE ET DE L'URÉTHROGRAPHE

L'*uréthrographie* est un moyen nouveau d'exploration du canal. J'en ai eu l'idée il y a quatre ans, et après un certain nombre de tâtonnements j'ai obtenu des résultats qui m'ont donné beaucoup de satisfaction. La tâche a été d'autant plus difficile qu'il fallait rendre applicable à la clinique un procédé très délicat et quasi expérimental.

L'*uréthrographie* trouve son application surtout dans *l'étude des rétrécissements larges, peu perceptibles directement et donnant prise pour ce motif à discussion.*

Elle permet de suivre les progrès de la dilatation en fixant mathématiquement sur le papier l'état du canal aux diverses périodes du traitement.

Elle rend facile et exacte la mensuration d'une stricture ; elle en donne la forme ; elle inscrit le nombre des coarctations ; elle résout enfin la question tant discutée de la longueur anatomique de l'urèthre.

L'*uréthrographe a pour but de transcrire graphiquement, sur un cylindre enregistreur en mouvement, toutes les variations qu'éprouve une boule élastique, placée à l'extrémité d'une sonde lorsque celle-ci parcourt un urèthre.*

Il est facile de comprendre que le principe que je vais développer pourrait être appliqué à d'autres conduits, à l'œsophage par exemple.

Grâce à l'*uréthrographie* le canal inscrit lui-même sa propre histoire. Cette méthode rend le diagnostic certain et substitue une interprétation de tracé à la perception de sensations quelquefois très délicates, et pouvant échapper à l'attention la plus soutenue.

Le seul principe, susceptible, dans l'espèce, de répondre aux nombreux, desiderata est celui de l'*incompressibilité des liquides* et de la transmission par ces derniers de la *pression* à distance.

Je m'explique :

Supposons un tube métallique (C), adapté à deux boules terminales, en caoutchouc (A et B). Cet appareil est plein d'eau. Si je comprime la boule A, la boule B se gonfle d'autant plus que je réduirai davantage le volume de A. On con-

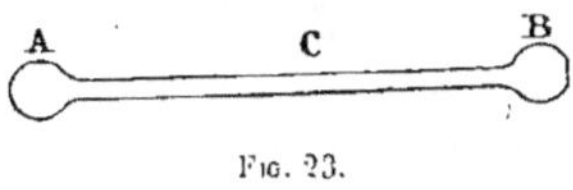

Fig. 23.

çoit que, si les deux boules sont de même volume et fabriquées d'un tissu d'élasticité semblable, l'aplatissement de la première produira un gonflement proportionnel de la seconde. Ces deux termes sont exactement égaux, l'un dans le sens négatif, et l'autre dans le sens positif. Il y aura transport intégral de la force par la colonne liquide.

Si maintenant je remplace la boule B par une boîte incompressible, mais munie d'une rondelle élastique (D), toute la force exercée en A se portera sur cette rondelle. Celle-ci gonflera d'autant plus que sa surface sera plus petite relativement à celle de la boule. Donc pour une compression légère de A on aura un gonflement très considérable de la lamelle élastique D, ces deux termes étant toujours l'un vis-à-vis de l'autre dans un rapport constant.

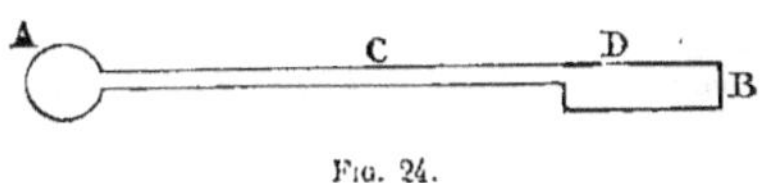

Fig. 24.

Dès lors la rondelle D devient un moteur, actionné par la boule A, et capable de transmettre son mouvement à un levier placé au-dessus d'elle.

Si en face du levier on met un cylindre en mouvement, on obtiendra un tracé qui exprimera toutes les oscillations de la boule A.

C'est sur ces données théoriques générales que j'ai construit mon premier *uréthrographe* dont la description va permettre de comprendre très aisément le mécanisme de mon second modèle, qui est plus compliqué.

PREMIER MODÈLE

L'instrument se compose de trois parties : *A. la sonde ; B. le transmetteur ; C. l'enregistreur.*

A. LA SONDE. — Elle correspond au numéro 10 ou 12 de la filière Charrière. Elle est percée de deux yeux opposés, mais non en regard, afin qu'ils n'affaiblissent pas la résistance de l'instrument. Ces ouvertures sont situées à environ 5 centimètres de l'extrémité dont la terminaison est légèrement olivaire.

Elles sont cachées par un petit ballon en caoutchouc très souple, fixé à ses deux extrémités à l'aide de ligatures sur la sonde creusée dans les points correspondants de deux petites dépressions. Ce ballon peut se gonfler par insufflation ou injection d'un liquide dans la cavité du cathéter ; son diamètre devient alors triple et même quadruple de celui de la sonde.

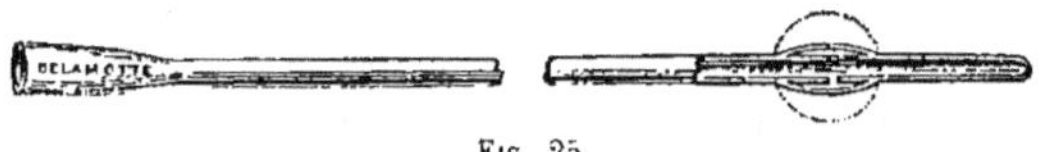

Fig. 25.

B. Le ᴛʀᴀɴsᴍᴇᴛᴛᴇᴜʀ est la partie de l'uréthrographe destinée à porter à l'enregistreur les changements de forme du petit ballon dont nous venons de parler.

Il est composé de trois éléments : *la boîte ; — le tambour ; — le levier*.

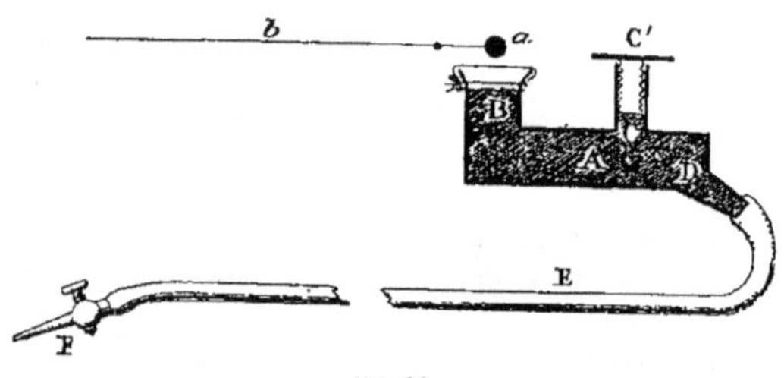

Fig. 26.

La *boîte* A, complètement métallique, porte sur sa face supérieure deux petites cheminées : l'une C est fermée exactement par un bouchon vissé ; l'autre B porte le tambour. En bas on voit un petit prolongement D auquel s'adapte un tube en caoutchouc épais E. Celui-ci se termine par un embout conique à robinet F, qui devra se fixer sur l'extrémité libre de la sonde.

Le *tambour* consiste en une lamelle de caoutchouc très souple et très élastique que l'on tend sur la cheminée B, à l'aide d'une ligature circulaire.

Le *levier* est horizontal. Il est composé d'un petit bras *a*, terminé par une boule qui repose sur le tambour grâce à son poids, et d'un grand bras *b* qui est chargé d'inscrire le tracé en l'amplifiant.

C. L'ENREGISTREUR est représenté par un cylindre à axe vertical A. Il est creusé en bas d'une rainure profonde et circulaire B dans laquelle s'enroule un fil dont l'extrémité est fixée à un des points de cette dépression à l'aide d'un petit clou. Le cylindre porte une plaquette verticale destinée à retenir, à l'aide de vis de pression, une bandelette de papier noirci enroulée sur lui.

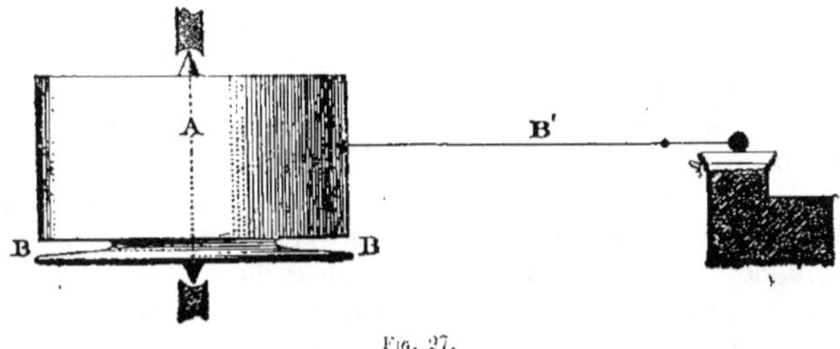

Fig. 27.

Grâce à un ressort à boudin et à une vis de pression, on peut rapprocher le cylindre A de l'extrémité du bras de levier B', ou l'en écarter à volonté.

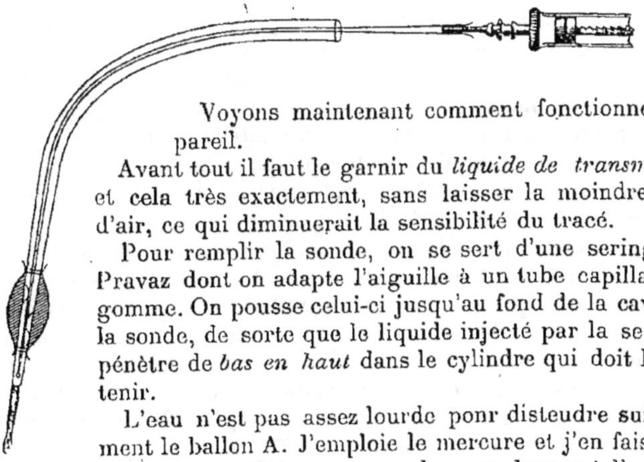

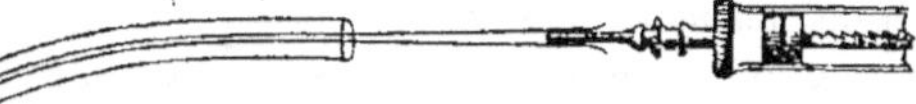

Voyons maintenant comment fonctionne l'appareil.

Avant tout il faut le garnir du *liquide de transmission* et cela très exactement, sans laisser la moindre trace d'air, ce qui diminuerait la sensibilité du tracé.

Pour remplir la sonde, on se sert d'une seringue de Pravaz dont on adapte l'aiguille à un tube capillaire en gomme. On pousse celui-ci jusqu'au fond de la cavité de la sonde, de sorte que le liquide injecté par la seringue pénètre de *bas en haut* dans le cylindre qui doit le contenir.

L'eau n'est pas assez lourde pour disteudre suffisamment le ballon A. J'emploie le mercure et j'en fais pénétrer une quantité assez grande pour donner à l'ampoule le diamètre nécessaire. Cette proportion varie, on le comprend, suivant la résistance du tissu du ballon.

Fig. 28.

Cela fait, je retire progressivement le tube capillaire et j'achève le remplissage de la sonde avec de l'eau distillée. Dans cet état la moindre pression exercée sur le ballon fait déborder quelques gouttes d'eau de l'extrémité libre de l'instrument. Pour les y introduire à nouveau, on n'a qu'à presser légèrement la boule de façon que le liquide intérieur vienne affleurer l'orifice ; et après avoir plongé celui-ci dans une tasse remplie d'eau, on lâche progressivement la boule. En se distendant et reprenant son volume, elle exerce une certaine aspiration, et la cavité de *la sonde* se retrouve exactement comblée.

On procède ensuite au remplissage de *la boîte*. Ce dernier s'effectue avant la pose du tambour. On verse de l'eau distillée à l'aide d'une pipette, dans la cheminée C, jusqu'à ce qu'elle s'écoule en jet continu par l'extrémité F du tube E (voir la figure 26). Ce moment atteint, on ferme le robinet de F, et on continue à verser de l'eau qui, en vertu du principe des vases communiquants, vient affleurer le bord des deux cheminées B et C. A ce moment on fixe le *tambour* par une ligature, et on visse le bouchon C'. Celui-ci, grâce à la place qu'il occupe, augmente la tension de l'eau et fait bomber le tambour. Dès qu'il est bien serré, on ouvre le robinet F ; il s'en écoule un petit jet qui rétablit la pression normale, et le tambour reprend sa situation plane.

Cela fait, on visse la sonde sur l'embout conique F. De sorte qu'on a alors un système composé de la sonde et de la boîte, et dans lequel *deux organes seuls* sont dépressibles : le *ballon*, qui va pouvoir suivre exactement les sinuosités de l'urèthre et être influencé par elles ; et le *tambour*, qui oscillera en même temps que le ballon, mais en sens inverse; car à une compression du ballon correspondra une voussure du tambour, et inversement. On comprend que le tube de caoutchouc qui relie la boîte à la sonde doit avoir des parois suffisamment épaisses pour ne pas se laisser dilater par la pression du ballon. Dans ce cas une partie de la force serait perdue, et l'appareil deviendrait moins sensible.

Quand l'uréthrographe est bien rempli, on vérifie sa sensibilité en imprimant quelques pressions au ballon et en constatant l'intensité de transmission au *tambour*. Celui-ci ne doit pas être relâché. Mais son degré de tension sera léger, car au-delà de certaines limites il augmente la résistance du tissu au détriment de l'amplitude du tracé. D'un autre côté une insuffisance de tension s'oppose à la mise en jeu de l'élasticité du tambour qui revient mal sur lui-même et actionne le levier d'une façon défectueuse.

Quelquefois on n'obtient le meilleur degré de tension de la membrane qu'après quelques tâtonnements et plusieurs applications successives. L'uréthrographe une fois *réglé* fonctionne indéfiniment.

Dès maintenant on comprend la manière dont est inscrit le tracé.

Mais nous avons laissé un point dans l'ombre : c'est le *moteur du cylindre enregistreur*. Comme on va le voir, il est d'une simplicité extrême et cependant c'est lui qui a constitué le problème le plus difficile à résoudre.

Toute pointe horizontale et animée de mouvements verticaux ne peut produire un tracé linéaire sur un cylindre placé au-devant d'elle qu'à la condition que celui-ci soit animé d'un *mouvement de rotation*.

Dans la plupart des instruments enregistreurs le mouvement est fourni par un appareil d'horlogerie. Ici il fallait un moteur essentiellement *irrégulier, actionnant le cylindre quand la bougie parcourt le canal, et l'arrêtant quand elle cesse de progresser*. Il était nécessaire de plus que la rapidité de la rotation fût exactement égale à la rapidité de l'introduction de la sonde.

La difficulté a été vaincue dès que j'ai eu l'idée d'enrouler autour du cylindre enregistreur, dans une rainure à cet effet, un fil dont une extrémité est fixée sur le cylindre lui-même, tandis que l'autre vient s'insérer sur l'extrémité libre de la sonde. La traction exercée sur le fil par la sonde qui s'avance dans l'urèthre fait tourner le cylindre d'une quantité égale à son mouvement de translation, et avec une rapidité exactement semblable.

Nous possédons maintenant tous les éléments nécessaires pour comprendre le fonctionnement de l'uréthrographe.

On fixe autour du cylindre une *bande de papier glacé* qu'on enduit de noir de fumée, sur une chandelle de résine. L'*enregistreur* mis en place, on en rapproche jusqu'au contact la *pointe du levier*.

On attache le *fil moteur* à l'extrémité libre de la *sonde*, et on fait pénétrer celle-ci dans l'urèthre, lentement et sans secousses. *Le tracé s'inscrit à mesure*. Dès qu'on est dans la vessie, on écarte le cylindre de la pointe du levier et on retire la sonde. On fixe le tracé en le plongeant dans du *vernis au benjoin*, et il ne reste plus qu'à l'interpréter.

Ce premier modèle m'a donné de bons résultats. Mais il était passible de plusieurs reproches. Il arrivait souvent que le contact entre la pointe marquante et le cylindre était trop accusé. Les sinuosités du tracé avaient alors de la peine à s'inscrire. Dans le cas contraire la ligne offrait des interruptions.

D'un autre côté, il était parfois extrêmement difficile ou impossible d'introduire d'emblée et sans tâtonnements la sonde dans la vessie, et la moindre hésitation se traduisait par une ondulation plus ou moins brusque du tracé.

Pour échapper au premier reproche, j'ai rendu *horizontal* l'axe de mon cylindre enregistreur de manière que le tracé soit inscrit par un levier composé, actionnant une tige couchée sur le cylindre et *constamment en contact avec lui grâce à son propre poids.*

Quant au second desideratum, je l'ai obtenu en adjoignant au cylindre un *ressort de pendule* permettant de prendre le tracé, non pas lors de l'introduction de la sonde, *mais bien à sa sortie*, c'est-à-dire au moment où on n'a qu'à tirer et où toute hésitation et tous tâtonnements sont impossibles.

J'ai construit ainsi mon modèle définitif d'uréthrographe qui, quoique plus compliqué, est d'un fonctionnement plus régulier et plus facile que le précédent.

SECOND MODÈLE

Il se compose comme ce dernier de trois parties : *A. la sonde;* — *B. le transmetteur;* — *C. l'enregistreur.*

A. LA SONDE ne présente rien de particulier. Elle est exactement la même que celle déjà décrite, mais j'ai réussi à la perfectionner. M. Delamotte, l'habile fabricant d'objets de gomme, est arrivé, en enrobant dans un vernis adhérent les ligatures faites aux extrémités du ballon, à les fusionner complètement avec la tige des cathéters. Le nettoyage est plus aisé, et la disparition de la saillie des fils destinés à fixer l'ampoule rend le glissement plus facile en même temps qu'elle supprime les frottements quelquefois douloureux de la sonde sur la paroi intérieure de l'urèthre.

B. LE TRANSMETTEUR a été l'objet de grands changements portant surtout sur le *levier*.

La *boîte* et le *tambour* sont disposés de même façon que ci-dessus, sauf qu'une glissière montée sur un pied permet de rapprocher ou d'éloigner du cylindre enregistreur cette partie de l'appareil, ainsi que le système de leviers.

Le *levier* est *composé*, c'est-à-dire qu'il est formé de deux leviers dont l'un actionne l'autre. L'un d'eux, celui qui reçoit le mouvement initial de la membrane du tambour, est *droit* et *horizontal*, et formé de deux bras inégaux (A et B), tournant autour d'un axe transversal O. Il présente la même disposition que celui décrit dans le premier modèle d'uréthrographe. Son petit bras est terminé par une boule qui, grâce à son poids, appuie sur le tambour.

Le second levier, placé au-dessus du précédent, est coudé (A'O'B'). Il exécute son mouvement autour de l'axe transversal O' qui occupe l'angle que forment ses deux bras, dont l'un plus court (A'O') est terminé par

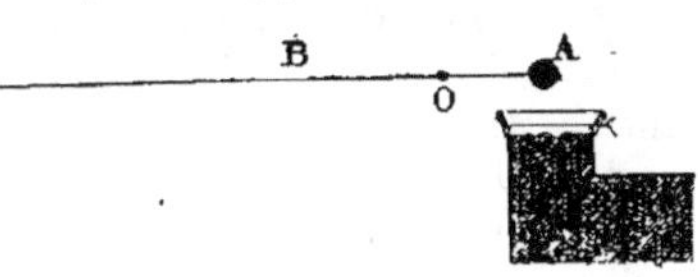

Fig. 29.

une boule, tandis que l'autre plus long (O'C) s'articule (en C) avec une mince tige horizontale D

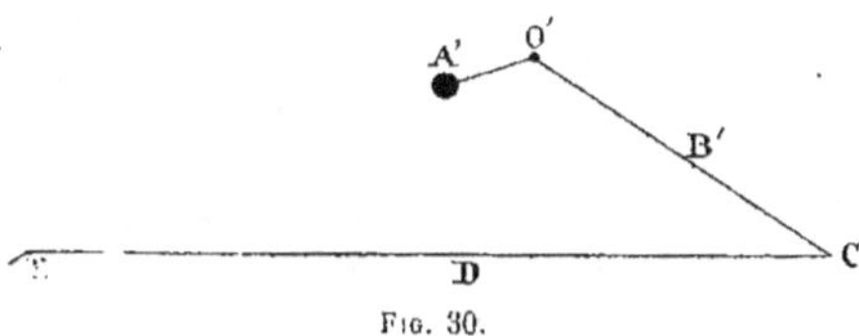

Fig. 30.

(*tige traçante*). Celle-ci repose par son extrémité E sur le cylindre enregistreur. On comprend que, grâce à son poids, la boule qui termine le bras A' force le bras B' à se porter en arrière. Si on soulève cette boule, aussitôt le bras B' se porte en avant. La tige traçante articulée avec ce bras en suit tous les mouvements. Cette dernière ne peut jamais quitter le contact du cylindre enregistreur puisque son extrémité repose sur lui par son poids. D'un autre côté, comme ce poids est très faible, il n'assure qu'un contact très léger, incapable de gêner les mouvements de la tige.

Le levier coudé est actionné par le levier droit de la manière suivante, qui offre sur toutes les autres l'avantage d'être exempte de tout frottement.

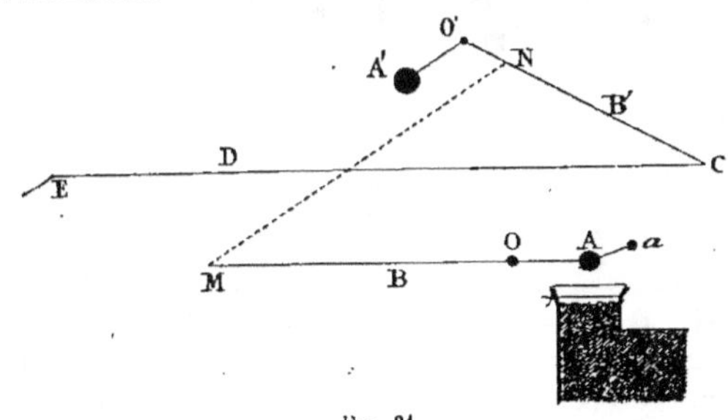

Fig. 31.

Un fil de soie mince MN est fixé d'une part à l'extrémité du grand bras B du *levier droit*, et de l'autre dans un point voisin de l'axe O' du *levier coudé*, sur le grand bras de celui-ci. Les mouvements du levier droit se transmettent donc au levier coudé, avec une ampliation d'autant plus marquée que le fil s'insère en haut, plus près du point O' et en bas à une distance plus éloignée du point O. Il suffit de jeter les yeux sur la figure 31 pour comprendre ce mécanisme.

Pour donner à ce système de leviers sa plus grande sensibilité possible, on peut augmenter ou diminuer le poids de la boule A en y vissant de petites tiges métalliques dans une cavité à cet usage (a). De même en rapprochant la boule A' de O', ou en l'en éloignant grâce à un pas de vis, on diminue ou on augmente son poids proportionnel. Après quelques essais et quelques tâtonnements on arrive à *régler définitivement* les leviers, c'est-à-dire à trouver le rapport entre les deux boules (A et A') formant le contrepoids le plus favorable à la sensibilité de l'uréthrographe.

La membrane élastique du tambour reçoit donc une impulsion du ballon de la sonde par l'intermédiaire de la colonne liquide. Elle transmet cette impulsion au premier levier droit qui l'amplifie ; et ce dernier la communique à son tour au second levier coudé qui l'amplifie encore. Ce dernier enfin actionne la tige traçante.

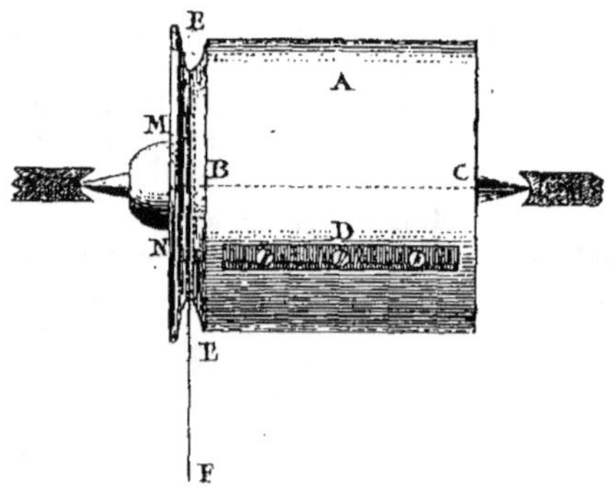

Fig. 32.

C. L'ENREGISTREUR est un cylindre A, tournant autour d'un axe horizontal BC. Il est muni d'une plaquette (D) pouvant s'écarter du cylindre ou s'en rapprocher grâce à un système de vis, et destinée à fixer et retenir les extrémités de la bande de papier noirci. Sur le bord de l'enregistreur on voit une rainure (EE) dans laquelle s'enroule le fil F qui lui donne le mouvement.

Sur la face externe du cylindre on voit enfin une petite boîte ronde MN, dans l'intérieur de laquelle se trouve un ressort de pendule qui retient l'enregistreur dans une position fixe. De sorte que, si on tire la ficelle F, il tourne sur lui-même, mais reprend sa position première dès qu'on lâche cette dernière. Ce ressort rend les mouvements du cylindre complètement tributaires de ceux du fil moteur F.

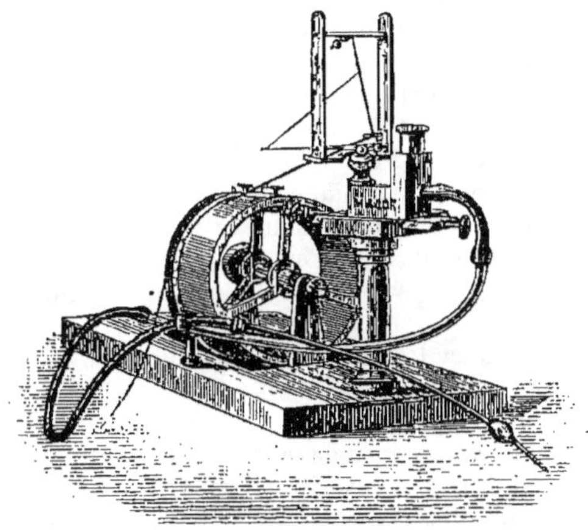

Fig. 33.

Il nous reste pour terminer à indiquer le mode de fonctionnement de cet appareil.

On enroule d'abord une bande de papier glacé autour du cylindre sur lequel on la fixe. On la noircit à l'aide d'une chandelle de résine placée au dessous. En tirant le fil (F) et en le relâchant, on fait passer au contact de la flamme toutes les parties blanches du papier. On s'arrête lorsqu'il est parfaitement noir.

Cela fait, on soulève la tige traçante (D') et on la retient sur un cran d'arrêt qui l'empêche de se mettre au contact de l'enregistreur.

On procède alors à l'introduction de la sonde dans l'urèthre, après avoir fixé à son pavillon l'extrémité libre du fil moteur du cylindre.

Comme le ballon distendu par le mercure pénètre difficilement dans le canal, je me suis attaché à trouver un moyen de le dégonfler par un artifice. Voici comment j'y arrive.

L'uréthrographe est placé sur un *pied* qui s'élève ou s'abaisse à volonté et que l'on dispose entre les jambes du malade. En abaissant l'appareil, la sonde au moment de l'introduction dans le méat est horizontale. Si on l'abaisse un peu plus encore, elle devient oblique ; en d'autres termes, le ballon est plus haut situé que le pavillon. Aussitôt le mercure, grâce à sa densité, descend dans le corps de la sonde, et le ballon se dégonfle complètement.

On l'introduit alors très aisément dans la vessie, en même temps que l'enregistreur tourne sur lui-même.

Cela fait, on élève de nouveau l'uréthrographe de façon qu'il soit situé sur un plan supérieur à celui de la verge. Le mercure retombe dans le ballon qui prend sa forme et son volume primitifs.

A ce moment on rend la liberté à la tige traçante qui prend contact avec le papier noirci, et, laissant la verge du malade complètement libre, on retire la sonde sans brusquerie, mais sans hésitation. Dès qu'elle est sortie, on soulève la tige traçante ; on fixe le cylindre au moyen d'un cran d'arrêt, on plonge dans du vernis au benjoin le tracé après avoir enlevé la bande de papier du cylindre enregistreur.

Reste à interpréter la ligne ainsi obtenue, et à en expliquer les sinuosités.

Remarquons d'abord qu'au moment de la sortie de la sonde le cylindre enregistreur tourne dans *le sens des aiguilles d'une montre*. D'un autre côté, le tracé s'inscrit au rebours du sens dans lequel on devra le lire ; en d'autres termes, ce sont les parties profondes de l'urèthre qui se fixent d'abord sur le papier, puis en dernier lieu l'extrémité antérieure du canal et le méat. Quand on aura enlevé de l'enregistreur la bande impressionnée, il faudra placer à sa droite la partie de la ligne correspondant à la région postérieure uréthrale, et à sa gauche celle qui répond à la partie antérieure. De cette manière on lira de gauche à droite, comme dans un livre. Dans de telles conditions, les *sinuosités négatives* de la ligne, c'est à-dire celles qui correspondent à un abaissement au-dessous de l'horizontale du tracé, *représentent les rétrécissements*. Les *sinuosités positives*, qui sont juste le contraire des précédentes, indiquent les *dilatations uréthrales*.

Voici un *premier tracé* pris sur un urèthre absolument sain. On y distingue nettement d'avant en arrière :

1° Une légère ascension, marquant la *dilatation de la fosse naviculaire*. Ici la valvule de Guérin est nulle ;

2° Le tracé devient ensuite horizontal sur une longue étendue. C'est la *portion pénienne* ;

3° Il s'élève assez fortement au niveau de la *dilatation bulbaire* ;

4° Puis il s'abaisse et forme une courbe régulière négative. Celle-ci représente un *rétrécissement normal*, qui n'est autre que le *sphincter interuréthral ;*

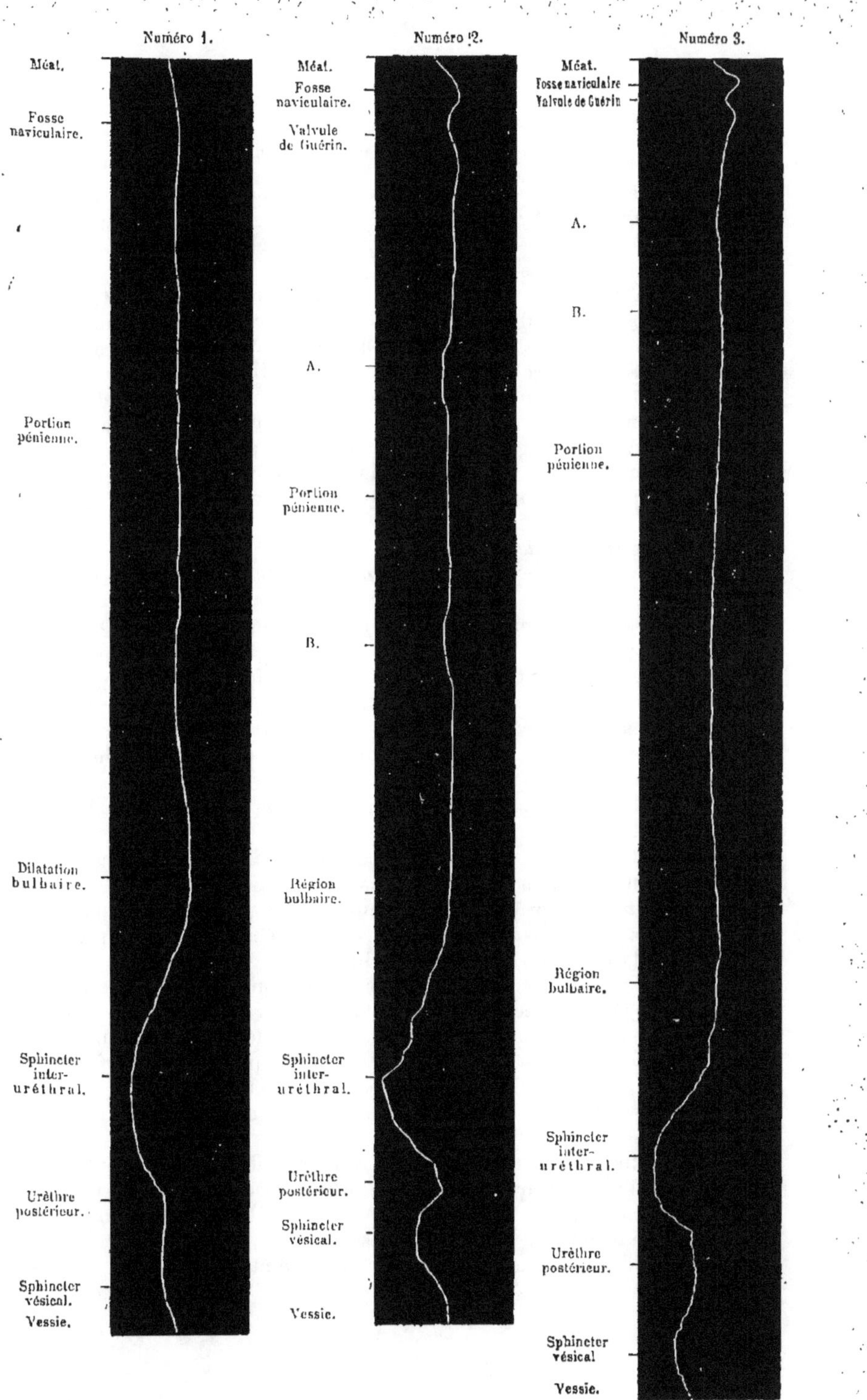
Numéro 1.
Méat.
Fosse naviculaire.
Portion pénienne.
Dilatation bulbaire.
Sphincter inter-uréthral.
Urèthre postérieur.
Sphincter vésical.
Vessie.
Numéro 2.
Méat.
Fosse naviculaire.
Valvule de Guérin.
A.
Portion pénienne.
B.
Région bulbaire.
Sphincter inter-uréthral.
Urèthre postérieur.
Sphincter vésical.
Vessie.
Numéro 3.
Méat.
Fosse naviculaire
Valvule de Guérin
A.
B.
Portion pénienne.
Région bulbaire.
Sphincter inter-uréthral.
Urèthre postérieur.
Sphincter vésical
Vessie.

5° Après cela, la ligne indique une dilatation peu marquée (*urèthre postérieur*) ;

6° Et enfin un nouveau rétrécissement physiologique, le *sphincter vésical*, auquel fait suite la vessie.

Sur la figure n° 1, qui est la reproduction exacte du tracé uréthrographique, il est facile de comparer les unes aux autres les régions rétrécies ou dilatées' ; on peut en mesurer la longueur et le degré de coarctation, et apprécier leur importance relative.

Les petites oscillations qu'on observe sur tout le parcours de la ligne correspondent aux irrégularités de la muqueuse (lacunes de Morgagni, saillies glandulaires). Elles sont plus accentuées au niveau du sphincter interuréthral dont les petits anneaux musculaires impressionnent plus ou moins l'uréthrographe chacun isolément.

Dans le *second tracé*, on constate en avant un petit rétrécissement nettement accusé, représentant la *valvule de Guérin,* qui est ici très marquée.

La portion pénienne est à peu près normale, cependant en A et B elle porte deux rétrécissements minimes, très courts, qu'on ne percevait pas du tout par l'exploration à l'aide de la bougie.

Le tracé du sphincter interuréthral est remarquable par ses flexuosités qui prouvent que les anneaux contractiles formant ce muscle ont les uns par rapport aux autres une certaine indépendance.

Le système sphinctérien est ici plus développé que dans le cas précédent.

On voit combien est courte la portion de l'urèthre postérieur complètement dénuée des fibres musculaires de ce système.

Le *numéro 3* représente encore un urèthre a peu près normal, sauf deux strictures insignifiantes (A et B). On observe très près du méat la saillie de la valvule de Guérin.

Il est à remarquer qu'ici, comme partout ailleurs, et lorsqu'il n'existe pas de rétrécissements profonds, la région bulbaire est celle qui offre le maximum de dilatation. Elle est constamment plus large que l'urèthre postérieur. Il n'y a que la fosse naviculaire qui puisse rivaliser un peu avec elle à ce point de vue.

Ce tracé se rapporte à un urèthre long, puisqu'il mesure 21 centimètres.

La lecture de la *courbe numéro 4* indique dans la partie antérieure de l'urèthre, au-delà de la fosse naviculaire, un *rétrécissement cylindrique* dont les deux orifices ont une disposition infundibuliforme, comme le prouvent la descente et la montée progressives de la ligne en avant et en arrière du point coarcté.

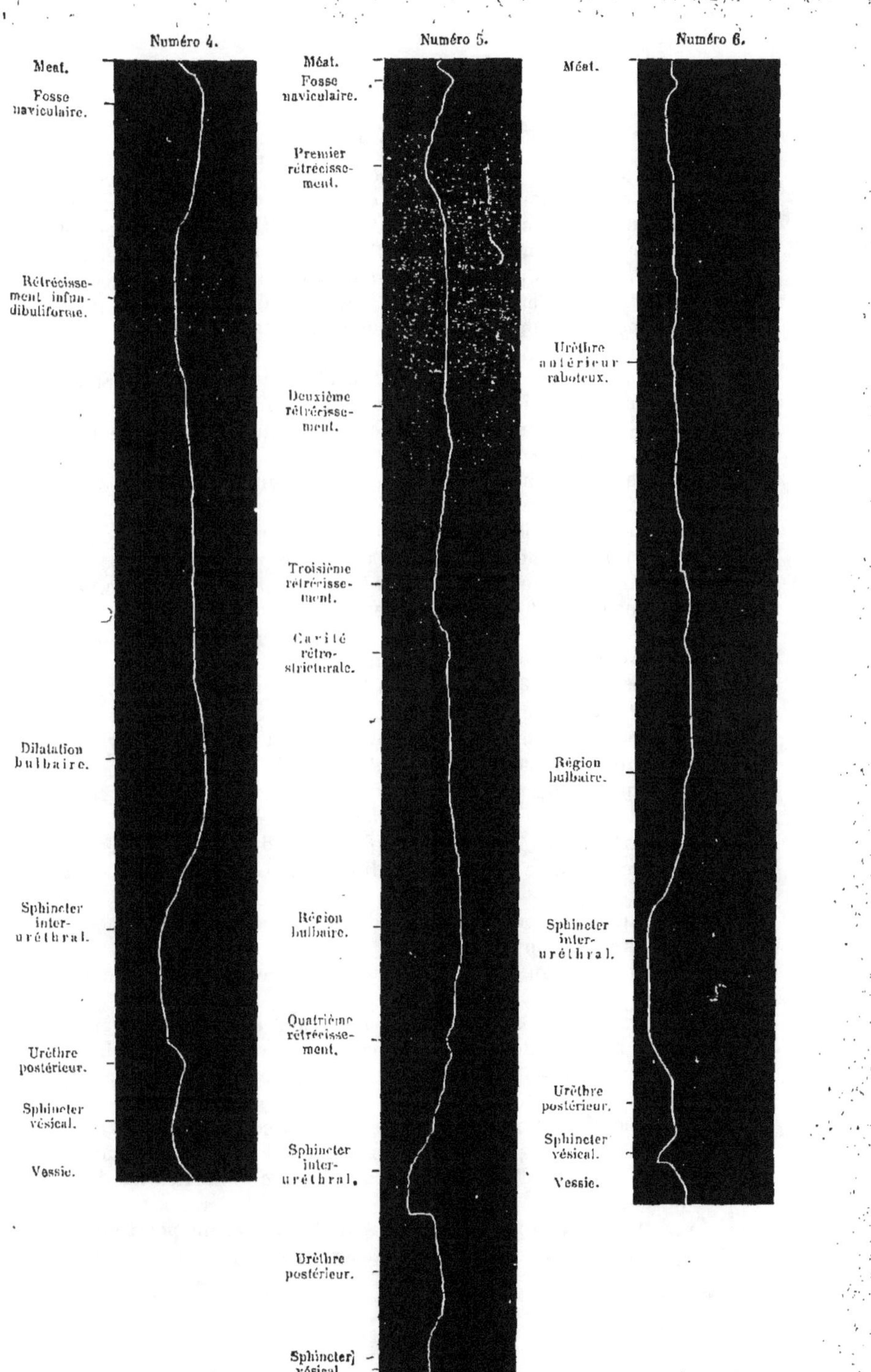

Numéro 4.

Méat.
Fosse naviculaire.
Rétrécissement infundibuliforme.
Dilatation bulbaire.
Sphincter inter-uréthral.
Urèthre postérieur.
Sphincter vésical.
Vessie.

Numéro 5.

Méat.
Fosse naviculaire.
Premier rétrécissement.
Deuxième rétrécissement.
Troisième rétrécissement.
Cavité rétro-stricturale.
Région bulbaire.
Quatrième rétrécissement.
Sphincter inter-uréthral.
Urèthre postérieur.
Sphincter vésical.

Numéro 6.

Méat.
Urèthre antérieur raboteux.
Région bulbaire.
Sphincter inter-uréthral.
Urèthre postérieur.
Sphincter vésical.
Vessie.

Il faut noter que la main armée de la bougie exploratrice ne percevait rien du tout, au moment où fut pris ce tracé. A cause du peu d'importance du rétrécissement, on n'institua aucun traitement dilatateur chez ce malade qui se plaignait d'un léger suintement catarrhal. Or, deux ans plus tard, nous avons pu constater chez lui une stricture extrêmement étroite, longue et dure, siégeant juste dans la même région, et à laquelle nous dûmes opposer une dilatation longue et pénible.

L'urèthre numéro 5 présente une série de lésions intéressantes :

D'abord un premier rétrécissement existe au niveau de la valvule de Guérin. Il est assez court et représente un double entonnoir opposé par le sommet.

A quelques centimètres plus loin, on voit un obstacle extrêmement léger.

Puis vient un troisième plus marqué, derrière lequel le canal s'élargit brusquement pour former une *cavité rétrostricturale.*

Le sphincter interuréthral présente ceci de remarquable, de cesser brusquement à sa partie postérieure.

Celui de la vessie offre une importance qu'on ne voit pas d'ordinaire sur les tracés uréthrographiques.

Le *tracé numéro* 6 se rapporte à l'urèthre que je nomme *raboteux,* c'est-à-dire dans lequel on constate toute une série de rétrécissements plus ou moins serrés, se succédant d'avant en arrière, jusqu'au niveau de la région du bulbe.

Le sphincter interuréthral est très long ; le vésical est au contraire très court, mais fortement marqué.

Le *canal numéro* 7 est très complexe. La dilatation de la fosse naviculaire n'existe pour ainsi dire pas. Les parois en sont épaissies.

Un peu plus loin on voit se succéder trois petits rétrécissements valvulaires nettement indiqués.

Puis vient un long rétrécissement cylindrique formé de deux parties..

La première est la plus serrée. En avant elle est infundibuliforme. En arrière elle cesse assez brusquement. Mais le canal, au lieu de reprendre son calibre primitif, reste rétréci, bien qu'à un moindre degré.

La deuxième partie correspond justement à cette zone moins serrée. Elle s'étend jusqu'au niveau du sphincter interuréthral avec lequel elle se confond. De sorte que la dilatation bulbaire n'existe pas du tout.

Avec un peu d'attention on finit par distinguer un point où le sphincter interuréthral forme un resserrement plus marqué que

Numéro 7.

Méat.

Trois rétré-
cissements
valvulaires.

Rétrécisse-
ment cylin-
drique serré.

Continuation
du rétré-
cissement.

Sphincter
inter-
uréthral.

Urèthre
postérieur.

Sphincter
vésical.

Vessie.

le rétrécissement qui le précède, mais cette nuance est très faible; et en somme on peut dire que la stricture pathologique de la région bulbaire se continue avec la stricture physiologique de la portion membraneuse, de sorte que les deux ne forment qu'un seul cylindre.

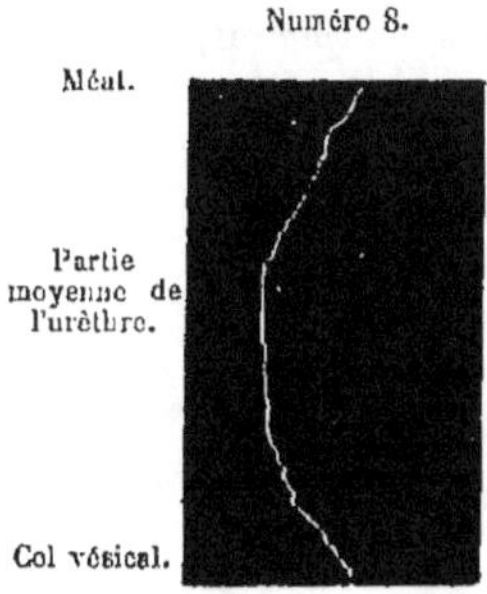

Numéro 8.

Méat.

Partie
moyenne de
l'urèthre.

Col vésical.

En terminant donnons un *tracé de l'urèthre chez la femme (numéro 8)*. Il est ce qu'on pouvait prévoir *a priori*, et représente, en dernière analyse, un court cylindre évasé à ses deux extrémités, avec quelques très légères dépressions sur sa face intérieure.

Quand on veut dans la même séance prendre plusieurs tracés uréthrographiques, il est indispensable d'avoir à sa disposition un certain nombre de sondes remplies et prêtes à fonctionner. Il serait imprudent de faire servir la même à deux malades différents, si le nettoyage n'était pas parfait.

Or l'antisepsie de ces instruments ne peut être obtenue qu'à la condition de les vider, de les savonner et de les tremper un instant dans la solution phéniquée forte. On les fait sécher ensuite et on les garnit de mercure d'après le procédé indiqué plus haut.

Il me serait facile de multiplier le nombre des tracés uréthrographiques et d'en soumettre à mes lecteurs de très intéressants par leur complexité. Mais il me suffit d'avoir fait comprendre le mode de fonctionnement de l'*uréthrographe* et d'avoir fait ressortir les services qu'il peut rendre *lorsqu'il est bien employé*.

Les quelques tracés précédents permettent de comprendre la façon dont on doit interpréter la ligne obtenue avec mon instrument. Chaque canal rétréci présente une physionomie spéciale, et ce n'est que lorsqu'on aura recueilli un grand nombre de tracés qu'on pourra établir d'après eux une classification nouvelle des *strictures complexes*, reposant sur le dessin qu'elles donnent.

Jusqu'ici l'uréthrographe démontre que les types principaux des rétrécissements simples sont au nombre de trois : le *cylindre*, l'*entonnoir* (simple ou double) et la *valvule* (complète ou incomplète).

CHAPITRE VI

VARIÉTÉS CLINIQUES DES RÉTRÉCISSEMENTS DE L'URÈTHRE

Tous les rétrécissements de l'urèthre donnent lieu à des symptômes variables entre eux par leur *intensité* et leur *importance* relatives, mais qui en dernière analyse sont toujours *les mêmes*. Quoique cela, il est peu de maladies où le tableau clinique se montre avec des aspects aussi différents. Cela vient de la prédominance que prend tel ou tel phénomène et qui transforme la physionomie générale de l'affection. Il importe donc de caractériser *ces variations d'un même thème*, de les séparer entre elles au point de vue symptomatique tout en les rattachant à la même origine anatomopathologique.

Nous diviserons les modalités cliniques des rétrécissements de l'urèthre :

1° Suivant la nature de l'*écoulement* produit;

2° Suivant les *phénomènes nerveux* qui accompagnent les strictures ;

3° Suivant leur *résistance à l'action dilatatrice ;*

4° Suivant le *degré de resserrement ;*

5° Suivant le *retentissement sur l'état général ;*

6° Suivant la *situation de la coarctation* dans le canal;

7° Suivant la *cause étiogénique.*

1° VARIÉTÉS CLINIQUES DÉPENDANT DE LA NATURE DE L'ÉCOULEMENT

Quelquefois les rétrécissements uréthraux *ne sont accompagnés d'aucun écoulement.* Ils méritent à ce titre d'être appelés *rétrécissements secs.* Ils sont d'ordinaire *cicatriciels ou fibreux.*

Leur nombre est moins considérable qu'on ne pourrait croire

au premier abord ; car bien des malades affirment n'avoir pas le moindre suintement, et cependant on leur en découvre avec un peu d'attention. On observe quelques gouttelettes puriformes, surtout le matin au réveil et au prix d'une recherche minutieuse. Il suffit le plus souvent d'appeler là-dessus l'attention du sujet, pour le voir changer d'opinion à cet endroit.

Lorsque l'écoulement est *purulent*, deux cas se présentent.

Tantôt le pus est franchement *inflammatoire* et résulte soit d'une poussée de *phlegmasie aiguë*, soit d'une *uréthrite chronique* surajoutée à la coarctation ; tantôt il est *virulent* et renferme le *gonocoque blennorrhagique*. Ici ce principe est resté localisé dans l'urèthre, derrière la stricture, et il s'y trouve quelquefois depuis des années. Sa présence peut même remonter à la blennorrhagie initiale qui a créé directement la coarctation. Dans d'autres circonstances, le gonocoque envahit accidentellement et du fait d'un coït contaminateur un canal déjà coarcté.

Il m'est plusieurs fois arrivé de déceler, *par la culture*, la présence de ce microbe dans des suintements purulents, appartenant à des urèthres rétrécis, alors que le malade n'avait présenté dans toute son existence qu'une seule blennorrhagie remontant à plusieurs années. Il n'est pas étonnant de voir ces individus posséder indéfiniment le pouvoir de contamination, qu'on doit, comme bien on le pense, rapporter, non pas au rétrécissement, mais bien à la persistance du *contage blennorrhagique*. La stricture ne peut, dans l'espèce, que faciliter l'existence de ces microbes en leur fournissant des refuges rétrostricturaux où ils vivent à l'abri du contact des antiseptiques pris en injections.

On conçoit que le gonocoque *disparaisse tout à coup* sous une influence thérapeutique : dès lors, l'écoulement symptomatique exclusivement purulent perd ses propriétés de contagiosité spécifique.

A plus forte raison est-il dénué de virulence lorsque la stricture s'est développée en l'absence de toute blennorrhagie antérieure.

Le *pus simple. uréthral* ne possède qu'une action irritative banale. Déposé sur la muqueuse vaginale il n'est susceptible que de produire une phlegmasie de peu de durée ; et souvent même son action est nulle. Cela se voit surtout dans les ménages anciens dans lesquels la muqueuse de la femme s'est pour ainsi dire *accoutumée, acclimatée* à la sécrétion uréthrale du mari, atteint de rétrécissement purulent, et est devenue réfractaire à l'action de contact du liquide pathologique.

Ajoutons que dans les urèthres malades, surtout coarctés, le gonocoque subit souvent une sorte de *latence*, d'où le tire subitement une *action irritative* quelconque, le passage d'un instrument par exemple. A partir de ce moment, la contagiosité qui était nulle se rétablit, et le malade devient capable de transmettre *la blennorrhagie légitime*. Cela explique comment un rétréci ne contamine pas une femme avec laquelle il n'a que des rapports génitaux rares et froids, tandis qu'il ne manque pas de donner la blennorrhagie à une autre femme, au contact de laquelle il s'excite beaucoup. Dans ce dernier cas, l'acte vénérien exagéré ou trop répété agit comme cause irritante, suffisante pour réveiller le gonocoque en période de latence.

Les excitations génitales, les excès, l'abus des boissons, les fatigues, etc., se comportent de même.

Cliniquement il est bien difficile de faire la différence entre un *écoulement purulent simple* et un *écoulement purulent blennorrhagique*.

Cependant, lorsque ce dernier est franchement *virulent*, il est *plus épais*, *plus visqueux* que le précédent; les taches qu'il forme sont *plus denses* et moins entourées d'une aréole de sérosité. Ces caractères sont assez vagues et leur interprétation ne peut bien se faire que dans les cas extrêmes. La *culture* suivie de l'*inoculation* à l'animal a une valeur plus considérable.

La plupart des suintements liés aux rétrécissements de l'urèthre sont de *nature catarrhale*. Le liquide est grisâtre, à peine puriforme, quelquefois même séreux et presque transparent. D'ordinaire il est un peu visqueux, mais beaucoup moins que le liquide prostatique. Vu au microscope il se montre formé presque exclusivement d'une *substance amorphe*, granuleuse, dans laquelle nagent des *cellules épithéliales* émanées du canal. Les *globules blancs* y sont en petit nombre.

Quand le *suintement catarrhal* revêt une certaine intensité, il constitue une véritable *complication*. Nous étudierons donc plus loin et *in extenso* le *catarrhe de l'urèthre*.

Certaines coarctations rares donnent lieu à des *hémorragies* qui sont parfois considérables. Ces *uréthrorrhagies* sont dues à des fongosités vasculaires, à des bourgeons charnus qui tapissent l'intérieur de l'angustie ou existent dans son voisinage. Elles répondent aux *carnosités* des anciens auteurs. Le moindre contact, le passage même très doux d'un instrument les font saigner abondamment.

Il est des rétrécissements valvulaires *très fragiles*, qui se déchirent dès qu'on les explore. Ils rentrent dans la catégorie de faits que nous signalons.

En résumé, le rétrécissement peut être : *sec;* — *purulent* (virulent, non virulent*)* ; — *catarrhal;* — *hémorragique*.

2° Variétés cliniques dépendant des phénomènes nerveux qui accompagnent les rétrécissements

Fréquemment les strictures donnent lieu à des symptômes relevant du système nerveux et revêtant une intensité toute particulière. La première de ces manifestations est la *douleur*.

Pour en donner une explication satisfaisante, il faut admettre une *nervosité générale du sujet*, tout en tenant compte de la *situation anatomique de l'obstacle*. Lorsque celui-ci siège profondément dans l'urèthre, au voisinage du sphincter interuréthral, il est plus douloureux, toutes choses égales, que quand il occupe l'origine du canal. C'est la proximité de la région la plus sensible qui lui donne cette propriété.

La *constitution des angusties* exerce aussi une influence sur leur sensibilité. *Les rétrécissements valvulaires et annulaires sont, toutes choses égales, plus douloureux que les rétrécissements cylindriques.*

On peut expliquer cela en disant que, lorsqu'un tissu fibreux épais envahit les parois uréthrales, celles-ci sont peu à peu privées de filets nerveux. En effet un tel tissu pathologique n'en contient pas. Tandis que, quand la stricture consiste en une valvule formée par un repli de la muqueuse ou par une mince bande fibreuse, et que la membrane interne de l'urèthre est peu modifiée, les filets nerveux ne sont pas détruits. Ils sont voisins de la surface libre de la muqueuse, plus ou moins irrités par la lésion primitive, et préparés à ressentir vivement toutes les impressions douloureuses.

Joignons à ces considérations la suivante, à savoir : que, tandis que les sondes s'engagent naturellement dans les rétrécissements cylindriques dont l'entrée est d'ordinaire en forme d'entonnoir, elles heurtent au contraire, surtout quand elles sont fines, la face antérieure des rétrécissements valvulaires et provoquent de la sorte une souffrance quelquefois très vive.

La *douleur* n'est guère causée que par la *miction* et le *passage des cathéters*.

Il va de soi que de deux rétrécissements appartenant à la même variété le *plus douloureux est celui qui est le plus serré*. Alors en effet l'urine et les sondes, pour le franchir, doivent être poussées avec une force relativement grande ; il y a lutte entre elles et l'angustie, et il en résulte de la souffrance.

Un rétrécissement enflammé, déchiré, ulcéré, ou simplement irrité, devient forcément *douloureux*.

Lorsque la douleur dépasse un certain degré et qu'elle éclate à son maximum sous l'influence d'une cause locale *insignifiante*, le rétrécissement mérite d'être qualifié d'*hyperesthésique*. Il existe alors un défaut complet de relation entre la cause de la souffrance et l'effet produit.

Le moindre contact instrumental amène des réactions nerveuses considérables. Il n'est pas rare de voir, dans ce cas, la simple pression extérieure du canal, et même le passage de l'urine déterminer de la pâleur et de la lipothymie.

L'*hyperesthésie stricturale* ne s'observe guère que chez les *névropathes*.

J'ai soigné, il y a quelques années, un malade chez lequel la douleur provoquée par le passage de la sonde était telle qu'elle amenait une crise hystériforme suivie d'une syncope. La même manifestation s'est reproduite à chacune des seize séances de dilatation que j'ai été obligé de faire. La syncope avait ceci d'avantageux, c'est qu'elle permettait de passer sans douleur les bougies dilatatrices. Le malade revenait ensuite rapidement à lui. Je l'ai vu six mois après la guérison et j'ai pu alors, pour la première fois et à mon grand étonnement, introduire un explorateur dans l'urèthre sans déterminer de souffrance spéciale. Celle-ci tenait donc pour une large part au rétrécissement lui-même.

Aujourd'hui, grâce à la *cocaïne*, on atténue beaucoup la sensibilité uréthrale. Il est bon de lui joindre les bromures à l'usage interne et l'hydrothérapie.

Certaines coarctations donnent lieu au *spasme uréthral* d'une façon toute spéciale. On peut les appeler : *rétrécissements spasmodiques*.

Cette dénomination servait autrefois à désigner le *spasme lui-même de l'urèthre*. Comme c'est là un *symptôme réflexe secondaire et transitoire*, il n'est pas susceptible, ainsi que nous l'avons établi au début de ce livre, d'être rangé parmi les rétrécissements *véritables*.

L'expression précédente lui est inapplicable, mais elle peut très bien caractériser *les strictures qui se compliquent de spasme.* C'est dans ce sens que je l'emploierai.

Les *rétrécissements spasmodiques* sont surtout ceux qui, situés au voisinage du sphincter interuréthral, exercent sur lui une action irritative directe.

Les *coarctations douloureuses* se compliquent aussi de spasmes fréquents par *action réflexe*.

On connaît le tableau clinique du spasme de l'urèthre.

Lorsque le malade cherche à uriner, il est long à y parvenir ;

quelquefois même, malgré ses efforts et un vif besoin, cela lui est impossible ; puis, un moment après, l'urine s'écoule librement. Le jet peut s'interrompre pour repartir ensuite. L'émission des dernières gouttes d'urine est suivie d'une douleur cuisante, d'une sorte de resserrement pénible auquel se joint un effort expulsif involontaire et un frissonnement de tout le corps.

Une bougie introduite dans un urèthre prédisposé au spasme trouve une résistance parfois insurmontable au niveau du sphincter interuréthral. Plus on pousse l'instrument, et moins il parvient à passer. Cette manœuvre, dont il faut s'abstenir, provoque une *douleur extrêmement pénible*. Qu'on laisse le cathéter en place dans le canal et qu'on reste quelques instants sans le toucher ; on est tout étonné de le voir bientôt pénétrer avec une extrême facilité. Quelquefois même il est aspiré activement par le col de la vessie. Ce phénomène se produit dès la cessation de la contracture sphinctérienne.

Nous avons signalé au *chapitre des symptômes* les rétrécissements qui se compliquent d'*incontinence d'urine*. Nous avons dit un mot sur la part qui revient, dans la production de cette manifestation, à la *paralysie de sphincter interuréthral*. Nous sommes forcé d'en reparler un peu, car ces rétrécissements rentrent dans la variété qui nous occupe en ce moment. On peut les appeler *paralytiques*. Ils sont juste l'opposé des *spasmodiques*. Certaines strictures cylindriques *empiètent sur la portion membraneuse et la transforment en une sorte de tube scléreux rigide*. Le sphincter interuréthral qui entoure cette zone de l'urèthre *devient peu à peu incapable de la fermer ;* à la longue il s'épuise, *se paralyse*, et plus tard *s'atrophie*. Le fait qui se passe ici est analogue à celui observé dans le *syphilôme anal*, qui est accompagné souvent d'incontinence fécale. Dans les circonstances précédentes l'urine sort à l'extérieur, sous l'action de la pesanteur, et d'autant plus facilement que le malade est dans la position verticale. Quand il se couche, en raison de la déclivité, l'urine cesse de s'écouler.

A ce qui précède, ajoutons que la *sensibilité de l'urèthre postérieur s'émousse et s'éteint chez de tels sujets*. Or ce facteur est, comme on le sait, la condition première de la *contractilité tonique du sphincter* qui retient l'urine. Sa disparition est donc à la fois le fait d'une perversion physiologique et d'une modification anatomique.

La boule de la bougie exploratrice portée dans l'urèthre postérieur y dénotera la perte de la sensibilité spéciale inhérente à cette région.

Répétons enfin que la poche rétrostricturale envahit, dans les coarctations bulbaires, la portion membraneuse et transforme *cette angustie anatomique en une dilatation pathologique.* Cette disposition est très favorable à l'incontinence urinaire.

Résumons les lignes qui précèdent en disant que les rétrécissements, au point de vue des phénomènes nerveux locaux auxquels ils donnent naissance, peuvent se diviser en : *douloureux, hypéresthésiques, spasmodiques, paralytiques.*

3° Variétés cliniques basées sur la résistance des strictures a l'action dilatatrice

Il y a des rétrécissements qui sont *facilement dilatables ;* d'autres au contraire résistent beaucoup plus à l'action excentrique des bougies, et sont *difficilement dilatables.* Entre ces deux termes extrêmes existe toute la série des intermédiaires. Cette différence de propriétés tient surtout à la *structure* et à la *densité* du tissu des coarctations.

Lorsqu'elles sont franchement *fibreuses,* leurs éléments sont serrés, nombreux et complètement organisés. Cette disposition est surtout accusée dans les rétrécissements *cicatriciels.* Il est alors extrêmement malaisé et souvent même impossible d'*élargir l'angustie.* En vertu de la rétractilité constante du tissu fibreux cicatriciel, celle-ci offre une tendance indéfinie à s'atrésier.

De là résulte une grande difficulté dans l'application de la *dilatation progressive,* inefficace dans l'espèce.

Certains urèthres dans ce cas se laissent d'abord dilater un peu, mais très lentement et dans de faibles limites. On ne tarde pas à atteindre un *maximum* correspondant à un numéro *très inférieur* de la filière, au-dessus duquel il n'est pas possible de s'élever. On ira par exemple jusqu'au numéro 15, mais on ne parviendra pas à passer le 16, quoi qu'on fasse ; le tissu du rétrécissement a donné son *maximum de distension.*

La lenteur et la difficulté de la dilatation sont les signes des *rétrécissements difficilement dilatables,* qui, dès qu'on en a bien reconnu la nature, doivent faire pencher de suite le chirurgien vers l'*uréthrotomie interne,* car on peut être certain que leur élargissement ne sera jamais assez complet pour qu'on puisse considérer le malade comme guéri, même transitoirement.

Les *rétrécissements facilement dilatables* présentent les caractères opposés. Ils sont formés par un tissu *fibroïde,* qui souvent n'a pas atteint encore son dernier degré d'organisation, et qui dans tous les cas est en couche plus mince que précédemment. A ces strictures il ne faudra jamais opposer d'autre méthode thérapeutique que la *dilatation lente progressive qui est le procédé de choix.*

La première variété expose le malade plus que la seconde à tout le groupe des complications secondaires, surtout si on ne recourt pas rapidement à l'uréthrotomie interne. La dilatation constitue ici un procédé trop lent pour faire disparaître les menaces d'accidents. De plus, elle exige un déploiement de force qui est dangereux par lui-même. Il faut remarquer aussi que le tissu fibreux des rétrécissements indilatables est fatalement dépourvu d'élasticité. Il aura donc une tendance marquée à se déchirer sous l'influence du passage des instruments rigides.

C'est dans ces circonstances qu'on observe les *ruptures de l'urèthre, les infiltrations urinaires,* etc.

Par contre les parois de ces rétrécissements sont à peu près *dénuées de vaisseaux sanguins* à l'exemple des cicatrices, étant comme elles composées d'un tissu *fibreux pur.* Il n'y a donc rien d'étonnant à constater le peu de sang qui s'écoule, après les manœuvres uréthrales, même lorsqu'elles nécessitent une certaine force. L'uréthrotomie interne elle-même est accompagnée d'une *uréthrorrhagie insignifiante.* La lame éprouve quelquefois dans cette opération une peine infinie à sectionner le tissu fibreux que l'on sent crier sous son tranchant, comme lorsqu'on coupe un fibrome très compact.

Une autre particularité des *strictures difficilement dilatables,* c'est qu'elles sont *peu sensibles,* fait qu'on peut rapporter à la rareté et même à l'absence des filets nerveux dans l'épaisseur des tissus fibreux.

Ces rétrécissements ne peuvent guère se congestionner euxmêmes, en raison de leur structure anatomique; aussi doit-on rapporter les accidents congestifs dont ils sont susceptibles de se compliquer, non pas à l'hypérémie de leur substance propre, mais bien à celle du *corps spongieux* qui les entoure. C'est, en dernière analyse, une congestion *péristricturale.*

Les rétrécissements *facilement dilatables* rentrent dans la généralité des cas, et donnent lieu aux symptômes que nous avons étudiés. Ils n'ont rien de spécial à signaler.

Nous devons cependant en séparer les *rétrécissements élastiques,* que les Anglais ont étudiés sous le nom de « *resilient stricture* ». Le mot *élastique* indique moins un fait de structure qu'une *propriété de tissus.* En effet ces coarctations sont *fibreuses* comme les autres, mais leurs éléments n'ont pas accompli leur complet développement, de sorte qu'elles sont susceptibles de dilatation, étant plus molles de ce fait. Mais abandonnées à elles-mêmes elles ne tardent pas à se rétracter de nouveau, le tissu embryonnaire qui entre pour une large part dans la constitution du tissu pathologique continuant à évoluer.

Le caractère clinique essentiel du *rétrécissement élastique*, c'est qu'il se laisse dilater *complètement et rapidement ;* mais, dès qu'on suspend le traitement, il se reproduit avec une égale rapidité, et tout est à recommencer.

4° VARIÉTÉS DÉPENDANT DU DEGRÉ DE RESSERREMENT DE LA STRICTURE

Nous pouvons en admettre *quatre*, qui représentent les divers degrés de la même maladie : 1° *rétrécissements infranchissables et très serrés ;* — 2° *rétrécissements serrés ;* — 3° *rétrécissements peu serrés ;* — 4° *rétrécissements larges.*

1° Nous avons déjà parlé des rétrécissements *très serrés*. Ils ne sont véritablement *infranchissables* que dans les cas d'*atrésie complète de l'urèthre*, c'est-à-dire exceptionnellement, et lorsque des fistules viennent détourner l'urine de sa voie naturelle (voir plus loin). Il est évident qu'une stricture étroite peut devenir *momentanément infranchissable* sous l'influence d'une *congestion uréthrale* ou *péri-uréthrale*. Mais ce n'est là qu'un phénomène intercurrent qui n'a pas de durée.

Certaines angusties laissent passer l'urine, mais non pas les bougies (*valvules*). Elles ne méritent pas le moins du monde l'épithète d'infranchissables. En effet, si on ne peut les traverser, cela veut dire simplement que les moyens employés sont insuffisants ; mais avec de la patience et en suivant les préceptes donnés plus haut on finira toujours par introduire un cathéter.

Nous verrons au chapitre consacré à *l'oblitération de l'urèthre* la conduite à tenir en présence du *véritable rétrécissement infranchissable*.

Dans toutes les *coarctations très serrées* il faut se hâter d'intervenir. En effet il y a alors fatalement de la *rétention*. Si la vessie est vigoureuse, elle se contracte avec une telle énergie pour se débarrasser de son urine qu'elle peut se *rompre*. Si le sujet est un vieillard, ce réservoir est dénué de force nécessaire pour produire ce résultat. Il se laisse distendre, et le liquide qu'il contient a toute chance de subir la *fermentation ammoniacale*. De là, une nouvelle source d'accidents. Les rétrécissements *serrés* et *peu serrés* rentrent dans le cadre nosologique général. Rien à en dire de particulier. C'est leur degré de stricture qui leur donne leur physionomie spéciale.

Quant aux *rétrécissements larges*, ils offrent un intérêt très grand. C'est Otis[1], de New-York, qui les a, un des premiers, bien mis en relief. Ils passent inaperçus si on ne pratique pas l'exploration uréthrale avec un grand soin. Il faut pour cela employer une bougie à boule *très volumineuse*, et répondant au numéro 23 ou 25 de la filière Charrière. Les *explorateurs lancéolés* dont j'ai établi le modèle permettent de percevoir ces rétrécissements avec plus de facilité que les autres instruments. L'*uréthrographe* surtout les met bien en évidence ; souvent même cet appareil est le seul qui soit capable de les déceler.

Ces rétrécissements, on le comprend *a priori*, ne créent jamais un obstacle quelconque à l'émission urinaire. Mais ils sont remarquables en ce qu'ils sont la cause fréquente de *suintements chroniques*, dont on n'arrive à débarrasser le malade qu'à la condition de dilater très fortement son canal.

En Amérique on exagère l'importance de ces rétrécissements ; mais en France on a le tort contraire ; on n'en tient pas un compte assez grand.

Il est certain que la *dilatation uréthrale* portée aux environs du numéro 60 Béniqué *guérit la plupart des suintements catarrhaux* du canal ; et il est non moins vrai que l'*uréthrographe* décèle le plus souvent en pareil cas un *rétrécissement inappréciable* cliniquement ; ce qui semble démontrer qu'il existe bien un *rapport de cause à effet entre la stricture et le suintement*.

5° Variétés suivant le retentissement des rétrécissements sur l'état général

Certains rétrécissements *réagissent à peine sur l'état général* du malade, qui continue à se bien porter.

D'autres au contraire amènent des *modifications profondes sur la santé* et l'altèrent beaucoup. Tantôt le patient est pris de *fièvre uréthrale* à retours périodiques et à accès francs. Le rétrécissement peut être dit *fébrile*.

[1] *Stricture of the male urethra*, New-York (1878).

D'autres fois les produits de secrétions pathologiques uréthrales joints à l'urine altérée infectent peu à peu l'organisme du sujet, grâce à la stricture qui en favorise la résorption. Le rétrécissement est *septique*.

A la longue, le malade fatigué, usé, miné par toutes les complications qui sont le fait de la coarctation, s'affaiblit, s'anémie et perd ses forces. On peut imposer alors l'épithète de *cachectique* au rétrécissement qui est la cause première de la déchéance organique.

6° VARIÉTÉS DÉPENDANT DU SIÈGE DU RÉTRÉCISSEMENT DANS L'URÈTHRE

Les rétrécissements envahissent indistinctement *tous les points de l'urèthre*. Il est cependant des régions qui en sont le siège ordinaire, pour des motifs que nous allons passer en revue.

Disons tout d'abord que, tandis que les strictures occupent dans *l'immense majorité des cas l'urèthre antérieur, elles sont absolument exceptionnelles dans l'urèthre postérieur*. La portion membraneuse forme une sorte de barrière que ne dépassent guère les coarctations. Lorsque le contraire se produit, il s'agit toujours de fractures du pubis ayant déchiré l'arrière-canal. Le rétrécissement est alors *traumatique*.

La *coarctation inflammatoire* n'a encore jamais été observée dans ce segment profond. Le point extrême où on l'ait constatée est *la région du sphincter interuréthral;* mais on ne l'a pas vue s'étendre au-delà de son extrémité postérieure.

Cela se conçoit si l'on songe que la blennorrhagie a peu de tendance à envahir l'urèthre postérieur. Cette maladie *appartient surtout à la portion spongieuse*. Quand elle se porte plus loin, c'est un *accident transitoire* qui détermine des troubles douloureux si intenses, que le malade est obligé de se soigner très activement et de tout faire pour en abréger la durée.

De plus, l'arrière-canal est entouré de la glande prostate, qui en tient ses parois écartées, et leur fournit une sorte de soutien périphérique. Le plancher de l'urèthre postérieur n'est pas dépressible, mou, susceptible de former des replis de la muqueuse, servant de refuges aux microorganismes pathogènes, comme le fait celui de l'urèthre antérieur. Il est enfin bien moins exposé que ce dernier aux diverses blessures de l'exploration.

Pour tous ces motifs, le *rétrécissement de l'urèthre postérieur est toujours traumatique;* son existence est, du reste, extrêmement rare.

Voici, en procédant d'avant en arrière, les régions de l'avant-canal qui sont susceptibles de donner lieu à des coarctations ayant des caractères cliniques distinctifs.

A. Méat urinaire. — Les rétrécissements de cet orifice sont assez fréquents. Tantôt il s'agit d'une *étroitesse congénitale* du méat due soit à un développement défectueux, soit à un cloisonnement accidentel. Quelquefois même il y a. atrésie complète. Cette malformation est alors incompatible avec la vie. Parfois le rétrécissement est créé par une *cicatrice* développée à l'extrémité du gland, à la suite d'une ulcération locale. Dans ce cas, la rétractibilité du tissu fibreux est la cause immédiate de la lésion ; et ici, comme pour l'urèthre, plus sa disposition est circulaire par rapport au méat, plus le resserrement de cet orifice est accusé. Les *chancres simples* sont les ulcérations qui donnent lieu le plus souvent à cet ordre de coarctations.

Les *chancres syphilitiques* n'ont pas d'importance à ce point de vue, puisqu'ils se résolvent sans laisser de tissu fibreux à leur place, sauf le cas de *phagédénisme surajouté* (diabète, alcoolisme, mauvais états généraux, irritations locales, etc.).

Une réserve est à faire pour le *chancre mixte* qui est à la fois syphilitique et mou. A ce dernier titre il est suivi d'une formation cicatricielle capable de restreindre l'ouverture du canal.

Les *plaies traumatiques* quelconques du méat, ou celles résultant d'une très violente inflammation, se comportent de la même manière.

J'ai observé un cas de rétrécissement du méat consécutif à la cicatrisation d'un *ulcère diabétique du gland*, et un autre résultant de la guérison d'une *gomme syphilitique ramollie et suppurée* du même organe.

Nous nous sommes déjà expliqué à propos de sujets atteints de *phimosis à orifice étroit*. Cette malformation, quoique siégeant en dehors du canal proprement dit, peut être rangée à côté de celle qui nous occupe, car alors le prépuce forme le véritable orifice de sortie de l'urine.

Quelle que soit la cause de *l'étroitesse du méat, on doit la considérer comme le rétrécissement le plus antérieur possible de l'urèthre.*

Autrefois même, Demarquay lui attribuait l'entretien à l'état chronique de presque tous les *écoulements blennorrhéiques.* Cette disposition, en s'opposant au libre écoulement du pus, produisait, d'après cet auteur, une irritation permanente du côté du canal et empêchait le malade de se guérir.

Cette opinion est excessive, mais il faut reconnaître qu'elle renferme beaucoup de vrai. Ce qui le démontre, c'est qu'on voit quelquefois l'incision du méat être suivie de très près de la cessation d'une blennorrhée rebelle jusque-là.

Tous les urèthres n'ont pas le même calibre, et leurs orifices offrent des variations proportionnelles. *Il faut donc que le rapport qui existe entre la capacité du canal et celle du méat soit constant.* Si le second terme l'emporte sur le premier, c'est un bien.

Les gens les plus favorisés sous le rapport du peu de réceptivité de la blennorrhagie sont justement ceux qui ont *un urèthre largement ouvert.* Mais, lorsque le premier terme de la proposition précédente est supérieur au second, le résultat est diamétralement opposé ; pour un rien, de tels sujets contractent de *l'uréthrite ou de la blennorrhagie.*

On apprécie ordinairement *à simple vue* la dimension du méat. Le *numéro du cathéter le plus volumineux susceptible de franchir cet orifice* donne une indication plus exacte.

Piffard a fait construire un *méatomètre* ingénieux. C'est le même instrument, mais dans des proportions plus petites que celui qu'emploient les bijoutiers pour mesurer leurs bagues. On l'enfonce dans l'urèthre jusqu'à ce que, grâce à sa disposition conique, il refuse de pénétrer plus avant. On n'a qu'à lire alors, sur sa surface extérieure graduée, le diamètre du méat au niveau du point d'affleurement de cet orifice.

Les *symptômes* qui appartiennent au rétrécissement du méat, sauf le cas ou celui-ci est extrêmement serré, ne s'observent guère qu'à partir d'une blennorrhagie ou d'une uréthrite aiguë. Au lieu d'évoluer franchement, la maladie présente une remarquable tendance à s'éterniser sous forme d'un suintement chronique, d'une *goutte militaire.* Purulent ou catarrhal, le liquide offre tous les caractères étudiés ailleurs.

En même temps le malade est atteint de *troubles mécaniques de la miction,* semblables à ceux déjà décrits et *aussi accusés que possible en raison même de la situation antérieure de l'obstacle.* Le jet d'urine est tortillé, bifide, aplati et profondément modifié dans sa forme [1]. Plus la coarctation est serrée, et plus ces symptômes s'exagèrent.

Un méat rétréci est constamment le siège d'une rougeur inflammatoire plus ou moins marquée qui apparaît dès le début de l'écoulement accidentel, si elle n'existait pas encore.

Inutile d'insister sur la difficulté variable de l'introduction des cathéters à travers cet orifice.

---

[1] Voir nos expériences au chapitre des Symptômes.

Comme ici on a le rétrécissement sous les yeux, il est facile d'en établir le diagnostic, et d'en dégager le pronostic qui est d'ordinaire bénin. Nous verrons plus tard que le moyen à lui opposer est l'*uréthrotomie antérieure*.

B. Valvule de Guérin. — On donne ce nom à un repli valvulaire normal, occupant la paroi supérieure de l'urèthre et situé à environ 3 centimètres du méat.

Cette valvule est assez fréquemment le siège d'un *rétrécissement*, soit qu'elle ait naturellement une *étendue trop considérable*, soit qu'elle *s'hypertrophie* sous l'influence d'une inflammation quelconque.

Il en résulte un *rétrécissement valvulaire* qui donne lieu à tous les signes appartenant à cette variété. Ce qui lui est spécial, c'est son *siège rétronaviculaire* (c'est-à-dire placé au-delà de la fosse naviculaire), et son *insertion sur la face supérieure de l'urèthre* sous forme d'un repli à concavité tournée en avant.

Les instruments viennent buter contre sa face antérieure, d'où la nécessité, pour franchir cet obstacle, *de suivre la paroi inférieure du canal*, en la déprimant légèrement si besoin est.

On peut atteindre cette valvule pour l'incision de l'*uréthrotomie antérieure*, de sorte qu'il est facile de la guérir.

C. Portion spongieuse de l'urèthre. — Au-delà de la valvule de Guérin, on tombe sur les rétrécissements *péniens* et *scrotaux* de l'urèthre, c'est-à-dire correspondant aux régions du pénis et du scrotum.

Nous devons nous y arrêter un peu pour en faire ressortir les particularités.

Les *rétrécissements péniens* sont relativement assez rares. Les coarctations ont en effet une tendance à occuper les parties les plus profondes de l'urèthre antérieur. Aussi les *rétrécissements scrotaux* sont-ils un peu plus fréquents. Ces deux variétés sont du reste très voisines en tant que disposition anatomique et tableau symptomatique. On peut donc confondre et appeler *péno-scrotaux* tous les obstacles stricturaux de la portion spongieuse de l'urèthre.

Ces coarctations sont *cylindriques, annulaires, valvulaires* et présentent les symptômes connus déjà.

Quelquefois la *région péno-scrotale présente toute une série de points coarctés se succédant d'avant en arrière, et d'autant plus serrés qu'on se rapproche davantage de la région bulbaire*. Ces rétrécissements sont valvulaires pour la plupart et occupent surtout la paroi inférieure. Ils se terminent parfois par une stricture cylindrique.

Leur *irrégularité* jointe à leur *multiplicité* constitue leur caractère le plus saillant. Ils peuvent reconnaître une origine *traumatique* (cathétérisme mal fait, etc.), mais on est le plus souvent forcé d'en rapporter la cause exclusive à la *blennorrhagie*, en l'absence de toute autre lésion précédente. Nous avons montré comment un processus phlegmasique détermine de petites solutions de continuité au niveau de la muqueuse uréthrale, lorsqu'il atteint une intensité suffisante. De là, de petites *cicatrices* qui s'organisent pour former les rétrécissements valvulaires, pendant qu'entre eux l'inflammation chronique donne naissance à des *épaississements hyperplasiques des tissus*. La blennorrhagie produit une forme anatomique hybride que M. le professeur Guyon a bien caractérisée par le nom de *scléro-cicatriciels*.

Ils correspondent à l'état que j'ai désigné sous le nom d'*urèthre raboteux*, d'après la sensation clinique que le canal communique à la main qui dirige l'explorateur.

Il est probable que la *folliculite uréthrale* prend une part très active à la formation de cette variété morbide, soit que les glandules s'hypertrophient, soit qu'elles créent par suppuration de petits ulcères dont la cicatrisation donne lieu aux brides fibreuses sus-mentionnées.

Otis [1] (de New-York) regarde les *rétrécissements péniens* comme les plus fréquents. M. Guyon professe une opinion opposée à laquelle je me range, car toutes les statistiques démontrent que c'est à la *région bulbaire* qu'on doit rapporter le maximum de fréquence de cette lésion.

Les rétrécissements *cylindriques* de la région péno-scrotale sont plus fréquents que les *valvulaires* ou les *annulaires*; ils sont moins cylindriques qu'*infundibuliformes*, et le plus souvent ils figurent deux cônes unis par leur sommet. Leur tissu est doué d'une *dureté* extrême et d'une grande *résistance* à la dilatation. C'est même là une de leurs caractéristiques. De plus, ils sont à peu près *dénués de toute élasticité*. On les mène avec beaucoup de peine jusqu'à un certain calibre, et il n'est pas possible d'aller au delà. Si on veut y parvenir, les instruments nécessitent une force variable qui détermine de petites déchirures. Les conséquences en seront, en dehors de l'infiltration d'urine, la formation de nouvelles cicatrices dont la rétraction augmentera ultérieurement le degré de stricture. Ces déchirures siègent constamment sur la paroi *uréthrale inférieure* qui est la moins résistante (Guyon).

Dans les cas qui nous occupent, le *bénéfice de la dilatation est*

---

[1] *Loc. cit.*

de courte durée. Elle est pénible et longue et, dès qu'on la cesse, la coarctation se rétablit comme avant. On doit donc la répéter souvent, si on veut conserver le calibre qu'on est parvenu à acquérir, d'autant que celui-ci ne peut jamais être très élevé quoi qu'on fasse, à cause de la résistance du cylindre fibreux.

On comprend par là qu'il vaille mieux recourir d'emblée à l'*uréthrotomie interne* qui donne en une fois une ouverture large permettant l'introduction de cathéters volumineux. Il ne faudra pas du reste, l'opération faite, abandonner le malade. On devra continuer à le dilater régulièrement, sans quoi le bénéfice obtenu se perdrait à la longue et tout serait à recommencer.

M. Guyon a montré que ces rétrécissements se laissent *plus aisément traverser par des cathéters droits que par des courbes*. On peut passer un instrument droit de trois à quatre numéros supérieur à un instrument recourbé. Si donc le rétrécissement cylindrique pénien coexiste avec un rétrécissement bulbaire, il y a avantage à dilater le premier avec un cathéter droit, dans le but de préparer au second la voie pour l'introduction des bougies courbes (Guyon).

Mais il est bien évident que dans ce cas spécial le premier rétrécissement limitera la dilatation du second et l'empêchera d'être portée aussi loin que l'on pourrait le faire si celui-ci existait seul.

Dans l'espèce, les *instruments métalliques* sont seuls capables de produire une *dilatation bonne et durable*.

D. RÉGION BULBAIRE. — De toutes les parties du canal de l'urèthre *cette région est de beaucoup la plus sujette aux rétrécissements*. Elle est leur siège de prédilection et il est bien rare qu'il n'en existe pas là si on en trouve ailleurs.

La dilatation bulbaire est prédisposée aux strictures parce qu'elle est le terrain le plus favorable à l'évolution chronique de toutes les inflammations uréthrales. Elles viennent s'y fixer, dès que l'état aigu est tombé, et elles s'y enracinent profondément. On peut être certain, en présence d'une blennorrhée ancienne, que c'est la dilatation bulbaire qui offre les altérations les plus profondes. De plus, ce point est exposé aux multiples accidents du cathétérisme, car c'est là que la sonde hésite et tâtonne pour pénétrer dans la vessie, à cause de la résistance du sphincter interuréthral. On conçoit qu'une main inhabile y détermine fréquemment de petites fausses routes qui sont le point de départ de formations cicatricielles. *La dilatation bulbaire est à l'urèthre ce que le cul-de-sac postérieur est au vagin*. Cette formule ancienne est absolument exacte. On peut la varier en disant que cette *dilatation est la région pathologique par excellence du canal.*

Les rétrécissements qui s'y développent peuvent être *cylindriques*, mais c'est l'exception. Presque toujours ils sont *valvulaires*. Le rétrécissement *cylindrique appartient plus spécialement à la portion péno-scrotale de l'urèthre, tandis que le valvulaire est surtout l'apanage de la région bulbaire.*

Il est à remarquer que souvent les *strictures valvulaires de cet endroit passent inaperçues à cause de leur proximité du sphincter interuréthral.* On peut confondre en effet la sensation de l'obstacle qu'elles opposent au passage de la sonde avec celle résultant de la tonicité du sphincter. Cette confusion ne se produit que quand la coarctation est assez peu serrée. Dans ce cas l'erreur est souvent commise. Elle est moins à craindre par l'emploi des *explorateurs lancéolés*, qui permettent mieux d'établir la différence entre la *sensation constante, nette, brusque, rugueuse, du rétrécissement et celle plus variable, plus douce, plus égale et plus longue du sphincter interuréthral.* C'est principalement en retirant l'instrument de l'urèthre qu'on fait la différence entre ces deux ordres de perceptions. Dans les cas douteux le tracé uréthrographique est utilement consulté.

La *situation profonde* du rétrécissement valvulaire de la dilatation du bulbe et le *voisinage du sphincter interuréthral*, de l'urèthre postérieur, des organes qui y aboutissent et de la vessie, expliquent les faits suivants:

C'est cette lésion qui *de toutes les strictures, dispose le plus le malade au spasme*, à l'*uréthrite postérieure*, à l'*épididymite secondaire*, à la *prostatite*, à la *séminalite*, à la *névralgie testiculaire* et enfin à la *cystite du col.*

J'ai fréquemment remarqué que les sujets porteurs d'*épididymites à répétition* se développant sans cause apparente, et en dehors de la blennorrhagie, de la syphilis et de la tuberculose, sont atteints d'un *rétrécissement bulbaire* quelquefois tellement insignifiant, qu'il passerait inaperçu si on ne pratiquait pas l'exploration systématique du canal dans de telles circonstances. Quoi qu'il en soit, en apparence négligeable, une telle stricture n'en constitue pas moins une sorte de foyer morbide inflammatoire, une *épine* pour me servir d'une comparaison classique, qui est une menace constante pour les régions profondes génito-urinaires.

J'ai guéri un certain nombre de *névralgies testiculaires* regardées comme *idiopathiques*, puisqu'on ne trouvait pas la moindre lésion dans les glandes spermatiques, en soumettant à une large dilatation les malades chez lesquels j'ai toujours reconnu l'existence d'un *rétrécissement large bulbaire*. Il n'est pas possible de nier dans ces circonstances le rapport de cause à effet qui lie la lésion uréthrale à la manifestation douloureuse. Nous reviendrons là-dessus plus tard.

De plus, les *complications inflammatoires profondes*, secondaires au cathétérisme explorateur et dilatateur sont, toutes choses égales, beaucoup plus à craindre ici que dans les rétrécissements péniens, et il faut être d'autant plus prudent dans l'application du traitement.

L'uréthrographe m'a montré que le rétrécissement valvulaire se trouve tantôt *juste en avant de la dilatation bulbaire*, tantôt *de suite en arrière*.

Dans le premier cas, *cette dilatation augmente peu à peu*, comme cela a lieu pour tous les points du canal situés au-delà d'un rétrécissement. Ici ce phénomène est d'autant plus marqué, qu'il se produit sur une partie déjà ampullaire et offrant un minimum de résistance.

Dans le second cas, la valvule forme juste en avant du sphincter interuréthral une sorte de *petit éperon saillant*, qui fait paraître plus considérable qu'elle ne l'est en réalité la dilatation bulbaire qui le précède, et que dépriment beaucoup les cathéters aigus.

Les schémas ci-après font comprendre ces deux dispositions.

Dans le premier, on voit que la dilatation bulbaire est plus vaste qu'elle ne devrait être en réalité.

Dans le second, la valvule, grâce à sa saillie dans l'intérieur de la cavité uréthrale, forme en bas une sorte de cul-de-sac profond contre lequel ne manqueront pas de buter les instruments.

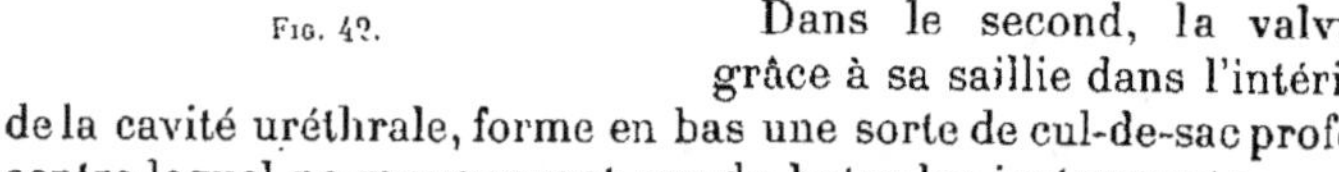

Fig. 42.

Il me paraît certain que les anatomistes qui ont donné à la région bulbaire une forme et des dimensions qu'elle n'a pas réellement se sont trouvés en présence de rétrécissements valvulaires ainsi constitués, et ont pris pour des faits normaux des faits essentiellement pathologiques.

Les symptômes de la stricture qui nous occupe offrent les particularités suivantes : la bougie exploratrice est arrêtée à *quelques millimètres en avant du sphincter interuréthral*. Si on la pousse, on sent qu'elle heurte contre un plan valvulaire, mais qu'elle ne s'engage pas dans un passage étroit.

En déployant une certaine force on franchit le point resserré, et on tombe dans la *portion membraneuse*. Ce mouvement donne lieu à une *secousse* très minime, car elle est atténuée par la résistance du sphincter. Mais, quand on retire l'explorateur à soi, la secousse ressentie est beaucoup plus forte, parce que la boule devient libre tout à coup dans le canal. On dirait que celle-ci passe sur une corde tendue. Le malade perçoit la même sensation en même temps que le chirurgien, s'il prête son attention. Il éprouve aussi une *légère douleur* différente de celle qui résulte de l'engagement de la boule dans le sphincter interuréthral.

La *dilatation lente progressive*, est le procédé thérapeutique le meilleur à opposer à cette variété pathologique.

E. Régions profondes de l'urèthre. — Les rétrécissements de la portion membraneuse sont très rares. *Ils ne se développent guère qu'à la suite des traumatismes. Ceux de l'urèthre postérieur sont encore plus exceptionnels.* On les observe exclusivement dans le cours des fractures du bassin. Nous allons nous en occuper dans le chapitre suivant.

7° Variétés suivant la cause étiogénique

Nous n'avons pas à insister sur ce sujet, car ce serait répéter ce que nous avons dit au chapitre de l'étiologie.

Il nous suffira de diviser à ce point de vue les rétrécissements en : 1° *blennorrhagiques ou inflammatoires ;* 2° *traumatiques ou cicatriciels ;* 3° *syphilitiques* (syphilôme uréthral et péri-uréthral). Ces dénominations ont l'avantage de fixer de suite sur la nature des coarctations et, par suite, de faire entrevoir leur évolution ultérieure.

CHAPITRE VII

DES RÉTRÉCISSEMENTS TRAUMATIQUES DE L'URÈTHRE

On donne ce nom à toute coarctation résultant d'une solution de continuité traumatique du canal. La cicatrice qui se produit fatalement dans de telles circonstances se rétracte à mesure qu'elle s'organise et produit ainsi la sténose uréthrale.

Il n'est pas possible d'avoir une idée exacte des rétrécissements traumatiques si on ne connaît pas l'histoire des *blessures et ruptures de l'urèthre* auxquelles ils se lient intimement. Quoique ces lésions ne touchent à notre sujet qu'au point de vue *étiologique*, nous sommes obligé d'en donner un tableau rapide, bien convaincu que notre étude y gagnera de la clarté et de la précision.

Les *plaies* du canal doivent être divisées en trois variétés : 1° *plaies par instruments piquants*; — 2° *tranchants*; — 3° *contondants*.

1° PLAIES PAR INSTRUMENTS PIQUANTS

Elles sont ordinairement produites par les *cathéters pointus*, les bougies filiformes rigides, les corps étrangers introduits dans l'urèthre, etc.

Ici comme partout ailleurs ces blessures sont *peu graves* par elles-mêmes, étant toutes petites. Elles ne sont dangereuses que lorsque l'instrument vulnérant est *septique*. Mais le péril résulte alors exclusivement du principe infectieux inoculé.

Ces plaies sont suivies d'une *petite hémorragie* et d'une *ecchymose locale*. Elles se cicatrisent vite et donnent lieu à la formation d'une *masse fibreuse* insignifiante, qui est incapable de produire par rétraction une stricture appréciable, à cause de son faible volume.

Le *traitement* consiste à *extraire* le corps vulnérant, s'il n'a pas été retiré du canal, et à faire l'*antisepsie* de l'urèthre.

2° Plaies par instruments tranchants

La plupart du temps, de telles plaies intéressant l'urèthre sont *chirurgicales* (taille, uréthrotomie interne ou externe). On leur imprime la *direction longitudinale*, de façon à diminuer le plus qu'on peut la tendance à la *rétraction transversale*, origine des rétrécissements serrés. Nous savons en effet que la direction générale de la cicatrice marque le sens du resserrement ultérieur.

Dans d'autres cas les plaies uréthrales sont *accidentelles* (coups de couteau, de ciseaux, etc.). Comme elles sont ordinairement produites dans une intention criminelle, elles affectent des directions quelconques, parmi lesquelles la *transversale* est la plus fréquente. Elles peuvent être *obliques;* mais elles ne sont jamais longitudinales.

Elles portent plus souvent sur la *région pénienne* que sur la périnéale, cette dernière se trouvant cachée et en dehors de l'atteinte de la lame vulnérante.

Les lignes précédentes font comprendre combien de telles blessures exposent au *rétrécissement cicatriciel.*

J'en ai observé un remarquable exemple en 1885 alors que j'étais interne du regretté professeur Trélat. Un individu, auquel une femme par vengeance donna un coup de ciseaux sur la partie inférieure de la verge, se présenta à la consultation dont j'étais chargé, avec une section presque complète de l'urèthre. Après avoir placé une sonde à demeure, je suturai la plaie, et en quelques jours la cicatrisation fut complète, sans accident.

En 1886 j'ai soigné ce même malade à ma clinique pour un rétrécissement cicatriciel très serré, intéressant la face inférieure du canal et siégeant juste au niveau de la cicatrice cutanée de l'ancienne blessure. La dilatation progressive en a eu raison en quelques semaines.

Les plaies de l'urèthre par instruments tranchants sont exceptionnelles, avons-nous dit, au niveau du périnée.

J'en ai vu, il y a quelques années, un cas fort intéressant. J'ai été appelé en province auprès d'un individu tombé d'un grenier sur un tas de foin sur lequel reposait une faucille.

Le tranchant de la lame, sur laquelle il s'était trouvé a califourchon, avait sectionné très obliquement l'urèthre au niveau de la portion périnéale, en arrière des bourses.

J'ai pu placer une sonde à demeure dans la vessie, et après antisepsie suturer l'urèthre. La cicatrisation s'est faite très normalement, et grâce à la dilatation, que j'ai commencée quelques mois plus tard, j'ai empêché l'évolution d'un rétrécissement secondaire qui commençait à se dessiner.

Les symptômes de ces plaies sont : *immédiats et tardifs*.

Parmi les premiers signalons surtout l'*hémorragie*. Le sang s'écoule toujours en grande abondance par la plaie et un peu par le méat urinaire. Dans certains cas la quantité perdue est considérable. Le corps spongieux en effet saigne beaucoup. L'hémorragie cependant s'arrête avec assez de facilité, comme dans tous les cas où elle est d'origine veineuse.

La *douleur* est variable. Elle n'est jamais très intense, et constamment elle est plus faible, toutes choses égales, que celle produite par la *rupture* et les *plaies contuses* de l'urèthre.

Le *passage de l'urine par la plaie* est un symptôme à peu près constant au moment de la miction. Cependant, si un caillot obture la solution de continuité ou si le gonflement de ses lèvres est considérable, le liquide peut s'écouler complètement par le méat urinaire.

Signalons enfin au voisinage de la blessure une *ecchymose* plus ou moins marquée, et variant d'une simple tache violacée jusqu'à un véritable épanchement de sang.

Les plaies par instrument tranchant évoluent vite et se cicatrisent.

Elles peuvent se compliquer de phlegmon, d'érysipèle, de phlébite des corps spongieux et caverneux, de septicémie, de fièvre urineuse, etc.

Au bout d'un certain temps surviennent les *accidents tardifs* qui se résument en l'apparition *d'un rétrécissement fibreux cicatriciel, dur, serré, à évolution rapide, et à tendance rétractile.*

Les symptômes sont ceux des strictures en général. Ce qui donne au tableau clinique sa physionomie particulière, ce sont la *marche* de la coarctation et les *propriétés* du *tissu* qui les forme.

En même temps, il se forme une *cicatrice cutanée*, adhérente à la face inférieure du canal, et correspondant exactement au siège du rétrécissement.

Jointe à la coarctation dont nous venons de donner les traits saillants, et à la notion des antécédents, cette cicatrice caractérise le *rétrécissement traumatique par instrument tranchant.*

Le *diagnostic* est facile à l'époque du rétrécissement constitué.

Dès la plaie produite, il faut établir si elle est *pénétrante*, c'est-à-dire si elle a ouvert l'urèthre.

Quand l'urine sort par la solution de continuité, il n'y a pas de doute à cet égard. Il en est de même si on pousse une injection colorée par le méat, et si on la voit sortir par la plaie.

On peut enfin introduire une sonde métallique dans le canal et à l'aide d'un stylet dirigé à travers la plaie essayer d'aller choquer le cathéter.

Le *pronostic* est en général assez peu grave, sauf le cas de complication et l'éventualité du rétrécissement ultérieur.

Quant au *traitement*, il consiste d'abord à rétablir le cours normal de l'urine en plaçant une *sonde à demeure*.

La *suture uréthrale* donnera d'excellents résultats, à condition d'être précédée d'une *antisepsie parfaite* et d'être l'objet d'une grande surveillance.

M. le professeur Duplay a conseillé la *suture enchevillée*.

Dans les deux cas signalés plus haut j'ai employé le *crin de Florence*.

Voillemier préconise la suture, même lorsqu'on ne peut pas introduire la sonde dans le bout postérieur de l'urèthre complètement sectionné. *Elle constitue alors un procédé dangereux*, on le comprend aisément. Il ne faudrait pas hésiter à enlever les fils dès la moindre rétention d'urine. Mais il vaudra encore mieux laisser la plaie ouverte en pareille circonstance.

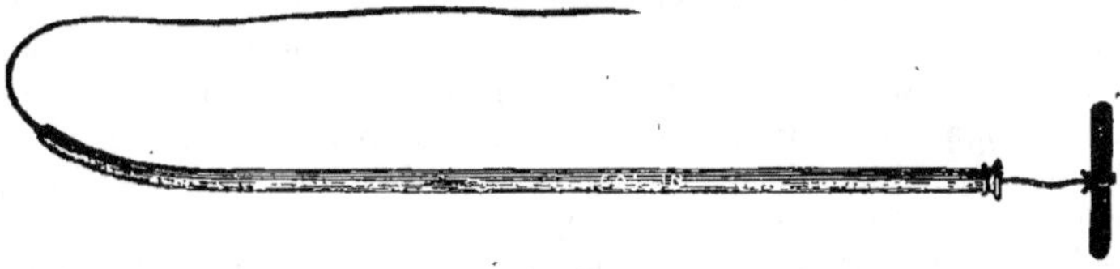

Fig. 43.

Ajoutons que l'impossibilité de l'introduction de la sonde dans le bout postérieur est rare dans l'espèce, car d'habitude l'urèthre est *incomplètement divisé*. Le cathéter, après quelques tâtonnements, finit par pénétrer, surtout si on emploie une sonde à bout coupé que l'on fait glisser sur une bougie filiforme préalablement introduite dans la vessie, et adaptée par son extrémité libre à la tige conductrice de l'uréthrotome de Maisonneuve, ou simplement munie d'une ficelle reliée à son extrémité libre (*sonde par glissement de Maisonneuve*) (*fig.* 43).

3° PLAIES PAR INSTRUMENTS CONTONDANTS

Les deux classes précédentes sont rares par rapport à celle qui va nous occuper.

Ici le canal soumis à un *traumatisme contondant se déchire ou se rompt, et cela sans que les parties molles qui le recouvrent soient ouvertes.*

Tantôt la rupture suit immédiatement l'accident, et elle est dite *primitive.*

Tantôt la contusion, incapable d'amener ce résultat, suffit pour déterminer une eschare uréthrale qui, en se détachant ultérieurement, produit un résultat analogue.

La rupture est alors *secondaire.* Cette éventualité est plus rare que la première.

Le traumatisme exerce son action sur : *A. la portion pénienne*; — *B. la portion périnéale de l'urèthre.*

A. Le premier cas est exceptionnellement noté à cause de la *mobilité de la verge.*

Remarquons que l'*érection* favorise beaucoup l'action des causes nocives, en donnant à la surface du pénis une étendue plus grande et en diminuant sa mobilité.

De plus, les aréoles des corps caverneux et spongieux étant distendues par le sang, qui, comme tous les liquides, est incompressible, les pressions exercées en un point se transmettent dans les régions voisines sans subir aucune déperdition. Si une zone est moins résistante, elle se rompt sous l'influence de cette force transportée en totalité. Au contraire, dans l'état de flaccidité, l'action du traumatisme primitif ne tarde pas à se perdre, comme elle le ferait si elle portait sur un coussin rembourré, et le malade ne court guère de chance de rupture.

Dans l'érection, la verge *ne peut pas être fléchie.* Si donc elle subit une *courbure* ou une *torsion accidentelle* et suffisamment marquée, ses aréoles se rompent, et le canal se déchire.

On a signalé des ruptures uréthrales péniennes à la suite d'un *coup de pied de cheval* [1], d'un *coup de pincette* [2], du *passage d'une voiture sur le bas du ventre* [3].

Les ruptures par *flexion* du pénis en érection méritent le nom de *fractures.* Dans ce cas l'urèthre cède constamment et se déchire

---

[1] VOILLEMIER, *Maladies de l'urèthre.* — JAMES MADDEN, *Gaz. méd.* (1868).
[2] *Id.*
[3] BOLLARD, *Études sur les contusions de l'urèthre.* Th. de doctorat. Paris, 1875.

dans une partie plus ou moins grande de son épaisseur. C'est sur la paroi inférieure que porte la solution de continuité, car c'est elle qui est la moins bien soutenue et la plus fragile.

Le *coït* est la condition première du traumatisme, soit que la verge *heurte violemment le pubis de la femme*, à la suite d'un faux mouvement [1], soit qu'elle se *torde sur son axe* dans des circonstances analogues. On a vu cet accident se produire pendant un *violent effort de défloration* [2].

La rupture peut enfin résulter d'une *chute au moment de l'acte vénérien*. J'ai soigné un malade qui avait eu l'imprudence de se livrer au coït assis sur un tabouret à trois pieds. Il tomba si malheureusement qu'il se fit une rupture complète de l'urèthre.

Nous avons déjà mentionné la *rupture de la corde* dans la chaude-pisse cordée (voir le chapitre de l'Étiologie générale).

Tantôt elle est rompue par une *violence volontaire* de la part du malade (coup de poing sur le dos de la verge appuyée contre un plan résistant).

D'autres fois c'est l'*érection forcée* qui seule est coupable en exerçant une traction trop violente sur le canal dont l'inflammation a supprimé toute élasticité.

Mentionnons pour terminer le fait de la *rupture de l'urèthre au niveau d'un ancien rétrécissement inextensible de la portion pénienne au moment d'une érection violente*. Le canal ne pouvant pas s'allonger dans les mêmes proportions que le pénis se déchire forcément [3].

On connaît le cas à peu près unique dans lequel la verge prise dans un *tiroir de commode violemment poussé avec les cuisses* (le malade était en chemise) se fractura [4], ce qui donna lieu à un énorme épanchement sanguin.

B. La portion périnéale du canal est bien moins exposée, avons-nous dit, à l'action des causes contondantes ordinaires à cause de sa situation cachée entre les cuisses. De fait elle échappe à tous les actes traumatiques que nous venons de signaler.

Mais deux ordres d'accidents l'atteignent. C'est d'abord la *chute à califourchon* sur un corps dur, et un *coup direct porté de bas en haut entre les cuisses*, au-devant de l'anus.

---

[1] COLLES, *Dublin. Quart. Journ.*, 1857 ; HUGUIER, *Bull. Soc. Chirurg.*, 1853, t. III.

[2] DEMARQUAY, *Gaz. hôp.*, 1847.

[3] TÉNILLON, *Des ruptures de l'urèthre*. Th. d'agrégation, Paris, 1878.
FRANC, *Obs. sur les rétr. de l'urèthre par cause traumat. et sur leur trait.*, 1840, page 14.

[4] VOILLEMIER, *loc. cit.*

Comme dans le cours des éventualités de la vie ces deux causes se réalisent avec une fréquence relativement plus grande que les précédentes, la rupture uréthrale est en somme *plus souvent notée au niveau du périnée qu'au niveau de la portion pénienne.*

Dans la *chute à califourchon*, le malade *tombe les jambes écartées* sur une barre de bois, le rebord d'une planche, une corde tendue, une poutre, etc., ou bien son périnée vient heurter contre le pommeau de la selle dans un exercice d'équitation.

Dans le second cas il s'agit presque toujours d'un *violent coup de pied* destiné à la région fessière, mais atteignant le périnée.

Depuis longtemps on discute sur le mécanisme de ces deux ordres de causes. La conclusion générale de toutes les opinions qu'il serait inutile et fastidieux de rapporter ici, c'est que *l'urèthre est comprimé entre le pubis et le corps contondant*. Il se rupture par suite de cette compression. La chute à califourchon agit à ce titre d'une façon analogue au coup de pied.

Il importe de savoir plus exactement quelle est la partie du pubis qui joue le rôle actif.

La plupart des auteurs ont incriminé le *bord inférieur de l'arcade pubienne* (Velpeau, Voillemier, Franc, Liston). Ce bord est, il est vrai, tranchant et bien fait pour sectionner le canal, mais en tout cas il ne serait susceptible d'agir que relativement à *la portion membraneuse*, la seule en rapport avec lui.

Cette doctrine très insuffisante a été reprise par Cras [1].

Cet auteur a d'abord établi que *l'urèthre ne peut pas se rupturer contre le bord inférieur de l'arcade pubienne*, étant retenu à 2 centimètres de lui par le ligament de Carcassonne.

De plus, lorsque le sujet est debout, la symphyse pubienne est loin d'être verticale, *puisqu'elle forme avec l'horizon un angle de 30 à 35 degrés.* L'urèthre comprimé entre elle et un corps contondant, *volumineux*, placé entre les jambes et exerçant son action de bas en haut, se met donc au contact de la *face antérieure du pubis*, et non de son bord inférieur. C'est contre cette face qu'il se rompra.

Si le corps vulnérant est *peu volumineux*, il a une tendance, grâce à la direction qui lui est imprimée, à venir se loger dans la courbe ogivale formée par les deux pubis réunis. Il y rencontre l'urèthre qui, possédant une certaine mobilité en avant du ligament de Carcassonne, est rejeté sur un des côtés de l'ogive sous-pubienne. De sorte que ce conduit est pressé entre la partie latérale du corps vulnérant et l'extrémité supérieure de la branche

---

[1] *Mém. sur les ruptures de l'urèthre* (*Bull. Soc. chirurg.*, 1876).

descendante d'un des pubis. Or on sait que le bord interne de cette branche est à ce niveau fortement déjeté en dehors, en forme de *crête saillante*. C'est justement contre cette dernière que se fait la section uréthrale.

En résumé, un corps vulnérant volumineux (chute à califourchon sur une poutre) *comprime l'urèthre contre la face antérieure des pubis. Il en résulte une déchirure déchiquetée, étendue et intéressant le corps spongieux et la partie antérieure de la région bulbaire. La paroi inférieure de l'urèthre est la plus compromise, étant la plus faible et la première à recevoir le choc.*

Un corps vulnérant petit (chute sur une corde tendue) *s'enfonce comme un coin dans l'ogive des pubis, et rejette sur le côté le canal de l'urèthre qui vient se sectionner contre la crête signalée plus haut. La lésion siège alors à la partie moyenne de la région bulbaire et porte sur la paroi inféro-latérale de l'urèthre.*

Cette théorie a été adoptée par M. Térillon [1] après vérification sur le cadavre.

Signalons la doctrine ingénieuse, mais très discutable, de MM. *Poncet et Ollier*, de Lyon [2].

D'après eux, lorsque la rupture est *bulbaire*, elle est déterminée par le pubis.

Mais, lorsqu'elle siège à la *portion membraneuse*, elle serait produite par le *bord inférieur du ligament transverse de Henle*. On donne, en anatomie, ce nom à un épaississement fibreux qui renforce l'angle supérieur du ligament de Carcassonne. Il a une forme triangulaire. Son angle supérieur se confond avec le ligament inférieur de la symphyse pubienne. Ses bords latéraux se fixent sur les pubis. Son bord inférieur est concave et double l'aponévrose de Carcassonne. Il est situé à 5 ou 6 millimètres au-dessus de la portion membraneuse de l'urèthre.

Le ligament transverse de Henle est surajouté, comme un placage pour ainsi dire, à celui de Carcassonne.

D'après Poncet et Ollier, l'urèthre, dans les chutes à califourchon ou les coups directs portés sur le périnée, serait projeté de bas en haut sur le bord libre de ce ligament qui le sectionnerait directement. De sorte que, pour introduire la sonde à demeure, on aurait plus d'avantage *à suivre la paroi inférieure du canal* que sa paroi supérieure.

Il ne nous appartient pas de discuter cette théorie vis-à-vis de laquelle M. Térillon formule de grandes réserves.

[1] *Loc. cit.*
[2] Note sur le siège précis des ruptures de l'urèthre, et sur leur mécanisme (10 décembre 1871, *Lyon médical*).

Disons maintenant quelques mots des *fractures du pubis*.

Quand cet os est brisé, un de ses fragments peut se déplacer et exercer ainsi par l'intermédiaire du ligament de Carcassonne une *traction latérale* sur l'urèthre suffisante pour rompre ce conduit. C'est alors sur la portion membraneuse que porte la déchirure.

D'autres fois le fragment déplacé vient buter contre le canal, et lui imprime un changement de direction qui le rupture.

Enfin une esquille osseuse est susceptible de *piquer et perforer l'urèthre*.

Dans ces trois circonstances la fracture des pubis *est primitive* et la rupture uréthrale *secondaire*.

Dans des cas exceptionnels, les pubis *chevauchent l'un sur l'autre*, par le fait d'une véritable luxation. L'aponévrose de Carcassonne tiraillée déchire alors la portion membraneuse par traction directe.

A la rigueur, l'*entorse pubienne*, c'est-à-dire le déplacement, l'écartement *momentané* des deux pubis, pourrait produire le même résultat.

Quoi qu'il en soit, la région intéressée est toujours la *portion membraneuse*.

N'omettons pas de signaler enfin les ruptures de l'urèthre *par armes à feu*, dont M. Guyon a observé un remarquable exemple terminé par oblitération complète [1].

Les lésions précédentes, quoique se produisant surtout au niveau du périnée, sont susceptibles, on le comprend, d'atteindre tous les points du canal.

Au pénis elles coïncident avec des plaies des corps caverneux, et au périnée avec des déchirures des tissus voisins.

Les désordres sont toujours très grands à cause de la complexité et de la multiplicité des lésions simultanées, parmi lesquelles la rupture uréthrale ne constitue qu'un des éléments.

ANATOMIE PATHOLOGIQUE

D'après M. Térillon [2], la cause traumatique, suivant son intensité, rupture successivement le *tissu spongieux*, la *muqueuse*

---

[1] JEAN. *De la rétention incomplète d'urine dans les cas de lésions prostatiques et de rétrécissements de l'urèthre*. Th. de Paris, 1879. — *Gaz. hebd. de méd. et chirurg.*, 1877, n° 13.

[2] *Loc. cit.*

uréthrale et enfin toute l'*épaisseur du canal*. Ce sont là trois degrés de la même lésion.

Le *tissu spongieux*, grâce à sa friabilité, cède le premier. Ce défaut de résistance est dû à l'état de distension de ses vacuoles par le sang au moment de l'*erection*. Ce liquide étant incompressible, toute pression brusque se transmet intégralement dans les parties avoisinantes, et fait éclater les parois vacuolaires et les petites travées de la substance spongieuse. Ce mécanisme a été invoqué par Reybard pour expliquer la *rupture interstitielle* [1]. Il en résulte une sorte de cavité creusée dans le corps spongieux et bornée en dedans par la muqueuse, et en dehors par la membrane fibreuse qui entoure la verge. En avant et en arrière cette cavité a pour limites le tissu spongieux lui-même, déchiqueté et refoulé par le sang épanché dont la quantité peut être suffisante pour amener la rétention d'urine (Reybard).

Il est évident que c'est une lésion plutôt *de contusion* que de rupture de l'urèthre, *car il n'y a pas de solution de continuité*. La guérison survient lorsque le sang se résorbe et que la cavité se comble ; ce processus aboutit à la formation d'un *nodule fibreux* situé dans le tissu spongieux et constituant un véritable *rétrécissement péri-uréthral*.

Dans un degré plus accusé la *membrane muqueuse est ouverte* de sorte que le sang épanché dans le corps spongieux peut s'écouler à l'extérieur. Tantôt cette déchirure est *primitive* ; tantôt elle se produit *secondairement* par le fait d'une gangrène locale de la membrane. Une ou plusieurs eschares se détachent et établissent la communication.

Quoi qu'il en soit, *l'urine, au moment de la miction*, pénètre dans le foyer et amène divers accidents.

Dans les cas les plus graves, *la membrane fibreuse qui entoure le corps spongieux est sectionnée* elle-même, et le canal est rompu *dans toute son épaisseur*.

La rupture ne porte le plus souvent que sur *les parois inférieures et latérales*, la supérieure résistant et restant intacte (*rupture incomplète*). Les bords s'écartent l'un de l'autre, grâce à l'élasticité de la muqueuse, et la continuité du canal n'existe qu'au niveau du plafond de l'urèthre.

Plus rarement ce conduit est *complètement* divisé (*rupture complète*). Les deux bouts *se recroquevillent* et s'écartent l'un de l'autre à la façon d'une artère *sectionnée*. Entre eux il existe une *cavité* limitée par les tissus périnéaux et distendue par le sang

<hr>

[1] REYBARD, *Traité pratique des rétrécissements de l'urèthre* 1853.

épanché et l'urine. La sonde s'égare dans cet espace et ne peut qu'exceptionnellement rencontrer l'orifice du bout postérieur. La grosse difficulté consiste à le découvrir.

Voillemier croyait que la *rupture incomplète* au début peut devenir complète par déchirure progressive de la paroi inférieure. Ce fait n'a jamais été démontré.

On comprend qu'au niveau de la portion membraneuse, où l'urèthre n'est pas protégé en haut par les corps caverneux, comme cela a lieu pour la portion spongieuse, la rupture sera habituellement *complète*, c'est-à-dire intéressera la totalité du conduit.

Le siège le plus fréquent de la rupture uréthrale est la *portion bulbaire* (Cras), et plus précisément la *partie moyenne ou antérieure du bulbe* (Térillon), de sorte qu'entre la lésion et l'aponévrose de Carcassonne il existe presque toujours un segment de canal de 1 à 3 centimètres de longueur.

Les déchirures secondaires aux fractures pubiennes se produisent constamment au niveau de la *région membraneuse*.

Dans un seul cas seulement M. Térillon a vu la rupture siéger au niveau de la *portion prostatique*. Elle coïncidait avec des désordres considérables.

La *direction générale* de la solution de continuité est *transversale*, car c'est toujours suivant ce sens qu'agissent les causes traumatiques. On comprend par cela combien grande sera la tendance à l'atrésie uréthrale au moment de la rétraction cicatricielle.

Autour du foyer pathologique on observe de suite, après l'accident, toute une série de lésions déterminées par la cause traumatisante elle-même (décollements, épanchements sanguins plus ou moins étendus, arrachement des racines des corps caverneux de leur point d'attache, fractures pubiennes, déchirures du ligament de Carcassonne, plaie cutanée, ruptures des corps caverneux, etc.).

Nous trouverons au chapitre général de l'*anatomie pathologique* la description des rétrécissements traumatiques qui succèdent aux lésions que nous venons de passer en revue.

SYMPTÔMES

SYMPTÔMES. — Ils sont : *immédiats*; — *médiats*.

Les *premiers* appartiennent à la rupture uréthrale, et succèdent *de suite* au traumatisme.

Les *seconds* se manifestent *ultérieurement*, dès que, sous l'influence de la cicatrisation, le rétrécissement se manifeste.

1° Symptômes immédiats. — Signalons d'abord la *douleur* qui varie selon les sujets. Elle est toujours intense et entraîne parfois la syncope. Elle se manifeste surtout au niveau du point lésé. Elle s'irradie vers l'anus, l'abdomen, les cuisses, et s'exagère du fait du passage de l'urine, et au moment des tentatives de cathétérisme. La *distension* des tissus par le sang épanché en est une des origines principales.

Les *troubles de la miction* sont constants. Ils se résument en la *rétention d'urine*, qui est complète, incomplète ou légère. Quelquefois elle passe presque inaperçue; mais alors il s'agit de simples contusions uréthrales.

La rétention est due à des causes *mécaniques* (gonflement inflammatoire des tissus, caillots obturateurs, et surtout recroquevillement des bouts du canal sectionné) et *physiologiques* (spasme réflexe du sphincter interuréthral).

L'*infiltration d'urine* ne tarde pas à se produire si toute l'épaisseur de l'urèthre est intéressée (voir infiltration).

Signalons la *cystite* de voisinage ou de rétention (voir cystite) qu'on observe souvent en pareil cas.

On a mentionné l'*incontinence d'urine* [1], soit primitive, soit secondaire à la rétention [2].

L'*urethrorrhagie* est un symptôme essentiel. Elle se produit d'habitude de suite après l'accident et varie comme intensité, d'un simple suintement rosé à un véritable jet de sang. Elle augmente avec les efforts, les mouvements, la marche, et diminue avec le repos. Elle peut survenir tardivement lorsqu'elle succède à la chute d'une eschare qui met plusieurs jours à se détacher.

Le cathétérisme a des chances nombreuses de la provoquer si on ne le pratique pas avec la plus grande douceur.

Dans certains cas de ruptures portant sur la portion membraneuse *le sang s'épanche complètement dans la vessie*. La non-apparition à l'extérieur de ce liquide ne doit donc pas faire nier l'uréthrorrhagie.

L'écoulement sanguin cesse au bout de vingt-quatre ou quarante-huit heures. Cependant on l'a vu durer jusqu'à *dix jours* (Térillon).

Le *périnée* est le siège des lésions ecchymotiques produites en même temps que la rupture uréthrale, et d'autant plus étendues

---

1 Mahot, *Des ruptures de l'urèthre*. Th. de Paris, 1837.
2 Civiale, *loc. cit.*

que la cause traumatique a intéressé une plus grande surface. On y voit des épanchements, des ecchymoses, des décollements, etc.

Mais l'altération périnéale la plus importante, parce qu'elle est constante, consiste dans la *tumeur médiane*. Elle est due à l'accumulation du sang dans la cavité qui sépare les deux bouts recroquevillés. Son volume varie de celui d'une noix à celui du poing et même de la tête. Cette tumeur est molle, dépressible, à peine réductible, fluctuante. Sa *compression* fait sourdre un peu de sang au niveau du méat. On l'a vue se vider complètement par l'urèthre et se remplir bientôt après [1].

Dans les ruptures uréthrales péniennes cette *tumeur* est représentée par une sorte de *virole périphérique*, formant bague autour de la verge, au-dessous de la peau.

S'il s'agit d'une fracture primitive du bassin, avec déchirure consécutive du canal, l'épanchement sanguin peut se faire *lentement et progressivement (ecchymose tardive)*. Il faut admettre que le sang vient alors de l'os fracturé.

On conçoit, dans les cas les plus graves, la possibilité de la *communication avec l'air extérieur* d'un foyer de fracture pubienne, par l'intermédiaire d'une déchirure des plans périnéaux. Toutes les complications des fractures compliquées sont alors à redouter (ostéo-myélite, infection purulente, etc. etc.).

2° SYMPTÔMES MÉDIATS. — Peu à peu les lésions se séparent. Le bout antérieur se recroqueville d'abord, puis se *rétracte*. Il en est de même du bout postérieur, mais la tendance au resserrement est moins marquée à son niveau, à cause du passage de l'urine qui le tient un peu dilaté. La cavité qui sépare les deux bouts se comble, après résorption du sang épanché, d'un *tissu embryonnaire* de cicatrice qui s'organise, *devient fibreux* et se rétracte.

Si on n'est pas parvenu à rétablir le cours normal de l'urine, et à faire sortir ce liquide par le bout antérieur, il ne tarde pas à se former des *fistules périnéales* (voir fistules), par lesquelles s'opère la miction. Dès lors la cavité intermédiaire aux deux bouts de l'urèthre devient le *carrefour* où aboutissent les trajets anormaux. Quoique cela, le processus scléreux l'envahit en grande partie, l'efface et ne laisse subsister que les fistules.

De toute façon, il se produit donc entre les deux bouts une *masse inodulaire* parcourue par une sorte de *canal rudimentaire* irrégulier et communiquant avec les conduits fistuleux. La masse fibreuse peut *oblitérer complètement l'urèthre* (voir plus loin).

---

[1] TH. DE TÉRILLON, *loc. cit.* (deux obs. de DUPLAY).

Ce qui est remarquable, c'est que, dans les cas les plus légers, dans ceux même où l'hémorragie fait défaut, il se forme une *couche fibreuse* entourant l'urèthre comme un manchon. Ici le tissu spongieux s'est seul rompu. C'est lui qui fait les frais de la cicatrice, et en réalité le *rétrécissement est péri-uréthral.*

On comprend que le *rétrécissement de l'urèthre* entrera en scène avec son cortège symptomatique habituel, dès que la période de temps nécessaire aux transformations précédentes se sera écoulée.

Le moment est venu de passer en revue les *détails évolutifs et cliniques* qui caractérisent la *coarctation traumatique.*

D'abord *sa marche est très rapide.* On peut l'appeler à juste titre *rétrécissement aigu,* puisqu'on l'a vu complètement constitué *onze jours* après la cause initiale [1]. Au contraire le rétrécissement inflammatoire est essentiellement *chronique.*

Sa *dureté* est non moins remarquable. C'est lui qui offre le plus de tendance à devenir *infranchissable* et à se montrer *indilatable.*

Son *calibre* est étroit, sinueux et irrégulier. La formation cicatricielle dans les conditions précédemment exposées est incompatible avec la conservation de l'axe et de la disposition générale de l'urèthre.

Son *étendue* varie avec celle des lésions, comme bien on le comprend.

Il en est de même de son *siège,* qui peut occuper tous les points du canal. Cette variabilité est bien différente de la fixité relativement grande des rétrécissements blennorrhagiques et de leur tendance à se localiser exclusivement à la région bulbaire. Le *nombre* est à signaler. Le *rétrécissement traumatique* est pour ainsi dire *toujours unique,* parce qu'il n'existe qu'une seule rupture. *Le rétrécissement blennorrhagique est au contraire le plus souvent multiple.*

La *palpation* permet de constater, dans les cas qui nous occupent, une *masse fibreuse* variable de volume, dure, faisant corps avec le canal, et située dans les tissus péri-uréthraux. C'est une virole scléreuse qui double le conduit urinaire et se confond avec lui, en même temps qu'avec les plans du périnée et la peau elle-même.

Ce tissu inodulaire englobe même parfois un ou les deux corps caverneux, lorsqu'il y a eu *fracture de la verge.*

Combien ces caractères sont différents de ceux des rétrécissements blennorrhagiques ! Il existe entre les deux variétés une

---

[1] CARBONNEL, *De l'uréthrotomie externe.* Th. de Paris, 1866.

opposition évolutive et symptomatique vraiment remarquable.

Les *symptômes fonctionnels* sont ceux des rétrécissements en général. Ils n'ont de particulier que leur *marche rapide*.

Un autre point à bien noter, c'est la tendance des strictures traumatiques à *retentir du côté de la vessie, des urèthres et des reins.* Cela se comprend, si l'on songe que, grâce à l'*évolution suraiguë* de la lésion primitive, ces organes sont comme surpris et dans l'impossibilité de subir l'accoutumance pathologique qui est si remarquable dans les développements morbides lents et progressifs, tels que les rétrécissements blennorrhagiques. La *cystite*, la *pyélite*, la *néphrite* sont fréquentes chez les malades dont nous faisons l'histoire, et ces complications diminuent la durée de la vie dans des proportions très grandes.

Pour des motifs analogues, la *rétention urinaire, complète ou incomplète*, est hâtive et habituelle dans la coarctation traumatique, tandis qu'elle est rare et tardive dans la blennorrhagique [1]. Ici en effet la vessie s'hypertrophie à mesure et compense la stricture.

Enfin dans les mêmes circonstances l'*érection* est plus ou moins gênée, douloureuse. Lorsqu'elle se produit, le malade éprouve la sensation *de la corde* le long du canal, ou tout au moins un tiraillement désagréable résultant du défaut d'élasticité du tissu inodulaire qui s'est substitué à celui de l'urèthre. On comprend combien ces modifications *gênent le coït* et l'éjaculation, et éloignent le malade de tout rapport sexuel.

On voit que, pour bien comprendre la nature et interpréter les symptômes des rétrécissements traumatiques, il est de toute nécessité de posséder des notions exactes sur les ruptures de l'urèthre.

On m'excusera donc d'avoir confondu leur histoire avec celle des strictures qu'elles produisent, et de m'être ainsi un peu éloigné du cadre que je me suis tracé. Je ne le regrette pas si j'ai pu de cette façon mieux caractériser cette variété de strictures et en fixer davantage dans l'esprit les côtés cliniques particuliers.

DIAGNOSTIC. — Il est très facile et se dégage des symptômes précédents et des antécédents du malade.

Au moment de la *période traumatique il ne faut pas explorer l'urèthre*, ou du moins ne le faire qu'avec la plus grande prudence, et avec une bougie à boule. On craindra en effet de produire de l'uréthrorrhagie.

Il importe de ne pas croire l'instrument parvenu dans la vessie, lorsqu'il n'est que dans la *poche périnéale*. Cette confusion est très

---

[1] JEAN, *Sur la rétention incomplète d'urine*. Th. de Paris, 1879.

possible. La palpation faite sur le périnée, en arrière de la poche, en faisant constater la présence ou l'absence de la boule de l'explorateur dans la profondeur du canal permettra d'éviter cette erreur.

Quant au diagnostic de la *profondeur des lésions*, il se tirera de l'observation et de l'interprétation des symptômes cliniques.

Pronostic. — Il varie avec l'intensité de la cause traumatisante, l'étendue de la blessure et de la rupture, les accidents consécutifs, etc.

Toutes choses égales, *le rétrécissement traumatique est bien plus grave que le blennorrhagique.*

Traitement. — 1° *A la période initiale (traumatique)*, on doit *arrêter l'hémorragie* par le repos, et *calmer la douleur* par les moyens ordinaires.

On essaie ensuite *de passer une sonde* soit directement, soit à l'aide du cathétérisme conducteur. Si on réussit, on obtient le double avantage de permettre au malade d'uriner en même temps qu'on arrête l'hémorragie.

Si on échoue et que le malade ait de la rétention, on fait la *ponction aspiratrice de la vessie*. Je ne m'arrêterai pas à décrire les divers procédés de ponctions *rectale, sous-pubienne ou périnéale et hypogastrique*. C'est cette dernière seule qu'on a définitivement adoptée aujourd'hui. On ne laisse plus le trocart à demeure comme autrefois, mais on renouvelle la ponction si c'est nécessaire. C'est du reste une opération bénigne et facile. Elle permet de gagner du temps et quelquefois, alors que les premières tentatives faites pour placer la sonde ont échoué, on est plus heureux au bout de vingt-quatre heures, quand les tissus se sont un peu dégonflés par le repos. Du reste, l'évacuation vésicale est une cause de décongestion, ainsi que nous l'avons établi plus haut.

La *ponction* se pratique avec un trocart mince, ou capillaire, mis en communication avec l'aspirateur de Dieulafoy ou celui de Potain.

On pique sur la ligne médiane de l'hypogastre, à deux travers de doigt au-dessus du bord supérieur du pubis. En ce point on ne court aucun risque de blesser un organe autre que la vessie. On enfonce hardiment et d'un seul coup le trocart tenu solidement de la main droite en limitant avec le pouce ou l'index correspondant la distance à laquelle on veut l'introduire. On enlève le poinçon, et on pousse un peu en avant la canule de façon qu'on soit bien certain d'être dans la vessie. On fait jouer alors l'aspirateur. La vessie vidée, on retire brusquement la canule et on place un petit pansement occlusif avec de l'ouate et du collodion iodoformé.

Dans les cas graves, lorsque le malade n'urine pas du tout et qu'on ne peut pas passer de sonde, *l'opération de choix est l'uréthrotomie externe*, que nous décrirons à la fin de ce volume. Elle est d'autant plus indiquée alors qu'elle permet de débarrasser la poche périnéale des caillots qu'elle contient, d'en faire l'antisepsie, et de s'opposer aux divers accidents qui peuvent s'y développer plus tard.

Inutile de faire observer que le chirurgien devra constamment s'entourer de tous les soins de propreté possibles.

2° *A la période du rétrécissement* nous retombons dans les données générales des strictures.

Il est rare que la *dilatation* amène un résultat complet.

Le procédé de choix est *l'uréthrotomie interne*.

Dans les cas où il est impossible d'introduire la bougie conductrice, *l'uréthrotomie externe sans conducteur* est l'opération qu'on devra adopter.

Nous reviendrons là-dessus au chapitre général du traitement.

DES RÉTRÉCISSEMENTS PÉRI-URÉTHRAUX

Je réserve un alinéa spécial à ces rétrécissements sur lesquels il importe de posséder une notion exacte.

Ces coarctations sont formées par *des brides fibreuses ou des masses inodulaires situées en dehors du canal, dans l'épaisseur des plans du périnée et développées toujours à la suite de traumatisme*.

On conçoit qu'une contusion périnéale puisse produire autour de l'urèthre un épanchement sanguin suivi d'une néoformation scléreuse qui, en se rétractant, enserre le canal de plus en plus et le rétrécit. Cela est susceptible d'arriver sans que ce conduit ait été le moins du monde altéré.

Les symptômes ne différeront en rien de ceux des rétrécissements traumatiques. *Le diagnostic sera donc cliniquement impossible.* Il est évident que l'action dilatatrice sera peu efficace, et que la tendance au resserrement progressif sera presque aussi grande que dans les cas de rupture uréthrale. L'opération de choix serait ici *l'uréthrotomie externe*, si on parvenait à reconnaître exactement la lésion. Il est vrai qu'on y sera souvent poussé à cause de l'insuccès des autres méthodes, et de l'impossibilité de franchir le point coarcté.

C'est pendant l'acte opératoire qu'on reconnaîtra cette variété de rétrécissements. En effet, dès qu'on aura, après avoir introduit aussi loin que possible un conducteur métallique, sectionné les plans périnéaux et les exsudats plastiques qu'ils renferment, on verra tout à coup le cathéter entrer facilement dans la vessie sous une légère pression et sans qu'il soit besoin d'inciser l'urèthre. L'obstacle à sa progression était donc périphérique et extra-uréthral.

Nous trouvons de ce fait une très intéressante observation de Nélaton dans la thèse d'agrégation de notre cher maître, M. le professeur Tillaux[1]. Une autre de M. le professeur Guyon figure dans la thèse de M. E. Monod[2].

[1] *De l'uréthrotomie,* 1863.

[2] *Étude clinique sur les indications de l'uréthrotomie externe.* Th. de Paris, 1880.

CHAPITRE VIII

DES RÉTRÉCISSEMENTS DE L'URÈTHRE CHEZ LA FEMME

Les rétrécissements uréthraux sont extrêmement rares chez la femme, et cela pour plusieurs motifs.

D'abord un organe quelconque est d'autant moins exposé à devenir malade qu'il présente une conformation et une structure plus simples, et qu'il joue un rôle moins important dans l'économie.

A ce titre *l'urèthre de la femme est rudimentaire* si on le compare à celui de l'homme.

Il est court, dépourvu d'un appareil sphinctérien compliqué et privé de ces renflements séparés par des zones étroites que l'on observe dans le canal du sexe opposé. On n'y trouve pas non plus de repli valvulaire important ni de glandes comparables à celles qui existent chez nous.

Au point de vue physiologique, ce conduit livre simplement passage à l'urine, tandis que chez le mâle il a en outre pour rôle l'éjaculation du sperme.

Cette complexité structurale et cette dualité fonctionnelle exposent fatalement l'urèthre de l'homme à des causes phlegmasiques bien plus nombreuses que celles susceptibles d'atteindre l'urèthre de la femme ; de plus, cette dernière donne bien moins de prise aux diverses circonstances étiogéniques en raison même de la brièveté et de la béance du canal dans lequel les localisations morbides ont assez peu de chance de se produire.

Joignons à ces considérations la *situation cachée* de l'urèthre dans le sexe femelle grâce à laquelle cet organe échappe aux actions traumatiques; et enfin sa tendance relativement minime à *contracter la blennorrhagie* qui envahit de préférence la vulve, le vagin et l'utérus. Lorsque le canal de la femme est touché par le gonocoque, la durée de l'affection est courte comparée à celle qu'on note chez l'homme.

Tous ces motifs expliquent suffisamment la rareté des rétrécissements uréthraux de la femme, et en général des maladies de son canal urinaire, la compensation morbide s'effectuant du reste dans de larges proportions au niveau du vagin, de l'utérus, des trompes et du péritoine.

Bien des auteurs ont complètement omis de parler des strictures uréthrales de la femme. On ne les trouve pas mentionnées dans les ouvrages de Ducamp, Leroy d'Étiolles, Civiale, Philips, Chopart. Les gynécologistes eux-mêmes n'en ont guère parlé, et Courty et Gallard se taisent complètement à leur endroit.

Hunter cependant les avait nettement signalées [1]. Dans les annotations qu'il a ajoutées au livre de ce médecin, Ricord écrit que « les rétrécissements de l'urèthre sont peut-être moins rares chez la femme qu'on ne le pense. Ce qui a fait croire à leur moindre fréquence, c'est qu'ils ne déterminent pas aussi tôt que chez l'homme et aussi souvent des phénomènes appréciables, et que ce n'est qu'à un terme de dysurie très considérable ou de rétention complète qu'on s'en aperçoit [2] ». Mercier [3], Thompson [4], ont publié quelques faits sur ce sujet.

Plus près de nous, signalons l'important travail de Newmann (de New-York) [5], le mémoire de Blum [6] et la thèse de Fissiaux [7].

Pour ma part, j'estime que Ricord a été trop loin. *Les rétrécissements sont exceptionnels chez la femme*, et malgré une exploration systématique de tous les urèthres féminins malades (huit cents environ) qu'il m'a été permis de sonder, j'ai pu seulement, en six ans, en rencontrer *trois* de stricturés, et encore l'un d'eux était-il *néoplasique*.

Il est certain qu'on a trop de tendance à éliminer d'emblée cette affection lorsqu'une femme accuse des troubles urinaires, et de les rapporter à des lésions vésicales. Deux de nos cas avaient été considérés comme des cystites chroniques et rebelles. La dilatation en eut raison en quelques jours.

On ne saurait donc trop recommander d'explorer l'urèthre de la femme à l'aide d'une bougie à boule dès qu'elle accuse le moindre symptôme d'uréthrite ou de cystite chronique et récidivante. Il est certain que, si on attendait, pour poser le diagnostic, que la malade offrît des phénomènes de rétention, on s'exposerait à méconnaître la stricture pendant un temps très considérable. Les manifestations graves des coarctations ne se produisent en effet dans l'espèce qu'à la longue et d'une façon inconstante.

[1] *Traité des maladies vénériennes.*
[2] *Id.*, avec notes de Ricord.
[3] *Recherches anat. path. et thérapeut. sur les rétréciss. de l'urèthre.*
[4] *Traité des mal. des voies urin.*
[5] *Arch. gén. de méd.*, janvier 1876, trad. par Luraud.
[6] *Lésions de l'urèthre chez la femme (Arch. gén. de méd.*, 1878).
[7] *Des rétréciss. de l'urèthre chez la femme.* Th. de Paris, 1879.

ÉTIOLOGIE. — Le *spasme* uréthral est fréquent chez la femme ; mais ce n'est pas là un rétrécissement. Nous nous sommes déjà expliqué à ce sujet, et nous n'y reviendrons pas.

Les véritables *strictures* sont : *A. secondaires ; — B. primitives.*

A. RÉTRÉCISSEMENTS SECONDAIRES

Ils se développent à la suite d'une affection organique du voisinage et en particulier du *cancer utérin*. On sait que ce néoplasme envahit fréquemment la vessie et le vagin, et détermine la mort par *infection urineuse*.

Il peut, plus rarement, se diffuser sur les parois uréthrales, les épaissir, diminuer le calibre du conduit et y déterminer une *coarctation véritable*, au point de vue clinique.

J'ai vu, il y a quelque temps, une malade atteinte *d'épithélioma utérin* et chez laquelle le toucher vaginal permettait de sentir l'urèthre sous forme d'un cordon très dur, gros et régulier, se prolongeant presque jusqu'au méat. La vessie était envahie, de même que la paroi antérieure du vagin. La femme avait toutes les peines du monde à uriner et il était très difficile de la sonder. Son urèthre n'admettait que le n° 7 de la filière Charrière, et encore l'instrument était-il fortement et circulairement serré. Cette malade succomba aux progrès de la septicémie urineuse.

Il ne faudrait pas confondre ce cas avec ceux où un néoplasme exerce sur le canal *une simple compression*. On ne doit pas faire rentrer ces derniers, à un titre quelconque, dans la classe des rétrécissements.

B. RÉTRÉCISSEMENTS PRIMITIFS

Ils sont : 1° *congénitaux ;* 2° *inflammatoires ou blennorhagiques ;* 3° *cicatriciels ;* 4° *vénériens.*

1° CONGÉNITAUX. — On en possède quelques observations. Ils résultent d'un arrêt de développement (voir plus haut) portant toujours sur la totalité de l'urèthre qui se trouve *imperforé*.

Un des cas les plus anciens et les plus curieux est rapporté par Barthélemy de Cabrol [1]. En voici la relation complète :

« En l'an 1550, estant à la suite de monseigneur de Montmorancy, pair et premier mareschal de France, gouverneur et lieutenant général pour le Roy, au pays de Languedoc, dâs la ville de Beaucaire, sur les quatre heures du soir, il fut faict un salut d'arquebusade pour la garde de la ville au deuant de la porte de Made-

____
[1] Obs. méd., 1552.

moiselle de Varie, ou pour lors j'étais assis avec plusieurs demoi-
selles. Ceste scoppeterie, outre l'effroi commun, apporta encore un
dommage particulier, car le papier de l'une de ces arquebuzades
donnant sur le sable rejaillit sur le visage et sur les mains de trois
ou quatre dont je fus appelé pour panser la plus blessée. En la
pansant je senty une puanteur d'urine si forte que je fus contraint
de la quitter sans la panser, ne sçachant toutesfois bonnement
d'où procédait cette fêteur, ou de la blessée, ou d'une autre qui me
tenait la chandelle. Mais bientost après je fus esclaircy de ce doute
par Mademoiselle de Varie qui m'asseura que c'estait celle qui
m'esclairoit qui puoit ainsi et que son père donneroit volontiers la
moitié de son bien et qu'elle fut bien guérie. Je la priay de me la
faire voir et m'offris d'apporter tout le remède que je pourrais à
son mal. Sur cette asseurance elle me fut présentée le lendemain
et trouvay son ombilic allongé de quatre doigts et semblable à la
creste d'un coq d'Inde et qu'elle pissait ordinairement par l'ouraque, tout ainsi qu'elle faisait dans le vêtre de sa mère. (Ceste expérience, confirmée par une infinité d'autres semblables, condamne
l'opinion de Monsieur Paré, très-docte chirurgien et bien expert en
l'anatomie, qui doute s'il y a d'ouraque ou non, outre que ceste
partie est aisée à recognoistre principalement ès jeunes enfants.)

Enfin, ayant recongneu son mal, mon appareil estant prest, sur
le point que je voulais commencer l'opération, je me représentay
tout à coup le danger qui en pourrait advenir et que la mort serait
ineuitable en fermant le trou d'en haut si on ne donnait issue à
l'urine par le conduit d'en bas. Mais la pitié fut à l'exhibition des
pièces, car la patiente, qui pourrait estre asgée de dix-huict à
vingt ans, n'y voulait aucunement entendre.

Enfin, vaincue des prières du père et de la mère, consentit d'en
faire la montre. Je trouvai l'orifice de la vescie fermé d'une membrane espesse d'un teston au plus, le reste bien formé, qui fut
cause que je m'attaquay premièrement à ceste partie inférieure et
ayant faict l'ouverture, luy mis une canule de plomb jusques en
dedans du corps de la vescie pour tenir le conduit libre et faire
que l'urine ait son naturel passage par là.

Le lendemain je proceday à l'opération de l'ombilic et y fis une
ligature pareille à celle des opérateurs, lorsqu'ils coupent une
enterocèle, car je fis passer l'éguille trois fois par un mesme trou
en embrassant la seconde fois un des costés tant seulement, et la
tierce l'autre avec un filet fort et bien ciré. Cela faict, je couppay
près de la ligature, cauterisay le bout, et l'escharre tombée, le
traitay avec détersifs et désiccatifs comme ès autres ulcères et
fut entièrement guérie dans douze jours. Par ainsi je m'acquittay

fidellement de la promesse que j'avais fait de guérir, mais je me
vis frustré de celle de Mademoiselle de Varie, la moitié du bien du
père estant convertie en un double ducat qui me fut donné pour
le salaire de ma peine. »

J'ai tenu à reproduire cette observation, car, malgré ses côtés
naïfs, elle contient implicitement les éléments essentiels du tableau
symptomatique des oblitérations uréthrales de la femme, ainsi que
les indications chirurgicales.

Le mémoire de M. Blum [1] renferme un fait du même ordre
que le précédent.

2° INFLAMMATOIRES OU BLENNORRHAGIQUES. — Ces rétrécissements succèdent, comme chez l'homme, aux *phlegmasies du canal*,
en vertu du processus de prolifération cellulaire qu'amènent les
inflammations intenses et chroniques. Nous savons en outre que
ces dernières sont souvent l'origine de *fissures de la muqueuse* dont
la réparation entraîne la formation de brides fibreuses.

L'uréthrite blennorrhagique est à peu près la seule cause phlegmasique du *rétrécissement de la femme*.

Inutile d'insister là-dessus, ce serait répéter ce que nous avons
déjà dit.

3° CICATRICIELS. — Ces rétrécissements sont relativement les plus
fréquents, à cause de la diversité des circonstances étiogéniques
capables de créer chez une femme des *plaies ulcéreuses uréthrales*.

Celles-ci peuvent succéder à une *inflammation suraiguë* (blennorrhagie intense), ou à un *traumatisme direct* (passage d'un corps
étranger, d'un calcul).

A ce point de vue, *l'accouchement joue un rôle essentiel, soit que la
tête trop volumineuse comprime, froisse et déchire l'urèthre contre
le pubis* [2], *soit que le forceps mal appliqué exerce cette action traumatisante* [3]. Quoi qu'il en soit, la solution de continuité se sépare,
et sa *cicatrice produit la stricture*.

La position particulièrement cachée de l'urèthre de la femme
et son peu de longueur expliquent pourquoi on ne trouve pas
d'observations de ruptures du canal par chute à califourchon, ou
coup direct porté sur le périnée.

4° VÉNÉRIENS. — Ces rétrécissements pourraient rentrer à la

---

[1] *Loc cit.*

[2] DUROUÉ, *Bull. Soc. chirurg.* — MERCIER, *loc. cit.*

[3] SAUCEROTTE, *Mélanges de chirurgie*, 1801. — THOMPSON, *Traité prat. des mal.
des voies urin.*

rigueur dans la classe précédente, car c'est par *cicatrisation des ulcères vénériens* qu'ils se produisent ordinairement.

Le *syphilôme* agit d'une façon spéciale. *Le canal s'infiltre d'un tissu scléro-gommeux* qui en rétrécit le calibre. Ce processus est le même que chez l'homme.

J'ai observé un rétrécissement de la première catégorie chez une femme, dont le vestibule de la vulve avait été en grande partie détruit par un *chancre phagédénique ;* cet ulcère avait rongé environ 1 centimètre et demi du canal, et laissé à sa suite une cicatrice inodulaire dont je dus pratiquer la section pour rétablir le passage de l'urine. Cette observation est loin d'être unique [1].

Le *chancre syphilitique du méat* amène une coarctation par sclérose et épaississement des tissus qui deviennent durs et rigides comme du carton.

Le méat s'oblitère en grande partie, à tel point que l'introduction d'une bougie fine devient impossible.

Ce rétrécissement guérit toujours avec le chancre, au bout de quelques semaines, par la disparition progressive du tissu pathologique.

Je n'ai jamais rencontré chez la femme le *syphilôme tertiaire uréthral,* que j'ai observé chez l'homme.

Newmann en a signalé un cas [2].

Anatomie pathologique. — Elle est forcément très incomplète à cause du peu de documents qu'on possède.

Ce qu'on sait le mieux, c'est que les rétrécissements *cicatriciels sont voisins du méat,* parce que c'est là le point où se produisent le plus souvent les ulcères vénériens.

Il en est de même pour les *strictures inflammatoires* qui, au lieu d'être placées profondément, comme chez l'homme, le sont à la *partie antérieure du canal.* Cette dernière est en effet la plus fortement atteinte par la blennorrhagie qui, envahissant en même temps et d'une façon à peu près constante la vulve et le vagin, a de ce fait une tendance toute naturelle à se prolonger très longtemps au niveau de l'entrée de l'urèthre. Ce qui se passe chez la femme est donc tout l'opposé de ce que l'on observe chez nous.

Les *rétrécissements traumatiques* siègent au contraire vers la *partie moyenne ou postérieure du canal.* C'est là en effet que s'exercent les diverses compressions produites *au moment de l'accouchement.*

Quant à la disposition anatomique des coarctations, elle est

[1] Bérard, *Gaz. hôp.,* 1846.
[2] Ciniselli, *Lettres à la Soc. de chirurg.* de Paris, 1860.

variable. Tantôt ce sont de véritables rétrécissements *valvulaires* [1], tantôt ils sont *cylindriques* [2]. On les a vus dans ce dernier cas occuper la *totalité du conduit* [3]. Si une fistule accidentelle donne passage à l'urine, l'*oblitération complète* est possible (Duboué).

Symptômes. — Le *début* est remarquable en ce qu'il passe toujours *inaperçu*. La femme ne se voit pas en effet uriner comme l'homme. De plus la pudeur l'empêche souvent de consulter. Dans tous les cas, à cause de la brièveté et de la largeur de son canal, les modifications en somme peu importantes dans le jet urinaire marquant la période initiale de l'affection ne sont guère susceptibles de frapper la malade.

Ce n'est qu'à une époque ultérieure, alors que la lésion est constituée depuis longtemps, qu'apparaît la *gêne mécanique de l'expulsion de l'urine*. Elle résulte du resserrement progressif de la stricture. Elle se traduit d'abord par une *longueur inaccoutumée de la miction*. Ce symptôme s'impose d'autant plus à l'observation que la femme, en l'état normal, vide rapidement sa vessie.

En même temps le *jet urinaire diminue de grosseur*.

Cette constatation n'est faite que lorsqu'on a attiré sur ce point spécial l'attention du sujet.

Il est fréquent, dès cette période, de voir *la vessie s'enflammer*. C'est la *cystite* qui amène la malade vers le médecin, et qui induit celui-ci en erreur quant à l'origine primitive des accidents. On comprend qu'on ne songe guère à explorer l'urèthre d'une femme qui n'accuse pas d'une façon très nette un obstacle à l'écoulement urinaire.

Plus tard, la *rétention* s'accuse et devient même *excessive*. La miction se fait goutte à goute, et nécessite de violents efforts qui n'arrivent pas à vider tout à fait la vessie. La *dysurie* est précédée d'envies continuelles d'uriner, d'épreintes douloureuses, de pesanteur hypogastrique et vulvaire, et suivie de ténesme.

A ce moment le diagnostic se dégage très nettement du tableau symptomatique, et l'*exploration uréthrale* s'impose au chirurgien et vient l'éclairer.

La *rétention complète* se produit, avec tout son cortège clinique, dans les strictures très étroites.

La malade urine parfois par *regorgement* [4], ce qui pourrait faire croire à de l'incontinence.

---

[1] Manec, *Bull. Soc. anat.*, 1828.
[2] *Encyclop. of anat. physiol.* John Adams.
[3] *Lecture on the diseases of Women. Lancet*, 1887.
[4] Fissiaux, *loc. cit.*

L'examen local doit se faire sur le *lit à spéculum* dans la position gynécologique ordinaire.

On observe d'abord le *méat*, et on s'assure s'il est ou non oblitéré par une cicatrice.

On passe ensuite à l'*exploration digitale*. Pour cela on enfonce l'index dans le vagin, la pulpe tournée en haut, et on palpe l'urèthre d'avant en arrière et d'arrière en avant.

Cette manœuvre permet ordinairement de sentir un point induré et douloureux sur le trajet du canal.

Si on comprime ce dernier depuis la vessie jusqu'au méat, comme on le fait lorsqu'on veut faire sourdre le pus dans la blennorrhagie, on ramène une *gouttelette puriforme catarrhale*, rappelant le suintement observé chez l'homme atteint de rétrécissement. Dans les deux sexes, la source en est dans la dilatation rétrostricturale. Pour bien constater ce symptôme, il est nécessaire d'essuyer préalablement la région vestibulaire.

Pour l'*exploration instrumentale*, on emploie une bougie à boule, qui donne des sensations absolument semblables à celles que nous avons décrites chez l'homme et sur lesquelles il est inutile de revenir. On peut avec l'index de la main gauche suivre dans le vagin la partie saillante de l'explorateur et constater qu'elle est arrêtée juste au niveau du point induré perçu avec le doigt. Si la coarctation ne se laissait pas franchir, on se comporterait comme il a été indiqué déjà plus haut.

L'*endoscopie* sera ici facilement appliquée à cause du peu de longueur du canal et de sa tolérance à la dilatation.

L'*uréthrographe* enfin donnera le tracé de la stricture.

COMPLICATIONS. — La *cystite* est la plus importante. C'est elle qui, le plus souvent, attire l'attention de la malade, et absorbe celle du médecin avant même l'apparition des signes caractéristiques du rétrécissement.

La *rétention chronique* amène la *dilatation vésicale* comme chez l'homme. Cette lésion offre ceci de spécial, c'est que le doigt introduit dans le vagin perçoit la sensation d'un *globe fluctuant*, tendu, saillant, en même temps que la main libre placée sur l'hypogastre palpe dans le point opposé le réservoir urinaire distendu.

En cas de *rupture vésicale*, la solution de continuité se produit *dans le vagin* qui est le lieu de *moindre résistance*. Il en résulte une *fistule vésico-vaginale*.

Cette dernière peut être *produite directement* et résulter d'emblée de la cause traumatique qui détermine plus tard le rétrécissement uréthral (accouchement).

DIAGNOSTIC. — Il devient très aisé dès qu'on songe à pratiquer l'*exploration*. Au début, on pourra croire à une *uréthrite* ou à une *cystite*. L'introduction d'un explorateur est seule capable de lever les doutes.

Le *toucher vaginal* évitera de confondre une stricture de l'urèthre avec une *compression de ce canal* par un *polype utérin procident*, une *fracture du bassin*, une *tumeur quelconque*.

Le *spasme* n'offre pas de difficulté sérieuse ; quant au *polype uréthral*, il constitue en quelque sorte un corps étranger, et non un rétrécissement du conduit. Du reste on aperçoit la petite tumeur au niveau du méat, ou de suite après. Si elle était implantée au voisinage de la vessie, la *dilatation préalable de l'urèthre* permettrait bientôt de l'atteindre et d'en apprécier les caractères.

PRONOSTIC. — Toutes choses égales, il est *bien moins grave que chez l'homme* surtout à cause de la facilité du traitement. De plus l'urèthre de la femme est plus tolérant que le nôtre. La prostate, source de complications sérieuses, y fait défaut, de même que l'urèthre postérieur et les conduits qui y débouchent. L'appareil sphinctérien y est rudimentaire ; enfin dans les cas où la vessie se septise, il est facile d'ouvrir une large porte à l'urine par le vagin et de parer ainsi aux accidents.

TRAITEMENT. — La *dilatation* est le procédé de choix. On peut la faire de plusieurs façons.

Dans un de mes cas (rétrécissement blennorrhagique), après avoir vidé la vessie, j'ai placé dans l'urèthre une *tige de laminaire*. Au bout de quatre heures je fis uriner la malade et je remis une nouvelle tige plus grosse. J'achevai ensuite la dilatation avec des *bougies métalliques droites ;* mais à défaut de ces instruments j'aurais pu employer les Béniqué dont l'extrémité seulement aurait été poussée dans le canal. Arrivé au numéro 60 je voulus porter l'action dilatatrice un peu plus loin, et pour cela j'employai le dilatateur à trois branches que j'appliquai deux fois de suite à trois jours d'intervalle. A ce moment-là mon index pénétrait avec facilité dans la vessie et pouvait en explorer complètement la surface intérieure. La malade perdit une partie de cette dilatation extrême. Son urèthre conserva cependant pendant trois ans un calibre correspondant au numéro 55. Je l'ai perdue de vue depuis, mais elle pouvait être considérée comme définitivement guérie ; chose à noter, elle n'a jamais eu d'incontinence d'urine, même au moment de la plus forte dilatation.

Quelques chirurgiens ont conseillé la *divulsion*. Il est certain que cette opération est loin d'offrir ici les mêmes dangers que chez l'homme. Il faut cependant se rappeler que M. le professeur Verneuil « a perdu une malade chez laquelle il tentait de guérir par la dilatation un rétrécissement de l'urèthre[1] ». Il vaut donc mieux aller prudemment.

J'ai pour ma part pratiqué quantité de fois *la dilatation brusque* chez la femme, en la portant d'un seul coup à des limites suffisantes pour me permettre d'introduire l'index dans la vessie dans un but d'exploration. J'ai souvent agi de même façon pour combattre certaines *cystites rebelles* qui cèdent à ce procédé, comme la fissure anale cède à la dilatation brusque du sphincter externe de cette région[2].

Je n'ai jamais observé d'autres accidents que quelques accès de fièvre sans importance, de la douleur locale et de petites urétrorrhagies qui s'arrêtaient d'elles-mêmes.

Mais j'opérais alors sur des urèthres non rétrécis, et par suite doué d'une grande élasticité. Ces conditions spéciales, jointes à une antisepsie très rigoureuse et à l'anesthésie chloroformique, me permettaient d'user d'un procédé que je n'aurais jamais voulu appliquer à un canal coarcté.

On a souvent employé les *bougies de gomme*, comme chez l'homme. J'estime qu'elles sont incapables de donner un résultat durable.

En résumé la *dilatation progressive* (et jamais brusque) me paraît être le procédé de choix à opposer aux rétrécissements de la femme. On la commencera avec des *bougies de gomme*, ou mieux avec de la *laminaire ;* on la continuera avec les *Béniqué* et on la terminera avec le *dilatateur à trois branches* qu'on maniera prudemment.

Si on avait affaire à une *stricture fibreuse et indilatable*, on en ferait la section ; et, à cause de son peu d'éloignement du méat, on emploierait pour cela l'uréthrotome à bascule de Civiale (voir plus loin).

On a enfin traité ces rétrécissements par l'*électrolyse*. Comme à la fin de ce livre nous étudions ce procédé, et qu'il n'y a rien à en dire de spécial dans le cas qui nous occupe, nous renvoyons le lecteur à cette partie de l'ouvrage.

---

[1] *Mem. Soc. chir.*
[2] Cambours. *La cystite primitive chez la femme.* Th. de Paris, 1888.

CHAPITRE IX

ANATOMIE PATHOLOGIQUE ET PATHOGÉNIE

Occupons-nous d'abord des *lésions macroscopiques* observées dans les urèthres rétrécis.

Nous envisagerons ensuite les *altérations histologiques* des stric-tures elles-mêmes.

1° LÉSIONS MACROSCOPIQUES

Pour bien les étudier il faut détacher complètement du cadavre la vessie, la portion périnéale de l'urèthre et la verge par une incision partant de l'anus, suivant le sillon génito-crural d'arrière en avant, croisant ensuite la branche horizontale du pubis et pénétrant enfin dans le ventre pour contourner la vessie. Arrivée au côté opposé, cette ligne suit un chemin homologue. :

Une fois toutes les parties molles sectionnées, on n'a qu'à scier les deux branches horizontales et descendantes des pubis, pour pouvoir extraire dans sa totalité et sans interruption de continuité l'appareil vésico-uréthral. Il reste alors à disséquer la pièce, et à ouvrir le canal par une incision linéaire longitudinale, soit sur sa face inférieure, soit de préférence sur sa face supérieure qui, étant la moins altérée, permet d'observer dans toute leur intégrité les lésions du plancher uréthral.

Cela fait, l'attention de l'observateur est surtout frappée par *l'épaississement des parois du canal* et la *diminution de son calibre*, au niveau du rétrécissement.

Étudions d'abord ces modifications :

A. PAROI DU RÉTRÉCISSEMENT. — Au point de vue de la conformation générale de la paroi stricturale, on peut établir un certain nombre de *types anatomiques simples* qui contiennent tous les cas malgré la complexité apparente de certaines angusties.

Souvent le rétrécissement est *cylindrique*, ce qui signifie que sa paroi figure en dernière analyse une sorte de virole plus ou moins régulière et plus ou moins serrée dont la longueur varie beaucoup. Le manchon débute et se termine brusquement. On dirait un cylindre plus étroit que le canal, et surajouté à lui. Cette disposition se voit de préférence dans les *strictures traumatiques*.

Plus fréquemment le rétrécissement est *infundibuliforme*. C'est la même variété que la précédente, sauf que les deux orifices du cylindre s'évasent en forme d'entonnoir. On dirait *deux cônes opposés par le sommet*, soit directement, soit par l'intermédiaire d'un tube circulaire d'une certaine étendue.

L'orifice antérieur est plus régulier que le postérieur, et la disposition infundibuliforme plus progressive et plus allongée.

Cette modalité appartient aux *coarctations inflammatoires*. Elle démontre que le processus morbide s'est produit à son maximum dans un point déterminé, pour de là se diffuser en avant et en arrière en s'affaiblissant de plus en plus. L'angustie proprement dite correspond à ce foyer phlegmasique intensif.

Un des deux entonnoirs fait parfois complètement défaut. Quand cette éventualité se produit, c'est toujours le postérieur qui manque.

Le rétrécissement figure dans certains cas un *véritable anneau*, assez mince, plus ou moins serré et *intéressant la totalité de la circonférence uréthrale, quoique plus accusé au niveau du plan- cher*. C'est le *rétrécissement annulaire*.

Dans quelques circonstances rares, cette sorte de bague fait dans l'intérieur du canal une saillie tellement considérable qu'on pourrait la comparer à un *diaphragme d'optique*.

C'est en quelque sorte une *valvule circonférentielle* percée d'un orifice vers son centre. Cet orifice est constamment plus rapproché de la paroi supérieure que de l'inférieure, ce qui démontre que celle-ci a pris la part la plus large dans la formation du rétrécissement. On conçoit combien il est malaisé de rencontrer cette ouverture avec la bougie droite, et combien les instruments ont de tendance à venir buter contre la face antérieure de l'obstacle.

Que, dans la disposition ci-dessus, la paroi supérieure de l'urèthre soit restée complètement étrangère au processus morbide, le diaphragme, au lieu d'être circulaire, est *semi-lunaire*. Il figurera un *croissant inséré sur la paroi inférieure* et dont les extrémités se perdent sur les parois latérales.

Cette modalité est bien plus fréquemment observée que la précédente. Cela se comprend si l'on songe que c'est le *plancher uré-thral qui est la région vraiment pathologique* et qui joue le rôle le plus actif, sinon exclusif, dans la constitution des strictures.

Ces rétrécissements méritent le nom de *valvulaires*, leur aspect rappelant très bien celui des sigmoïdes aortiques, ou celui des replis intraveineux. Ils résultent parfois de *l'exagération d'une disposition normale*, consécutive à une inflammation ou à toute autre cause.

Nous savons que la *valvule de Guérin* devient parfois le point de départ de cette stricture qui siège alors à une faible distance du méat, et occupe la paroi supérieure du canal.

Une *lacune de Morgagni*, très vaste et déprimée par l'extrémité d'une bougie ou creusée par la suppuration à la façon des cryptes amygdaliennes, est susceptible de former un repli valvulaire en arrière d'elle.

La *muqueuse uréthrale en s'adossant à elle-même*, et en conservant cette disposition du fait d'une inflammation adhésive, a été accusée de donner naissance à la plupart des rétrécissements valvulaires. Cette doctrine est très exagérée, les replis que forme la membrane affectant une direction surtout longitudinale.

J'ai souvent vu des valvules manifestement constituées par de *petites brides cicatricielles n'intéressant que la paroi inférieure du canal.* Il est facile de les observer dans les *urèthres raboteux.* Elles se produisent à la suite de la réparation des fissures que nous avons vues succéder aux *uréthrites violentes.* Pour nous, c'est là la cause pathogénique la plus fréquente des rétrécissements valvulaires.

Signalons enfin l'*adhésion possible d'un point latéral de l'urèthre avec le point diamétralement opposé* à la faveur d'une érosion inflammatoire.

Une autre variété embrasse les rétrécissements qu'on peut appeler *calleux.* Ici l'obstacle consiste en une simple *saillie irrégulière*, une *rugosité*, un *mamelon fibreux*, conséquence d'un petit foyer localisé d'inflammation chronique. Cela se voit dans les *folliculites uréthrales.* La callosité se développe soit autour de la glandule, soit à ses dépens, lorsque celle-ci a été détruite par la suppuration. Certains sujets sont porteurs d'un grand nombre de ces aspérités qui se succèdent d'avant en arrière.

Les blessures du canal donnent lieu à des cicatrices qui forment les *rétrécissements nodulaires ou inodulaires.* Ce sont des noyaux fibreux, durs, denses, *parfaitement bien limités*, irréguliers d'autant plus que la plaie a été plus déchirée. Ils se développent non seulement *dans les parois uréthrales*, mais aussi dans *les tissus situés autour et à l'extérieur du canal.* En définitive, les cicatrices se comportent ici comme partout ailleurs, et se montrent avec tous leurs caractères physiques spéciaux.

On comprend combien est rapide leur évolution comparée à celle du tissu des strictures d'origine inflammatoire. En dernière analyse, la date d'apparition du rétrécissement correspond à l'époque de la constitution du tissu fibreux de la cicatrice. A mesure qu'elle se rétracte, la coarctation se resserre. Ce travail est très hâtif, et donne une physionomie très particulière au tableau clinique.

On comprend que le *siège des rétrécissements traumatiques* varie avec celui de la blessure initiale. Il n'a pas la fixité qu'on note dans les angusties blennorrhagiques. Enfin le tissu cicatriciel n'intéresse guère que la *paroi inférieure* sur laquelle portent les violences extérieures, sinon exclusivement, du moins avec le plus d'intensité.

Ajoutons que, grâce à sa tendance rétractile portée à l'extrême, le tissu des rétrécissements inodulaires amène non seulement le resserrement du calibre, mais encore la *diminution de longueur* du canal, de sorte que celui-ci est fortement tiraillé au moment de l'érection, et que même parfois, ne pouvant suivre les corps caverneux dans leur mouvement de distension, il leur imprime une *incurvation à concavité inférieure.*

Ces coarctations sont les seules susceptibles de créer des *oblitérations complètes de l'urèthre.*

Les nodules fibreux sont facilement perceptibles par la palpation directe, parce qu'ils intéressent presque toujours les tissus qui entourent le canal, surtout en bas. Ils atteignent quelquefois même la *peau* qui leur est adhérente par sa face profonde. Ils sont irrégulièrement sphériques et simulent en quelque sorte des *nœuds.*

Il peut en exister plusieurs se succédant d'avant en arrière, et séparés entre eux par des parties d'urèthre saines, ou paraissant telles à la palpation. On dirait une sorte de chapelet. *Le rétrécissement est moniliforme.*

Cette disposition existe lorsque le canal a subi un traumatisme complexe et diffus, ou lorsque des uréthrites folliculaires intenses ont ulcéré la muqueuse en plusieurs endroits.

On doit donner le nom d'*irréguliers* aux rétrécissements qui échappent à toute description en raison de leur complexité et qui ne peuvent être rattachés à aucun des types anatomiques précédents.

Souvent les strictures uréthrales sont *multiples*, et alors tantôt elles appartiennent à la même variété, tantôt elles sont différentes les unes des autres.

B. Lumière du rétrécissement. — Deux cas sont observés :
Ou bien la lumière constitue un véritable *pertuis* ;
Ou bien c'est un simple *orifice*.

Le premier fait a lieu dans les coarctations longues (*cylindriques*), et le second dans les courtes (*annulaires, valvulaires*).

Le *pertuis* représente un *cylindre* ou un *entonnoir* simple ou double suivant la disposition des parois de l'angustie. Il est quelquefois *régulier*, mais plus souvent *accidenté*, hérissé d'aspérités ; *son axe est rarement droit*. Il est fréquemment *coudé*, angulaire même. On l'a vu présenter la forme *hélicoïdale. D'ordinaire il ne coïncide pas avec celui de l'urèthre*, est plus élevé que lui. Cela tient à ce que c'est la paroi inférieure qui prend la part la plus active ou même exclusive dans la formation de la stricture.

L'*orifice* est circulaire (*rétrécissement annulaire*), ou *elliptique* (*rétrécissement valvulaire*), ou en *fer à cheval* (*rétrécissement calleux*).

Son axe ne se confond pas avec celui du canal. Il est constamment au-dessus de ce dernier. Parfois il est *déjeté latéralement* si l'obstacle empiète plus sur une paroi latérale de l'urèthre que sur l'autre.

Quand il existe plusieurs coarctations successives, *il est rare que leurs axes coïncident*, en raison de leur diversité de forme et de resserrement.

Disons à ce propos que les *angusties sont d'autant plus étroites qu'elles s'éloignent davantage du méat*. Cela prouve que celles qui se trouvent le plus profondément placées *se sont développées les premières*. L'obstacle le plus voisin du réservoir vésical étant le seul à supporter la poussée de l'urine, c'est derrière lui que se produisent les lésions consécutives à la pression liquidienne.

Dans les strictures cylindriques l'*orifice postérieur* est lui-même *plus petit que l'antérieur*, de sorte qu'on devrait plus justement comparer ces rétrécissements à un tronc de cône qu'à une virole régulière.

Le terme ultime du resserrement de la lumière, c'est l'*oblitération complète*. Cette complication trouvera sa place dans la seconde partie de ce livre.

La *face interne de la coarctation* offre des aspects différents.

Tantôt *lisse*, polie, blanchâtre et nacrée, elle est d'autres fois *tapissée de bourgeons charnus* rouges et *vasculaires*, ou *grisâtres* et *fongueux*. Ces deux variétés répondent à la clinique. Les premiers saignent beaucoup ; les seconds donnent du pus. L'*endoscope* permet dans nombre de cas de constater la présence de ces lésions qui répondent aux carnosités, caroncules, végétations, etc., des anciens auteurs.

En dernière analyse, c'est une prolifération embryonnaire analogue à celle qu'on peut observer sur les *vieux ulcères calleux*.

CARACTÈRES PHYSIQUES DES RÉTRÉCISSEMENTS

L'*épaisseur* de la masse fibreuse qui forme le rétrécissement est variable. *Elle est constamment plus forte dans les strictures traumatiques que dans les inflammatoires*, toutes choses égales.

Elle est en outre notablement *plus accusée du côté de la paroi inférieure de l'urèthre* que du côté de la supérieure.

La *densité* du tissu pathologique est *d'autant plus faible que la lésion est plus récente*. A la longue les éléments se tassent et se condensent à tel point qu'ils forment des nodules durs, pseudo-cartilagineux, criant sous le scapel, ébréchant même le bistouri.

Selon son degré d'induration le rétrécissement est dit *fibroïde* ou *fibreux*[1]. Dans le premier cas, il est relativement mou et facile à sectionner. Il s'agit alors d'une stricture inflammatoire peu ancienne. Dans le second cas le tissu est extrêmement résistant, et s'est développé à la suite d'une blessure uréthrale (rétrécissement traumatique).

La *couleur* est blanchâtre, nacrée, fibreuse. Dans les rétrécissements jeunes elle est rosée ou même rougeâtre.

L'*aspect de la surface de section* se présente sous la forme d'une ligne plus ou moins épaisse, formée d'un tissu serré, feutré, et dans laquelle se perdent la muqueuse et le tissu sous-jacent. Le corps spongieux se confond quelquefois complètement avec cette nappe scléreuse (rétrécissements traumatiques).

L'*élasticité* ne peut être bien appréciée que par l'isolement complet du canal. Il est facile alors de constater cette propriété au niveau des points normaux, et de voir que le tissu du rétrécissement en est complètement privé. Du reste, même avant la dissection de l'urèthre, on peut se rendre compte de ce fait en incisant les parties saines et les parties malades. Tandis que les lèvres de la section s'écartent l'une de l'autre dans le premier cas, elles ne bougent pour ainsi dire pas dans le second.

La *flexibilité* varie avec l'épaisseur, la densité et la longueur de la coarctation. De même que l'élasticité, elle est complètement *nulle dans les rétrécissements traumatiques*. Sa disparition explique pourquoi le canal se rompt parfois à la suite d'une légère flexion de la verge ou d'une érection forcée.

---

[1] GOSSELIN, *Cliniques de la Charité*.

Siège. — Tous les points de l'urèthre peuvent être rétrécis. La *stricture traumatique n'offre pas de siège d'élection.* Elle se développe là où s'est produite la blessure initiale. Elle peut même atteindre la *portion membraneuse et l'urèthre postérieur* (fractures du pubis).

Au contraire, le *rétrécissement inflammatoire ou blennorrhagique offre des localisations de prédilection* qu'il est nécessaire de connaître. La plus importante par la fréquence est la *région bulbaire.* Ce fait s'explique par la tendance qu'ont toutes les phlegmasies de l'urèthre à se localiser et s'éterniser indéfiniment dans ce territoire. De plus c'est là que les cathéters butent contre la muqueuse, éprouvent de la difficulté à progresser vers la vessie, et déterminent des éraillures dont la réparation nécessite de petites formations fibreuses. Nous reviendrons là-dessus à propos de l'uréthrite bulbaire.

L'*extrémité antérieure du canal,* est, après la dilatation bulbaire, *la région la plus souvent stricturée.*

Puis viennent successivement et par ordre décroissant de fréquence la *fosse naviculaire* (valvule de Guérin), le *méat,* la *racine de la verge,* la *zone scrotale,* et enfin la *portion pénienne.*

M. Guyon classe les rétrécissements suivant la région qu'ils occupent en *naviculaires, péniens, scrotaux, périnéo-bulbaires.*

Les *périnéo-bulbaires* sont les plus fréquents. Après eux nous devons classer les *naviculaires,* les *scrotaux* et les *péniens.*

Nombre. — Nous avons déjà dit que *la coarctation traumatique est unique,* et nous en avons donné le motif.

Celle qui succède à la blennorrhagie est au contraire multiple, car cette inflammation se diffuse tout le long de l'urèthre antérieur et est ainsi capable de produire une série de fissures ou tout au moins de petits foyers flegmasiques intensifs dont la résultante pour chacun est une néoformation fibreuse.

Dans certains cas *le canal antérieur est malade d'un bout à l'autre,* épaissi dans certains points, rétréci en virole en d'autres, et parsemé de brides fibreuses valvulaires ou circulaires. Ces dernières se surajoutent aux lésions précédentes ou les séparent entre elles. M. le professeur Guyon désigne sous le nom de *rétrécissement scléro-cicatriciel* cette modalité qui provient le plus souvent de la blennorrhagie et dont la tendance est la résistance à la dilatation et la récidivité.

J'ai étudié ces faits avec soin et j'ai pu, grâce aux tracés uréthrographiques, me rendre compte qu'ils se dédoublent en *deux catégories,* au point de vue anatomique.

Tantôt il s'agit *d'un rétrécissement cylindrique long, dont la face interne est hérissée d'aspérités, de vives arêtes, de strictures valvulaires surajoutées.*

Ce qui prouve que ce n'est pas là une vue théorique, c'est qu'après quelques séances de dilatation toutes ces saillies disparaissent, et l'exploration permet alors de constater qu'on a affaire à un rétrécissement purement cylindrique ; tandis que les valvules se sont rapidement effacées, le cylindre résiste beaucoup plus à l'action dilatatrice. En somme c'est lui qui imprime au tableau clinique et à l'évolution morbide leur physionomie spéciale, et c'est lui qu'il faut avoir uniquement en vue lorsqu'on fait choix du procédé thérapeutique.

J'ai l'habitude d'appeler cette variété : *rétrécissement cylindrique raboteux*, voulant ainsi bien indiquer qu'il s'agit d'une seule stricture, dans laquelle les saillies internes ne constituent que des lésions secondaires, surajoutées et sans grande importance.

Dans un deuxième groupe de faits *les rétrécissements valvulaires se succèdent les uns aux autres du méat jusqu'à la portion membraneuse, et sont séparés entre eux par des parties saines d'urèthre ou du moins à peine altérées. Ici la multiplicité des coarctations est le fait capital.*

La dilatation sera ici plus rapide et plus aisée que pour la modalité précédente.

C'est la forme que je désigne sous le nom *d'état raboteux de l'urèthre* ou plus simplement *canal raboteux*.

Dans les deux cas, les saillies occupent de préférence *la paroi inférieure du conduit.*

Nous avons dit plus haut que dans les rétrécissements multiples, ceux situés le plus près de la vessie sont aussi les plus serrés. De sorte qu'on peut explorer chaque stricture à son tour en introduisant successivement dans le canal des bougies de plus en plus fines, chacune permettant pour ainsi dire de se rendre compte de la coarctation à laquelle elle correspond.

C'est surtout dans ces circonstances que le tracé uréthrographique présente de l'intérêt en établissant une comparaison entre les diverses angusties.

LÉSIONS URÉTHRALES SITUÉES EN ARRIÈRE DU RÉTRÉCISSEMENT

Constamment *l'urèthre est dilaté au-delà d'un rétrécissement ancien et serré.* Si celui-ci est multiple, c'est au-delà de l'angustie la plus voisine de l'urèthre postérieur qu'on observe cette lésion. Celle-ci mérite le nom de *poche rétrostricturale.*

Elle résulte, d'une part, de l'inflammation chronique de l'urèthre qui est constante au-delà de toute coarctation et qui affaiblit la résistance des tissus en les rendant friables ; d'autre part, elle est due à la poussée continuelle de l'urine qui, chassée d'autant plus fortement que la vessie se contracte avec plus d'énergie, exerce sur la portion d'urèthre placée en arrière de l'obstacle une dilatation excentrique, inversement proportionnelle à l'ouverture de l'orifice de l'angustie.

Le *volume de cette poche* varie beaucoup : elle est tantôt insignifiante, tantôt énorme. On peut la prendre pour la vessie elle-même. Dans les cas extrêmes elle donne lieu à des *tumeurs périnéales*, que nous décrirons dans la deuxième partie de ce livre. M. Guyon en a vu une qui mesurait 60 millimètres de circonférence.

Disons de suite que *la portion membraneuse de l'urèthre est la seule qui soit susceptible de donner lieu à ces poches énormes*, car c'est la partie la plus dilatable (Chopart, Philips, Civiale, Guyon).

Pour Thompson ce serait la portion prostatique.

La *portion spongieuse offre une résistance très grande* à l'action des causes productrices de la poche rétrostricturale. Aussi en cet endroit celle-ci est toujours peu accusée. Le motif réside évidemment dans la disposition, autour du canal, du corps spongieux qui souvent chez le rétréci s'indure et se sclérose (*phlébite*), et dont la présence constitue pour l'urèthre une sorte de soutien périphérique.

Lorsque la dilatation se développe sur la portion spongieuse, c'est surtout *au cul-de-sac du bulbe qu'elle se localise*. C'est qu'en effet les strictures se forment de préférence dans la profondeur de l'urèthre ; de plus, ce cul-de-sac est une région prédisposée. C'est en somme une dilatation naturelle qui n'a qu'à s'accuser davantage pour devenir la poche en question, ce qu'elle fera d'autant plus facilement qu'elle est le siège ordinaire des inflammations chroniques (*uréthrites bulbaires*).

Ceci dit, je m'empresse d'ajouter que la poche rétrostricturale peut être observée *sur tous les points de la portion spongieuse*. Mais elle y sera bien moins vaste que dans les endroits que je viens de signaler. Dès maintenant on devine que ces dilatations sont l'*origine ordinaire des ruptures uréthrales et des infiltrations d'urine*.

Dans les circonstances habituelles, la poche commence exactement à se développer aux *dépens du point qui marque la limite entre la dilatation bulbaire et le sphincter interuréthral*. Ce dernier résiste d'abord grâce à sa tonicité musculaire. Mais à la longue il s'épuise et subit la dégénérescence graisseuse. Il cède complètement et dès lors n'offre plus la moindre résistance à l'action morbide, puisque son seul moyen de réaction a disparu.

Remarquons que *le col vésical lutte bien plus longtemps*, car, s'il est soumis à la pression excentrique atrophiante de l'urine, il subit aussi l'action hypertrophiante commune à tous les éléments musculaires de la vessie (Guyon). Il y a donc compensation. Il finit cependant par céder à la longue et se laisse dilater à son tour.

Quand le rétrécissement est placé au voisinage du méat urinaire, la poussée de l'urine est contre-balancée par la résistance du tissu spongieux, ainsi que nous l'avons établi plus haut. De sorte que la poche refuse de se produire. L'action dilatatrice se diffuse alors dans toute l'étendue du canal située entre la stricture et la vessie. Elle porte aussi sur la portion membraneuse, qui, moins bien soutenue que la spongieuse, peut se laisser distendre plus activement. Il en résulte une *dilatation cylindrique diffuse*, intéressant, non plus une zone localisée, mais bien une longueur considérable ou la totalité du canal.

Plus la diffusion de la lésion est grande, et moins elle est accusée, et inversement.

Il est important d'opposer l'une à l'autre la *forme localisée* et la *forme diffuse* des dilatations rétrostricturales ; la première est consécutive aux rétrécissements bulbaires ; et la seconde, aux rétrécissements péniens antérieurs.

Il y a là une certaine analogie avec les *anévrysmes diffus et circonscrits*. Du reste nous allons trouver des points de ressemblance avec les ectasies artérielles en envisageant *la forme des poches rétrostricturales*.

On doit admettre *quatre types de poches rétrostricturales*.

1° POCHES CYLINDRIQUES. — Ici le canal est dilaté régulièrement, *en forme de cylindre*. Cette modalité correspond à la *forme diffuse* que je viens de mentionner. Ce n'est donc pas là une poche à proprement parler.

2° POCHES FUSIFORMES. — Ainsi que son nom l'indique, la dilatation se présente sous l'aspect *d'un renflement allongé*, dont les extrémités vont en se resserrant progressivement.

On observe cette disposition derrière les rétrécissements infundibuliformes.

3° POCHE CRATÉRIFORME. — Elle est bien plus fréquente, quoiqu'elle se développe dans des conditions identiques.

Pour s'en faire une idée exacte supposons une dilatation fusiforme dans laquelle on aplanit la paroi supérieure. C'est en somme

un fuseau qu'on a sectionné par moitié en suivant le plan longitudinal, de façon à ne laisser subsister que la moitié de son renflement.

Nous avons dit et répété que la paroi inférieure de l'urèthre est
la plus sujette aux diverses altérations du canal. C'est elle qui fait
encore les frais presque exclusifs de la poche que nous étudions.
Au contraire la paroi supérieure, bien soutenue par les corps
caverneux, échappe en grande partie à l'action morbide qui détermine la dilatation.

La *poche cratériforme* représente donc une *poche fusiforme dans
laquelle le plancher de l'urèthre seul s'est laissé distendre.*

Elle figure une cavité conique s'ouvrant dans l'urèthre par sa
base, et rappelle vaguement un cratère. De là son nom.

4° POCHE SACCIFORME. — *Elle se développe toujours sur la paroi
inférieure du canal, sous forme d'un sac communiquant avec ce
dernier par un orifice étroit.* Elle est assimilable à *l'anévrisme
sacciforme.* Elle prend parfois un développement énorme et produit alors la *poche urineuse* (voir plus loin).

Tandis que les variétés précédentes se forment aux dépens du
canal, celle-ci résulte le plus souvent d'un *abcès urineux situé en
dehors et au-dessous de l'urèthre et ouvert ultérieurement dans la
cavité de ce dernier.* Les parois de l'abcès se sont indurées, de
sorte qu'après l'évacuation du pus elles constituent une sorte de
coque épaisse qui résiste indéfiniment et dans laquelle l'urine
pénètre à chaque miction grâce à la persistance de l'orifice de
communication.

Ce qui démontre l'exactitude de cette doctrine, c'est que les trois
premiers ordres de poches sont *lisses* sur la surface interne, tandis
que *la dernière est rugueuse, tomenteuse et rappelle très bien la
cavité d'un ancien abcès.*

Il y a lieu de se demander s'il ne s'agirait pas là d'un groupe de
glandes uréthrales suppurées? Ce qui donne créance à cette hypothèse, c'est que j'ai vu dans un cas *une petite poche rétrostricturale
cloisonnée et formée de cavités minuscules, rappelant tout à fait les
alvéoles glandulaires.* Elle s'ouvrait par plusieurs petits pertuis
parallèles dans l'urèthre, et était pleine d'urine et de pus. Le
microscope permit de déceler dans les tissus périphériques quelques
débris glandulaires très altérés, mais nettement reconnaissables.

Au niveau des dilatations précédentes *la muqueuse est constamment modifiée.*

Elle est rouge, enflammée, vascularisée, dépolie, *friable.* On y
voit de nombreuses *érosions superficielles,* dues à la chute de

l'épithélium. Quelquefois on remarque par places de petites *saillies* papilliformes inflammatoires, et des orifices dilatés correspondant à l'ouverture des glandules de la muqueuse.

En certains points on observe des *épaississements scléreux* dus à l'inégale répartition de la phlegmasie, et formant des brides saillantes dans l'intérieur de la cavité.

La muqueuse est le siège d'une *sécrétion puriforme* variable d'intensité, qui séjourne dans la poche, en même temps que les dernières gouttes d'urine après chaque miction. Ces liquides s'écoulent peu à peu à l'extérieur.

Ce sont là, en dernière analyse, les lésions de l'*inflammation chronique*.

Les dilatations rétrostricturales sont souvent *le point de départ des fistules urinaires*. Elles communiquent avec les clapiers sousjacents et forment des sortes de carrefours où aboutissent des trajets multiples.

On y a rencontré des *concrétions calcaires*, et même de véritables *calculs* formés sur place ou émanant de la vessie.

Le processus phlegmasique est parfois *destructeur ;* de sorte que les poches s'ulcèrent, s'ouvrent par de larges pertes de substance dans le périnée et donnent lieu à de *vastes épanchements d'urine*. L'ulcération peut même envahir d'arrière en avant le tissu du rétrécissement et constituer pour lui une sorte de *procédé curateur* (Guyon).

Il ne faut pas prendre pour la poche rétrostricturale les clapiers résultant de l'infiltration d'urine. Cette confusion est d'autant plus possible que fréquemment ils communiquent avec elle.

Pour M. le professeur Guyon, il existe *une sorte d'antagonisme entre la poche et les fistules*. En effet, pour se produire, la première exige une intégrité relative de la muqueuse uréthrale, tandis que les abcès urineux et les fistules qui en sont la conséquence ne se développent que par suite de l'altération de cette membrane (ulcérations, éraillures). Si l'altération est précoce l'abcès et la fistule le sont aussi et la poche fait défaut, n'ayant pas le temps de se former. Le contraire arrive si la muqueuse est saine.

Pour terminer signalons encore comme lésions rétrostricturales l'*applatissement du veru montanum* et la *dilatation des conduits éjaculateurs* et *des vésicules séminales* (Guyon). Ces altérations sont, comme les précédentes, produites par la poussée de l'urine.

LÉSIONS DU CANAL EN AVANT DU RÉTRÉCISSEMENT

Elles se réduisent à peu de chose. Ce segment de l'urèthre échappe en effet complètement à l'action qui produit les altérations rétrostricturales.

On a prétendu qu'il a une tendance à *se resserrer* parce qu'il est traversé par un courant liquide plus petit que normalement.

C'est là une vue de l'esprit. Il est vrai qu'à l'ouverture du canal on a cette illusion. Mais elle résulte de la comparaison qu'on fait de suite entre la portion placée en avant de la stricture et celle située en arrière. Cette dernière étant dilatée fait paraître l'autre rétrécie.

Autant le segment postérieur est altéré, autant l'*antérieur l'est peu*. Il ne faudrait cependant pas croire comme on le fait souvent que celui-ci soit exempt de lésions. Il subit en effet *toutes les actions irritatives et traumatiques des bougies exploratrices et autres* auxquelles échappe à peu près complètement le segment postérieur, et cela d'autant plus que le rétrécissement est plus étroit et plus difficile à traverser.

C'est à ce niveau que se font les *fausses routes* et les *éraillures* de la muqueuse. Cette région est aussi le siège de *poussées inflammatoires* émanées de la coarctation, mais elle y est bien moins exposée que la partie rétrostricturale, et les phlegmasies y subsistent moins longtemps.

Disons enfin que le segment antérieur présente parfois *de petits rétrécissements valvulaires ou calleux qui sont comme les avant-coureurs de la véritable angustie et des foyers de folliculite chronique.*

LÉSIONS DES TISSUS PÉRIPHÉRIQUES AU RÉTRÉCISSEMENT

Le plus souvent elles sont complètement nulles. L'affection *est localisée à la muqueuse ou à toute l'épaisseur de l'urèthre*, mais elle n'en dépasse pas les limites. Cela a lieu dans les *strictures inflammatoires*. Ce n'est que par exception et dans les cas très intenses que les altérations se diffusent et atteignent les plans sous-jacents.

Disons cependant que le *corps spongieux est fréquemment modifié dans sa structure*, mais en réalité il fait partie intégrante de l'urèthre et en constitue comme la couche la plus extérieure,

Dans les *rétrécissements traumatiques*, il est ordinaire de voir les lésions intéresser les plans périnéaux. C'est qu'en effet le choc primitif a atteint ces derniers en même temps que le canal. Il en résulte des brides cicatricielles péri-uréthrales, des nappes fibreuses, des masses inodulaires qui peuvent à elles seules amener une sorte d'étranglement du canal. Nous nous sommes déjà expliqué à propos de ces *rétrécissements péri-uréthraux* qui agissent comme le ferait une ligature. Ils peuvent même être la source unique des symptômes et exister en dehors de toute lésion pariétale du canal. Ce qui le prouve c'est qu'à leur niveau la muqueuse forme des plis longitudinaux à la façon d'une bourse à l'endroit du cordon qui la serre. Or les vrais rétrécissements sont dénués de ces plis sur leur face interne.

De plus il suffit d'inciser les brides périphériques pour voir l'urèthre reprendre son calibre naturel par effacement des plicatures.

Signalons enfin les *clapiers*, les *fistules*, les *foyers d'infiltration urinaire*, etc., dont la description se retrouvera dans les complications et qui se développent principalement autour des rétrécissements traumatiques.

2° LÉSIONS MICROSCOPIQUES

J'ai eu l'occasion, dans le cours de mon internat, de pratiquer l'examen histologique de cinq urèthres rétrécis appartenant à des malades morts d'affections intercurrentes (sauf dans un cas où l'infection urineuse tua le sujet). Ces cinq rétrécissements d'origine blennhorragique étaient tous *cylindriques* ou *infundibuliformes*. Situés à la région bulbaire ou dans son voisinage, quatre d'entre eux n'ont offert, pendant la vie, que des symptômes modérés. Le cinquième se compliqua de pyélo-néphrite grave qui amena la mort.

Ces cinq cas ont présenté entre eux une grande analogie histologique, et c'est leur description que nous allons donner tout d'abord.

Nos coupes ont porté sur les différents points des trajets stricturés, ainsi que sur les zones uréthrales situées en avant et en arrière. Nos préparations ont été durcies par macération dans l'eau gommée et l'alcool après un certain séjour dans la liqueur de Müller. Elles ont été coupées sur un large microtome de Ranvier permettant d'obtenir de grandes surfaces de section.

Les coupes provenant des points situés en avant de la coarctation montraient la *muqueuse uréthrale* à peu près saine. *L'épithé-lium nucléaire* profond était un peu proliféré par places. Les cellules prismatiques superficielles étaient légèrement troubles et desquamaient assez activement.

Le *chorion* proprement dit, la *couche amorphe sous-épithéliale* et les *follicules simples ou multilobés* se présentaient avec tous leurs caractères normaux. Les *vaisseaux* paraissaient légèrement dilatés et congestionnés.

Au-dessous de la muqueuse on voyait quelques *fibres muscu-laires* et le *corps spongieux*, avec leur apparence habituelle.

Quand on se rapprochait beaucoup du rétrécissement, les coupes changeaient d'aspect. *C'était d'abord l'épithélium qui se modifiait.* Il devenait moins net, ses cellules s'opacifiaient, se confondaient entre elles et se déformaient légèrement. Le chorion s'épaississait insensiblement. Dans deux cas les follicules étaient le siège d'une abondante prolifération épithéliale de nature catarrhale, et bourrés de cellules indifférentes de forme, troubles et granuleuses.

Dès qu'on arrivait à la stricture, ce qui frappait le plus sur la coupe, c'est que, quoique le rétrécissement parût complète-ment cylindrique, *la paroi inférieure de l'urèthre faisait seule tous les frais de l'altération microscopique.* La paroi supérieure était absolument indemne, et les latérales étaient à peine atteintes.

Voici les lésions de la paroi inférieure :

La *muqueuse* était tapissée de grosses cellules granuleuses, irrégulièrement cubiques, et en grande partie détachées. Le cho-rion épaissi était infiltré de cellules et de noyaux embryonnaires disposés soit en *îlots*, soit en *nappes diffuses*. Les premiers exis-taient souvent au sein des secondes.

La *couche amorphe sous-épithéliale* était épaissie, et en raison de ce fait, apparaissait avec une grande netteté.

On voyait par points des follicules bourrés d'éléments épithé-liaux et noyés dans des amas de noyaux embryonnaires.

Le *corps spongieux* était altéré sur la ligne médiane de la paroi inférieure. Il présentait une petite masse scléreuse qui oblitérait ses trabécules et se confondait avec la muqueuse sans ligne de séparation.

On y voyait de nombreux éléments jeunes du tissu cellulaire.

Toutes ces lésions allaient en s'atténuant sitôt qu'on dirigeait l'œil vers les parois latérales de l'urèthre, pour disparaître com-plètement dès qu'on se rapprochait de sa paroi supérieure.

Quand la coupe portait sur un point un peu plus avancé, les altérations précédentes s'accusaient et s'étendaient plus loin.

En pleine stricture, elles envahissaient toute la circonférence du canal, mais on voyait de suite que c'était le *plancher uréthral* qui était le plus atteint.

L'*épithélium* était cubique, granuleux, plus ou moins trouble, proliféré par places et formait des bosselures superficielles.

Le *chorion* était infiltré de cellules embryonnaires disposées en petits groupes ou en nappes diffuses, et présentait en grande abondance des cellules lamineuses organisées, entre-croisées en tous les sens, formant des faisceaux et des plans étendus. Des fibres élastiques croisaient de temps en temps les éléments précédents. Elles étaient en très petit nombre.

Au-dessous de la muqueuse, on voyait le *tissu spongieux*, dont les trabécules épaisses et fibreuses oblitéraient la plupart des vacuoles ou circonscrivaient de petites cavités remplies de fibrine avec des globules sanguins altérés (anciens caillots). L'*endothélium* était épaissi, tuméfié, manifestement altéré. Ces faits prouvaient qu'il y avait eu de la *phlébite du corps spongieux*.

Dans les endroits les plus malades, on voyait la muqueuse complètement fusionnée avec le tissu spongieux sous-jacent, sous l'aspect d'une ligne fibreuse très dense et très accusée.

Latéralement on notait les mêmes modifications, mais moins accentuées. Elles pénétraient surtout beaucoup moins profondément dans le tissu spongieux.

En haut enfin, elles étaient à leur minimum d'intensité. On apercevait peu de fibres lamineuses, et par contre on distinguait un *grand nombre de fibres élastiques très apparentes*. Ces caractères sont justes l'opposé de ceux de la paroi inférieure.

Dans les endroits où la sclérose est la plus marquée, toute *trace de follicules disparaît*. Ces glandes ont été étouffées par l'élément fibreux. Il en est de même pour les *vaisseaux* qui sont très dispersés et très rares. Ceux qu'on voit offrent des lésions nettes d'endartérite et de péri-artérite, d'endophlébite et de périphlébite.

Quand la coupe dépasse le point maximum des lésions, elle offre une analogie complète avec celle faite sur le segment antérieur de la stricture. Les altérations en d'autres termes vont en décroissant à mesure qu'on se rapproche de la vessie.

Ce fait prouve qu'il existe une *sorte de foyer pathologique intensif* qui est situé vers le milieu du rétrécissement et qui va en s'affaiblissant en avant et en arrière.

Un fait est cependant à signaler. Quoique très semblables aux coupes prises sur l'extrémité antérieure de la coarctation, celles qui sont pratiquées sur la zone la plus postérieure en *diffèrent par la présence de nombreuses artérioles et veinules bourrées de globules rouges* (congestion). *De plus, le tissu scléreux y est, toutes choses égales, infiltré d'un plus grand nombre d'éléments embryonnaires.*

Quand on a dépassé la stricture, la coupe porte sur la *dilatation uréthrale* étudiée plus haut.

Ici on observe les altérations d'une *phlegmasie très accusée et des destructions* de tissu plus ou moins marquées. L'épithélium est complètement détaché par points, et le chorion mis à nu. Celui-ci offre de petites ulcérations superficielles, limitées par une ligne sinueuse et irrégulière, au niveau de laquelle on constate une infiltration embryonnaire des plus accusées. Le corps spongieux est aminci et présente des lésions inflammatoires constantes, mais moins fortes qu'autour de la coarctation.

En résumé, les lésions histologiques de nos cinq cas consistaient en une *sclérose inflammatoire* qui formait le rétrécissement, et en une *phlegmasie catarrhale qu'on voyait en avant et surtout en arrière de l'obstacle.* La phlegmasie postérieure était, de plus, légèrement *destructive et atrophiante.*

La sclérose occupait principalement le plancher uréthral. Elle allait en s'affaiblissant à mesure qu'elle s'en éloignait. Au niveau de la *paroi supérieure du canal, il existait des éléments élastiques en grand nombre, tandis que les fibres lamineuses étaient bien moins abondantes qu'à la paroi inférieure. Par contre cette dernière était presque dépourvue de fibres élastiques.*

Même en plein rétrécissement, la constitution des parois supérieure et inférieure était tout à fait différente l'une de l'autre ; la première conservait un certain degré d'élasticité, tandis que la seconde était exclusivement scléreuse.

Dès qu'on s'éloignait du point de la stricture où les lésions étaient maximum, on voyait la paroi supérieure échapper de plus en plus aux modifications pathologiques qui finissaient *par se localiser exclusivement sur la paroi inférieure.*

MM. Brissaud et Segond [1] ont publié sur l'anatomie pathologique des rétrécissements un intéressant travail dans lequel ils communiquent le résultat de l'examen microscopique de deux rétrécissements inflammatoires de la région du bulbe.

Voici les points principaux de ce mémoire.

Au centre même de la stricture, l'épithélium de la muqueuse était cubique et proliféré en certains points où il formait de véritables saillies papilliformes.

Le chorion était épaissi et infiltré d'éléments embryonnaires.

Sur le plancher du canal, on voyait « une surface triangulaire,

---

[1] *Étude sur l'anat. path. des rétréciss. de l'urèthre* (*Gaz. hebd.*, 1881, n° 39, p. 625).

dont le sommet tronqué se confondait avec la muqueuse et qui était entièrement constituée par un tissu fibreux serré, très dense et parcouru seulement par quelques vaisseaux capillaires ». Cette masse fibreuse pénétrait dans le corps spongieux jusqu'à sa membrane fibreuse d'enveloppe et se confondait avec elle par sa base. Elle oblitérait toutes les vacuoles de cet organe situées en bas, sur la ligne médiane.

De chaque côté, cette bande fibreuse se confondait peu à peu avec le tissu spongieux qui reprenait ses caractères normaux.

En haut, sur la ligne médiane, le corps spongieux était encore parcouru dans toute son épaisseur par un tissu spécial formé d'éléments fibrillaires conjonctifs et d'*éléments élastiques* à fibrilles très fines. « Cette zone de *tissu élastique* immédiatement appliquée à la face supérieure de l'urèthre n'appartient évidemment qu'au rétrécissement. On ne la rencontre nulle part ailleurs, sur aucun point de l'étendue du canal, soit au-dessus, soit au-dessous du fuseau constricteur. D'ailleurs, comme la zone fibreuse de la face inférieure, elle semble s'être substituée, elle aussi, au tissu spongieux normalement peu abondant qui circonscrit l'urèthre à sa face supérieure. Cette substitution n'est pas totale comme celle de la face inférieure, car au-dessus des touffes de fibres élastiques dont il vient d'être question on distingue encore des vestiges de tissu spongieux normal. »

Ce qui se dégage de cette description, c'est que *sur la paroi uréthrale inférieure il existe une masse fibreuse qui se prolonge dans l'épaisseur du corps spongieux ; tandis que sur la paroi supérieure et avec une disposition à peu près homologue il se forme une lame élastique.*

Pour MM. Brissaud et Segond, ces éléments élastiques seraient de *nouvelle formation.*

On pourrait admettre aussi que ce *sont les anciens éléments de la muqueuse qui persistent dans un état d'intégrité relative,* cette région ayant été très peu envahie par le processus scléreux qui les a détruits sur la face inférieure et les parties latérales.

Pour ma part, cette hypothèse me satisfait mieux que celle de l'apparition, quasi providentielle, d'un tissu élastique qui va constituer le facteur le plus important de la guérison. Il me paraît difficile d'admettre que le tissu de sclérose émanant d'un seul et même processus soit fibreux en bas et élastique en haut.

Dans tous les cas, le fait anatomique important qui ressort du travail de MM. Brissaud et Segond se résume en ceci : *Tandis que la paroi inférieure du rétrécissement est surtout fibreuse, la paroi supérieure est surtout élastique.*

On voit que nos examens histologiques ne font en somme que corroborer ceux de MM. Brissaud et Segond.

Ce qui précède explique pourquoi la plaie linéaire de l'uréthrotomie forme sur la paroi supérieure, et aussitôt que produite, une sorte de *losange allongé*, par retrait élastique de ses bords latéraux. Cet écartement empêche la réunion par première intention, et rend inutiles l'introduction et le maintien d'une sonde de gros calibre dans l'urèthre après l'opération (Guyon). On comprend aussi qu'un rétrécissement fibreux et forcément inextensible se laisse dilater, grâce à sa paroi supérieure qui cède à l'action des bougies.

En définitive *le plafond et le plancher de l'urèthre peuvent être constamment opposés l'un à l'autre*, et cela non seulement aux points de vue symptomatique et chirurgical, mais aussi au point de vue anatomo-pathologique.

M. Guyon a donc eu raison d'appeler *chirurgicale* la paroi supérieure, la moins altérée, la plus solide, la mieux soutenue et la plus directe pour arriver à la vessie, et de réserver l'épithète de *morbide* ou *pathologique* à la paroi inférieure qui offre les caractères diamétralement opposés.

Terminons en disant, avec MM. Brissaud et Segond, que l'*infiltration embryonnaire* qu'on observe constamment dans les tissus stricturés et dans leurs environs fait d'un rétrécissement, si torpide soit-il en apparence, une sorte de *foyer inflammatoire chronique*, qui peut envahir d'une façon progressive et continue les tissus sous-jacents, et rendre la maladie incurable.

PATHOGÉNIE. — Il nous reste maintenant à déterminer *la succession des phénomènes anatomo-pathologiques* dans la formation d'un rétrécissement uréthral, et d'étudier le mode de développement du tissu morbide.

Deux théories sont en présence :

La *première* appartient à Lallemand. Mais elle a été reprise et développée par Mercier et surtout Alphonse Guérin [1].

D'après cette doctrine le processus initial siège, non pas dans la muqueuse, mais bien *au dehors d'elle*. L'inflammation blennorrhagique du canal crée une sorte de *phlébite du corps spongieux*. Il se dépose dans ses aréoles une lymphe plastique d'origine inflammatoire qui s'organise ultérieurement, et qui, dans les cas intenses, est suffisamment abondante pour donner lieu à la saillie

---

[1] Alph. GUÉRIN, *Des retréciss. du canal de l'urèthre. Mém. Soc. chirurg.*, (mai 1854, t. IV, p. 122).

cylindrique de la *chaude-pisse cordée*. En même temps le sang se coagule et il en résulte un dépôt de fibrine dans les mailles du tissu spongieux. Cette fibrine s'organise et devient le point de départ, avec la lymphe plastique, *des coarctations, qui sont primitivement situées autour de la muqueuse*.

L'organisation des dépôts précédents crée un obstacle au passage du sang. Cette gêne explique pourquoi dans les strictures anciennes et très marquées *le gland acquiert un développement exagéré relativement au reste de la verge*. Le sang y arrive librement par les artères, mais il ne peut en ressortir aussi aisément ; de là, une congestion chronique aboutissant à l'hypertrophie.

Pour établir sa théorie, Alph. Guérin s'appuie sur le fait que dans la plupart des rétrécissements *la muqueuse est lisse*, dépourvue de fausses membranes inflammatoires et de noyaux inodulaires au niveau même de l'angustie.

Or c'est justement cet aspect *lisse* de la muqueuse qui démontre qu'elle est altérée. Si cette membrane était saine, et si le rétrécissement était extérieur à l'urèthre, elle devrait *présenter des replis longitudinaux d'autant plus nombreux que la coarctation serait plus étroite*. Elle se comporterait, en d'autres termes, comme un cylindre élastique serré dans une ligature.

Depuis longtemps déjà Gosselin et d'autres observateurs ont constaté à l'aide du microscope que la phlébite spongieuse est un accident toujours *secondaire*, tandis que l'altération de la muqueuse est primitive. Aujourd'hui tout le monde reconnaît le fait.

La deuxième doctrine, celle qui fait loi aujourd'hui, admet que *la lésion primitive de tout rétrécissement se développe sur la muqueuse uréthrale*. Elle peut de là envahir le tissu spongieux, mais c'est un fait consécutif (Guyon, Thompson, etc. etc.).

Dans les coupes appartenant aux extrémités d'un rétrécissement cylindique, c'est-à-dire dans les régions les moins profondément altérées, le microscope permet de voir que la muqueuse présente « toutes les modifications qui correspondent à un processus de phlegmasie chronique se propageant par contiguïté aux travées du tissu spongieux : vascularisation exagérée, prolifération d'éléments subissant la transformation fibreuse, multiplication des épithéliums glandulaires, etc. etc. Mais à ce niveau, et ce fait est de la plus haute importance, il ne se passe absolument rien dans le tissu spongieux qui laisse à supposer que ce tissu soit le point de départ du processus phlegmasique ». (Brissaud et Segond [1].)

[1] *Loc. cit.*

Ceci dit, l'inflammation de la muqueuse uréthrale offre dans son évolution complète les *cinq étapes successives* qui appartiennent à la plupart des phlegmasies :

1° D'abord elle atteint l'*épithélium superficiel*, qui tombe et laisse par places le chorion à nu, formant ainsi des *érosions ;*

2° Ces dernières en se creusant, par destruction progressive du derme, deviennent des *ulcérations ;*

3° Plus tard les pertes des substances se recouvrent de *bourgeons charnus ;*

4° Ceux-ci s'organisent ici comme partout ailleurs et donnent lieu à du *tissu fibreux cicatriciel.*

5° Enfin à la longue ce tissu subit la *rétraction physiologique* à laquelle il est fatalement voué dès qu'il est devenu adulte. C'est ce dernier terme de l'évolution complète qui produit surtout la *stricture de l'urèthre ;*

Aux deux doctrines générales que nous venons de mentionner il convient d'en ajouter une *troisième* s'appliquant à un grand nombre de cas. Du reste elle se rattache à la théorie de l'*origine muqueuse des rétrécissements*. Je veux parler du rapport qui lie la *folliculite uréthrale à certaines strictures*. Le rôle de l'inflammation des glandes du canal a été signalé par M. Guiard[1] et par moi[2]. Depuis mon travail j'ai recueilli sur ce point un assez grand nombre d'observations très positives.

Voici les faits tels qu'ils se produisent.

Un sujet contracte la blennorrhagie. La palpation attentive du canal fait reconnaître sur sa paroi inférieure l'existence d'une *uréthro-folliculite* type, qui se révèle par ses signes cliniques ordinaires (voir au chapitre de l'Étiologie générale).

L'exploration uréthrale ne décèle aucun rétrécissement. L'écoulement guérit en grande partie, mais le malade conserve une légère goutte militaire. On le revoit plus tard et on constate, juste au niveau de l'ancien foyer de folliculite, un rétrécissement parfaitement organisé et donnant lieu à tous les symptômes classiques de cette affection.

D'autres fois la folliculite suppure, et il en résulte une petite fistule uréthrale occupant le plancher du canal. Au bout d'un temps variable, l'explorateur permet de constater l'existence d'une bride valvulaire plus ou moins serrée, située au-devant de l'orifice interne du trajet fistuleux. Or, dans ce cas, il suffit de

---

[1] *Uréthrites latentes et uréthrites glandulaires. — Ann. des mal. des org. génito-urin.*, 1884.

[2] *Des folliculites blennorrh. de l'homme (Ann. méd. chirurg.*, 1885).

dilater largement cette coarctation pour voir la fistule s'oblitérer d'elle-même et sans autre action thérapeutique.

Ces deux ordres de faits s'observent assez fréquemment si on connaît bien l'histoire clinique de la folliculite, et si on ne néglige pas de la rechercher systématiquement chez tout blennorrhagien. Quand on en a constaté un foyer un peu important, on peut prédire à coup sûr la formation d'une bride fibreuse en cet endroit et après un certain laps de temps.

Cette bride est la résultante soit d'un processus inflammatoire hyperplasique dû à l'extension de la phlegmasie folliculaire à la zone cellulaire périglandulaire; soit d'une suppuration du follicule lui-même, à la suite de laquelle il reste une petite cavité, origine du nodule cicatriciel.

Quoi qu'il en soit dans les deux cas, la glande disparaît. Dans le premier elle est étouffée par le tissu scléreux qui l'enserre de plus en plus; et dans le second, elle est détruite par la suppuration. En somme un nodule fibreux se substitue au follicule, et se sclérose à mesure qu'il évolue.

Si plusieurs glandules voisines sont atteintes, il en résulte des lésions analogues, mais diffusées sur une étendue plus grande et donnant lieu à des strictures plus compliquées.

La *pathogénie folliculaire* ne constitue pas une doctrine *à part*. Elle n'est qu'une dépendance de la théorie de l'*origine muqueuse des rétrécissements*.

Cette dernière a été corroborée par les recherches de Vajda [1], Neelsen [2], Baraban [3], Hallé et Vassermann [4] qui se sont étendus surtout sur les *lésions épithéliales*. Ces auteurs ont montré l'importance de la *prolifération et de la stratification* des cellules de revêtement et le travail de *kératinisation* qu'elles subissent et qui les rapproche de l'épiderme.

Ils ont noté des *saillies papillaires sous-épithéliales* presque constantes et plus ou moins développées.

Les lésions épithéliales et dermiques superficielles sont *primitives*, par rapport à l'infiltration embryonnaire intra dermique, ce qui prouve bien l'*origine muqueuse* du processus irritatif, qui émane, en dernière analyse, de l'*uréthrite chronique*.

[1] *Wien. med., Vochenschrift*, 1882.
[2] *Viert. f. Dermat. und Syph.*, 1887. -
[3] *Rev. méd. de l'Est*, 15 juin 1890.
[4] *Ann. de mal. des org. génito-urin.*, 1891.

CHAPITRE X

DIAGNOSTIC ET PRONOSTIC

Le *diagnostic* absolu d'un rétrécissement se tire, d'une part, de la notion des symptômes subjectifs accusés par le malade, et d'autre part de la constatation des phénomènes objectifs étudiés plus haut. Insister là-dessus serait répéter ce que nous avons déjà dit.

Mais il est des circonstances où une erreur résulte soit d'une mauvaise observation ou d'une fausse interprétation des faits. Nous devons nous arrêter un peu là-dessus.

Deux cas se présentent : 1° *tantôt il existe un rétrécissement uréthral, et on croit qu'il n'y en a pas ; 2° tantôt il n'y a pas trace de stricture, et on en diagnostique une.*

Premier cas. — Ici la faute provient d'une *observation incomplète du malade*. On laisse passer inaperçue la coarctation.

Les signes fonctionnels peuvent faire défaut ou se montrer insignifiants. Cela se voit même dans des angusties assez serrées, lorsque la vessie a subi une certaine *hypertrophie compensatrice*. Il ne faut donc pas tenir un trop grand compte de ces symptômes qui manquent quelquefois ou ne frappent guère l'attention du malade.

Il n'en est pas de même des *symptômes physiques constatés à l'exploration*. Ce sont eux qui tracent le diagnostic définitif.

Mais ils ne sont bien appréciés que par une *exploration parfaite*. Si celle-ci laisse à désirer, ils échappent à l'attention du chirurgien. Nous ne reviendrons pas sur les procédés que nous avons étudiés ci-dessus.

Nous ferons observer seulement qu'il importe d'employer un explorateur d'autant plus fort qu'on a affaire à un rétrécissement moins serré.

On comprend en effet que cette condition seule permettra de recueillir les sensations résultant du frottement ou de l'arrêt momentané de la boule de l'instrument contre les aspérités de la surface interne du canal.

C'est pour employer des instruments insuffisants de calibre qu'on omet de reconnaître les *rétrécissements larges*. Dans ces cas il vaut mieux se servir de nos *explorateurs lancéolés* dont l'introduction est malaisée et qui accrochent les moindres saillies de l'urèthre. Leur difficulté relative de pénétration devient alors une qualité et fait déceler des obstacles qui échapperaient aux explorateurs ordinaires et, à plus forte raison, aux sondes métalliques.

Il arrive souvent que le méat urinaire, grâce à son petit calibre, s'oppose à l'introduction intra-uréthrale de cathéters d'un volume suffisant. L'exploration en souffre beaucoup.

Lorsque le méat est très étroit, des strictures même assez serrées passent inaperçues, l'orifice antérieur de l'urèthre n'admettant que des instruments très petits.

Avec de l'habitude, on arrive cependant à recueillir les sensations extrêmement légères que donnent les explorateurs lorsqu'ils franchissent les rétrécissements, dans ces conditions particulières Mais on comprend que, si le renversement du rapport qui existe entre l'instrument et l'angustie atteint certaines limites, comme cela a lieu dans les cas de méat très étroit, le diagnostic devient complètement impossible. Le seul moyen de surmonter la difficulté, c'est d'*inciser largement* l'orifice uréthral. On est d'autant plus autorisé à faire cette petite opération, qu'elle constitue plus un moyen curatif qu'un procédé d'exploration. Un urèthre rétréci au niveau de son ouverture antérieure est toujours dans de mauvaises conditions physiologiques. Ainsi que nous l'avons déjà dit, il se rapproche du canal atteint de stricture pathologique. Il n'est donc jamais inutile de rétablir le calibre du méat.

Les *rétrécissements valvulaires et calleux* sont les plus sujets à échapper à l'exploration. Ils sont souvent très peu accusés et consistent en une petite bride ou une légère saillie occupant la paroi inférieure uréthrale.

C'est dans ce cas qu'il faut avoir la précaution d'employer un gros explorateur, de façon à accrocher la stricture avec une boule capable de prendre un point d'appui sur la paroi supérieure de l'urèthre. Ce n'est guère qu'en retirant l'instrument à soi qu'on perçoit la sensation de la valvule ou de la callosité. Avec nos explorateurs lancéolés, cette sensation existe aussi bien à l'aller qu'au retour.

Parmi les rétrécissements valvulaires uréthraux il en est un surtout dont le diagnostic est difficile. *C'est celui qui est situé juste en avant du sphincter interuréthral*. La sensation qu'il donne à la main de l'observateur se confond avec celle fournie par le sphincter lui-même, et on est exposé à les confondre ensemble et à les rapporter toutes deux à la tonicité du muscle cylindrique de cette région.

On évite cette erreur en se rappelant que le rétrécissement communique à la boule de l'explorateur un *ressaut brusque et sec*, tandis que le sphincter donne la sensation d'un cylindre contractile, régulier, se relâchant peu à peu devant l'instrument qui progresse. Au retour, l'explorateur traverse facilement le tube musculaire, mais son talon ne manque pas d'accrocher la valvule pathologique. En tirant à soi on sent le petit déclanchement dont nous avons déjà parlé et qu'on n'observe pas sur les urèthres normaux. Cette perception est plus nette par l'emploi des *bougies lancéolées*.

DEUXIÈME CAS. — *Ici on croit à l'existence d'un rétrécissement, et il n'en existe pas trace*. Cette éventualité se réalise bien plus fréquemment que la précédente.

Nous passerons sans y insister sur la compression exercée au niveau de la face inférieure de l'urèthre *par le bord du suspensoir*. Cette circonstance, capable d'en imposer pour un rétrécissement, est facilement reconnue.

Nous en dirons autant pour un explorateur qui n'est *graissé qu'à son extrémité*. Dès que la tige *sèche* arrive au méat, les bords de cet orifice refusent de glisser sur elles et sont refoulés vers l'intérieur de l'urèthre. La main éprouve en même temps une résistance qu'on pourrait rapporter à une coarctation si on n'était pas averti. Il suffit de signaler cette cause d'erreur.

Nous ne nous arrêterons pas sur les *congestions* et les *inflammations* uréthrales qui diminuent le calibre du canal en en épaississant les parois. Ce sont là, en définitive, des sortes de rétrécissements ; mais nous avons montré qu'on doit les distraire du groupe des strictures proprement dites. Nous ne mentionnerons que pour mémoire les *varices de l'urèthre*, affection très rare dont il nous a été donné d'observer un cas intéressant. Dans toutes ces circonstances l'*obstacle est diffus* et n'offre pas de résistance marquée. Il coïncide en même temps avec un syndrome clinique (douleur spéciale très vive au passage de la sonde, écoulements, etc.) qui est suffisant pour lever les doutes qu'on pourrait avoir à son sujet.

Les *folliculites uréthrales* rentrent dans ce cadre. Elles arrêtent l'explorateur comme le feraient les callosités du canal ; mais leur

évolution spéciale, leur nature phlegmasique, la douleur provoquée par le cathétérisme, la suppuration, etc., permettent de ne
pas les confondre avec le rétrécissement valvulaire ou calleux.
On se rappellera qu'elles sont la cause étiogénique ordinaire de
cette dernière variété de coarctations.

Les *compressions uréthrales* peuvent, à la rigueur, entraîner
une erreur de diagnostic et en imposer pour un rétrécissement, en
arrêtant l'explorateur comme le ferait une coarctation légitime.
Mais dans ce cas spécial le tableau clinique est complexe et comporte toute une série d'altérations qui ne laissent aucun doute
quant à la nature de la maladie. Les compressions uréthrales sont,
en effet, la conséquence d'un épanchement péri-uréthral, d'une
fracture des pubis, d'une tumeur développée dans les corps caverneux, etc. Chez la femme, un déplacement utérin, un néoplasme
de la matrice ou du vagin, etc., agissent de la même façon, de
sorte que la lésion primitive donne lieu à un cortège symptomatique
dont la compression uréthrale n'est qu'un des éléments cliniques.

On a vu des *corps étrangers de l'urèthre* être pris pour des strictures. La confusion n'est possible, dans l'espèce, que lorsqu'il
s'agit d'un *calcul* rénal ou d'un fragment de calcul vésical engagé
dans le canal et encastré dans l'épaisseur de sa paroi. L'explorateur est arrêté par la saillie du corps étranger, comme il le serait
par un rétrécissement ; mais la main du chirurgien perçoit alors
un *frottement rugueux caractérisque*, qui apparaît plus net
encore si on passe un cathéter métallique. Celui-ci, au contact
du calcul, *produit le choc pathognomonique de la pierre*. On peut
même l'entendre à distance.

La *palpation directe* de l'urèthre aide beaucoup le diagnostic en
faisant sentir le calcul sous forme d'un corps très dur, à limites
nettes plus ou moins régulières. La tâche est encore facilitée par
les antécédents du sujet et la possibilité de déplacer le calcul qui
raye les bougies poussées dans le calcul, surtout si elles sont
emplastiques.

Un explorateur un peu fort refoule souvent au-devant de lui la
muqueuse uréthrale qui *s'adosse à elle-même et forme une dupli-
cature*. Il en résulte un obstacle qui agit à la façon d'un rétrécissement valvulaire. Si on force sur le cathéter, son extrémité se
coiffe du repli muqueux, l'exagère de plus en plus, et on éprouve
une impossibilité complète à le franchir.

Le seul moyen pour faire disparaître cet arrêt, c'est de *tirer un
peu fortement sur la verge*, de manière à tendre la muqueuse et
à la déplisser. Aussitôt l'explorateur s'avance avec facilité et la
pseudo-stricture s'efface.

La valvule de Guérin, quand elle est très développée, constitue un véritable rétrécissement. Nous en avons déjà parlé. Elle arrête les instruments qui suivent la paroi supérieure. Pour franchir cette zone, il suffit de diriger l'extrémité des bougies vers le plancher du canal. Ranger cet obstacle parmi les rétrécissements n'est pas une erreur de diagnostic, à condition qu'on en détermine bien la nature et qu'on en rapporte l'origine au repli valvulaire qui existe à un degré variable chez tous les sujets.

Les *valvules prostatiques*, que nous n'avons pas à étudier dans ce livre, arrêtent, comme on sait, l'extrémité des bougies un peu en avant de la vessie. Elles pourraient faire penser à une stricture, n'étaient leur situation en arrière du sphincter interuréthral, c'est-à-dire dans l'arrière-canal où l'on n'observe pour ainsi dire jamais de rétrécissements, et la coexistence des symptômes de l'hypertrophie prostatique.

Lorsque la prostate est augmentée de volume, elle devient un obstacle sérieux au cathétérisme, même en dehors de toute valvule. La glande dévie le canal, en rend la courbure postérieure très brusque et forme comme une sorte de mur contre lequel viennent buter les explorateurs et les cathéters métalliques ordinaires. Outre les signes cliniques liés à cette affection, les conditions d'âge où elle se développe (vieillards), et les résultats que donne le toucher rectal, on n'ignore pas que le cathétérisme devient extrêmement aisé par l'emploi d'une sonde même volumineuse, mais à coudure brusque (sonde dite *à béquille*). Le passage facile d'un tel instrument éloigne toute idée de rétrécissement.

Nous arrivons au point le plus délicat du diagnostic, qui consiste à ne pas prendre pour une coarctation la *contraction normale ou anormale du sphincter interuréthral.*

Rappelons-nous qu'au-delà du point terminal de la portion spongieuse de l'urèthre, c'est-à-dire au niveau de la *région membraneuse*, on voit le canal se rétrécir tout à coup du fait de la présence autour de lui d'un cylindre musculaire nommé *sphincter interuréthral*. En avant de ce resserrement existe la dilatation dite *cul-de-sac bulbaire*, qui est plus apparente que réelle. Nous nous étendrons là-dessus à propos des *uréthrites localisées.*

Quand l'explorateur arrive au sphincter interuréthral, il éprouve une certaine difficulté à s'y engager, surtout si ce muscle est activement fermé. Il a en conséquence tendance à déprimer la paroi inférieure du canal qu'il suit de préférence, à exagérer le cul-de-sac du bulbe et à s'en coiffer pour ainsi dire. Cette dépression devient dès lors un obstacle qui s'oppose à la progression de la bougie. C'est en ce point que l'instrument produit des désordres et crée les *fausses routes*.

Il est facile de reconnaître la nature de cet obstacle en constatant sa position dans l'urèthre, et pour cela on n'a qu'à apprécier la profondeur à laquelle est arrivée la boule de l'explorateur. Du reste, *en tirant fortement sur la verge*, on tend le canal, on rend rigide sa paroi inférieure, on efface le cul-de-sac du bulbe et on fait disparaître aussitôt le point d'arrêt. Le cathéter s'engage dès lors avec une facilité relative dans la portion membraneuse.

Un autre procédé consiste à rendre rigide, à l'aide d'un *mandrin*, la bougie exploratrice qui devient alors capable de suivre le plafond uréthral et d'éviter le cul-de-sac bulbaire situé sur le plancher du conduit.

La *tonicité du sphincter interuréthral* peut faire croire à un rétrécissement. Cette erreur est commise par les médecins peu habitués aux pratiques du cathétérisme, surtout lorsqu'ils ont affaire à un sujet chez lequel cette tonicité est exagérée (*spasme de l'urèthre*). Disons à ce propos que le *spasme n'existe qu'au niveau du sphincter interuréthral et du sphincter vésical*. Mais c'est le premier de ces muscles qui joue le rôle important et presque exclusif. La portion spongieuse du canal ne prend aucune part à la réalisation de ce phénomène, comme le croyaient les anciens auteurs (Reybard, Civiale, etc.). Il serait fastidieux de discuter une question résolue aujourd'hui, et de vouloir démontrer la réalité de ce que nous venons d'avancer. La preuve en a été suffisamment faite (Leroy d'Etiolles, Mercier, Brodie, Guyon, etc.). Du reste, la clinique en donne quotidiennement la démonstration.

On peut donc définir le spasme uréthral, *une contracture exagérée, réflexe et passagère du sphincter interuréthral*.

On la distingue du rétrécissement de la région bulbaire par les faits suivants :

Tandis que la stricture communique à l'explorateur une *secousse brusque*, un ressaut plus ou moins sec, unique ou multiple, au contraire le spasme ne transmet à l'instrument *qu'une sensation de résistance qui cède à un moment donné*. A partir de cet instant, le passage de la région étroite devient facile, et la boule exploratrice ne permet de percevoir qu'une angustie régulière et à peine serrée.

En présence d'un spasme violent la conduite à tenir consiste à *laisser appuyée* contre l'orifice antérieur du sphincter interuréthral l'extrémité du cathéter pendant quelques instants. Peu à peu la contracture cède et l'instrument pénètre avec une grande aisance et quelquefois de lui-même, comme s'il était aspiré directement par la portion membraneuse. La douleur ressentie par le malade au moment de la traversée de cette région est physiologique et constante.

Les explorateurs à boule franchissent assez difficilement le sphincter interuréthral atteint de spasme. Nos explorateurs lancéolés, dont la saillie est plus brusque, ont une peine encore plus grande à le traverser. Au contraire, les bougies métalliques de Béniqué se comportent d'une façon opposée. Leur extrémité régulière dilate de proche en proche le canal, et, arrivée à la portion membraneuse, en écarte les parois sans les irriter par des tâtonnements.

Ce qui précède est plus que suffisant pour empêcher de confondre un *rétrécissement* avec un *spasme* de l'urèthre.

La difficulté est augmentée lorsque le *spasme coexiste avec une stricture*.

Certains auteurs ont prétendu que tout rétrécissement, même pénien, et situé à 6 ou 7 centimètres du méat (Verneuil) se complique fatalement d'un spasme de la région membraneuse.

Assurément le spasme est souvent provoqué par une coarctation, mais cela d'autant moins que celle-ci est plus éloignée du sphincter interuréthral. Pour ma part j'ai rarement vu la contracture sphinctérienne se produire dans le cas de rétrécissements cylindriques péniens, sauf chez les névropathes.

Par contre j'ai observé quantité de spasmes dus à la présence *du rétrécissement valvulaire de la région bulbaire*, même lorsqu'il est très peu serré et à peine accusé. Je me suis déjà expliqué au sujet de cette variété clinique qui retentit d'une façon si intense sur les parties profondes de l'urèthre. C'est la stricture irritative par excellence, celle qui provoque à son comble l'action spasmodique réflexe. Or il faut savoir que le rétrécissement valvulaire bulbaire est très fréquent et coexiste le plus souvent avec le rétrécissement cylindrique pénien. D'autre part, comme il est placé juste au-devant du sphincter interuréthral, il est parfois malaisé de séparer la part qui lui revient de celle qui appartient au muscle serré, dans l'appréciation des sensations fournies par l'explorateur.

On y arrive en employant des bougies à boule un peu forte ou nos explorateurs lancéolés. Dès que l'instrument a franchi le rétrécissement, si on le ramène en avant, on éprouve un ressaut brusque, une sorte de déclanchement qui existe aussi bien à l'aller qu'au retour.

Si on pénètre plus avant, la saillie de l'explorateur tombe dans le cylindre musculaire qui se laisse difficilement traverser, mais ne produit aucune sensation analogue à la précédente. Au bout de quelques instants le spasme cède en partie sinon complètement, et la sensation fournie par le rétrécissement persiste seule ou à peu près. Elle est alors d'autant plus appréciable que la contracture vient moins gêner sa perception.

La belladone et les bromures sont des auxiliaires puissants du diagnostic, tout en constituant les calmants les plus actifs contre le spasme uréthral.

Nous nous sommes assez étendus sur les *variétés des rétrécissements* sans avoir à y revenir actuellement.

Pronostic. — Il n'est pas possible d'indiquer le *pronostic des coarctations* dans un chapitre spécial. Il varie en effet avec la situation, le degré de stricture, la longueur, la dureté, la résistance, la multiplicité et surtout avec les *complications*, l'*état rénal*, la *santé générale*, et le *traitement* suivi par le malade.

Ce sont là, on le comprend, des facteurs intervenant dans l'évolution morbide d'une coarctation trop nombreux et trop variables pour qu'on puisse en déduire le pronostic général, même dans les cas les plus typiques.

Disons que les *rétrécissements traumatiques* sont, toutes choses égales, beaucoup plus graves que les *inflammatoires*.

En somme toute coarctation constitue un problème dont l'inconnue, c'est-à-dire le *pronostic*, se déduit des termes multiples que l'observation bien faite permet de connaître et d'apprécier à leur juste valeur.

DEUXIÈME PARTIE

COMPLICATIONS DES RÉTRÉCISSEMENTS DE L'URÈTHRE

CHAPITRE PREMIER

DÉFINITION ET DIVISION

Que doit-on entendre par *rétrécissement compliqué ?*

Nous rangerons sous cette rubrique toutes les strictures au tableau clinique normal desquelles s'ajoutent les symptômes de lésions éventuelles, intéressant l'appareil urinaire ou les organes voisins, ou portant leur action nocive sur toute l'économie.

À notre sens il ne faut pas réserver cette expression à la désignation des rétrécissements compliqués de fistules, d'infiltration ou d'abcès urineux. Elle doit avoir une limite bien plus vaste et embrasser la totalité des accidents qui peuvent se développer à la suite d'une stricture uréthrale et de par son fait.

Quant à la *nature de la complication*, rien n'en donne une idée plus précise que l'énonciation successive des lésions anatomiques qui la composent. Si le langage médical y perd de sa brièveté, il y gagne de la précision et de la clarté.

Dès qu'on aborde le chapitre des complications des rétrécissements de l'urèthre, une classification s'impose, en raison de leur multiplicité.

Nous les séparerons d'abord en deux grandes classes : *A. complications locales ; — B. complications générales.*

La première se subdivise en plusieurs groupes basés sur la situation anatomique des lésions secondaires : 1° *complications uréthrales ; — 2° complications péri-uréthrales ; — 3° complications juxta-uréthrales ; — 4° complications rétro-uréthrales.*

La seconde classe comprend l'ensemble des *septicémies uréthrales.*

CHAPITRE II

A. Complications locales

1° Uréthrales

Ce sont les plus fréquentes, car elles se développent dans l'organe même où siège le rétrécissement. Dès que ce dernier s'irrite, s'enflamme, exerce un retentissement pathologique de voisinage, l'urèthre est forcément atteint en premier lieu.

Aussi dans le groupe qui va nous occuper plusieurs des complications ne sont, en dernière analyse, que l'*exagération de certains symptômes* normaux des strictures. Cela se comprend *a priori* si on se rappelle que tout rétrécissement réagit sur le canal, et y entretient, ainsi que nous avons eu l'occasion de le dire, une irritation latente chronique, qui se manifeste par des phénomènes déjà étudiés (suintements, douleurs, hémorragies, etc.).

Que ces symptômes revêtent tout à coup une intensité particulière ; qu'ils occupent la place la plus apparente dans le tableau clinique, et la complication est constituée.

On pourrait croire que les *variétés cliniques* des rétrécissements étudiées plus haut ne sont en somme que des complications surajoutées aux symptômes ordinaires.

Mais la *complication* est une chose éventuelle, problématique, pouvant être évitée comme aussi provoquée. Dans tous les cas elle est transitoire.

Dans la *variété clinique*, au contraire, le symptôme saillant qui la caractérise est intimement uni à la nature même de la coarctation. Il est fatal, inévitable et essentiellement chronique ou récidivant ; il est lié à une disposition anatomique particulière du tissu morbide.

Prenons des exemples. Un rétrécissement est irrité par une cause traumatique. Il s'enflamme accidentellement et le canal aussi. La suppuration se produit et dure quelque temps. *Il y a complication d'uréthrite.*

Un retentissement, dès qu'il est formé, réagit d'une façon spéciale sur l'urèthre prédisposé et le fait suppurer abondamment. Malgré tous les moyens palliatifs, la sécrétion persiste ou s'amende un peu pour reparaître dès que le traitement se relâche. La suppuration n'est pas ici un accident. C'est un fait capital qui trouve son explication dans une disposition particulière des tissus uréthraux. Voilà la *variété clinique.*

Il en est de même pour l'*hémorragie.*

Un écoulement sanguin, qui se manifeste à la suite d'un cathétérisme brutal, est une complication, s'il présente une certaine abondance.

Un rétrécissement qui saigne au moindre attouchement, en dehors même de toute action directe locale, et ce à chaque instant, constitue une *variété clinique.*

Ceci dit, passons en revue les complications uréthrales, en parcourant le canal d'avant en arrière.

INFLAMMATION ET ŒDÈME DU MÉAT URINAIRE

Dans la plupart des rétrécissements, dès que l'urèthre est tant soit peu enflammé, *l'orifice externe de ce conduit devient rouge et ses lèvres se tuméfient.* Nous avons déjà dit que le *méat peut être regardé comme le miroir de l'urèthre* par analogie avec la langue qui est le miroir de l'estomac.

Mais dans les rétrécissements de la *fosse naviculaire* ou de la *valvule de Guérin* ce symptôme revêt une intensité telle qu'il devient souvent une *véritable complication ;* il appartient donc spécialement aux *strictures développées dans la partie la plus antérieure du canal.*

Il saute aux yeux que la zone inflammatoire secondaire à la coarctation siège surtout aux environs de celle-ci. Si donc le rétrécissement est très antérieur, la phlegmasie se diffuse jusqu'à l'orifice extérieur du canal.

Joignons à cela que, lorsque le méat est étroit, les cathéters ont de la peine à le traverser. Des efforts plus ou moins considérables deviennent nécessaires pour le franchir et produisent ainsi à son niveau des irritations répétées.

Dans les cas qui nous occupent le méat présente une *coloration d'un rouge intense* lie de vin. Il est *douloureux* à la pression, et même au moindre contact. Le *frottement* de la chemise est mal supporté.

Ses lèvres sont œdématiées et déjetées en dehors. Elles interceptent un orifice d'autant plus rétréci que le processus plegmasique est plus intense.

Elles sont le siège d'un *suintement purulent local*, indépendant de l'écoulement uréthral qui peut exister en même temps. En se desséchant le liquide *agglutine* les bords de l'orifice, ou le recouvre d'une *croûtelle jaunâtre*, derrière laquelle s'accumule une grosse goutte de pus qui s'écoule dès qu'on libère l'entrée du canal.

L'œdème inflammatoire du méat gêne parfois notablement l'introduction des bougies dilatatrices et la rend en tous cas très douloureuse. Le cathétérisme ne fait du reste qu'augmenter l'intensité de la phlegmasie locale.

La conduite à tenir en pareil cas est de pratiquer l'*uréthrotomie antérieure* (voir le traitement), qui offre l'avantage d'agrandir l'orifice enflammé et souvent trop étroit, et de sectionner en même temps le rétrécissement. Quelques applications antiseptiques non irritantes (solution boriquée) et des bains suffisent pour faire disparaître cette complication, qui cède avec la plus grande facilité, *l'incision une fois faite.*

URÉTHRITE AIGUE

Tout rétrécissement prédispose beaucoup le sujet qui en est porteur à *l'uréthrite aiguë généralisée ou localisée*, et cela d'autant plus que la coarctation est plus étroite, plus multiple et plus difficile à franchir.

La stricture imprime au tableau clinique de l'*uréthrite aiguë* un cachet assez particulier, en en exagérant certains symptômes et en en augmentant sa durée. Elle en modifie le pronostic et expose le malade à des rechutes fréquentes.

Les limites de cet ouvrage nous interdisent de faire une étude complète de cette manifestation inflammatoire. Nous n'avons qu'à en faire ressortir les caractères spéciaux dans l'espèce.

La plupart des *uréthrites aiguës* ne sont ici que *des poussées inflammatoires greffées sur un état chronique*. Tout rétréci offre, à un degré variable, *de l'uréthrite chronique latente*, localisée et rétrostricturale, qui peut, à l'occasion d'une cause quelconque, même très légère, se réveiller et subir une exacerbation faisant croire à un envahissement subit par un processus phlegmasique nouveau. Cette notion explique la grande *tendance récidivante* des

plegmasies uréthrales observées chez les rétrécis en général. C'est
toujours la même inflammation qui subit des alternatives de recrudescence et d'amélioration.

CAUSES. — Elles sont les mêmes que pour de l'uréthrite en général. Inutile de s'y étendre longuement.

La *blennorrhagie* joue son rôle habituel. Elle affecte une
prédilection pour les urèthres stricturés. De tels canaux suppurent
souvent depuis longtemps, ce qui constitue un terrain favorable à
la contamination directe. Le gonocoque s'implante plus facilement
dans la muqueuse érodée, fongueuse, enflammée, que dans la
muqueuse saine ; et une fois qu'il y a pénétré, il est protégé par
l'angustie derrière laquelle il se localise. Lorsque l'inflammation a
cédé, la région rétrostricturale reste envahie quand même par le
microbe spécifique auquel le rétrécissement forme comme un rem-
part s'opposant à la pénétration des injections antiseptiques. Cette
localisation se produit d'autant plus sûrement, que c'est derrière la
coarctation que les lésions inflammatoires chroniques sont toujours
le plus accusées.

Certains rétrécissements sont pourvus sur leur trajet d'irrégularités, de dépressions, d'anfractuosités, au fond desquelles le gonocoque vit tranquillement à l'abri du contact de l'urine et des
liquides injectés. De sorte que les remèdes internes eux-mêmes
sont impuissants à guérir le malade, tant que la dilatation ne vient
pas changer les conditions anatomiques de l'urèthre.

Tout cela explique la *durée indéfinie de la blennorrhagie chez le
retréci*, la difficulté de la guérir, et sa tendance à des récidives
apparentes qui ne sont en réalité qu'une série de réveils du même
état chronique.

*L'action traumatique des bougies ou autres instruments d'explo-
ration et de dilatation* est considérable dans la production de l'uréthrite aiguë.

Beaucoup de rétrécis se sondent eux-mêmes ou livrent leur
canal à des mains inexpérimentées. Le cathétérisme est alors
maladroit, brutal ou inconsidérément pratiqué. Le choix des instruments est mauvais, ou l'action dilatatoire trop rapidement poussée. D'autres fois l'instrument produit des déchirements de la
muqueuse, et, dans un degré plus accusé, *des fausses routes*.

Dans certains cas un cathéter mal aseptisé donne une *uréthrite
d'inoculation*. Celle-ci affecte toujours des allures bien plus graves
que l'*uréthrite traumatique*. Elle se prolonge plus longtemps et
retentit davantage sur l'état général.

Elle affecte deux formes : tantôt c'est une *phlegmasie simple*, *non virulente*, résultant du transport dans le canal de microbes pyogènes déposés sur la sonde ; tantôt c'est une *blennorrhagie légitime* provenant d'un instrument contaminé par le gonocoque.

Aujourd'hui ces uréthrites ne s'observent plus guère, l'antisepsie mettant les malades à l'abri de leur atteinte.

Il existe des rétrécissements qui offrent une *intolérance* remarquable au passage des cathéters quels qu'ils soient. Ils s'enflamment de suite et se compliquent d'uréthrite généralisée. Heureusement ces cas sont exceptionnels. On les observe surtout au début du traitement. D'ordinaire *une accoutumance*, une sorte *d'acclimatement à la sonde*, ne tarde pas à se faire, et la réaction inflammatoire disparaît peu à peu.

J'ai fréquemment vu des *uréthrites aiguës* se développer à la suite de l'introduction de sondes molles avariées, fendillées, rugueuses, écaillées dont se servaient des malades peu soigneux et insouciants. Ces instruments éraillent la muqueuse et exercent, toutes choses égales, une action traumatisante plus intense que des cathéters neufs. De plus, les fissures qu'ils présentent sur leur surface externe servent de réceptacle à des malpropretés, à des microorganismes qui peuvent inoculer l'urèthre.

De là, le précepte général de n'employer que des sondes et des bougies *parfaitement lisses*.

Arrêtons-nous un instant sur le rôle irritant des *injections* chez les rétrécis.

Elles agissent *mécaniquement*, lorsque, poussées *trop brusquement* ou en *trop grande abondance*, elles tendent à refouler le rétrécissement d'avant en arrière, s'il est valvulaire, ou à en écarter excentriquement les parois opposées, s'il est cylindrique. Ces résultats ont lieu principalement quand le liquide est injecté en trop grande quantité. Ce qui démontre l'action *exclusivement mécanique* de certaines injections, c'est que, pratiquées même avec de l'eau pure, elles sont suivies d'une poussée d'uréthrite.

Les injections exercent en outre une *action chimique* lorsque le liquide qui les compose est mordant, corrosif.

Il est à remarquer qu'elles ne peuvent guère agir sur la région rétrostricturale qui est la plus malade. En effet, elles franchissent à peine l'angustie à moins d'une pression considérable, et elles ne font qu'irriter la portion de l'urèthre sise en avant de la coarctation, sans modifier sensiblement le foyer de la phlegmasie chronique. Dans la plupart des cas elles sont donc inutiles ou nuisibles.

Chaque fois qu'on veut modifier l'état inflammatoire uréthral consécutif à une coarctation, il faut bien se rappeler que le maximum de la phlegmasie siège en arrière de l'angustie. Tous les moyens qui n'attaqueront pas directement ce point seront insuffisants et ne produiront qu'une action irritante.

Une forte tension urinaire s'exerçant derrière un rétrécissement, lorsque la vessie est surdistendue, est capable d'*agir à la façon d'une injection forcée et d'amener une poussée d'uréthrite*.

On voit parfois un rétréci se retenir d'uriner pendant plusieurs heures, comme cela arrive en chemin de fer, puis profiter d'un court moment pour vider sa vessie le plus rapidement qu'il peut. Il fait des efforts violents qui sont suivis d'une forte douleur uréthrale, et peu de temps après il est en possession d'une *uréthrite aiguë* caractérisée. J'ai observé plusieurs cas de ce genre survenus tous dans des conditions analogues.

L'explication la plus naturelle consiste à admettre que l'angustie a été refoulée d'arrière en avant et forcée brutalement par l'urine que sollicitait la contraction vésicale. Il existe une grande analogie entre ce mécanisme et celui des injections forcées.

Nous n'avons rien de particulier à dire à propos des *traumatismes du pénis* et des *exagérations fonctionnelles* de cet organe (excès de coït, masturbation, érections exagérées, etc.).

Il en est de même pour toutes les *fatigues* en général, la marche, l'usage immodéré de la voiture, l'équitation, la danse, la station debout prolongée, etc. etc.

Ce sont des causes banales qui ont une action plus active ici qu'ailleurs à cause de la coexistence de rétrécissement.

Signalons la *susceptibilité inflammatoire* de quelques urèthres rétrécis relativement à l'absorption de *certaines boissons*, de *certains condiments*. Tel sujet ne peut boire la plus petite quantité de cognac sans avoir une poussée d'uréthrite. Pour tel autre c'est le champagne, le cidre, la bière, ou même l'eau de Seltz qui amènent ce résultat. Le vinaigre, le poivre, la moutarde, etc. etc., peuvent agir de même. J'ai soigné et guéri un malade qui pendant des années s'est condamné à manger une nourriture privée de sel. Chaque fois qu'il usait tant soit peu de ce condiment, son canal s'enflammait et suppurait. Cet inconvénient a disparu avec la guérison du rétrécissement.

Enfin les *états généraux mauvais ou diathésiques* et en particulier l'*arthritisme* et ses dérivés, le *rhumatisme* et l'*herpétisme* sont de très importants facteurs étiogéniques de l'uréthrite chez les rétrécis. Mais il n'y a rien de particulier à signaler. Ces diathèses exercent leur action en tous temps et en dehors des coarctations.

J'ai vu une fois chez un *diabétique rétréci* se produire sans aucun motif apparent une série de *poussées d'uréthrite aiguë* coïncidant *toutes avec une élévation quantitative de la glycose éliminée.* Y avait-il entre les deux faits une connexion clinique? C'est très probable. On pourrait admettre que la fermentation des quelques gouttes d'urine retenues dans la poche rétrostricturale était le point de départ de ces phlegmasies successives.

Quant aux autres états diathésiques (scrofule, tuberculose, syphilis, etc.), je ne les ai jamais vus exercer une action analogue à celle des précédents.

SYMPTÔMES. — Ils sont à peu près les mêmes que ceux de l'uréthrite développée sur un canal sain. C'est le rétrécissement qui leur communique leur allure particulière en combinant avec eux ses symptômes propres.

La *douleur* ouvre la scène, elle est variable d'intensité et se répand sur toute l'étendue du canal.

Constamment il existe une région localisée où elle atteint son maximum. Ce point correspond au rétrécissement lui-même, ce qui prouve que c'est la coarctation qui est la cause la plus importante de la détermination morbide. La *pression uréthrale* à l'aide de l'extrémité du doigt permet de découvrir le foyer intensif de la souffrance.

La douleur présente toutes les nuances, toutes les variétés, toutes les formes observées dans l'uréthrite en général. Nous n'avons pas à y insister.

Un symptôme essentiel à noter consiste dans l'*exagération subite de tous les signes du rétrécissement.* La congestion des parois uréthrales en est la cause directe. Comme cette pléthore sanguine offre son maximum d'intensité aux environs de la coarctation, la lumière de celle-ci est diminuée très sensiblement et proportionnellement dans de bien plus grandes limites que le reste du canal. De sorte qu'en très peu de temps la stricture s'accuse beaucoup et son cortège symptomatique aussi.

Outre la *congestion de la muqueuse uréthrale*, il existe dans ces cas une *hyperémie variable du corps spongieux.* Ce dernier élément a une très grande importance. Le sang s'accumule facilement dans les aréoles de ce tissu qui devient turgide comme dans l'érection. Il en résulte une nouvelle cause de diminution de calibre de l'urèthre. Elle peut être suffisante pour amener de la *rétention d'urine complète.* Il est rare que cet accident soit de longue durée. Le corps spongieux se décongestionne assez aisément, sous l'influence du repos des antiphlogistiques et des émollients, et la miction redevient possible.

Lorsqu'on est forcé d'intervenir pour faire uriner le malade, il faut agir avec une grande douceur et se rappeler que les hémorragies sont à craindre en pareille circonstance.

L'*écoulement* est constant. Très souvent ce n'est pas un élément pathologique nouveau, l'urèthre offrant déjà un suintement chronique. Il est purulent, blanchâtre, ou jaune verdâtre. Sa quantité est variable. La pression du canal d'arrière en avant amène au méat le liquide. Nous étendre là-dessus serait faire l'histoire de l'uréthrite en général.

Ajoutons cependant que le pus devient très virulent lorsque le sujet possède déjà des gonocoques. Ceux-ci se développent à l'occasion de la poussée aiguë. Dans le cas contraire c'est un pus inflammatoire banal.

Signalons en terminant de petites *urétrhorrhagies*, l'*adénite inguinale*, la *fièvre*, l'*état saburral*, la *courbature*, etc., manifestations éventuelles qui sont liées à toutes les uréthrites intenses.

L'*évolution* de l'entité morbide qui nous occupe est *bien moins franche et moins rapide* que dans les cas d'uréthrites primitives, non liées à un rétrécissement. Elle tend vers la *chronicité*. La phase aiguë du début est relativement *longue*. Une fois calmée, le canal ne reprend pas son aspect normal. Si précédemment il n'était le siège d'aucun suintement, il le devient, et la poussée phlegmasique marque le début de l'*uréthrite chronique* qui va se perpétuer, entretenue par la stricture. Lorsque le malade était atteint déjà de goutte militaire, celle-ci subit une exacerbation et reste plus abondante qu'avant la complication.

Il est quelques circonstances heureuses, mais très rares, dans lesquelles la *poussée aiguë d'uréthrite guérit* non pas le rétrécissement, mais le suintement chronique qui en est la conséquence.

J'ai noté plusieurs fois ce résultat qui explique les succès apparents obtenus par les injections irritantes. Ces dernières n'amènent jamais la guérison, puisque le rétrécissement subsiste. Mais elles peuvent modifier un des symptômes, celui qui ennuie le plus le malade et dont il demande surtout à être débarrassé. Il est rare que l'écoulement ne reparaisse pas de nouveau à brève échéance.

Partant de ce fait, certains rétrécis atteints de suintement chronique se livrent à des excès variés, dans le but de se procurer une *uréthrite aiguë curative*. Cette méthode est presque toujours inutile, dans tous les cas insuffisante, et très souvent dangereuse car elle peut amener des accidents très graves et en particulier la *rétention complète d'urine*.

A côté de l'*uréthrite aiguë secondaire au rétrécissement et généralisée à tout le canal*, mentionnons les *inflammations localisées* survenant dans les mêmes circonstances. La phlegmasie est alors moins intense que précédemment. Elle a une moindre tendance à l'envahissement et reste confinée aux alentours de la stricture qui en est la cause première. C'est plus une *inflammation du rétrécissement et de son voisinage* qu'une *uréthrite proprement dite*. Fréquemment elle représente la phase initiale de cette dernière affection.

Presque toujours elle résulte d'une *action traumatique* (dilatation). La coarctation devient *douloureuse* lors du passage des cathéters et de l'urine. *Les symptômes propres* de la stricture *s'accusent et l'écoulement apparaît ou s'exagère ;* mais tout cela se produit *discrètement* et d'autant plus faiblement que la phlegmasie est plus localisée.

Tout rentre dans l'ordre avec une thérapeutique méthodique. Au contraire, les fatigues et les excès rendent envahissant ce processus spécial, et l'uréthrite se généralise.

DIAGNOSTIC. — Il s'impose à l'observateur et n'offre pas la moindre difficulté. L'erreur à éviter ici consiste à saisir la *cause première*, c'est-à-dire à *reconnaître la présence du rétrécissement.* On sera guidé par tous les antécédents du malade et l'évolution particulière de l'inflammation du canal. Du reste l'*examen local*, qu'on pratiquera dès la cessation des symptômes uréthraux, lèvera tous les doutes, s'il en existe.

PRONOSTIC. — Il dépend de l'*intensité* et de la *généralisation* de la phlegmasie. Toutes choses égales, il est bien plus sérieux dans l'uréthrite aiguë secondaire à une coarctation que dans l'uréthrite aiguë primitive.

TRAITEMENT. — Il consiste à employer le repos, les calmants généraux et locaux, les antiphlogistiques, les dérivatifs intestinaux, etc.

On se comporte, en un mot, comme pour combattre toute inflammation uréthrale aiguë.

Une fois maître de la complication, on s'adresse à *sa cause initiale* et on institue le traitement qui convient au rétrécissement. C'est là le point essentiel.

URÉTHRITE CHRONIQUE

L'uréthrite chronique est fréquemment liée à la présence d'un rétrécissement qui entretient cette maladie et l'empêche de guérir. Elle succède presque toujours à la forme clinique précédente.

Elle affecte plusieurs types que nous devons isoler les uns des autres.

Tantôt elle est la *continuation pure et simple* de l'uréthrite aiguë, dont les symptômes se sont adoucis.

D'autres fois elle consiste dans la *persistance d'un suintement catarrhal*.

Enfin, au lieu d'être généralisée à tout le canal, elle se *localise à une région de l'urèthre* dans laquelle elle se confine et se dissimule.

Nous décrirons :

A. Uréthrites chroniques généralisées : 1° Uréthrite chronique proprement dite ; 2° uréthrite chronique catarrhale ou catarrhe uréthral ;

B. Uréthrites chroniques localisées : 1° derrière le rétrécissement ; 2° au cul-de-sac bulbaire ; 3° à l'urèthre postérieur.

A. Uréthrites chroniques généralisées

1° Uréthrite chronique proprement dite.

Une fois que les symptômes de l'*uréthrite aiguë* se sont calmés, le malade conserve pendant un temps variable un *suintement, puriforme ou purulent* peu abondant, et donnant lieu à des *taches jaunâtres*.

En même temps la *douleur* s'apaise ou ne persiste que sous forme de picotements, de lancinations survenant par moments ou de simples chatouillements.

Les *troubles de la miction* sont insignifiants du fait de l'uréthrite chronique. Ils relèvent à peu près exclusivement de la coarctation.

L'*exploration uréthrale* n'occasionne guère plus de douleur au malade qu'avant l'apparition de la complication. Somme toute, ce qui domine, c'est l'existence de l'*écoulement chronique purulent*.

Sa valeur *symptomatique* est telle dans certains cas qu'on est autorisé à baser sur lui la création d'une modalité spéciale des rétrécissements. Nous nous sommes expliqué là-dessus au chapitre consacré aux *variétés cliniques* (voir plus haut), et nous nous sommes suffisamment étendu sur les caractères des écoulements chroniques sans avoir besoin d'y revenir ici.

En définitive, l'*uréthrite chronique proprement dite* liée au rétrécissement n'est pas autre chose que le *rétrécissement purulent* déjà étudié.

2° Uréthrite chronique catarrhale ou catarrhe uréthral

Dans certaines circonstances cette entité morbide est *idiopathique*; mais le plus souvent elle est *symptomatique d'une coarctation*. Certains chirurgiens même l'ont exclusivement regardée comme un *accident secondaire* au rétrécissement.

On connaît les idées du Dr Otis, de New-York. Pour lui, *tout catarrhe uréthral succède à une stricture*. Le seul traitement rationnel à lui opposer est donc la *dilatation*, même dans les cas où le canal n'est le siège d'aucun obstacle apparent, car alors il existe un *rétrécissement large*. L'action dilatatrice doit être portée très loin, surtout dans ces derniers cas.

Sans être aussi exclusif que le Dr Otis, je n'hésite pas à admettre, pour ma part, que les *coarctations jouent un rôle considérable dans l'étiogénie du catarrhe de l'urèthre*. Bien souvent en effet une exploration minutieuse avec un explorateur lancéolé un peu fort ou avec l'uréthrographe décèle l'existence d'une légère angustie qui avait échappé à un premier examen plus superficiel.

Il n'est pas besoin d'ajouter que l'*arthritisme* et les états qui s'y rattachent (herpétisme, rhumatisme) donnent à la muqueuse une sorte d'*aptitude morbide* qui la prédispose beaucoup au catarrhe. Le *lymphatisme* agit dans le même sens.

Cela explique pourquoi certains rétrécissements légers donnent lieu à cette complication, tandis que des angusties très étroites ne la produisent pas du tout.

Il est bien certain qu'il existe des cas de *catarrhe primitif de l'urèthre*. Même alors la dilatation exerce une heureuse influence curative, si elle est bien faite. Doit-on en conclure que la cause première est un rétrécissement qui échappe à toutes les investigations? Cette doctrine est exagérée. Fréquemment une même thérapeutique exerce une influence également heureuse dans des affections complètement différentes.

Le Dr Otis regarde comme rétrécis, des urèthres qui admettent le numéro 48 de la filière de Béniqué, et, conséquent avec ses idées, il pousse leur dilatation jusqu'aux limites les plus extrêmes. Un résultat heureux, en pareil cas, ne signifie nullement que les données anatomiques relatives au calibre de l'urèthre sont fausses. Cela prouve que la dilatation activement poussée exerce sur les muqueuses une action mécanique comparable en tous points au massage et capable de modifier la vitalité des tissus et de faire disparaître le processus catarrhal sans qu'il soit besoin d'invoquer une stricture qu'on ne peut pas constater cliniquement.

Ceci dit, étudions les symptômes du *catarrhe uréthral secondaire au rétrécissement*. Rarement il *débute* d'une *façon spontanée*, et sans être précédé d'une manifestation inflammatoire aiguë du canal.

Le plus souvent, il est la conséquence d'une *poussée d'uréthrite* ou d'une blennorrhagie développée chez le rétréci. Une fois la phase aiguë calmée, *il persiste un suintement grisâtre*, à peine coloré, dénué de propriétés virulentes ou pyogéniques, mais qui s'éternise indéfiniment. A tout instant le malade éprouve la sensation *d'être mouillé*. Sa chemise se *colle au méat* et est maculée par des *petites taches*.

Les *douleurs* sont insignifiantes, et consistent en picotements intermittents, en sensations vagues de cuisson ou de brûlure, qui se produisent surtout au moment de la miction. On note parfois du chatouillement du canal, et une sorte de tension légèrement pénible qui a lieu au moment des érections.

Le moindre excès, une fatigue, le froid, etc., augmentent à tout instant les symptômes sus-indiqués, et *transforment le suintement catarrhal en un écoulement purulent*.

Lorsqu'on examine le malade, on est frappé d'abord par l'aspect des *taches* qui maculent le linge. Elles sont irrégulières et plus ou moins étendues. Leur couleur est grisâtre. Desséchées, elles présentent la même nuance au centre qu'à la périphérie. Les contours sont cependant un peu plus colorés et sont toujours nettement accusés.

Lorsque la tache est fraîche, on dirait qu'on a déposé sur le linge une goutte de solution gommeuse, et la surface maculée est *légèrement visqueuse*. Il est des cas cependant où elle est *aqueuse*, à tel point qu'on peut croire qu'il s'agit là d'un peu d'urine imprégnant la chemise.

Dans le catarrhe typique on n'observe pas les taches verdâtres ou jaunâtres qui sont l'indice du pus. Celles-ci dénotent qu'une inflammation est venue compliquer le processus, se surajouter à lui et en modifier l'allure clinique.

Le *méat urinaire est constamment humide et rouge*. Ses lèvres sont légèrement tuméfiées et agglutinées par le fait de la dessiccation de la gouttelette catarrhale qui y séjourne et qui s'y transforme en une petite croûtelle. Derrière cette dernière il s'accumule une grosse goutte visqueuse qui s'écoule dès qu'on entr'ouvre l'orifice.

Pour recueillir le liquide pathologique il suffit d'exercer sur la partie inférieure de l'urèthre une pression régulière à l'aide du doigt et dirigée d'arrière en avant.

Cette sécrétion se présente alors sous l'aspect d'un *mucus épais* quelquefois *incolore*, mais le plus souvent d'un *blanc grisâtre et grumeleux*. Il offre une certaine *viscosité* qui est loin d'égaler celle du liquide prostatique. Il ne forme pas, comme ce dernier, de longs filaments par l'écartement des doigts.

Rarement il répand une odeur âcre, désagréable.

Le liquide catarrhal est constitué par des *cellules épithéliales* plus ou moins altérées, détachées de la muqueuse uréthrale et nageant dans un *liquide incolore*. Par places, ces éléments s'accumulent en petits groupes compacts donnant lieu ainsi à de petits grumeaux.

On observe aussi des *granulations protéiques* anguleuses, qui sont probablement des débris des cellules épithéliales désorganisées ; des *microbes banaux* appartenant au *genre coccus*, et parmi lesquels il est possible de rencontrer le *gonocoque* lorsque le processus blennorrhagique existe à l'état latent. On distingue enfin dans quelques circonstances des *globules rouges et blancs*, mais seulement lorsque l'urèthre a subi une poussée de phlegmasie aiguë.

L'*exploration directe* du canal, outre les renseignements qu'elle fournit relativement au rétrécissement, provoque une certaine douleur. En même temps elle permet de constater l'existence de *rugosités* superficielles et inconstantes qui sont l'expression clinique de l'épaississement dont la muqueuse devient le siège à la longue.

La bougie exploratrice, lorsque le malade n'a pas uriné de quelque temps, *ramène sur son talon une goutte de liquide catarrhal*.

L'*évolution* du catarrhe de l'urèthre est lente et essentiellement liée à celle de la coarctation de laquelle elle dépend directement.

On comprend que cette complication prédispose l'urèthre et la vessie à d'autres accidents (uréthrite postérieure, cystite, etc.).

Le *diagnostic* est très aisé à établir. Quant au *pronostic*, il dépend exclusivement de la coarctation, le catarrhe uréthral constituant un fait pathologique plus gênant que grave.

Nous nous sommes étendu un peu longuement sur cette complication, mais c'était nécessaire car le catarrhe uréthral est souvent méconnu ou confondu avec les autres écoulements uréthraux. Il constitue pour la plupart des malades un sujet de découragement et d'ennui. Il atteint leur moral, et le médecin est fréquemment impuissant à donner la satisfaction qu'on réclame de lui, à cause même de la résistance de cette affection à tous les traitements employés.

Aussi allons-nous indiquer les moyens thérapeutiques qui nous ont le mieux réussi dans notre pratique.

Traitement. — Disons d'abord que le *catarrhe uréthral se montre rebelle aux injections et à l'emploi des balsamiques et des divers médicaments*, dont on prolonge l'usage en pure perte.

Deux cas se présentent. Tantôt au liquide catarrhal se mélange une certaine quantité de *matière purulente*. L'écoulement est alors *grisâtre*, lactescent ou tout au moins louche. Tantôt au contraire les globules blancs font complètement défaut, et le suintement est *clair*.

Dans le premier cas, il faut avant tout faire disparaître le pus de façon à ramener le liquide au type catarrhal pur.

Pour cela on peut user des substances antiseptiques *injectées* dans le canal, ou des *instillations* de nitrate d'argent.

On a aussi préconisé autrefois l'usage de *pommades* et de *topiques* portés directement dans l'urèthre à l'aide de *cathéters creux percés d'un grand nombre de trous*. Les substances médicamenteuses étaient poussées au moyen de pistons de diverses formes.

La *seringue creuse d'Otis*, le *cathéter d'Hutchinson*, pour l'application intra-uréthrale des substances denses et visqueuses, *celui de Bryce*, etc., sont construits sur ce modèle général. La sonde de *Caspar* modifiée par Tiemann présente des rainures au lieu de trous.

Signalons ici l'*insufflateur de Mallez* destiné à lancer au fond du canal certaines poudres médicamenteuses. Il consiste en une sonde droite à l'extrémité de laquelle est adaptée une petite poire en caoutchouc dont la compression produit la force propulsive. La poudre est placée dans l'extrémité du tube de la sonde grâce à une ouverture qu'on peut ouvrir ou fermer à volonté.

Mais il arrive quelquefois que l'état purulent résiste à tous les traitements possibles.

Contre les cas rebelles j'ai imaginé un procédé d'*insufflations de vapeurs iodées* qui m'a constamment donné les meilleurs résultats[1], et que j'emploie concurremment avec la dilatation progressive destinée à combattre le rétrécissement, cause initiale des accidents.

L'expérimentation chez les animaux et la clinique m'ont démontré que les vapeurs d'iode n'exercent sur la muqueuse uréthrale aucune action fâcheuse. Elles sont à peine douloureuses, dans quelques circonstances même elles calment l'irritation uréthrale et amènent une sédation locale. Je n'ai jamais vu une inflammation tant soit peu sérieuse succéder à leur application.

---

[1] Hamonic, *Soc. de méd. prat.*, 21 juin 1888.

Chose plus remarquable, ces vapeurs semblent exercer sur le tissu du rétrécissement une sorte d'*action résolutive* qui rend plus aisé le passage des instruments, et plus rapide l'action de la dilatation.

Au début de mes expériences je redoutais la pénétration dans la vessie des vapeurs iodées. J'ai pu me convaincre que cette frayeur était exagérée. L'action de ces dernières sur la muqueuse vésicale est nulle et provoque tout au plus quelques symptômes passagers de cystite. Du reste, il est facile d'éviter cette pénétration ; je dirai plus, avec mon instrument il est difficile de l'obtenir.

Au début, j'employais une sonde en gomme, à bout coupé, que j'introduisais dans l'urèthre antérieur à une profondeur variable. A son extrémité libre j'adaptais l'une des deux tubulures d'un ballon de verre contenant de l'iode métallique. A l'autre tubulure je fixais une soufflerie. Je chauffais l'iode et je chassais les vapeurs à travers la sonde. Elles refluaient d'arrière en avant, entre les parois de cette dernière, et celles du canal de l'urèthre, et ressortaient avec un bruit particulier à chaque pression de la poire à insufflation. Même lorsque je portais l'extrémité de la sonde jusqu'au sphincter interuréthral, je constatais que le retour de l'air à l'extérieur se faisait aisément et que la tendance des vapeurs à pénétrer dans la vessie était nulle.

Mon appareil définitif est composé de deux sondes (AB) contenues l'une dans l'autre. La sonde intérieure est en caoutchouc durci. L'extérieure est en maillechort. Entre les deux existe un espace libre (C). Elles présentent l'une et l'autre une petite ouverture circulaire à leur extrémité (DE).

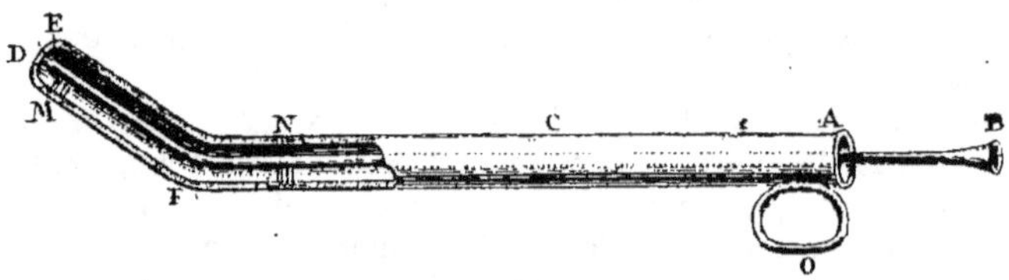

FIG. 44.

Leur courbure (F) est angulaire et très ouverte, de manière à rendre assez difficile l'introduction de l'instrument dans la vessie.

Nous venons de dire en effet que la pénétration des vapeurs iodées dans ce réservoir est toujours inutile. Elles ne doivent agir que sur l'urèthre antérieur.

La sonde extérieure se divise en trois segments, à l'aide de deux pas de vis (M, N). De cette façon on nettoie facile

ment sa cavité à l'aide d'un écouvillon. La sonde intérieure est
d'une seule pièce, et son pavillon évasé (B) dépasse celui de la
sonde extérieure. L'appareil porte à son extrémité libre un
anneau (O) situé du côté de la convexité.

L'iode métallique est placé dans un petit ballon tubulé, dont le
bouchon en caoutchouc est traversé par un tube de verre recourbé
et effilé à sa pointe. A la tubulure s'adapte une double poire à
soufflerie.

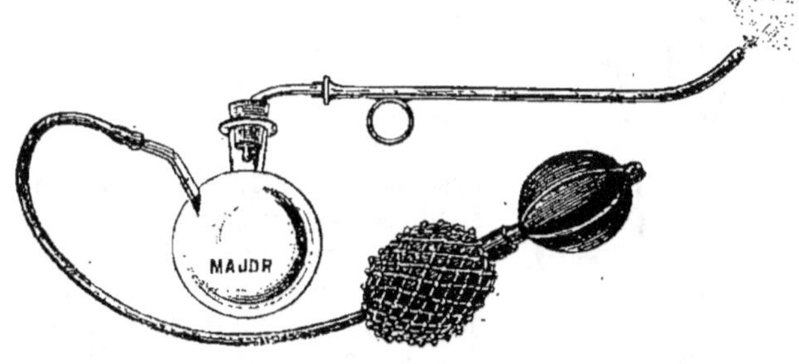

Fig. 45.

Le manuel opératoire est des plus simples. On huile la sonde
et on l'introduit jusqu'au sphincter interuréthral. On confie à
un aide ou au malade lui-même son extrémité libre. On chauffe
le ballon sur une lampe à alcool, de façon à sublimer l'iode, puis
on introduit l'extrémité du tube de dégagement dans le pavillon
de la sonde intérieure. On imprime alors des pressions plus ou
moins rapides à la poire en caoutchouc qu'on manœuvre de la
main droite, tandis que la gauche soutient la sonde et le ballon.

L'air de la poire à soufflerie chasse les vapeurs iodées qui sont
forcées de sortir par le tube de dégagement et de pénétrer dans
la sonde intérieure. L'iode se condense rapidement et est projeté
sous forme d'une poussière métallique très fine, sur la muqueuse
uréthrale, à travers les orifices terminaux des deux sondes, tandis
que l'air retrocède vers l'extérieur dans l'espace situé entre elles
deux.

Pour bien manœuvrer la sonde et le ballon, on passe l'annulaire
de la main gauche dans l'anneau. On maintient le pavillon de
la sonde extérieure entre la face dorsale du médius et la face palmaire de l'index de la même main. Le pouce repose sur le col du
ballon, ou sur son bouchon, et fixe son bec dans la sonde intérieure.
La main droite ne s'occupe que de la soufflerie.

Quand on chauffe le ballon contenant l'iode, on voit bientôt se dégager des vapeurs *violettes*, puis celles-ci se foncent et deviennent d'un *violet sombre*. A un degré plus accusé de chaleur, l'iode entre en fusion et les vapeurs sont *noires*.

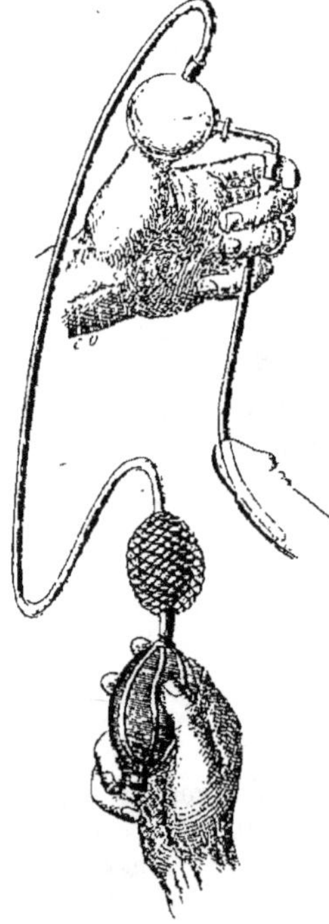

Ces trois nuances marquent assez bien la force de l'insufflation. Dans les cas rebelles, il est important d'insuffler des vapeurs noires. Dans les autres circonstances le second degré suffit. On ne doit pas craindre de dépasser toujours la teinte violette du début du chauffage.

Il faut, tout en continuant de souffler avec la poire, retirer peu à peu la sonde vers l'extérieur, de manière à répandre les vapeurs iodées, d'arrière en avant, sur *toute l'étendue de l'urèthre antérieur*. A la fin de l'opération, l'index et le médius gauche de l'opérateur sont maculés par les vapeurs iodées en retour.

Lorsque le bec du ballon s'engorge d'iode précipité, on n'a qu'à le chauffer à la lampe. Il est bon d'en avoir plusieurs de rechange. Après chaque insufflation, on nettoie les sondes à l'aide de petits écouvillons imbibés d'alcool.

Le *résultat immédiat* de ces insufflations est de déterminer une légère *cuisson* au patient. Elle est plus ou moins forte suivant le degré de condensation des vapeurs. Il est rare qu'elle soit très vive ; dans tous les cas, elle cesse au bout de quelques instants.

Fig. 46.

L'effet médiat est la transformation du liquide louche et puriforme en un liquide absolument transparent.

Chaque fois que j'ai employé ce procédé, une moyenne de huit insufflations m'a suffi pour obtenir la guérison.

Il y a quelques années, j'appliquais la méthode précédente à tous les catarrhes uréthraux puriformes que je rencontrais.

Quoique simple et presque indolore, ce procédé avait l'inconvénient de forcer le patient à se déplacer et à venir vers nous,

J'ai cherché un moyen que le malade pût appliquer lui-même, sans le secours du médecin.

J'ai eu la satisfaction d'y parvenir, et le procédé que je vais décrire me donne des résultats à peu près constants. Je réserve aujourd'hui les insufflations iodées à la *transformation des catarrhes purulents qui affectent un caractère rebelle.*

J'ai imaginé d'introduire profondément dans l'urèthre de petites bougies composées de *glycérine solidifiée,* de façon à exercer sur la muqueuse la même action exosmotique qu'on obtient depuis longtemps chez la femme par ce même procédé. Les premiers résultats ayant été bons, j'ai associé à ces bougies diverses substances médicamenteuses destinées à donner une action plus rapide. Je me suis définitivement arrêté à la formule suivante :

Résorcine.	0 gr. 04
Extrait de ratanhia. . . . . ⎫	āā
Sulfate de zinc . . . . . . ⎬	0 gr. 02
Tannin. . . . . ⎭	

pour une bougie.

Chaque bougie est longue de 0^m,06. Sa grosseur correspond au numéro 38 Béniqué.

Le malade l'introduit très facilement lui-même, après l'avoir huilée, et la fait progresser aussi profondément qu'il veut à l'aide de pressions exercées d'avant en arrière sur la face inférieure du canal.

La difficulté était de maintenir la bougie en place. Celle-ci, en effet, se fond sous l'influence de la chaleur et de l'humidité de l'urèthre, et, devenant plus mince, elle a une tendance très grande à être chassée à l'extérieur, même si on comprime la verge par un lien circulaire.

Pour s'opposer à cette sortie, le mieux est de serrer légèrement le pénis entre le pouce et l'index, le bout du doigt étant placé directement sur la face inférieure du canal.

Comme la glycérine solidifiée met environ deux heures à se liquéfier complètement, cette pression serait difficilement maintenue.

Pour éviter toute fatigue au malade, j'ai fait construire une pince en bois, dont le mors supérieur (A) concave, prend un point d'appui sur les corps caverneux, et offre aux vaisseaux dor-

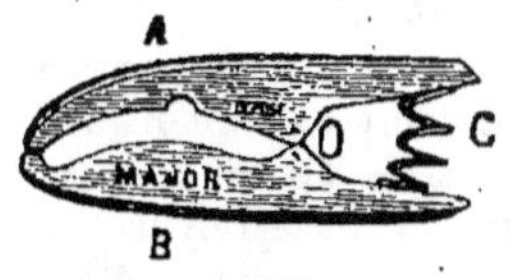

Fig. 47.

saux de la verge une rainure destinée à les empêcher d'être comprimés. Le mors inférieur (B) légèrement convexe aplatit l'urèthre en le comprimant de bas en haut.

Un ressort à boudin C force les branches de la pince articulée en O à se rapprocher l'une de l'autre. La pression doit être très bien calculée, de façon qu'elle soit suffisante pour empêcher la bougie de sortir du canal, tout en étant bien tolérée par le malade.

Il est bon de pousser la bougie dans l'urèthre jusqu'au-delà du gland. On applique ensuite la pince au niveau du sillon balano-préputial. La glycérine se liquéfie peu à peu et se diffuse dans toute l'étendue de l'avant-canal qu'elle distend plus ou moins. L'action thérapeutique s'exerce sur la totalité de la muqueuse de l'urèthre antérieur.

Le malade a soin d'uriner avant l'introduction de la bougie médicamenteuse. Il la conserve environ deux heures. Ce temps est nécessaire à sa fonte complète. Lorsqu'il retire la pince, il s'écoule une assez grande quantité de liquide visqueux et brunâtre, provenant d'une part de la glycérine liquéfiée, et d'autre part d'une exsudation osmotique produite par la muqueuse sous l'influence du contact de la glycérine.

L'effet de ce traitement est quelquefois immédiat. Dès les premières applications, le suintement devient clair, transparent, et toute trace de pus disparaît. Si cette modification tarde à se produire, il faut avoir recours aux insufflations iodées.

Mais ce n'est pas tout de ramener un catarrhe purulent à un catarrhe non purulent. *On doit avoir aussi pour objectif de sécher complètement l'urèthre.* C'est du reste le résultat que réclame le malade avec le plus d'insistance.

Après avoir étudié et comparé les divers procédés thérapeutiques qui ont été préconisés, je suis arrivé à cette conclusion que *le meilleur traitement à opposer au catarrhe uréthral pur, consécutif au rétrécissement, c'est la dilatation progressive à l'aide des bougies de Béniqué, poussée aussi loin qu'on peut le faire et combinée aux grands lavages du canal sous pression et avec de l'eau très chaude.*

Ici, outre son action sur le tissu de la stricture, la dilatation constitue, lorsqu'elle est très active, un *véritable massage pour l'urèthre.*

Les grands lavages rentrent dans le cadre de l'*hydrothérapie chaude* et semblent agir de même façon que cette dernière en général. Toutes les considérations classiques qu'on applique au massage et à l'hydrothérapie, et sur lesquelles je n'ai pas besoin d'insister, peuvent être transportées au cas actuel.

En définitive, ces deux procédés combinés agissent en modi-

fiant la vitalité de la muqueuse malade, en activant les phénomènes
circulatoires locaux, et en favorisant la desquamation et la réfection
épithéliale qui jouent un si grand rôle dans toute affection catarrhale.

Je ne m'attarderai pas à dire comment on doit pratiquer la dilatation dans le cas actuel. Je renvoie le lecteur au chapitre du
Traitement. J'emploie de préférence les bougies métalliques.
J'estime même que ce sont les seules qui peuvent donner le
résultat cherché.

La dilatation doit être très régulièrement faite. Qu'on ne
craigne pas de passer à chaque séance un nombre d'instruments
aussi grand que possible et en rapport avec la tolérance de
l'urèthre. Outre l'élargissement de l'angustie, on cherche à obtenir
une modification de la muqueuse par une sorte de pression excentrique qui est d'autant plus parfaite qu'elle est plus lente et
plus répétée.

Il est bon d'atteindre de forts calibres, si l'on veut réussir, et
d'arriver au moins au numéro 50 de la filière de Béniqué.

En résumé, *il faut dilater progressivement, sans sauter de numéro ;
en passant à chaque séance le plus grand nombre d'instruments
possible et en portant la dilatation aussi loin qu'on peut, tout en
tenant grand compte de la résistance élastique du canal et de sa
sensibilité.*

De plus on soumet le malade aux *lavages chauds de l'urèthre
antérieur sous pression.* On les fait soit lorsque la dilatation est
complètement terminée, soit pendant le cours de cette dernière.
Chaque séance de Béniqué est alors suivie d'un des lavages que
nous allons décrire.

Mon appareil se compose d'un grand récipient (A) en verre
muni d'un bouchon (B) en caoutchouc. Ce dernier est traversé par
trois tubes dont deux coudés. L'un de ces derniers (C) plonge
jusqu'au fond du vase, et l'autre (D) beaucoup plus court ne
dépasse la face inférieure du bouchon que de quelques centimètres.
Le premier s'adapte à un tube en caoutchouc (E) terminé par une
canule fine (F) à robinet. Le second porte une double poire à soufflerie (G) analogue à celle du thermocautère. Celle-ci permet,
une fois le bouchon bien fixé dans le goulot du récipient, d'établir une pression positive qu'on peut ramener à zéro en ouvrant
le robinet du tube d'échappement M. Quant au troisième tube (H),
il s'unit à un petit manomètre (I) destiné à mesurer la pression du
récipient.

La description de cet appareil suffit pour en faire comprendre
le fonctionnement. Il suffit d'exercer sur la poire G' un certain

nombre de pressions pour rendre supérieure à celle de l'air atmosphérique la tension intérieure du récipient, et pour voir le liquide s'échapper par la canule F, dès qu'on ouvre le robinet. Une tension variant entre 150 et 200 grammes est amplement suffisante.

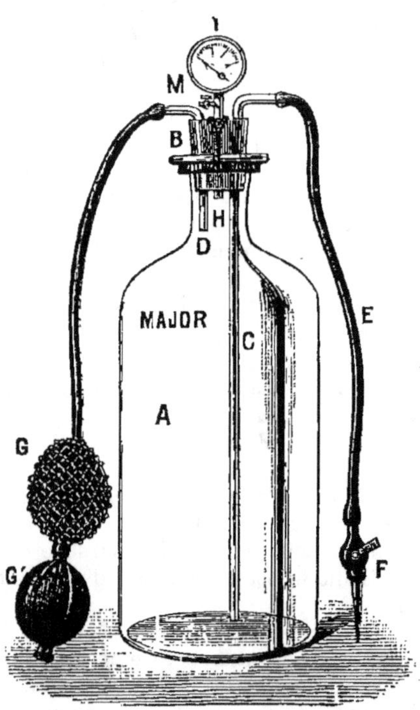

Fig. 48.

Dans le vase A on introduit 2 ou 3 litres d'eau froide d'abord, puis à peu près autant d'eau bouillante, en évitant de remuer l'appareil et de favoriser le mélange de la couche froide avec la couche chaude. En vertu de sa densité, celle-ci a une tendance naturelle à rester en haut, tandis que celle-là demeure en bas. En passant la main sur le flacon on se rend compte de la différence de température qui existe entre les deux couches extrêmes du liquide, séparées l'une de l'autre par des zones intermédiaires présentant tous les degrés de température entre l'eau froide et l'eau bouillante.

Quand le tube évacuateur (C) du récipient plonge au fond, le liquide sort froid. Si au contraire, en le tirant en haut à travers le bouchon, on amène son extrémité inférieure au contact des couches superficielles, le liquide sort brûlant. Il est donc facile de régler à volonté la température du liquide laveur. Si on ne touchait pas au tube d'évacuation, l'eau froide au début deviendrait peu à peu chaude et brûlante, les couches liquides superficielles s'abaissant au fur à mesure de l'écoulement, et les zones à température élevée venant se mettre au contact de l'ouverture de sortie. De cette sorte on obtiendrait une succession progressive de températures variant des degrés inférieurs aux degrés supérieurs de l'échelle thermométrique.

Le liquide est transporté dans la profondeur de l'urèthre antérieur au moyen d'une sonde en gomme à bout coupé. Afin d'éviter le frottement douloureux exercé sur la muqueuse par la circonférence d'un tel instrument, j'en ai fait construire un dont le bout, au lieu d'être sectionné perpendiculairement à son axe, porte une ouverture creusée au centre de son extrémité hémisphérique qui a la forme de celle des bougies de Béniqué. Cette sonde glisse beaucoup mieux, et évite de plisser la muqueuse au-devant d'elle.

Il importe de faire un choix judicieux du calibre du cathéter.

Si l'on veut exercer une haute pression liquidienne intra-uréthrale, on doit prendre

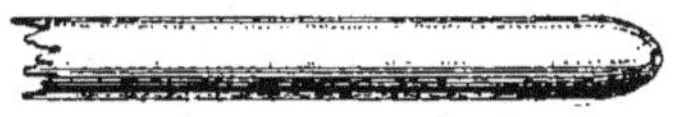

Fig. 49.

une sonde volumineuse par rapport au canal. En effet le liquide du récipient va parcourir la cavité du cathéter, arriver à la région bulbaire, et, trouvant en ce point le chemin barré par la contraction normale du sphincter interuréthral, rétrocéder d'arrière en avant entre la sonde et les parois de l'urèthre pour sortir à l'extérieur au niveau du méat.

Plus la sonde sera forte, et plus étroitement s'appliqueront sur elle les parois de l'urèthre. L'obstacle au retour rétrograde du liquide sera donc augmenté d'autant. Pour le vaincre, la pression intérieure du récipient devra s'accroître parallèlement.

Inversement, si la sonde est petite, la pression nécessaire sera insignifiante.

L'emploi d'une sonde dont le volume dépasserait une certaine limite serait mauvais. Le liquide éprouvant dans sa progression d'arrière en avant une difficulté trop grande, et cependant sollicité par une pression qu'on peut toujours rendre suffisamment énergique, le sphincter interuréthral serait obligé de céder, et le lavage porterait sur la vessie et non plus sur le canal. Le traitement manquerait son but, et le malade serait exposé aux accidents des injections forcées.

On emploie de la *solution boriquée saturée*. La sonde est poussée jusqu'à la région bulbaire, et on s'assure que le tube évacuateur du récipient ne contient pas d'air. Pour cela on laisse s'écouler une certaine quantité d'eau.

On adapte ensuite la canule évacuatrice à l'extrémité libre de la sonde et on établit la pression, méthodiquement et peu à peu, en suivant l'aiguille du manomètre. On recueille dans un bassin le liquide qui s'écoule.

Le malade occupe la situation indiquée précédemment, à propos de l'exploration.

On fait passer d'abord de l'eau tiède, puis progressivement on élève sa température en tirant en haut le tube d'évacuation, ainsi que nous l'avons indiqué. Si cette progression thermique est lente, le malade arrive à tolérer des températures que la main peut à peine endurer. A ce titre, des différences notables existent entre les sujets, et il est nécessaire d'en tenir compte afin de ne jamais provoquer de la douleur, et d'éviter des poussées d'uréthrite aiguë.

Dans chaque séance, il faut faire passer de 2 à 3 litres de liquide, suivant la tolérance de l'urèthre.

En résumé, *le lavage doit être fait aussi abondamment que possible, avec une eau atteignant peu à peu la plus haute température que puisse tolérer la muqueuse uréthrale, et à la pression la plus élevée qui soit compatible avec la tonicité du sphincter interuréthral, qu'il ne faut forcer dans aucun cas.*

Le traitement précédent n'expose le malade à aucune complication lorsqu'il est bien appliqué. On peut cependant observer parfois de légères poussées inflammatoires qui résultent de l'emploi d'une eau chaude. Mais ces uréthrites se calment en quelques jours et ne sont jamais inquiétantes.

Les catarrhes uréthraux *rebelles* que j'ai soignés par la méthode des *lavages chauds sous pression* ont guéri dans une moyenne de quinze séances.

Mais avant d'appliquer ce traitement il importe, nous le répétons, de faire disparaître la purulence uréthrale, si elle existe.

L'irrigateur uréthral d'Harrison destiné à faire des lavages du canal consiste en un tube sur le trajet duquel se trouve une boule de caoutchouc qui aspire l'eau d'un côté, et la refoule de l'autre. Cette disposition a été employée depuis longtemps pour les injections vaginales. Une des extrémités du tube plonge dans le liquide, et l'autre s'adapte à l'extrémité libre de la sonde.

On comprend de suite combien cet appareil est défectueux. Outre qu'il expose à la pénétration de l'air dans le canal, la pression exercée par la poire varie à chaque instant, et il n'est pas possible de la mesurer, de l'apprécier même approximativement.

A défaut de notre flacon à pression, nous préférerions un simple récipient muni d'un tube d'écoulement et qu'on pourrait élever ou abaisser afin d'augmenter ou de diminuer la tension liquidienne.

Avec toute autre disposition que la nôtre, il n'est pas possible de modifier progressivement, et ainsi que nous l'avons expliqué, la température du liquide laveur.

B. Uréthrites chroniques localisées

Dans les cas précédents, l'*uréthrite* était *généralisée à toute l'étendue du canal antérieur*. Mais dans bon nombre de cas où le processus morbide est moins actif, il reste *localisé dans une région de l'urèthre*, où il élit domicile et séjourne indéfiniment.

Ces localisations, qui appartiennent pour la plupart aux rétrécissements, se produisent en trois points :

1° *Derrière l'obstacle lui-même (uréthrite rétrostricturale)* ;
2° *Dans le cul-de-sac du bulbe (uréthrite bulbaire)* ;
3° *Dans l'urèthre postérieur (uréthrite postérieure)*.

1° Uréthrite rétrostricturale

Cette forme est constante et liée à presque toutes les coarctations. Elle est la conséquence de l'*irritation locale* produite par la poussée liquidienne lors de la miction, et par le séjour derrière le rétrécissement d'un peu d'urine, qui s'altère. Au début, elle passe inaperçue ; mais, à mesure que le rétrécissement se ferme, l'effort expulsif de la vessie devient plus considérable, grâce à l'hypertrophie de cet organe, et exerce une action traumatique de plus en plus marquée sur le segment uréthral situé au-delà de l'obstacle. En ce point la muqueuse se congestionne et s'enflamme, en même temps que le canal se dilate pour former la poche *rétrostricturale* sur laquelle nous nous sommes déjà étendu. Le développement de celle-ci est d'autant plus rapide qu'elle est le siège d'une phlegmasie chronique plus marquée. On sait, en effet, combien les processus inflammatoires diminuent la résistance des tissus.

Dès que la poche est constituée, la *suppuration* dont elle est le siège s'écoule difficilement à l'extérieur, en raison du rétrécissement qui lui forme barrière. Les liquides pathologiques mélangés à quelques gouttes d'urine séjournent en cette région, contribuant par leur présence à entretenir la phlegmasie locale et à l'aggraver.

Joignons à cela que, plus elle se dilate, plus la poche uréthrale présente une surface suppurante considérable. D'un autre côté, la suppuration, en affaiblissant la résistance organique de la muqueuse, en favorise la dilatation. *Ces deux états réagissent donc l'un sur l'autre.*

L'uréthrite chronique rétrostricturale donne l'explication du suintement normal lié à tous les rétrécissements et dont nous nous sommes entretenus au chapitre de la Symptomatologie.

En somme c'est là bien plus un *phénomène symptomatique de coarctation* qu'une complication véritable.

Lorsqu'on pousse dans un canal rétréci un explorateur jusqu'à l'obstacle *sans le franchir* et qu'on le retire ensuite, on ne voit pas de pus sur le talon de la boule. Mais, si on répète l'expérience en portant l'extrémité de l'instrument au-delà de la stricture, il est bien rare *qu'on ne la ramène pas souillée d'un léger enduit purulent.* Pour que cette expérience réussisse, il faut la faire lorsque le malade n'a pas uriné depuis un certain nombre d'heures, sans quoi la miction entraîne le pus à l'extérieur et nettoie le canal.

Il est assez fréquent de voir l'*uréthrite rétrostricturale envahir le rétrécissement lui-même* par extension de voisinage, lorsque le tissu morbide contient des vaisseaux en quantité suffisante (car certaines coarctations fibreuses à peu près dépourvues de capillaires n'ont pas de tendance à s'enflammer). Le rétrécissement devient aussitôt *sensible* au contact de la sonde et même *douloureux;* il *refuse de laisser passer les instruments* dont il admettait précédemment le calibre; enfin il *saigne* avec plus de facilité et d'abondance.

A ces symptômes on peut ajouter le résultat de l'*examen endoscopique.*

Cet instrument, dont l'usage doit toujours être très limité, permet de reconnaître sur la partie visible de la stricture une *surface rouge, tuméfiée, saignante* et offrant tous les attributs d'une muqueuse phlegmasiée.

Les *phénomènes fonctionnels* subissent du même fait une certaine exacerbation, due à la tuméfaction inflammatoire.

De telles uréthrites *se généralisent* souvent et créent alors les *uréthrites aiguës* dont nous avons parlé ci-dessus.

L'inflammation chronique rétrostricturale est d'un *diagnostic très facile* puisqu'elle existe presque constamment dans les rétrécissements un peu serrés. Il suffit de constater la purulence à l'aide de l'explorateur à boule, ainsi que nous venons de le dire.

Quant à son *traitement*, il consiste à *dilater la stricture*. L'inflammation s'efface dès que le libre passage de l'urine est rétabli.

2° URÉTHRITE BULBAIRE

Nous savons combien fréquente est la *localisation bulbaire des rétrécissements*, surtout des *valvulaires*.

Quand la stricture est située au fond de l'urèthre antérieur, l'inflammation que nous avons vue exister constamment derrière toute coarctation siège, dans ce cas, au niveau de la région du cul-de-sac du bulbe. Celui-ci se comporte alors comme le segment de l'urèthre placé en arrière de tout rétrécissement, avec cette nuance que les lésions inflammatoires et la dilatation secondaires s'y développent avec une grande activité à cause des conditions anatomiques spéciales qu'il faut tout d'abord envisager.

On a trop abusé de l'expression *cul-de-sac du bulbe*, et on a *trop facilement admis l'existence d'une dilatation ampullaire au fond de l'urèthre antérieur.*

Il y a quelques années, je me suis livré à des recherches anatomiques sur le canal, et j'ai été très étonné de ne rencontrer pour ainsi dire jamais le cul-de-sac en question ; et cependant je choisissais des cadavres de vieillards qui ont la réputation de présenter cette dilatation à un maximum de développement. Dans les quelques cas où *le cul-de-sac du bulbe était nettement accusé, il s'agissait d'urèthres rétrécis* au fond desquels il existait des lésions inflammatoires chroniques non douteuses.

Un de mes anciens assistants, M. le Dr Daunic [1], est arrivé à des résultats analogues. Il n'a jamais rencontré une dépression bulbaire méritant le nom de *cul-de-sac* chez le sujet sain. Il a constaté en outre que la plupart des animaux, et en particulier le chien, le mouton, le cobaye et le lapin, offrent la même disposition anatomique.

Quand on ouvre un urèthre isolé, à première inspection on ne différencie guère la région bulbaire de la région membraneuse. A peine reconnaît-on que la première est un peu plus large que la seconde. Mais, si on promène l'extrémité mousse d'un stylet sur la muqueuse, on sent qu'elle est *molle au niveau du cul-de-sac du bulbe, tandis qu'elle est résistante et dure au niveau du sphincter interuréthral ou portion membraneuse.* Il existe donc entre les

---

[1] *La bulbite uréthrale.* Th. de Paris, 1889.

deux zones voisines une différence de consistance bien plutôt que d'aspect.

Chose à remarquer, cette différence ne s'apprécie bien *qu'au niveau de la paroi inférieure du canal*. Sur la supérieure, à cause des corps caverneux qui la doublent et lui prêtent un point d'appui, le stylet ne décèle pas de changement de consistance. Il donne à très peu de choses près la même sensation quand on fait passer son extrémité de la région bulbaire à la région membraneuse.

Donc, sur le cadavre, la *paroi inférieure* de l'urèthre est molle et dépressible en avant du sphincter interuréthral, et dure et résistante au niveau de ce dernier. La paroi supérieure offre en ces deux points à peu près le même degré de consistance.

Si, avant d'ouvrir l'urèthre et de pratiquer la manœuvre que nous venons d'indiquer, on a soin d'introduire une grosse sonde à plusieurs reprises dans la vessie, afin d'effacer la *rigidité cadavérique* qui existe au niveau du sphincter interuréthral, comme dans les autres tissus musculaires, il devient très difficile de constater la différence de dureté sus-énoncée.

Ce fait démontre que cette dernière *est exclusivement due à la présence des fibres musculaires autour de la portion membraneuse*.

Lorsqu'on injecte dans le canal d'un cadavre une substance coagulable (suif et cire en fusion), on obtient un moule plein du conduit, sur lequel on observe un *renflement correspondant à la paroi inférieure de la région bulbaire*. Mais ce renflement disparaît si l'injection est précédée du cathétérisme à l'aide d'un instrument métallique, ce qui démontre que la matière coagulable, éprouvant une résistance à franchir le sphincter en rigidité, dilate le segment de l'urèthre situé en avant de lui. Si au contraire cette résistance est supprimée, le moule obtenu représente un cylindre à peu près régulier, la matière coulant facilement jusque dans la vessie.

On peut donc conclure que le *cul-de-sac du bulbe est une illusion*, un semblant de dilatation dont l'apparence est due à la stricture naturelle déterminée sur le canal de l'urèthre par le muscle cylindrique de la région membraneuse. En avant de cette zone resserrée et à parois résistantes, il est tout naturel que la mollesse de la paroi inférieure de la portion bulbaire se manifeste sans cependant donner lieu au moindre cul-de-sac.

D'après M. Guyon [1], « lorsqu'on fend latéralement un urèthre laissé en place avec tous ses rapports normaux, et que l'on

____
[1] *Leçons cliniques sur les maladies des voies génito-urinaires* (IV° partie).

mesure attentivement au compas les régions scrotale et bulbaire, on ne constate pas de différence marquée, appréciable dans les mensurations. Cependant il semble à l'œil qu'il existe une dilatation de l'urèthre au niveau de bulbe. C'est une illusion d'optique, et l'on s'en rend aisément compte. Si l'on soulève, au moyen d'un fil placé transversalement sous l'urèthre, un point quelconque de sa partie spongieuse, il semble aussitôt qu'il existe en avant et en arrière du point artificiellement retréci une dilatation légère ».

« En réalité la fossette du bulbe ne nous a jamais paru exister d'une façon sensible chez l'adulte, chez l'homme dans la force de l'âge, non plus que chez le vieillard à périnée ferme et maigre. Par contre, chez le vieillard, dont le périnée est épais et gras, la dépression bulbaire s'accuse très nettement. »

Mon savant maître, M. le professeur Tillaux [1], émet une opinion analogue : « Lorsqu'on examine l'urèthre, écrit-il, par sa face interne, après l'avoir fendu sur sa paroi supérieure, on n'aperçoit rien qui signale la place du bulbe, si ce n'est une légère dilatation. Il faut bien savoir que les mots : cavité du bulbe, cul-de-sac du bulbe sont des expressions trompeuses qui s'appliquent à cette dilatation, et non pas à une cavité occupant le bulbe lui-même. C'est à tort que l'on dit : L'urèthre s'engage dans le bulbe. Ce dernier est un organe plein ne présentant *aucune cavité* en rapport avec l'urèthre ; mais à son niveau, surtout en examinant le canal sur une coupe antéro-postérieure, on constate que la paroi inférieure présente une dépression plus ou moins marquée. »

On le voit, cette description confirme ce que nous avons observé nous-même.

Il y a plus ; on sait que le *corps du bulbe s'hypertrophie chez le vieillard.* D'autre part, c'est *surtout dans l'âge avancé que les lésions uréthrales de la région bulbaire se manifestent chez les rétrécis.*

Or il y a lieu de se demander *s'il n'existe pas entre l'hypertrophie bulbaire et ces lésions chroniques une relation de cause à effet.* On a l'habitude de regarder la dépression ou cul-de-sac bulbaire comme la conséquence de l'hypertrophie de ce renflement. Nous nous demandons s'il ne faudrait pas renverser la proposition et *dire que l'hypertrophie du bulbe succède à des altérations anciennes de la muqueuse localisées dans la région profonde de l'urèthre antérieur et secondaire à certaines coarctations.* Ces altérations créeraient peu à peu la dilatation bulbaire qui ne serait dans l'espèce qu'une poche rétrostricturale développée au-delà d'un rétrécissement profond du canal.

[1] *Anat. topographique,* page 797.

Ce qui semble démontrer cette proposition, c'est que les vieillards qui ont une *muqueuse uréthrale absolument saine ne présentent ni hypertrophie ni dépressions bulbaires.*

Dans quelques cas j'ai rencontré un cul-de-sac bulbaire parfaitement constitué, siégeant sur la paroi inférieure du canal et rappelant la description qu'ont donnée certains auteurs. Mais toujours il existait dans ces circonstances un *rétrécissement valvulaire.*

Celui-ci offrait deux dispositions.

Tantôt il était placé *en avant* du cul-de-sac, qui devait être regardé alors comme une *poche rétrostricturale* comparable à celles développées au-delà de toute coarctation.

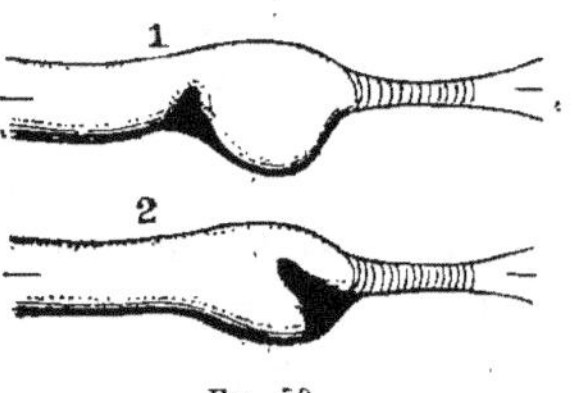

Fig. 50.

Tantôt il était situé *en arrière* de la dilatation, à la formation de laquelle il donnait lieu par sa saillie même, en constituant une sorte de petit mur vertical qui arrêtait la pointe des sondes et les dirigeait naturellement vers le cul-de-sac.

Nous nous sommes déjà assez étendu sur cette variété de rétrécissement valvulaire sans avoir besoin d'y revenir. On sait qu'il occupe constamment la *paroi inférieure* qui, n'étant doublée que par une mince couche du tissu spongieux, tandis que la paroi supérieure de l'urèthre est soutenue par les corps caverneux, se laisse facilement dilater sous l'influence de la poussée urinaire (*rétrécissement placé en avant de la dilatation bulbaire*), ou sous celle des instruments de cathétérisme (*rétrécissement placé en arrière du cul-de-sac*).

Nous nous croyons autorisé à dire que le *cul-de-sac bulbaire dûment constitué est un fait pathologique toujours lié à l'existence d'un rétrécissement valvulaire profond de l'urèthre antérieur.*

L'*uréthrite bulbaire* peut être la conséquence de toute *inflammation du canal,* les divers processus phlegmasiques ayant une tendance naturelle à se localiser dans le fond de l'urèthre et à y subsister indéfiniment à peu près à l'abri du contact des injections antiseptiques.

Mais ce sont les *rétrécissements et, en particulier, ceux situés profondément* qui en sont la cause la plus fréquente.

Outre l'*irritation inflammatoire* qu'ils entretiennent par voisinage sur la région bulbaire, ils créent un *obstacle* variable au libre écoulement de l'urine. Ce liquide séjourne derrière l'obstacle, c'est-à-dire dans la dilatation bulbaire en quantité très faible, mais suffisante pour agir comme cause irritante, surtout s'il est altéré.

On doit aussi faire intervenir la *déclivité de l'urèthre*, qui, lorsque le malade est couché, favorise la stagnation du pus dans la profondeur du canal, quelles que soient, du reste, la situation de la stricture et la forme de l'uréthrite secondaire.

Le sphincter interuréthral étant fermé *oppose une barrière au pus de l'avant-canal* qui, poussé d'avant en arrière par les injections ou par les cathéters vient s'accumuler dans la région bulbaire et la contamine si elle ne l'est pas.

L'*ensemencement microbien* s'effectue dans ce territoire d'autant mieux que les colonies de microorganismes y trouvent une sorte d'*abri* contre les agents thérapeutiques, grâce à sa situation profonde et cachée.

En conséquence, on peut dire que *la région bulbaire de l'urèthre est à l'homme ce que le cul-de-sac postérieur du vagin est à la femme*. C'est la partie la plus déclive, la plus dépressible du canal; c'est le rendez-vous du pus uréthral, comme le cul-de-sac postérieur est celui du pus vaginal.

Inutile d'insister sur l'influence nuisible exercée sur les uréthrites bulbaires par les *états généraux* (*arthritisme, lymphatisme*), qui agissent ici comme sur toutes les inflammations du canal.

Au début, les *symptômes* de l'uréthrite bulbaire consécutive aux rétrécissements se confondent avec ceux de la stricture elle-même et passent *inaperçus*.

D'autres fois une *poussée aiguë d'uréthrite* ouvre la scène, rétrocédant peu à peu et aboutissant au tableau clinique que nous allons décrire.

L'uréthrite bulbaire, lorsqu'elle est constituée, ne se traduit guère que par un *suintement très léger*, à tel point que, si le sujet est peu soigneux, ce symptôme passe inaperçu ou frappe d'abord l'attention d'une personne étrangère qui remarque les *petites taches* maculant le linge.

Le suintement est *intermittent*. C'est surtout *le matin* au réveil qu'on l'observe, en comprimant l'urèthre depuis l'anus jusqu'au méat. Cette manœuvre doit porter surtout sur la région périnéale.

Dans le jour l'urine balaie fréquemment le pus uréthral; aussi est-il malaisé de découvrir l'écoulement qui n'a pas le temps de se produire en quantité suffisante pour être observé entre deux mictions consécutives. Inutile d'ajouter que, si le malade se retient d'uriner pendant un certain nombre d'heures, il se place dans des conditions analogues à celles où il se trouve le matin à son réveil.

Toutes les causes capables de *congestionner l'urèthre*, le coït, la marche, les fatigues, l'équitation, etc., exagèrent l'écoulement, tandis que le *repos horizontal l'atténue*. Cela explique pourquoi certains malades l'observent plutôt le jour que la nuit.

Les *états généraux dyscrasiques, les affections intercurrentes* susceptibles de débiliter le sujet agissent d'une façon semblable en favorisant la pullulation microbienne. Il en est de même des *excès alcooliques*, et de l'usage de certains remèdes tels que la *cantharide*.

On connaît bien l'action de la cantharide sur *le rein et la vessie*; mais on a moins étudié celle qu'elle exerce sur le canal. L'*uréthrite cantharidienne* ne saurait cependant être recusée en doute. A plusieurs reprises j'ai vu des phlegmasies bulbaires bien localisés et insignifiantes se réveiller tout à coup et s'étendre à tout le canal à la suite de l'*application d'un vésicatoire*. Mais ce n'est pas ici le lieu de nous occuper de ces faits qui sont étrangers aux rétrécissements.

Les *injections, les installations, le passage des instruments et toutes les manœuvres chirurgicales pratiquées sur le canal* peuvent activer une phlegmasie bulbaire, et lui imprimer une poussée aiguë dont le premier symptôme est une *recrudescence de l'écoulement*.

Les caractères histologiques du pus de l'uréthrite bulbaire sont les mêmes que ceux étudiés plus haut. Inutile de nous y arrêter.

Cliniquement *ce pus est jaunâtre*, rarement verdâtre, peu épais, séreux, quelquefois grumeleux. Quand il séjourne à l'air, au niveau du méat, il se *dessèche* et donne lieu à de petites *croûtelles* minces et fragiles qui agglutinent les bords de l'orifice et forment un léger obstacle à l'émission urinaire.

Les *taches* faites sur le linge sont *petites, allongées* de haut en bas et représentent assez bien l'*impression du méat urinaire*. Leur nuance est *d'un jaune safran*. Leur bord est net, et elles ne sont pas entourées d'une auréole grisâtre. Elles n'empèsent pas le linge.

Si on les place entre l'œil et la lumière, elles apparaissent à peine à la vue. Elles n'interceptent pas les rayons lumineux, étant très peu opaques.

A une certaine période, le liquide devient complètement séreux, et l'*uréthrite bulbaire* mérite alors le nom de *catarrhale*. Mais le moindre excès, la moindre fatigue ramènent les caractères primitifs.

L'abondance de l'écoulement est un peu variable, mais toujours extrêmement faible. Celui-ci se réduit chaque jour à quelques gouttelettes produisant cinq à six des petites taches décrites.

La *douleur* est nulle ou à peu près. Quand elle existe, elle est légère et intermittente et consiste en une chaleur, une cuisson, un picotement ou un élancement qui se produit au moment de la miction, soit au périnée, soit à l'extrémité du gland.

Quand elle augmente d'intensité, elle est l'indice d'une extension de l'inflammation.

La *miction* n'est pas troublée du fait de l'uréthrite bulbaire. Les modifications de la colonne liquide appartiennent au rétrécissement seul.

Disons cependant que le premier jet d'urine est précédé de l'issue brusque d'un *petit bouchon* muco-purulent résultant de l'accumulation dans la région bulbaire du pus qui y est sécrété et qui s'y trouve retenu par la coarctation. Nous savons que ce symptôme n'est pas spécial au cas qui nous occupe, et est observé chaque fois qu'il existe une poche rétrostricturale.

Signalons enfin, lorsque le pus est moins concret et plus liquide, son mélange avec les premières gouttes de l'urine qui prennent une *teinte blanchâtre*.

La *palpation* directe du canal n'apprend rien. Cependant la pression digitale exercée en *avant de l'anus* sur la paroi inférieure de l'urèthre fait sourdre au méat une *gouttelette puriforme*, si le malade n'a pas uriné depuis longtemps. C'est toujours en ce point qu'il faut aller chercher le pus lorsqu'on veut l'amener au dehors.

L'*explorateur à boule* apprend tout d'abord qu'il y a un rétrécissement dans la profondeur de l'urèthre antérieur. Il permet de constater que la région bulbaire est le siège d'une *certaine sensibilité douloureuse*, qui n'existe pas dans la portion normalement pénienne ou scrotale et qui est indépendante du sphincter interuréthral. C'est l'explorateur qui assure le diagnostic définitif de la maladie. La *bougie à boule* ordinaire suffit pour cela. On l'introduit jusqu'au voisinage de la région bulbaire, c'est-à-dire jusqu'à l'extrémité antérieure du rétrécissement qui existe en avant d'elle. On la retire ensuite à soi après lui avoir imprimé quelques mouvements de rotation sur son axe. On ne trouve aucune trace de pus sur son talon. On fait pénétrer alors une seconde fois l'instrument jusqu'au fond de l'urèthre antérieur, en ayant soin de traverser le rétrécissement et d'amener la boule dans la région bulbaire. Après l'avoir roulée entre les doigts, on la retire et on *la trouve maculée de pus accumulé principalement sur le talon de l'olive*.

Cette manœuvre établit la source de la purulence et fixe le diagnostic, à condition qu'elle soit bien faite. Il importe en effet d'aller au-delà de l'angustie, mais de ne pas franchir le sphincter interuréthral.

La *marche* de l'uréthrite bulbaire est essentiellement chronique et liée à celle du rétrécissement dont elle dépend.

Son *diagnostic* est facile à établir par la constatation des symptômes précédents. Du reste, on doit la soupçonner dans tout rétrécissement profond de l'urèthre.

Son *pronostic* est bénin en lui-même.

Quant au *traitement*, il doit consister dans la *dilatation* d'abord. Il importe avant tout de faire disparaître la coarctation.

L'*uréthrotomie* trouvera son indication dans les strictures serrées et denses.

Cela fait, on fera disparaître la purulence à l'aide de l'*antisepsie uréthrale* (instillations, insufflations iodées, bougies médicamenteuses, injections, etc.). Enfin les *lavages chauds sous pression* seront employés si un certain suintement catarrhal persistait.

Nous ne mentionnerons que pour les condamner le *curettage* et l'*écouvillonnage* de l'urèthre proposé par certains chirurgiens contre les *uréthrites chroniques de l'homme*. Les résultats n'en ont été guère brillants. Du reste, il est très difficile de savoir au juste ce que l'on fait lorsqu'on introduit les curettes par le méat. R. Harrison a préconisé l'*incision périnéale* afin de faciliter les manœuvres. Cette opération *préalable* permet d'atteindre plus facilement et plus sûrement la région du bulbe.

Notre avis est que, si le *curage uréthral* trouve parfois une indication rationnelle *chez la femme dans les cas de polypes muqueux du canal* (Delefosse), *c'est une opération détestable pour les uréthrites chroniques de l'homme. Elle peut en effet entraîner la mort; et elle est loin d'être sûrement curative.* D'autre part, nous ne connaissons pas de cas d'*uréthrite chronique* qui ait résisté à la thérapeutique que nous venons d'exposer, lorsqu'elle a été bien employée, ou aux moyens dont nous allons parler un peu plus loin.

3° Uréthrite postérieure

Nous renvoyons aux traités spéciaux le lecteur désireux de connaître l'anatomie de l'*urèthre postérieur*. Nous nous permettrons cependant d'entrer dans quelques considérations succinctes à ce sujet afin de bien fixer les idées sur l'entité morbide qui va nous occuper.

On sait qu'il existe au niveau de la portion *membraneuse* un sphincter musculaire puissant appelé *interuréthral* et destiné à empêcher l'issue de l'urine. C'est lui qui forme le *véritable appareil d'occlusion vésicale*. En effet le sphincter de la vessie est très faible et incapable d'assurer la fermeture du réservoir.

En avant de cette barrière, existe la *portion spongieuse*, et en arrière la *portion prostatique*. Elles sont à peu près indépendantes

l'une de l'autre, séparées par le sphincter comme par une ligature élastique.

Tout instrument introduit dans le canal progresse assez facilement jusqu'à la limite sphinctérienne interuréthrale. En ce point
il éprouve une certaine résistance, et il faut forcer un peu pour
aller plus loin.

Ce même muscle arrête les injections et s'oppose à leur pénétration dans la portion prostatique.

Il existe donc en réalité *deux urèthres*, situés l'un en avant et
l'autre en arrière du sphincter interuréthral.

Cette dualité du canal est corroborée par l'étude du *développement embryogénique* qui démontre une origine différente pour
chacune des deux zones.

Il n'est pas jusqu'aux *maladies qui ne respectent cette délimita-
tion* si nettement tranchée [1]. Elles se localisent soit en avant, soit
en arrière, et suivant le point occupé revêtent des caractères cliniques tout différents.

En raison de tous ces faits, il est permis d'attribuer la dénomination d'*urèthre antérieur* à la partie du canal placée en-deçà
du sphincter interuréthral, et celle d'*urèthre postérieur* à celle qui
se trouve au delà. La première correspond à la *portion spongieuse*,
et la seconde à la *portion prostatique*.

Aujourd'hui ces expressions sont passées dans le langage médical courant.

Il est exceptionnel que les deux urèthres soient envahis *simultanément* par une phlegmasie quelconque. Cette éventualité ne se voit
guère que chez les sujets prédisposés, les rhumatisants, les scro-
fuleux, les tuberculeux, etc.

Ordinairement la maladie a beaucoup plus de tendance à *occuper l'urèthre antérieur* qui est plus en rapport que le postérieur
avec les causes nocives et qui n'est garanti par aucun appareil de
fermeture. Une fois l'uréthrite antérieure créée, l'inflammation
atteint difficilement l'urèthre postérieur à cause de *l'occlusion du
sphincter interuréthral*. Si le fait se produit, c'est grâce à une
circonstance fortuite, à un accident.

Tandis que l'urèthre antérieur est parfaitement bien isolé du
postérieur, il n'en est pas de même de celui-ci par rapport à la
vessie. Ici la séparation est représentée par le *sphincter vésical*,
muscle faible, peu étendu, peu serré, peu contractile. Il suffit de
jeter les yeux sur un tracé uréthrographique pour juger de la dif-

---

[1] JANIN, *Étude sur l'uréthrite chronique blennorrhagique.* Th. de doct.;
Paris, 1883.

férence d'activité des deux sphincters. De sorte que l'urèthre postérieur constitue une sorte de vestibule de la vessie. On peut même le considérer comme un prolongement de ce réservoir (Guyon). De cette disposition résulte ce fait que les inflammations de l'urèthre postérieur ont une tendance toute naturelle à gagner la vessie.

Nous pouvons résumer ce qui précède en disant *qu'autant il est malaisé à une uréthrite antérieure de devenir uréthrite postérieure, autant il est facile à cette dernière de se compliquer de cystite par extension progressive.*

Nous venons à dessein d'établir des divisions très tranchées entre les deux urèthres. Mais il ne faudrait pas les exagérer comme on le fait quelquefois.

Pour l'exposition d'une doctrine, il est bon de schématiser, de systématiser en outrepassant la réalité.

Mais, dès qu'on aborde la clinique, on doit faire de grandes concessions sous peine d'erreurs nombreuses.

Le malade et la maladie sont choses très différentes. Aussi je m'empresse de dire que, dans la pratique de tous les jours, il est, relativement rare de trouver absolument séparés les types de *l'uréthrite antérieure* et de *l'uréthrite postérieure.*

Le plus souvent on les rencontre tous deux à la fois chez le même sujet.

Chez les rétrécis c'est même la règle.

Cette notion est importante pour le traitement qui dans ce cas ne doit pas s'exercer sur l'un des deux urèthres à l'exclusion de l'autre.

On verra fréquemment ceci :

Un malade présente des symptômes prédominants d'*uréthrite antérieure.*

On fait fructueusement un grand nombre d'instillations dans l'urèthre correspondant. Or il suffit de pratiquer quelques instillations *à la fois postérieures et antérieures*, pour obtenir en quelques jours la guérison complète. Ici il existait un faible degré d'inflammation postérieure qu'on avait le tort de négliger dans le diagnostic et dans le traitement et qui entretenait et rétablissait la phlegmasie antérieure contre laquelle on luttait en vain.

On ne songeait pas à porter l'action thérapeutique dans l'urèthre postérieur parce que ses symptômes se noyaient dans ceux de l'uréthrite antérieure qui prédominaient et qu'on croyait isolés.

Donc, tout en reconnaissant que *l'uréthrite antérieure et l'uréthrite postérieure sont deux modalités cliniques bien distinctes*, nous nous empressons d'ajouter qu'elles coexistent souvent chez le même sujet.

Il faut savoir que, chez le rétréci, l'*uréthrite antérieure* peut être indéfiniment isolée, sans qu'il y ait trace d'*uréthrite postérieure*.

Mais il n'en est pas de même de cette dernière. Elle est presque toujours précédée de la première forme, qui la crée, et existe en même temps qu'elle. En d'autres termes, *la stricture donne naissance à l'uréthrite antérieure qui, à son tour, produit l'uréthrite postérieure*, soit par propagation inflammatoire de proche en proche, ce qui est exceptionnel, soit par transport du pus d'avant en arrière et au-delà du sphincter interuréthral, à la suite du passage des instruments ou des injections forcées.

Lorsque le *rétrécissement est très serré*, il crée à l'émission de l'urine un obstacle tel que la vessie est obligée de se contracter à fond pour se vider. Il en résulte une sorte de violence exercée sur l'urèthre postérieur qui supporte tout l'effort vésical, si le sphincter interuréthral est spasmodié. Cette circonstance doit entrer en ligne de compte dans l'étiologie de l'uréthrite postérieure, mais nous ne pensons pas qu'on doive la considérer comme cause exclusive.

Les *excès*, les *fatigues*, le *froid*, exercent une influence nocive qu'on ne saurait dans l'espèce récuser en doute, et agissent comme causes prédisposantes et quelquefois même comme causes déterminantes.

Les *états généraux diathésiques* ont ici leur valeur pathologique ordinaire.

Le premier symptôme qui impressionne le malade est une *envie fréquente d'uriner*. Dans la journée, il vide sa vessie à tout moment, quelquefois toutes les heures. Le besoin n'est pas très impérieux. Il correspond toujours à la présence d'une certaine quantité d'urine dans le réservoir vésical. Mais, pour une faible proportion de liquide, le besoin de la miction se fait vivement sentir. Il existe en un mot une certaine *intolérance vésicale*.

Ce qui frappe surtout le patient, c'est qu'il est obligé de se *lever plusieurs fois la nuit* pour satisfaire son besoin anormal.

On n'ignore pas que l'urèthre postérieur est le point de départ du réflexe de la miction. C'est sa sensibilité spéciale qui met en jeu la contractilité de la vessie, et c'est à son niveau que prend naissance le *besoin d'uriner*.

Quand, donc, cette région est enflammée, irritée, ses propriétés physiologiques s'exagèrent.

Dès lors le parallélisme entre le besoin d'uriner et l'abondance de la miction est rompu, le premier de ces deux facteurs l'emportant beaucoup sur le second.

Une fois la vessie vidée, le malade ne ressent pas la satisfaction qu'on éprouve à ce moment. Il lui semble même *qu'il a encore envie*.

On note parfois un léger *ténesme* après les dernières gouttes d'urine et quelques *épreintes*.

Un *écoulement spécial* est constamment observé lorsque l'attention est fixée sur ce point. Il est nécessaire de le rechercher attentivement si on ne veut pas le laisser passer inaperçu. Il se manifeste en effet avec des allures très particulières.

Si en même temps que l'entité morbide que nous étudions, il existe de l'*uréthrite antérieure*, l'écoulement dû à cette dernière inflammation masque celui de l'*uréthrite postérieure*. Dans ces circonstances l'uréthrite antérieure *cède la première* à l'action du traitement, tandis que l'uréthrite postérieure persiste *seule* pendant un temps plus ou moins long. Il est alors facile d'observer l'écoulement qui lui est propre.

La sécrétion de l'uréthrite postérieure ne se montre pas spontanément au méat urinaire dès qu'elle est produite par la muqueuse malade. Elle est retenue par le sphincter interuréthral, qui ne lui permet de s'échapper que lorsqu'il s'ouvre pour laisser passer l'urine. Aussi, pour observer le liquide pathologique, on doit, suivant l'exemple de MM. Thompson et Guyon, recueillir le *premier jet d'urine dans un verre à expérience*, tandis que le reste de la miction s'effectue dans un vase quelconque. Le liquide du vase est clair et limpide; celui du verre présente au contraire à la vue un ou plusieurs *petits flocons purulents* variables de forme et de volume et nageant dans l'urine.

Peu à peu ces flocons se désagrègent en une fine poussière et finissent par se diluer en grande partie.

Tantôt on n'aperçoit qu'un seul flocon plus ou moins gros, irrégulier, allongé, divisé quelquefois en plusieurs lanières qui se réunissent entre elles.

Tantôt ce sont des filaments blanchâtres, comparables à des bouts de fil coupés.

Quelle que soit la forme de ces petits corps, le microscope les montre constamment formés de *globules blancs et de cellules épithéliales de l'urèthre postérieur, le tout agglutiné par une matière amorphe visqueuse*.

Cette sécrétion s'accumule peu à peu dans l'urèthre postérieur, pendant le temps qui sépare deux mictions consécutives.

Le premier jet d'urine l'entraîne au dehors. De sorte que, si on veut obtenir le bouchon purulent à son maximum de volume, il faut le recueillir soit le matin au réveil, soit lorsque le malade est resté longtemps sans uriner.

Il arrive que la sécrétion est si abondante qu'elle forme un *véritable bouchon capable d'arrêter le jet urinaire*. Cet arrêt est toujours très transitoire. Le malade n'a qu'à faire un léger effort, et la miction se produit. Le patient éprouve alors la sensation de l'urèthre qui se débouche brusquement, et le premier jet est précédé de la sortie d'une petite masse blanchâtre.

Si le sujet se retient longtemps d'uriner, l'urèthre postérieur, lorsque le pus est formé en certaine quantité, se remplit du produit de la sécrétion, et finit par réagir et se contracter. Il se vide tout d'un coup du liquide qu'il renferme et le chasse dans l'urèthre antérieur en forçant la résistance du sphincter interuréthral. Aussitôt parvenu dans la région bulbaire, le pus apparaît au méat se comportant comme s'il émanait directement de l'urèthre antérieur et le malade se sent mouillé comme par une *petite éjaculation involontaire* (Jamin).

Tantôt ce phénomène passe à peu près inaperçu, tantôt il est précédé d'une douleur spasmodique, profonde, fugace, mal localisée, véritable *colique uréthrale* qui est l'expression clinique de la contraction de l'arrière-canal.

Lors de la défécation, la sortie des matières produit un résultat analogue et chasse par compression directe le liquide de l'urèthre postérieur dans l'antérieur, surtout quand les fèces sont dures et grosses. Il est important de ne pas confondre alors l'*uréthrite postérieure* avec la *prostatorrhée* et la *spermatorrhée* qui donnent lieu à un symptôme analogue. Les qualités des liquides émis et le microscope permettent d'éviter une erreur.

Ainsi éjaculé, le pus de l'urèthre postérieur est *très visqueux, grumeleux, filamenteux et d'un blanc jaunâtre*.

A la fin de la miction, au moment de l'émission des dernières gouttes, c'est-à-dire lorsque la vessie se contracte à fond et que l'urèthre postérieur fait de même, on peut observer l'issue d'une très faible quantité de liquide pathologique qui n'a pas été complètement balayé par l'urine et qui est resté adhérent aux parois du canal postérieur.

La bougie exploratrice provoque une *sensation douloureuse très vive* lorsque la boule traverse et dépasse le sphincter interuréthral. Cette souffrance est bien plus intense, *toute chose égale*, que celle qu'on produit normalement sur un canal sain lorsqu'on parcourt avec la bougie la portion membraneuse.

Quand on ramène à l'extérieur la boule de l'explorateur, après en avoir roulé la tige entre les doigts au moment où l'extrémité de l'instrument était dans l'urèthre postérieur, on voit *des mucosités purulentes déposées sur le talon du cathéter*. Si on fait auparavant la même épreuve, mais en maintenant la boule dans le cul-de-sac du bulbe, celle-ci sort immaculée, à condition, bien entendu, que l'urèthre antérieur soit sain.

Dans le cas où ce segment est malade, il est bon de le laver à l'eau boriquée tiède, de façon à le débarrasser de toute trace de pus, avant d'aller recueillir la sécrétion de l'urèthre postérieur. On évitera ainsi de se tromper à propos du siège de la purulence.

Le *toucher rectal donne* quelques indications. Lorsque l'index appuie sur la face postérieure de la prostate, cette *pression éveille un peu de douleur,* et cependant *la glande n'offre aucune modification pathologique.* Cette manœuvre fait sourdre parfois au méat une *gouttelette puriforme filamenteuse.*

Dans l'uréthrite postérieure, de même que dans toutes les variétés d'uréthrite localisée, l'*endoscope droit* (uréthroscope) permet de vérifier les lésions anatomiques de la maladie. Cet instrument montre au niveau du foyer pathologique une *surface* plus ou moins étendue, tantôt simplement *rouge,* tantôt *érodée,* d'autres fois *fongueuse* et *saignante,* et dans d'autres cas *franchement ulcéreuse* et recouverte d'une *couche puriforme.*

L'application de cet instrument est assez facile, et les résultats qu'il donne sont intéréssants, mais il ne doit que corroborer le diagnostic établi préalablement. En somme, c'est un simple moyen de vérification.

Ajoutons que le malade se plaint quelquefois d'une *douleur continue, profonde, sous-pubienne* ou *périnéale,* pouvant s'irradier à l'extrémité de la verge et indépendante de la miction.

Dans le cas qui nous occupe, la *marche* de l'uréthrite postérieure est essentiellement liée à celle du rétrécissement lui-même, C'est dire qu'elle affecte une évolution chronique avec des alternatives de recrudescence et d'*amélioration,* suivant que la stricture se resserre ou est dilatée.

Cette complication doit être différenciée de la *prostatorrhée,* de la *prostatite chronique,* des *pertes séminales* et de la *cystite du col.*

La *prostatorrhée* n'est accompagnée d'aucune douleur. Elle donne lieu à un écoulement absolument transparent et limpide, dont le caractère est d'être *visqueux et filant.* Il apparaît soit spontanément, soit de préférence lors de la défécation, ou aux dernières gouttes d'urine, ou enfin à l'occasion d'une excitation génésique.

La *prostatite chronique* est suivie de modifications de volume, de forme et de consistance de la prostate qui ne laissent aucun doute sur la nature de la maladie.

Les *pertes séminales* sont reconnues au microscope qui décèle dans le liquide la présence des spermatozoïdes.

Quant au diagnostic différentiel de l'*uréthrite postérieure* et de la *cystite du col*, il est plus délicat. Disons de suite que certains auteurs confondent en une seule ces deux entités morbides. Au moment où j'étudierai la cystite du col, je donnerai les raisons pour lesquelles j'estime qu'on doit la distinguer de l'uréthrite postérieure, quoiqu'elle en soit la conséquence fréquente. La cystite du col reproduit *en grand* tout le tableau clinique de l'uréthrite postérieure. L'écoulement s'en distingue par des caractères spéciaux, et le retentissement sur l'état général est bien plus important dans la première que dans la seconde de ces deux affections.

Le *pronostic* de l'uréthrite postérieure est en général bénin. Il ne devient sérieux que lorsque la phlegmasie se diffuse et atteint la vessie proprement dite.

Le *traitement* comporte trois indications :

1° Avant tout il faut *dilater le rétrécissement*. C'est quelquefois suffisant pour faire disparaître la maladie comme par enchantement, ce qui établit ses rapports intimes avec la coarctation ;

2° Il est bon de *décongestionner l'urèthre postérieur et de le modifier par une hygiène sévère*, des boissons délayantes et par une médication interne capable de communiquer à l'urine des propriétés adoucissantes et antiseptiques. Nous renvoyons, pour plus de développements là-dessus, au chapitre général du *Traitement;*

3° Enfin, si l'uréthrite postérieure résiste, le remède par excellence est *la cautérisation au nitrate d'argent*, soit à l'aide du *caustique en nature*, soit à l'aide du *caustique en solution*.

Le *nitrate d'argent* est certainement le meilleur modificateur de la muqueuse uréthrale : son action est aussi remarquable ici que dans les plaies atones ou les inflammations chroniques quelconques.

Les anciens le mettaient directement au contact de l'urèthre postérieur au moyen de cathéters creux contenant un fragment du caustique qu'ils pouvaient découvrir et recouvrir à discrétion. Une fois l'instrument en place, ils faisaient agir le nitrate en le mettant en rapport avec la muqueuse, puis, après l'avoir de nouveau caché, ils retiraient l'appareil. De cette façon, l'action était toute locale.

Nous citerons surtout le *porte-caustique* de Lallemand [1] qui a été bien des fois modifié, notamment par Dittl [2].

Il en existe deux modèles. L'un est *droit*, et l'autre *coudé*, à angle très obtus. Le premier est destiné à agir sur l'urèthre anté-

---

[1] *Des perles séminales involontaires.* Paris, 1836.
[2] *Wien. med. Zeitschr.*, 1867.

rieur, et le second sur le col vésical. La structure de cet instrument
est exactement la même que celle décrite un peu plus bas, à propos du modèle de porte-caustique que j'ai adopté. Je n'ai modifié
que la courbure. Pour en rendre l'introduction plus facile, j'ai
changé l'angle obtus en une courbe régulière, semblable à celle
de la sonde ; sauf cela, mon porte-caustique est le même que
celui de Lallemand.

Ce médecin l'employait surtout dans le traitement des pertes
séminales. Dans l'*uréthrite postérieure rebelle*, il peut trouver son
application, mais c'est l'exception, les instillations réussissant toujours pour ainsi dire.

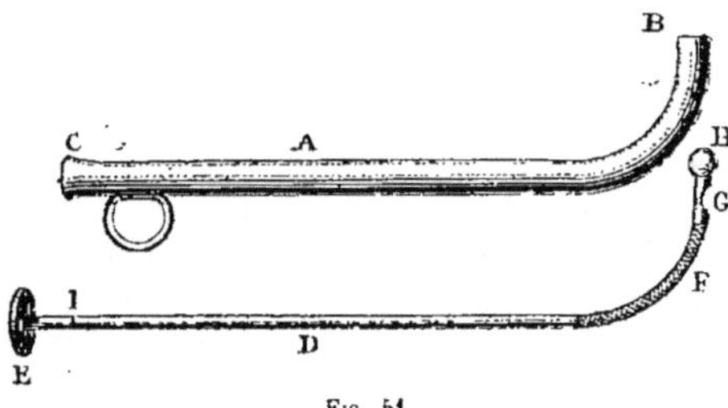

Fig. 51.

Le porte-caustique que j'emploie est formé d'une sonde creuse
ordinaire A, à bout coupé B, et dans laquelle s'engage une tige
pleine D, terminée d'un côté par un bouton E, et de l'autre par une
chaîne cylindrique F qui porte une petite cupule G. Cette dernière
est munie d'un renflement H. Sur la tige glisse à frottement un
petit index I.

Pour se servir de cet instrument on dévisse la cupule G, on
place dans la dépression un fragment de nitrate d'argent, et on
l'expose à la flamme d'une lampe à alcool. Le caustique fond et
remplit la cavité à laquelle il devient adhérent. En se refroidissant,
il forme une surface unie.

On enfonce la chaîne et la tige dans la sonde creuse et on revisse
la cupule. En tirant sur le bouton E, on force la cupule à entrer
dans la sonde. Le renflement H en ferme l'ouverture.

On fait sortir alors hors de la sonde la cupule, et on pousse jusqu'au pavillon C l'index mobile I, qu'on laisse soigneusement en
place. On rentre le caustique en tirant le bouton E, et on sait de
cette façon la quantité de tige qu'il faudra pousser, pour découvrir complètement le nitrate, lorsque l'appareil sera parvenu dans
l'urèthre.

Grâce à la chaîne F, on peut rouler entre ses doigts le bouton E et faire tourner sur son axe la cupule qui porte le caustique, dès qu'on la fait saillir hors de la sonde protectrice.

. De cette manière, la cautérisation porte sur toute la circonférence de l'urèthre.

On possède tous les éléments pour comprendre le mode d'emploi de l'appareil.

A l'aide d'un explorateur on détermine d'abord la distance exacte qui sépare l'urèthre postérieur du méat. On introduit le porte-caustique à cette profondeur. Une graduation tracée sur la sonde extérieure facilite cette manœuvre. Cela fait, on retire à soi l'instrument d'une *quantité absolument exacte à la longueur de la cupule*. Ce mouvement est nécessaire pour que le caustique, au moment où on le fera saillir hors de la sonde, vienne exercer son action sur l'urèthre postérieur, et non pas à l'entrée de la vessie. On presse sur le bouton E, jusqu'à ce que l'index I vienne effleurer le pavillon C de la sonde. On est sûr à cet instant que la cupule est à découvert dans l'urèthre postérieur. On fait exécuter un tour complet au bouton E, en le roulant entre le pouce et l'index, de manière à cautériser circulairement le canal, puis on rentre le nitrate dans la sonde, et on retire l'instrument.

Le malade éprouve sur le moment une douleur médiocre qui va en s'augmentant pendant un laps de temps variable et qui rappelle celle d'une uréthrite postérieure intense. Il ressent de fréquents besoins d'uriner, du ténesme et des épreintes. Il rend un peu de sang au moment des premières mictions, puis, après vingt-quatre ou quarante-huit heures, tout rentre dans l'ordre.

En même temps que les manifestations précédentes se reproduisent, l'écoulement spécial à l'uréthrite postérieure augmente beaucoup d'intensité. Les filaments se multiplient et deviennent plus volumineux, pour diminuer et disparaître dès que cesse l'effet de la cautérisation directe. Celle-ci, en dernière analyse, imprime donc à la maladie une *violente poussée aiguë*.

Il est nécessaire de faire garder le repos le plus complet au patient pendant quelque temps, et d'apaiser les symptômes inflammatoires et douloureux par les calmants généraux et locaux. Il est bon aussi de lui faire prendre un peu de quinine, avant et après la cautérisation.

C'est pour ne s'être pas entouré de précautions suffisantes qu'on a eu quelquefois à déplorer des *prostatites suppurées graves* consécutivement à la petite opération que nous venons de décrire.

Pour ma part, je n'ai jamais observé d'accident. Je dois dire que je n'ai guère employé la méthode précédente que contre la *prostatorrhée* et les *pertes séminales*, les instillations suffisant toujours pour guérir l'uréthrite postérieure. Dans un cas cependant où cette complication s'était développée à la suite d'un rétrécissement bulbaire et affectait une résistance des plus rebelles à tous les traitements employés, j'ai fait appel à la *cautérisation directe* qui a rétabli le malade en trois séances.

On doit considérer cette cautérisation comme une véritable *petite opération*. Il faut la pratiquer le malade étant couché, et après anesthésie locale avec la cocaïne. Quand on a besoin de la répéter, on doit laisser s'écouler de huit à dix jours entre deux séances consécutives.

Dans les cas d'uréthrite postérieure, *l'instillation constitue le procédé de choix*.

L'*instillation* a pour but *de porter dans l'arrière-canal un certain nombre de gouttes d'une solution titrée de nitrate d'argent ou de tout autre antiseptique.*

Elle a pour avantages son innocuité, son peu de retentissement douloureux, sa facilité d'exécution, et l'inutilité pour le malade de conserver le lit.

Elle fait en petit ce que la cautérisation directe fait en grand. Elle doit lui être dans le cas actuel systématiquement préférée, jusqu'au moment où on acquiert la conviction qu'elle ne pourra pas rétablir le sujet.

Pour amener la guérison, il est nécessaire de pratiquer un nombre variable d'instillations. Tantôt quelques-unes suffisent, d'autres fois il en faut jusqu'à vingt et même davantage. La moyenne que me fournit ma pratique journalière est de *huit*, mais j'ai soin de ne les commencer que lorsque le rétrécissement est bien dilaté. Sans cette précaution, on court le risque de les voir échouer malgré leur grand nombre.

On a conseillé bien des formules de solution. On a essayé le sublimé, le chlorure de zinc, le sulfate de cuivre, le sulfate de zinc, le biiodure de mercure, etc.

De tous les antiseptiques modificateurs de l'urèthre postérieur, le préférable est certainement le *nitrate d'argent*. Après des tentatives très multiples, je suis revenu à cet agent et je m'y tiens exclusivement pour les cas dont il s'agit.

On a employé la solution argentique titrée au centième, au soixantième, au cinquantième, au trentième, au quinzième, etc... Pour ma part, j'ai constamment observé que, sauf les cas de susceptibilité uréthrale particulière, la solution plus faible que le trentième agit trop lentement, et plus forte que ce titre amène de petits accidents et, en particulier, des uréthrorrhagies qu'il importe d'éviter.

J'estime que *un* de nitrate d'argent pour *trente* d'eau distillée constitue une proportion excellente, applicable chez la plupart des malades. On devra s'en écarter dans un sens ou dans l'autre lorsque le canal sera trop intolérant ou trop tolérant. C'est l'intensité réactionnelle de l'urèthre postérieur qui guidera le médecin à ce point de vue spécial.

Les instruments nécessaires comprennent :

1° Une *seringue à instillation* (dite de Guyon) ;

2° Une *bougie exploratrice* creusée d'un fin conduit suivant son axe.

La *seringue* a même forme et même structure que celle de Pravaz, sauf qu'elle contient 10 grammes de liquide. Le piston muni sur toute sa longueur d'un pas de vis peut être fixé à la base du corps cylindrique par un index qui vient s'y adapter, de sorte qu'il est impossible alors de le pousser dans un sens ou dans l'autre. Pour le faire progresser, il est nécessaire de lui faire exécuter une série de tours sur son axe. Il avance comme le fait une vis. A chaque rotation complète le piston chasse à l'extérieur une très faible quantité de liquide qu'il est facile d'évaluer.

Pour remplir l'instrument, on n'a qu'à rendre au piston sa liberté, en desserrant l'index.

Une canule conique, à extrémité fine et à surface externe parcourue par un fin pas de vis, se fixe sur la seringue.

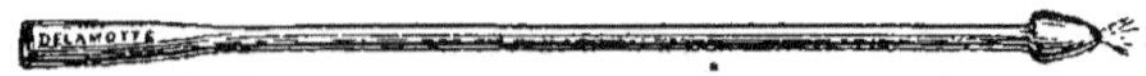

Fig. 52.

La *sonde à instillation* consiste en une bougie exploratrice terminée par une boule coupée d'angle, et creusée dans toute sa longueur d'un fin conduit qui s'ouvre aux deux extrémités de l'instrument. L'extrémité libre s'évase légèrement en forme d'entonnoir pour permettre l'introduction de la canule de la seringue.

J'ai adopté, dans ma pratique, une seringue à instillation dont le piston est d'*amiante*. Elle est formée presque entièrement de verre. Le métal n'entre dans la composition que de l'ajutage supérieur et du piston. Il est ainsi très facile de la nettoyer et de la stériliser. Sa capacité permet de faire huit ou dix instillations dans la même séance sans avoir besoin de la remplir à nouveau. Le verre de la seringue est jaune ou bleu. De cette façon, je m'oppose à la réduction de l'argent sous l'influence de la lumière.

La canule en caoutchouc durci est très courte et assez brusquement conique. Cette forme en rend le nettoyage intérieur très aisé et s'oppose à son engorgement par l'argent précipité, accident qui

survient fréquemment dans les canules plus longues, et en nécessite
le changement.

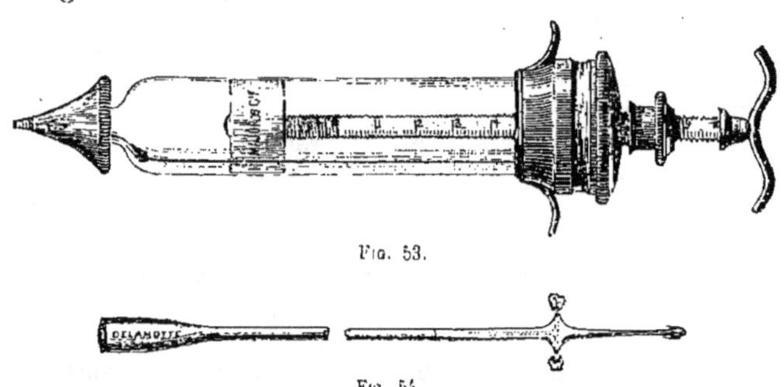

Fig. 53.

Fig. 54.

J'ai fait transformer mes *bougies exploratrices lancéolées* en sondes
à instillation, et ce en les faisant parcourir suivant leur axe par un
conduit mince qui, au niveau du renflement, se bifurque et se coude
à angle droit de façon à aboutir aux deux extrémités du diamètre
de la partie saillante. De cette manière le nitrate s'échappe à la
fois dans deux directions opposées qu'il est facile de connaître
lorsque la sonde est en place, grâce à une petite marque imprimée
sur le pavillon. Le caustique se met en rapport aussi bien avec la
paroi supérieure qu'avec l'inférieure et la latérale, tandis qu'avec
l'instillateur ordinaire il tombe naturellement sur le plancher de
l'urèthre, respectant davantage les autres parois. Notre instrument
a de plus l'avantage de donner des sensations exagérées de l'appareil sphinctérien uréthral, et d'éviter toute hésitation dans la
recherche de l'arrière-canal.

Pour faire une instillation, on place le malade dans la *position
de l'exploration*, ou *dans le décubitus dorsal*, après l'avoir fait uriner. On remplit la seringue de solution, et on y fixe la canule à
laquelle on adapte la sonde. Le calibre de celle-ci devra varier
suivant les circonstances. On amorce l'appareil en poussant le
piston jusqu'à ce que le liquide s'écoule à l'extrémité du cathéter.
On fixe alors sur le corps de la seringue l'index du piston, et
imprimant à ce dernier plusieurs tours sur lui-même, on s'assure
que le liquide remplit complètement la sonde. A cet instant chaque
tour de piston fait jaillir une ou plusieurs gouttes de liquide à
l'extérieur.

Laissant reposer la seringue sur le ventre ou sur une cuisse du
malade, ou la soutenant de la main gauche qui tient la verge, on
introduit la bougie instillatrice jusqu'à ce que la boule rencontre

le sphincter interuréthral. On le franchit ; on s'assure bien qu'on est dans l'urèthre postérieur en constatant que la boule est accrochée par le muscle contracté, et on instille le nombre de gouttes nécessaires, en imprimant un certain nombre de tours de rotation au piston de la seringue. Cela fait, on enlève la sonde du canal. *Il ne doit revenir au méat urinaire* aucune trace du liquide instillé. Si ce fait se produit, c'est qu'il en est tombé dans la région profonde de l'urèthre antérieur.

Il est très important de ne pas prendre le rétrécissement pour le sphincter interuréthral. Cette méprise est très facile à éviter. La sensation de ces deux points d'arrêt est toute différente : leur situation n'est pas la même. La douleur accusée par le malade au moment où la boule les traverse offre des caractères dissemblables. Il est encore plus malaisé de confondre entre eux le sphincter interuréthral et celui de la vessie. Tandis que le second est à peine serré, le premier oppose à la boule de l'instillateur un obstacle marqué.

Dans les cas où cet obstacle est peu sensible du fait d'un relâchement musculaire, nos *instillateurs lancéolés* sont très utiles en exagérant les sensations perçues par l'opérateur.

On ne saurait trop recommander d'*amorcer* très exactement la sonde. Sans cette précaution, on s'expose à faire une *instillation blanche* en ne faisant pénétrer que quelques bulles d'air.

Dès que la petite opération est terminée, le malade ressent peu de chose, un vague sentiment de chaleur profonde.

Il est cependant des sujets nerveux et impressionnables qui ont de la lipothymie et même de la syncope. Mais cela est dû plutôt à la frayeur ou à la douleur qui résulte de la traversée du sphincter interuréthral qu'au contact de la solution argentique.

Au bout de quelques instants la souffrance s'accroît, le malade s'agite, marche, est anxieux. Il est tourmenté par un vif besoin d'uriner auquel il est bon de l'engager de résister pendant plusieurs minutes, et cela pour deux motifs. D'abord la miction qui suit de très près l'instillation est très douloureuse et inutile puisque le sujet vient d'uriner il y a un moment. Ensuite, l'arrivée dans l'urèthre postérieur de l'urine vésicale neutralise aussitôt l'action de la solution argentique, le chlorure de sodium contenu dans le premier de ces deux liquides formant du chlorure d'argent au contact du second.

La miction qui suit l'instillation procure un léger apaisement. Cependant il subsiste du ténesme, des épreintes, et le patient éprouve de nouveau le besoin d'uriner. La faible quantité de liquide qu'il rend, chaque fois qu'il obéit à sa fausse envie, contient des filaments épithéliaux et purulents en très grande abondance et assez souvent est teinté de sang. En somme, il existe *tous les symptômes d'une violente uréthrite postérieure qui a pour caractère de cesser rapidement*. Il est rare qu'en quelques heures les accidents ne soient pas complètement éteints. Ils peuvent cependant durer un jour entier et même davantage. Dans ce cas l'instillation a été trop forte. Il est bon de la faire plus légère lorsqu'on la répète.

On ne fera jamais une nouvelle instillation avant que l'effet de la précédente ne soit complètement terminé. On doit attendre que l'urèthre postérieur ait repris son état normal. D'après l'intensité de la réaction inflammatoire observée chez le malade, on détermine le titre de la solution argentique à employer et surtout le nombre de gouttes à instiller dans les séances ultérieures.

La plupart des sujets supportent trois instillations par semaine, d'autres deux seulement, et enfin quelques-uns, un nombre plus faible encore. Tout dépend de la susceptibilité individuelle.

Quant au nombre de gouttes à instiller, on ne dépassera pas *dix*, et on ne restera pas au-dessous de *trois* dans l'uréthrite postérieure des rétrécis.

Dans les cas assez fréquents où il existe de *l'uréthrite postérieure en même temps que de l'uréthrite bulbaire* on doit, après avoir pratiqué l'instillation comme nous venons de le dire, retirer à soi la boule de la sonde, lui faire franchir d'arrière en avant le sphincter interuréthral, et, l'ayant placée dans la dilatation du bulbe, instiller de nouveau quelques gouttes de la solution caustique.

Cette instillation *antérieure* pratiquée, on laisse en place, pendant un moment, la boule de la sonde, de manière à empêcher le reflux vers le méat du liquide déposé dans le fond de l'urèthre antérieur. De cette façon l'action modificatrice se produit sur le point malade et se diffuse moins sur la totalité du canal.

Dès qu'on retire l'instillateur, les *gouttes déposées dans la région bulbaire apparaissent aussitôt au méat*, inversement à celles instillées dans l'arrière-canal, qui sont retenues par le sphincter interuréthral.

La sensation de l'instillation bulbaire est toute différente de celle de l'instillation postérieure.

Elle consiste en une *cuisson vive, continue*, augmentée par le passage de l'urine et en tout semblable à celle de la blennorrhagie.

De plus il se produit bientôt un *écoulement purulent*, qui apparaît *spontanément* à l'extérieur, et qui y est amené en plus grande abondance par la pression uréthrale d'arrière en avant. Le tableau clinique de l'uréthrite antérieure aiguë est réalisé, mais, comme pour le cas précédent, l'évolution de *la phlegmasie est très rapide*. En quelques heures les symptômes s'apaisent et la maladie est améliorée.

On comprend que les instillations les plus pénibles sont celles qui portent en même temps sur les deux urèthres, car elles font éclater les deux ordres de symptômes que nous venons de signaler.

CONGESTION URÉTHRALE

Les circonstances étiogéniques que nous avons invoquées dans les *uréthrites* peuvent, lorsqu'elles se produisent à leur *minimum*, être insuffisantes pour provoquer une inflammation véritable. On n'observe alors qu'une simple *congestion uréthrale*, état essentiellement transitoire, qui ne tarde pas à s'effacer ou qui, s'il persiste, évolue rapidement vers l'uréthrite.

Il importe de différencier la *congestion* de l'*inflammation* du canal, car, si le premier de ces deux processus est fugace et entraîne un pronostic bénin, le second se comporte d'une façon toute opposée.

Le symptôme essentiel de la *congestion uréthrale* consiste en une *douleur* plus ou moins vive, mais toujours modérée qui se produit au moment de la miction ou du passage des instruments.

En dehors de ces actes, elle est à peu près nulle, et le malade ne ressent qu'un léger sentiment de tension du canal.

En même temps l'*obstacle mécanique* au passage de l'urine et de la sonde s'exagère, du fait de la tuméfaction vasculaire de la muqueuse et surtout du corps spongieux. Il est aussi accusé que dans l'uréthrite dûment constituée, mais il en diffère en ce qu'il est beaucoup *plus fugace*. Il peut aller jusqu'à déterminer la rétention complète d'urine (rétrécissements serrés). Mais il est rare que celle-ci dure longtemps et ne cède pas au repos et aux antiphlogistiques. Le jet d'urine reprend brusquement et presque d'un seul coup son volume normal et sa force d'émission primitive.

La congestion ne produit pas *d'écoulement*.

En somme tout se borne à *une exagération momentanée de l'obstacle uréthral* et à une *douleur* légère.

Souvent la congestion est le *précurseur de l'uréthrite*. Dans ce cas l'écoulement n'est pas long à apparaître.

Le *diagnostic* entre la *congestion du canal et de l'uréthrite* est des plus simples, surtout en raison de l'évolution rapide et de la disparition brusque des symptômes de la première de ces deux complications.

Le *pronostic* en est bénin. Quant au *traitement*, il consiste à tenir le malade au repos et à instituer la médication émolliente.

DES OBLITÉRATIONS DE L'URÈTHRE CHEZ LES RÉTRÉCIS

Nous avons déjà parlé des cas où chez le nouveau-né l'urèthre est inperforé par suite d'un vice de développement. Nous n'y reviendrons pas.

Nous nous contenterons d'envisager ici les *oblitérations uréthrales se produisant chez les rétrécis dont le canal était précédemment perméable.*

L'oblitération de l'urèthre chez les rétrécis fut niée *a priori* par Bichat, puis par Amussat [1].

Mais des preuves anatomiques et cliniques en furent données par Alliès [2], Chopart [3], Ch. Bell [4], Delmas [5], Bosc [6], Moulinié [7]. Chopart eut l'occasion de disséquer très soigneusement une pièce concluante.

Aux faits produits par ces auteurs s'en ajoutèrent beaucoup d'autres, non moins nets, dus à Lallemand [8], Bermond [9], Rodrigues [10], Leroy d'Etioles [11], Patron [12], Perrève [13], Jobert de Lamballe [14], Maisonneuve [15], Bauchet [16], Prô [17], Demarquay [18], Syme [19], Bourguet d'Aix [20], Notta de Lisieux [21], etc.

---

[1] Amussat, *Leçons sur les rétentions d'urine causées par les rétrécissements de l'urèthre et sur les maladies de la glande prostate*, 1832, p. 26.
[2] *Traité des mal. de l'urèthre.* Paris, 1745, p. 75.
[3] *Traité des mal. des voies urin.* Paris, 1792.
[4] *Traité d'anat. path. de l'urèthre*, 1822.
[5] Cité dans la thèse de Desales, *Rétréciss. de l'urèthre.* Paris, 1824.
[6] *Soc. anat.*, 1827.
[7] *Mal. des org. génito-urinaires.* Paris, 1839.
[8] *Obs. sur les mal. génit.-urin.* Paris, 1837.
[9] *Gaz. méd. de Paris*, 1838, p. 158.
[10] *Nouveau traité des rétréciss. de l'urèthre.* Montpellier, 1843.
[11] *Des angusties ou rétréciss. de l'urèthre.* Paris, 1845.
[12] Note à la traduction de Brodie. Paris, 1845.
[13] *Traité des rétréciss. organ. de l'urèthre.* Paris, 1847.
[14] *Chirurgie plastique*, 1849, t. II, p. 202.
[15] *Gaz. méd.* Paris, 1853, p. 741.
[16] *Soc. anat.*, 1851.
[17] Th. de Paris, 1856. *Anat. path. de rétréciss. uréthr.*, p. 55, planche II.
[18] *Comm. Soc. chirurg.*, 1857. Présent. d'un malade. — Discussion.
[19] *Med. chirurg. transact.* t. XL, 1857.
[20] *Acad. de méd.*, 1861.
[21] *Soc. de chirurg*, 1879.

Jobert de Lamballe traça le traitement de cette complication des strictures.

Civiale [1] en signala quelques cas. Nélaton [2] fit cette remarque très juste qu'autant les *oblitérations uréthrales sont rares à la suite des causes inflammatoires, autant elles sont fréquentes à la suite des traumatismes du canal.*

Philips [3] rapporta dix cas d'oblitérations inflammatoires complètes, Thompson [4] en montra quelques pièces, Andrade [5] en releva quinze cas, Voillemier [6] en observa deux cas autopsiés.

En terminant, signalons l'excellente thèse de notre ami M. le Dr Ladroitte [7], qui a parfaitement bien résumé la question, et l'atlas de MM. Guyon et Bazy [8] où figure une planche représentant une oblitération développée à la suite d'un rétrécissement blennorrhagique.

L'oblitération uréthrale consiste en la disparition complète de la lumière du canal, dans une certaine étendue, par le fait de l'adhérence de la fusion entre elles de ses parois opposées.

De cette disposition il résulte *deux segments uréthraux*, placés, l'un en avant, l'autre en arrière de l'obstacle et n'ayant entre eux aucune communication.

Les oblitérations uréthrales surviennent chez les rétrécis dans deux circonstances. Ou bien leur cause première est le *traumatisme*, ou bien c'est l'*inflammation*.

Le *traumatisme* joue à ce titre le rôle capital. Nous avons déjà vu la tendance qu'ont les rétrécissements traumatiques à se resserrer indéfiniment et à devenir infranchissables. Nous savons que toute plaie de l'urèthre est suivie d'une formation cicatricielle.

Il est facile de comprendre qu'au-delà de certaines limites cette production fibreuse est suffisante pour amener l'oblitération complète. Celle-ci représente, en dernière analyse, le terme ultime du rétrécissement traumatique. On a vu cette éventualité se produire à la suite des coupures du canal, des coups portés sur lui, des chutes sur le périnée, des fractures du pubis, etc. Un calcul rugueux [9] introduit dans l'urèthre est à la rigueur capable d'en amener l'oblitération ultérieure.

---

[1] *Traité des mal. des voies urin.* Paris, 1858.
[2] *Path. chirurg*, 1859.
[3] *Traité des mal. des voies urin.* Paris, 1860, p. 195.
[4] *Leçons clin.*, 1874.
[5] *Des rétréciss. infranchissables.* Th. de Paris, 1859.
[6] *Traité des mal. des voies urin*, t. I, p. 123.
[7] *Etude sur l'oblitération de l'urèthre non congénitale.* Th. de Paris, 1885.
[8] *Atlas des voies urin.*
[9] De France, *Obs. sur les rétréciss. de l'urèthre pour cause traumat.* Paris, 1840.

Lorsque les lésions du canal sont étendues et graves, l'oblitération se manifeste rapidement. *Cette marche suraiguë s'observe principalement dans les ruptures complètes de l'urèthre.* Entre les deux bouts séparés et rétractés existe une cavité remplie de sang et dans laquelle l'urine ne tarde pas à se répandre. Elle est le point d'origine des abcès et des fistules qui s'ouvriront bientôt à l'extérieur.

Le bout antérieur tuméfié et enflammé n'étant plus traversé par l'urine se resserre de plus en plus, et ses parois accolées finissent par se souder. Pendant ce temps le bout postérieur s'abouche directement ou indirectement avec la ou les fistules périnéales qui se substituent pour ainsi dire au bout antérieur pour conduire l'urine vers l'extérieur.

Quand les lésions traumatiques sont moins graves, elles produisent des strictures moins considérables et à évolution moins rapide. Si l'oblitération se produit alors, c'est seulement à la longue.

Nous n'avons pas à envisager ici les *oblitérations du méat urinaire* ou de la partie antérieure du canal dues aux plaies chancreuses dont la cicatrice amène la réunion des parois opposées. Ce sont là des cas particuliers dont nous avons parlé à propos de *l'étiologie générale.*

Si nous envisageons le rôle de *l'inflammation* dans la formation des oblitérations uréthrales, nous retrouvons toutes les considérations sur lesquelles nous nous sommes déjà étendu. Mais ici il est nécessaire que la muqueuse subisse, non pas une simple exfoliation épithéliale, comme cela se produit dans presque toutes les uréthrites aiguës, mais bien des *ulcérations* plus ou moins profondes.

Dans certaines inflammations chroniques le *processus destructeur atteint la totalité de la muqueuse*, envahit même le tissu sous-muqueux et le corps spongieux. Ces pertes de substance bourgeonnent comme une plaie quelconque. Si l'urine se crée une voie anormale à la faveur d'une fistule consécutive à un abcès, elle ne vient plus gêner ce bourgeonnement qui atteint les parois opposées du conduit d'où partent aussi des masses embryonnaires. Ces tissus jeunes se fusionnent en une sorte de cordon plein, s'organisent et deviennent fibreux. Ils subissent ensuite le travail de rétraction qui est propre à tout tissu de cicatrice.

A plus forte raison l'oblitération uréthrale se produira-t-elle en vertu du processus précédent, *si en arrière du foyer des bourgeons charnus il existe un ancien rétrécissement qui s'oppose à l'écoulement de l'urine par le méat, et la dirige vers la fistule.*

En définitive, dans un urèthre ulcéré et bourgeonnant, c'est le passage répété de l'urine qui s'oppose au travail de fusion des parois. Si ce liquide prend une autre voie, l'oblitération a toutes chances de se produire.

Il ne faut pas regarder cette doctrine comme absolue. En effet, on s'est demandé si la *rétraction progressive et incessante d'un rétrécissement fibreux peut, par elle-même, amener l'oblitération complète?*

D'après Voillemier [1], elle n'est jamais suffisante. Elle est capable de diminuer le calibre uréthral à un très haut degré, mais non de l'effacer complètement.

Les conditions changent, si des fistules, assurant une issue à l'urine, s'établissent en arrière du rétrécissement. La formation de ces trajets est nécessairement accompagnée d'un *travail inflammatoire et ulcératif*, quelquefois assez considérable pour atteindre et détruire le rétrécissement lui-même. Brodie a cité plusieurs exemples de ce fait. Or ce processus se propageant à une certaine distance dans l'urèthre, le dépouille de son épithélium, l'ulcère, et les parois du canal au contact l'une de l'autre se soudent au moment de la guérison. Ce qui vient à l'appui de cette théorie, c'est que, d'après Voillemier, l'oblitération ne s'étend jamais très loin en-deçà des fistules. Le reste du canal, bien que n'étant plus traversé par l'urine, non seulement ne s'oblitère pas, mais garde à très peu de choses près son calibre normal. Chez des malades qui depuis des années urinent par le périnée, il est toujours aisé d'introduire des bougies relativement grosses jusqu'à la région oblitérée (Voillemier).

Quoi qu'il en soit, dans les cas précédents. *les fistules urinaires constituent* le fait primitif, et l'*oblitération* le fait secondaire.

Le contraire peut se produire. Que la stricture s'enflamme très fortement, et qu'il se produise de la congestion péri-uréthrale, et il y aura rétention. L'urine ne pouvant s'écouler alors par la voie naturelle se fraie un passage à la faveur d'un abcès urineux, et la fistule est constituée. Dès lors l'oblitération stricturale peut devenir définitive.

Pró [2] a cité un cas où la sonde, en passant à côté et en dehors de l'oblitération, créa *une sorte de canal collatéral, un urèthre accessoire* qui se comporta au point de vue qui nous occupe comme un trajet fistuleux ordinaire.

Lorsqu'on a l'occasion de faire l'examen anatomo-pathologique d'un urèthre oblitéré, on voit le *canal se terminer en avant en*

[1] *Loc. cit.*
[2] *Loc. cit.*

un cul-de-sac au-delà duquel il n'existe aucune trace de cavité pendant un certain espace. Puis le trajet uréthral reparaît. Si on regarde avec attention l'extrémité antérieure de l'oblitération, on peut y observer un *très petit pertuis* qui ne tarde pas à disparaître et qui résulte de ce que le canal va en se rétrécissant de plus en plus jusqu'à l'obstacle affectant la disposition infundibuliforme (Guyon).

Au niveau de la partie oblitérée il existe un cordon fibreux plein, dur, blanchâtre, criant sous le scalpel, isolable par dissection ou confondu avec les tissus périphériques.

Certains sujets paraissant atteints pendant la vie d'une fermeture complète du canal offrent à l'autopsie, au centre du cordon que nous venons de décrire, un petit pertuis qui était insuffisant pour laisser passer une bougie filiforme, mais qui admet un crin de cheval après la dissection de la pièce. Ce ne sont pas là, à vrai dire, de véritables oblitérations, quoique cliniquement ces cas en affectent toutes les allures.

Le cordon fibreux, dans les cas typiques, ne doit pas présenter la moindre trace de conduit.

Il peut être isolé des parties voisines, et disséqué par un *abcès urineux qui en fait le tour.* Dans ces circonstances, le cordon uréthral traverse de part en part la cavité de l'abcès (Voillemier)[1].

La longueur de la partie oblitérée varie d'*une simple cloison mince à un cordon de plusieurs centimètres de longueur.*

On comprend que son *siège* est celui du rétrécissement, qui l'engendre. Inutile de revenir sur ce point. Disons seulement qu'on *ne connaît pas d'oblitération de l'urèthre postérieur,* pas plus qu'on ne connaît de stricture de cette région.

Les altérations observées en avant de l'obstacle sont exactement les mêmes que pour les rétrécissements très serrés (voir l'*Anatomie pathologique générale*). On y voit déboucher quelquefois, par un petit orifice, un canal creusé sur la partie latérale de l'oblitération, et qui va s'ouvrir dans le segment postérieur de l'urèthre. Dans le cas de Prô[2], ce canal supplémentaire ou compensateur avait été produit par une fausse route.

En arrière de l'obstacle on remarque toutes les lésions classiques rétrostricturales. C'est là qu'un peu d'attention permet de distiguer *le ou les orifices fistuleux* par lesquels s'échappe l'urine. Ils apparaissent sous forme de petites ouvertures variables d'aspect et de volume, et toujours irrégulières.

---

[1] *Loc. cit.*
[2] *Loc. cit.*

Les *fistules* sont uniques, multiples, droites, courbes, sinueuses, simples ou composées, etc. (voir *Fistules urinaires*).

On en a vu de bifurquées, dont une des branches aboutissait au périnée, tandis que l'autre venait déboucher dans le canal, en avant de l'oblitération, de sorte que l'urine sortait en partie par le méat.

Ces trajets communiquent avec de larges cavités abcédées, sortes de *cavernes périnéales* en regard desquelles la peau est indurée, sclérosée, œdématiée. Les reins, les uretères, la vessie, les vésicules séminales, la prostate sont toujours altérés dans les circonstances actuelles.

Suivant que le rétrécissement est *traumatique* ou *inflammatoire, l'oblitération se produit rapidement ou lentement.*

Nous savons combien est aiguë la marche des coarctations de la première variété comparée à celle des autres. On a vu l'oblitération complètement réalisée *onze jours* après le traumatisme initial (Guyon). Cette évolution suraiguë est exceptionnelle, il est vrai.

D'habitude l'*accident* (rupture de l'urèthre) *est suivi d'une rétention immédiate*. Puis l'urine reprend son cours, mais il se développe *un rétrécissement fibreux* qui va en se resserrant de plus en plus jusqu'à ce qu'il se produise un *abcès urineux ou une infiltration. Des fistules s'établissent.* L'urine est déviée de sa voie normale, et *la coarctation devient une atrésie complète.*

Les rétrécissements inflammatoires, lorsqu'ils atteignent ce résultat, ne le font que très lentement, à la longue, après des années, et toujours à la faveur d'*accidents susceptibles de créer les fistules*, et de changer la direction du liquide urinaire.

Quoi qu'il en soit du début, lorsque l'urèthre est complètement oblitéré, *pas une goutte d'urine ne sort par le méat.* C'est là le caractère clinique essentiel de la maladie. Mais, pour que sa valeur séméiologique soit réelle, il faut qu'il soit *absolu*, c'est-à-dire que, si la plus légère quantité de liquide s'écoule par l'orifice susnommé, le canal n'est pas complètement fermé.

Dans l'appréciation de ce signe on doit bien veiller à ce *qu'une fausse route latérale* ne vienne pas causer une erreur. Si un canal supplémentaire relie le segment postérieur au segment antérieur, l'urine trouve là une voie facile d'écoulement vers le méat. Le symptôme perd donc toute sa valeur, mais cette circonstance est l'exception (Prô).

Il en est de même du cas où un abcès urineux produit *une fistule en Y* dont la branche inférieure aboutit au périnée, tandis que les deux branches supérieures s'ouvrent l'une en arrière de l'obstacle, et l'autre en avant de lui. Cette disposition permet l'issue d'un peu d'urine par l'orifice antérieur du canal (Guyon).

Lorsqu'on tente de faire le *cathétérisme explorateur, on éprouve une impossibilité absolue à franchir l'obstacle*, comme bien on le comprend.

Mais ce symptôme n'offre qu'une importance relative, car nous avons déjà dit, en y insistant, combien il est quelquefois difficile de traverser avec une bougie filiforme une stricture qui cependant est perméable à l'urine. Joignons à cela qu'une sonde pourrait entrer du segment antérieur de l'urèthre dans le postérieur grâce à une fausse route, et faire rejeter le diagnostic d'oblitération, alors que celle-ci existerait réellement.

On devine que le *sperme*, pas plus que l'urine, ne doit sortir par le méat dans les cas types. L'éjaculation se produit à travers les fistules. Aussi le malade est-il peu amateur du coït que la tuméfaction des tissus et les déformations susmentionnées de la verge, rendent difficile et pénible.

La grande *difficulté diagnostique* consiste à éviter de confondre *l'oblitération* avec le *rétrécissement infranchissable*.

Nous avons dit déjà que *tout rétrécissement peut être franchi.* C'est une question de temps, de patience, d'instrumentation et surtout d'*habileté manuelle. Le rétrécissement absolument infranchissable est l'oblitération uréthrale.*

On a conseillé d'*injecter du lait, ou un liquide coloré, par le méat.* S'il ressort par les fistules périnéales, il indique que le canal est perméable. Il est vrai que les trajets accidentels créés sur les parties latérales de l'obstacle ou les fistules en Y enlèvent sa valeur à ce signe. Par contre, le passage du liquide est arrêté quelquefois par un rétrécissement valvulaire formant clapet, quoique l'urèthre ne soit pas totalement fermé.

Le *pronostic* est celui du *rétrécissement le plus grave possible.* Trop de facteurs entrent en ligne de compte pour qu'on puisse donner des indications générales. Mais on peut être certain que, si on ne se hâte pas d'intervenir, *le malade est condamné à une mort certaine, à brève échéance.*

Quant au *traitement*, il est en apparence très complexe, en raison du grand nombre d'opérations qui ont été préconisées. Si on classe ces dernières, on peut ranger, ainsi que l'a fait Ladroitte [1], les moyens thérapeutiques sous deux rubriques : 1° *palliatifs;* 2° *curatifs.*

Les *premiers* consistent soit à ouvrir la vessie au-dessus du

---

[1] *Loc. cit.*

pubis, et à établir une *fistule vésicale hypogastrique* (opération abandonnée), soit à pratiquer une *boutonnière périnéale* aboutissant au segment de l'urèthre situé en arrière de l'obstacle. C'est l'*uréthrotomie externe* sur laquelle nous nous étendrons au chapitre du traitement général.

Ce dernier procédé est le plus employé. Souvent c'est le meilleur. S'il ne guérit pas le malade, il a le grand avantage de lui permettre de vivre avec une infirmité, et dans tous les cas il ne met guère sa vie en danger.

L'inconvénient de la boutonnière périnéale, c'est *qu'elle tend peu à peu à se rétrécir*. Aussi Demarquay [1] a-t-il proposé de sectionner l'urèthre transversalement, et de suturer la circonférence du segment postérieur à la plaie cutanée. De cette façon cette dernière représente le méat du nouveau conduit.

M. Verneuil a conseillé de pratiquer l'ouverture, lorsqu'on le peut, *en avant du scrotum*, à la racine de la verge. De la sorte on crée un *hypospadias péno-scrotal* constituant une infirmité beaucoup moins incommode que la boutonnière périnéale.

Le traitement curatif a pour but de rétablir la perméabilité uréthrale.

Plusieurs moyens ont été préconisés.

Le *cathétérisme forcé* a été employé il y a bien longtemps. Il consiste à perforer l'obstacle avec *la sonde pointue de Boyer*, ou un stylet ou un trocart. Ce procédé n'est pas à rejeter quand l'oblitération est placée au niveau du pénis, car on peut suffisamment bien diriger l'instrument à l'aide de la main placée sur la verge pour être certain de tomber dans le segment postérieur. Mais on comprend combien il est périlleux quand le siège de la lésion est profond.

Hunter [2] l'a modifié d'une façon très ingénieuse. On pratique d'abord une boutonnière périnéale, et par l'incision de l'urèthre on introduit dans ce canal, d'arrière en avant, une canule jusqu'à la face postérieure de l'oblitération. Cela fait, on fait pénétrer une seconde canule d'avant en arrière par le méat urinaire jusqu'à la partie antérieure de l'obstacle. Les extrémités des canules ne sont séparées entre elles que par l'épaisseur de la partie oblitérée. On les fixe solidement, et on introduit dans l'antérieure un stylet pointu qui perfore l'obstacle, et se dirige vers la postérieure. On passe ensuite une bougie qu'on laisse à demeure, et on dilate ultérieurement le malade à moins qu'on ne lui fasse subir l'uréthrotomie interne.

---

[1] DEMARQUAY, *Bull. Soc. chirurg.*, 1857.
[2] HUNTER, *Œuvres complètes*, vol. II, p. 344. Trad. par RICHELOT.

Voici un autre procédé non moins ingénieux et qui appartient à *Syme* [1].

On introduit dans la vessie à travers une fistule (dilatée préalablement si c'est nécessaire) un conducteur creusé en gouttière sur sa concavité.

On conduit ensuite dans l'urèthre et aussi loin que possible un cathéter métallique à extrémité mince.

Lorsqu'il est arrêté par l'obstacle, on fait maintenir solidement par un aide le conducteur, pendant que le doigt du chirurgien introduit dans le rectum immobilise son extrémité.

Cela fait, on pousse brusquement le cathéter vers le conducteur de façon que son extrémité vienne se loger dans la rainure de ce dernier. Cette rainure le conduit directement dans la vessie. Dès que le cathéter est en place, on peut pratiquer l'uréthrotomie externe si on le juge à propos.

En 1861, *Bourguet d'Aix* [2] a proposé une opération déjà faite par Robert et Roux et qui est restée célèbre.

Nous voulons parler de la *résection partielle de l'urèthre*.

On introduit un cathéter jusqu'à l'oblitération, on incise le périnée sur la partie moyenne. On dissèque la masse fibreuse de l'obstacle, on l'isole et on l'enlève complètement. Le cathéter est amené dans la plaie. On passe une bougie dans le bout postérieur du canal.

En attachant son extrémité libre au cathéter et en retirant ce dernier du canal, la bougie se trouve normalement placée. Le canal se reforme autour d'elle par cicatrisation des tissus. On constitue de cette façon un nouvel urèthre qu'on entretient par des dilatations ultérieures.

Cette opération a été très bien pratiquée par Voillemier [3]. On semble vouloir la reprendre aujourd'hui.

Le procédé de *Mollière* (de Lyon) consiste à enlever, comme dans le cas précédent, tous les tissus morbides appartenant à l'urèthre et au périnée. On place une sonde dans la vessie, et on tire l'un vers l'autre les deux bouts sains du canal. On les suture ensemble autour de la sonde qui reste en place et on en fait de même vis-à-vis de la plaie périnéale.

Nous verrons à la fin de ce livre quels sont les soins nécessités par toutes ces opérations qui se rapprochent, en dernière analyse, de l'*uréthrotomie externe*.

---

[1] *Med. chirurg. Transactions*, t. XL, 1857.
[2] *Acad. de méd.*, 1861.
[3] *Loc. cit.*

Nous ne pouvons que mentionner ces divers procédés opératoires. Nous nous garderons de les critiquer, n'ayant pas en notre possession de faits personnels assez nombreux pour pouvoir le faire avec autorité.

Nous nous associons aux conclusions de M. Ladroitte, qui nous paraissent très rationnelles, et nous terminons en disant que :

1° Si l'obstacle est pénien, le *cathétérisme forcé* suivi ou non de l'uréthrotomie interne est justifié parce qu'on peut suffisamment diriger l'instrument à travers les tissus de la verge ;

2° Si l'obstacle est périnéal, la meilleure intervention est l'*uréthrotomie externe ;*

3° Si la partie oblitérée est peu étendue, on peut *l'inciser et réunir les deux bouts* (opération de Mollière) ; dans ce dernier cas il est permis d'inciser les indurations scléreuses périnéales qui gêneraient la cicatrisation, à condition qu'elles ne forment pas des masses trop considérables.

POCHES URINEUSES

Il importe de ne pas les confondre, comme on le fait souvent, avec les *abcès urineux chroniques ou tumeurs urineuses* que nous étudierons ci-après. Ce sont là en effet deux ordres de lésions bien distincts, dont la pathogénie diffère absolument, quoiqu'elles offrent entre elles certains points de ressemblance grossière.

Les poches urineuses sont des cavités plus ou moins volumineuses, communiquant largement avec l'urèthre, formées aux dépens de ce canal et renfermant continuellement une certaine quantité d'urine.

Nous avons assez longuement étudié les poches rétro stricturales pour pouvoir nous dispenser d'y revenir ici et d'en expliquer le mode de formation :

Si les dimensions de cette poche dépassent une certaine limite, il en résulte un ensemble symptomatique qui doit être groupé et isolé.

En somme la poche urineuse n'est qu'une dilatation rétrostréictu-rale dont la capacité est énorme.

Elle appartient surtout aux *rétrécissements de l'urèthre anciens et serrés*, mais n'en est pas la propriété exclusive. On conçoit en effet qu'un *calcul enchatonné* dans le canal, en apportant un obstacle sérieux à l'écoulement du liquide, puisse agir à la façon d'une stricture.

La plupart des rétrécissements occupant la région bulbaire, les *poches urineuses siègent d'ordinaire au niveau du périnée*, et se développent aux dépens de la *partie la plus reculée de la portion spongieuse* de l'urèthre ou de la *portion membraneuse*. Dans ce dernier cas, la poche est placée au niveau de la *partie antérieure de l'anus*, et pour bien l'explorer il est important d'introduire le doigt dans cet orifice. Bien plus rarement la poche urineuse se développe dans la *portion spongieuse;* cela a lieu lorsque le rétrécissement est très antérieur.

De toutes les régions du canal celle qui est la plus sujette à se dilater, c'est la *portion membraneuse* (Chopart, Philips, Civiale, Guyon), voilà pourquoi la poche est toujours très en arrière.

La poche urineuse présente les mêmes dispositions de forme que la dilatation rétrostricturale. Elle est *cylindrique, fusiforme, cratériforme*, ou *sacciforme* (voir l'*Anatomie pathologique*). Dans ce dernier cas la poche peut former une sorte d'ampoule placée sur la paroi inférieure de l'urèthre, communiquant avec lui par un orifice étroit et simulant, à s'y méprendre, l'*abcès urineux péri-uréthral*. Mais elle en diffère en ce *qu'elle est formée primitivement par le canal lui-même*, tandis que l'abcès urineux se développe d'abord à l'extérieur de l'urèthre avec lequel il communique ultérieurement.

Les *poches urineuses* rappellent tout à fait les anévrismes non seulement par leur forme, mais aussi par le mécanisme de la rupture. Nous verrons bientôt que ces dilatations constituent la première phase des ruptures spontanées de l'urèthre, de même que les ectasies artérielles représentent le premier degré des ruptures spontanées des artères.

La poche urineuse donne lieu à une tumeur ovoïde, allongée, molle, fluctuante, indolore, placée sur la ligne médiane. Elle siège rarement dans la région pénienne ou scrotale, plus souvent dans la partie antérieure du périnée, et plus fréquemment encore dans la partie postérieure de cette région, c'est-à-dire en avant de l'anus. La peau offre sa coloration normale au niveau de la tumeur.

Le caractère clinique essentiel est que *celle-ci se vide après la miction, tandis qu'au moment du passage de l'urine et surtout si le malade fait un effort expulsif, elle se tend et devient dure et saillante*. Dès que la miction est terminée, la poche se dégonfle en partie. Si on la comprime, on fait sourdre hors de l'urèthre la quantité d'urine qui y séjournait encore, et la tumeur s'efface complètement. Du reste, en l'absence de la pression directe, l'urine de la poche s'écoule peu à peu et souille le linge du malade même longtemps après qu'il a fini d'uriner.

On connaît le cas célèbre de Brodie, où la *poche urineuse* avait le volume d'une orange lorsqu'elle était remplie de liquide. Nous trouvons quelques exemples analogues dans l'*Atlas* de MM. Guyon et Bazy [1].

Quand la poche se développe surtout aux dépens de la portion membraneuse de l'urèthre, elle n'apparaît pas au périnée. *Elle est plus profonde*, et le toucher rectal peut seul permettre de placer le doigt à son contact. Mais, comme elle ne se produit qu'au moment de la miction, il n'est guère possible d'introduire l'index dans l'anus à cet instant, sans interrompre le jet urinaire (Guyon).

La *poche urineuse* pour se produire exige la présence de deux facteurs : 1° *rétrécissement serré;* 2° *vessie puissante*, capable d'exercer une poussée suffisamment violente sur le liquide qu'elle renferme pour déterminer la dilatation excentrique de l'urèthre.

Toute *poche urineuse* implique donc l'idée d'une hypertrophie vésicale concomitante (Guyon). D'un autre côté, si le rétrécissement est très serré, il y a un certain degré de rétention et la stagnation vésicale entraîne à la longue la dilatation du réservoir urinaire.

Or l'expérience prouve que, lorsqu'il y existe en même temps de l'*hypertrophie* et de la *dilatation vésicale*, il y a aussi de la *dilatation des uretères et des bassinets*. On doit donc, lorsqu'on se trouve en présence d'une poche urineuse, penser à l'enchaînement des modifications anatomiques précédentes, sur lesquelles M. le professeur Guyon a beaucoup insisté, à juste titre, et d'où découle le *pronostic*.

Ce qui se produit pour l'urine chez les rétrécis atteints de poche urineuse se passe aussi pour le *sperme*. Au moment de l'éjaculation, ce liquide, arrêté par le point étroit, s'accumule dans la dilatation, et s'écoule ensuite à l'extérieur peu à peu et en bavant.

Pour être complet, nous devons signaler l'*uréthrocèle* ou *poche urineuse de la femme*, développée aux dépens de la face inférieure de l'urèthre. Elle fait saillie dans le vagin ou du côté de la vulve, et donne lieu à des symptômes analogues aux précédents.

L'*uréthrocèle peut être la conséquence d'un rétrécissement* (rare). Plus souvent elle succède à l'*accouchement* et résulte d'une *lésion de la paroi vagino-uréthrale* contusionnée par le passage de la tête. Nous n'avons pas à nous y arrêter.

La seule difficulté sérieuse du *diagnostic* consiste à ne pas confondre les *poches urineuses* avec les *abcès urineux chroniques*. Outre que le développement pathologique est tout différent, ces derniers

---

[1] *Loc. cit.*

ne subissent pas ces alternatives si remarquables de distension et de déplétion que nous venons de signaler.

Le *traitement* doit viser tout d'abord la coarctation. *Il faut la dilater ou l'uréthrotomiser.* Le rétablissement du calibre uréthral suffit presque toujours pour faire disparaître la poche. Contre cette dernière on a conseillé la *compression périnéale directe*, et l'*application de la sonde* chaque fois que le malade a besoin de pisser afin d'éviter la poussée de l'urine sur les parois du canal.

CHAPITRE III

COMPLICATIONS PÉRI-URÉTHRALES

Ce groupe pathologique intéresse les organes situés immédiatement *autour et en dehors de l'urèthre* proprement dit. En raison de leur situation, ceux-ci échappent bien plus que le canal à l'influence pathologique des coarctations ; aussi les complications qui vont nous occuper sont plus rares que celles étudiées dans le chapitre précédent.

PÉNITIS

C'est l'inflammation du pénis. Cet accident est exceptionnel dans le cours des rétrécissements. J'en ai observé deux cas dans de telles circonstances. Dans le premier, le pénitis succéda à une *fausse manœuvre d'exploration* faite par une main maladroite. Dans le second, il s'agissait d'un *diabétique rétréci*, chez lequel la stricture se compliqua sans motif d'une inflammation gangréneuse du pénis.

C'est *Demarquay* [1] qui le premier mit bien en relief cette modalité clinique, et l'isola dans le groupe nosologique des affections génitales.

Toutes les *causes capables de produire une inflammation locale* (traumatismes uréthraux, uréthrites violentes, rétrécissements enflammés ou déchirés, fausses routes, etc.) *peuvent amener le pénitis*, surtout quand elles s'exercent sur un terrain préparé (cachexies, diabète, fièvres graves, états infectieux, etc.).

[1] *Mal. chirurg. du pénis*, 1877.

Les excès de coït, la masturbation agissent comme les traumatismes sur les urèthres fortement rétrécis.

Le pénitis est *général* ou *partiel*.

Dans la *première* de ces deux formes, la *verge se gonfle en masse* comme elle le fait au moment de l'érection.

La palpation permet de constater qu'elle est *très chaude*, extrêmement *dure, tendue, rénitente*.

La moindre pression est *douloureuse. Le pénis est rigide*, et, si on essaie de le fléchir tant soit peu, le patient accuse une *souffrance atroce*.

La *peau*, qui au début ne se modifie pas, ne tarde pas à *s'œdématier*, et à prendre une teinte *rougeâtre*. Bientôt elle se couvre de *taches ecchymotiques*.

En même temps le malade accuse des *douleurs spontanées* sous forme de tension pénible continue et d'élancements très vifs, s'irradiant dans la verge, vers le périnée et l'hypogastre.

La *fièvre* et son cortège clinique ordinaire ne manquent jamais lorsque le pénitis est généralisé.

Lorsqu'il est *partiel*, il est beaucoup *moins grave*. Ici la phlegmasie se localise à un *seul corps caverneux* ou même à un *segment restreint de l'organe*. Il se forme au sein du tissu aréolaire un *noyau induré et douloureux* qui devient quelquefois parfaitement *indolent*. En ce point le sang n'arrive plus au moment de l'érection, de sorte que, les parties voisines se gonflant à cet instant, tandis que le noyau ne subit aucune distension, la verge *présente une courbure dont la concavité correspond à ce dernier*. Cette disposition, qui se répète dès que le pénis devient turgide, rend le *coït impossible ou difficile*.

La *peau peut rougir* et participer à la phlegmasie du corps caverneux. Cette éventualité se produit lorsque le noyau *inflammatoire suppure ou se gangrène*.

Le plus souvent la maladie *guérit par résolution*. Mais au niveau du noyau les aréoles restent définitivement oblitérées en vertu d'un processus de tout point comparable à celui de la *phlébite*. La conséquence de ce fait est que l'*incurvation* que nous venons de signaler au moment de l'érection reste définitive et inguérissable, ce qui rend presque toujours le malade hypocondriaque.

La *résolution* est la terminaison ordinaire du pénitis.

On peut observer la *gangrène*. Dans un de nos deux cas le sujet était diabétique, ce qui expliqua ce grave accident que le malade fut assez heureux pour surmonter. En quelques jours la *peau* devint *bronzée et noirâtre*, sa *sensibilité* s'émoussa et disparut. Les *eschares* se séparèrent rapidement des parties saines par une ligne de démarcation d'un rouge vif, et elles s'éliminèrent par *suppuration*. A leur place il resta une *plaie bourgeonnante* qui se combla en donnant lieu à des *cicatrices difformes*.

Durant toute cette évolution, l'*état général fut très mauvais* (septicémie).

Quand le pénitis doit aboutir à la *suppuration*, à l'induration primitive se substitue peu à peu une mollesse des tissus qui finissent par devenir *fluctuants*. L'*abcès* est formé et laisse s'écouler une quantité variable de *pus* dès qu'on l'ouvre. Des *lancinations* très vives sont l'indice du travail pyogénique. Tout se comporte ici comme dans la *phlébite suppurée*. La *guérison* obtenue, il persiste dans tous les cas un certain degré d'*induration scléreuse* qui entrave l'érection, même dans les cas les plus heureux.

Il importe de ne pas confondre le pénitis avec la *lymphangite de la verge* qui se manifeste sous forme de petits cordons durs douloureux occupant le dos de l'organe et survenant à la suite d'une plaie enflammée ou d'un accident vénérien. Il faut le différencier aussi de la *phlébite dorsale de la verge*, qui offre les mêmes caractères cliniques, sauf que le cordon est moniliforme, unique et plus gros que dans le cas précédent.

Enfin le *phlegmon des enveloppes péniennes* est une affection superficielle qui n'imprime aucune modification aux corps caverneux eux-mêmes.

Le *traitement* est celui de toutes les inflammations. Il faut avoir soin de bien soutenir l'*état général*. On doit obéir aux indications, et s'occuper surtout du *rétrécissement* lorsqu'il joue un rôle étiogénique direct dans cette détermination morbide.

ABCÈS URINEUX

Ces abcès s'observent assez rarement. Ils surviennent toujours *dans le cours d'un rétrécissement serré*. Leur nom vient du mode de pathogénie que leur attribuaient les anciens médecins qui pensaient que leur cause première résidait dans l'épanchement d'un peu d'urine dans le tissu cellulaire péri-uréthral.

La doctrine la plus généralement admise consiste à invoquer une *rupture fissuraire de la poche rétrostricturale*. Si la coarctation est très serrée, l'urine poussée vers l'extérieur par la puissante contraction de la vessie hypertrophiée exerce en arrière de l'obstacle une pression excentrique dont le résultat est de distendre à l'extrême la poche susmentionnée.

Peu à peu et à la longue la dilatation rétrostricturale se développe, tandis que ses parois s'amincissent de plus en plus. Celles-ci perdent de leur résistance, à mesure que ces modifications s'effectuent, et surtout grâce au processus inflammatoire et ulcératif qui ne fait jamais défaut en ce point.

À un moment donné, soit que le rétrécissement se resserre subitement sous une influence congestive, soit que la vessie se livre à un excès de contraction, l'urine produit sur la dilatation rétrostricturale une pression supérieure à celle que les parois de ce segment sont capables de supporter.

La *poche se gonfle à son maximum et finit par céder.* C'est le plus souvent un *effort expulsif volontaire* dû aux muscles abdominaux, qui, s'ajoutant à celui de la vessie, amène cette sorte d'éclatement de la paroi uréthrale. Celui-ci consiste en une *fissure* qui laisse passer dans le tissu cellulaire périphérique une goutte d'urine.

La *rupture siège toujours sur la paroi inférieure du canal* qui, ainsi que nous l'avons déjà vu, est la moins soutenue, la plus altérée, la plus dilatée et la plus fragile. La déclivité aidant, la gouttelette liquide tombe dans le tissu conjonctif qui double l'urèthre à sa partie inférieure.

Lorsque la fissure uréthrale est très exiguë, elle se referme par rapprochement de ses bords aussitôt que l'effort expulsif vésical et abdominal se calme. Si elle restait béante, l'urine continuant à sortir de ses voies naturelles produirait de l'*infiltration.*

La goutte de liquide urinaire déposée dans le tissu cellulaire péri-uréthral, y détermine rapidement un *foyer d'inflammation.* C'est d'abord une induration phlegmasique qui suppure bientôt, et forme une collection dont la tendance est de se faire jour à l'extérieur vers le périnée ou du côté du canal.

De nombreuses objections s'élèvent contre cette doctrine.

D'abord l'urine normale injectée directement dans le tissu cellulaire d'un animal ne produit absolument rien de pathologique, ou détermine une simple induration passagère qui ne tarde pas à se résoudre d'elle-même.

L'urine n'exerce un rôle pyogénique que si elle est purulente ou septique. Il est vrai que cette altération s'observe fréquemment chez les rétrécis, du fait des complications rénales, urétérales et vésicales.

Je dois cependant ajouter que dans un cas d'abcès urineux parfaitement caractérisé j'ai pu injecter, sans obtenir la moindre suppuration, l'urine rendue par mon malade, à plusieurs cobayes et lapins. Il n'était donc pas possible d'accuser ce liquide d'être la cause première de l'abcès.

Il est vrai que dans certaines circonstances on observe, dès l'ouverture de la collection purulente, qu'une certaine quantité d'urine est mélangée au pus. Mais le contraire se note aussi. J'ai vu mon maître, M. le professeur Tillaux, ouvrir, suivant le conseil de Denonvilliers, des abcès urineux dès *le début initial* avant même toute fluctuation. Or, dans ces circonstances, pas la moindre goutte d'urine n'apparaissait.

Moi-même, dans ma pratique, j'ai à plusieurs reprises fait cette remarque, d'autant plus exacte que mon attention était particulièrement fixée sur ce point de clinique.

Si on attend plusieurs jours avant de ponctionner la collection, on est à peu près certain d'y trouver de l'urine. Cela prouve simplement que l'abcès, *d'abord indépendant de l'urèthre*, a fini par prendre contact avec lui, et s'est abouché dans sa cavité. Mais ce phénomène est évidemment secondaire.

Pendant plusieurs mois j'ai pratiqué presque journellement, à des animaux, des injections sous-cutanées d'urine émise par les rétrécis que je soignais. J'ai injecté ainsi des urines normales, purulentes, ammoniacales, albuminuriques. Je n'ai provoqué des abcès que d'une façon toute exceptionnelle. Souvent j'ai obtenu des indurations, mais passagères et de peu d'importance, dont la résolution ne se faisait pas attendre. Chaque fois j'injectais 1 centimètre cube d'urine. Dans ces expériences j'étais loin, surtout en comparant le volume de l'homme à celui des cobayes que j'employais, de la gouttelette d'urine tombant dans le tissu cellulaire péri-uréthral et y provoquant un abcès.

Ce n'est pas tout. Fréquemment l'abcès urineux se forme après le début de la dilatation, c'est-à-dire lorsque la barrière opposée au passage de l'urine par le rétrécissement est moins forte. Il est singulier qu'alors l'éraillure rétrostricturale se produise juste au moment où la poussée excentrique ne peut plus s'accomplir.

Voici qui est plus probant encore. Un rétréci a de la rétention. On place une sonde à demeure, et la vessie se vide très bien. Or, c'est précisément à ce moment que l'abcès urineux survient. J'ai observé ce cas dans lequel il n'était guère possible de faire intervenir l'urine comme cause pathogénique initiale puisqu'elle s'écoulait par la sonde.

Ajoutons que le vieillard, dont la vessie est peu contractile, devrait, par cela même, être plus exempt que l'adulte de l'abcès urineux, si la théorie précédente était exacte.

Enfin, d'après cette même doctrine, l'abcès urineux devrait être l'apanage exclusif des vieux rétrécissements serrés, derrière lesquels il existe une large poche distendue. Or le contraire s'observe souvent, et les coarctations jeunes produisent surtout ce genre de complication.

Pour tous ces motifs, j'estime que la théorie de la *fissure uréthrale* applicable à certains cas spéciaux et exceptionnels, ne doit pas être généralisée, car elle est impuissante à rendre compte du plus grand nombre des faits.

D'après une autre doctrine que j'ai entendu développer, pour la première fois, par mon savant maître, M. le professeur Tillaux, *l'abcès urineux serait simplement la conséquence d'une péri-uréthrite développée autour du rétrécissement lui-même et par voisinage.* Fréquemment, en effet, la coarctation est le siège d'une phlegmasie locale plus ou moins vive et propagée surtout à la zone rétrostricturale. Ce fait se réalise dans les rétrécissements serrés, lorsqu'on les irrite par des manœuvres mal conduites (cathétérisme brutal, injections, dilatation trop active, etc.).

Au début, l'inflammation ne dépasse pas la muqueuse uréthrale. Sous l'influence des causes irritantes, elle devient envahissante et se propage aux plans sous-muqueux, voire même au tissu cellulaire péri-uréthral. Il se forme ainsi une *péri-uréthrite qui est au canal ce que la périmétrite est à l'utérus.* De même l'endophlébite se complique souvent d'une périphlébite suppurée.

Lorsque la *péri-uréthrite s'abcède, le pus a une tendance toute naturelle à se déverser dans le conduit qu'il entoure.* Il s'établit donc une communication rapide entre la cavité de l'abcès et celle de l'urèthre, et l'urine vient se mélanger au pus. Mais ce fait particulier est accidentel et en tout cas *secondaire.*

Ce qui prouve l'exactitude de cette doctrine, c'est l'action du traitement. Qu'on fasse tomber l'inflammation uréthrale, et aussitôt la tumeur urineuse se fond et disparaît, à moins qu'elle ne soit en pleine suppuration. La dilatation méthodique et l'uréthrotomie amènent souvent cet heureux résultat.

Une troisième théorie nous paraît devoir être admise pour expliquer certains cas d'abcès urineux. *C'est celle de la folliculite uréthrale.*

Nous ne répéterons pas ce que nous en avons dit déjà. Mais on comprend qu'un abcès développé dans une glande de l'urèthre forme, en évoluant, une collection purulente, adhérente au canal, et offrant tous les caractères cliniques de l'affection qui nous occupe.

Du reste l'anatomie pathologique prête son appui à cette doctrine. A l'autopsie de rétrécis on voit des *abcès miliaires disséminés* dans les régions bulbaire, membraneuse et prostatique et développés aux dépens des glandules de l'urèthre. Ce sont de véritables abcès urineux en miniature (Guyon).

Ces *petits abcès se réunissent* quelquefois, se *confondent par juxtaposition*, et forment, en dernier ressort, une *cavité* d'un certain volume qui est un *abcès urineux*.

Quand des abcès miliaires voisins s'ouvrent dans l'urèthre, la surface de la muqueuse offre une série de vacuoles dont les orifices sont séparés entre eux par des ponts de tissu, des lambeaux irréguliers, des sortes de colonnettes rappelant très bien l'*aspect des cavités ventriculaires du cœur* (Guyon).

Cette multiplicité des abcès miliaires glandulaires rend compte des clapiers nombreux que l'on rencontre si souvent autour des abcès urineux, et avec lesquels ils communiquent. Ce sont des glandes suppurées voisines du foyer principal.

Pour être complet, je dois ajouter que les *fausses routes* et les *ulcérations quelconques de la muqueuse uréthrale peuvent devenir l'origine de certains abcès urineux*. Ici l'urine, grâce à la solution de continuité traumatique ou pathologique des parois du canal, se met au contact du tissu cellulaire périphérique. Parfois ce liquide est primitivement altéré. De plus, les microbes de l'air pénètrent dans le foyer morbide par l'intermédiaire de l'urèthre. Cette condition est très favorable à l'altération de l'urine et à la formation du pus. L'abcès se produit, communiquant, dès le début, avec l'urèthre par une ouverture plus ou moins large.

La suppuration détruit à la longue une étendue plus ou moins considérable du canal. Elle le sépare même en deux tronçons qui aboutissent à une sorte de clapier représenté par l'abcès. Cet aspect rappelle celui de la rupture traumatique de l'urèthre. Dans ces conditions *le processus suppuratif, qui est ici destructeur, use pour ainsi dire le rétrécissement, l'efface même complètement*, et le malade voit se rétablir sa fonction urinaire. Mais cette guérison ne peut être que transitoire, car bientôt la cavité de l'abcès se comble, s'oblitère et se cicatrise. Dès lors il se forme un rétrécissement fibreux qui devient aussi dur, aussi rétractile et aussi infranchissable qu'un rétrécissement traumatique.

Au point de vue clinique il est nécessaire d'admettre *deux formes* d'abcès urineux en raison de leur évolution toute différente.

Nous décrirons donc la *forme aiguë* et la *forme chronique*. C'est cette dernière qui correspond à la *tumeur urineuse* de certains auteurs.

L'abcès urineux aigu est plus fréquent et plus grave que le *chronique*. Son développement est *rapide*, et son apparition suit de *très près* une fatigue, un excès, une cause quelconque de congestion uréthrale et en particulier un cathétérisme brutal ou une dilatation forcée.

Le premier symptôme observé consiste en une *douleur périnéale très vive*, s'irradiant le long de la verge, vers le rectum et l'hypogastre, dans le haut des cuisses et les lombes. Elle s'accuse quand le malade s'asseoit, marche, fait un effort expulsif, et à la fin de la miction au moment de la contraction des muscles du périnée. Le repos horizontal calme la souffrance que rallume la distension vésicale.

Bientôt apparaît la *fièvre* variable d'intensité suivant l'activité du processus morbide.

En même temps se dessine la *tuméfaction périnéale* dont le caractère essentiel est d'être *exactement placée sur la ligne médiane* entre la racine des bourses et l'anus.

La *fixité* constante de ce siège s'explique par ce fait que, le rétrécissement existant ordinairement dans la région bulbaire, l'abcès se développe forcément au niveau du périnée proprement dit.

On comprend qu'il est toujours situé *en avant de la ligne ischiatique*, car en arrière d'elle on ne trouve que la terminaison de la portion membraneuse qui est très peu prédisposée aux rétrécissements, ainsi que nous le savons. Du reste, si par exception l'abcès urineux se produisait en ce point, il ne saillirait pas vers le périnée, empêché qu'il serait par l'aponévrose de Carcassonne. C'est ce qui arrive pour les collections purulentes émanées de la prostate.

L'induration périnéale est plus ou moins circonscrite. Elle fait toujours *corps avec l'urèthre* qui en occupe la ligne médiane, et correspond à sa partie la plus épaisse et la plus consistante. Lorsque la tumeur est toute petite, elle semble *collée sur la paroi inférieure du canal*, qu'elle ne déborde sur les côtés qu'au moment où elle s'accroît.

L'*abcès* est remarquable au début par sa *dureté*. Ce caractère est observé pendant un temps relativement fort long, car la *fluctuation est très lente à se produire*. Cela résulte non pas d'une évolution spéciale du processus de suppuration, mais simplement de la *situation profonde de la collection purulente* qui est bridée par les plans aponévrotiques et musculaires du périnée. En sorte que la consistance de la tumeur est plus apparente que réelle.

Cette disposition s'oppose à ce qu'on puisse délimiter exactement l'abcès, dont le *contour semble se confondre avec les parties molles périphériques*.

Donc la masse inflammatoire est exactement médiane, très dure, souvent localisée, quelquefois étendue d'une branche ischio pubienne à l'autre, mais dans ces cas régulièrement symétrique. Elle est d'autant plus accusée qu'on se rapproche davantage de la ligne médiane, c'est-à-dire de l'urèthre.

A mesure que la tumeur *grossit*, la souffrance s'exagère, affectant les caractères de la *douleur de l'étranglement*. Cela résulte de l'impossibilité où se trouve l'abcès de se développer en liberté, à cause de la présence des plans aponévrotiques. A la longue, la résistance de ceux-ci est vaincue, et la *fluctuation* se manifeste. Mais on ne doit jamais attendre l'apparition de ce symptôme pour donner issue au pus et, à plus forte raison, ne faut-il pas compter sur l'ouverture spontanée. Ce serait exposer le patient à de très graves accidents provenant de *fusées purulentes* vers les fosses ischio-rectales et le petit bassin. Plus on temporise pour inciser, et plus le pus a chance de s'ouvrir dans le canal. Dès que cette éventualité se réalise, le patient court le risque de l'*infiltration d'urine secondaire* qui va nous occuper un peu plus bas.

Pendant la formation de l'abcès urineux, le malade est tourmenté par la *rétention urinaire*. Ce phénomène existait déjà du fait de la stricture. Mais la tumeur périnéale l'accroît beaucoup par compression directe de l'urèthre. Elle peut même *changer une rétention incomplète en une rétention complète* qui s'amende dès qu'on ouvre l'abcès urineux. Cette opération, en même temps qu'elle est le meilleur traitement à opposer dans l'espèce à la rétention, est la *démonstration* du mécanisme de cette complication.

En effet, l'ouverture *précoce* donne issue à *un peu de pus épais*, et les choses se comportent comme pour un abcès ordinaire. En peu de jours la cavité cesse de sécréter et se ferme.

Si on *opère tardivement*, le fait essentiel à noter est l'écoulement d'une certaine quantité d'*urine fétide altérée et mélangée au pus*. Ce liquide est toujours fortement ammoniacal. Au moment où on plonge le bistouri dans la collection, il est important de se placer de côté afin d'éviter de recevoir en pleine figure le jet uro-purulent projeté au loin, en raison de sa compression par les plans aponévro-musculaires du périnée.

Une fois l'ouverture établie, de deux choses l'une : ou bien l'abcès se comporte comme dans le cas précédent et se *comble* ; ou bien, ce qui est plus habituel, il persiste une *fistule urinaire*.

On s'opposera à ce dernier résultat en luttant activement contre le rétrécissement qui est la cause première de toutes ces complications, et en favorisant l'issue de l'urine par sa voie naturelle, c'est-à-dire en *plaçant une sonde dans l'urèthre, chaque fois que le malade aura besoin d'uriner*. De cette sorte on empêchera le liquide de s'écouler par le trajet anormal, et on permettra à ce dernier de se cicatriser.

Les *abcès urineux chroniques* ont été appelés aussi *tumeurs urineuses*. Cette dénomination est mauvaise. Elle peut prêter à confusion, et en tout cas elle ne fait pas ressortir la nature inflammatoire de cet ordre de lésion. *Ces abcès, sont en effet absolument analogues aux précédents, sauf leur évolution qui se montre essentiellement chronique et torpide.*

Une question se pose :

Pourquoi cette différence dans le développement clinique de ces deux formes ?

Plusieurs facteurs nous semblent pouvoir être invoqués. C'est d'abord un *état particulier des tissus* qui ont peu de tendance à subir une inflammation franche et active. Cette absence de réaction locale existe pour tous les organes dans certaines circonstances mal déterminées.

La *nature du rétrécissement* joue aussi un rôle. Lorsque l'inflammation, qui se développe à son niveau et dans son voisinage, est peu intense, lente et torpide, elle retentit sur les tissus péri-uréthraux sans y amener de réaction vive. Il n'en est pas de même quand la stricture est envahie par une phlegmasie brutale. C'est à ce cas qu'appartiennent surtout les abcès urineux aigus.

L'absence ou la petite quantité de microbes pyogènes dans l'urèthre rétréci doit entrer en ligne de compte, de même que la résistance vitale et l'état général de l'individu.

Quoi qu'il en soit, on peut dire que cliniquement *l'abcès urineux chronique est à l'aigu ce qu'un abcès froid est à un abcès chaud.*

Je ne reviendrai pas sur la pathogénie et les symptômes de l'abcès urineux. Qu'il soit chronique ou aigu, le tableau est le même. La différence consiste dans la *marche*.

Ici le *début* est lent, *insidieux, peu douloureux, sans phénomènes fébriles*. La *tumeur*, qui offre tous les caractères connus déjà, s'établit et se développe en *sourdine* presque à l'insu du malade dont l'attention est toujours absorbée par le rétrécissement et les symptômes de rétention qui en résultent. La *dureté* de l'abcès est quelquefois telle qu'on a pu le prendre pour un *néoplasme* osseux du bassin [1].

Son *siège* est médian. La tumeur est immobile, confondue avec l'urèthre, *indolente*, et par la compression qu'elle détermine sur le

____

[1] TILLAUX. *Traité de chirurgie clin.* 1889.

canal elle cause des troubles de la miction (rétention incomplète ou complète).

Sa *durée* est indéfinie. Elle n'offre pour ainsi dire *pas de tendance à l'ouverture spontanée*. Je l'ai vu se *résoudre plusieurs fois par le simple rétablissement du calibre uréthral* à l'aide de la dilatation ou de l'uréthrotomie. Chaque fois qu'on exerce une action chirurgicale sur l'urèthre dans de telles conditions, il faudra s'entourer des plus grandes précautions antiseptiques, et agir avec prudence, car il n'est pas rare de voir se greffer sur l'état chronique une *poussée aiguë* résultant d'une manœuvre opératoire. Tout se passe alors comme dans l'abcès aigu, sauf l'intensité des symptômes et la tendance à la diffusion de la phlegmasie. Lorsque dans la forme chronique le pus cherche à se faire jour, la *fluctuation* s'établit peu à peu, et les plans situés au-dessous de la collection *s'amincissent*. A l'ouverture il s'écoule *du pus et de l'urine ammoniacale* et il se produit une *fistule urinaire* qui persiste.

Le *diagnostic* basé sur les symptômes qui précèdent est des plus faciles.

Il importe surtout de ne pas confondre l'*abcès urineux* avec la *cowpérite* ou inflammation de la glande de Cowper, qui donne lieu à une tumeur phlegmasique *franchement latérale*.

L'*abcès ischio-rectal* est constamment situé au-delà de la ligne bi-ischiatique.

Enfin l'*infiltration urinaire* se distingue suffisamment par les symptômes que nous allons étudier.

Quant au *pronostic* de l'abcès urineux, il se tire surtout de la communication de la cavité du foyer avec la lumière de l'urèthre. C'est en effet cette communication qui crée la probabilité de l'infiltration et de la fistule urineuse.

Ouvrir le plus tôt possible: telle est l'indication thérapeutique formelle et constante.

On place le malade dans la position de la taille ou de l'uréthrotomie externe (voir plus loin), et (après anesthésie chloroformique) on incise sur la ligne médiane tous les plans du périnée, depuis le scrotum jusqu'à quelques centimètres de l'anus de façon à établir une sorte de *vulve périnéale*, suivant l'expression consacrée. On donne issue au pus, et on antiseptise la cavité.

On institue en même temps le traitement du rétrécissement, et on fait tous ses efforts pour empêcher l'urine de s'écouler vers le périnée.

L'opération précédente est faite d'ordinaire avec le bistouri. On a proposé d'inciser au thermo-cautère. Il ne m'est pas possible de discuter ici cette question qui appartient à la chirurgie générale.

Pour ma part, j'emploie l'instrument tranchant lorsque l'abcès est *récent*, et je réserve le fer rouge aux cas dans lesquels le foyer est *ancien et infectieux* (rempli de pus mélangé à de l'urine altérée).

RUPTURES DE L'URÈTHRE ET INFILTRATION D'URINE

On nomme *infiltration d'urine, l'épanchement dans le tissu cellulaire d'une certaine quantité d'urine qui sort hors de ses voies naturelles à travers une solution de continuité intéressant leurs parois.*

Cette définition générale fait rentrer dans le cadre nosologique de l'infiltration les *ruptures des reins*, des *uretères* et de la *vessie*, consécutives à un traumatisme quelconque ou à une inflammation très intense, et permettant l'issue de l'urine autour de ces organes.

Mais, dans ce groupe nombreux et complexe, nous devons nous en tenir ici aux infiltrations qui sont la *conséquence directe des rétrécissements de l'urèthre*. A ce point de vue nous nous trouvons réduit aux infiltrations reconnaissant pour cause une rupture de *l'urèthre proprement dit*. Ce sont en effet les seules qui soient liées directement aux coarctations.

Réduite à ces proportions, l'infiltration d'urine doit être de suite divisée en *deux groupes* basés sur l'anatomie, la marche suivie par le liquide épanché, la nature des accidents et aussi le mode d'intervention chirurgicale.

On comprendra mieux cette division si nous donnons un aperçu général de l'anatomie du périnée.

L'urèthre, on le sait, est divisé en deux parties : *l'urèthre antérieur* et *l'urèthre postérieur*, séparés l'un de l'autre par le *sphincter interuréthral* ou portion membraneuse.

On n'ignore pas que celle-ci traverse *l'aponévrose périnéale moyenne* ou *ligament de Carcassonne*. C'est un plan fibreux très résistant composé de *deux feuillets* accolés, dont l'inférieur se replie en arrière du muscle transverse du périnée, pour se continuer avec l'aponévrose périnéale inférieure, tandis que le supérieur se prolonge en arrière et en haut, entre la prostate et le rectum pour aller s'insérer sur le cul-de-sac péritonéal recto-vésical. Ce prolongement porte le nom d'*aponévrose prostato-péritonéale*.

Entre le ligament de Carcassonne et l'aponévrose périnéale inférieure existe la *loge inférieure* du périnée. Entre le même ligament et l'aponévrose pelvienne existe la *loge supérieure*.

Si la rupture uréthrale se produit *au-dessous de l'aponévrose de Carcassonne* (ce qui est le cas le plus fréquent), l'urine s'infiltre dans la *loge inférieure*. Au contraire, c'est la *loge supérieure* qui est envahie, si la solution de continuité du canal existe *au-dessus* du ligament de Carcassonne.

Cette dernière forme est donc observée dans les *lésions prostatiques* (fausses routes profondes, opérations de la taille, fractures du pubis, etc.). Elle est très rarement la conséquence des rétrécissements, puisque ceux-ci dépassent exceptionnellement la région bulbaire de l'urèthre. Cependant si, par hasard, une stricture intéressait la portion membraneuse, on concevrait la possibilité de l'infiltration de la loge supérieure dans ce cas particulier.

Cet accident survient aussi quelquefois à la suite d'une *complication qui relève d'une coarctation*. Que le rétrécissement se complique, par exemple, d'une *prostatite*, un *abcès* de la glande enflammée pourra devenir le point de départ de l'épanchement urinaire dans la loge supérieure.

Il en est de même si la sonde destinée à dilater l'angustie va s'égarer dans l'épaisseur de la prostate, et crée une *fausse route*. Dans toutes ces circonstances l'infiltration n'est que la conséquence *indirecte* du rétrécissement. Signalons enfin les cas où l'infiltration, d'abord *inférieure, devient peu à peu supérieure*, l'urine usant, rongeant, pour ainsi dire, l'aponévrose de Carcassonne de bas en haut et finissant par envahir la loge située au-dessus d'elle.

Ce qui précède fait comprendre que la forme de beaucoup la plus fréquente d'infiltration consécutive aux rétrécissements du canal de l'urèthre est celle qui se développe *au-dessous du ligament de Carcassonne*, c'est-à-dire dans la *loge inférieure*. L'infiltration de la loge supérieure est exceptionnelle dans les cas qui nous occupent.

Pathogénie et mécanisme. — Nous savons combien la poche rétrostricturale peut être vaste, et combien en sont minces les parois, surtout lorsque des poussées inflammatoires se sont produites fréquemment. Quand la vessie est très hypertrophiée, la poussée de l'urine, au moment de la miction, se traduit par un gonflement, par une dilatation excentrique de cette poche, d'autant plus considérable que le rétrécissement s'oppose davantage au libre écoulement du liquide.

Nous avons vu que la poche rétrostricturale, peu accusée dans la région spongieuse, lorsque la coarctation est peu profonde, devient plus grande lorsqu'elle occupe le cul-de-sac du bulbe. Dans la *portion membraneuse elle acquiert ses dimensions les plus marquées*, car c'est là que la dilatabilité de l'urèthre existe a son maximum (Chopart, Philips, Civiale, Guyon).

La poche se développe principalement aux dépens de *la paroi inférieure du canal.* Les parties latérales contribuent pour une faible part à la former. Quant à la paroi supérieure, elle y est à peu près étrangère. La conséquence de ce fait est que le *plancher uréthral est plus exposé que toute autre région à se rupturer.*

Il y a lieu à ce titre d'opposer la paroi supérieure à la paroi inférieure du canal. Ce parallèle a été établi depuis longtemps, mais on ne saurait trop y insister. M. le professeur Guyon a raison de le bien mettre en relief chaque fois qu'il en trouve l'occasion.

En effet, tandis que le *plafond uréthral* ne prend pour ainsi dire aucune part à la formation de la poche rétrostricturale, le *plancher* du canal en fait tous les frais. La paroi supérieure présente une courbure régulière et constante qui n'est presque jamais modifiée par la maladie, et elle constitue le meilleur guide qui puisse conduire directement un instrument rigide vers la vessie. On n'a enfin jamais constaté à son niveau de rupture accidentelle.

Elle mérite bien, pour tous ces avantages, le nom de *paroi chirurgicale* (Guyon).

La *paroi inférieure* se trouve dans des conditions diamétralement opposées. Elle est le siège classique des poches rétrostricturales, des ruptures, des déchirures. Elle est un guide si infidèle pour les instruments qu'on pousse vers la vessie, que c'est presque toujours de son côté que se produisent les fausses routes. C'est la *paroi morbide* (Guyon).

Cette paroi, à cause de la déclivité qui en favorise la congestion et la phlegmasie, est souvent tapissée d'*ulcérations inflammatoires* et même *gangréneuses* qui sont l'expression la plus complète du processus morbide existant constamment au niveau des dilatations rétrostricturales.

Autrefois on leur accordait une valeur pathogénique exclusive dans l'infiltration urineuse. On les regardait comme pouvant détruire la totalité de l'épaisseur de la paroi uréthrale par envahissement progressif. Une fois ce résultat obtenu, l'urine avait le pouvoir de s'épancher dans le tissu périphérique. On n'admettait pas d'autre facteur morbide.

Cette théorie de *Hunter* [1], qui renferme une grande part de vérité, a le tort de ne pas expliquer la rapidité d'apparition de l'infiltration d'urine, et l'intensité subite qu'en revêtent les symptômes. Elle ne renferme qu'un seul des facteurs pathogéniques de cette complication, et ne tient compte que de ses causes prédisposantes.

A. Cowper [2] a été le premier à faire jouer un rôle essentiel à la

---

[1] Hunter, *Œuvres complètes*, 1839 Traduction de Richelot, vol. II, p. 342.
[2] *Œuvres chirurg.*, trad. fr., 1837, p. 574.

rupture mécanique. Pour lui l'urine arrêtée par le rétrécissement tend à agrandir les culs-de-sac de la muqueuse (lacunes de Morgagni) en arrière de l'obstacle. Ces sinus s'ulcèrent et finissent par se rupturer sous cette influence. Cette doctrine fut admise par Desault et Chopart.

Boyer[1] estimait que la rupture résulte surtout de l'ulcération de la paroi uréthrale.

Évidemment la théorie de l'ulcération peut s'appliquer à la formation de certains abcès urineux, ainsi que nous l'avons déjà dit. Mais elle ne peut pas rendre compte de l'infiltration. Outre qu'elle n'explique pas la *spontanéité* de cette maladie, elle semble être en contradiction avec les faits observés. En vertu de l'inflammation sclérosante et adhésive qui se développe dans le voisinage de tout processus *ulcéreux chronique*, il semblerait *a priori* que l'épanchement urineux dût être impossible grâce à ce travail morbide, si l'ulcération seule était en cause.

Aujourd'hui on a réuni les deux doctrines. *L'ulcération joue le rôle de cause prédisposante ; la contraction vésicale combinée ou non à l'effort volontaire constitue la cause déterminante de la rupture.* En un mot, la solution de continuité uréthrale est le fait d'un *excès de tension urinaire* en arrière du rétrécissement, suffisant pour faire éclater la paroi du conduit dont les *lésions ulcératives* affaiblissent la résistance.

Ch. Bell[2], puis Civiale[3] et enfin et surtout Voillemier[4] et Thompson[5] ont bien établi cette *doctrine mixte* qui est celle universellement acceptée aujourd'hui.

Il importe de tenir grand compte de l'*hypertrophie vésicale* sans laquelle la tension urinaire ne serait pas assez élevée, dans la plupart des circonstances, pour amener la rupture.

Il faut aussi faire la part de l'*effort expulsif volontaire* auquel se livre le malade pour vider la vessie. C'est souvent lui qui est *la goutte qui fait déborder le vase*, si je puis m'exprimer ainsi.

On a souvent appelé *spontanées* les ruptures uréthrales qui se produisent par le mécanisme précédent. On voit que cette dénomination est mauvaise. La solution de continuité est en effet préparée de longue date par le fait du processus ulcératif. *Il n'y a ici de spontanés que la contraction vésicale et l'effort expulsif.*

---

[1] *Traité de mal. chirurg.*, 1826, vol. IX, p. 249.
[2] *Cours complet de chirurg. théor. et prat.*, t. II, p. 125.
[3] *Traité prat. des mal. des org. génito-urin.*, 1842, p. 471.
[4] *Traité des mal. des voies urin.*
[5] *Traité prat. des mal. des voies urin.*, 1874.

Pour opposer les ruptures qui nous occupent aux ruptures dites *traumatiques*, il serait mieux de les nommer *pathologiques*.

Le canal se rompt soit au niveau de sa *paroi inférieure*, soit à l'*union de celle-ci avec la latérale* (Guyon).

L'urine sollicitée par le puissant effort de la vessie sort aussitôt de ses voies naturelles, et s'épanche dans les environs. Suivant la vieille expression, *le malade pisse dans son tissu cellulaire*.

L'infiltration se fait d'autant plus facilement, que ce tissu cellulaire a été moins enflammé. Si, grâce à des poussées phlegmasiques répétées, il est sclérosé, épaissi, dense, serré, le liquide a de la peine à se répandre dans ses mailles rudimentaires et presque disparues. L'infiltration est localisée et souvent elle ne produit qu'un abcès urineux en fin de compte. On voit par là que les *inflammations sclérosantes sont quelquefois utiles aux rétrécis et qu'elles les protègent efficacement contre l'infiltration.*

Mais, si les mailles du tissu conjonctif sont bien ouvertes et communiquent largement entre elles, l'urine y trouve un chemin facile. Elle s'y répand en nappe et en grande abondance, se comportant en quelque sorte comme le liquide dans l'*hydrotomie des cadavres.*

La vessie joue le rôle de piston de la seringue à injection.

Dans tous les cas qui précèdent, l'urine passe d'emblée de l'urèthre dans le tissu cellulaire périphérique. L'infiltration est donc *primitive*, c'est-à-dire qu'elle s'établit sans le concours d'un accident intermédiaire au rétrécissement et à elle-même.

Mais d'autres fois les choses ont lieu différemment. Supposons qu'il se forme d'abord un *abcès urineux* d'après un des modes pathologiques indiqués plus haut. Si la paroi limitante de cette collection, au lieu de s'ouvrir franchement à l'extérieur, s'éraille, se fissure sur un point de sa périphérie, le contenu (c'est-à-dire le pus et l'urine) se répand dans le tissu cellulaire situé autour.

S'il s'agit d'un abcès urineux communiquant avec la cavité du canal, dès que le fait que nous venons de signaler s'est accompli, l'urine s'infiltre à chaque miction dans les plans du périnée. *La cavité abcédée sert d'intermédiaire entre l'urèthre et le foyer d'infiltration*, et, si le rétrécissement oppose à la sortie de l'urine un obstacle sérieux, ce liquide s'épanche activement, surtout si la vessie est hypertrophiée.

Donc tout malade atteint d'abcès urineux est exposé à l'infiltration. On comprend par là la nécessité et l'urgence de l'incision.

L'*infiltration d'urine* doit être désignée ici sous le nom de *secondaire*.

Tandis que l'*infiltration primitive* ne s'effectue guère que sur un périnée sain, la *secondaire*, pour se produire, exige un périnée déjà malade et qui soit le siège d'abcès ou de fistules (Guyon).

Une fistule peut en effet agir comme un abcès. Si sa paroi s'éraille et si son orifice de sortie se bouche, l'urine qui la traverse s'épanche dans le périnée.

On conçoit combien la division précédente est importante au point de vue du pronostic.

Anatomie pathologique. — Le *siège* des *ruptures pathologiques* est ordinairement au niveau de la *région bulbaire*, parce que celui de la plupart des rétrécissements est en avant de ce point.

Nous avons vu que la poche rétrostricturale empiète très souvent sur la *portion membraneuse*. La solution de continuité peut se *produire au niveau de cette dernière*. Mais il y a deux cas à envisager. Cette portion traverse le ligament de Carcassonne, de sorte que sa partie antérieure est placée en avant de lui, tandis que sa partie postérieure est en arrière. Si *la rupture se produit sur la première*, l'infiltration envahit la loge inférieure ; si *sur la seconde*, c'est la loge supérieure qui est atteinte.

Dans l'immense majorité des cas, c'est le *segment le plus voisin de la région bulbaire* qui se rupture, de sorte que, même lorsque la poche rétrostricturale s'est développée surtout aux dépens de la portion membraneuse, l'infiltration a toute chance de se produire dans la loge inférieure du périnée, comme si le cul-de-sac du bulbe était seul en cause.

En résumé, le siège de la fissure existe dans la majorité des circonstances soit au niveau, soit aux environs de la région bulbaire de l'urèthre, et *en avant de l'aponévrose de Carcassonne*.

L'urine s'épanche d'abord dans la partie la plus postérieure de la loge inférieure. De là elle se porte peu à peu d'arrière en avant, en suivant *une direction parallèle à l'axe du canal* (Térillon [1]).

Exceptionnellement elle fuse dans un sens transversal ou oblique. Elle gagne le fourreau de la verge, les bourses, et se répand enfin dans le tissu cellulaire sous-cutané de la paroi abdominale. Cette progression résulte de la disposition du ligament de Carcassonne et de sa continuation, après réflexion, avec l'aponévrose périnéale inférieure.

Quant aux *dimensions de la rupture*, elles sont variables. En moyenne elles sont de $0^m,010$ à $0^m,011$ pour la longueur, et de $0^m,003$ à $0^m,004$ pour la largeur (Térillon). Mais on en voit de beaucoup plus vastes. On a même observé des pertes de substance

---

1 *Les ruptures de l'urèthre.* Th. d'agrégation, Paris, 1878.

nréthrales telles qu'elles avaient intéressé la totalité du rétrécissement et amené sa *guérison momentanée*.

D'après M. Térillon[1], la paroi inférieure de l'urèthre ne serait pas la plus prédisposée à la fissure. Ce serait plutôt à l'*union de celle-ci avec une des parois latérales* que siégerait d'ordinaire la *solution de continuité*.

Déjà MM. Voillemier[2] et Guyon[3] avaient fait la même remarque. J'ai vérifié moi-même ce fait dans plusieurs autopsies.

Il va sans dire que ce sont principalement les *strictures très serrées* qui exposent le plus le malade à la rupture pathologique uréthrale, et à ce titre la première place appartient aux *rétrécissements traumatiques*[4].

Quand l'infiltration se fait dans la *loge supérieure*, l'urine soulève d'abord la partie postérieure de la région périnéale, sur les côtés de l'anus. De là elle monte peu à peu en suivant comme plancher la face supérieure de l'aponévrose de Carcassonne et vient envahir la cavité prévésicale de Rezzius.

L'*infiltration* dans le tissu cellulaire donne lieu sur la coupe à un aspect quasi *gélatiniforme*, rappelant tout à fait celui des sujets hydrotomisés ou de l'œdème simple.

L'urine détermine sur les éléments conjonctifs des *réactions inflammatoires* de la plus haute importance et qui, lorsqu'elles se produisent avec une certaine intensité, aggravent singulièrement le pronostic général.

A ce propos, il y a lieu de séparer l'*urine non altérée* de l'*urine altérée*. Tandis que la première ne provoque pas des accidents redoutables et n'agit guère que *mécaniquement*, la seconde au contraire est le point de départ d'une *inflammation gangréneuse* qui se complique vite de *septicémie*.

Je me suis livré à de nombreuses expériences sur l'animal dans le but de vérifier l'action locale de diverses urines sur le tissu cellulaire.

J'ai d'abord injecté de l'*urine saine*, faiblement acide, sous la peau de rats, de lapins, de cobayes et de chiens, à l'aide de la seringue de Pravaz. Malgré des quantités relativement considérables (1 gramme pour les rats, 5 grammes pour les lapins et les cobayes, et 30 grammes pour les chiens), je n'ai jamais provoqué d'accident sérieux. La plupart du temps la résorption s'effectuait en quelques heures sans provoquer aucun symptôme. Quelque-

---

[1] *Loc. cit.*

[2] *Loc. cit.*

[3] *Id.*

[4] Munon, *Pathogénie de l'infiltration de l'urine*. Th. de Paris, 1872.

fois il subsistait pendant plusieurs jours un peu d'*induration inflam-matoire*. Ce fait m'a paru résulter de l'emploi d'une urine dont l'acidité était un peu trop élevée.

L'urine chargée de *glucose* provoque des *indurations locales* et quelquefois des *eschares*.

Lorsqu'elle est *albumineuse*, elle ne détermine qu'un peu d'*in-duration inflammatoire*.

Mais les choses sont toutes différentes si on injecte une urine ayant subi la *fermentation ammoniacale*. Outre l'action qu'exerce sur tout l'organisme ce liquide spécial, on observe ici des altéra-tions *locales constantes* qui expliquent les lésions observées en cli-nique.

Dès l'injection pratiquée, l'animal *se plaint*. La pression exercée au niveau du point piqué est *douloureuse*. Il se forme en peu de temps un *foyer d'induration* qui parfois se résorbe, mais qui, si la proportion de l'urine alcaline a été suffisante, ne tarde pas à présenter de l'*empâtement* et de la *fluctuation* en même temps que la peau devient *rouge, violacée* et se *gangrène*. Il en résulte de la *suppuration* et du *sphacèle*. Si les accidents septiques ne tuent pas l'animal, la plaie locale *guérit lentement*.

La mortification des tissus, lorsqu'elle se produit, évolue avec rapidité, et par contre la réparation est longue à s'effectuer.

Dans les injections sous-cutanées d'urine ammoniacale deux cas sont à considérer.

Tantôt l'urine *alcaline contient des éléments purulents nombreux et des microbes divers*, tantôt au contraire *elle en est à peu près dépourvue*.

La première condition est réalisée chez les rétrécis atteints de cysto-pyélo-néphrite.

Pour rendre ce liquide dénué de tout microorganisme, il suffit de le stériliser par la chaleur et de le filtrer à travers la porcelaine.

Je me suis attaché à établir le rôle pathogénique de la même urine injectée sous ces deux états à l'animal, de façon à savoir si on doit, dans l'explication causale des accidents locaux, incriminer la présence du carbonate d'ammoniaque ou celle des microorga-nismes.

J'ai pris une urine alcaline et purulente dès sa sortie de l'urèthre, et j'en ai injecté aussitôt une certaine quantité sous la peau d'un animal.

J'ai répété la même expérience chez un autre animal, en tout semblable au premier, mais après avoir soumis l'urine à la tem-pérature de 120 degrés centigrades à l'autoclave et l'avoir filtrée sur porcelaine.

Pendant que le premier animal présentait des accidents *locaux extrêmement graves* et à évolution très rapide, le second offrait les *mêmes phénomènes*, mais très atténués. Je ne mentionne pas ici les symptômes généraux, devant m'en occuper ailleurs.

On peut conclure que l'urine *ammoniacale*, qui est presque toujours *purulente*, agit localement sur les tissus, dans lesquels elle s'épanche, moins par le carbonate d'ammoniaque que par *les divers microbes pathogènes* qu'elle contient.

Menzel et Muron[1] ont noté l'action morbide qu'exerce l'urine ammoniacale sur le tissu cellulaire. Mais ces expérimentateurs n'ont pas reconnu l'influence nocive des microorganismes.

Celle-ci du reste est loin d'être exclusive, et on aurait tort de ne pas admettre la *toxicité locale du carbonate d'ammoniaque* et d'attribuer les lésions observées dans l'injection d'une urine alcaline stérilisée *aux leucomaïnes* produites par les microbes. Il est certain que ces toxines ont une part active dans la production des accidents locaux et généraux, mais il n'est pas douteux que le *carbonate d'ammoniaque* résultant de la fermentation urinaire possède des propriétés morbides importantes.

On démontre facilement le fait en poussant dans le tissu cellulaire de l'animal une solution aqueuse stérilisée de *carbonate d'ammoniaque*. Ici on ne peut incriminer que cette substance chimique, et le raisonnement ne peut s'égarer sur aucun autre élément.

Or, dans ces circonstances, il se produit encore des accidents locaux graves, consistant en *production de nappes et de fusées purulentes avec formation d'eschares*. En même temps, la température s'élève et donne lieu à une courbe à oscillations considérables. L'animal meurt d'habitude d'*infection purulente*. Le *processus suppuratif* semble être prédominant, tandis que dans les injections d'urine fermentée il se combine avec le *sphacèle* qui occupe la plus large part.

Le résumé succinct que nous venons de donner de nos expériences permet de poser ces conclusions :

1° L'urine infiltrée, *quand elle est normale*, ne produit aucun accident local du fait de son contact direct avec le tissu cellulaire ;

2° *Quand elle est altérée*, qu'elle a subi la fermentation ammoniacale et qu'elle est purulente, outre le retentissement qu'elle exerce sur l'état général, elle amène du côté du tissu cellulaire de la *suppuration* et de la *gangrène* accidents dus aux *microbes*, aux *toxines* sécrétées par ces derniers et aussi au *carbonate d'ammoniaque*.

[1] *Loc. cit.*

Il importe donc de tenir le plus grand compte de l'*état du liquide urinaire*, dans le pronostic général de l'infiltration.

Symptômes. — Cette affection survient quelquefois *peu à peu*, *sans* phénomène bruyant, et débute par une *tuméfaction périnéale* qui se montre progressivement envahissante. Ce mode d'évolution est rare. Il s'observe dans les cas où le processus ulcéreux développé sur l'urèthre, en arrière du rétrécissement, agit seul comme cause pathogénique.

Dans d'autres cas, c'est un *abcès urineux* qui tout à coup subit un accroissement rapide et ouvre la scène à l'infiltration.

Mais, dans le plus grand nombre de circonstances, la maladie est précédée des phénomènes classiques de la *rétention urinaire* complète ou incomplète. Le patient vide mal sa vessie. Il éprouve un besoin constant d'uriner, et fait de vains efforts pour le satisfaire. Sa langue est sèche, et sa peau terreuse et chaude. La palpation dénote une tumeur liquide, dure et résistante, siégeant dans l'hypogastre, et formée par le globe vésical distendu.

Subitement, à la suite d'un violent effort expulsif, le malade éprouve un *grand soulagement*. Il lui semble qu'il vient d'uriner, et cependant le liquide ne s'est pas écoulé au dehors en plus grande abondance qu'avant. C'est que celui-ci s'est ouvert une route à travers l'urèthre déchiré, et le sujet *a pissé dans son tissu cellulaire*.

Ce symptôme a une valeur clinique considérable.

La conséquence en est la formation très rapide d'une *tuméfaction* localisée d'abord au périnée, mais qui ne tarde pas à se porter d'arrière en avant, et à envahir les bourses et la peau de la verge, pour gagner ensuite les aines et l'hypogastre. A mesure que le gonflement se répand, la vessie s'affaisse et la tumeur qu'elle formait disparaît. L'envie d'uriner se calme, et le malade se sent mieux, sauf un sentiment de tension peu douloureuse au niveau des régions infiltrées.

Les proportions que prennent les parties envahies par l'urine sont variables, suivant l'abondance de l'épanchement. On voit les bourses quelquefois aussi grosses que la tête d'un enfant. Le pénis peut devenir énorme et se tortille sur lui-même. Tout se passe au début comme dans l'œdème génital.

Il n'y a pas de douleur vive. La tuméfaction est très molle et conserve l'empreinte du doigt. *Les téguments ne changent pas de coloration.*

Quand le liquide infiltré est normal de composition, les symptômes consistent presque exclusivement dans les phénomènes qui précèdent. *Il n'y a pas de retentissement général, et la peau ne s'altère pas.*

Mais, si l'urine est ammoniacale et purulente, les choses changent rapidement.

Au bout de quelques instants un *frisson violent et prolongé* se déclare, la *température* s'élève, *le pouls devient petit, serré et irrégulier, la langue se dessèche, la peau* prend un aspect terreux, en un mot tous les signes de la *septicémie urineuse* (voir plus loin) apparaissent.

Les régions infiltrées ne tardent pas à se montrer *douloureuses.* Puis à la mollesse du début succède une *dureté inflammatoire* très caractéristique.

La peau se *colore*, prend une teinte *rouge cuivreuse*, quasi *érysipélateuse* qui par places se *marbre* de *taches violacées* et *noirâtres* (*érysipèle bronzé*).

Plus tard il se produit de l'*emphysème sous-cutané* qui est caractérisé par une crépitation fine à la pression digitale et est due au déplacement de bulles gazeuses résultant de la décomposition du tissu conjonctif. La percussion à l'aide de chiquenaudes donne de la *sonorité.*

Il s'agit là, en somme, d'une *mortification suraiguë* et en masse des éléments cellulaires au contact de l'urine altérée.

La gangrène atteint non seulement les plans sous-cutanés, mais aussi la *peau* elle-même. Les *eschares* s'isolent des parties vivantes, se détachent et tombent, et à leur suite s'écoule un *pus grisâtre* mêlé d'urine *ammoniacale* horriblement *fétide.* La verge et le testicule peuvent de la sorte *se dénuder* complètement. La chute des eschares produit de *larges plaies* à bords décollés et irréguliers, profondes, qui bourgeonnent ultérieurement et donnent lieu à des *cicatrices difformes*, si le malade parvient à guérir.

Quand la *mort* survient, elle est la conséquence de l'*infection septique*, et le malade succombe au milieu de l'adynamie la plus complète.

Nous venons de décrire les symptômes de l'infiltration de la loge inférieure du périnée. Il nous reste à dire un mot de celle de la *loge supérieure*, forme beaucoup plus rare que la précédente, dans le cas de rétrécissements.

Ici la rupture se fait *au-dessus du ligament de Carcassonne*, soit aux dépens de la *portion prostatique* de l'urèthre, comme cela a lieu quelquefois dans la prostatite suppurée consécutive à une coarctation, soit aux dépens *de la partie la plus postérieure de la portion membraneuse* (rétrécissement très profondément situé, — fausse route).

La *tuméfaction* se porte d'abord vers la *région postérieure du périnée*, à droite et à gauche de l'anus. Il se produit en ces points une *sorte d'empâtement diffus*, qui, si l'infiltration augmente, se complique bientôt d'une tuméfaction de même nature au niveau de la *cavité de Rezzius*, au-dessus du pubis.

Cet empâtement se comporte comme dans le cas précédent, affectant soit le caractère simple, soit les allures gangréneuses suivant l'état de l'urine.

L'infiltration urineuse de la loge supérieure *envahit souvent l'inférieure* par rupture de l'aponévrose de Carcassonne, et vient saillir vers le périnée, les bourses et la verge, etc...

Pronostic. — Il dépend surtout de la *qualité de l'urine*. Quand celle-ci est altérée, outre les lésions locales gangréneuses auxquelles le malade est voué, il a toutes chances d'être enlevé par la septicémie.

Toutes choses égales, *l'infiltration de la loge inférieure est moins grave que celle de la loge supérieure.*

Un facteur important du pronostic consiste dans le *traitement* auquel est soumis le malade. On comprend en effet qu'une *intervention rapide* et *bien conduite* peut sauver le sujet en réduisant les limites de l'infiltration.

Diagnostic. — Il est trop facile pour nous arrêter.

Il suffit de mentionner, sans y insister, les *abcès urineux* qui sont des collections *circonscrites*, l'*érysipèle* et le *phlegmon périnéal*, dont les caractères sont trop tranchés pour donner lieu à confusion.

Traitement. — Il comporte trois indications fondamentales :

1° D'abord *ouvrir le plus tôt possible* un chemin à l'urine, en pratiquant l'incision dite *vulve périnéale*, pour l'infiltration de la loge inférieure. Il sera bon de faire, s'il y a lieu, quelques débridements secondaires sur le pénis et le scrotum afin de favoriser l'écoulement du liquide pathologique. Dans les cas infectieux on préférera le thermo-cautère au bistouri.

Quand la loge supérieure est envahie, on doit *inciser sur les côtés du rectum et à l'hypogastre*, c'est-à-dire dans les points où l'urine vient saillir;

2° Il faut, aussitôt après l'ouverture, ou dès qu'on le peut, *rétablir par les moyens méthodiques le cours normal de l'urine à travers l'urèthre* (dilatation, uréthrotomie, etc.);

3° Enfin il est urgent, si le malade est septisé, de *soutenir ses forces par une puissante médication tonique, et de combattre la fièvre par des préparations de quinine.*

FISTULES URÉTHRALES

Tous les points de l'appareil urinaire sont susceptibles d'être le siège de fistules (reins, uretères, vessie, etc.). Mais, *celles qui se développent au niveau de l'urèthre à la suite d'une coarctation* sont les seules intéressantes pour nous. Nous nous en occuperons exclusivement.

Suivant leur situation anatomique, on doit les diviser en *cinq classes :*

1° *Fistules uréthro-péniennes ;*
2° — — *scrotales ;*
3° — — *périnéales;*
4° — — *rectales ;*
5° — *complexes.*

Cette classification a l'avantage d'être simple, voilà pourquoi nous la préférons aux autres.

Passons successivement en revue ces divers types cliniques.

1° FISTULES URÉTHRO-PÉNIENNES

Elles sont assez rarement la conséquence des *rétrécissements péniens* de l'urèthre.

Bien plus souvent elles succèdent soit à de la *folliculite suppurée*, soit à la *rupture de la corde* dans la chaude-pisse, soit enfin aux *fausses routes instrumentales, aux déchirures et fractures du pénis.* Dans ces divers cas, la lésion primitive est le point de départ d'un *abcès péri-uréthral* qui, s'ouvrant à la fois dans le canal et à l'extérieur, crée le trajet fistuleux. Il en est de même pour le rétrécissement.

Mais il ne suffit pas qu'un foyer suppuré vienne établir la communication anormale entre l'urèthre et l'extérieur. *Il faut que le trajet soit rendu définitif.* Pour cela, le passage répété de l'urine à travers sa cavité est nécessaire. Or ce liquide a une tendance d'autant plus marquée à s'y engager et à parcourir complètement la fistule que *sa libre issue vers le méat est plus empêchée.* Ce fait se réalise lorsqu'il existe en avant de l'orifice interne du trajet fistuleux une coarctation serrée qui s'oppose en partie à l'écoulement de l'urine. La fistule exerce alors une fonction pour ainsi dire supplémentaire et vient en aide au canal au moment de la miction.

Le contact incessant du liquide urinaire avec la paroi interne du trajet le *fistulise* de plus en plus et s'oppose à la réunion des parois opposées d'autant mieux que la perte de substance est plus étendue, et que l'état général est peu apte à former du tissu de cicatrice (états généraux mauvais, cachexies, maladies infectieuses, etc.).

Dans les cas où la fistule uréthro-pénienne se développe en dehors de tout *rétrécissement préexistant*, et du fait exclusif d'une folliculite suppurée, d'une rupture de la corde, d'une fausse route, d'une fracture pénienne, etc., le canal n'est pas longtemps à être *envahi par une stricture secondaire* plus ou moins serrée, qui se développe toujours en avant de l'orifice interne du trajet anormal.

De sorte que, même dans ces circonstances spéciales, la coarctation joue un rôle pathogénique essentiel puisqu'elle force l'urine à suivre la fistule, de préférence à l'urèthre, condition très favorable à la constitution définitive du nouveau canal.

Symptômes. — A l'inspection on voit sur la face inférieure de la verge un *petit orifice* à fleur de peau, ou placé au fond d'une dépression infundibuliforme, ou plus rarement dissimulé au centre d'un bourgeon charnu en forme de mamelon. Cette ouverture est tantôt capillaire, tantôt relativement vaste. Elle peut être dissimulée sous un repli transversal de la peau que l'on doit effacer par une traction légère pour découvrir la fistule.

Les *bords de l'orifice* sont minces ou épaissis par des callosités inflammatoires.

A la palpation digitale, on perçoit, à travers les téguments, un *cordon* plus ou moins dur, d'une longueur variable, et qui se dirige vers l'urèthre avec lequel il se confond. Tantôt ce cordon s'enfonce presque perpendiculairement vers le canal, tantôt il s'y porte obliquement. Il peut même le suivre parallèlement dans un certain espace. Suivant sa direction, sa dimension est plus ou moins considérable.

Une exploration attentive permet de s'assurer que le cordon va en s'évasant de la peau vers le canal.

Il s'ouvre dans l'urèthre par un *orifice interne ordinairement plus développé que l'orifice externe*. Sa forme générale est donc celle d'un entonnoir.

Si la *perte de substance est considérable, il n'existe pas de trajet*. Le canal s'ouvre directement à l'extérieur par un orifice irrégulier dont les bords minces sont formés par la réunion de la peau et de la muqueuse.

Quand on introduit dans la fistule un *stylet suffisamment fin,* on finit par arriver dans la cavité uréthrale. Ce résultat est quelquefois difficile à obtenir à cause de l'exiguité du conduit ou de son incurvation. Un second stylet enfoncé dans l'urèthre vient se mettre en contact du premier, et produit un *choc et un frottement* métalliques, symptôme qui ne laisse aucun doute quant à la communication avec le canal du trajet pathologique. Ce signe doit être attentivement recherché dans les fistules obliques et très fines dont on ignore la profondeur et les rapports. Dans les larges pertes de substance, le diagnostic s'impose de lui-même.

Dans la majorité des cas la fistule uréthro-pénienne est *unique*.

L'*orifice cutané* est ordinairement humide et maculé d'urine et de pus.

Au moment de la miction, on voit *sourdre de l'urine* à son niveau. Tantôt c'est un jet plus fort que celui du méat. Il peut même exister seul, l'écoulement normal faisant totalement défaut (oblitération de l'urèthre).

L'urine est alors projetée verticalement ou à peu près vers le sol et souille le pantalon. D'autres fois, elle ne s'écoule à travers le trajet que sous forme de gouttelettes.

Parfois la fistule, quoique complète et perméable, ne livre pas passage au liquide urinaire. Cela se voit lorsqu'elle est longue et très oblique, et surtout quand le rétrécissement de l'urèthre n'est pas très serré.

Le *sperme*, au moment de l'éjaculation, se comporte comme l'urine.

Nous ne reviendrons pas ici sur l'*oblitération de l'urèthre* qui est la conséquence de la formation de certaines fistules uréthrales.

DIAGNOSTIC. — En général il est très facile.

Il faut établir d'abord *si le trajet communique ou non avec l'urèthre*. Pour cela on n'a qu'à presser sur le gland au moment de la miction, afin de boucher le méat, et de forcer l'urine à s'écouler par la fistule. On peut aussi injecter du lait ou un liquide coloré dans l'orifice anormal et observer s'il sort ou non par le méat. Le signe décrit plus haut (contact direct des deux stylets) a enfin une grande valeur.

L'exploration uréthrale établira l'*existence du rétrécissement* que du reste on devra toujours soupçonner.

PRONOSTIC. — Ces fistules sont de toutes les moins graves, car elles retentissent bien plus faiblement que les autres sur la vessie, les uretères et les reins. Mais dans quelques cas leur guérison est très difficile à obtenir.

2° FISTULES URÉTHRO-SCROTALES

Elles sont dues soit à un *abcès urineux*, soit plus rarement à une *infiltration d'urine*.

Tout *traumatisme uréthral* (plaies, fractures pubiennes et déchirures consécutives du canal, fausses routes, etc.) peut aussi en être la cause productrice. Ici comme dans le cas précédent, c'est le rétrécissement de l'urèthre qui rend définitifs les trajets accidentellement créés, et dirige l'urine vers leur cavité.

SYMPTÔMES. — Ces fistules siègent dans tous les points de la région scrotale.

Leur *orifice externe* apparaît sous forme de végétations fongueuses, rougeâtres au centre desquels le stylet s'enfonce, ou de culs-de-poule enflammés, humides, puriformes, tapissés de bourgeons charnus.

Quelquefois ils se dissimulent sous un repli cutané plus ou moins hypertrophié ou sous une bride cicatricielle.

La *dimension de l'orifice* est très variable. Il en est qui n'admettent pas le plus fin stylet, tandis que d'autres laissent passer une sonde de femme.

A la *palpation* on sent que le scrotum est épaissi, sclérosé, œdématié. Cette modification à peu près constante empêche de percevoir nettement le ou les trajets calleux qui s'enfoncent profondément vers l'urèthre.

Très souvent les fistules uréthro-scrotales sont *multiples*, à l'inverse des précédentes qui sont ordinairement *uniques*.

Tantôt à *chaque orifice extérieur correspond un trajet distinct* s'ouvrant isolément dans le canal. Tantôt *plusieurs orifices cutanés aboutissent à une poche urineuse unique* qui communique avec l'urèthre par un conduit simple ou complexe. Cette disposition est la conséquence d'une collection purulente péri-uréthrale à laquelle on n'ouvre pas assez vite une issue, et dont le contenu fuse dans plusieurs directions, disséquant les tissus du périnée, et donnant lieu à de petits abcès secondaires qui, en dernière analyse, s'ouvrent à l'extérieur par des pertuis isolés. Le même processus peut, en se produisant du côté du canal, créer des *trajets uréthraux multiples et compliqués*. On comprend combien chez certains malades est complexe la disposition des fistules uréthro-scrotales.

Quelquefois les trajets fistuleux *parcourent un espace considérable* avant de s'ouvrir extérieurement. On en a vu aboutir à l'aine, à la base de la cuisse, aux fesses, au pubis, aux lombes et même dans la région du genou.

Au moment de la miction, l'urine sort par les conduits anormaux, d'autant plus abondamment, que la coarctation est plus étroite. Comme les fistules sont longues et multiples, et qu'elles communiquent souvent avec des poches urineuses, il s'en écoule une *certaine quantité d'urine, la miction une fois terminée ;* de telle sorte que, quelque précaution que prenne le malade, son *scrotum est toujours humide, irrité, rouge, érythémateux, érodé par macération.* Le sujet *exhale une odeur urineuse* fétide et révélatrice.

L'urine s'élimine par les fistules en quantité variable, *rarement en totalité* (oblitération uréthrale), plus souvent en *faible proportion.* Les trajets s'oblitèrent parfois grâce à la formation dans leur lumière de *concrétions uratiques ou calcaires,* sortes de calculs dus à la stagnation de l'urine.

Il en résulte une *tension douloureuse* profonde provoquée par l'accumulation du liquide au-delà des obstacles ainsi constitués. Peu à peu ceux-ci se détachent et sont rejetés, et le malade éprouve un soulagement notable en même temps que l'écoulement normal se rétablit.

Une poussée inflammatoire développée au niveau ou au voisinage des fistules peut amener une sorte de rétention analogue, qui est le point de départ de souffrances très vives.

Il est fréquent de voir s'écouler en même temps que l'urine du *pus* provenant des *poches urineuses* qui sont en rapport avec les trajets et qui proviennent elles-mêmes de l'abcès péri-uréthral primitif. On comprend que *chaque poussée inflammatoire locale* donne lieu à une *recrudescence de la purulence* qui subit de la sorte des alternatives d'amélioration et d'aggravation. *La compression de la région scrotale* fait sourdre par les fistules du pus et de l'urine en quantité variable, même en dehors de la miction.

Un *stylet* introduit alternativement dans chaque orifice donne le choc métallique contre une sonde d'argent placée dans le canal, chaque fois qu'il arrive à son contact. Ce signe est l'indice de la communication de la fistule avec l'urèthre. Mais cette exploration est malaisée. Souvent l'instrument va se perdre dans une poche urineuse où il n'est pas possible de rencontrer l'orifice d'un des conduits qui en partent pour se porter vers le canal.

Cependant le stylet fera connaître, au moins approximativement, le nombre, la direction, les dimensions des trajets ainsi que l'existence du ou des clapiers vers lesquels ils convergent.

Comme dans le cas précédent, les injections de liquides colorés peuvent rendre service.

L'*oblitération uréthrale* s'observe, toutes choses égales, plus souvent dans les fistules uréthro-scrotales que dans les uréthro-péniennes.

DIAGNOSTIC. — Mentionnons seulement les *fistules de l'épididymite tuberculeuse* comme pouvant prêter à confusion. Mais l'examen du testicule et de l'urèthre joint à tous les symptômes particuliers aux deux maladies suffiront pour éviter l'erreur. Du reste, il ne sort pas d'urine par les fistules tuberculeuses.

PRONOSTIC. — *Il est grave*, cet ordre de lésions ayant peu de tendance à guérir. Le pronostic général repose surtout sur l'état des reins et de la vessie.

3° FISTULES URÉTHRO-PÉRINÉALES

Tout ce que nous venons de dire relativement aux fistules uré thro-scrotales s'applique à celles qui vont nous occuper.

Les *fistules uréthro-périnéales* se développent sur tous les points du périnée, aussi bien sur la ligne médiane que sur les parties latérales. Elles atteignent même (rare) la marge de l'anus (*fistules uréthro-anales*). Elles coïncident fréquemment avec les fistules uréthro-scrotales. *Leur nombre est presque toujours multiple.* Dans un cas, Civiale on en a compté *cinquante-deux*.

Mêmes *symptômes* et mêmes *aspects* que précédemment.

Quelquefois leur orifice extérieur a la forme d'un *méat* (Guyon) s'ouvrant au fond d'un infundibulum cicatriciel.

Comme dans les autres variétés cliniques, la ou les ouvertures internes occupent presque toujours la *paroi inférieure de l'urèthre* que nous avons vu être la *paroi pathologique* par excellence.

Plusieurs fistules indépendantes peuvent exister simultanément. Parfois plusieurs orifices internes convergent vers la même ouverture externe. Inversement plusieurs orifices cutanés s'abouchent avec des trajets qui s'anastomosent entre eux pour aller s'ouvrir par un pertuis unique dans l'urèthre. Cette disposition est désignée sous le nom de *fistules en pomme d'arrosoir*.

Nous avons déjà dit que la cause de la persistance indéfinie des trajets est le passage incessant de l'urine. Mais ce n'est pas l'unique facteur. En effet, dans la taille périnéale, quoique l'urine s'écoule continuellement par la plaie, celle-ci ne se referme pas moins. Mais la solution de continuité est nette et récente. Dans les fistules, au contraire, les trajets sont sinueux, anfractueux. Ils gardent l'urine pendant un temps plus ou moins long. Ce séjour les *fait suppurer*, circonstance très défavorable à leur cicatrisation.

L'inflammation chronique due à ces diverses causes amène de la *sclérose des tissus périnéaux*, des épaississements sur les parois des fistules, des *callosités* des tissus périphériques de sorte que les pertuis sont plongés dans des masses pathologiques rendant leur guérison impossible.

Ce n'est pas tout. Les orifices internes sont entourés d'*une muqueuse malade*, ulcérée, souvent décollée, au-dessous de laquelle le pus et l'urine stagnent. Il y a peu de chance pour que cette membrane si profondément altérée se répare et comble les orifices pathologiques qu'elle présente, surtout si ceux-ci sont très étendus (et nous savons qu'ils sont constamment plus considérables que les orifices cutanés). Or, tant que les ouvertures uréthrales existent, l'urine s'engage dans les trajets correspondants, et la guérison est empêchée.

On comprend par là combien il est difficile d'oblitérer ces fistules.

Thompson [1] a accordé une telle importance aux lésions de sclérose périnéale consécutive qu'il admet des fistules *simples* et des fistules *indurées*. Les premières sont entourées de tissus sains, tandis que les secondes sont enserrées de masses fibreuses et calleuses.

Ces dernières dans certains cas deviennent telles qu'elles donnent lieu au *fibrome éléphantiasique du périnée*, affection sur laquelle nous devons nous arrêter un instant.

Ce fibrôme est constitué par une ou plusieurs *tumeurs* de *volume variable*, pouvant atteindre celui du poing, et rappelant assez bien l'apparence de la *chéloïde* (Guyon). La masse est *pédiculée* ou *sessile* et *lobulée* irrégulièrement. Sa *surface* est *blanchâtre*, *lisse*, sa *consistance élastique*. Elle n'est *pas douloureuse*, et est manifestement développée *aux dépens de la peau* hypertrophiée. Elle *sépare entre eux* les *orifices fistuleux*. Autour d'elle on voit des *épaississements* de même nature en voie de formation. Des ouvertures en culs-de-poule, au fond desquels s'ouvrent les trajets, et tapissées par du tissu fongueux, parsèment la région malade.

En somme, ces productions dermiques représentent l'état le plus avancé de l'*inflammation chronique* qui est entretenue par la présence des fistules, par la suppuration dont elles sont le siège, et par le contact du liquide urinaire avec la peau.

Il importe de ne pas confondre avec ces *lésions scléreuses* le

[1] *Loc. cit.*

phlegmon chronique du périnée (Guyon). Ce dernier consiste en un *empâtement diffus*, une sorte d'*œdème dur*, *inflammatoire*, développé au niveau du scrotum et du périnée au voisinage des trajets fistuleux. Cet état représente la phase initiale du *fibrome éléphantiasique*. Il est de nature phlegmasique, et rappelle très bien les lésions observées autour des fistules osseuses. On comprend que cet état spécial constitue une magnifique prédisposition pour les *poussées suppuratives aiguës* qui dans l'espèce apparaissent sous la moindre influence. A la longue, la sclérose survient fatalement.

Les deux éléments pathologiques caractérisant cette sclérose sont : 1° la *dilatation des lymphatiques* due à la lymphangite chronique; 2° la *sclérose fibreuse.*

Pour ce double motif, la dénomination d'*éléphantiasis* convient très bien dans l'espèce (Guyon [1]).

DIAGNOSTIC. — La difficulté consiste à ne pas confondre les fistules précédentes avec les fistules *vésico-périnéales*. On s'appuiera surtout sur ce fait que, tandis que l'écoulement urinaire est *intermittent* pour les premières, il est *continu* pour les secondes.

PRONOSTIC. — On peut dire que le pronostic de toutes les fistules uréthrales *s'aggrave en même temps qu'elles s'éloignent du méat*, et cela non seulement parce que les *lésions locales* deviennent de plus en plus difficiles à guérir, mais aussi et surtout parce que les trajets menacent davantage d'altérer la vessie et le rein à mesure qu'ils s'en rapprochent.

4° FISTULES URÉTHRO-RECTALES

Nous n'en parlerons pas longuement, car ces fistules sont *exceptionnelles* dans les rétrécissements. Elles n'en sont du reste que la *conséquence indirecte*.

Voici en effet comment les choses se passent. Le chirurgien fait une fausse manœuvre (uréthrotomie malheureuse, fausse route prostatique, etc.), à la suite de laquelle il se produit à bref délai une *prostatite suppurée*. L'abcès s'ouvre à la fois dans l'*urèthre* et le *rectum*, et la fistule est créée. D'autres fois la prostatite complique spontanément une coarctation profonde et se comporte de même.

[1] GUYON et BAZY, *Atlas des maladies des voies urinaires*.

SYMPTÔMES. — L'*orifice interne* du trajet fistuleux siège dans la *région prostatique* de l'urèthre, et quelquefois dans la *portion membraneuse*. Il est d'habitude dans une situation *plus élevée que l'orifice rectal* de façon que le conduit est dirigé de haut en bas et d'avant en arrière. Cette notion est très importante, car elle explique pourquoi l'urine passe facilement de l'urèthre dans le rectum, tandis que les matières fécales, même liquides, n'ont aucune tendance à suivre la même route dans le sens opposé.

D'ordinaire l'*ouverture rectale de la fistule* est placée *au-dessus du sphincter externe de l'anus*, et dissimulée dans un des replis de la muqueuse. A son niveau une *masse fongueuse* existe constamment et en décèle le siège.

Au moment de la miction, *l'urine s'écoule dans le rectum*, en partie seulement si le trajet est petit, en totalité s'il est considérable et si le rétrécissement est serré. Ce liquide peut rester *emprisonné dans l'intestin*, retenu par la tonicité sphinctérienne, et ne *s'écouler qu'au moment de la selle*, en simulant un flux diarrhéique. Dans tous les cas il donne lieu *au besoin de la défécation*. Si l'attention est tant soit peu attirée sur lui, il sera facile de reconnaître qu'il est constitué *par de l'urine*, et non par de la sérosité intestinale. La *composition chimique* et l'*odeur* seront un critérium suffisant. Par sa présence dans l'intestin, l'urine détermine une *rectite chronique* plus ou moins intense.

Un autre symptôme important . consiste en ce que le malade *n'urine pas ou urine à peine, et cependant sa vessie n'est pas distendue*. Quand le besoin de la miction paraît, il s'efface spontanément. En même temps le sujet éprouve le besoin d'aller à la selle et il expulse par l'anus une certaine quantité de liquide. En définitive il *pisse dans son intestin*.

Les *gaz rectaux* sont parfois rendus par l'urèthre et s'échappent hors du méat avec un *bruit particulier* en provoquant une souffrance assez vive. Le même fait *peut se produire pour les matières fécales ;* mais c'est exceptionnel.

Le *sperme* est éjaculé dans l'intestin (A. Bérard), au moins en partie.

Le *toucher rectal* permet au doigt de sentir sur la face antérieure, au-dessus du sphincter externe, une *saillie calleuse*, un peu dure, au centre de laquelle s'ouvre la fistule.

Le *speculum ani* est très utile, non seulement pour montrer à l'œil cette lésion, mais pour donner le moyen de pratiquer l'exploration de la fistule d'arrière en avant à l'aide d'un stylet recourbé.

Si une sonde d'argent a été préalablement introduite dans l'urèthre, le stylet donne lieu au *choc métallique*.

Diagnostic. — Il est à faire avec les fistules *vésico-rectales*, dans lesquelles *l'écoulement urinaire est plus continu que dans les uréthro-rectales*. Mais ce signe n'a pas une valeur bien grande. Nous savons en effet que le sphincter de la vessie est une barrière bien faible et bien insuffisante pour contenir l'urine dans cette cavité. De sorte que ce muscle ne peut pas donner lieu à des mictions intrarectales *franchement intermittentes* dans le cas des fistules dont il s'agit.

Les *liquides colorés* injectés dans l'urèthre et la vessie donnent quelques indications.

Mais le signe diagnostique le plus important est fourni par la *direction que prend le stylet* introduit dans l'orifice intestinal de la fistule, et la possibilité pour lui de venir heurter l'extrémité d'une sonde d'argent qu'on pousse peu à peu dans le canal et dont la situation dénonce le point où émerge la petite tige métallique.

5° Fistules complexes

Elles sont constituées par *la réunion chez le même sujet des cas précédents*, qui peuvent se combiner de mille façons impossibles à énumérer.

On rencontre surtout les fistules *uréthro-périnéo-scrotales*. On trouve aussi les *uréthro-périnéo-ano-scrotales*. J'en ai observé un cas très remarquable.

Il suffit de signaler cette modalité sans y insister, car ce serait répéter ce que nous avons dit précédemment.

Traitement. — La première indication qui se pose est la *dilatation* du rétrécissement ou sa *section*, si on juge que le premier moyen est insuffisant ou impraticable.

On doit ensuite faire *pisser le malade par la sonde* chaque fois qu'il en éprouve le besoin. Grâce à ce moyen on détourne le liquide du trajet fistuleux qui peut alors se fermer spontanément, n'étant plus entretenu par le passage incessant de l'urine. Ce procédé a donné des résultats remarquables dans bon nombre de cas.

Contre la fistule elle-même, on a inventé un grand nombre de méthodes opératoires qu'il ne nous est pas possible de décrire avec détails, sous peine de trop nous éloigner de notre sujet spécial. Nous allons indiquer les principales très succinctement.

Avant tout il est bon de *débrider largement* les décollements de la peau, d'ouvrir les clapiers, de mettre au jour les anfractuosités périnéales et scrotales. Dans les trajets petits et simples, quelques *cautérisations* à l'aide d'un peu de nitrate d'argent fondu sur l'extrémité d'une sonde cannelée ou d'un stylet fin seront quelquefois suffisantes pour amener la fermeture (Thompson), surtout si on a soin de *comprimer* la fistule (Diday) à l'aide d'un coussin de caoutchouc gonflé et appliqué sur le périnée, ou de tout autre appareil.

J'ai obtenu la guérison dans un cas à l'aide des *injections de de teinture d'iode*, et dans trois autres *au moyen de courants continus*, dont j'appliquais le *pôle négatif dans le conduit* à l'aide d'un réophore ayant la forme d'un stylet. Chaque séance durait quelques minutes, et je ne dépassais pas une intensité de 15 milli-ampères.

On a conseillé aussi les *cautérisations de la fistule* avec l'acide azotique, le fer rouge, le galvanocautère, la teinture de cantharide (Dieffenbach).

Tous ces moyens ne sont suivis de succès que dans les fistules peu étendues et siégeant au niveau du pénis ou de la région scrotale. Il ne faut pas trop compter sur leur efficacité pour les trajets périnéaux.

L'uréthrotomie externe sur conducteur pratiquée avec le bistouri ou le thermocautère (Verneuil) est une *bonne opération* à laquelle nous devons un certain nombre de succès. Elle permet d'ouvrir largement les clapiers et les fistules, et du même coup de rétablir le calibre de l'urèthre. Elle modifie en même temps les tissus du périnée, détruit les productions inflammatoires, et déterge la région si on l'exécute au fer rouge. On devra préférer le thermocautère au bistouri chaque fois que le périnée sera profondément altéré. Nous reviendrons sur l'uréthrotomie externe, ou *opération de Syme*, au chapitre général du Traitement.

Disons, pour terminer, un mot de l'*uréthrorraphie* et de l'*uréthroplastie*.

L'*uréthrorraphie* a été préconisée surtout par *Dieffenbach*.

Cette opération n'est applicable qu'aux fistules *uréthro-péniennes* et à quelques fistules *uréthro-scrotales*. Elle consiste à aviver, à l'aide de la teinture de cantharide, la peau au pourtour de l'orifice cutané de la fistule et à suturer les surfaces ainsi préparées, après les avoir rapprochées entre elles. On emploie la suture entortillée (Voillemier) ou enchevillée. Cette intervention, qui peut réussir dans quelques circonstances, doit être précédée de la dilatation uréthrale. Elle est peu employée de nos jours.

L'*uréthroplastie* a sur l'*uréthrorraphie* le grand avantage de pouvoir être pratiquée dans le cas de *fistules larges*, à condition qu'elles soient péniennes ou scrotales. Déjà *Dieffenbach* conseillait, dans l'opération précédente, de faire *deux incisions cutanées latérales et parallèles* destinées à permettre le glissement des surfaces avivées et leur rapprochement. C'était là un procédé mixte d'*uréthrorraphie* et d'*uréthroplastie*.

Nélaton a bien indiqué les règles opératoires de cette dernière. Il trace deux incisions transversales, l'une au-dessus, et l'autre au-dessous de la fistule. Ces incisions ont une direction perpendiculaire à celles de Dieffenbach. On détache complètement la peau des parties sous-jacentes, de façon qu'elle forme une sorte de *pont* au milieu duquel se trouve l'ouverture de la fistule. Cet orifice divise le *pont cutané* en deux lambeaux secondaires. On attend quelques jours pendant lesquels l'orifice fistuleux se rétrécit lui-même, et les faces cruentées des lambeaux cutanés bourgeonnent. On réunit alors les surfaces granuleuses qui ne tardent pas à se fusionner entre elles.

Il existe un autre procédé ingénieux de *Dieffenbach*. On circonscrit l'orifice cutané par deux incisions transversales elliptiques comme dans le cas précédent. Grâce à une troisième incision pratiquée transversalement, vers la racine de la verge, on mobilise et isole des parties sous-jacentes le lambeau le plus rapproché des bourses.

On le rapproche du lambeau opposé, et, après union des parties cruentées, on suture. Il reste au niveau de la troisième incision une béance due à la mobilisation du lambeau correspondant. Mais cette plaie se cicatrise à plat.

Ce sont là, on le voit, des méthodes de glissement appartenant à l'autoplastie, telle qu'on la fait en France.

On peut appliquer aux fistules uréthrales la méthode *indienne* et emprunter le lambeau à une région voisine. Le mode opératoire variera suivant les cas.

Dans un cas de fistule siégeant à la racine du pénis, j'ai détaché un lambeau scrotal que j'ai rabattu sur l'orifice anormal de façon que la face cutanée se mit au contact de l'urine, tandis que la face cruentée fut extérieure. Après avoir mobilisé sur la verge des lambeaux cutanés latéraux, j'ai amené par glissement leur surface cruentée en rapport avec celle du lambeau rabattu.

Des sutures ont maintenu cette disposition, pendant qu'une sonde à demeure empêchait l'urine de se mettre au contact des surfaces accolées. Le résultat a été excellent, et la guérison complète.

S'il est possible d'oblitérer les trajets péniens et scrotaux, et de détruire les périnéaux à l'aide de l'uréthrotomie externe, on comprend combien l'action chirurgicale est difficile, sinon impossible, contre les fistules *uréthro-rectales*. On sera réduit à rétablir le calibre uréthral, et à soustraire à l'aide de la sonde le conduit fistuleux au contact de l'urine. Une sonde rectale devra permettre l'évacuation des gaz, et les empêcher de s'introduire dans le trajet. On pourra soumettre celui-ci à des cautérisations diverses. Quant à l'*autoplastie rectale*, elle est possible, mais bien difficile à réaliser et, dans tous les cas, bien aléatoire.

En résumé on bouchera les fistules *uréthro-péniennes* et *uréthro-scrotales* à l'aide de l'*uréthrorraphie* ou de l'*uréthroplastie*, à moins qu'on ne parvienne à les oblitérer par des *cautérisations* ou l'*électrolyse*.

Celles de la région *périnéale* réclameront surtout l'*uréthrotomie externe*.

Dans tous les cas il faudra *dilater préalablement le rétrécissement, et empêcher l'écoulement de l'urine par la fistule à l'aide de la sonde*.

Quant aux fistules *uréthro-rectales*, en dehors de ces deux dernières indications qu'on peut remplir, on se trouve très désarmé au point de vue de l'intervention chirurgicale directe.

COWPÉRITE

L'inflammation des glandes de Cowper ou de Méry appartient à la *blennorrhagie* dont elle est une complication rare. *Je l'ai observée cependant dans un cas de rétrécissement serré. Mais ici le malade offrait un suintement blennorrhéique* assez abondant, dans lequel la culture me montra le *gonocoque*.

Il y a lieu de se demander si la coarctation ne joue pas, dans de telles circonstances, *un certain rôle pathogénique* vis-à-vis de la cowpérite. En s'opposant au libre écoulement du pus, l'obstacle en favorise la stagnation au fond du canal, et prédispose, par cela même, le gonocoque; lorsqu'il y existe, à se porter dans le fond des culs-de-sac en suivant les conduits excréteurs de la glande de Méry.

Nous n'avons donc pas à insister sur la cowpérite qui, lorsqu'elle s'observe dans le cours d'une stricture, ne lui appartient qu'indirectement, et démontre que le sujet est porteur d'un suintement uréthral relevant de la blennorrhagie. Nous renvoyons, pour l'histoire complète de cette maladie, au classique Mémoire de Gubler [1].

Pour nous, il nous suffit de connaître les traits cliniques princi-

---

[1] *Des glandes de Méry*. Thèse de Paris, 1849.

paux de la *cowpérite* au point de vue du diagnostic différentiel avec l'*abcès urineux*. C'est le seul point qui nous intéresse.

Cette inflammation atteint exceptionnellement les deux glandes de Méry (ou de Cowper). Presque toujours elle n'envahit que *l'une des deux.*

Au début le malade accuse une *tension douloureuse* du périnée, à *siège limité*, s'exaspérant par le mouvement, la pression directe, les frottements, etc.

Bientôt apparaît dans le point malade une *tuméfaction localisée* qui aboutit à la formation d'une *tumeur* allongée, piriforme, dont la grosse extrémité répond à l'anus, tandis que la petite est située vers le bulbe de l'urèthre. Cette tumeur est constamment latérale et occupe l'angle formé par le muscle transverse et la protubérance bulbaire (Gubler). Son *volume* varie de celui d'un haricot à celui d'une cerise.

Si la résolution ne se produit pas, le tissu cellullaire périphérique s'enflamme consécutivement (*péricowpérite*), et dès lors le gonflement augmente rapidement en même temps que la dureté primitive se transforme en une *sensation molle, empâtée, phlegmoneuse.* La tumeur prend le volume d'une noix, d'une petite pomme, sans cependant dépasser en arrière le muscle transverse. Elle fait bomber le périnée à droite ou à gauche du raphé médian qu'elle ne dépasse pas. Dans les cas graves, elle empiète quelquefois sur la bourse correspondante en se développant en avant. Il est exceptionnel que le sujet offre des symptômes de *rétention urinaire.*

L'*abcès* s'ouvre au niveau du périnée. Une fois vidé, il se présente sous forme d'*une cavité cloisonnée et à logettes multiples* (Ricord), ce qui dénonce l'origine glandulaire primitive de l'inflammation. L'*évacuation du pus par l'urèthre* est une éventualité sur laquelle on ne doit pas compter, et dont la conséquence serait l'*infiltration d'urine* et la possibilité d'une *fistule.*

Plus souvent l'abcès, non ouvert assez tôt, *fuse* en divers points du périnée.

DIAGNOSTIC. — Les *phlegmons simples*, les *gommes du périnée* (Gubler), l'*orchite périnéale* (c'est-à-dire le testicule étant anormalement placé sous la peau du périnée) sont des affections qui ne donneront pas lieu à confusion, si on examine le malade avec un peu de soin.

Les *abcès péri-uréthraux* et les *poches urineuses* occupent toujours *exactement la ligne médiane.* Ce caractère clinique leur est spécial et les distingue de la cowpérite.

TRAITEMENT. — Calmer le processus inflammatoire par les moyens classiques et *ouvrir hâtivement*, telle est la conduite à tenir. En même temps on devra s'occuper du *rétrécissement* s'il en existe un.

COWPÉRORRHÉE

La glande de Cowper, dans le cours du catarrhe uréthral et de l'uréthrite chronique, prend une part très active dans lá production des liquides pathologiques observés en pareil cas. Cet organe n'est, en dernière analyse, qu'une glande volumineuse de l'urèthre. A ce titre elle se comporte comme les follicules de ce conduit.

Il n'est pas possible de dissocier la *cowpérorrhée des divers écoulements uréthraux*, car elle ne constitue en réalité qu'un des éléments morbides des uréthrites chroniques.

Disons seulement que le liquide de la glande de Cowper est *moyennement visqueux et légèrement grisâtre. Il s'écoule sponta- nément vers le méat, dès qu'il est sécrété, et la pression exercée d'arrière en avant sur l'urèthre antérieur active son élimination.*

On le confond souvent avec le *liquide prostatique* qui en diffère cependant par ses caractères physiques et son mode d'expulsion hors du canal.

PROSTATORRHÉE

Il y a quelques mois, j'ai observé un malade atteint de *prosta- torrhée* abondante, et chez lequel j'ai constaté un *rétrécissement bulbaire valvulaire moyennement serré.*

La maladie remontait déjà à plusieurs années et avait succédé à une blennorrhagie assez grave.

L'écoulement était limpide comme de l'eau claire, et visqueux comme une solution gommeuse très épaisse. Il ne s'éliminait à l'ex- térieur *qu'au moment de la selle. Le passage des matières fécales à l'anus était suivi d'une abondante expulsion de cette substance.*

Dans l'intervalle des selles le malade ne constatait rien, si ce n'est de loin en loin *quelques éjaculations subites du même liquide,* qui n'attiraient son attention que par l'humidité qui en était la conséquence.

Du reste aucune douleur ni tuméfaction prostatique. Le toucher rectal était absolument négatif.

Je dilatai d'abord le rétrécissement me réservant plus tard de tenter de modifier la prostatorrhée.

Je fus très étonné, à peine arrivé au numéro 50 de la filière de Béniqué, d'apprendre que l'écoulement avait disparu. Pendant quelque temps cependant la prostatorrhée resta intermittente, mais ne se produisait qu'à de très longs intervalles. Le liquide ne reparaissait qu'en faible quantité et seulement à l'occasion des fatigues ou des excès.

La dilatation fut continuée pendant quelques semaines sans cependant dépasser le 50, et la guérison devint complète. Elle s'est bien maintenue depuis.

Faut-il voir là une simple coïncidence entre *la stricture et la prostatorrhée?* Ou bien n'est-on pas autorisé à admettre entre les deux faits cliniques une liaison de cause à effet, la coarctation ayant provoqué par voisinage une action irritative sécrétoire sur la glande dont les fonctions normales ont été exagérées de ce fait?

Le résultat du traitement fait pencher vers cette hypothèse.

PROSTATITE

Toutes choses égales, *un rétréci est bien plus exposé à la prostatite qu'un sujet sain*, quelle que soit du reste la cause directe de cet accident. La coarctation prépare le terrain, en exerçant dans la profondeur de l'urèthre une action irritative chronique, d'autant plus intense, que la stricture est plus éloignée du méat, plus serrée et plus compliquée.

Tout rétrécissement peut aussi par lui-même, et sans le secours d'aucune autre circonstance étiogénique, amener l'*inflammation de la prostate par le fait de la propagation jusqu'à la glande de la phlegmasie* qui existe constamment, ainsi qu'on le sait, au-delà de toute coarctation. Nous trouvons dans l'excellente thèse de notre maître M. Segond [1] vingt-trois observations susceptibles d'être interprétées de cette sorte. En conséquence, *dans les cas de rétention urinaire, il faut avoir bien soin de faire dans l'appréciation clinique du symptôme la part qui revient à la prostate lorsqu'elle est enflammée, et celle qui appartient à l'obstacle lui-même.* Cette détermination est de la plus haute importance, non seulement au point de vue du pronostic, mais aussi et surtout à celui du traitement.

On doit ne pas ignorer que fréquemment le rétrécissement ne

---

[1] *Des abcès chauds de la prostate.* Th. de Paris, 1880.

joue un rôle étiologique par rapport à la prostatite que *du fait du traitement chirurgical qu'il nécessite.*

En d'autres termes, ce sont la dilatation, les injections uréthrales, les cautérisations, l'uréthrotomie, etc., qui sont la cause directe de la phlegmasie glandulaire.

Tantôt les instruments transportent le pus de l'avant-canal dans la portion prostatique et la *septisent.* D'autres fois ils agissent mécaniquement, et la cause nocive est, en dernière analyse, un *traumatisme.*

Ailleurs, enfin, l'acte opératoire provoque *localement,* au niveau de la stricture, une *inflammation* qui, en vertu d'une prédisposition constitutionnelle ou d'une *propathie,* progresse d'avant en arrière et atteint la prostate.

Nous avons vu ce fait se réaliser quelques heures après la *section* d'un *méat rétréci,* et sans qu'aucune autre cause ait pu en supporter la responsabilité. Cette observation est du reste loin d'être unique.

Signalons les prostatites consécutives aux *cautérisations de l'urèthre postérieur.*

Disons à ce sujet que nous n'avons jamais vu cette complication suivre les *instillations de nitrate d'argent,* de chlorure de zinc et de sublimé pratiquées même avec des solutions énergiques.

Nous n'avons pas davantage de reproches à nous faire dans les cas où nous avons appliqué la cautérisation par la méthode de Lallemand. Il est vrai que nous nous sommes toujours entouré de très grandes précautions, considérant ce procédé comme bien plus dangereux que le précédent.

En résumé, quelle que soit la cause nocive première, l'état *inflammatoire du canal* est la véritable condition prédisposante de la prostatite, à tel point que M. Segond a pu écrire, *qu'il n'y a presque pas de prostatite sans uréthrite préalable.* Je m'associe pleinement à cette conclusion en faisant remarquer qu'il n'existe pas de *cause d'inflammation uréthrale plus fréquente et plus importante que les rétrécissements.*

J'ajouterai enfin que les *rétrécissements valvulaires de la région bulbaire comptent,* ainsi que nous l'avons dit en y insistant, *parmi ceux qui réagissent le plus activement sur l'urèthre postérieur et ses annexes et qui en déterminent l'irritation au plus haut degré.* A ce titre ils jouent donc un rôle étiogénique essentiel.

ANATOMIE PATHOLOGIQUE. — J'ai eu la chance, pendant que j'étais l'interne de mon savant maître M. le Dr Labbé, de faire l'autopsie d'un sujet mort d'une *prostatite suraiguë développée en apparence spontanément chez un rétréci ancien.* J'ai pu étudier les pièces anatomiques et me convaincre que la prostatite liée directement à une coarctation offre les plus grandes analogies anatomiques avec la prostatite en général.

D'ordinaire, on admet *trois degrés* d'altérations glandulaires, représentant trois stades évolutifs.

Nous adopterons cette classification, qui répond aux faits observés.

Le *premier degré* est peu connu parce qu'il est exceptionnel d'en faire la vérification, le malade succombant à une époque ulté-rieure. Cependant Voillemier [1] et Thompson [2] ont fait chacun une nécropsie dans ces conditions. Ils ont constaté une *tuméfaction congestive de la glande* qui était gorgée de sang veineux et dont la pression faisait sourdre, sur la coupe, un liquide rougeâtre, séreux et légèrement purulent. Dans le cas de Voillemier, il existait de plus des bosselures représentant les lobes hypertrophiés de la prostate. Dans ces deux observations l'urèthre postérieur était très fortement enflammé. En somme, il s'agissait là d'une véritable *fluxion.*

On a souvent l'occasion, dans le cours de la dilatation d'une stricture, de constater tout à coup, sous l'influence d'une fatigue, d'un excès, ou même sans autre motif que le passage des instru-ments, un *gonflement douloureux de la prostate.* Grâce à quelques soins généraux et locaux, cet état ne tarde pas à disparaître. Le malade a frisé la prostatite, mais il n'a pas outrepassé la période congestive. En somme, il n'a eu qu'une simple *fluxion.* Cet acci-dent est assez fréquent, et pour ma part je l'ai constaté nombre de fois. Cela prouve que l'état congestif est susceptible de résolution rapide si le sujet conserve le repos et se soumet à la médication antiphlogistique et émolliente.

Que dans ces conditions il se fatigue et ne modifie pas son genre de vie, ou que le médecin, ne tenant pas compte de la fluxion glandulaire, continue la dilatation, la maladie évolue et atteint son *second degré.* La *congestion* devient *inflammation.*

On observe alors comme lésion essentielle une quantité considé-rable de *petits grains purulents, d'abcès miliaires disséminés* dans le tissu glandulaire. Depuis Velpeau [3], qui un des premiers étudia cette lésion, un grand nombre d'autopsies ont permis d'en détermi-ner la nature. La thèse de M. Segond [4] en renferme un cas d'autant plus intéressant qu'il se rapporte à un malade soumis à la dilata-

---

[1] *Traité des maladies des voies urinaires,* VOILLEMIER et LEDENTU, 1880.
[2] *Traité prat. des mal. des voies urin.* Traduc. franç. Paris, 1874.
[3] *Arch. gén. de méd.,* 1827, t. XIV, p. 500.
[4] *Loc. cit.*

tion progressive pour un rétrécissement bulbaire très serré, et mort de prostatite aiguë.

Ici les *tubes glandulaires* étaient le siège d'une *vive phlegmasie*. Leur paroi était envahie par des *noyaux embryonnaires*. En certains points, ces conduits étaient sains. Dans d'autres ils formaient de petits groupes, de petits ilots inflammatoires.

Les *culs-de-sac* de la glande se comportaient exactement comme les canaux excréteurs. Leur *épithélium* était remplacé par des amas d'éléments jeunes en cours de *désintégration cellulaire*, et au milieu desquels existaient des *globules blancs*.

Autour des culs-de-sac et des conduits glandulaires on observait par places des *nappes d'infiltration de noyaux embryonnaires* situées dans le tissu cellulaire interstitiel. Mais les *lésions glandulaires dominaient la scène*, tandis que celles de la substance conjonctive leur étaient manifestement secondaires.

Les faits précédents ont revêtu la même physionomie dans presque toutes les observations anatomo-pathologiques (Lallemand, Velpeau). Dans l'autopsie que j'ai eu l'occasion de faire, j'ai pu vérifier l'exactitude de la description de M. Segond, et constater, en observant soigneusement les régions les moins malades, que le processus morbide *atteint d'abord les culs-de-sac des glandes prostatiques* se manifestant en premier lieu *sur les cellules épithéliales sécrétoires*, envahit ensuite les *conduits sécréteurs*, et finalement se diffuse vers la *substance cellulaire* qui enveloppe les éléments précédents.

Chaque abcès miliaire représente en somme la *suppuration d'un petit groupe de culs-de-sac glandulaires voisins*. C'est par leur réunion que ces grains purulents forment des *vacuoles* plus grandes, dont la fusion entre elles donne lieu à de véritables *abcès intraglandulaires*. Ceux-ci offrent un *volume* variable. Plus ils sont développés, et moins ils sont nombreux. On a vu la prostate convertie en une *poche purulente unique;* mais cette disposition est rare, la cavité suppurée présentant presque toujours des traces de *lobulation*.

En général *la face interne de l'abcès est anfractueuse*, parcourue de brides celluleuses (Guyon), et parsemée de logettes qui sont l'indice de la fusion des foyers primitifs (Segond). Cette disposition rappelle un peu la *caverne tuberculeuse*.

Le pus est visqueux, collant et souvent teinté de sang. Quelquefois, il est brun, poisseux et rappelle, à s'y méprendre, le contenu des *kystes prostatiques* (Le Dentu) [1].

---

[1] Kyste de la prostate, *Bull. Soc. chirurg.*, 1879, t. V, p. 27.

En résumé il existe trois stades dans cette évolution anatomique :

1° *Congestion ;*

2° *Abcès miliaires* intraglandulaires; lésion primitive qui réagit sur le tissu interstitiel et en détermine l'inflammation ;

3° *Abcès proprement dits* résultant de la coalescence des précédents.

L'abcès une fois créé cherche à *s'ouvrir.* Le plus souvent c'est dans l'*urèthre* qu'il déverse son contenu, soit au moyen d'une seule solution de continuité assez large, soit par l'intermédiaire de plusieurs petits pertuis. On a vu quelquefois la muqueuse uréthrale percée de trous comme une pomme d'arrosoir, et rappelant la disposition de la lame criblée de l'éthmoïde (Guyon).

D'autres fois, l'abcès s'ouvre *dans le rectum* et plus rarement à *la fois dans ces deux conduits,* d'où il résulte une *fistule uréthrorectale* admettant le passage de l'urine et des matières fécales, et transformant la cavité purulente en une sorte de *cloaque infect,* source de septicémie.

Les vésicules séminales, les conduits éjaculateurs, les aponévroses latérales de la prostate et prostato-péritonéale, et en un mot tous les organes du voisinage, s'enflamment par contiguïté, s'épaississent, se sclérosent et forment au pus des barrières résistantes pouvant subir elles-mêmes la phlegmasie suppurative.

Ici se place la question si débattue du *phlegmon périprostatique* dont nous devons dire quelques mots.

Cette modalité anatomo-pathologique correspond à l'*inflammation suppurée du tissu cellulaire qui entoure la glande prostate et qui se continue avec la substance séparant les uns des autres les culs-de-sac et les conduits sécréteurs.* Cette phlegmasie peut-elle se développer *primitivement,* en dehors de toute modification des éléments glandulaires ; ou bien est-elle toujours la *conséquence* des altérations de ces derniers ?

La première hypothèse est admissible dans le cas d'une *plaie directe de la prostate* (taille, plaie périnéale profonde, etc. etc.). Mais on comprend de suite combien, dans ce cas particulier, le processus pathologique diffère *de celui qui crée la prostatite des rétrécis.* Ce dernier est un *processus de propagation intra-uréthrale,* qui atteint d'abord l'urèthre postérieur, puis les éléments glandulaires qui y débouchent. C'est le seul qui doive nous occuper, l'autre rentrant dans le cadre nosologique des *blessures de la prostate.*

La pathogénie du *phlegmon périprostatique chez les rétrécis* se résume donc en ces mots : *c'est une inflammation péri-*

glandulaire secondaire et par diffusion (Civiale[1], Demarquay[2], Segond[3]).

L'anatomie a établi depuis longtemps que la prostate est environnée de plans fibro-cellulaires, représentés de chaque côté par les aponévroses latérales, en arrière par la lame prostato-péritonéale et le tissu cellulo-graisseux situé au-devant du rectum, en avant par la masse celluleuse prévésicale, en haut par l'aponévrose pelvienne, et enfin en bas par le ligament de Carcassonne.

Il y a donc là de quoi alimenter abondamment une poussée inflammatoire.

On conçoit qu'ici on ne trouve pas de cavité abcédée bien circonscrite comme dans le cas de la *prostatite suppurée*. On rencontre des *décollements* plus ou moins vastes rappelant absolument ceux du phlegmon et sur lequels il n'est pas besoin d'insister. Ils arrivent à *isoler la prostate* des parties voisines, à la disséquer pour ainsi dire. Du reste, le pus peut fuser dans diverses directions et, en particulier, vers les fosses ischio-rectales, la région périnéale antérieure (Segond), les trous obturateurs (Tillaux, Guyon), le creux de l'aine (Pigeaux, Reliquet, Labbé), l'ombilic (Horion), la cavité de Rezzius (Guyon), le péritoine (Dransart), etc.

Ce liquide rappelle tout à fait celui du phlegmon en général.

Quant aux modes pathogéniques de développement du phlegmon périprostatique, on peut, avec M. Segond, en admettre plusieurs variétés dans le cours des rétrécissements.

Presque toujours c'est la *prostatite* qui est l'origine de la *périprostatite*, et c'est *par propagation* que l'envahissement se produit.

Quelquefois un *abcès intraglandulaire* s'ouvre dans le tissu périphérique et en amène la suppuration (*phlegmon périprostatique par diffusion*).

Dans d'autres circonstances, *la glande primitivement enflammée, mais non suppurée, crée un phlegmon périprostatique qui suppure* (*phlegmon périprostatique d'emblée*).

Ou bien *la prolate suppure en même temps que le tissu cellulaire* (*prolatite phlegmoneuse diffuse*).

Il est intéressant de différencier entre elles ces formes (Segond) qui sont à la *prostate ce que les inflammations péri-utérines sont à la matrice*.

Comme pour ces dernières, on a invoqué plusieurs théories pathogéniques dont les principales sont :

<hr>

[1] *Gaz. des hôp.*, 1842.
[2] *Union méd.*, 1862.
[3] *Loc. cit.*

1° *Théorie celluleuse*, c'est-à-dire propagation pure et simple de l'inflammation de la glande au tissu périglandulaire;

2° *Théorie lymphatique* (lymphangite périprostatique);

3° *Théorie phlébitique* (phlébite périprostatique);

4° *Théorie adénitique*. — Pour pouvoir admettre la possibilité d'une .adénite secondaire périprostatique, il faudrait qu'on ait démontré l'existence normale de ganglions autour de la glande. Or on n'en a jamais découvert (Segond) ;

5° La *doctrine microbienne* trouve ici son application et s'impose aujourd'hui absolument.

Les germes pyogènes (gonocoques, pyocoques) poussés dans l'urèthre postérieur d'un rétréci par les injections, ou transportés en cette région par les instruments malpropres ou septisés au moment de la traversée de l'urèthre antérieur en période suppurative, peuvent *ensemencer les glandules prostatiques* que les causes irritatives auxquelles sont soumis les rétrécis ont placées *en état de réceptivité*.

Les microbes pénètrent à travers les conduits excréteurs jusqu'au fond des conduits glandulaires, et s'y cultivent. Chaque colonie forme un des abcès miliaires dont nous avons parlé.

Que, sous l'influence d'une cause occasionnelle quelconque (traumatisme, excès de l'inflammation, etc.), *la limite créée aux foyers microbiens par la paroi propre des culs-de-sac de la glande se rupture*, même dans des proportions extrêmement restreintes, et aussitôt le tissu cellulaire périprostatique subira à son tour un ensemencement direct. En ce point, nulle barrière ne s'oppose au développement et à l'envahissement des microorganismes qui donnent naissance au phlegmon périprostatique dont l'évolution est si rapide.

Dans un cas de *prostatite subaiguë soudainement compliqué de phlegmon périprostatique*, le pus recueilli avec toutes les précaution nécessaires me donna de très belles cultures de *gonocoques*. Le sujet était rétréci et porteur depuis plusieurs mois d'un suintement uréthral manifestement virulent et gonoccocien. L'incision de l'abcès fut pratiquée sur la face antérieure du rectum, après anesthésie chloroformique et application d'une valve de Sims afin de pouvoir recueillir du liquide dans le plus grand état de pureté. L'antisepsie rectale préalable avait été soigneusement faite. Les quatre échantillons que nous récoltâmes dans des tubes stérilisés, aux diverses périodes de l'écoulement du pus, nous donnèrent tous les mêmes résultats de culture. Il n'était pas possible d'interpréter les faits autrement que par la *théorie de l'infection microbienne*.

SYMPTÔMES. — Ils se manifestent d'ordinaire après un cathétérisme forcé, une exploration brutale ou maladroite, une fatigue, un excès de coït ou de masturbation. La prostatite semble être quelquefois *spontanée* chez les rétrécis ; mais, si on recherche bien, on trouve toujours une *cause occasionnelle*, souvent insignifiante en apparence, telle que le *froid* par exemple. Ce dernier facteur est loin d'être négligeable. Son importance est même très grande, surtout s'il exerce son action de suite après le cathétérisme. Ce qui le prouve, c'est que les prostatites sont plus fréquentes l'hiver que l'été, dans le cours des coarctations.

En conséquence, on ne saurait trop recommander au malade, qu'on vient de dilater, de rentrer de suite chez lui, de bien se couvrir et de s'entourer le bassin d'une ceinture de flanelle.

Le premier symptôme observé consiste en une *tension douloureuse* mal définie, *une pesanteur périnéale*, rapidement suivie d'une certaine *gêne de la miction*.

L'écoulement de l'urine provoque des cuissons vives tout le long de l'urèthre, et principalement dans la profondeur de la région pubienne. *Le jet est plus petit* que précédemment. Souvent il *s'interrompt. Les besoins de la miction deviennent fréquents et impérieux*, et d'ordinaire le malade se croit atteint de *cystite*, opinion que le médecin a trop souvent tendance à partager.

Les symptômes ne tardent pas à s'accuser.

La *fièvre* s'allume, la *température* s'élève et se maintient en formant sur la courbe une sorte de *plateau* qui dure quelques jours.

Il existe des *frissons* plus ou moins violents et répétés. Le malade accuse de la *soif*, de l'*inappétence*, de la *céphalalgie*. La langue est *saburrale*. Le *cortège fébrile* ordinaire est complet.

Il importe beaucoup de ne pas confondre ces manifestations avec celles qui peuvent résulter d'une *septicémie urineuse* concomitante, ou plutôt il faut faire la part symptomatique de l'inflammation et celle de l'infection.

La *douleur* déjà signalée ne tarde pas à se réveiller sous *l'influence du passage des matières fécales*, qui, surtout lorsqu'elles sont dures et volumineuses, compriment mécaniquement la prostate.

La souffrance s'exagère aussi lorsque le sujet *s'asseoit, se met à cheval, croise ses jambes*, ou que son périnée est comprimé d'une façon quelconque. Elle revêt peu à peu le caractère de *lancinations périnéales et anales* qui s'exagèrent par crises, et se calment un peu ensuite sans jamais cesser complètement.

Dans les cas heureux tout peut en rester là, et le patient ne tarde pas à se rétablir. La maladie est probablement réduite à une *simple congestion* et n'a pas dépassé le premier stade de son évolution.

Dans les circonstances plus graves, *le début est remarquable par sa brutalité, et la fièvre par sa brusquerie et son intensité.* C'est ce qui arrive lorsqu'il s'agit du *phlegmon périprostatique.* La *douleur* est atroce, et *la rétention urinaire complète.*

Les deux symptômes les plus importants de la maladie confirmée sont *la douleur et la rétention* que nous venons de voir apparaître dès le début initial.

Nous avons indiqué le siège et les irradiations de la souffrance. Quant à ses caractères spéciaux, elle est *contusive, térébrante, souvent lancinante.* Elle s'exagère ou se calme suivant la position prise par le malade. Au moment de la miction et de la défécation elle devient intense. On observe souvent un véritable ténesme anal et vésical avec sensation de corps étrangers dans le rectum. Quand le malade *urine, il accuse une chaleur, une brûlure dans la partie profonde de l'urèthre,* et souvent à ce moment ainsi qu'à celui de la selle il prend instinctivement des positions bizarres grâce auxquelles il lui semble qu'il souffrira moins.

Quant à la *rétention,* elle est complète quand le processus est violent ou qu'il s'agit d'un phlegmon périprostatique. Elle peut être telle que la ponction vésicale s'impose. D'autres fois, le malade a de la *dysurie,* et au prix de violents efforts il émet quelques gouttes d'urine.

Le plus souvent, le patient n'éprouve qu'*une difficulté de la miction* due en partie au gonflement prostatique et en partie au spasme réflexe des sphincters. Du reste, *la rétention,* quel que soit le type qu'elle affecte, est accompagnée de toute la série des symptômes que nous étudierons ultérieurement.

Quand la résolution se produit, le phénomène essentiel consiste dans la *chute brusque de la température.* La courbe qui, ainsi que nous l'avons dit, forme un plateau plus ou moins élevé pendant les premiers jours, *s'abaisse tout à coup* pendant que la douleur se calme et que la miction se rétablit.

Si, au contraire, la prostatite se termine par *abcès,* en même temps que la souffrance revêt au plus haut degré le caractère lancinant, et que la rétention s'accentue, *la fièvre se prolonge et dépasse, sans s'abaisser, les limites ordinaires du plateau.* Bientôt la courbe subit des *oscillations,* et présente des rémissions matutinales et des ascensions vespérales. C'est là un des signes de la suppuration en général.

A ce moment, on peut, dans les cas les plus graves, voir la fièvre revêtir le type de l'*infection purulente.*

Dans les cas où la courbe thermique simule, à s'y méprendre, celle de l'*accès paludéen* (frisson violent, stade de chaleur, stade de sueur et période d'abattement), on peut être certain qu'on a affaire à une *poussée de fièvre urineuse*. Ce symptôme n'a de commun avec la prostatite que la cause première, qui, en même temps qu'elle enflamme la glande, est le point d'origine de la septicémie urineuse.

Parfois, l'*écoulement uréthral disparaît* au moment où la prostatite entre en scène (Fournier) [1]. C'est la même chose que pour l'*épididymite*. Le suintement se rétablit dès le début de la convalescence.

Les *mictions n'augmentent pas de fréquence* (Segond), comme dans l'uréthrite postérieure et la cystite du col.

Exceptionnellement, on a noté des *érections* suivies d'un suintement visqueux, sorte de *priapisme douloureux* (Lallemand [2], Verdier [3]).

Lorsqu'après la constatation des symptômes qui précèdent on passe à l'*examen clinique* du malade, il est facile de voir que seul le *toucher rectal* peut donner des indications utiles au diagnostic. Il faut en effet *s'abstenir du cathétérisme*, à cause de la douleur qu'il provoque et de la facilité avec laquelle les cathéters déchirent les tissus enflammés et, en particulier, la prostate.

On a souvent eu à déplorer de fausses routes graves. Du reste, ce mode d'exploration est inutile, puisque le diagnostic peut être fait sans lui. Les symptômes qu'il révèlerait, si on l'employait quand même, seraient *l'arrêt de l'extrémité de la sonde au niveau de la prostate et la douleur violente* que ressentirait le malade au moment où l'instrument s'engagerait dans l'urèthre postérieur.

Le *toucher rectal* se pratique le sujet étant placé *à genoux sur un lit*, les cuisses écartées, et le tronc tout à fait incliné en avant. De cette façon, le malade fait, avec le plan sur lequel il repose, un triangle dont le lit forme la base, tandis que l'anus en occupe le sommet. Cette attitude est commode. Le doigt bien graissé de vaseline pénètre facilement dans le rectum, et la pulpe de l'index se trouve tout naturellement en contact avec la prostate.

On pourrait se passer du lit, en plaçant le malade debout, les jambes écartées, et en lui faisant fortement pencher en avant le tronc, de manière que sa tête vienne reposer sur une chaise. Cette position a l'inconvénient de le congestionner rapidement.

[1] Article *Blennorrhagie*, in: *Dict. de méd. et de chirurg. prat.*
[2] *Obs. sur les malad. des org. génit.-urin.* Paris, 1827.
[3] *Obs. sur les phlegm. de la prostate.* Le Vigan, 1837.

On connaît le procédé qui consiste à faire *coucher le patient sur le côté, à allonger le membre qui repose sur le lit et à fléchir fortement celui qui lui est opposé.* Le tronc est incliné en avant, de manière que les fesses forment une proéminence aussi marquée que possible. Cette posture est excellente pour l'examen de l'anus et l'opération de la fistule et de la fissure. Elle est moins commode pour le toucher prostatique.

M. le professeur Guyon conseille de faire cette exploration le *sujet étant couché sur le dos, les cuisses légèrement écartées et fléchies, dans la position que prend une femme au moment du toucher vaginal.* Ce moyen est en effet excellent. La pulpe du doigt se trouve naturellement dirigée en haut, vers la prostate. De plus, la main libre peut exercer sur l'hypogastre une pression méthodique, un refoulement des organes du petit bassin vers le doigt explorateur. Cette combinaison du toucher et de la palpation doit faire préférer ce mode d'examen à tous les autres.

La prostate est située *très près de l'orifice anal.* Dès que la phalangette a franchi ce dernier, la pulpe de l'index sent l'extrémité inférieure de la glande. Il suffit de faire pénétrer la deuxième phalange pour en atteindre la base. L'introduction de la totalité du doigt permet de toucher les vésicules séminales.

Chez les sujets sains on sent à peine la prostate, dont la saillie intrarectale est insignifiante. On doit la chercher pour la trouver. Elle se manifeste plus au doigt par sa *consistance ferme et spéciale que par son émergence.* Il faut savoir que chez les jeunes sujets elle est plus facilement sentie que chez l'adulte.

Dès qu'elle s'enflamme, son *volume s'accroît.* Tantôt la tuméfaction porte sur un de ses lobes, mais le plus souvent chez les rétrécis elle atteint la totalité de la glande qui présente alors une *forme carrée* (Vidal de Cassis).

C'est à l'index explorateur de bien apprécier les changements de volume, de forme et de consistance de la prostate qui rappelle assez bien, lorsqu'elle est enflammée, un *ganglion atteint d'adénite* (Segond).

Lorsque la phlegmasie devient périphérique (*phlegmon périprostatique*) la sensation est analogue à celle de la *péri-adénite,* et consiste dans une plaque diffuse d'empâtement, dissimulant la glande, chaude au doigt et offrant souvent le phénomène du *pouls rectal.*

La *prostatite des rétrécis* a une évolution franche.

Elle *débute* brusquement, *se maintient quelques jours* (de cinq à dix) à sa période d'état, puis entre en *résolution* ou suppure.

La *résolution est annoncée par la chute de la température* et la disparition, parfois très rapide, de la douleur et de la rétention urinaire. Ce mode de terminaison est le plus fréquent. On l'observe même dans la plupart des phlegmons périprostatiques. Il est rare que la glande revienne à son état complètement normal. D'habitude elle conserve quelques *épaississements inflammatoires*.

Nous avons vu que la courbe thermique suffit à elle seule pour annoncer la suppuration.

On doit prévoir cette terminaison lorsque la période de sédation symptomatique est dépassée sans que la douleur et la rétention se soient atténuées, ou lorsqu'après s'être un peu calmées elles reprennent avec plus d'intensité que jamais. Les frissons répétés, les sueurs profuses, la sécheresse de la langue, les douleurs lancinantes prostatiques sont des symptômes qui confirment le diagnostic.

Le toucher rectal permet de sentir la *fluctuation*, tantôt *profonde* (abcès intraprostatique), tantôt *superficielle* (abcès périprostatique). Le doigt perçoit une *saillie proéminente* placée sur la paroi antérieure du rectum. Lorsqu'il la comprime perpendiculairement, il sent qu'elle est rémittente et dépressible. Quand il cesse d'exercer sur elle toute compression, il est légèrement repoussé par le liquide qui, grâce à l'élasticité des tissus voisins, cherche à reprendre sa situation. Ce signe est caractéristique d'une collection liquide.

L'abcès, si on ne lui donne pas issue, s'ouvre ordinairement dans *l'urèthre*, tantôt rapidement, tantôt au bout de plusieurs semaines (Civiale).

Le plus souvent c'est le *passage d'une sonde*, introduite pour faire uriner le malade, qui détermine la rupture de la cavité. Dès qu'on la retire, il vient un flot de pus au méat.

Un *simple effort expulsif* peut aboutir au même résultat. Dans ce cas le pus s'écoule à l'extérieur avec l'urine. On voit enfin certaines collections s'ouvrir d'une façon toute *spontanée*. *L'urine pénètre dans la cavité abcédée*, et y entretient la suppuration. Si elle est altérée, y elle crée un *foyer infectieux*, d'où chances de *septicémie* pour le patient. Quoique cela, la *cicatrisation* survient en quelques semaines, ordinairement complète, mais d'autres fois incomplète. Il reste alors *du pus en-dessous de la cicatrice*, et bientôt elle se rompt pour lui livrer passage. Il se produit là ce qui se passe dans certains abcès superficiels mal incisés. L'ouverture intra-uréthrale appartient principalement à l'abcès prostatique proprement dit.

Le phlegmon périprostatique s'ouvre de préférence dans le *rectum*, vers lequel il progresse grâce à la laxité du tissu cellulaire qui sépare ce conduit de la glande (loge rétroprostatique). C'est sur *la face antérieure du rectum qu'il faut inciser*.

Enfin il est des cas où *le pus fait issue à la fois dans l'urèthre et le rectum*, circonstance fâcheuse qui permet la pénétration de l'urine dans l'intestin, et celle des gaz dans le canal. Ces derniers donnent lieu à une sorte de sifflement particulier au niveau du méat (Guyon).

On a signalé des ouvertures rares des abcès périprostatiques, dans la fosse *ischio-rectale*, dans le *périnée antérieur*, dans la *région obturatrice* (Tillaux, Guyon), dans le *trajet inguinal* (Pigeaux [1]), *à côté de l'ombilic* [2], dans la *cavité prévésicale* (Guyon), *dans le péritoine* [3], etc.

Dès que le pus s'est vidé dans le rectum, le doigt introduit dans ce conduit tombe dans la cavité prostatique qui est *irrégulière, anfractueuse*, plus ou moins profonde, et dont *les parois sont molles et friables*.

Peu à peu cette cavité se comble, à moins que, souillée par les matières fécales et mal nettoyée, elle ne persiste indéfiniment sécrétant un pus fétide et septique.

Les tissus qui en forment les parois peuvent se *gangréner* et s'éliminer sous forme de lambeaux rappelant l'odeur des macérations anatomiques. Cette éventualité se réalise particulièrement chez les sujets cachectisés, et lorsqu'on ne déterge pas par des antiseptiques locaux la cavité suppurante.

C'est dans ces conditions que la *mort* survient du fait de l'infection purulente ou septique, de la phlébite périprostatique, de l'épuisement dû à l'abondance de la suppuration, de la rétention urinaire et de la propagation de l'inflammation à la vessie, à l'urèthre, au rein et même au péritoine.

On comprend, par tout ce qui précède, combien le *pronostic* est variable. Il est soumis à l'intensité de la phlegmasie et des symptômes, à l'état général, au traitement suivi, etc.

DIAGNOSTIC. — Il repose sur le tableau clinique précédent et sur l'examen méthodique du sujet.

La *cystite du col* rappelle un peu la prostatite ; mais elle en diffère par le ténesme, les épreintes vésicales, l'écoulement sanguinolent et glaireux qui survient à la fin de chaque miction. A ces caractères ajoutons que le périnée est à peine sensible, que le toucher prostatique est négatif et qu'il n'existe pas de rétention d'urine.

La *cowpérite*, la *vésiculite* ne donnent lieu à aucune erreur possible.

[1] *Soc. anat.*, 1830.
[2] Cas de Horion, rapporté par Segond. *Loc. cit.*
[3] DRANSARD. Obs. citée par Segond. *Loc. cit.*

Il en est de même des *calculs prostatiques* qui seront reconnus au toucher rectal et à l'ensemble symptomatique.

La *tuberculose de la prostate* est une affection chronique sur laquelle peuvent se greffer, il est vrai, des poussées aiguës ; mais elle se distingue suffisamment par son évolution spéciale et par l'aspect lobulé particulier qu'elle communique à la glande.

Le toucher rectal permet de séparer la *prostatite* du *phlegmon périprostatique*. Dans le premier cas la glande se détache nettement comme un ganglion enflammé ; dans le second, elle est enfouie au centre d'une plaque d'inflammation diffuse empâtée et douloureuse.

Traitement. — Au début il est bon d'employer les *antiphlogistiques* (sangsues au périnée, ventouses scarifiées, bains, cataplasmes, lavements émollients très chauds, etc.), les *calmants locaux* (suppositoires) et *généraux* (morphine, opium, etc.).

On combattra la *constipation* (purgatifs salins) et la *rétention d'urine* (cathétérisme à l'aide des sondes à béquille de préférence). Dans les cas extrêmes, on sera obligé de faire une ou plusieurs *ponctions de la vessie*.

Il est important d'*ouvrir de bonne heure une issue au pus*, si l'abcès se forme.

Si celui-ci *se porte vers l'urèthre*, ce qu'on reconnaît au toucher rectal et à l'intensité de la rétention urinaire, on comprime la prostate d'arrière en avant à l'aide de l'index, et pendant ce temps on pousse une sonde dans le canal (Le Dentu [1]). Cette manœuvre est souvent suivie de l'écoulement du liquide purulent. L'ongle peut suffire pour ouvrir l'abcès lorsqu'il proémine vers le rectum. Si on ne réussit pas, on se sert du *bistouri qu'on glisse à plat sur le doigt* préalablement introduit dans l'anus, et dont on cache la plus grande partie de la lame dans l'enroulement d'une bandelette de diachylon.

Je préfère pour ma part *ouvrir, après application d'une valve de Sims*. On découvre ainsi le champ opératoire, et on peut lutter plus facilement contre une hémorragie, s'il s'en produit. Si l'écoulement sanguin prenait des proportions inquiétantes, le meilleur moyen à lui opposer serait le *tamponnement intrarectal*.

Pour inciser la prostate, je place le malade sur le côté, le membre qui repose sur le lit étendu, et l'autre fortement fléchi. Le tronc doit être porté en avant de façon que la région fessière soit proéminente, et l'anus aussi accessible que possible. On place le spé-

---

[1] *In* : Voillemier, *loc. cit.*

culum de Sims du côté du coccyx, et un aide le porte en arrière le plus qu'il peut. On découvre alors la région prostatique qu'il devient très aisé d'inciser. La chloroformisation est nécessaire pour mener à bonne fin l'opération.

Si par exception l'abcès prostatique se portait vers le périnée antérieur, on l'ouvrirait en pratiquant le *premier temps de la taille*.

Quant aux fusées purulentes secondaires et aux autres accidents, leur traitement variera suivant les cas.

Il ne faudra jamais oublier de tonifier le malade et de s'opposer autant qu'on peut au développement de la septicémie.

PHLÉBITE VÉSICO-PROSTATIQUE

Cette modalité se confond avec le *phlegmon périprostatique*. Nous avons vu qu'on a invoqué le processus de la *phlébite* pour expliquer le mode pathogénique qui préside à la formation de cette grave complication.

Il n'est pas possible cliniquement de différencier ces deux entités qui du reste se mêlent entre elles et représentent des degrés évolutifs différents de la même maladie.

La *phlébite vésico-prostatique* est en somme un *phlegmon périprostatique très grave se compliquant fréquemment d'infection purulente*.

CHAPITRE IV

COMPLICATIONS JUXTA-URÉTHRALES

Ces complications atteignent des organes situés à une certaine distance de l'urèthre et *n'ayant avec ce conduit que des relations indirectes.* Tels sont *l'épididyme*, le *testicule*, le *canal déférent*, les *vésicules séminales.*

ÉPIDIDYMITE

L'épididymite des rétrécis est un accident relativement fréquent. Elle se présente sous divers aspects cliniques.

Tantôt elle est *aiguë* et simule, à s'y méprendre, une *épididymite blennorrhagique;* tantôt elle affecte la forme dite à *répétition* et à *bascule.* En d'autres termes, elle se reproduit à plusieurs reprises, soit du même côté, soit du côté opposé. D'autres fois elle offre le type *subaigu* qui est un des plus ordinaires.

Enfin elle peut être *chronique d'emblée et insidieuse.*

Nous allons passer en revue ces quatre modalités.

1° ÉPIDIDYMITE AIGUE

La complication débute *brusquement*, et le plus souvent *sans aucun motif apparent.* Mais, si on cherche bien, on trouve toujours qu'elle a succédé à l'action d'une *cause traumatique* qui en temps ordinaire aurait été incapable de retentir sur l'épididyme, mais qui du fait de la coarctation possède cette propriété. A ce titre nous devons signaler surtout *le cathétérisme et la dilatation uréthrale.* Il est évident que l'acte chirurgical a d'autant plus de tendance à exercer son action nocive, qu'il est pratiqué avec plus de brutalité et de maladresse. On ne saurait donc avoir trop de douceur. Il faut se rappeler que le trauma qui résulte des manœuvres intra-uréthrales s'ajoute à l'irritation chronique entretenue par le rétrécissement, pour favoriser la propagation d'avant en arrière de l'inflammation du canal.

Les *injections* agissent d'une façon analogue.

Lorsque l'épididymite se développe *spontanément*, et ce cas est observé quelquefois, on peut invoquer la *rétention du pus* en arrière du rétrécissement. Dans ces circonstances, le liquide pathologique a plus de tendance, que lorsqu'il s'écoule librement vers l'extérieur, à pénétrer dans le canal déférent, et à infecter l'épididyme.

J'estime aussi que la *rétention d'urine* exerce une certaine action directe. Quand le liquide vésical trouve à son écoulement un obstacle serré, il détermine, sous l'influence des contractions de la vessie, une sorte de traumatisme, de dilatation excentrique sur le segment placé au-delà de la stricture et en particulier sur l'arrière-canal. La poussée urinaire suffit quelquefois pour faire éclater l'épididymite, déjà préparée de longue date par l'irritation chronique du canal déférent consécutive à la coarctation.

En présence d'une *épididymite aiguë quasi spontanée*, on fera donc bien de songer à la *possibilité d'un rétrécissement uréthral*.

Symptômes. — Ils se rapprochent beaucoup de ceux de l'*épididymite blennorrhagique*.

La maladie débute par de la *gêne et de la lourdeur testiculaires*, par une *tension douloureuse* qui *s'irradie* vers l'aine, les fosses iliaques, les lombes, quelquefois même du côté du périnée, des cuisses et de la région sus-inguinale.

Elle *s'accroît* par instants, soit spontanément, soit sous l'influence des efforts, de la pression directe, du croisement des jambes, etc.

En même temps, l'épididyme *augmente de volume* et se manifeste au toucher sous l'apparence d'un *corps dur*, rarement un peu empâté, d'autres fois *rénitent, élastique*, à grosse *extrémité supérieure* et représentant une sorte *de cimier qui coiffe le testicule*.

En bas l'épididyme se continue directement avec le *canal déférent* qui est lui-même *augmenté de volume et induré*. La *queue de l'épididyme* présente les mêmes caractères que la tête, sauf son volume qui est beaucoup moindre. On n'observe sur l'organe malade ni bosselures ni inégalités de consistance comme cela arrive dans la tuberculose.

Les lésions épididymaires sont souvent *localisées*. Dans ce cas elles n'occupent que la *queue* et épargnent la tête, ce qui est la preuve que l'inflammation a suivi une marche régulière. Partie de l'urèthre, elle a gagné le canal déférent, et atteint l'épididyme au niveau du point où elle s'abouche avec ce dernier. Si elle n'a pas envahi la tête, c'est qu'elle a subi dans son évolution un temps d'arrêt.

Dans certaines circonstances la *queue et le corps* de l'épididyme sont enflammés et la tête est indemme.

Cette dernière est donc la région qui a le plus de tendance à échapper à la phlegmasie, parce qu'elle est la partie la plus éloignée du canal déférent d'où émane le processus pathologique.

Le volume de l'épididyme enflammée paraît souvent bien plus considérable qu'il n'est en réalité (Terrillon). Cela résulte d'une *extension de l'inflammation au tissu conjonctif* qui entoure les replis du canal formant l'organe. C'est là, en somme, une *cellulite péri-épididymaire* qui peut se propager du côté du cordon et former une masse à grosse extrémité inférieure coiffant le testicule, et à petite extrémité supérieure correspondant au canal inguinal.

Dans toutes les épididymites des rétrécis, il existe de la *déférentite*, ce qui prouve que la maladie est bien le résultat de la propagation d'une phlegmasie partie de l'urèthre. Le canal déférent est *dur*, *douloureux* et nettement senti par la palpation, sauf le cas où une inflammation périphérique (*funiculite*) vient le dissimuler.

Cette constance de la *déférentite* différencie l'épididymite qui nous occupe de celle de la blennorrhagie, où souvent le canal déférent est sain, l'épididyme ayant été infecté primitivement par transport direct dans son intérieur du pus septique sécrété par l'urèthre.

Signalons un certain degré de *vaginalite*, caractérisée ici par un *épanchement* peu abondant, et quelquefois par une sensation particulière de *rugosités*, de *crépitation* et de *frottement* due au dépoli des surfaces séreuses.

C'est l'épanchement qui donne au testicule son *apparente augmentation de volume*, que la palpation attentive de l'organe permet d'apprécier à sa juste valeur.

La *fluctuation* est assez difficile à constater à cause du peu d'abondance du liquide et de la douleur que provoque toute pression de la région. En saisissant dans la main la totalité de la bourse du côté malade, et en refoulant par pression dans un de ses points le liquide qui y est contenu, on peut avec la main libre vérifier ce symptôme. Il est préférable de faire exécuter la manœuvre précédente à un aide, pendant qu'avec les deux mains on cherche à produire la fluctuation.

Inutile de nous arrêter sur le phénomène de *transparence* que l'on peut constater ici comme dans l'hydrocèle, avec cette différence que, grâce à sa faible abondance, le liquide épanché le produit à son minimum.

Même dans les cas les plus intenses, l'épididymite des rétrécis est, toutes choses égales, *bien moins grave que celle due à la blennorrhagie*. La douleur est moins forte. Le scrotum ne change pas de couleur. Les symptômes généraux sont assez peu marqués. Ils consistent en une *poussée fébrile* avec malaise général, frissons, céphalalgie et exceptionnellement nausées et vomissements, le tout disparaissant bientôt.

La marche évolutive *est rapide*. L'épididymite cède, en six, huit ou dix jours au plus, à l'emploi d'un traitement approprié dont le *repos* forme la base.

Une certaine *induration locale* persiste pendant quelques semaines et disparaît ensuite.

2° Epididymite a répétition et a bascule

Un des caractères essentiels de toute épididymite liée à un rétrécissement, *c'est sa tendance à récidiver, tant que subsiste l'obstacle uréthral*. Aussi doit-on penser à une stricture chaque fois qu'on observe cette marche spéciale.

Tantôt c'est le *même côté* qui, une fois guéri, redevient malade, sous l'influence d'une cause traumatique insignifiante et quelquefois même quasi spontanément ; on peut admettre qu'alors l'inflammation n'avait pas complètement disparu, et qu'en partie éteinte elle s'est rallumée.

Tantôt c'est l'épididyme du *côté opposé* qui se prend lorsque la première poussée inflammatoire a cédé.

Le premier cas est dénommé *épididymite à répétition ;* et le second, *épididymite à bascule*. Cette dernière n'appartient pas toujours à la blennorrhagie chronique comme le croyait Ricord. Je l'ai observée un certain nombre de fois dans le cours des rétrécissements bulbaires.

Toutes ces poussées inflammatoires *successives* sont loin de se ressembler entre elles. Tandis que les unes sont *violentes*, les autres sont *insignifiantes*. A ce point de vue, tout dépend de l'intensité de la *cause déterminante*, de l'état général *actuel* du malade, des soins qu'il prend au moment où survient la phlegmasie, etc.

3° Epididymite subaigue

C'est là la véritable épididymite des rétrécis, celle qu'on observe le plus fréquemment. Elle se développe sous les mêmes influences, et elle présente les mêmes phénomènes que la forme aiguë, sauf *l'intensité qui est beaucoup moindre*, [et les *symptômes généraux qui font complètement défaut*.

Le malade accuse une *gêne pénible* plutôt que de la douleur proprement dite. C'est une sensation de *poids*, de *tension testiculaire* s'irradiant vers les aines et les lombes.

L'épipidyme ainsi que le canal déférent offrent le *gonflement* étudié déjà. Ces organes sont *indurés*, mais peu *douloureux* à la pression directe. Ils sont *élastiques, non empâtés*, la cellulite périphérique faisant le plus souvent défaut.

Fréquemment sur cette forme se greffe une *poussée aiguë déterminée* par une action traumatique (fatigue, excès, cathétérisme, dilatation, etc.).

4° Epididymite chronique insidieuse

Cette modalité se développe en *sourdine*, peu à peu et en dehors de toute cause apparente. Elle résulte directement et exclusivement du processus lent, chronique et insidieux qui appartient au rétrécissement uréthral.

Ici *pas de phénomènes généraux, pas même de douleur*. Le malade ignore le plus souvent qu'il est porteur d'une épididymite, et c'est le médecin qui est le premier à le lui apprendre.

Dans le cas actuel, comme du reste dans les formes déjà étudiées, l'*inflammation du canal déférent précède celle de l'épididyme*, et il est souvent possible de constater la première avant que la seconde n'ait débuté.

Quand on appelle l'attention du sujet sur son testicule, il est rare qu'il ne se rappelle pas avoir *souffert un peu* à ce niveau à diverses périodes. Mais la douleur a été trop fugace et surtout trop peu intense pour l'avoir impressionné.

Elle se résume en effet en quelques *pesanteurs, quelques lancinations* scrotales apparaissant à la suite de fatigues, et s'irradiant ou non vers les lombes et les aines.

Il m'est arrivé d'être consulté par un malade qui se plaignait d'une épididymite aiguë ou subaiguë liée à un rétrécissement. Or, en explorant le *testicule opposé* que le sujet considérait comme absolument sain, j'ai eu l'occasion d'y découvrir nombre de fois la forme clinique actuelle.

Cette dernière s'était développée sournoisement et le malade en ignorait l'existence, d'autant plus que son attention était tout entière concentrée sur la manifestation douloureuse. *De là, le précepte d'explorer systématiquement les deux testicules chaque fois qu'on se trouve en présence d'un rétréci souffrant d'un de ces organes.*

La marche de l'*épididymite chronique insidieuse* est extrêmement *lente*. Liée à la coarctation, elle dure pour ainsi dire indéfiniment. *Elle commence à s'effacer au moment où la dilatation intervient.* Cependant il faut savoir que le *noyau inflammatoire* est souvent *définitif*. Il peut diminuer un peu, mais il ne s'efface pas complètement.

Pronostic. — L'épididymite des rétrécis, quelle que soit la forme qu'elle affecte, n'est *jamais grave*. Toutes choses égales, elle est bien moins sérieuse que celle produite par la blennorrhagie. Il est évident que l'*épididymite chronique insidieuse* est plus bénigne que l'*épididymite aiguë*. La *subaiguë* est intermédiaire aux deux précédentes comme gravité pronostique.

Toutes ces phlegmasies n'atteignent pour ainsi dire *jamais* le testicule. *Elles ne suppurent pas.*

Le seul point du pronostic qui implique une certaine réserve est celui qui a trait à la *fécondité du sujet*.

Depuis longtemps Gosselin [1] a montré que les *indurations inflammatoires* de l'épididyme qui persistent à l'état chronique sous forme de *noyaux fibreux* rendent ce conduit imperméable aux injections anatomiques les plus délicates et les plus fluides. Ce fait établit que ces épaississements oblitèrent la lumière de l'épididyme. Du reste, ce que le prouve mieux encore, c'est qu'en-de çà des noyaux le conduit est dilaté et contient dans son intérieur de spermatozoïdes nombreux, tandis qu'au delà il est aminci, et ne renferme qu'un liquide sans la moindre trace d'animalcules. *Cette disposition entraîne donc l'impuissance du testicule malade ;* non que la source spermatique soit tarie, mais simplement parce que les éléments fécondants ne peuvent plus sortir à l'extérieur, arrêtés par une barrière *qui est rarement définitive*. Le plus souvent, la perméabilité du conduit se rétablit par résorption de l'exsudat qui

____
[1] *Arch. gén. de méd.*, 1847.

oblitère la lumière et épaissit les parois. Ce travail de guérison est plus ou moins long à se produire. Certains sujets restent inféconds pendant plusieurs années et reprennent ensuite leurs qualités viriles. On comprend que, pour que l'impuissance existe, il est nécessaire que les *deux épididymes aient été altérés*.

Un fait intéressant est à noter. Malgré l'obstacle au passage du sperme, le *testicule ne s'atrophie pas*. Quoique ne fonctionnant pas, il reste intact, prêt à reprendre son rôle dès que l'épididyme redevient perméable.

Cette observation clinique déjà ancienne est corroborée par l'expérience suivante due à M. Brissaud [1]. Si on opère la ligature du canal déférent chez un animal, tous les spermatozoïdes et les spermatoblastes déjà développés dans le testicule restent en place sans s'altérer le moins du monde, et la glande séminale conserve son intégrité absolue.

Diagnostic. — Je ne m'attarderai pas à poser le diagnostic entre l'*épididymite* et les affections pouvant la simuler. Ce serait sortir de mon sujet.

Le seul point délicat est de *rattacher l'affection qui nous occupe à sa véritable cause première*, c'est-à-dire au *rétrécissement uréthral*.

On devra penser à une stricture chaque fois qu'on verra une *épididymite se développer quasi spontanément*, ou sous l'influence d'une cause insignifiante et incapable, dans les circonstances ordinaires, de provoquer cette inflammation. *L'exploration du canal éclairera le diagnostic*.

Traitement. — Avant tout, on *calmera la douleur* par les moyens ordinaires, et on appliquera les antiphlogistiques.

Il est un procédé sur lequel je dois donner quelques détails car il me rend les plus grands services. Je veux parler de la *compression testiculaire*. C'est une des applications de ce grand moyen général de traitement que les chirurgiens opposent avec succès à tant de variétés d'inflammations chroniques.

Velpeau le premier préconisa la *compression* dans les *orchites et les épididymites*. Depuis, cette méthode est tombée dans l'oubli malgré quelques travaux où elle a été relatée.

Voici comment je l'applique.

J'emploie comme Velpeau des bandelettes de diachylon de 2 centimètres de largeur sur 20 centimètres de longueur.

---

[1] Effets de la ligature du canal déférent (*Arch. physiol.*, 1880).

Le malade doit être placé debout, les cuisses écartées.

Je place une première bandelette à la *racine des bourses, au-dessus des deux testicules*. C'est la plus importante, car elle doit empêcher le testicule de remonter par glissement vers l'orifice inguinal lorsqu'on appliquera les autres.

Après avoir chauffé légèrement le diachylon, on met la partie moyenne de la bandelette au contact de la face antérieure des bourses. On croise ensuite en arrière les deux chefs de la bande et on les ramène en avant, en serrant autant que possible et jusqu'à ce que le malade accuse une douleur assez intense. A ce moment, et après avoir collé les extrémités de la bandelette, on comprime avec la main le testicule sain de bas en haut et on le pousse au-dessus de la bandelette. Celle-ci oppose un certain obstacle à cette progression, puis tout à coup l'organe traverse la partie serrée, et vient se placer au voisinage de l'orifice inguinal externe.

Cette manœuvre facilite beaucoup l'application de la première bandelette. Si on cherche en effet à embrasser exclusivement la base de la bourse du côté malade avec le diachylon, sans y comprendre celle du côté opposé, comme l'indiquait Velpeau, on a toutes les peines du monde à y arriver, et continuellement le testicule altéré passe par glissement au-dessus de l'anneau formé par la bandelette. Cet inconvénient ne peut avoir lieu par notre procédé.

Donc la première bandelette étant placée, le testicule malade se trouve au dessous, tandis que le testicule sain est au-dessus d'elle.

L'organe altéré étant ainsi bien fixé, on place une seconde bandelette de la même façon que la première, et un peu plus bas, puis une troisième, une quatrième, etc., en ayant soin de les imbriquer les unes sur les autres. En tirant sur les extrémités libres de ces bandelettes, on exerce une compression aussi intense que l'on veut, et finalement le testicule se trouve enveloppé dans une *sorte de cylindre* où il est très fortement comprimé. On termine l'appareil en plaçant sur l'extrémité inférieure du testicule, qui est à découvert, quelques bandelettes longues seulement de 4 à 5 centimètres et disposées en anse à concavité supérieure. Une dernière bande circulaire sert à fixer leurs extrémités libres.

Une fois posé, l'appareil a la forme d'un *boudin cylindrique étendu de haut en bas*. Un suspensoir doit le soutenir.

Il est rare que le malade n'éprouve pas *d'une façon immédiate* un soulagement qui l'étonne lui-même. Il peut marcher, s'asseoir, croiser ses jambes, etc., sans aucune douleur.

En quelques jours la diminution de l'organe devient telle que l'appareil cesse de comprimer le testicule. Le malade l'enlève alors dans un bain tiède qui facilite le décollement du diachylon, et aussitôt après on en applique un second. De cette façon en très peu de temps on ramène le testicule à son volume normal, et le plus souvent on note l'absence de ces nodosités consécutives qui persistent plus ou moins longtemps, après la guérison.

Lorsque, malgré les compressions, ces modules inflammatoires existent, ils sont insignifiants, comparativement à ceux observés chez les sujets non soumis à ce moyen de traitement.

La seule contre-indication de la compression réside dans *l'intensité des phénomènes inflammatoires*. Dans les épididymites suraiguës il ne faut appliquer l'appareil que lorsque les phénomènes intensifs du début se sont calmés. Mais nous savons que cette forme n'existe pour ainsi dire pas du fait des strictures. Nous avons pu, même dans des cas franchement aigus, employer la compression, et nous avons été frappé du soulagement rapide qui en est résulté. Nous limitons aujourd'hui la contre-indication aux épididymites absolument suraiguës.

Terminons en disant que la *dilatation de l'urèthre doit être commencée de bonne heure*. Ce serait une faute d'attendre pour cela que l'épididyme soit revenu à ses dimensions primitives. Dès que les phénomènes aigus sont calmés, il faut s'occuper de la cause première, c'est-à-dire du *rétrécissement*.

DÉFÉRENTITE

La *déférentite* peut exister, dans le cours d'un rétrécissement, à l'*état isolé* et indépendamment de l'épididymite. C'est même ce qui a constamment lieu au *début du processus* qui engendre cette dernière, et qui consiste dans une *propagation inflammatoire*.

Dans ces circonstances le canal déférent est *dur*, *gros*, *cylindrique*, un *peu irrégulier*, mais sans bosselures. Il est plus ou moins *douloureux* à la pression. Ces altérations sont plus développées à la *partie supérieure qu'à l'inférieure*.

L'épididyme est complètement *saine*.

Comme symptôme subjectif, le malade accuse une *douleur* locale assez peu intense et s'irradiant quelquefois vers la région lombaire.

FUNICULITE

Que l'inflammation dépasse les parois limitantes du canal déférent, et atteigne le *tissu cellulaire* qui l'entoure, ainsi que les autres organes constitutifs du cordon spermatique, et la maladie prendra le nom de *funiculite*.

Ici il existe un *empâtement phlegmoneux de la totalité du cordon* qui est *gros, irrégulier, douloureux*, quasi *œdématié*, et au centre duquel on sent parfois le *canal déférent* dont la *dureté* le met en relief. Souvent l'empâtement périphérique s'oppose à la sensation directe de cet organe.

La funiculite est, toutes choses égales, *plus grave que la déférentite*. Il n'est pas très rare de la voir se terminer par *suppuration*.

Le *traitement* comporte les indications habituelles de toute phlegmasie.

ORCHITE

L'inflammation du parenchyme testiculaire survenant du fait d'une coarctation est *exceptionnelle*. Elle est la conséquence de l'épididymite décrite précédemment. Mais, pour provoquer l'extension de la maladie du conduit excréteur à la glande elle-même, il faut soit une *cause locale, telle qu'un traumatisme*, une fatigue, etc., soit la *coexistence d'un mauvais état général* (cachexie).

J'ai observé une fois seulement l'*orchite véritable* dans le cours d'une épididymite uréthrale d'origine stricturale. Le sujet avait été profondément débilité par la fièvre intermittente, et le séjour dans les pays chauds. Il n'était pas tuberculeux.

Il portait depuis longtemps une coarctation et une épididymite chronique. A la suite d'un excès de coït, le testicule se *gonfla brusquement*, devint *extrêmement douloureux*, et peu de jours après il se forma un *abcès* que j'incisai et dont je pus vérifier la situation intratesticulaire. Le malade se rétablit à la suite d'un *traitement tonique* très énergique. Le pus ne contenait pas de bacilles de Koch, et la culture et l'inoculation furent négatives.

Les *symptômes généraux* affectèrent ici une grande intensité (frissons, hyperthermie, vomissements). La *douleur* nécessita des piqûres de morphine. Le *testicule* était remarquable par sa dureté. Le *scrotum* était rouge et œdématié.

L'ouverture de l'abcès ne fut pas suivie de la formation du *fongus*. La cavité se combla même assez rapidement.

En somme, les phénomènes furent ceux d'une *orchite aiguë parfaitement caractérisée*, mais à évolution relativement *rapide et franche*.

HYDROCÈLE

J'aborde ici un sujet qui n'a jamais été traité que nous sachions.

Existe-t-il *des hydrocèles dont on doive attribuer l'orgine initiale à un rétrécissement uréthral ?*

Je n'hésite pas à répondre par l'affirmative.

Au premier abord, cette proposition paraît étrange, et cependant les rapports entre les épanchements de la vaginale et les strictures ne sauraient être niés.

Les anciens admettaient l'existence d'une importante catégorie d'*hydrocèles idiopathiques*. Celles-ci étaient censées *se développer primitivement* sans être précédées d'une lésion quelconque à laquelle on pût les rapporter.

Or, avec le progrès de la clinique, cette classe s'est beaucoup restreinte au profit des *hydrocèles secondaires*.

Elle n'a pas cependant totalement disparu, puisqu'on admet encore aujourd'hui l'*hydrocèle primitive* dans un certain nombre de cas. Mais nous devons ajouter qu'on découvre fréquemment après la ponction et l'évacuation du liquide une *lésion épididymaire* qui avait échappé à l'exploration en raison de l'épanchement qui la dissimulait.

De telle sorte que, parmi les *hydrocèles* paraissant d'abord *idiopathiques*, beaucoup deviennent *symptomatiques* dès qu'on peut se rendre compte de l'état du testicule et de l'épididyme.

Donc plus on va, et plus le cadre des épanchements primitifs, autrefois si vaste, perd de son importance.

A la considération précédente joignons la suivante :

Dans bon nombre de cas *l'hydrocèle coexiste avec un rétrécissement bulbaire* qui peut longtemps passer inaperçu à cause du peu de symptômes qu'il produit, mais qu'une recherche attentive permet de découvrir.

Depuis que mon attention est dirigée sur ce point, et que j'explore systématiquement l'urèthre des sujets atteints d'hydrocèle, j'ai rencontré un grand nombre de strictures bulbaires qui auraient été méconnues si on ne les avait pas recherchées spécialement.

Une fois la constatation précédente établie, il importe de l'interpréter.

L'hypothèse d'une relation de cause à effet entre stricture et l'épanchement devient très vraisemblable dès qu'on réfléchit un peu.

Nous avons déjà dit combien est fréquente la coïncidence des lésions inflammatoires de l'épididyme et des coarctations.

Or c'est *l'épididymite chronique qui est la cause la plus habituelle de l'hydrocèle.*

Il y a longtemps que M. Panas [1] a montré que l'hydrocèle idiopathique coïncide presque toujours avec une lésion latente de l'épididyme qui apparaît après la ponction, c'est-à-dire lorsque le liquide qui la cachait a été extrait.

Cette lésion consiste en une *induration* tantôt douloureuse, tantôt indolore, dont le siège habituel est la *queue de l'épididyme.* Dans ses observations, M. Panas a noté spécialement que les malades n'avaient jamais eu d'orchites aiguës, ni de syphilis, ni de tuberculose pouvant expliquer l'existence de l'induration. Celle-ci s'était développée *insidieusement* et à l'insu du malade, comme cela se produit dans la forme que nous avons nommée *épididymite chronique insidieuse des rétrécis.*

Nous pensons que l'examen minutieux de l'urèthre aurait donné dans ces cas la solution du problème en démontrant l'existence d'un rétrécissement bulbaire plus ou moins développé.

Plus près de nous, je dois citer les intéressantes expériences de MM. Schwartz et Terrillon [2] qui corroborent l'opinion que je défends. Ces expérimentateurs ont injecté des liquides caustiques dans *l'épididyme de chiens,* en les faisant pénétrer par le *canal déférent,* puis chez d'autres animaux similaires ils ont introduit les mêmes substances dans l'épaisseur même du *parenchyme testiculaire par ponction directe.*

Or tandis que, dans les premiers cas, *l'épididymite expérimentale* était suivie à brève échéance d'une *hydrocèle constante et d'une vaginalite,* dans la seconde catégorie d'animaux *l'orchite* n'exerçait aucun retentissement sur la séreuse et n'y déterminait pas trace d'épanchement.

Ces résultats sont en rapport avec ceux de la clinique et permettent de donner cette conclusion :

L'épididymite est souvent suivie d'épanchement dans la vaginale;
L'orchite n'en produit jamais.

Il est probable que c'est *l'albuginée* qui, grâce à son épaisseur et à sa résistance, oppose une barrière à l'inflammation testiculaire et l'empêche d'atteindre la séreuse qui l'entoure et dont la phlegmasie est la cause productrice de l'épanchement.

---

[1] Les causes et la nature de l'hydrocèle vaginale simple ou idiopathique des auteurs. *Arch. de méd.* 1872.

[2] *Gaz. méd. de Paris,* août 1879.

L'enchaînement des phénomènes nous paraît être le suivant dans le cas qui nous occupe :

Le *rétrécissement*, surtout s'il est *bulbaire*, détermine une *épididymite chronique latente;* celle-ci retentit sur la *membrane vaginale*, l'irrite et provoque la formation de l'*hydrocèle*.

En conséquence, la cause primitive de l'hydrocèle doit être rapportée, dans ces circonstances, au rétrécissement lui-même.

Notons qu'après la ponction, outre les lésions épididymaires, on sent la vaginale épaissie, indurée et parsemée de plaques hyperplasiques. Elle présente tous les signes de l'inflammation chronique (vaginalite).

Velpeau pensait que le liquide se produisait au cours de l'*épididymite aiguë par le fait de la stase veineuse.* C'est une erreur insoutenable aujourd'hui. Le *processus inflammatoire* constituant la *vaginalite* ne saurait être nié. Il succède à toute épididymite, suffisamment intense ou persistante. La palpation directe après la ponction suffit à le démontrer. Du reste, dans ces cas, le liquide contient *de la fibrine, des globules rouges et blancs.* Or, on sait que ces caractères sont totalement étrangers à l'exsudation séreuse produite par une congestion sanguine, et *n'appartiennent qu'aux exsudations phlegmasiques.* De plus, *quand on ouvre largement la vaginale,* procédé opératoire qui a été préconisé contre l'hydrocèle, on rencontre à la surface de la séreuse des fausses membranes, plus ou moins minces et disposées principalement au voisinage de l'épididyme.

L'hydrocèle qui nous occupe est rarement *double.* Quand cette éventualité se réalise, l'épanchement est plus marqué d'un côté que de l'autre. Cela résulte de la disposition même de l'épididymite des rétrécis qui, lorsqu'elle occupe les deux testicules, est constamment plus développée dans un des organes.

L'hydrocèle double est le plus souvent syphilitique, mais elle peut s'observer, avec le caractère précédent, dans le cours d'un rétrécissement bulbaire.

Symptômes. — Ils n'offrent rien de spécial à mentionner dans l'espèce. Inutile d'y insister, puisqu'ils sont les mêmes que pour toutes les autres variétés d'hydrocèle. Leur évolution est essentiellement *chronique,* et après la ponction ils ont une tendance naturelle à *récidiver malgré l'injection iodée.*

La palpation testiculaire après l'évacuation du liquide permet de constater l'existence d'une *épididymite chronique,* et l'exploration de l'urèthre fait découvrir *un rétrécissement ordinairement profond.* Ces deux caractères suffisent pour établir le *diagnostic pathogénique* de ces épanchements, le seul que nous ayons ici à signaler.

TRAITEMENT. — C'est *celui de l'hydrocèle en général*, sauf qu'il faut lui adjoindre la *dilatation uréthrale*.

PERTES SÉMINALES

On a vu les *pertes séminales cesser brusquement après la dilatation pure et simple d'un rétrécissement (Deneffe)* [1].

J'ai fait cette même observation dans deux cas intéressants. Les pertes ont disparu définitivement dès les premières séances de dilatation, et sans qu'il ait été besoin de faire appel à un autre traitement.

Chacun de ces deux malades était porteur d'un *rétrécissement valvulaire* de la région du bulbe de l'urèthre.

VÉSICULITE (OU SPERMATOCYSTITE)

Les altérations inflammatoires des vésicules séminales « sont la règle chez les vieux blennorrhéiques, les prostatiques, les *rétrécis* [2]. » Rapin [3], Thompson [4], Le Dentu [5], en ont signalé des cas intéressants. Nous en trouvons aussi des exemples dans l'Atlas de MM. Guyon et Bazy.

La *stagnation de l'urine* dans la poche rétrostricturale joue le rôle de cause irritante par rapport aux conduits éjaculateurs. A cela joignons que l'*inflammation qui siège en arrière des coarctations* peut atteindre par propagation ces canaux et parvenir finalement jusqu'aux vésicules séminales.

Mais c'est surtout à la longue, lorsque le rétrécissement se complique de *cystite scléreuse*, que ces organes sont profondément modifiés. Le col de la vessie, *les vésicules*, la prostate, le rectum lui-même sont englobés dans une masse cellulaire épaisse, serrée,

---

[1] *Ann. de la Soc. de méd. de Gand*, vol. XLII.

[2] GUELLIOT, *Des vésicules séminales, anatomie et pathologie*. Th. de Paris, 1883.

[3] *De l'inflammation des vésicules séminales et des conduits éjaculateurs*. Th. de Strasbourg, 1859.

[4] *Transact. of the pathol. Soc. of London*, 1854, t. V, p. 208, et *Traité des maladies des voies urinaires*.

[5] *Loc. cit.*

qui est la résultante éloignée des poussées plegmasiques chroniques et à répétition que subissent les parties rétrostricturales. La *prostatite*, quelle que soit son origine, engendre quelquefois par voisinage et propagation la *spermatocystite*.

Sauf dans ce dernier cas, où la vésiculite revêt une marche aiguë, à l'exemple de la prostatite d'où elle émane directement, la manifestation qui nous occupe affecte dans les coarctations les allures d'une *phlegmasie chronique*.

A coté des *troubles de la miction* résultant du rétrécissement il existe une certaine *gêne de la défécation*. On observe de la *spermatorrhée*. Mais le symptôme essentiel est *l'hémospermie ou éjaculation sanglante*. Tantôt le sang est presque pur ; plus souvent il est mélangé au liquide séminal auquel il donne un aspect brun, *rouillé*, café au lait ou noirâtre. En même temps que se produit ce symptôme le malade accuse une *douleur* variable d'intensité, profonde, hypogastrique s'irradiant dans les lombes et rendant le coït impossible. L'hémospermie se répète à de fréquents intervalles, et attire vers les vésicules séminales l'attention du médecin.

Grâce au *toucher rectal* on se rend un compte très exact de l'état des organes malades. Le doigt introduit aussi profondément que possible dans l'anus permet d'atteindre les vésicules, et d'en faire l'exploration.

La plupart des sujets atteints de spermatocystite sont exposés à des *épididymites* qui, comme cette affection, relèvent du rétrécissement lui-même.

La vésiculite pourrait-elle produire, par suppuration et ouverture de l'abcès, des *fistules péri-anales* (Gosselin) [1] ? Ce n'est là qu'une hypothèse. Cette inflammation exerce-t-elle une influence sur la production des calculs des *vésicules séminales ?* Le fait n'a pas encore été prouvé.

Le *diagnostic* de la spermatocystite est établi par le *toucher rectal*.

On doit soupçonner l'existence de cette affection chaque fois qu'on se trouve en présence d'un vieux rétréci porteur de lésions inflammatoires anciennes de la vessie, de la prostate, ou atteint de trajets fistuleux.

Le *pronostic* est dicté par l'ensemble des lésions.

Quant au *traitement*, son indication essentielle est celle que *comporte le rétrécissement lui-même*. Contre la spermatocystite on ne peut rien faire qui soit directement curatif.

---

[1] Art. *Anus*, in : *Dict. Jaccoud*.

CHAPITRE V

COMPLICATIONS RÉTRO-URÉTHRALES

Elles s'échelonnent sur la partie de l'appareil urinaire situé en arrière de la stricture, et intéressent la *vessie*, les *uretères* et les *reins*. Nous allons les passer successivement en revue, en remontant jusqu'à l'organe sécrétoire. Occupons-nous d'abord des complications *vésicales*.

DE LA RÉTENTION D'URINE CHEZ LES RÉTRÉCIS

La vessie est un réservoir destiné à conserver l'urine pendant un certain laps de temps. Ce liquide, avant d'en être éliminé, doit s'y accumuler dans des proportions variables suivant les sujets, et qui, dès qu'elles sont atteintes, nécessitent la miction.

Il se produit donc continuellement une sorte de *rétention physiologique*, que nous appellerons *contention*. Elle diffère beaucoup avec chaque individu. La *capacité normale* de la vessie et sa *réaction nerveuse* sont les facteurs qui en font varier le plus les limites.

En dernière analyse, la *contention* exprime le rapport qui existe entre la *distension vésicale* et le *besoin d'uriner*. Pour nous exprimer d'autre façon, la *contention* correspond à la *plus grande distension de la vessie* observée au moment où le sujet *éprouve le besoin de la miction*.

Ce dernier terme, *besoin de la miction*, est complexe. Il résulte de la *sensation spéciale* perçue par l'urèthre postérieur au contact de l'urine qui, à mesure qu'elle remplit la vessie, se dirige naturellement vers sa porte de sortie. Celle-ci, c'est-à-dire l'*urèthre postérieur*, est douée d'une *sensibilité spéciale*, qui mise en éveil se transmet vers les centres nerveux et par action réflexe actionne les fibres musculaires du réservoir vésical. La vessie se contracte et cherche à se débarrasser de son contenu. Mais, d'autre part et sous la même influence réflexe, la *tonicité du sphincter interurethral* s'exagère, et le *passage est fermé* à l'urine. Le sujet résiste de la sorte, jusqu'au moment où, relâchant son sphincter, il permet à sa vessie de se vider.

On le voit donc, le jeu du sphincter interuréthral est implicitement contenu dans le facteur *besoin d'uriner*.

Ceci établi, nous pouvons dire que la *contention urinaire* exprime un rapport parfait entre la *capacité vésicale* et le *besoin d'uriner*.

$$\text{CONTENTION} = \frac{\textit{Capacité vésicale.}}{\textit{Besoin d'uriner.}}$$

La contention diffère avec chaque individu. Or, pour que ces variations n'incommodent pas le sujet, il faut qu'il existe des variations exactement concordantes dans les deux termes du second membre de l'équation précédente ; cela veut dire que, pour que *la miction s'accomplisse dans des périodes normales de temps*, le besoin d'uriner doit se faire sentir, toutes choses égales, plus tôt chez les *gens à vessie dilatée* que chez *ceux à vessie ordinaire*. Inversement, chez les *sujets à vessie étroite*, le besoin doit se produire plus tardivement.

Dans ces conditions, l'urine n'a pas de tendance à s'accumuler dans son réservoir au-delà de ses limites naturelles dans le premier cas ; et dans le second elle n'est pas sujette à être rejetée au dehors aussitôt que produite. La *contention est parfaite*, et il n'y a pas de différence appréciable, au point de vue de la fréquence de la miction, entre les individus munis de vessies larges et ceux pourvus de vessies étroites.

Mais, dans les cas pathologiques, il est rare que cette sorte de *compensation* nécessaire au rétablissement de l'équilibre fonctionnel existe. La relation mathématique ci-dessus énoncée est troublée par l'exagération ou l'affaiblissement de l'un des deux facteurs du second terme de l'équation.

Tantôt c'est le *besoin d'uriner* qui s'accentue par le fait d'une exagération du réflexe, d'un *état irritatif* vésical ou nerveux. D'autres fois c'est la *capacité vésicale*. Dans d'autres circonstances, tandis que l'un des facteurs augmente, l'autre diminue et l'état pathologique atteint son maximum. Cette éventualité se réalise surtout dans les *cystites*. Le second terme de l'équation devient alors le suivant :

> Capacité vésicale.
< Besoin d'uriner.

Ce qui veut dire qu'*à la plus petite capacité actuelle de la vessie correspond le plus impérieux besoin d'uriner*. Ce rapport n'exprime plus la *contention*, comme bien on le pense, mais un état pathologique que nous nommerons : *intolérance vésicale*.

D'autres fois le second terme de l'équation est :

< Capacité vésicale.
> Besoin d'uriner.

Ce qui signifie qu'*à une capacité exagérée de la vessie correspond un besoin d'uriner insignifiant*. Le rapport est juste le contraire du cas qui précède. L'urine a une tendance naturelle à s'accumuler dans la vessie et à n'en pas être expulsée. Cet état est la *rétention urinaire*. On comprend que la diminution du besoin d'uriner peut provenir d'une *affection médullaire* (paraplégie) ou de toute autre cause. Quant à l'augmentation de la capacité vésicale, elle est le fait soit d'un *rétrécissement*, soit, le plus souvent, d'une *hypertrophie de la prostate*.

Nous pouvons donc écrire les trois formules suivantes :

$$\text{CONTENTION} = \frac{\text{Capacité vésicale.}}{\text{Besoin d'uriner.}}$$

$$\text{INTOLÉRANCE VÉSICALE} = \frac{> \text{Capacité vésicale.}}{< \text{Besoin d'uriner.}}$$

$$\text{RÉTENTION URINAIRE} = \frac{< \text{Capacité vésicale.}}{> \text{Besoin d'uriner.}}$$

Ces formules sont théoriques, car elles s'appliquent aux *types idéaux*. Mais elles ont l'avantage de contenir implicitement tous les cas de rétention. Ce sont là trois jalons entre lesquels s'échelonne toute la série des intermédiaires résultant de la variation en sens inverse des deux facteurs des seconds termes des équations.

Les rétrécissements déterminent du côté de la capacité vésicale deux grandes modifications. C'est tantôt de la *dilatation*, comme dans l'hypertrophie prostatique, tantôt du *ratatinement*, du resserrement de la vessie, par *sclérose* des parois de cet organe.

Dans le premier cas, il y a tendance à la *rétention* ; dans le second, c'est le *contraire*.

Il faut bien savoir que le rétréci échappe souvent à la *rétention*, parce que sa vessie *s'hypertrophie* en même temps qu'elle se dilate. Ses parois deviennent alors plus vigoureuses et parviennent plus facilement à surmonter l'obstacle fourni par la coarctation. même lorsqu'elle est très serrée. Cela prouve qu'on *urine avec la vessie, et non avec le canal*, suivant l'expression de M. Guyon. A l'inverse de ce qui a lieu chez les prostatiques, la vessie des rétrécis reste en général *très puissante*. Cette hypertrophie pariétale efface en partie la dilatation de la cavité de l'organe, et la compense en quelque sorte. Elle s'oppose pendant un temps variable à une nouvelle dilatation de ce réservoir, de sorte que le sujet se retrouve placé aussi près que possible des *conditions normales*.

Chez les sujets à *vessie sclérosée*, la *rétention d'urine ne peut pas exister*. Il est en effet impossible au liquide de s'accumuler dans un réservoir étroit et absolument inextensible. La lutte s'établit entre le rétrécissement qui s'oppose à la sortie de l'urine et les parois vésicales qui refusent de se laisser distendre. Celles-ci ont toujours gain de cause, et si la stricture résistait au-delà d'une certaine limite, le patient succomberait à l'hydronéphrose et à la rupture des uretères, à moins qu'il ne fut emporté par la résorption urineuse.

Un cas spécial se présente assez souvent. C'est celui d'un *rétrécissement à formation rapide* qui se ferme complètement à la suite d'une poussée congestive et s'oppose à toute issue de l'urine. Ici il y a *rétention complète*, quoique la vessie n'ait pas été préalablement altérée et que sa *capacité soit normale*.

Cette modalité ne rentre pas dans les formules établies précédemment puisque la *cause unique de la rétention est la stricture*.

Mais une telle rétention est essentiellement différente de celle qu'on observe dans les cas ordinaires. Elle est *aiguë* et ne peut être que *passagère*. Si elle se prolongeait, elle amènerait *rapidement la mort* par rupture de la vessie ou tout autre accident. Elle ne ressemble donc en rien à la *rétention chronique* à laquelle nous faisions allusion plus haut.

Ici le *besoin d'uriner se produit à son maximum* puisque la vessie a conservé toute sa sensibilité, et qu'elle se surdistend de plus en plus. Quant à sa *capacité, elle augmente d'instant en instant*, à mesure que l'urine s'y accumule davantage. Le second terme de l'équation tend donc à devenir le suivant :

< Capacité vésicale.
< Besoin d'uriner.

En le comparant à celui des équations précédentes, il est facile de se convaincre qu'il constitue un intermédiaire entre l'*intolérance vésicale* et la *rétention d'urine;* et, en effet, ces deux symptômes participent à la formation de cette modalité clinique spéciale.

Le rétréci dont l'*obstacle devient subitement infranchissable* éprouve, en même temps que les symptômes de *distension*, des phénomènes remarquables d'*intolérance vésicale* tels, qu'outre des douleurs terribles qu'ils provoquent ils peuvent être suffisants pour faire éclater la vessie.

Cette variété doit être distinguée sous le nom de *rétention aiguë passagère.* Loin d'infirmer notre théorie, elle la confirme, car son allure clinique l'a fait séparer depuis longtemps de la *rétention chronique incomplète ou complète* qui y ressemble si peu, ainsi que nous allons le voir bientôt, et dont la caractéristique est l'*absence de réaction douloureuse et contractile de la part de la vessie.*

SYMPTÔMES. — Nous diviserons les *rétentions urinaires des rétrécis* en deux classes :

1° *Rétention incomplète;*

2° *Rétention complète.*

Dans chacune d'elle nous envisagerons les cas où la rétention est *passagère (aiguë)* et *continue* (chronique).

1° RÉTENTION INCOMPLÈTE

A. FORME AIGUE (OU RÉTENTION INCOMPLÈTE, PASSAGÈRE)

Elle se produit très fréquemment et dans bien des cas elle est tellement *fugace* que le malade ne songe pas à demander le secours de la médecine. Il s'alarme bien sur le moment, mais, comme les accidents ne tardent pas à disparaître, il ne s'en inquiète pas autrement.

Cette forme éclate sous l'influence d'une *cause accidentelle* (fatigue, marche, efforts, coït, érections répétées, excès de table, froid, cathétérisme, etc.) capable de congestionner brusquement l'urèthre et le corps spongieux, et d'exagérer tout à coup la coarctation. Nous devons accorder une mention spéciale au fait de *rete-nir volontairement l'urine*, comme cela se produit pour les gens qui voyagent en chemin de fer, ou les employés de bureau qui ne peuvent pas sortir comme ils désirent. Ce sont là des causes de congestions veineuses, qui agissent, toutes choses égales, avec plus d'intensité chez les nerveux, à cause des spasmes et des réflexes vaso-moteurs auxquels ces sujets sont spécialement prédisposés, que chez les individus apathiques.

Le *traitement d'un rétrécissement, lorsqu'il est mal conduit*, ne manque pas de produire de la rétention aiguë. On verra souvent un urèthre qui, à la séance précédente, admettait le 45 Béniqué, par exemple, refuser tout à coup de laisser passer le numéro 30. Pendant des semaines, il devient impossible de regagner le 45, et la dilatation se montre extrêmement pénible.

Ici, il n'est guère possible de rapporter le fait clinique à un *spasme*, phénomène essentiellement transitoire, ni au retour de la stricture sur elle-même, car la constriction a été trop rapide. La seule interprétation rationnelle consiste à admettre un *élément congestif* surajouté au rétrécissement, et provoqué par les manœuvres chirurgicales, dont on s'est montré trop prodigue. Ce qui le prouve, c'est que le meilleur moyen de gagner du temps et de reprendre ses positions, c'est de suspendre tout traitement actif et de laisser le malade au repos, en ne le soumettant qu'à des moyens décongestifs. Il est rare qu'au bout de peu de jours on ne puisse pas de nouveau faire pénétrer le numéro maximum auquel on était arrivé précédemment.

On comprend donc combien il est important de *ne pas vouloir aller trop vite* dans la dilatation qui demande à *être dosée*, suivant l'expression de M. Guyon.

La *rétention incomplète aiguë*, quelle que soit sa cause productrice, disparaît aussi rapidement qu'elle est venue, si le malade est bien soigné. Elle est une menace de *rétention complète*, un avertissement d'un accident plus grave. C'est en quelque sorte un *prodrome* d'une forme plus accusée.

Le symptôme essentiel consiste dans un *retard variable de la miction*.

Le malade est pris d'un besoin d'uriner qu'il cherche à satisfaire. Il est tout étonné de voir que l'urine ne sort pas. Il fait des efforts inutiles. Il les exagère de plus en plus à mesure que le besoin s'accroît, et à la longue le liquide s'écoule, mais difficilement et avec douleur. Le jet est petit, maigre, et s'arrête dès que l'effort cesse pour reprendre avec lui.

Cet état dure tantôt quelques minutes, tantôt quelques heures ou quelques jours, et tout rentre dans l'ordre jusqu'à ce qu'une nouvelle poussée de congestion se produise.

Ces sortes d'accès sont parfois *périodiques*. On les observe surtout le matin, au réveil, et ils résultent alors de la congestion génitale que provoque la position horizontale sur le dos, dans un lit très chaud.

La *rétention incomplète aiguë* est de toutes la forme la *plus fréquente*.

B. Forme chronique (ou rétention incomplète continue)

Ici il y a *stagnation continuelle de l'urine dans la vessie;* le liquide s'écoule incomplètement à l'extérieur, et offre une tendance à séjourner indéfiniment dans son réservoir qui est plus ou moins dilaté. Cette modification de la capacité vésicale résulte d'un processus chronique que nous étudierons dans un chapitre à part.

Le malade accuse une *difficulté variable* de la miction qui est *lente* et nécessite des *efforts expulsifs continuels*. Le jet est petit, très déformé. Il s'arrête dès que le malade reprend haleine et cesse alors d'être projeté ou s'écoule en bavant. Le patient finit par uriner, mais *il vide mal sa vessie*, et, comme la miction demande une dépense d'efforts considérables, à la longue ses organes se fatiguent, perdent leur énergie contractile, et se laissent distendre de plus en plus.

Au début, du séjour constant d'une certaine proportion d'urine dans le réservoir vésical provient une *irritation locale* qui aboutit à la *cystite chronique*. De là, de fréquents besoins d'uriner, surtout la nuit. Ces besoins, quand ils existent, sont suivis d'une très faible émission. Ils peuvent faire croire au malade qu'il urine plus que normalement, alors que c'est juste l'opposé qui a lieu. Cette erreur est évitée si on se rend compte de la quantité de liquide rendue à chaque miction, ou de la somme totale en vingt-quatre heures.

Les mictions sont toujours *douloureuses*.

Les symptômes précédents s'observent dans toute stricture un peu ancienne. Au-delà d'un certain degré d'intensité, la rétention retentit sur la *santé générale*, amène des troubles digestifs, de la cachexie et l'ensemble des symptômes généraux qui rentrent dans le cadre des *septicémies urineuses*.

L'examen local ne doit jamais être négligé.

A simple vue, on constate l'existence d'une *saillie hypogastrique*, globuleuse et plus ou moins accusée suivant le degré de la rétention.

La *palpation* permet de la percevoir très nettement sous forme d'une sorte de globe régulier donnant une fluctuation très profonde et douteuse. Cette tumeur dépasse plus ou moins le pubis.

La *percussion* produit à son niveau un son complètement mat.

La *pression* provoque une douleur locale vive et *augmente le besoin d'uriner* auquel le malade est en proie.

L'*exploration uréthrale* fait reconnaître l'existence du rétrécissement qui est la cause première de l'accident.

La sonde retire constamment une *certaine quantité d'urine*, même aussitôt après que le malade a uriné. Cela démontre que, quelque effort qu'il fasse, *il lui est impossible de vider sa vessie*.

Lorsque la forme de rétention qui nous occupe existe depuis longtemps, on peut affirmer que la vessie est *dilatée*, et on doit craindre qu'il en soit de même pour les *uretères* et les *bassinets*, surtout si les urines ont l'aspect spécial qui les fait désigner sous le nom de *rénales*. Dans ce cas le pronostic doit être très réservé.

2° Rétention complète

A. Forme aigue (ou rétention complète passagère)

Le tableau clinique, tout effrayant qu'il est, ne comporte pas une gravité très grande.

Le malade ne peut *plus pisser du tout*. Cette rétention se produit brutalement à la suite d'une des causes signalées ci-dessus. Déjà auparavant il vidait mal sa vessie. Mais actuellement *pas une goutte de liquide ne sort, malgré les efforts énormes auxquels il se livre*. Epuisé, il cesse de pousser. Le besoin de la miction qui le torturait se calme un peu. Mais bientôt tout recommence avec plus d'intensité. Le besoin reparaît, et les efforts expulsifs reprennent sans plus de résultat. Il peut exister plusieurs alternatives d'amélioration et de recrudescence symptomatique, et à chaque reprise les phénomènes s'exagèrent. La douleur occupe le périnée et l'hypogastre, et s'irradie au pénis, aux lombes, aux aines. Elle revêt les caractères de pesanteur et de tranchée. Les *efforts* sont volontaires au début.

Plus tard ils deviennent réflexes, et *le malade est obligé de pousser comme la femme qui accouche*. Il est anxieux, agité. Il se plaint continuellement ; il marche, s'arrête, se couche, se lève, essaie de toutes les positions, se concentrant tout entier dans les tentatives qu'il fait pour uriner. Les efforts auxquels il se livre sont souvent suivis de l'expulsion de gaz intestinaux, de matières

fécales. Ils peuvent produire des hernies, de l'hémorragie cérébrale, des taches ecchymotiques sous-conjonctivales, la rupture
d'un anévrisme, etc. A la longue, l'emphysème lobulaire (et quelquefois interlobulaire) en est la conséquence. Le délire apparaît
bientôt. Les mains du malade parcourent continuellement la verge,
le périnée, l'hypogastre. Les muscles abdominaux font saillie sous
la peau.

Les *moyens d'exploration* signalés plus haut permettent de
voir et de sentir directement le globe vésical, dur, rénitent,
quelquefois énorme et dépassant plus ou moins le bord supérieur
de la symphyse pubienne. Malgré son volume, la fluctuation y est
très peu manifeste à cause de la tension considérable du liquide
et de la contraction réflexe des muscles abdominaux.

La tumeur est complètement mate, et sa compression exagère le
besoin d'uriner. On l'a vue dans certains cas extrêmes remplir
presque entièrement l'abdomen, et remonter jusqu'au diaphragme.

Il devient possible alors de produire le phénomène de l'*ondulation liquidienne* à l'aide d'une pichenette, comme dans l'ascite.

Le *toucher rectal*, surtout si on le combine avec la palpation
abdominale, fait percevoir la tumeur qui saillit du côté de l'intestin. Chez la femme on doit employer le *toucher vaginal*. Le
doigt qui touche peut, par une petite pression brusque, donner à
la main abdominale la sensation de flot.

L'état que nous venons de décrire cesse quelquefois sous
l'influence du repos, des bains, des cataplasmes, de la belladone,
des antiphlogistiques, etc. La congestion uréthrale et surtout péri-
uréthrale, qui s'était développée accidentellement, se calme, et le
canal reprend sa perméabilité ordinaire. La vessie se vide en plusieurs fois, le malade éprouve un soulagement qui s'accroît avec
chaque miction, sa joie est extrême et il la manifeste bruyamment.
Peu à peu tout rentre dans l'ordre jusqu'à l'explosion de nouveaux
phénomènes de rétention.

B. Forme chronique (ou rétention complète continue)

Ici le tableau symptomatique se prolonge, quand on ne vient
pas en aide au patient. Mais il ne peut pas persister bien longtemps,
car, si l'urine ne se fait pas jour en certaine proportion à travers
l'urèthre, la vessie distendue de plus en plus atteint sa limite de
résistance. Que celle-ci soit dépassée, et une rupture du réservoir
urinaire se produit fatalement. L'urine s'infiltre aussitôt tout autour.
Le malade succombe à moins qu'il ne soit emporté auparavant par
une syncope due à l'excès de douleur, ou par l'infection urineuse.

Souvent une circonstance lui sauve la vie. C'est la *miction par regorgement*. La vessie, qui joint ses contractions à celles des muscles abdominaux, finit par vaincre la résistance du rétrécissement. Il s'écoule alors quelques gouttes d'urine au prix de souffrances inouïes. Bientôt ce suintement devient continu. Comme il est très faible, il est incapable d'amener une détente très marquée dans les symptômes, et la vessie reste toujours à son maximum de distension. Mais il est suffisant pour prévenir la rupture de l'organe et pour empêcher le maximum de distension d'être dépassé. *La miction par regorgement* représente l'évacuation de l'excès de liquide, qui arrive dans le réservoir, une fois celui-ci complètement rempli.

Comme le rein sécrète d'une façon continue, cet excès de liquide se produit à chaque instant, et la miction par regorgement n'offre pas d'interruption. *Le malade pisse tout le temps*. On dirait qu'il est atteint d'*incontinence urinaire*. Ce serait commettre une grave erreur que d'admettre, dans l'espèce, ce diagnostic. Un simple examen local suffit pour l'écarter et faire juger de la situation.

Il n'est pas possible que la forme actuelle laisse vivre longtemps le malade. Celui-ci est voué à une *mort prochaine*, et pour l'éviter une action chirurgicale s'impose à très courte échéance.

Lorsque le rétrécissement est ancien et le malade très vieux, sa vessie est fortement dilatée et peu résistante. En même temps, grâce à une sorte d'accoutumance, elle s'habitue au contact de l'urine. Elle devient insensible et incapable de produire par action réflexe les contractions expulsives. Dans ces conditions, le réservoir est passif dans une certaine limite.

La caractéristique de cet état est la disparition du besoin d'uriner et des phénomènes douloureux, ainsi que des efforts qui en sont la conséquence directe. L'urine s'accumule dans la vessie jusqu'au moment où la résistance *élastique* de ses parois devient supérieure à celle du rétrécissement. A cet instant l'urine commence à s'écouler *par regorgement*, sans donner lieu à du soulagement, à cause de l'insensibilité du réservoir.

DIAGNOSTIC. — Il se déduit des symptômes cliniques décrits.

Mais il importe de bien savoir que dans les *vieilles vessies dilatées* le besoin d'uriner, la douleur et les efforts expulsifs qui en sont la conséquence peuvent à peu près faire défaut ; ce fait se produit surtout dans les cas de *rétentions paraplégiques*. Nous avons du reste déjà vu que le *type* de la rétention est exprimé par la formule :

< Capacité vésicale.
> Besoin d'uriner.

C'est alors qu'il est nécessaire de pratiquer l'examen complet et direct du malade.

L'*incontinence d'urine*, nous venons de le dire, ne prêtera guère à une erreur de diagnostic.

Lorsque la *rétention est légère et incomplète*, elle peut passer inaperçue, à cause du peu de symptômes qui en résultent. En effet le malade vide sa vessie à peu près complètement.

Mais qu'on fasse uriner le sujet, et, une fois qu'il a fini, qu'on le sonde. L'instrument donnera issue à une certaine quantité de liquide qui n'a pas été expulsée par la miction normale.

Le diagnostic de la *cause* est aisé à établir. Les rétentions par *paralysies*, par *inflammations uréthrales* (chaude-pisse cordée), par *traumatismes du canal*, par *enchatonnement d'un calcul*, par *compression de l'urèthre*, etc., sont faciles à reconnaître. Les symptômes concomitants décèlent leur origine pathogénique. Du reste, l'exploration à l'aide de la bougie démontre l'existence ou l'absence du rétrécissement. Il est donc inutile de nous étendre au sujet de ces diverses maladies.

Le seul diagnostic un peu important consiste à différencier la *rétention du rétrécissement* de celle de l'*hypertrophie de la prostate*.

Ces deux affections se ressemblent en effet à plusieurs titres. Elles arrêtent la bougie à peu près au même point, et les troubles de la miction offrent une assez grande analogie.

Bien plus, le *rétréci* peut devenir *prostatique* à un certain âge, tout comme un sujet quelconque. Dès lors les accidents de rétention qui jusque-là s'étaient montrés nuls ou à peu près vont se dessiner de plus en plus. Dans ce cas complexe ils sont le fait de l'*hypertrophie prostatique bien davantage que du rétrécissement*, et c'est cependant à ce dernier qu'on aura tendance à les rapporter. Il importe beaucoup de faire dans le diagnostic causal de la rétention la part qui revient à chaque lésion.

Les *prostatiques*, comme les rétrécis, ont des mictions difficiles et fréquentes. Mais chez les premiers elles sont surtout *nocturnes*, et se manifestent dans la seconde partie de la nuit ou au réveil. Ces malades pissent « principalement au moment de leur toilette » (Guyon). Dès qu'ils ont commencé leur journée, ils urinent moins souvent et plus aisément, et les promenades exercent à ce point de vue une heureuse influence. Rien de semblable chez les rétrécis dont les troubles urinaires peuvent, il est vrai, s'exagérer le matin au réveil, au moment de la congestion génitale, mais qui subissent une exacerbation du fait de toute *fatigue*, des promenades, des excès, etc. Du reste ici les mictions sont moins fréquentes que dans le cas précédent.

Tandis que les prostatiques sont sujets à l'*inertie* de la *vessie*, les rétrécis sont exposés à l'*irritabilité* et la *suractivité* de cet organe.

Ceux-là urinent bien en apparence, mais il leur est impossible de vider complètement leur vessie. Ceux-ci urinent moins bien, et cependant ils vident mieux leur réservoir, toutes choses égales.

En somme le prostatique tend vers la *dilatation vésicale*, tandis que le rétréci marche vers l'*hypertrophie*.

Les antécédents ont une importance très grande. Les *prostatiques* sont presque toujours âgés. Les *rétrécis* sont souvent *très jeunes*. Les premiers peuvent être vierges de tout accident génital préalable. Les seconds doivent forcément compter au nombre de leurs antécédents soit la *blennorrhagie*, soit un *traumatisme* du canal.

Le toucher rectal et l'exploration de l'urèthre (sur laquelle nous nous sommes étendu ailleurs) achèvent de fixer le diagnostic.

Pronostic. — Le pronostic de la rétention varie suivant la variété du rétrécissement et l'ensemble de ses complications.

Toutes choses égales, la rétention est plus bénigne quand elle est *incomplète* que lorsqu'elle est *complète*.

Traitement. — Avant tout, il faut se rappeler le rôle que joue ici l'*élément congestif*.

On doit donc employer les moyens capables de *décongestionner le canal* (bains, cataplasmes, lavements, sangsues, etc.) ;

Calmer la douleur (opium, bromures, chloral, belladone) ;

Vider la vessie soit à l'aide de la sonde si le rétrécissement peut admettre cet instrument, soit à l'aide de la *bougie filiforme à demeure* si la stricture est très serrée. Dans le premier cas on devra faire un choix méthodique de l'instrument et ne pas employer un calibre trop fort. Dans le second cas, l'urine s'écoule peu à peu entre la bougie et les parois du canal.

Le *cathétérisme appuyé* (voir ci-dessus) peut rendre des services dans les rétrécissements infranchissables (Civiale, Guyon). On comprend en effet que la coarctation pressée entre deux forces opposées (la tension urinaire d'une part et la bougie de l'autre) aura plus de tendance à céder que lorsqu'elle ne subit que l'action de l'une d'elles.

L'*uréthrotomie interne* est indiquée dans les cas où on juge le rétrécissement comme devant résister à la dilatation.

Lorsqu'on ne peut pas franchir l'obstacle, il faut faire la *ponction de la vessie*, opération innocente qui, outre qu'elle permet l'évacuation de l'urine, *favorise dans des proportions considérables la décongestion uréthrale et péri-uréthrale.* J'ai plusieurs fois pu franchir, après la ponction de la vessie, une coarctation qu'il m'avait été absolument impossible de traverser préalablement.

L'*uréthrotomie externe* ne trouve guère ici son application que lorsqu'il y a *infiltration d'urine.*

Quant au *cathétérisme forcé*, c'est une opération trop aléatoire qu'on doit rejeter dans la *plupart* des cas.

DES RUPTURES DE LA VESSIE CHEZ LES RÉTRÉCIS

Nous comprendrons sous cette rubrique toutes les *solutions de continuité vésicales reconnaissant la coarctation uréthrale comme cause première et exclusive, ou du moins comme cause essentiellement prédisposante.*

Théophile Bonnet[1] semble être le premier auteur qui ait décrit cet accident. Chopart[2] en a rapporté un cas consécutif à la rétention d'urine. Desault[3] a fait une étude spéciale de la rupture occasionnée par la distension vésicale.

Les écrits de Percy, Boyer, Dupuytren, Velpeau, Laugier, Vidal de Cassis, mentionnent la maladie actuelle, mais ne l'envisagent que dans ses rapports étiogéniques avec le traumatisme. Ce point de vue ne nous intéresse pas ici.

Plus près de nous signalons la thèse de Houel[4], le traité de Legouest[5], le mémoire de Bartels[6], celui de Vincent[7], les thèses de Maltrait[8] et de Ferraton[9].

Tous ces auteurs négligent beaucoup le *rôle causal des strictures* dans la production des ruptures vésicales. Il est vrai que les ruptures consécutives aux traumatismes sont bien plus fréquentes que

---

[1] *Sepul. anat.*, lib. III, sect. 24, obs. XII, t. II, p. 261-1700.
[2] *Traité des mal. des voies urin.*, 1792.
[3] *Traité des mal. urin*, t. III, p. 110.
[4] *Plaies et ruptures de la vessie.* Th. d'agrégation, 1857.
[5] *Traité de chirurgie d'armée*, 1872.
[6] *Traumatismes de la vessie*, 1878.
[7] *Perforation intra-péritonéale de la vessie. Rev. de chirurgie*, juin 1881.
[8] *Contrib. à l'étude des traumat. de la vessie.* Lyon, th. doct., 1881.
[9] *Des ruptures intra-péritonéales de la vessie.* Th. de doct., Paris, 1883.

celles que nous allons étudier, mais elles appartiennent à la chirurgie générale et ne peuvent trouver place dans ce traité spécial.

Sur un total de quatre-vingt-dix observations résumées par Ferraton et puisées dans les divers auteurs, on ne relève que trois cas de ruptures survenues *spontanément*, en dehors de tout traumatisme ; et encore deux d'entre eux se rapportent à des sujets atteints d'hypertrophie prostatique [1].

Le troisième seul fut observé chez un prostatique qui était en même temps rétréci [2].

En moyenne, pour deux cent cinquante ruptures traumatiques il en existe trente de spontanées, parmi lesquelles un certain nombre appartiennent aux grosses prostates, et le reste aux rétrécissements de l'urèthre. Ces chiffres prouvent que la *rupture vésicale spontanée des rétrécis* est une complication *très rare*.

ETIOLOGIE ET MÉCANISME. — Si on voulait pousser les choses très loin, on pourrait dire que même dans les *ruptures traumatiques le rétrécissement de l'urèthre exerce une action indirecte*. En effet, tous les auteurs sont d'avis que la *réplétion vésicale prédispose beaucoup* à cet accident, en augmentant la surface extérieure de la vessie et en l'exposant d'autant aux actions nocives extérieures.

De plus l'accumulation de l'urine dans ce réservoir le fait sortir du petit bassin, qui lui forme une barrière osseuse de protection, et le fait saillir dans l'hypogastre où il est mal défendu. Enfin, sous la même influence, les fibres musculaires qui constituent sa paroi s'écartent les unes des autres, et la muqueuse peut faire hernie entre elle. D'après Houel [3], ce serait même là le mécanisme de toute rupture, qui serait précédée de la *hernie* que nous venons de mentionner.

On conçoit qu'en créant une rétention d'urine plus ou moins accusée, mais constamment chronique, tout rétrécissement exerce une certaine influence causale prédisposante. Mais il nous suffit d'avoir signalé ce fait, sans insister davantage sur les ruptures traumatiques.

Dans les cas qui doivent nous occuper la *rupture se fait tout à coup, en dehors de toute violence*. La vessie crève comme un ballon trop tendu. La solution de continuité est *quasi spontanée*. Voilà pourquoi on nomme ces ruptures *spontanées*, expression qui n'est pas tout à fait juste, car *un effort expulsif violent* est toujours

---

[1] Arthur GARRY, *The lancet.*, 1828-1829, vol. I, p. 25. — SASIE, *Soc. anat.*, 1832, t. VII, p. 38.

[2] LISTON, *The lancet*, 1840, vol. II, p. 633.

[3] *Loc. cit.*

nécessaire pour produire l'éclatement. Mais cette dénomination oppose la forme actuelle de rupture à celles qui reconnaissent le traumatisme pour cause initiale.

Deux conditions sont ici nécessaires pour que la vessie puisse se rompre.

Il faut d'abord que ses *parois soient affaiblies*, peu résistantes, altérées du fait de lésions chroniques anciennes. Chez la plupart des rétrécis elles sont énormément hypertrophiées : voilà pourquoi la rupture est relativement rare. Mais chez quelques-uns la vessie offre des *érosions*, des *ulcérations* de la muqueuse, de la *dégénérescence* des fibres musculaires. Ces lésions se développent à la suite des manifestations inflammatoires consécutives à la coarctation, principalement lorsque le sujet est entaché d'alcoolisme ou d'un état cachectique ou infectieux chronique.

Cet état constitue la *prédisposition*.

Mais il est insuffisant pour provoquer l'éclatement du réservoir. *Un effort expulsif violent est d'absolue nécessité*. C'est la *cause efficiente*. Sous l'influence réflexe, la *vessie* susdistendue se contracte elle-même sur l'urine, mais jamais assez pour qu'il naisse de ce fait un danger de rupture. La force véritablement efficace est constituée par la *contraction des muscles abdominaux* (diaphragme et parois). *L'effort volontaire extravésical s'ajoute à l'effort réflexe vésical*. Les caractères qu'affecte le premier dans les cas de rétention grave sont remarquables par leur intensité. Le malade pousse volontairement, mais sans pouvoir s'en empêcher. Il lui est impossible de mesurer, de doser sa contraction musculaire. Il fait un effort aveugle, désespéré, comme la femme aux dernières douleurs de l'accouchement. Cet effort a pour effet de diminuer la capacité abdominale. La vessie est comprimée sur toutes ses faces, comme un ballon de caoutchouc qu'on saisit à pleines mains.

Elle se rupture dans son point le plus faible, grâce à l'incompressibilité du liquide qu'elle contient et qui transmet intégralement la force produite sur sa surface externe. Les choses se passent comme quand on serre fortement un réservoir élastique plein d'eau. Si un des points de la paroi est plus mince que les autres, il forme saillie, fait hernie, et finit par éclater dès que la force qui est transmise en cet endroit par le liquide devient suffisante.

On comprend par là que les *vieillards rétrécis* et les *vieux prostatiques*, munis de vessies énormes pouvant contenir des quantités considérables d'urine, sont peu exposés à la rupture parce qu'ils sont incapables de produire des efforts expulsifs assez violents pour amener ce résultat. Ces gens-là souffrent relativement peu, car leur vessie est de longue date habituée à la rétention, et sa sensibilité, qui est le point de départ du réflexe expulsif, est très émoussée.

Les sujets jeunes, vigoureux, et dont la vessie est hypertrophiée et solide ne se la rupturent pas non plus bien qu'ils produisent des efforts expulsifs énormes. C'est qu'ici la résistance des tissus contre-balance l'action de la poussée vésicale.

Si la rupture doit se produire, elle *portera sur l'urèthre*, juste en arrière du rétrécissement, ainsi que nous l'avons déjà établi.

Existe-t-il des ruptures sans altérations des parois de la vessie, et du seul fait des efforts expulsifs ? Cela ne me paraît guère probable. Disons cependant que Houel[1] a prouvé que sur le cadavre une pression d'une atmosphère est capable de faire éclater le réservoir urinaire. Il est vrai que les conditions dynamiques sont bien différentes chez l'homme mort et chez l'homme vivant. En effet, l'action musculaire qui fait la résistance tonique du réservoir, c'est-à-dire qui lui donne sa plus grande somme de solidité, disparaît totalement avec la vie.

Inversement la vessie est-elle capable de se rompre en dehors de tout effort expulsif et par le seul fait de sa distension progressive ? J'ai observé autrefois à l'Hôtel-Dieu un fait qui paraît le démontrer. Un vieillard à vessie dilatée, mince et faible, peut offrir tout à coup les symptômes de la rupture sans s'être livré au moindre effort préalable. Le réservoir semble céder comme le fait un ballon qu'on gonfle trop. Ce cas est exceptionnel.

ANATOMIE PATHOLOGIQUE. — La solution de continuité se fait chez les rétrécis tantôt sur une des régions vésicales recouvertes par le péritoine (*rupture intra-péritonéale*) ; tantôt sur un point non tapissé par cette séreuse (*rupture extrapéritonéale*). Lorsque la cause est *traumatique*, la rupture est constamment (ou à peu près) *intrapéritonéale*. Au contraire, les *ruptures spontanées* sont presque toujours *extrapéritonéales*.

On peut expliquer cette localisation de la façon suivante :

L'effort expulsif porte son action sur le sommet de la vessie (diaphragme), et sur ses faces antérieure et latérales (muscles abdominaux).

En arrière, cet organe est soutenu par la masse intestinale qui lui forme une sorte de coussin élastique. Mais, en bas la vessie, quand elle est distendue par l'urine, repose sur l'aponévrose périnéale supérieure qui lui constitue un plancher rigide incapable de bien la maintenir. De plus, dans la région inférieure (bas-fond)

[1] *Loc. cit.*

les lésions inflammatoires chroniques existent toujours à leur maximum. C'est là que le viscère est le moins solide.

Donc, d'un côté l'effort expulsif qui s'exerce partout, sauf en bas, est transporté tout entier en ce point grâce à l'incompressibilité du liquide ; et d'un autre côté c'est justement là que le défaut de résistance pariétale est à son comble. La rupture s'y localise forcément.

Les autopsies prouvent que les solutions de continuité siègent dans ce cas presque exclusivement à la *paroi postérieure*, au-dessous de la réflexion du péritoine.

L'orifice de la rupture spontanée est *irrégulier* et n'affecte pas, comme dans les cas de traumatismes, une direction longitudinale ou transversale. C'est un véritable *éclatement* comparable à celui d'un ballon élastique. *Les bords ne sont ni contus ni ecchymosés. Ils sont minces et non infiltrés de sang.* Les caractères opposés appartiennent aux ruptures traumatiques.

La rupture est ici toujours *relativement petite*.

C'est par exception que l'urine se répand dans la cavité péritonéale. Elle envahit d'ordinaire le *tissu rétro* et *sous-vésical* qui, refoulé par le liquide, lui forme parfois une sorte de membrane limitante. L'*infiltration* peut fuser très loin et s'étendre sous le péritoine qu'elle décolle et soulève. Elle se dirige vers le rectum qu'elle déprime.

Si la solution de continuité est très petite, l'infiltration reste *limitée*, le tissu cellulaire condensé lui formant une sorte de barrière. Si elle est plus large, l'urine s'épanche au loin.

La rupture spontanée est toujours *unique*, comme cela a lieu pour un ballon élastique distendu et comprimé entre les deux mains. La rupture traumatique est au contraire *très souvent multiple*.

Dans le premier cas *la muqueuse fait quelquefois hernie entre les lèvres de la plaie* (Houel), de sorte qu'elle forme une occlusion et s'oppose dans de certaines limites à l'épanchement de l'urine.

Quand ce liquide s'infiltre, la vessie se vide et se rétracte.

Comme chez les rétrécis l'urine est souvent alcaline et purulente, et détermine, dès qu'elle se répand, des accidents graves du côté du *péritoine* (péritonite) ou du *tissu cellulaire périvésical* (sphacèle).

Lorsque l'urine est normale (ruptures traumatiques), elle ne provoque pas ces graves désordres. On l'a vue même envahir le péritoine et être résorbée par cette séreuse, sans en déterminer la moindre inflammation (Panas)[1].

---

[1] *Gaz. des hôp.*, avril 1868.

SYMPTÔMES. — Le malade présente tout d'abord les symptômes de la *rétention urinaire*.

Tout à coup, à la suite d'un violent effort expulsif, il ressent un *grand soulagement*. Ce phénomène a ici la même valeur que dans les ruptures de l'urèthre. Il indique que le sujet vient de *pisser dans son péritoine ou dans sa loge supérieure du périnée*.

Chez le vieillard le début de la complication *est moins caractéristique*, à cause de l'absence de ces douleurs atroces qui précèdent chez l'adulte la solution de continuité.

Rapidement apparaissent les symptômes d'*infiltration urineuse*. Tantôt le liquide s'épanche sous le péritoine; tantôt dans la cavité péritonéale elle-même.

Dans le premier cas, l'urine se comporte absolument comme dans l'*infiltration de la loge supérieure du périnée, d'origine uréthrale* (voir ci-dessus), c'est-à-dire qu'elle se dirige rapidement vers le rectum, et vient saillir du côté des fosses ischio-rectales. Elle peut finir par se frayer un chemin jusque dans la loge prévésicale.

Dans le second cas, l'urine se *perd dans le péritoine*. Si sa quantité est considérable, elle simule admirablement l'*ascite*, et donne naissance à la sensation de flot, à la zone de matité inférieure et mobile suivant les positions prises par la malade. En somme, c'est là un *épanchement libre*, comme l'ascite, dans la cavité de la séreuse.

A côté des deux symptômes précédents (soulagement et infiltration), notons la *quasi-disparition de la vessie* dont on cesse de sentir la saillie, quoique le malade n'ait pas uriné depuis longtemps. Cette constatation est d'autant plus frappante, que peu auparavant on percevait le globe vésical sous forme d'une tumeur hypogastrique considérable.

La *sonde* n'amène pas d'urine. Si cet instrument est métallique, et que la rupture se soit produite vers le bas-fond (ce qui est la règle ici), *le doigt introduit dans le rectum sent aussitôt le bec du cathéter*; comme s'il n'en était séparé que par une cloison extrêmement mince.

Le malade semble atteint d'*anurie*. Son urine, en effet, prend la voie de la rupture plutôt que celle de l'urèthre, à moins que la muqueuse herniée ne bouche l'orifice de la solution de continuité.

Lorsque l'urine est *altérée* et *qu'elle s'épanche dans le péritoine*, cette séreuse s'enflamme avec une brutalité remarquable (douleur, faciès grippé, vomissements, tension du ventre, fièvre, collapsus et mort); si au contraire ce liquide est *normal*, nous avons vu que son action est nulle et qu'elle peut se résorber naturellement.

Dans le tissu cellulaire, l'infiltration produit, dans le premier cas, un *sphacèle suraigu, une septicémie suivie de mort rapide*. Dans le second elle n'exerce qu'une *action purement mécanique*, et si la gangrène survient, ce n'est que tardivement.

Nous étudierons dans un chapitre spécial les signes de la *septicémie urineuse ;* qu'il nous suffise de signaler l'altération des traits, le faciès grippé, la sécheresse de la langue, la petitesse et la rapidité du pouls, les hoquets, les nausées, les vomissements, la tendance comateuse, l'aspect terreux de la peau, les frissons et surtout le *refroidissement*, symptôme de grande importance dans l'espèce.

Terminons en disant un mot des *ruptures traumatiques observées chez les rétrécis.*

Ici la *stricture n'est qu'une circonstance accessoire*, qui donne plus de prise à l'action des traumatismes, en favorisant la distension vésicale par l'urine.

La première manifestation est une *violente douleur* déterminée par le trauma initial, et souvent suivie d'une *syncope grave*.

Puis, comme la rupture est toujours intrapéritonéale, il se développe rapidement une *péritonite suraiguë*, si l'urine est septique (circonstance très fréquente dans le cours de coarctations). Dans le cas contraire, cette inflammation séreuse fait défaut, même *dans la rupture traumatique* (Hourmann. Vidal de Cassis, Panas).

Le malade offre souvent les symptômes d'une *hémorragie interne* (pâleur, lipothymies, respiration rapide, pouls filiforme, etc.), ainsi que ceux du *shock traumatique* (nausées, vomissements, refroidissement, coma, etc.).

La vessie n'est plus perçue par la palpation. La sonde n'en retire pas d'urine. Fréquemment, le malade est tourmenté par des symptômes de *cystite violente.*

Pour établir le *diagnostic* de la *rupture vésicale*, dans les cas où l'on hésite à son endroit, on a conseillé, après évacuation de l'urine (si la sonde en ramène), d'injecter tout doucement dans le réservoir quelques litres de *solution boriquée tiède*. Si ce liquide ne fait pas saillir le globe vésical et s'il détermine les phénomènes de l'ascite, on peut être certain qu'il y a rupture, puisque l'injection passe dans la cavité du péritoine. Ce moyen peut être employé avec avantage, car, outre les renseignements qu'il fournit, il constitue un bon procédé d'antisepsie.

DIAGNOSTIC. — Il est très facile, surtout dans les *ruptures spontanées*, les seules qui nous intéressent ici. Il repose sur l'ensemble symptomatique exposé ci-dessus.

PRONOSTIC. — Toujours très grave. Toutes choses égales, les ruptures *extrapéritonéales sont moins dangereuses que les intra-péritonéales* (Houel). Ces dernières sont presque toujours mortelles.

Il faut que le pronostic repose principalement sur la *qualité de l'urine infiltrée* (urine saine ou urine septique).

TRAITEMENT. — Avant tout il doit être *prophylactique*. On craindra la rupture dans toute *rétention intense*, et il faudra intervenir activement et par un procédé de choix, dans le plus bref délai possible.

Une fois la rupture produite, il faut s'opposer autant que faire se peut à l'*épanchement de l'urine*. Pour cela, on rendra à *cette dernière sa voie normale* d'élimination ou on lui en créera une artificielle.

Le but est atteint en *plaçant une sonde à demeure*, ou bien en pratiquant l'*uréthrotomie interne ou externe*, suivant les cas.

Il est bon de maintenir le malade *couché sur le ventre*. On s'oppose ainsi, dans une certaine limite, à la pénétration de l'urine à travers la solution de continuité.

Une fois les deux indications précédentes remplies, on pratique une ou plusieurs incisions destinées à créer une *issue pour l'urine déjà infiltrée dans le tissu cellulaire*.

L'ouverture se fait tantôt au niveau du *périnée*, si l'infiltration fait saillie en ce point et se confond avec l'uréthrotomie externe qui est alors le procédé de choix.

D'autres fois, l'incision doit être pratiquée dans la *région prévésicale* ou sur les parties latérales de l'*anus*. En un mot, il faut ouvrir *là où le liquide épanché se présente*.

Si l'urine envahit le *péritoine* (rupture intrapéritonéale) et qu'elle soit altérée, septique, il ne faut pas hésiter à faire *la laparotomie, suivie de la toilette de la séreuse*. C'est la seule opération qui puisse donner au malade quelques chances de survie. Dans ce cas on profiterait de l'ouverture du ventre pour pratiquer la *suture de la plaie vésicale*.

Enfin, on luttera contre les *symptômes généraux* par les moyens ordinairement employés en pareille occurrence.

DE L'INCONTINENCE D'URINE DES RÉTRÉCIS

Le plus fréquemment elle est la conséquence de la *rétention complète* et le résultat de la *miction par regorgement*. Lorsque la vessie est surdistendue, la tension urinaire devient supérieure à la résistance de la stricture, qui est forcée, et laisse s'écouler goutte à goutte une certaine quantité de liquide. Cette éventualité se réalise surtout quand le muscle vésical est vigoureux.

Il existe une autre condition toute mécanique et très favorable à l'incontinence. Nous en avons parlé précédemment. *La poche rétrostricturale envahit quelquefois, de proche en proche la portion membraneuse de l'urèthre*, et même la portion prostatique et le col vésical proprement dit. Il résulte de cette disposition une sorte d'entonnoir dilaté représenté par les parties du canal situées en arrière de la coarctation. Le sommet de l'infundibulum correspond au rétrécissement, et la base à la vessie. Ici l'action du sphincter vésical et interuréthral est complètement nulle ; ces muscles sont forcés, dilatés et ne peuvent plus exercer leur rôle de contention. Dans ces conditions, le malade se met à uriner passivement sitôt qu'il se lève, à la façon d'un vase qu'on renverse. Dès que le sujet reprend la position horizontale, l'urine cesse de couler.

Cela explique pourquoi, chez beaucoup de rétrécis, l'incontinence est d'abord *exclusivement diurne*, le décubitus dorsal la rendant nulle pendant la nuit (Guyon). Or on sait que c'est juste le contraire qui a lieu chez les prostatiques.

A la longue, les rétrécis retiennent leur urine aussi mal la nuit que le jour, et l'incontinence devient *continuelle*. Dès que la vessie renferme une certaine quantité de liquide, il s'écoule au dehors, à mesure qu'il s'en produit de nouveau, même le malade étant couché. Cela prouve que la disposition infundibuliforme décrite plus haut a atteint son degré maximum.

Symptômes. — Le malade exhale une *odeur urineuse* qui frappe tout d'abord l'observateur. Son linge et ses vêtements sont souillés par le liquide qui s'écoule goutte à goutte d'une façon *à peu près* continue. La *peau* des organes génitaux et du voisinage s'irrite à la longue, au contact de l'urine, surtout si le sujet ne prend pas un grand soin de sa personne. Elle présente des lésions de *macération*, de la rougeur, des ulcérations.

De temps à autre on voit le suintement *s'exagérer* un peu sous l'influence des efforts expulsifs. Après ces périodes, il diminue pendant quelques instants et reprend ensuite son type habituel.

Dans quelques cas il *cesse la nuit*, ainsi que nous l'avons dit, à la condition que le malade soit couché sur le dos. Dès qu'il se penche sur le côté, l'urine apparaît de nouveau.

Souvent on constate *de la surdistension vésicale*. Cela prouve que *l'incontinence n'est que de la miction par regorgement*.

D'autres fois on observe une *poche urineuse* située dans la partie la plus postérieure du périnée antérieur. Elle est le signe de la disposition infundibuliforme de la région rétrostricturale du canal de l'urèthre. Dans ce cas on ne note pas de rétention d'urine, et l'incontinence mérite véritablement son nom.

Le *besoin d'uriner* s'affaiblit progressivement à mesure que *la vessie se dilate* sous l'influence de la rétention.

L'incontinence disparaît dès qu'on *attaque la coarctation*, et qu'on *vide la vessie* lorsque ce réservoir est distendu.

La guérison ne peut guère être obtenue dans le cas où le sphincter interuréthral est tellement altéré, qu'il lui est désormais impossible de remplir sa fonction (disposition infundibuliforme).

DIAGNOSTIC. — L'incontinence due à une *paralysie* est facile à reconnaître, eu égard aux autres symptômes concomitants.

Il existe une *fausse incontinence d'urine* qui résulte d'une grande *irritabilité de la vessie*. Cet organe se contracte dès que la moindre quantité de liquide arrive dans sa cavité. Il réagit et cherche aussitôt à s'en débarrasser avec une intensité telle, que le malade ne peut pas se retenir. Mais dans ce cas spécial le sujet éprouve à un très haut degré la *sensation du besoin d'uriner* qui est nulle dans la véritable incontinence, ou qui se confond avec la douleur de la rétention dans la miction par regorgement.

Dans tous les cas la palpation vésicale et l'exploration du canal feront reconnaître la *cause initiale de l'incontinence*.

TRAITEMENT. — C'est cette dernière, c'est-à-dire le *rétrécissement*, que doit d'abord viser le traitement institué.

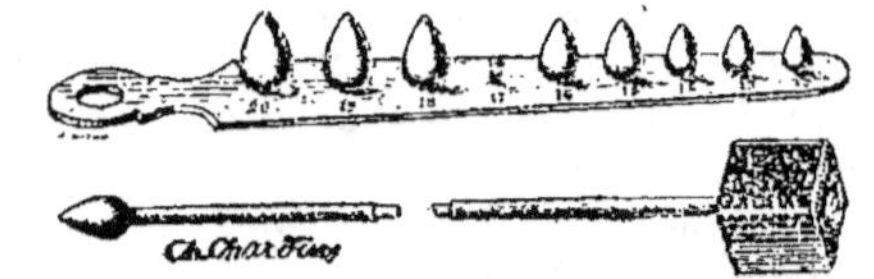

Fig. 55. — Série d'olives pour application des courants faradiques.

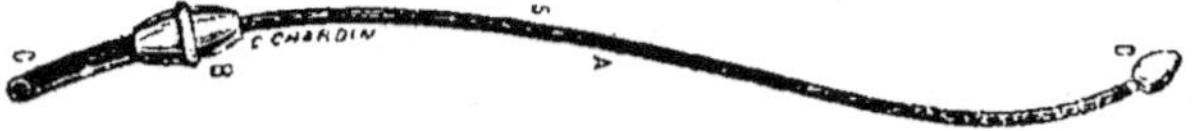

Fig. 56. — Sonde flexible porte-olives.

On s'efforcera ensuite de rétablir la contractilité de l'appareil sphinctérien à l'aide de la *faradisation*. Un conducteur terminé par une boule de platine amènera le *courant interrompu* jusqu'au niveau de la région membraneuse de l'urèthre. Les séances d'électrisation dureront environ cinq minutes et seront répétées tous les deux jours. Le courant sera fermé au moyen d'une plaque appliquée sur le ventre du malade.

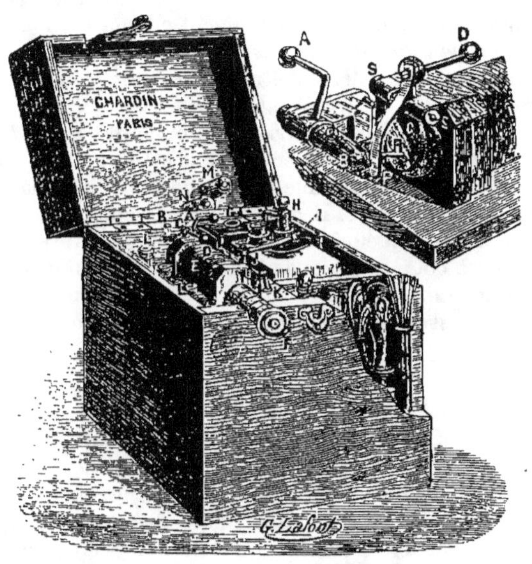

Fig. 57. — Appareil d'induction.

DES CYSTITES CHEZ LES RÉTRÉCIS

Les inflammations vésicales observées dans le cours des rétrécissements de l'urèthre forment un *groupe nosologique spécial*, en raison de leur cause étiogénique, de leur évolution clinique, de leur pronostic et surtout du traitement qu'on doit leur opposer.

Les cystites des rétrécis sont *aiguës* et *chroniques*.

Les premières intéressent tantôt une *faible partie du réservoir* et se localisent au niveau de son *orifice de communication avec le canal*. Partie de l'urèthre, la phlegmasie atteint la vessie, mais elle ne tarde pas à s'épuiser, laissant indemne la majeure portion de l'organe. C'est la *cystite du col*. D'autres fois l'inflammation, en raison de son intensité, du terrain sur lequel elle évolue, et surtout de sa *nature essentiellement microbienne* envahit la *totalité de la vessie*, la dépasse même souvent pour gagner l'uretère et le rein. Cette forme mérite le nom de *cystite aiguë généralisée*.

La *cystite chronique* ne présente pas les deux types cliniques précédents aussi nettement accusés. Dès qu'elle se prolonge au-delà de certaines limites de temps, elle envahit toute l'étendue du réservoir vésical, quoique constamment elle offre un *maximum de lésions au niveau du col et du bas-fond*.

Les cystites des rétrécis doivent être divisés en : 1° *aiguës : A. du col; B. généralisée;* — 2° *chroniques.*

Aux formes précédentes il convient d'ajouter la *cystite blennorrhagique développée chez le rétréci.* Ce cas est loin d'être rare. On sait du reste la part considérable que prend la blennorrhagie dans la formation des strictures. Il n'est donc pas étonnant de voir le gonocoque persister indéfiniment dans certains urèthres coarctés et envahir tout à coup la cavité de la vessie, sous l'influence d'une cause déterminante.

Nous allons passer en revue ces diverses modalités.

1° Cystites aigues

A. Cystite du col

On nomme ainsi l'inflammation du *col de la vessie.*

Avant d'aller plus loin, que doit-on entendre par *col vésical?*

Les auteurs ont en général mal déterminé cette région. Les principaux traités d'anatomie ne la délimitent pas et la définissent à peine. Sappey et Richet sont très vagues à ce sujet. Cependant de leur description il ressort que le col est la région *vésicale la plus voisine de l'orifice postérieur de l'urèthre.* Cruveilhier [1] est plus explicite. Pour lui on nomme ainsi l'*ouverture postérieure du canal de l'urèthre.*

La définition la plus précise du *col vésical* est sans contredit celle qu'en donne M. le professeur Tillaux [2]. « Le col de la vessie est cette portion resserrée du réservoir urinaire par lequel s'engagent les urines pour être éliminées.

« Le col est intermédiaire au corps et au canal qui lui fait suite, c'est-à-dire à l'urèthre; aussi est-il assez facile de le délimiter. Doit-on le considérer comme une simple intersection ? Non assu-

---

[1] *Traité d'anatomie*, 1843.
[2] *Traité d'anat. topographique*, p. 772.

rément. Il présente une certaine étendue. Il forme une région dont le rôle est absolument défini, comme celui des régions anale, buccale, palpébrale. C'est un orifice entouré et fermé par un sphincter dont le rôle est actif. La véritable définition *anatomique* du col est donc celle-ci : *Le col est cette portion intermédiaire au corps de la vessie et au canal de l'urèthre, autour de laquelle se trouve le sphincter vésical.*

« C'est le sphincter qui limite le col. Il commence et finit avec lui, c'est-à-dire qu'il empiète de quelques millimètres sur la portion prostatique de l'urèthre. Cette manière de voir est aussi celle de Dolbeau.

« Me plaçant maintenant au point de vue *physiologique*, je dirai : *Le col de la vessie est une portion contractile située entre le réservoir de l'urine et son canal excréteur, portion destinée à s'opposer à l'écoulement incessant du liquide, à mesure qu'il est sécrété.* »

Il serait difficile d'ajouter quelque chose à cette définition si claire. Pour ma part, je n'hésite pas à me ranger à l'opinion de mon savant maître, et je résumerai la question en disant que le *col vésical* n'a pas de limites visibles à l'œil. Il répond à la *surface interne du sphincter vésical.* Il commence là où finit l'urèthre et s'arrête dans le point où on cesse de voir les fibres musculaires sphinctériennes. Il représente l'orifice vésical d'élimination qui est fermé à la façon du *col d'une bourse.* Il est facile d'en mesurer la longueur et d'en concevoir la forme en regardant un *tracé uréthrographique.* Le col vésical y est représenté par l'ondulation qui suit celle représentant l'urèthre postérieur.

Si nous insistons autant sur ce sujet, c'est qu'il importe beaucoup de bien établir que le *col appartient à la vessie* et non pas à l'urèthre. En effet, certains auteurs, et en particulier M. Leprévost [1], ont voulu faire de l'*urèthre postérieur le col de la vessie.*

Anatomiquement cette conception est insoutenable, et personne n'avait eu jusque-là l'idée de distraire du canal de l'urèthre la *portion prostatique* pour la rattacher à la vessie. Du reste, M. Leprévost écrit lui-même que, « si par son enveloppe musculaire l'arrière-canal relève plutôt de la vessie que de l'urèthre, *par sa tunique muqueuse il appartient manifestement à ce dernier* » [2].

Cette déclaration vient à l'appui de nos idées.

En effet, qu'est-ce qui est en jeu dans l'inflammation qui nous occupe, c'est-à-dire dans la cystite du col ? Est-ce le système des

---

[1] *Études sur les cystites blennorrhagiques.* Thèse de Paris, 1884.
[2] *Loc. cit.*, page 19.

fibres musculaires? Non assurément. C'est la muqueuse, *exclusivement la muqueuse*, qui fait tous les frais de la phlegmasie. Or, si la muqueuse de l'urèthre postérieur *appartient manifestement au canal*, doit-on désigner son inflammation par le mot *cystite?* Non assurément. C'est là de l'*uréthrite* au premier chef, et on n'a pas le droit de faire dévier ce mot de son sens exact.

Et puis, si on se rangeait à l'opinion de M. Leprévost, la *femme serait dépourvue de col vésical, puisqu'elle ne possède pas d'arrière-canal.* Chez elle, on ne devrait donc jamais observer de *cystite du col.* Or, cette forme clinique est presque aussi fréquente, sinon davantage, chez la femme que chez l'homme.

Je reconnais que M. le professeur Guyon, dans ses Leçons cliniques, et après lui mon excellent ami, M. Jamin [1], ont très bien établi que l'urèthre postérieur joue un *rôle essentiel dans le phénomène de la miction.* On sait aujourd'hui que c'est le sphincter interuréthral qui ferme véritablement la voie à l'urine et l'empêche de s'écouler au dehors. Cet appareil complète et perfectionne le sphincter vésical qui serait très insuffisant à lui seul pour rendre complète la contention urinaire. Mais ce sont là des considérations *physiologiques* qui démontrent simplement que c'est au niveau du canal de l'urèthre que siège le véritable sphincter efficace. Elle ne prouve pas du tout qu'on doive *anatomiquement* rattacher l'urèthre postérieur à la vessie.

Je n'ignore pas que l'arrière-canal se développe, de même que la partie inférieure de la vessie, aux dépens du sinus uro-génital, tandis que l'urèthre antérieur se développe aux dépens de la rainure du tubercule génital.

Mais ce point de vue ne prévaudra pas sur celui de la structure anatomique. La situation des *glandes de la prostate* autour de l'arrière-canal et les ouvertures des conduits dans sa cavité rappellent la disposition générale de l'urèthre et n'ont rien de commun avec la vessie.

On sait aussi que la muqueuse vésicale n'a pas de *glandes*, tandis que celle de l'arrière-canal en est criblée (Sappey).

Du reste tout le monde continue à désigner sous le nom d'*arrière-canal* ou *urèthre postérieur* la portion prostatique, et à réserver l'expression de *col vésical* à la désignation d'une région que souvent on conçoit vaguement, mais qu'à coup sûr on différencie de la précédente.

Lors donc que l'inflammation n'atteindra que l'arrière-canal, sans empiéter sur la muqueuse qui tapisse la surface interne du

[1] Thèse de Paris. 1881.

sphincter vésical, la maladie devra être appelée, pour nous, *uré-thrite postérieure*.

Dès que la phlegmasie dépassera cette limite et envahira tant soit peu la cavité proprement dite de la vessie, ce sera de la *cystite du col*.

Ces deux états très voisins se succèdent souvent l'un à l'autre, le premier créant le second par propagation du processus mor-bide. L'expression *uréthro-cystite* employée par certains auteurs offre le grand avantage d'exprimer ces cas d'extension progressive de l'inflammation de l'urèthre au col vésical.

Il était d'absolue nécessité d'établir que le *col vésical est une région anatomique différente de l'urèthre postérieur*, car c'est cette différenciation qui légitime les descriptions séparées que nous fai-sons de l'*uréthrite postérieure et de la cystite du col*.

Causes. — La cystite du col est avant tout une affection créée par un *traumatisme local*, ou une *extension inflammatoire* issue du canal, qui n'a pas la puissance d'envahir la totalité de la vessie à cause de l'intégrité et de la résistance vitale de ce réservoir. Ce n'est pas là une invasion microbienne subite et intense suivie de culture rapide comme la *cystite généralisée*. La cystite du col est surtout *irritative*. Voilà pourquoi elle retentit si peu sur l'état général, comparativement à la forme précédente.

Lorsqu'un *instrument malpropre* pénètre dans une *vessie prépa-rée*, c'est-à-dire déjà congestionnée et irritée, les microorganismes dont il est souillé se développent avec une rare énergie.

Quand au contraire un *cathéter aseptique*, mais trop gros ou manié par une main mal exercée, brutalise la profondeur de l'urèthre, il ne détermine que de la *cystite du col*.

Celle-ci est primitivement *traumatique*, dans ce cas-là, et c'est elle qui constitue la prédisposition nécessaire à l'éclosion des microbes qu'on ensemence en même temps ou un peu plus tard. On comprend donc que la *cystite du col* précède souvent la *cystite généralisée*.

La *cystite du col*, dans d'autres circonstances, est due à l'exten-sion de l'*uréthrite postérieure*. Ici nous retrouvons toutes les causes énumérées à propos de cette dernière maladie et sur lesquelles nous ne reviendrons pas. Le sphincter vésical est loin d'opposer à l'envahissement progressif de la phlegmasie l'obstacle que le sphincter interuréthral lui forme lorsqu'elle occupe l'avant-canal. Le premier de ces muscles est en effet bien moins serré que le second, et, tandis que l'uréthrite antérieure a relativement peu de chance de devenir postérieure, celle-ci offre au contraire une tendance très grande à se compliquer de cystite du col, surtout si le sujet est diathésique (rhumatisme, arthritisme, lymphatisme).

Lorsque le corps de la vessie est profondément altéré par le fait surtout de la *rétention urinaire*, l'extension pathologique peut se diffuser jusqu'à lui. La cystite devient *généralisée.* Hors ce cas, la phlegmasie reste localisée au col, région vésicale qui a *le plus à souffrir* du voisinage de la stricture et des manœuvres chirurgicales, et qui par suite est la plus apte à l'ensemencement.

Hache[1] signale plusieurs cas où des malades atteints de blennorrhagie aiguë n'ont présenté aucun accident du côté de l'urèthre postérieur et du col vésical, quoiqu'on ait refoulé volontairement, en arrière du sphincter interuréthral, le pus de l'avant-canal, à l'aide de grosses bougies exploratrices.

Pour expliquer le défaut de toute complication du côté des parties profondes de l'urèthre, on a supposé que, dans ces cas, la sonde *s'essuie*, se débarrasse du pus qui la souille, en traversant la portion membraneuse, et arrive propre dans l'arrière-canal[2].

Ce qui semble plaider un peu en faveur de cette hypothèse, c'est que l'*injection forcée* est plus souvent accompagnée d'autoïnoculation profonde que le passage de la sonde. Mais nous devons ajouter que l'explorateur à boule diffère de ce dernier instrument. Son introduction est sûrement suivie du dépôt dans l'urèthre postérieur d'un peu de pus recueilli dans les parties antérieures du canal, car le sphincter interuréthral est incapable d'essuyer une boule *coupée d'angle* comme il le fait pour un instrument régulièrement cylindrique. Même dans le cas où l'on est certain d'avoir inoculé l'urèthre postérieur et le col vésical, on ne voit pas se développer l'inflammation de ces régions *si un élément traumatique ou irritatif n'a pas précédé l'ensemencement.*

Cela prouve l'importance du *milieu de culture* aussi bien en clinique que dans le laboratoire. On comprend donc la nécessité de pratiquer légèrement et sans violence tout cathétérisme afin d'éviter les traumatismes profonds, et de désinfecter soigneusement avant cette opération l'urèthre antérieur, dès qu'on a motif de supposer que l'arrière-canal et le col de la vessie sont *irrités.*

Il n'est pas besoin, pour expliquer les cas de Hache, d'invoquer un nettoyage du cathéter par la portion membraneuse de l'urèthre. Il suffit de dire que l'intégrité de l'arrière-canal et du col de la vessie s'est opposée à tout ensemencement.

[1] Th. de Paris, 1884.
[2] LEPRÉVOST. Th. de Paris, *loc. cit.*

Du reste, la clinique démontre surabondamment la réalité de ce fait. Jamais on n'inoculera la vessie *si ce réservoir est sain*. Nous verrons plus tard qu'on a pu y introduire des microbes pathogènes sans y déterminer de troubles durables, sans même y provoquer la moindre altération.

Sans cela, l'homme serait exposé à la cystite à tout moment de sa vie.

En effet, malgré les résultats peu concluants de Petit et Vassermann [1] qui n'ont trouvé dans l'urèthre que des microorganismes sans importance, les recherches de Lustgarten et Manaberg [2], celles de Torkild Rowsing [3], de Enriquez [4], ont démontré que ce conduit sert de refuge à une grande quantité de *microbes nettement pathogènes*.

Torkild Rowsing y a trouvé la *bactérie pyogène* et le *staphylococcus aureus;* sur quatre sujets mon ami Enriquez a décelé trois fois le *staphylocoque pyogène*, et une fois un microbe banal.

Moi-même, dans cinq cas normaux, j'ai trouvé deux fois le *staphylococcus pyogenes aureus*, une fois l'*albus*, et deux fois la *bactérie pyogène*. J'ai remarqué que *plus on avance dans le canal, et moins on a de chance de rencontrer de microorganismes*, chez les sujets sains. Deux fois j'ai cultivé sans résultat le liquide de l'*urèthre postérieur*, recueilli après désinfection de l'urèthre antérieur, ce qui semble prouver que les germes ne pénètrent pas jusque-là dans l'état de santé.

D'après ce qui précède, tout *cathétérisme, même effectué avec les instruments les plus aseptiques, est presque fatalement suivi d'une contamination des parties profondes si l'urèthre antérieur n'est pas préalablement désinfecté.*

Or l'exemple de tous les jours montre que le transport microbien de l'avant-canal dans l'arrière-canal ne provoque aucune complication inflammatoire, si la sonde ou la bougie est maniée avec *une prudence et une habileté suffisantes pour éviter toute lésion traumatique des régions profondes.*

Que le cathétérisme soit forcé, maladroit, trop souvent répété, et on aura les plus grandes chances de déterminer la *cystite du col*, surtout quand la vessie est irritable. Si cet organe est altéré dans toute son étendue, congestionné, agacé par de la rétention méca-

---

[1] *Clin. des mal. des org. génit.-urin.*, juin 1891.

[2] *Ueber die micro-organ. der norm. mannl. urethr. Viertel für Dermat. und Syph.*, XIV, Jahr. 1887, p. 405.

[3] Berlin, 1890, HIRSCHWALD, p. 60.

[4] *Contribution à l'étude bactériologique des néphrites infectieuses.* Th. de Paris, 1892.

nique, la phlegmasie l'envahira certainement en entier (*cystite généralisée*).

Les sujets dont le *col vésical* réagit le plus activement contre les manœuvres opératoires, ou s'irrite le plus au voisinage des strictures sont les *jeunes gens et les adultes*. Ici le corps vésical est doué d'une contractilité exagérée qui suffit pour surmonter l'obstacle créé par le rétrécissement, et pour évacuer la totalité de l'urine : ces malades sont plus exposés à la *cystite du col* qu'à la *cystite généralisée*.

Chez le *vieillard*, c'est tout l'opposé. Le col est fatigué, relâché, privé en partie de sa sensibilité spéciale, souvent même réduit à l'état d'orifice passif. Il est incapable de la moindre réaction. Par contre, avec l'âge arrive toujours la rétention, et avec elle l'altération de la paroi vésicale. Ces conditions sont très favorables à l'extension de la phlegmasie.

Le vieillard est donc voué bien plus que l'adulte à la *cystite généralisée*.

En terminant l'*étiologie de la cystite du col*, signalons certaines prédispositions qui échappent à l'analyse. M. Fournier écrit avec raison : « La meilleure prédisposition à la cystite, c'est la cystite elle-même. » En effet, une première atteinte en appelle une seconde.

Notons aussi l'état spécial qu'on désigne sous le nom d'*irritabilité vésicale*, et qui, en dernière analyse, consiste dans une exagération de toutes les réactions de l'organe. Ce dernier est remarquable par son intolérance à la douleur, et par sa tendance aux congestions et aux spasmes. De ce fait, les malades subissent l'action nocive des causes pathologiques avec une intensité tout à fait exagérée. *L'irritabilité peut être telle qu'elle simule la cystite elle-même.* En tout cas, c'est une circonstance prédisposante de premier ordre.

Dominant toutes les causes précitées, le *rétrécissement* joue le rôle étiogénique primordial et essentiel. C'est lui qui nécessite la dilatation dont les effets peuvent être si nuisibles, lorsqu'elle est mal faite. C'est lui qui entretient l'état d'irritabilité de la vessie si favorable à la détermination de la cystite du col. C'est enfin lui qui favorise le développement des microbes qui vivent en si grand nombre dans ses environs, et surtout dans la poche rétrostricturale, et qui sont une menace continuelle pour l'urèthre postérieur et le réservoir urinaire.

Les *rétrécissements valvulaires de la région du bulbe*, au sujet desquels nous nous sommes déjà beaucoup entretenu, exercent l'influence la plus importante relativement à la détermination de la cystite du col. Ils constituent pour la vessie la cause *irritative* la plus intense parmi toutes les coarctations uréthrales.

Symptômes. — La cystite du col débute d'ordinaire par les *symptômes de l'uréthrite postérieure* et d'une façon plus ou moins *brusque* suivant les cas.

Le malade accuse tout d'abord de la *fréquence de la miction*. Sa vessie devient tellement *irritable*, qu'elle réagit fortement dès qu'elle renferme une faible quantité d'urine. Elle se contracte même à vide. De là, des *envies fréquentes d'uriner* ne correspondant pas à de la distension du réservoir.

Quand la miction est terminée, le sujet n'éprouve pas la satisfaction qui en résulte habituellement. *Il a besoin encore et essaie de recommencer*. Les faux besoins sont souvent douloureux (*épreintes*), et l'émission urinaire est suivie d'une souffrance profonde, hypogastrique (*ténesme*), de nature spasmodique réflexe.

Le premier jet d'urine renferme le *petit flocon puriforme* que nous avons mentionné en étudiant l'uréthrite postérieure.

Ces symptômes s'exagèrent tantôt très rapidement, tantôt peu à peu, suivant l'intensité, la continuité ou la répétition de la cause déterminante qui s'ajoute au rétrécissement (cause prédisposante).

Le *ténesme* qui suit la miction devient atroce. Le malade le compare à la sensation d'un fer rouge. Pour l'amoindrir, il prend des postures diverses et souvent bizarres. La douleur dure ordinairement quelques secondes, mais parfois elle se prolonge pendant plusieurs minutes. Les *épreintes*, ou faux besoins pénibles, sont incessantes et irritent le patient qui essaie de les calmer en se livrant à de vains efforts suivis ou non de l'expulsion de quelques gouttes de liquide.

La miction est relativement assez peu douloureuse au début et pendant qu'elle s'effectue. Mais *la fin en est marquée par une souffrance intolérable aux dernières gouttes*. A ce moment, les douleurs deviennent cuisantes, lancinantes, prennent quelquefois le caractère expulsif et peuvent être telles que le malade *pâlit* et se trouve mal. On a même observé des *syncopes graves*.

Une fois la vessie vidée, la *douleur ne cesse pas*. Elle se prolonge pendant un laps de temps variable.

Au moment de l'expulsion des dernières gouttes d'urine, il sort du canal un *liquide glaireux*, dysentériforme, visqueux, ordinairement teinté de sang, et quelquefois mélangé d'un peu de pus. Cette substance émane du col vésical et est chassée par lui au moment où il se contracte spasmodiquement pour débarrasser la vessie des dernières gouttes. A cause de sa densité, cette glaire se dépose au fond du vase. Nous allons voir bientôt qu'elle n'est qu'une exagération de ce qu'on a appelé *mucus de l'urine*.

Dans certains cas, la matière glaireuse est tellement chargée de sang qu'elle est complètement *rouge*. On dirait que le malade rend du sang pur visqueux. Il en tombe ainsi quelques gouttes qui teintent aussitôt l'urine dans le vase.

Les phénomènes précédents sont *fondamentaux*.

A côté d'eux, il en existe d'*accessoires*.

Le *périnée* et la région *recto-anale* sont un peu *sensibles*. La douleur qui siège en ces points est autrement faible que celle qu'on y observe lors de la prostatite. Elle est due à une irradiation.

La *compression directe*, le *toucher rectal* l'exagèrent un peu. Il en est de même du *passage des matières fécales*. Du reste, il n'est pas rare d'observer ici un certain degré de *rectite de voisinage*.

Les *symptômes généraux* sont nuls ou peu marqués. On note un peu de *fièvre* et de *courbature générale*, quelquefois un *état saburral* de la langue et de l'*embarras gastrique*, et c'est tout.

Le malade offre dans certains cas de la *rétention*. Mais cet accident est le fait, non pas de la cystite du col, mais bien du rétrécissement lui-même, qui a été congestionné, enflammé par la cause productrice de la cystite.

Lorsque, pour combattre cette complication, on est forcé d'*introduire la sonde*, il en résulte une *douleur atroce* pour le malade. L'instrument est arrêté par le sphincter interuréthral qui se *spasmodie* d'une façon considérable à cause de l'hyperesthésie de la région. Le patient éprouve au contact du cathéter la sensation d'un *corps brûlant*. Le besoin d'uriner s'exagère. Si on introduit une bougie exploratrice, *son talon ressort chargé d'un enduit glaireux sanguinolent et puriforme*, qui émane exclusivement du col vésical et de l'arrière-canal.

Le *toucher rectal*, à condition qu'il soit pratiqué très profondément au-dessus de la prostate, provoque une *douleur vésicale* très vive et qui rappelle au malade celle qui suit la miction. Pour bien faire cette exploration, il faut avoir soin d'appuyer le coude sur un *plan résistant*, ou mieux *se le faire pousser* fortement par un aide. De cette façon l'index peut remonter très haut dans l'intestin. La *pression prostatique* à l'aide du doigt est elle-même péniblement supportée, quoique cette glande ne soit pas malade. Mais comme l'urèthre postérieur est toujours atteint dans le cas qui nous occupe, on comprend que la souffrance émane alors de cette partie du canal.

La *palpation abdominale* ne donne pas de résultat. Nous avons cependant constaté, parfois, une sensation de *tension douloureuse* profonde, à siège hypogastrique et s'irradiant tout le long de la verge au moment où on exerçait une pression directe au-dessus des pubis.

L'*examen de l'urine* offre, comme dans toutes les cystites, un intérêt capital. On constate en effet dans ce liquide une série de modifications sur lesquelles il importe d'avoir une idée très nette. Le fait qui frappe le plus, c'est que ce liquide est mélangé à du *sang*. Comme ce dernier est émis exclusivement aux dernières gouttes, il *ne colore d'abord que les couches les plus superficielles.* Puis bientôt le sang se mélange intimement à la totalité de l'urine. Les *glaires* rendues en même temps que lui ne tardent pas à *se précipiter au fond du vase*, en raison de leurs poids spécifique.

Comme la plupart du temps la quantité de sang rendue à la fin de la miction est *insignifiante*, la masse de l'urine est à peine teintée. Elle n'est que légèrement foncée. Il est rare que la proportion du sang soit suffisante pour rendre sa coloration *franchement rouge*.

Dans tous les cas, les globules rouges, grâce à leur densité, se précipitent au fond du vase, et forment une *couche spéciale*. Il est à remarquer qu'ils *ne se mélangent pas avec les autres dépôts de l'urine*. Ils se présentent soit sous forme de stries, soit sous l'aspect de nappes (Guyon).

La nuance du sang ainsi disposé varie de la *teinte rosée à la coloration brune*. Cette dernière résulte de la fermentation urinaire (Guyon) qui se produit, ici, *en dehors du corps et après la miction.*

Outre le sang, l'urine renferme un *dépôt glaireux* abondant et qu'on a l'habitude de nommer *mucus vésical*. Toutes les urines normales contiennent cette substance, mais en faible quantité. L'inflammation du col a pour résultat d'en exagérer beaucoup la production. D'après Méhu [1], ce n'est pas du mucus, car on n'y a jamais décelé la présence de la *mucine* qui est la caractéristique de toute sécrétion muqueuse. Même les urines les plus chargées de glaires sont incapables de donner la moindre proportion de cette matière à l'analyse chimique.

Les dépôts nuageux résultent simplement de *la fonte, de la déliquescence des cellules épithéliales du col vésical*, qui se désagrègent, tombent et finissent par se liquéfier.

Les glaires donnent lieu à *deux couches isolées : l'une supérieure, transparente*, nageant à la surface du liquide ; *l'autre plus opaque et plus profondément située*, sans cependant siéger au fond du vase (Guyon). Cette dernière nage vers le tiers inférieur. On l'a appelée

1 *Bull. de thérapeut. méd et chirurg.*, août 1876.

énéorème. Ces deux couches sont de même nature. Mais l'inférieure contient les débris épithéliaux *les plus denses*, tandis que la supérieure est formée par les matières épithéliales *les plus légères*. L'épithélium de toute vessie *subit incessamment cette liquéfaction*. C'est son mode de destruction auquel il faut joindre un certain degré de desquamation simple. L'inflammation exagère, ici comme partout ailleurs, le travail de destruction et de renouvellement des cellules de revêtement. Il n'est donc pas étonnant d'observer les énéorèmes principalement dans les urines des malades atteints de cystite. Mais, nous le répétons, on en voit aussi chez les sujets sains. La matière glaireuse ressemble très bien à du *blanc d'œuf* qu'on aurait mélangé à l'urine. Elle est nuageuse, floconneuse, transparente ou rosée (colorée par le sang ou l'acide urique).

La vessie atteinte de cystite du col sécrète du *pus*. Mais cette matière est loin d'avoir ici l'importance que nous lui verrons prendre dans la cystite généralisée. Le plus souvent, elle est produite en quantité insignifiante et se réduit à très peu de chose. Le pus ressemble beaucoup à celui de l'uréthrite postérieure.

Il se présente, en effet, sous forme de *filaments* que l'on recueille *avec le premier jet d'urine*. Ils consistent en longues stries irrégulières, en grumeaux fragmentés, punctiformes, en petits vers, en lambeaux déchirés, tantôt blancs, tantôt grisâtres. Le volume de ces corpuscules est très variable. On en observe qui atteignent plusieurs centimètres de longueur. Dans quelques cas très intenses on voit même flotter dans l'urine de véritables *membranes épithéliales*, assez comparables à l'épiderme déchiré d'une phlyctène de vésicatoire. Il existe un *rapport direct entre l'importance des filaments et l'intensité de la phlegmasie.*

Mélangés à la masse de l'urine, les corpuscules purulents tombent au fond du vase à côté des globules rouges du sang, formant soit des nappes, soit des ilots.

Il faut bien savoir que l'on observe dans l'urine normale quelques filaments blanchâtres, très minces, qui résultent de la desquamation physiologique de l'épithélium. Il sont remarquables par leur ténuité et leur rareté. Au microscope ils sont exclusivement formés de cellules épithéliales plates, tandis que les corpuscules purulents de la cystite sont surtout composés de globules blancs.

L'examen microscopique du dépôt de l'urine permet d'y constater la présence de *globules rouges* présentant toutes les déformations classiques de ces éléments au contact des liquides, de *leucocytes* plus ou moins altérés et de *cellules épithéliales plates de la vessie*, gonflées, indifférentes et fragmentées.

Les globules rouges sont réunis en petites masses ou en nappes régulières.

Les leucocytes forment les filaments par leur agrégation.

Quant aux cellules épithéliales, on les trouve surtout emprisonnées au sein des énéorèmes.

Le microscope montre dans une telle urine plusieurs espèces de *microorganismes*. Mais ces éléments sont *relativement rares* et se comportent comme ils le feraient dans un *bouillon de culture peu favorable à leur développement*. Ils ne constituent pas, comme dans la cystite généralisée, l'*élément morbide essentiel* et dominant.

La *réaction chimique* de l'urine est constamment *acide*. Elle est quelquefois faiblement accusée, mais enfin elle ne fait jamais défaut. Nous allons voir que dans la cystite généralisée c'est le contraire.

Les symptômes et les altérations urinaires qui précèdent prouvent que la *cystite du col ne doit pas être rangée parmi les maladies franchement infectieuses*. Elle est plutôt de *nature irritative ou traumatique*, et les germes qui s'y développent comme dans toute phlegmasie possible ne jouent, dans l'espèce, qu'un *rôle modéré*.

Mais il suffit qu'une circonstance quelconque transforme à leur avantage leur milieu de culture pour qu'aussitôt ils prennent une importance pathogénique exagérée. Dès lors, la *cystite du col devient cystite généralisée*.

Marche. Durée. Terminaison. — L'*évolution* de la cystite du col est en général *rapide*, mais chez les rétrécis, à cause de la persistance de la stricture, elle marche *moins vite*. Lorsque la maladie cède *brusquement* sous l'influence d'un traitement dirigé contre elle, elle a toutes chances de *récidiver* à brève échéance, à l'occasion de la plus légère cause accidentelle. On doit, *a priori*, se méfier de la *cystite du col* qui se reproduit ainsi à tout moment, et pour ainsi dire sans motif. La plupart du temps elle est liée à un *rétrécissement*, et en particulier à un rétrécissement *bulbaire*. Dans de telles circonstances on ne négligera jamais de faire un examen attentif de l'urèthre.

Chose à prévoir, *la dilatation et l'uréthrotomie interne* font disparaître la cystite du col comme par enchantement, ce qui établit le rapport direct qui existe entre elle et la coarctation.

Diagnostic. — L'*uréthrite postérieure*, qui est le plus souvent la première phase de la *cystite du col*, s'en distingue par le *peu d'intensité des symptômes*. Les glaires sanguinolentes et l'altération urinaire complexe décrite ci-dessus suffisent pour caractériser la cystite.

La *prostatite* n'offre aucune difficulté sérieuse (voir ci-dessus).

La *cystite généralisée* va nous occuper tout à l'heure.

Les *spasmes nerveux du col* sont des accidents *transitoires et fugaces* qui appartiennent à toute vessie irritable.

La *sclérose vésicale* réalise jusqu'à un certain point le tableau clinique de la cystite du col. Mais *l'intensité des symptômes, leur continuité, leur résistance à tous les traitements et surtout les résultats de l'examen direct* s'opposeront toujours à une erreur de diagnostic. Nous reviendrons bientôt là-dessus.

Quant à la façon de déterminer l'*origine première* de la cystite du col, c'est toujours aisé par l'*exploration uréthrale* et la connaissance de la stricture.

Il est important surtout de savoir si elle succède à une *coarctation*, à une *hypertrophie prostatique*, à une *blennorrhagie*.

Quand une quelconque de ces altérations existe *seule*, la réponse est facile à donner. Mais le cas se complique lorsqu'un *rétréci* est en même temps *blennorrhagien* ou *prostatique*, et à plus forte raison lorsque ces *trois états pathologiques coexistent*, ce qui est rare, mais possible.

L'examen du canal et de la prostate, l'étude attentive des symptômes, l'évolution clinique, la succession des phénomènes seront les éléments de ce diagnostic complexe qui devra faire à chacune des causes la part qui lui revient dans la production des faits pathologiques.

PRONOSTIC. — Le *pronostic* de la *cystite du col* est bénin en lui-même. Quant au *pronostic général* du malade, il repose sur le rétrécissement et les autres complications auxquelles il a pu donner naissance.

TRAITEMENT. — Avant tout, il faut *lutter contre la stricture*, lorsque celle-ci est la *cause exclusive de la cystite du col*. La dilatation est dans ce cas suivie rapidement d'une grande sédation des symptômes.

Quand la cystite a été provoquée par le *passage des instruments*, il faut *suspendre l'action chirurgicale*.

On doit en même temps employer les *calmants externes* (bains, chaleur, cataplasmes, émollients, antiphlogistiques) et *internes* (boissons diurétiques, opium, chloral, *bromures* et *belladone*).

Plus tard, lorsque la période des grandes douleurs commence à se calmer, on fait appel aux *modificateurs* tels que la térébenthine et les balsamiques, et aux *instillations*.

B. DE LA CYSTITE GÉNÉRALISÉE DES RÉTRÉCIS

Ici toute l'étendue de la cavité vésicale est enflammée. Cette forme est beaucoup plus rare que la précédente, et beaucoup plus grave. Elle est franchement infectieuse. C'est une *septicémie aiguë généralisée* du réservoir urinaire.

ÉTIOLOGIE. — La *cystite généralisée* peut succéder à la cystite du col et être la conséquence d'une *extension progressive de cette dernière.* Dans ces cas, on retrouve toutes les *causes étiologiques* déjà signalées dans le chapitre ci-dessus. Mais cette évolution particulière est assez rare.

Chose à bien remarquer, les symptômes vésicaux disparaissent chez les rétrécis dès le moment où le *cathétérisme semble devoir exaspérer l'inflammation uréthrale.* Quelle que soit l'irritation produite par les sondes, à partir du moment où le passage de l'urine est plus largement ouvert, *la cystite généralisée tombe brusquement.* Cette modalité spéciale ne succède donc pas, comme la cystite du col, à l'*action traumatique ou irritative des bougies dilatatrices.*

Dès maintenant, nous pouvons dire que la *vraie cause* de la complication qui va nous occuper réside dans *le transport au sein de la cavité vésicale d'un agent infectieux spécial.*

Mais, pour que celui-ci puisse se développer et exercer son action pathogène modificatrice, il est nécessaire que *le terrain soit préparé* et que certaines conditions morbides se trouvent réalisées. La plus importante parmi ces dernières est la *rétention d'urine.*

On sait combien il est fréquent d'observer la *rétention complète ou incomplète dans le cours des coarctations.* Si tout à coup le malade cesse d'uriner pour un des motifs envisagés précédemment, le tableau clinique effrayant que nous avons décrit se manifeste. La vessie, lorsque le sujet est jeune et vigoureux, se contracte à fond sur l'urine qui est contenue dans sa cavité. Comme ses parois sont hypertrophiées, cette contraction acquiert une intensité considérable. Dans ces conditions, la muqueuse est prise entre l'urine qui résiste, d'une part, et le muscle vésical qui se contracte de l'autre. Elle subit dans toute son étendue une sorte de *trauma* qui la prédispose beaucoup à l'inflammation généralisée.

Si, à ce moment, on sonde le malade avec un *instrument mal aseptisé*, la cystite éclate avec une *brusquerie remarquable*. L'urine retirée par la sonde était normale. Celle qu'on obtient au cathétérisme suivant est *alcaline et profondément modifiée*. Ici la cystite résulte d'un *ensemencement de microbes qui, trouvant le milieu convenable à leur existence, se développent avec une rapidité étonnante*.

L'agent de contamination le plus dangereux et le plus apte à produire la *cystite généralisée* est *celui qui s'attache à l'instrument que l'on introduit dans une vessie atteinte de cette maladie. Cet agent est complexe*, car il comprend en même temps les microbes du pus et les microbes de la fermentation de l'urine.

Lorsque la *rétention est incomplète*, la lutte sus-mentionnée entre l'urine et la vessie est moins vive, et le *trauma* qui en résulte beaucoup plus bénin. La cystite ne se montre pas d'une façon aussi subite. Mais la vessie se place peu à peu dans les conditions de l'*imminence morbide*. Elle est agacée et irritable, et finalement la situation devient très favorable à l'ensemencement microbien, par les instruments. Si ces derniers poussés maladroitement viennent *heurter* les parois internes du réservoir et les *contusionner*, il en résulte une nouvelle cause favorable à l'explosion de la cystite. Le *froid*, les *excès*, les *fatigues* agissent de la même façon.

Une fois la vessie ensemencée, les germes, en raison de *la rétention urinaire*, ont une tendance naturelle à séjourner dans sa cavité et à s'y multiplier. On comprend que l'action bienfaisante de la *dilatation uréthrale* est due à ce qu'elle *s'oppose à cette stagnation*.

Toute **stricture**, en créant un certain obstacle à l'émission urinaire, détermine du côté de la vessie une *suractivité fonctionnelle compensatrice*, tout à fait comparable à celle qui s'observe dans le ventricule gauche à la suite du rétrécissement aortique. La conséquence en est une hypertrophie des fibres musculaires et une *congestion active*. Ce dernier facteur est encore une cause prédisposante dont on doit tenir compte dans l'étiologie de la cystite généralisée.

ANATOMIE PATHOLOGIQUE. — On a rarement l'occasion de vérifier les lésions de la forme actuelle de cystite, parce que, dans presque **tous les cas**, *le malade guérit*. Mais en injectant dans la vessie **d'un chien**, *après une irritation mécanique préalable*, une *certaine quantité de pus* recueilli par filtration de l'urine d'un sujet atteint de cystite aiguë généralisée, on provoque l'explosion d'une *phlegmasie violente de contagion* qui doit produire chez l'animal des lésions très semblables à celles de l'homme.

Chaque fois que j'ai répété cette expérience, j'ai observé à l'autopsie une violente *rougeur diffuse* de toute la surface interne de la vessie. L'*épithélium* était modifié comme dans toute inflammation intense et desquamait activement. Le microscope montrait *les lésions ordinaires de l'hypérémie*, avec *exsudat interstitiel*. Les cultures reproduisaient les *microbes pathogènes* que nous étudierons ci-après.

Symptômes. — La maladie *éclate souvent tout d'un coup, au milieu du syndrome clinique de la rétention* complète ou incomplète, et à *la suite du cathétérisme*.

La cystite du col peut la précéder sans avoir d'autre rapport avec elle que celui de cause prédisposante.

Dans tous les cas le *début est bruyant*. Les mictions sont *extrêmement fréquentes*, il y a du *ténesme* et des *épreintes*, et la *fièvre s'allume d'emblée*.

La *douleur* affecte certains caractères. Elle est surtout *hypogastrique*. Elle s'exagère par la *pression directe* au-dessus des pubis. Elle *s'irradie* vers les lombes d'une façon très intense. Lorsque l'*urine distend la vessie*, la souffrance devient atroce. On comprend en effet combien doit être pénible la dilatation d'un organe si fortement enflammé.

Les *frissons et les vomissements* ne sont pas rares. On observe dans certains cas le *hoquet*. L'*anorexie* est complète, la *langue sèche* ou *saburrale*. En un mot, on constate dans les cas graves la plupart des symptômes de la *septicémie urineuse*.

Ce qui domine l'histoire clinique de la *cystite généralisée aiguë*, ce sont les *caractères des urines* émises par le malade.

Ce liquide est *louche* et *teinté de sang*, dès qu'il est rendu. Mais; si on le laisse au repos, il ne tarde pas à *s'éclaircir par suite du dépôt au fond du vase des substances anormales qui y sont tenues en suspension*.

Ce qui frappe le plus l'observateur, c'est une *matière glaireuse extrêmement adhérente* qui tapisse le fond du récipient et la partie inférieure de ses parois latérales. Cette matière est d'un *blanc jaunâtre* ou *rougeâtre*. Dans le premier cas elle est colorée par le *pus*, et dans le second par le *sang*. Cependant le sang *ne se mélange pas intimement* avec le dépôt glaireux. Les globules rouges forment de petits amas qui se déposent par places sous forme d'ilots, de stries, de lignes ou de points et parsèment la nappe glaireuse. Ces groupes d'hématies sont parfois si minimes qu'il faut regarder de près pour les distinguer. On dirait alors, à un examen superficiel, *que le sang est confondu avec la masse glaireuse*.

Cette dernière est, dans certains cas, *séparée en couches parallèles et stratifiées par des sortes de nappes de globules rouges* (Guyon).

Le *pus* donne à l'urine une apparence louche ou lactescente. Par le repos, il forme au fond du vase une *couche jaunâtre* tirant sur le *vert*, plus ou moins épaisse, et *confondue avec la matière visqueuse*. La surface de la couche purulente est irrégulière et grumeleuse (Guyon).

En résumé, le dépôt urinaire est formé ici surtout par de la *matière visqueuse, par du sang* et du *pus*. Il est bien distinct du reste du liquide, dont il *se sépare aisément par le repos, et auquel il rend alors sa limpidité normale*.

Si on laisse l'urine à l'air, les globules rouges s'altèrent vite et deviennent *brunâtres*. Cette coloration s'observe quelquefois au moment même de la miction. On a prétendu qu'alors le sang venait du rein. C'est une erreur (Guyon). Cet aspect prouve simplement que le *liquide a subi dans la vessie les modifications pathologiques* (fermentation et putréfaction) *qui se passent d'ordinaire après l'émission*, et qui sont nécessaires à la production des altérations des hématies.

Dans certains cas, le dépôt que nous étudions est relativement *peu visqueux*. Si on penche le vase, il s'écoule assez bien, quoique toujours un peu adhérent.

D'autres fois au contraire *sa viscosité est tellement forte* qu'après avoir vidé le récipient de la partie liquide de l'urine, il est très difficile de le débarrasser de la couche qui s'est précipitée. On dirait de *la colle*. Il faut gratter le fond du vase pour le nettoyer. Des *lambeaux glaireux* détachés du dépôt nagent dans la zone liquide. Si on les saisit entre les mors d'une pince, on les enlève tout d'une pièce.

L'adhérence et la viscosité de la masse déposée tiennent à l'état ammoniacal de l'urine. Plus la réaction *alcaline* due à la fermentation de ce liquide est intense, et plus la matière glaireuse est dense et poisseuse. Pour se convaincre du rôle que joue l'ammoniaque dans l'espèce, ou n'a qu'à *en verser une certaine quantité dans une urine purulente, mais peu ou point visqueuse*. En agitant à l'aide d'une baguette, on voit aussitôt le liquide devenir quasi gélatiniforme. S'il renferme beaucoup de pus, il peut même se prendre en gelée.

Le microscope donne la clef de ce phénomène. Quand on fait agir de l'ammoniaque sur des globules du pus, on voit aussitôt ces éléments se boursoufler, devenir transparents, se confondre entre eux, perdre leur forme propre et finalement former une sorte de gelée visqueuse amorphe.

Tout le monde sait qu'en chimie clinique on utilise cette modification spéciale subie par les leucocytes sous l'influence de l'ammoniaque pour caractériser les liquides purulents. *L'ammoniaque est donc le réactif du pus.*

Un des faits essentiels de la cystite généralisée aiguë est la transformation ammoniacale de l'urine. Lorsque le processus est intense, ce changement est rapide et accusé. La réaction alcaline devient extrêmement forte, et la viscosité du dépôt s'exagère parallèlement. L'inverse se produit lorsque la maladie est légère. On comprend maintenant que la vue de l'urine émise par le malade est à peu près suffisante pour caractériser l'intensité de la cystite. Il faut, dans cette appréciation, tenir grand compte de l'intervalle de temps qui sépare le moment de la miction de celui de l'examen du liquide rendu. En effet une urine ayant subi un commencement de fermentation dans la vessie continuera à fermenter à l'air libre, plus activement encore que dans son réservoir naturel.

Or, à mesure que l'alcalinité s'accuse, le dépôt devient plus visqueux.

Toute urine qui renferme du pus donne un *précipité par la chaleur.* Dans la cystite généralisée, la partie la plus limpide du liquide reposé se trouble lorsqu'on la chauffe. Cela ne veut pas dire cependant que le malade est *albuminurique.*

En effet le *pus* est formé, en dernière analyse, de *globules* qui nagent dans un *sérum.* Celui-ci tient en dissolution les *sels* que l'on rencontre dans la plupart des liquides organiques, et de plus une *matière albuminoïde précipitable par la chaleur et les acides, la sérine*, et une autre substance spéciale, la *pyine*, qui, comme la mucine, précipite par l'acide acétique, mais qui en diffère en ce qu'elle ne communique pas, comme elle, une consistance visqueuse à l'eau à laquelle on l'ajoute.

Méhu a établi que *les acides minéraux précipitent la mucine et la pyine.* Mais un excès d'acide redissout la première et non pas la seconde.

Quoi qu'il en soit, le *sérum du pus* se mélange très bien avec l'urine, et lui communique la *propriété* de la *coagulation.* Cette dernière est donc purement accidentelle et n'a aucun rapport avec la *qualité de l'urine au moment de sa sécrétion rénale.*

Le microscope fait apercevoir dans le dépôt urinaire une grande quantité de *cellules épithéliales* de la vessie desquamées, plus ou moins altérées, indifférentes de forme, gonflées, opacifiées et que l'on reconnaît à leur apparence lamelliforme, à leur aspect en raquette, à leurs dimensions considérables et à leurs crêtes d'empreinte.

Diagnostic. — Il est rendu très facile par l'*examen de l'urine*.

La *cystite calculeuse* et *celle secondaire à une tumeur vésicale* sont entourées des symptômes propres aux affections qui les créent et ne prêtent guère à confusion. Du reste l'exploration du canal vient lever les doutes. Une difficulté ne surgirait *que si un rétrécissement existait en même temps*.

La *cystite blennorrhagique* est assez souvent observée chez les rétrécis. Les symptômes vésicaux résultent alors, d'une part, de la stricture, et d'autre part de la présence du gonocoque. C'est une *hybridrité pathologique* qui nous a paru assez importante pour être traitée à part, à la fin de ce chapitre.

Nous en dirons autant de la *cystite qui appartient aux prostatiques rétrécis*.

Quant à l'*inflammation vésicale qui succède à la prostatite aiguë*, elle est fort rare (Segond).

Ici on a, pour diriger le diagnostic, les *phénomènes si caractéristiques de la phlegmasie de la prostate*, et ce ne sera certainement pas la difficulté de la miction et du cathétérisme causée par la tuméfaction de la glande qui pourra donner le change et en imposer pour un rétrécissement.

La *cystite tuberculeuse* doit nous arrêter un peu. Quoique *chronique* par sa nature, elle donne lieu à de fréquentes *poussées aiguës* qui simulent assez bien la cystite généralisée de rétrécis. De plus, en même temps qu'elle, le malade porte presque toujours des lésions bacillaires uréthrales pouvant rendre le cathétérisme difficile et faire croire à une coarctation.

Il faut ne pas ignorer que la tuberculose n'a pas de préférence pour telle ou telle région vésicale. Elle ne respecte pas plus le corps que le col; aussi les phénomènes qui en sont la suite rappellent-ils souvent la cystite généralisée.

La cystite tuberculeuse donne lieu, dès son début, à des *hématuries fréquentes*, d'ordinaire peu abondantes qui sont de véritables *hémoptysies vésicales*. Elles résultent de poussées congestives qui se surajoutent à l'élément spécifique, Elles se produisent *sans motif sérieux*, s'exagèrent un peu par la *fatigue*, mais se calment dès que le malade se *met au repos*. On voit par là combien elles diffèrent des *hématuries des calculeux*, ou de celles des *tumeurs de la vessie*. Celles de la cystite des rétrécis ne leur ressemblent guère davantage. De plus les hématuries des tuberculeux procurent au malade un certain soulagement en décongestionnant l'organe.

L'exploration uréthrale bien faite, tout en permettant de constater que la profondeur du canal offre une surface rugueuse et inégale (tuberculose locale), ne décèle pas de rétrécissement, dans la plupart des cas. Lorsque le malade est porteur d'une vieille coarctation, la difficulté du diagnostic s'accroît un peu. Mais l'influence heureuse et rapidement curatrice de la dilatation sur l'élément *cystite* est contraire à l'idée de la tuberculose vésicale. Inversement, la notion de l'*existence de tubercules dans les anté-cédents* ou dans les poumons du sujet milite en faveur de cette dernière.

Très fréquemment on rencontre dans la *prostate et les épididymes* des *lésions phymatoïdes* plus ou moins accusées qui éclairent beaucoup la diagnose.

Le tuberculeux vésical *est réfractaire aux instillations et aux lavages* qui ne font qu'exaspérer ses manifestations douloureuses, tandis que ces moyens donnent, comme on le sait, de très heureux effets chez les rétrécis après la dilatation.

Ajoutons enfin que la présence du *bacille de Koch* dans le dépôt urinaire plaide en faveur de la tuberculose.

Pronostic. — *La cystite aiguë généralisée est assez peu grave lorsqu'elle est liée à un rétrécissement, que l'inflammation ne s'est pas étendue aux uretères et aux reins et que le malade est bien soigné.* Il suffit d'ouvrir la voie à l'urine et d'antiseptiser son réservoir pour que la maladie disparaisse rapidement.

Toutes choses égales, la *cystite généralisée est beaucoup plus sérieuse que la cystite du col.*

Traitement. — On fera d'abord la *dilatation* ou l'*uréthrotomie.* Cette indication domine toutes les autres.

Le *repos complet* est de toute nécessité.

Les *calmants généraux* et surtout les bromures et la *belladone* sont indiqués comme précédemment.

Les *calmants locaux* donnent de bons résultats. On a conseillé les *lavements froids* (Ricord); la *glace* (Cazenave, Horand) en applications sur l'hypogastre et dans le rectum; les *grands bains;* la *saignée* (Chopart); les *sangsues,* qui dans les cas suraigus rendent de grands services. On les applique au périnée et à l'hypogastre.

Les *boissons délayantes et diurétiques* (eaux de Contrexéville, Vitel, Capvern, Évian, orgeat, tisanes de pariétaire, de queues de cerise, etc., décoction de graines de lin, etc. etc.) sont d'un usage courant.

Il en est de même du *bicarbonate de soude.* Mais dans la *cystite généralisée cet agent ne donne guère que de mauvais résultats.* L'urine a déjà trop de tendance à devenir alcaline du fait de la maladie pour qu'on favorise encore cette disposition. J'ai constamment vu les malades se mal trouver de l'emploi de cette substance dans le cas qui nous occupe.

Les *antiseptiques internes*, tels que l'acide borique et le salol, contribuent à désinfecter la vessie.

Les *antiseptiques externes* jouent, à ce titre, un rôle important. On les fait agir sous forme de *lavages* (voir Cystite chronique) ou d'*instillations* (voir plus haut), lorsque la douleur par sa violence ne s'oppose pas à leur emploi.

Les lavages seront faits avec beaucoup de douceur. On se servira d'antiseptiques plus ou moins énergiques suivant la tolérance de la vessie.

L'*état général* et les *accidents septiques* seront traités par les moyens appropriés.

2° DE LA CYSTITE CHRONIQUE DES RÉTRÉCIS

Les malades qui se négligent et abandonnent à eux-mêmes les rétrécissements dont ils sont atteints subissent à un moment donné des *poussées de cystite aiguë sous la moindre influence. Plus la vessie s'est enflammée de fois, et plus elle est disposée à le faire de nouveau;* de sorte qu'à la fin la muqueuse du réservoir urinaire s'altère définitivement, et la cystite passe à l'*état chronique.*

ANATOMIE PATHOLOGIQUE. — Cette modalité présente toutes les lésions des *phlegmasies chroniques des muqueuses.*

La membrane interne se recouvre de *taches vascularisées, d'un rouge foncé ou brunâtre.* Souvent ce sont de véritables *ecchymoses.* Elles sont entourées par un *réseau de vaisseaux sanguins* dilatés et congestionnés, qui se dessinent très nettement.

La muqueuse est *décolorée*, privée de son épithélium qui se desquame, *érodée* et *ulcérée* par places. En ces points, la perte de substance est cachée par une *nappe purulente* qui lui adhère. Parfois la *destruction du tissu atteint la totalité de la membrane,* de sorte qu'on aperçoit directement la couche musculeuse. Enfin le cas d'*ouverture complète de la vessie* par ce processus ulcératif a été observé dans quelques circonstances exceptionnelles.

La muqueuse est *épaissie, ramollie, friable* et souvent *tapissée* de *dépôts membraniformes* constitués par une sorte d'exsudation morbide et par la matière visqueuse de l'urine alcaline.

A la longue, les *couches sous-jacentes* participent à la phlegmasie. Les fibres musculaires et le tissu cellulaire *s'hypertrophient* et *s'altèrent*, et la *suppuration* finit par infiltrer toute l'épaisseur des parois du réservoir.

En résumé, la muqueuse s'enflamme *primitivement ;* puis plus tard les *fibres musculaires* et le *tissu conjonctif* prennent part au processus.

Suivant que ce dernier atteint surtout les premiers ou les seconds éléments, il provoque la formation d'une *hypertrophie musculaire* ou d'une *sclérose* de l'organe. Ces deux états spéciaux et tout différents l'un de l'autre résultent, en dernière analyse, de la cystite chronique. Nous les étudierons à part.

Symptômes. — Tantôt la *cystite chronique des rétrécis ne donne lieu à aucun symptôme bruyant.* Elle passe presque inaperçue, à tel point que le malade ne songe pas à se plaindre de sa vessie, toute son attention étant captivée par la coarctation. C'est la forme *latente.*

Plus ordinairement il existe un certain nombre de phénomènes qui constituent la *cystite chronique proprement dite.*

Dans la forme *latente,* les *urines sont modifiées* comme dans la seconde modalité, et ce sont justement ces changements qui permettent alors de poser le diagnostic.

Dans la plupart des cas le patient éprouve de *fréquents besoins d'uriner.* C'est *surtout la nuit* qu'il remarque ce symptôme. Il se lève plusieurs fois pour pisser, contrairement à ses habitudes d'autrefois. Au moment de l'expulsion des dernières gouttes, il accuse un peu de *douleur,* une sorte de *gêne,* de *poids.* Il est rare que la souffrance se produise tout le temps de la miction.

Quand la vessie est pleine, le malade ressent une *tension douloureuse* qui siège au niveau de l'hypogastre et s'irradie vers le périnée, le rectum, les lombes et l'extrémité de la verge. Elle augmente par la pression directe au-dessus des pubis.

Si, dans ces conditions, le patient veut vider sa vessie, on voit le liquide *s'écouler pendant quelques instants, puis tout à coup s'arrêter.* Le malade fait des efforts, car il sent que son organe est loin d'être vide, et tout à coup il rejette hors du méat une *glaire allongée,* sorte de flocon muco-purulent, visqueux, qu'on a quelquefois comparé à une *hydatide.* Cette substance est la même que celle que nous avons étudiée dans le chapitre précédent, et résulte de l'état ammoniacal de l'urine. Au moment de son évacuation, elle apporte nécessairement un certain obstacle mécanique à l'émission du liquide.

L'état général reste bon pendant un temps assez long. Cependant on note toujours un *état saburral du tube digestif,* de la *dyspepsie,* de la *diarrhée.*

De temps en temps on observe un petit *mouvement fébrile* suivi de transpirations abondantes. Ces phénomènes infectieux résultent d'une légère résorption de l'urine altérée et appartiennent à la forme la plus atténuée de la *septicémie urineuse*.

Progressivement les symptômes qui précèdent s'accusent. Le malade finit par *uriner un grand nombre de fois dans les vingt-quatre heures*. Les mictions deviennent *fort douloureuses et difficiles*. Elles nécessitent de *grands efforts* dus en partie à l'obstacle uréthral, et en partie à un spasme réflexe chronique de l'appareil sphinctérien. Ces poussées répétées prédisposent aux hémorroïdes, aux hernies, à l'emphysème pulmonaire, au prolapsus du rectum, etc.

Pour tous ces motifs, le sujet devient *mélancolique, sombre, taciturne*. Il rompt avec toutes ses habitudes et s'isole. Peu à peu sa *nutrition générale souffre*, une fièvre sourde et chronique s'établit, ruine sa santé, et la septicémie urinaire fait chaque jour des progrès, poussant le malade vers la cachexie et la mort.

Dans le cours de cet état chronique, on voit se développer, à l'occasion de causes nocives souvent les plus insignifiantes, des *poussées aiguës de cystite* revêtant les allures cliniques étudiées dans le chapitre précédent, et qui ne font qu'aggraver le processus pathologique général. En effet, après la disparition des phénomènes aigus, la maladie reprend sa marche normale, mais avec une *certaine recrudescence symptomatique;* en même temps l'état général infectieux s'accuse. La phlegmasie aiguë a en effet pour résultat d'atteindre l'épithélium protecteur de la vessie et d'en hâter la chute, ce qui permet au liquide urinaire d'être résorbé avec plus d'activité. Or c'est cette urine ammoniacale si profondément altérée qui contient le poison septique, et qui dans ces conditions infecte l'individu.

Passons en revue les modifications de l'*urine*.

Ici, comme dans la cystite aiguë, ce liquide est *trouble, lactescent*. Par le repos il *s'éclaircit*, grâce au dépôt au fond du vase d'une couche d'un blanc grisâtre, quelquefois verdâtre et d'épaisseur très variable.

La réaction de l'urine est parfois acide, mais plus souvent alcaline. Cette dernière peut être très faible dans les cas légers. Lorsque le liquide est *neutre*, cela indique que le malade va mieux. Le retour de l'acidité est d'un bon pronostic. Mais à ce point de vue il faut tenir grand compte de l'influence du régime et surtout de la thérapeutique. Certains médicaments, tels que *l'acide benzoïque*, combattent, tant qu'on les prend, l'état alcalin qui peut se reconstituer dès qu'on cesse l'usage du remède. Pour comporter un heureux pronostic, l'acidité de l'urine doit donc se prolonger pendant un certain laps de temps.

A l'air libre l'urine de la cystite chronique *subit d'une façon extrêmement rapide la fermentation ammoniacale* qu'elle a commencée la plupart du temps dans la vessie.

Le *dépôt* qu'on recueille en décantant avec soin est *plus alcalin* que la partie liquide placée au dessus. Il dégage souvent une *odeur putride* et *ammoniacale repoussante*, qui s'exagère d'heure en heure. Au début, c'est l'odeur d'ammoniaque qui domine. Plus tard, celle de la putréfaction l'emporte sur la précédente.

Remarquons que dans certaines cystites chroniques l'urine est *acide* et ne renferme pas du tout de matière visqueuse. *Le dépôt est formé alors exclusivement par du pus liquide et non poisseux.* Cela se voit surtout lorsque le cathétérisme n'est pas encore intervenu ou a été effectué avec beaucoup de soins, de propreté. Mais il suffit d'introduire un instrument mal aseptisé pour voir se développer avec une brutalité remarquable l'état ammoniacal, et consécutivement la transformation glaireuse du pus.

La fermentation ammoniacale se produit parfois en dehors de tout cathétérisme. Nous dirons bientôt comment on doit interpréter ces faits.

Quoi qu'il en soit, il existe ici deux états différents de l'urine.

Ce liquide est tantôt *acide*. C'est lorsque la cystite est liée exclusivement à la présence des *microbes pyogènes;*

D'autres fois, et plus souvent, il est *ammoniacal*. Cela signifie *qu'aux organismes producteurs du pus se joignent les germes de la fermentation ammoniacale.*

Les instruments septiques transportent ordinairement dans la vessie ces deux ordres de microbes en même temps.

La partie limpide de l'urine chauffée donne lieu à un précipité dû à la *sérine* et à la *pyine du pus*, dont nous avons parlé plus haut. L'acide azotique produit le même phénomène, qui n'indique pas que le sujet soit albuminurique. Le précipité est d'autant plus abondant que la quantité de pus est plus considérable, et inversement.

Le dépôt est tantôt *peu glaireux, peu collant*, tantôt au contraire sa *viscosité est telle, qu'on éprouve de la difficulté à le détacher du vase*. Ces deux états dépendent de l'état ammoniacal de l'urine. Plus celui-ci est accusé, et plus le dépôt est poisseux.

Quand le malade se repose et se soigne bien, l'urine devient plus fluide, moins ammoniacale, et bientôt elle reprend son acidité. C'est le contraire quand il se néglige, se fatigue, s'expose au froid, *exagère en un mot sa cystite*. La viscosité du dépôt permet donc de mesurer pour ainsi dire l'intensité du processus morbide.

On ne trouve pas ici ces petits amas de globules sanguins sous forme de stries, de points, etc., qui caractérisent l'urine de la *cystite généralisée aiguë*. Lorsqu'ils se produisent, cela prouve que le malade subit une *poussée aiguë* surajoutée à son état chronique.

Au *microscope* le dépôt urinaire présente une quantité énorme de *globules blancs* altérés, fragmentés, gonflés, indifférents de forme, agglutinés entre eux ; *des globules rouges* en faible proportion et disséminés parmi les éléments précédents. Ces hématies présentent de notables altérations (fragmentation, déformation, aspect brunâtre, etc.).

On voit aussi des cellules *épithéliales de la vessie* en grand nombre, et *une foule de microbes*. Doyen [1] en a décrit quatorze espèces (*bacillus urinæ claviformis, fertilis, major, aerobius, striatus, mollis, tenuis, pellucidus, diffluens, liquefaciens, — micrococcus urinæ albus, major, albus olearius, flavus olearius*). Cette nomenclature est surtout basée sur l'*aspect des cultures*, c'est-à-dire sur un caractère très trompeur, le même organisme revêtant des apparences différentes suivant le milieu, les conditions du développement, l'âge, etc...

Les urines pathologiques sur lesquelles ont porté nos recherches nous ont présenté des *cocci* et des *bacilles*. Parmi les premiers nous avons nettement reconnu le *micrococcus ureæ* de Pasteur et Van Thiegen, le *streptococcus pyogènes* de Rosenbach, les *trois staphylococci pyogenes* (*aureus, albus, citreus*) et le *gonocoque*. Les *bacilles* étaient surtout représentés par la *bactérie septique* de Clado, et le *bacillus ureæ* de Miquel.

Chacun de ces microbes exerce par rapport à l'urine sa fonction pathogène spéciale. Le *gonocoque* de Neisser provoque une suppuration particulière. Il émane de l'urèthre et on l'a vu remonter jusqu'au rein lui-même (Murchison, Finger, Leprevost). Il n'est pas rare de le rencontrer dans la vessie des rétrécis. Le *bacille de Koch* peut s'y trouver chez les tuberculeux génito-urinaires. Un des germes le plus important est la *bactérie septique* de Clado [2] ou *bactérie pyogène* d'Albarran et Hallé [3]. Ce germe est l'agent le plus actif des suppurations de l'*appareil urinaire*. Inoculé aux animaux, il produit tantôt des abcès simples, tantôt une infection générale rapidement mortelle. Cette différence d'action dépend de sa virulence. Cette dernière est exaltée par le passage à travers l'organisme de la souris.

---

[1] *Les bactéries de l'urine. Journ. des connaiss. méd.*, avril 1889.

[2] *Étude sur une bactérie septique de la vessie*. Th. de Paris, 1886.

[3] *Note sur une bactérie pyogène et sur son rôle dans l'inf. ur. Acad. de méd.*, août 1888.

La bactérie pyogène serait le point de départ d'abcès urineux péri-uréthraux et de certains abcès néphrétiques. Elle serait aussi la cause des infections urineuses aiguës.

Son rôle pathologique est donc considérable dans la *cystite chronique*, et c'est contre elle surtout qu'on doit diriger le traitement antiseptique.

Tout récemment plusieurs observateurs ont attaqué la spécificité de ce microbe qui ne serait autre que le *bacterium coli commune*.

D'après MM. Achard et Renault[1], il n'existe pas de caractère permettant de différencier cet organisme de l'intestin de la *bactérie pyogène*.

Krogius[2] (de Helsingfors) admet aussi l'identité complète entre le *bacterium coli commune* et la *bactérie pyogène*.

Les attributs morphologiques seraient les mêmes, ainsi que l'aspect et l'évolution des cultures dans les divers milieux. Enfin les résultats des inoculations seraient absolument identiques.

D'autres microbes de la suppuration s'allient à la bactérie pyogène, mais il est assez rare qu'ils existent indépendamment de cette dernière, dont la vessie forme le véritable domaine. Ces microbes sont le *streptococcus pyogenes* de Rosenbach, le *staphylococcus pyogenes aureus* et quelquefois l'*albus* et le *citreus*.

Nous arrivons maintenant à l'une des questions les plus importantes de la pathologie urinaire. C'est celle qui a rapport à la *fermentation ammoniacale de l'urine*. A cause de sa fréquence dans la cystite généralisée et de son importance clinique, nous devons nous y arrêter avec quelques détails.

La fermentation urinaire consiste dans la transformation de l'urée en carbonate d'ammoniaque. C'est, en dernière analyse, une *hydratation de l'urée* qui absorbe une molécule d'eau et devient ainsi carbonate d'ammoniaque. Ce phénomène chimique, qui peut être obtenu directement au moyen de bases énergiques ou de la chaleur, s'effectue dans la vessie *spontanément* et dans des conditions très intéressantes à étudier.

Quel est le mécanisme de la fermentation de l'urine? Quel en est l'agent actif? Quel est son rôle pathologique? Tels sont les principaux points qu'il faut élucider.

Remarquons que cette transformation spéciale appartient en propre aux *maladies inflammatoires de la vessie, des reins et des uretères*. Sous leur influence l'urine devient ammoniacale avec une

---

[1] *Soc. de Biol.*, 12 décembre 1891.

[2] *Du rôle du « bacterium coli commune » dans l'inf. urinaire (Arch. de méd. Expérimt.*, 1892).

rapidité bien plus grande que lorsqu'elle est exposée au contact de l'air. *L'état pathologique crée donc par ce liquide une force active de décomposition.*

En 1773, *Rouelle et Cadet* découvrirent une substance spéciale (l'urée) qu'ils appelèrent *matière savonneuse de l'urine.* Plus tard (1798), *Cruishank* l'isola de nouveau.

Mais c'est à *Fourcroy et Vauquelin*[1] que revient l'honneur d'avoir bien caractérisé ce corps et de lui avoir imposé le nom *d'urée* qu'il a définitivement conservé.

Ces deux chimistes établirent que la *fermentation urinaire* consiste dans la transformation de l'*urée* en *carbonate d'ammoniaque.* C'était un pas considérable ; mais ils ne comprirent pas le mécanisme de ce changement moléculaire. Plus tard[2], ils le rapportèrent à la présence d'une *matière albumineuse* dissoute dans l'urine.

L. Proust[3] montra que *l'urine maintenue à l'abri du contact de l'air se conserve indéfiniment sans se putréfier.* Il crut donc que l'agent actif était l'*oxygène.* Il garda de 1794 à 1800 un échantillon d'urine resté absolument normal dans un tube hermétiquement bouché.

Liébig[4] essaya d'établir que l'agent transformateur de l'urine réside dans les *matières albuminoïdes et extractives du mucus, du pus ou du sang* épanchées dans la vessie au cours de son inflammation.

Dumas[5] a eu le mérite de fixer l'équation exacte suivant laquelle l'urée se change en carbonate d'ammoniaque. Il ne s'occupa guère du ferment lui-même et resta confiné dans les limites de la chimie pure. Il admit cependant que c'est par le concours du *mucus* que l'urine renferme et qui se convertit en ferment que s'opère la transformation de l'urée.

Un de ses élèves, *Jacquemart*[6], s'efforça de développer cette doctrine et d'établir que le mucus vésical, *matière amorphe et morte,* agit à la façon des substances albuminoïdes, de la levure de bière, de la colle forte, etc., et provoque directement la décomposition de l'urée.

Plus tard, on essaya de prouver que, si le mucus urinaire produit

[1] Premier mémoire pour servir à l'histoire naturelle et méd. de l'urine. *Ann. chimie,* t. XXXI, p. 57.

[2] Deuxième mém., t. XXXII, p. 103.

[3] Faits pour la connaissance des urines et des calculs. *Ann. de chim. et phys.* 2ᵉ série, t. XIV, p. 259.

[4] *Traité de chim. org. et lettres sur la chimie.*

[5] *Traité de chimie appliquée aux arts* (1843) et « sur la composition de l'urée ». *Ann. chim. et phys.,* 2ᵉ série, t. XLIV, p. 273 (1830).

[6] *Ann. chim. et phys.,* 3ᵉ série, t. VII (1843).

le dédoublement de l'urée, c'est parce qu'il contient un *ferment iso-lable* qui lui donne cette propriété. Ce ferment serait renfermé aussi dans les liquides pathologiques mélangés à l'urine dans le cours de la cystite et, en particulier, dans le *pus*.

Musculus [1] traita le dépôt visqueux des urines ammoniacales par l'alcool, et obtint de la sorte un précipité qu'il isola facilement. *Ce précipité possède toutes les propriétés d'un ferment*. Mis au contact d'une urine saine, il ne tarde pas à en transformer l'urée en carbonate d'ammoniaque. Si on le dessèche à l'étuve, il en résulte une substance amorphe brunâtre, soluble dans l'eau et comparable à la ptyaline et à la pancréatine. Ce ferment est annihilé par un milieu très acide. Il est à noter cependant que l'acide phénique n'en arrête pas l'action.

On le voit, la doctrine de *Musculus est celle d'un ferment non organisé de nature chimique et comparable à la diastase*. Les expériences de cet observateur sont absolument exactes. Nous les avons répétées toujours avec des résultats positifs. D'après Musculus le *ferment est implicitement contenu dans l'urine altérée par la cystite. Il résulte de la phlegmasie elle-même et ne provient pas d'une source située en dehors du corps.*

Dans le même ordre d'idées nous devons placer ici la théorie des *microzymas* de Béchamp [2]. La voici en quelques mots. Toute substance muqueuse renferme en elle-même des *granulations moléculaires* qui sont des émanations directes des cellules organiques. Ces granulations sont les *microzymas* qui ont la propriété de se transformer en *bactéries*. Ces dernières constituent le *ferment*.

Dans le cas qui nous occupe l'*épithélium vésical* produit par sa fonte spéciale le mucus vésical, dans lequel sont contenues les granulations sus-mentionnées. Celles-ci émanent donc de la vessie, et c'est sous l'influence pathologique qu'elles se métamorphosent en bactéries. Comme dans le cas précédent, le ferment tire donc encore son origine de l'appareil vésical. Il n'a pas besoin d'y être transporté. Ce n'est pas un produit indépendant de l'organisme. *C'est, en somme, une production cellulaire directe.*

La théorie de Béchamp se rapproche beaucoup de celle de Pasteur, dont nous allons parler, en ce sens que le *ferment est figuré et de nature microbienne*, mais elle en diffère par le point d'origine des organismes. Béchamp le place dans l'économie elle-même, tandis que *Pasteur veut qu'il réside en dehors du corps.*

---

[1] *Comptes rendus de l'Acad. des sciences*, 5 janvier 1876.
[2] *Montpellier médical*, 1870.

Les microbes sont toujours transportés dans la vessie. Ils n'y naissent pas primitivement.

Une troisième hypothèse a été émise par les partisans de l'origine vésicale du ferment. Celui-ci serait représenté par *les matières purulentes et putrides de l'urine.*

En effet, les *urines riches en pus et en matières albuminoïdes sont celles qui subissent le plus rapidement et le plus complètement la fermentation ammoniacale.* On sait depuis longtemps qu'il existe un rapport étroit entre certaines cystites et l'alcalescence urinaire (Bouchard) [1], comme si cette dernière était directement provoquée par la lésion vésicale. Robin [2] n'a pas hésité à admettre que la présence dans l'urine d'un *pus alcalin* sécrété par les reins, les uretères ou la vessie, détermine directement la fermentation ammoniacale. La même idée générale a été adoptée par Bouley, Chassaignac et Verneuil [3].

En résumé le muco pus, le sang putréfié, les détritus organiques qui nagent dans l'urine des sujets atteints d'une inflammation chronique grave de l'appareil urinaire seraient les agents exclusifs de la fermentation ammoniacale.

Toutes les doctrines précédentes ont été fortement ébranlées par la théorie générale de la fermentation [4], que Pasteur a su si bien transporter dans le domaine de la pathologie et qui a pour elle sa simplicité et sa clarté lumineuse.

Pasteur découvrit dans les urines ammoniacales un *organisme* qu'on rangeait autrefois dans le groupe des *torulacées*, le *micrococcus ureæ*. C'est un *microbe sphérique disposé en chaînettes.* Il lui attribua le rôle de *ferment urinaire.* Cette doctrine fut développée par *Van Thiegen* [5] et *A. Gautier* [6]. *Neubauer* et *Vogel* [7] comparèrent l'action du *micrococcus ureæ* à celle de la levure de bière dans la fermentation alcoolique. *Roberts* [8] et *Meissner* démontrèrent que l'altération ammoniacale ne peut se produire que par le contact des germes de l'air. *Gosselin* et *Robin* [9] retrouvèrent toujours le microbe de Pasteur et Van Thiegen dans les urines ammoniacales. *Cazeneuve* et *Livon* [10] prouvèrent qu'une vessie

[1] *Gaz. hebd*, 31 janvier 1873.
[2] *Leçons sur les humeurs*, 1874.
[3] *Acad. des sc.*, 1874.
[4] *Comptes rend. Acad. sc.*, 1860.
[5] Thèse pour le doct. ès sciences, 1864. Paris, nº 256.
[6] Th. de Paris, 1869.
[7] *De l'urine et des sédiments urinaires*, 1870.
[8] *Philosoph. transact.*, 1874.
[9] Recherches sur l'urine ammoniale, *Compt. rend. Acad. méd.*, 1874.
[10] *Revue mensuelle de méd. et de chirurg.*, 1877.

pleine d'une urine pathologique ne renferme pas de microbes, si avant de l'enlever du cadavre on a soin de fermer l'urèthre et les uretères par des ligatures destinées à empêcher la communication de la cavité du réservoir avec l'air atmosphérique.

La question de la fermentation urinaire devenait très simple, surtout si on l'envisageait hors de l'organisme.

Cependant elle devait se compliquer bientôt. Dès 1879, *Miquel* [1] décrivit un nouveau ferment de l'urée tout à fait différent de celui de Pasteur. Il le désigna sous le nom de *bacillus ureæ*. Il consiste en filaments très grêles, mobiles, isolés ou réunis au nombre de deux à quatre, et pouvant croître dans des conditions très diverses [2]. Il transforme très bien l'urée en carbonate d'ammoniaque. Plus tard *Leube* retrouva ce ferment [3], ainsi que deux autres bacilles assez mal caractérisés qui seraient capables aussi de déterminer la fermentation urinaire. *Flügge* [4] a signalé un *micrococcus ureæ liquefaciens* doué de la même propriété.

Ainsi que le dit Miquel [5], le véritable champ d'action des ferments de l'urée *est surtout en dehors de l'économie animale*. C'est grâce à eux que l'urée restitue au sol, sous forme d'ammoniaque, un azote précieux pour l'agriculture. « En considérant uniquement comme source d'urée, à l'exclusion des animaux, les urines excrétées par la population de la France, les agents microbiens qui nous occupent fournissent au sol 130 millions de kilogrammes d'azote par an, soit 130,000 tonnes. »

Malgré leur multiplicité, les microbes de la fermentation urinaire donnent du phénomène une explication facile.

Mais là où la difficulté se présentait, c'était dans la question de déterminer les *conditions de transport de ces microbes au contact de l'urine chez l'individu vivant.* Le germe n'existait pas dans l'organisme. *Il provenait donc de l'extérieur.* Dans le cas où l'ammoniurie succédait au cathétérisme, on pouvait invoquer le *transport pour l'instrument* (Traube, [6] Niemeyer [7]). Mais comment expliquer les observations dans lesquelles *les urines sont ammoniacales dans la vessie même, et en dehors de toute introduction instrumentale?* (Lailler [8], Gosselin, Blot, Ricord [9].)

[1] *Bull. Soc. chim. de Paris*, t. XXXI, p. 391, mai 1879.
[2] *Annuaire de Montsouris* pour l'an 1882, p. 469.
[3] *Virch. Arch.* 13, d. 100, p. 540, 1885.
[4] *Les microorganismes.* Traduct. de HENRIJEAN, p. 130, éd. de 1887.
[5] *Ann. de micrographie*, 1888-89, t. 1, p. 425.
[6] *Berliner Klin. Wochensch.*, 1864, p. 233.
[7] *Traité de path. int.*
[8] *Acad. de sc.*, 1874.
[9] *Acad. de méd.*, 1875.

Pasteur admit alors que les microbes extérieurs au malade peuvent arriver jusqu'à la vessie en *cheminant comme dans un tunnel à travers l'urèthre*. Grâce à son humidité continuelle, ce conduit se montre en effet très favorable à cette progression. Pasteur fit judicieusement observer que ce n'est pas là un mouvement de *translation directe* des microbes, théorie impossible à accepter, mais bien un *envahissement progressif de la totalité de l'urèthre par prolifération et générations successives des microorganismes* qui finissent, de la sorte, par atteindre la vessie.

La doctrine de Pasteur se compléta lorsque ce savant établit avec Berthelot [1] que le *micrococcus urex* sécrète une substance chimique spéciale pouvant jouer le rôle de *ferment urinaire*. C'est, on le devine, la même matière que le *ferment soluble de Musculus*. Ce dernier serait donc, en dernière analyse, créé de toutes pièces par les microorganismes [2]. En définitive le ferment urinaire *pour Pasteur* est un *microbe extérieur au malade* qui est constamment *transporté dans la vessie* par un procédé quelconque, et qui a la propriété de *sécréter directement* une *substance chimique capable de transformer l'urée en carbonate d'ammoniaque*. La fermentation est donc effectuée non seulement par le microbe lui-même, mais aussi par la substance spéciale qu'il sécrète.

Dès maintenant on voit que le point en apparence faible de la doctrine pastorienne réside dans le *transport des microbes* de l'extérieur dans la vessie, malgré l'hypothèse d'une perméabilité du canal vis-à-vis de l'agent pathogène. L'urèthre est tellement bien fermé par son système sphinctérien, qu'il semble difficile d'admettre qu'il livre passage à ces organismes.

Nous avons signalé au chapitre de la Cystite du col les recherches de Lustgarten et Manaberg, de Torkild Rowsing, de Enriquez et les nôtres, relativement à la présence des microbes pathogènes dans l'intérieur de l'urèthre normal, et nous avons vu que ces éléments existent très fréquemment dans ce conduit, en dehors de la maladie. A plus forte raison doit-on les y rencontrer lorsque *le canal est rétréci et suppure*.

En arrière de toute coarctation, nous savons qu'il y a une dilatation où *séjournent quelques gouttes d'urine*, quelquefois pendant un temps fort long. C'est une disposition suffisante pour permettre aux microbes ferments de l'air de cultiver en cet endroit où ils parviennent facilement.

[1] *Acad. des sciences*, 1876.

[2] PASTEUR et JOUBERT, *Comptes rendus Acad. des sc.*, 1876. PASTEUR. *Acad. méd.*, 11 juillet 1876.

En effet l'urine de la poche rétrostricturale s'écoule à l'extérieur *peu à peu et d'une façon presque continue*. L'urèthre antérieur est de la sorte humecté dans toute son étendue par une légère couche urineuse qui au méat se charge de ferments, d'autant plus facilement que cet orifice se met au contact de la chemise déjà imprégnée d'urine ayant eu le temps de fermenter. *Les germes gagnent de proche en proche et par générations successives la région bulbaire. Ils envahissent tout l'urèthre antérieur, s'arrêtant au sphincter interuréthral qui est hermétiquement fermé.* J'ai souvent vu le liquide imprégnant un explorateur conduit jusqu'à la région bulbaire donner la réaction ammoniacale, tandis que l'urine de la miction était acide. Ce fait prouve bien la théorie que nous avançons.

Or, dans de telles conditions, le cathétérisme fait avec un instrument *complètement aseptique* n'en transporte pas moins les germes ferments de l'urèthre antérieur dans le postérieur et la vessie, et l'ensemencement est effectué. A plus forte raison ce résultat est-il obtenu si l'on emploie des sondes ou des bougies déjà septisées.

D'autres fois, lorsque la poche rétrostricturale s'étend jusqu'à la portion membraneuse et prostatique, les *sphincters interuréthral et vésical sont définitivement dilatés*. Ils ont perdu leur puissance fonctionnelle, et la vessie est séparée de l'urèthre par un orifice *continuellement ouvert*. Le réservoir urinaire représente, ainsi que nous l'avons dit ailleurs, une sorte d'infundibulum dont le sommet correspond au rétrécissement. Dans ce cas, le malade a de l'incontinence dès qu'il se lève. Il ne peut conserver son urine qu'en se tenant couché sur le dos. *La porte est donc largement ouverte aux microbes ferments qui, après avoir envahi le canal, n'éprouvent aucune difficulté à contaminer la vessie.* C'est dans ces circonstances spéciales que l'ammoniurie se développe spontanément, en dehors de tout cathétérisme.

Ici se place une question toute nouvelle et qui est peut-être destinée à donner la clé de beaucoup d'observations difficiles à expliquer. *Chez l'homme qui se porte bien, le sang est-il, de même que l'urine, complètement aseptique? Ces deux liquides ne peuvent-ils pas contenir accidentellement des microorganismes?*

Jusqu'ici on a regardé ces milieux à peu près universellement comme aseptiques. Mais des travaux récents combattent cette croyance en démontrant que des germes peuvent s'égarer dans le sang, soit qu'ils y pénètrent par l'air respiratoire, soit par toute autre voie. Les organismes sont alors en partie détruits par les tissus lymphoïdes (Bouchard), et en partie rejetés dans l'urine par les glomérules. Dès lors il devient facile de comprendre qu'une urine puisse être *directement ensemencée par le rein*, et il devient inutile d'invoquer dans tous les cas la contamination par l'urèthre. On peut de la sorte expliquer certaines observations qui échappent à la théorie ordinaire.

D'après *Enriquez*[1], *l'urine la plus normale contient dans la vessie des germes une fois sur trois en moyenne* (staphylocoques, bactéries).

Kannemberg[2] dans les mêmes conditions a rencontré de temps en temps des micrococques, des diplocoques et plus rarement des chaînettes et des bâtonnets.

Leube[3] rappelle que la graisse peut traverser la glomérule et paraître dans l'urine. A plus forte raison, les microbes sont-ils capables de cette transsudation.

D'après MM. *Cornil et Brault*[4], il pourrait se rencontrer dans l'urine des germes en petit nombre qui n'y déterminent pas de fermentation et qui n'y trouvent pas le milieu nutritif propre à leur développement.

Il est de toute nécessité, pour démontrer la présence des microbes dans une urine normale, de *la cultiver*, car les germes peuvent y exister et ne pas paraître directement à l'examen microscopique (*microbisme latent*) en raison de leur petit nombre.

Enriquez a cultivé sur le vivant onze échantillons d'urine saine; sept fois la culture est restée stérile. Trois fois elle a donné un staphylocoque pyogène, et une fois un microcoque non virulent pour le cobaye. Chose remarquable, ces cas appartenaient le premier à un sujet sain, mais qui quinze jours auparavant avait eu une angine assez intense ; le second à un élève chargé du service d'autopsie ; le troisième et le quatrième à des hystériques confinés dans des salles réservées aux tuberculeux. Dans ces quatre observations il y avait donc eu une certaine *infection générale primitive*, qu'on pouvait regarder comme ayant été le point de départ, par élimination des microbes absorbés, de la contamination de l'urine. Quoique l'économie se défende contre l'envahissement des microbes grâce au *phagocytisme*[5], ou absorption des germes par les cellules épithéliales, il paraît donc bien établi que certains microorganismes pénètrent dans le sang et se disséminent un peu partout. Ils sont en grande partie détruits dans le foie, la rate et les

---

[1] *Contribut. à l'étude bactériologique des néphrites infect.* Th. de Paris, 1892.
[2] *Zeitschr. für Klin. med.*, B⁴ I.
[3] *Zeitschr. für Klin. med.*, B⁴ III.
[4] *Path. du rein.*
[5] *Thistovitch. Ann. Inst. Pasteur*, 1889, p. 337.

organes lymphoïdes. Le reste est chassé directement par le rein. Si ces derniers microbes n'altèrent pas à tout coup l'urine, c'est *qu'ils n'y trouvent pas les éléments nécessaires à leur vie et à leur développement.* Ils tombent dans un liquide qui ne leur convient pas, et où ils meurent pour ainsi dire d'inanition.

L'irritation et la congestion réflexe de l'appareil vésico-rénal est le point de départ de la sécrétion d'une matière spéciale qui se mélange à l'urine et qui met ce liquide dans des conditions diamétralement opposées. *A partir de ce moment, les microbes trouvent là un milieu convenable.* Ils y rencontrent pour ainsi dire une nourriture abondante. Ils s'y développent avec rapidité et accomplissent leur rôle de ferment urinaire. On conçoit dès maintenant *l'importance de l'inflammation vésicale dans l'évolution microbienne.* En somme, chacun de nous peut avoir des germes dans sa vessie. Là n'est pas le danger. C'est même un bien de se débarrasser par la voie rénale de ces hôtes incommodes. Le péril commence lorsque *l'appareil vésico-rénal est irrité par une cause chronique* telle qu'un rétrécissement par exemple. Cette inflammation irritative donne lieu à la formation d'une matière exsudée par la muqueuse. C'est là l'aliment des microbes qui n'auraient pas pu vivre et, à plus forte raison, se développer, si cette substance spéciale avait fait défaut.

Nous avons injecté chez des rats, directement dans l'estomac, à l'aide d'une sonde fine, et dans la trachée artère, au moyen de la seringue de Pravaz, des quantités variables de *ferments urinaires* recueillis par filtration d'une urine normale fermentée, et dilués dans un peu d'eau stérilisée. Nous avons introduit ainsi environ 50 centigrammes de liquide microbien dans l'estomac, et 3 gouttes dans la trachée des petits animaux, sans déterminer des accidents très sérieux. Nous avons observé que les rats injectés dans l'estomac, aussi bien que ceux inoculés dans la trachée artère, donnent après quelques heures une urine chargée de ferments. Ceux-ci y sont extrêmement nombreux cinq heures après l'expérience. On en compte plusieurs espèces parmi lesquelles on distingue le *micrococcus de Pasteur*, et *l'urobacille de Miquel.* Les bâtonnets sont bien plus rares que les microbes sphériques. Il est probable que le *bacillus ureæ*, qui est *anaérobie*, meurt au contact de l'oxygène du sang. Dans nos expériences l'urine est restée acide, malgré la présence des ferments éliminés par le rein. Ces agents n'étaient probablement pas assez nombreux pour effectuer la transformation ammoniacale. Ils n'ont pas tardé à disparaître et les animaux ont guéri.

Certains expérimentateurs ont vivement combattu la doctrine

générale de Pasteur. On s'est demandé pourquoi le *micrococcus urea* ne pénètre que dans la vessie des urineux, et respecte celle des sujets sains. Ce que nous venons de dire suffit pour faire comprendre que ce microbe n'épargne pas plus l'une que l'autre. *Mais il ne trouve que chez les gens atteints de cystite les conditions nécessaires à son existence.* Lorsque le réservoir urinaire n'est pas altéré, le germe ne peut pas s'y développer, et est incapable d'y produire la fermentation ammoniacale.

On s'est étonné que la *dilatation uréthrale soit suffisante, dans beaucoup de cas, pour amener à brève échéance la disparition des microorganismes sans qu'il soit nécessaire de les attaquer directement.*

A cela on peut opposer la réponse suivante. La dilatation supprime le *rétrécissement*, c'est-à-dire la cause première de la cystite chronique, et, une fois l'élément irritatif disparu, les microbes ne trouvent plus dans la vessie leur alimentation nécessaire. Ils meurent comme ils le feraient si on les plaçait dans une vessie saine.

De plus la dilatation supprime la *rétention*, cause éminemment favorable, ainsi que nous le savons, à la vie et à la reproduction des germes ferments.

Arnold Hiller [1] a cherché à prouver que la *putréfaction de l'urine précède l'apparition des microbes loin d'en être la conséquence.* Mais ces expériences ne sont pas démonstratives.

Colin [2] *a montré qu'on peut injecter impunément des bactéries dans la vessie saine de la vache sans y produire la fermentation urinaire.* Et cependant, cet animal offre ceci de remarquable *de ne jamais vider complètement sa vessie.* Il ressemble, à ce titre, à un rétréci atteint de rétention incomplète.

L'urine contaminée séjourne donc sûrement un temps plus ou moins long dans son réservoir, et on ne peut pas, dans cette expérience, invoquer l'entraînement des microbes hors de la vessie par la miction pour expliquer leur impuissance.

Mais la réponse est la même que précédemment. *Le germe ne trouve pas dans la vessie saine de la vache son milieu de culture.* Il y meurt faute d'alimentation.

Feltz et *Ritter* [3] ont préparé du ferment urinaire en abandonnant à la putréfaction une certaine quantité de liquide retiré de la vessie. Ils ont ensuite *injecté cette substance à travers une sonde*

[1] *Centralblat*, 1874.
[2] *Bull. Acad. méd.*, 1875.
[3] *Acad. des sc.*, 23 mars 1872. — *Journal de Robin*. 1874. — *Études sur les condit. expériment. de l'urémie*, 1884.

introduite à un chien. L'urine de l'animal, qui était *acide*, est devenue rapidement *alcaline*, mais, fait capital, *l'état ammoniacal n'a jamais été que très transitoire.*

Ici comme ailleurs on peut invoquer le *terrain d'ensemencement.* Le ferment produit sur le vivant, comme dans le récipient du laboratoire, la transformation de l'urée en carbonate d'ammoniaque. *Mais, une fois son action épuisée, tout rentre dans l'ordre,* car le milieu où il agit est impropre à sa reproduction et à sa multiplication.

Ces résultats ont, en dépit de cette explication qui s'imposait cependant, éloigné de la doctrine pastorienne un certain nombre de cliniciens tels que Ducazal [1], Gosselin [2], Ellis [3], Lécorché [4], Curtis [5], etc.

Pour Le Dentu [6], *la vessie pourrait subir de la part de l'intestin une influence septique comparable à celle des abcès placés dans le voisinage du tube digestif.* Ce chirurgien se montre cependant peu convaincu de la théorie de Pasteur.

Son hypothèse nous paraît très admissible si l'on suppose que les germes développés dans l'intestin entrent dans le sang et en sont éliminés par le rein qui les rejette dans l'urine vésicale.

Les nouvelles recherches de Krogius et de Achard et Renault, dont nous avons parlé plus haut et d'après lesquelles la *bactérie pyogène* de Clado ne serait autre que le *bacterium coli commune,* donne un grand poids à la *théorie de l'origine intestinale de la septicité urinaire.*

M. Guyon [7] attribue à l'*inflammation vésicale tout le rôle que M. Pasteur réserve exclusivement aux germes.*

Un point faible de la doctrine de ce dernier est que le *micrococcus ureæ* a besoin d'oxygène pour vivre. Il est *aérobie.* Or il ne peut pas trouver dans la vessie ce gaz qui est nécessaire à son existence, puisque ce réservoir en est complètement dépourvu. Ceci est exact, mais on sait que Miquel a découvert dans l'air atmosphérique un bâtonnet (*bacillus ureæ*) qui est *anaérobie,* c'est-à-dire qui n'a pas besoin d'oxygène pour vivre et se développer, et qui, comme le *micrococcus ureæ,* jouit de la propriété de transformer l'urée en carbonate d'ammoniaque.

---

[1] *Gaz. hebd..* 1876.
[2] *Clin de la Charité,* t. II, p. 519.
[3] *Boston med. and surg. Journal,* 1877, p. 393.
[4] *Traité des mal. des reins,* p. 13.
[5] *Boston med. and surg. Journ.,* déc. 1877.
[6] *Traité des mal. de la prostate et de la vessie.*
[7] *Leçons de clinique.*

Ceci démontre qu'il ne faut pas rapporter le rôle exclusif de la fermentation urinaire à un microbe spécial, comme on le faisait autrefois. C'est justement en cela qu'a consisté l'erreur de Pasteur.

Ce travail de décomposition chimique est exécuté par des agents très multiples (bâtonnets et cocci), et Miquel[1] vient d'en décrire un grand nombre de variétés dont il a établi très exactement la fonction. La fermentation urinaire appartient à des organismes *déterminés*, mais très nombreux, et, à notre avis, Doyen[2] a eu tort de prétendre qu'elle est une fermentation banale qui se produit sous l'influence de n'importe quelle bactérie susceptible de se cultiver dans l'urine.

Nous serions incomplet si nous omettions de signaler l'opinion de Gubler[3] qui a essayé de faire de l'éclectisme très large.

Cet auteur admet *quatre* ordres de causes de la fermentation urinaire :

1° *Introduction de germes pathogènes par les instruments du cathétérisme;*

2° *Migration directe de ces agents à travers l'urèthre.* Ce transport est aisé, surtout chez les gens qui urinent par regorgement et chez ceux dont les sphincters sont paralysés ;

3° Avec Dumas, Gubler pense que *le carbonate d'ammoniaque que l'on trouve dans l'urine provient directement du sang et est dû à une excrétion.*

Cette hypothèse prend corps si on admet la possibilité de la présence dans le sang de *microbes ferments égarés*. Ces agents y métamorphoseraient l'urée en carbonate d'ammoniaque, et cette dernière substance serait éliminée directement dans l'urine. Le *micrococcus ureæ*, qui est aérobie, trouverait dans le sang ses conditions vitales nécessaires.

L'exagération de l'excrétion normale du carbonate d'ammoniaque pourrait déterminer un *ébranlement moléculaire capable de décomposer l'urée* (?);

4° Enfin Gubler admet une sorte d'*influence vitale exercée directement par les leucocytes sur l'urée*. Ces derniers agiraient un peu à la façon des microbes eux-mêmes.

En résumé, quatre grandes doctrines dominent l'histoire de la fermentation urinaire :

---

[1] *Annales de micrographie*, t. I (1888-89).

[2] *Les bactéries de l'urine. Journ. des connaiss. méd.*, n° 14, avril 1889.

[3] Sur les conditions chimiques diverses de l'alcalescence putride des urines. *Compt. rend. Acad. des sc.*, 1874.

1° DOCTRINE DU MUCUS FERMENT. — En vertu de laquelle c'est le mucus de la vessie qui produit la transformation ammoniacale (Jacquemart) ;

2° DOCTRINE DU FERMENT CHIMIQUE. — Ce n'est pas le mucus en totalité qui est le ferment. Mais celui-ci est contenu dans celui-là, et on peut l'en isoler (Musculus, Béchamp) ;

3° DOCTRINE DU FERMENT ALBUMINOÏDE. — L'agent actif émanerait du pus et des matières putrides et albuminoïdes renfermées dans les urines pathologiques (Bouchard, Robin, Bouley, Chassaignac, Verneuil) ;

4° DOCTRINE PASTORIENNE. — Le ferment est un *microbe spécial*, *extérieur à l'individu* et qui arrive dans sa vessie soit par le fait du cathétérisme, soit de proche en proche à travers l'urèthre. Ce germe vivant détermine la transformation ammoniacale par un mécanisme comparable à celui de la fermentation alcoolique (Pasteur, Van Thiegen, Neubauer, Vogel, Berthelot).

Le microbe en question sécrète une sorte de *diastase* qui est elle-même un ferment soluble pouvant dédoubler l'urine.

Les microbes qui vivent dans l'urine pathologique y fabriquent des *toxines* encore mal connues, mais qui agissent comme *poisons par rapport au malade*. Ce sont, en dernière analyse, des *sécrétions directes des microorganismes*. Si ces poisons pénètrent dans le sang à la faveur d'éraillures de la muqueuse vésicale, ils déterminent toute la série de symptômes que nous étudierons au chapitre des *Septicémies urineuses*, où nous traiterons de ce mode spécial d'intoxication.

Nous devons maintenant relater brièvement les résultats d'un certain nombre d'expériences personnelles qui contribuent à démontrer les faits généraux de la fermentation urinaire, tels que nous les avons indiqués dans les lignes précédentes.

Nos recherches ont porté sur l'*urine émise à l'air libre*, et sur *celle contenue dans la vessie des animaux*.

1° Nous avons tout d'abord voulu nous rendre compte de la *puissance de fermentation des germes comparée à celle du ferment chimique isolé*.

Pour cela nous avons placé quantité égale d'une urine normale dans deux ballons stérilisés. Ceux-ci ont été ensuite soumis à l'ébullition pendant le temps nécessaire pour tuer tous les germes qu'elle pouvait contenir. Après un séjour d'une semaine dans l'étuve à 37 degrés et constatation de la persistance de la limpidité parfaite du liquide, nous avons ensemencé autant que possible, en proportions égales, le tube numéro 1 avec de l'*urine ammoniacale*, et le tube numéro 2 avec du *ferment chimique* isolé de la façon suivante :

On filtre sur la porcelaine de l'urine fermentée et on laisse sécher le dépôt recueilli.

Le filtre est ensuite exposé à une température voisine de 100 degrés. Une fois refroidi, on place dans sa concavité de l'eau glycérinée et stérilisée, qu'on recueille au dessous, après qu'elle s'est mise au contact intime du dépôt. On soumet cette eau à une nouvelle filtration et à l'ébullition, et on ensemence avec elle le tube numéro 2. On est bien certain de la sorte de n'avoir introduit dans ce tube aucun microorganisme. On n'y a ajouté qu'une certaine quantité de ferment chimique dont l'eau glycérinée s'est chargée au contact du dépôt urinaire.

Au bout de douze heures les deux tubes ont fermenté, le second dans des proportions presque égales au premier.

On établit exactement cette comparaison en procédant au dosage, à l'aide de l'hypobromite de soude, de l'urée qui reste dans chacun des deux ballons. On voit que la portion de ce corps est à peu près la même, ce qui prouve que la transformation en carbonate d'ammoniaque a été sensiblement égale dans les deux tubes pendant les premières heures.

Au bout de quatre jours, le tube numéro 1 contient des ferments nombreux et variés parmi lesquels on voit le *micrococcus* et le *bacillus ureæ* au lieu que le tube 2 ne renferme *aucun germe*.

Tandis que la quantité d'urée qui existe encore dans le tube 2 n'a pas varié beaucoup depuis la fin du premier jour, celle du tube 1 au contraire a diminué dans des proportions considérables. En d'autres termes, la fermentation à peu près aussi active dans un tube que dans l'autre, les premières heures, a continué à se produire dans le numéro 1, s'y est même exagérée, tandis que dans le numéro 2 elle a été en s'affaiblissant. Cela démontre que, lorsque le ferment chimique est entièrement utilisé, la transformation ammoniacale s'arrête forcément. Le ferment microbien a au contraire la propriété de se reproduire et de pulluler indéfiniment par générations successives des germes. Donc ceux-ci sont les fabricants du ferment chimique. Ils sont des particules vivantes, tandis que le ferment chimique est une substance morte.

2° Nous nous sommes demandé si *les liquides pathologiques sécrétés par l'organisme peuvent transformer l'urée.*

Nous avons mis au contact d'une urine aseptique du pus phlegmoneux recueilli dans une pipette stérilisée au moment de l'ouverture d'un abcès, en prenant toutes les précautions d'usage pour éviter d'ensemencer des germes atmosphériques.

La fermentation urinaire ne s'est pas accomplie. Cependant, au bout de huit jours, nous avons constaté dans le liquide quelques traces d'ammoniaque.

Si donc les microbes du pus ou les leucocytes exercent une certaine action sur l'urée, elle est extrêmement légère.

En filtrant le pus sur la porcelaine après avoir tué, comme dans l'expérience première, tous les microbes qui y sont contenus, et en recueillant à l'aide d'eau glycérinée, mise à son contact, les toxines élaborées par les germes, on obtient une *substance chimique* qui, mise au contact de l'urine, n'en détermine pas la fermentation.

Donc les microbes pyogènes ne sécrètent pas de ferment urinaire. Peut-être cependant déterminent-ils, quand ils sont vivants, un rudiment de fermentation.

3° *Mais ces microbes, lorsqu'ils existent dans l'urine, transforment ce liquide en un milieu très convenable au développement des véritables ferments de l'urée.*

A une urine antiseptisée ajoutons du pus phlegmoneux recueilli à l'état de pureté, et ensemençons ce milieu avec des germes ferments de l'urée. Un second échantillon de la même urine, absolument semblable au premier, sera ensemencé de la même façon, mais ne sera pas mélangé à du pus.

La transformation de l'urée se montrera plus rapide et plus énergique dans le premier cas que dans le second. De plus, le premier échantillon subira rapidement la fermentation putride qui ne se développera pas dans le second.

Il est probable que ces différences de propriétés sont dues aux matières albuminoïdes contenues dans le pus qui crée pour les ferments urinaires un milieu nutritif, favorable à leur développement.

4° *Le sang putride, le pus ayant séjourné longtemps à l'air, les substances gangréneuses ont la propriété fermentescible urinaire d'autant plus développée que l'état de décomposition de ces matières organiques est plus avancé.*

Il est bien évident que celles-ci se chargent à l'air des germes ferments de l'urée, qui entrent en action dès qu'on les met au contact de l'urine. De plus, les matières albuminoïdes mélangées à ces résidus de la putréfaction constituent un bon milieu nutritif pour le développement des germes urophages lorsqu'on les inocule à une urine.

Nous avons produit des fermentations urinaires très rapides et très énergiques, avec ces diverses substances organiques.

Le bourbillon de l'anthrax s'est comporté de même dans un cas où nous l'avons ensemencé dans l'urine.

Les matières organiques putrides broyées avec de l'eau dans un mortier, et placées sur un filtre de porcelaine, donnent un liquide chargé d'une substance chimique qui *possède la propriété de la transformation de l'urée, à un faible degré*. Il est probable qu'il s'agit là du ferment chimique élaboré au sein même des substances en décomposition par les microbes urophages qui s'y trouvent accidentellement.

5° *Pour démontrer l'influence du milieu de culture urinaire sur la vitalité et la puissance de développement des microbes urophages*, il suffit d'ensemencer par le même ferment deux quantités égales de la même urine parfaitement stérilisée.

Au récipient 1 on ajoute un blanc d'œuf frais recueilli antiseptiquement. Tandis que la fermentation s'y produit avec une activité remarquable, elle est bien plus lente et bien plus faible dans le tube 2. La diminution de l'urée dans le récipient 1 est à celle du récipient 2 environ comme 10 est à 6. En d'autres termes, les microbes se trouvent bien mieux dans le premier milieu que dans le second, et ils s'y développent plus abondamment.

La peptone et la gélatine donnent des résultats absolument analogues à ceux de l'albumine. La peptone paraît supérieure aux autres matières albuminoïdes, en tant que substance nutritive des microbes urophages.

6° *Il est facile pour tout le monde de se rendre compte du fait précédent*. Il suffit de placer dans deux vases quelconques, et à l'air libre, parties égales de la même urine non stérilisée. A l'un des deux récipients on ajoute une substance organique aseptique, et rien à l'autre. La fermentation ammoniacale fera en quelques heures des progrès remarquables dans le premier vase, alors qu'elle commencera à peine dans le second.

7° *Les germes qui se développent sous forme de mousse verdâtre à la surface de la solution de gomme renferment en grand nombre des ferments urophages*. Ces germes sont extrêmement acides. Ensemencés dans une urine stérilisée, ils la rendent fortement ammoniacale en un temps relativement très court.

Il est probable que la dissolution de gomme est un milieu très convenable à la vie de ces éléments qui sont alors mélangés à une multitude d'organismes différents. Les germes urophages n'entrent en action qu'au contact de l'urine, et ils y remplissent leur rôle physiologique, alors que les autres microbes y meurent, ou y séjournent dans un certain état de latence.

D'après les expériences qui précèdent, on voit que *les microbes*

ferments de l'urée existent primitivement en dehors de l'économie.
Ils se trouvent dans l'air, dans l'eau et dans le sol, surtout au voisinage des endroits où séjournent les vidanges. Ils ne se développent pas au sein des tissus organiques ou des liquides pathologiques qui sont à l'abri du contact de l'air. Ils sont certainement *multiples*, ainsi que le démontrent les sources très différentes d'où ils émanent. Du reste, Miquel[1] vient de déterminer, dans un important et très intéressant travail, plusieurs espèces microbiennes douées de la propriété urophage.

Ils vivent et se reproduisent dans l'urine, lorsque *ce liquide contient une substance albuminoïde* (pus, albumine), capable de fournir à leur alimentation directe. Cela explique pourquoi les urines purulentes et albumineuses fermentent plus facilement et plus rapidement que les urines pures.

Dans une seconde série d'expériences, nous avons *introduit le ferment urinaire directement dans la vessie de l'animal, cherchant à reproduire sur le vivant la décomposition de l'urée.*

1° Prenons deux cobayes. L'un des deux, le numéro 1, a été *préparé.* On lui a, les jours précédant l'expérience, irrité la vessie par des passages répétés de la sonde, et par l'ingestion d'une très faible dose de cantharidine. Il est nécessaire de ne pas pousser trop loin le degré de la cystite artificielle qu'on cherche à provoquer chez l'animal. Le cobaye numéro 2 a été respecté.

Dans la vessie de chaque animal on injecte même quantité d'une dilution de microbes urinaires recueillis par filtration d'une urine ammoniacale. Tandis que chez le numéro 1 on observe des phénomènes locaux et généraux d'une gravité telle que la mort s'ensuit souvent; le numéro 2 n'éprouve que très peu de choses et ne tarde pas à se rétablir. Dans les deux cas l'urine devient ammoniacale dès l'ensemencement; mais cette altération persiste et s'affirme chez l'animal numéro 1, tandis qu'elle ne tarde pas à s'éteindre chez le numéro 2.

Si on répète l'expérience avec du *ferment chimique* dénué de germes, les choses ont lieu de même façon, mais les symptômes cliniques sont moins graves, et le cobaye numéro 1 a moins de chance de succomber ici que dans le cas précédent.

Ces faits démontrent *l'importance de l'état anatomique de la vessie précédant l'ensemencement* de cet organe et son influence sur l'évolution microbiologique et clinique.

2° *Injectons dans la vessie de deux cobayes sains des microbes d'une urine alcaline en proportions égales. Cela fait, lions la verge*

---

[1] *Loc. cit.*

de l'animal numéro 1 et ne touchons pas à l'animal numéro 2.

Celui-là va présenter des phénomènes rapidement mortels si on n'enlève pas la ligature. A l'autopsie son urine est fortement ammoniacale et chargée de microbes. Si on le laisse vivre en rétablissant la perméabilité du canal, il offre toutes les altérations urinaires de la cystite aiguë généralisée, et son urine reste ammoniacale pendant plusieurs jours.

Au contraire l'animal numéro 2 reprend sa santé normale après avoir présenté quelques symptômes relativement peu importants. L'état alcalin de l'urine ne persiste que très peu de temps comparativement au cas précédent.

On comprend d'après cela le rôle pathogénique que joue chez l'homme la rétention urinaire.

Nous sommes maintenant à même de comprendre le mécanisme de la *fermentation urinaire.*

C'est un phénomène complexe dans lequel plusieurs facteurs différents interviennent successivement.

1° Avant tout, une *irritation* vésicale, uréthrale ou rénale, est nécessaire. C'est là le premier fait pathologique. Il résulte d'une action traumatique (cathétérisme), d'un froid qui agit absolument comme un véritable trauma, de l'extension au col de la vessie d'une uréthrite quelconque... Bref la vessie se congestionne et s'irrite. Il se forme alors, par exsudation ou fonte épithéliale, une matière albuminoïde qui se mélange à l'urine et qui fait de cette dernière un liquide de culture excellent pour les germes urophages.

A plus forte raison, la même modification se réalise lorsqu'une *inflammation suppurée* occupe préalablement la vessie, ou que le sujet est un *albuminurique.* Le pus, nous l'avons vu, est un produit très favorable au développement des ferments de l'urée.

Les choses peuvent en rester là. Dans ces cas le retour à l'état normal n'est pas long à s'effectuer et le malade se rétablit ; ou bien l'état pathologique ne se modifie pas, mais la fermentation urinaire ne se produit pas non plus.

2° Fréquemment la vessie, dans ces conditions spéciales, est *ensemencée* par les germes extérieurs.

Les microbes y sont portés par des sondes malpropres ou par des sondes très bien antiseptisées, mais qui se chargent d'éléments pathogènes en passant à travers l'urèthre où nous savons qu'on en trouve le plus souvent chez les rétrécis. La cystite éclate alors avec une brutalité remarquable.

D'autres fois le cathétérisme n'intervient pas, et les microbes atteignent la vessie à travers l'urèthre, si le système sphinctérien de ce conduit est altéré du fait d'un rétrécissement. Lorsque l'appareil d'occlusion du canal est parfait, l'ensemencement peut résulter de l'élimination par le rein de microbes égarés accidentellement dans le sang. Tel germe qui dans une vessie normale ne trouvera pas à s'alimenter sera dans de bonnes conditions de développement si ce réservoir est enflammé. Le microorganisme rejeté par le rein s'arrête donc dans la vessie, y vit, y prolifère et finit par devenir assez nombreux pour produire le dédoublement de l'urée.

3° On comprend que, pour que ce résultat soit acquis, il est nécessaire que le germe *reste pendant un temps suffisamment long* dans le réservoir urinaire. S'il est chassé au dehors à mesure qu'il se multiplie, il reste impuissant, et le malade guérit spontanément tôt ou tard.

Mais le rétréci se trouve dans des conditions tout à fait favorables au séjour prolongé des germes dans la vessie. Le plus souvent il *est atteint de rétention urinaire complète ou incomplète.* Les microbes ont donc tout le loisir de pulluler et de donner lieu à des générations assez nombreuses pour produire la fermentation urinaire.

4° Les germes ne font que vivre, se nourrir, se reproduire et sécréter. Ils n'interviennent pas directement dans le dédoublement moléculaire de l'urée. Mais ils élaborent une matière particulière qui est le *véritable ferment,* le véritable agent de la transformation ammoniacale. Si les microbes qui en sont les fabricants sont détruits par les lavages antiseptiques, et surtout éliminés au dehors, grâce à la dilatation ou à l'uréthrotomie, le ferment disparaît forcément, et l'urine redevient acide, à condition, bien entendu, que les uretères et les reins soient sains.

Il importe de remarquer que les *nombreux germes qui habitent la vessie dans la cystite généralisée ne se gênent pas entre eux.* Ils vivent parallèlement et semblent même s'aider mutuellement.

Les *microbes pyogènes* produisent le pus où les *germes ferments* trouvent un excellent milieu de culture, et à leur tour ces derniers, en formant le carbonate d'ammoniaque, contribuent à entretenir du côté de la muqueuse vésicale, et grâce au contact direct de cette substance chimique, une irritation très favorable à l'action et au développement des premiers.

En d'autres termes, la suppuration aide l'alcalescence, et l'alcalescence favorise la suppuration.

Cela explique pourquoi on rencontre si souvent ces deux ordres de microorganismes associés entre eux.

Il nous reste maintenant à envisager *les conditions cliniques qui favorisent l'action des microbes ferments de l'urine.*

Nous avons déjà assez insisté sur le rôle général de l'*inflammation* et de la *rétention* pour n'y pas revenir. Mais nous devons entrer un peu dans le *détail des manœuvres chirurgicales et des circonstances pathologiques* qui exposent le plus à la transformation ammoniacale des urines.

La *sonde à demeure* constitue la condition la plus favorable à l'ensemencement de la vessie. Elle permet en effet à l'air extérieur de pénétrer jusque dans le réservoir urinaire, et de le contaminer. On comprend de suite combien il est important de *boucher avec soin l'extrémité libre de l'instrument*, et de pratiquer fréquemment l'antisepsie vésicale à l'aide de lavages boriqués ou autres. On ne doit livrer passage à l'urine que de loin en loin, et replacer aussitôt l'obturateur du cathéter.

De plus, la sonde à demeure agit *comme corps étranger irritant.* Elle est une cause d'inflammation comparable, jusqu'à un certain point, à un calcul. Cette propriété morbide sera d'autant plus accusée que l'extrémité interne de la sonde butera davantage contre la paroi vésicale, ce qu'il est important d'éviter. Il est évident que les *bougies pleines et filiformes à demeure* échappent en grande partie au reproche que les sondes encourent au point de vue de l'ensemencement vésical. En effet, elles favorisent moins la pénétration de l'air dans le réservoir, et l'action traumatique irritative qu'elles déterminent est plus douce.

Guiard [1] fait remarquer *qu'une sonde à demeure ancienne peut s'imprégner du ferment soluble urinaire*, et rendre subitement alcaline l'urine qui se trouve à son contact direct, sans que pour cela on doive conclure que le liquide vésical a fermenté. Il suffirait alors de placer une sonde neuve pour voir disparaître l'état ammoniacal, et éviter cette cause d'erreur.

Les instruments de dilatation qui ne séjournent pas dans l'urèthre et qui ne font *qu'entrer et sortir* exposent assez peu le malade à la cystite et à l'ammoniurie. Les bougies de Béniqué jouissent surtout de ce privilège, probablement parce que l'antisepsie est très aisée à leur endroit. Ce sont en effet les cathéters dont le nettoyage est le plus facile à effectuer.

Dans l'uréthrotomie interne, ce qui rend les urines alcalines, c'est non pas l'opération, *mais bien la sonde à demeure* (Guiard), surtout si on ne prend pas soin d'en oblitérer soigneusement l'ouverture.

---

[1] *Étude clin. et expériment. sur la transformat. ammoniacale des urines.* Th. de Paris. 1883.

Les fatigues de tout genre, les marches, les excès, etc., favorisent beaucoup chez les rétrécis la transformation ammoniacale des urines. Il en est de même des *affections nerveuses* qui ont pour résultat de déterminer de la rétention par paralysie vésicale. On comprend qu'elles aident ainsi à la *stagnation urinaire*, condition très favorable à la production de l'ammoniurie, ainsi que nous l'avons déjà dit.

MARCHE. DURÉE. TERMINAISON. — *La cystite chronique des rétrécis* est une affection *extrêmement longue*, quasi indéfinie, si sa cause essentielle, la coarctation, n'est pas combattue. Par contre elle *disparaît très rapidement dès que la dilatation ou l'uréthrotomie intervient.* Dans ces circonstances, si l'inflammation vésicale ne tombe pas, il faut de suite songer à une *cystite blennorrhagique développée chez un rétréci.*

Certains auteurs ont conseillé autrefois d'attendre la guérison de la cystite secondaire avant d'intervenir contre le rétrécissement. C'est une erreur de clinique. L'expectation en pareil cas ne fait qu'aggraver l'état vésical et rendre plus probables les chances de septicémie. Au contraire, le traitement dirigé contre la cause première, c'est-à-dire contre la stricture, est suivi immédiatement d'une sédation symptomatique vraiment remarquable. Pour ma part, j'ai vu plusieurs fois des urines alcalines depuis des semaines reprendre leur acidité le lendemain même de l'uréthrotomie.

DIAGNOSTIC. — Il repose surtout sur l'examen des urines.

La détermination de la cause première est liée à l'*exploration uréthrale* et à la notion du rétrécissement.

L'influence rapidement curative de la dilatation confirme le diagnostic.

PRONOSTIC. — Quand la vessie *seule* est en cause, le pronostic est assez peu grave, à condition que le malade soit bien soigné. Ce sont *l'état des reins et les phénomènes généraux d'infection* qui indiquent le pronostic exact.

Il faut savoir que, lorsque l'urine est *ammoniacale*, le phosphate de magnésie qu'elle contient et qui est soluble passe à l'état de *phosphate ammoniaco-magnésien*, corps insoluble dans les liquides alcalins. Dans les conditions actuelles, il se *précipite* donc sous forme de cristaux très visibles au microscope, et dont la réunion peut donner lieu à de petites masses solides. Le phosphate de chaux, qui est soluble quand il est acide, se précipite aussi dès que l'urine devient alcaline.

D'autre part, le pus est, sous l'influence de l'ammoniaque, transformé en une masse visqueuse.

Le phosphate ammoniaco-magnésien et le phosphate de chaux sont agglutinés par cette matière poisseuse qui joue le rôle d'un ciment interstitiel. Il en résulte un dépôt calcaire et magnésien qui va en s'agrandissant peu à peu et d'autant mieux que le rétrécissement favorise davantage la stagnation de l'urine, et s'oppose à l'issue à l'extérieur des précipités minéraux qui ont lieu dans la vessie. Telle est l'origine, dans ces conditions, de la *gravelle phosphatique* et des *calculs de même nature*, que l'on observe chez les rétrécis.

TRAITEMENT. — Il comporte quatre indications que nous allons successivement passer en revue par ordre d'importance :

1° *Avant tout il faut combattre le rétrécissement* par les moyens appropriés. C'est la suppression de la cause morbide première qui est la chose la plus importante ;

2° Cela fait, il faut procéder à *l'antisepsie vésicale*, c'est-à-dire nettoyer le réservoir et le débarrasser de tous les germes qui infectent sa cavité. Pour cela les deux procédés directs en usage sont les *lavages* et les *instillations*.

Les *lavages*, que l'on emploie depuis déjà longtemps, sont pratiqués d'après des techniques différentes. Voici celle que nous conseillons.

On introduit une *sonde en caoutchouc rouge* de Nélaton, dont le passage à travers l'urèthre est facilité par la dilatation préalable. S'il était nécessaire d'employer un instrument plus rigide, on se servirait d'une sonde en gomme. Il faut choisir un calibre proportionnel à celui du canal ou plutôt du rétrécissement dilaté. La sonde de Malécot (voir plus loin) peut être utilisée en pareil cas.

Une fois la vessie vidée de l'urine qu'elle contenait, on adapte à l'extrémité libre de la sonde la canule de *notre flacon laveur* dont nous avons donné la description à propos du traitement du catarrhe uréthral. L'appareil a été préalablement amorcé et son tube évacuateur bien vidé de l'air qu'il renfermait.

On ouvre le robinet, et le liquide du flacon pénètre dans la vessie sous pression. Le manomètre de l'appareil marque le degré de cette dernière qu'on ne doit jamais exagérer. A ce point de vue, tout dépend de la sensibilité vésicale. En général une pression de 200 grammes suffit amplement. En aucun cas on ne doit provoquer de la douleur.

Dès que le sujet éprouve le besoin d'uriner, on retire la canule et on laisse s'écouler le liquide injecté, puis on recommence en ayant soin de rétablir la pression du flacon à l'aide de la poire à soufflerie, sans jamais dépasser la tension sus-indiquée. Du reste, ce degré varie beaucoup dans le cours du traitement. Telle vessie qui au début était par trop tolérante, étant dilatée, se montre plus irritable à mesure qu'elle se modifie et guérit. Il faut tenir grand compte de ces changements et abaisser la tension de l'appareil à mesure qu'ils se produisent.

La *quantité* de liquide à injecter en une fois diffère avec chaque malade.

Il faut savoir que la capacité de cet organe est de 500 à 600 centimètres cubes chez l'adulte, d'après Sappey[1], de 735 chez l'homme, et 680 chez la femme sur le cadavre, et de 700 centimètres cubes chez l'homme et de 650 chez la femme sur le vivant, d'après Hoffmann[2]. Mais ces chiffres n'ont en clinique aucune valeur. M. Guyon conseille de n'injecter que de petites quantités à la fois. Trop de liquide pourrait, en effet, déterminer des hernies de la muqueuse entre les fibres musculaires, et à la rigueur la rupture spontanée de l'organe.

Thompson ne dépasse pas 60 grammes.

Reliquet proportionne le liquide injecté à la susceptibilité du réservoir urinaire.

Il est évident que, dans les grandes vessies dilatées à surface interne irrégulière et anfractueuse, il est important, pour bien laver, de déterminer une certaine distension qui puisse effacer les replis de la muqueuse.

Pour moi, je n'ai pas de règle fixe. *Je m'en rapporte exclusivement à la sensibilité de l'organe.* Je cesse d'injecter dès que le malade accuse le besoin de la miction. Il est imprudent de dépasser cette limite. On ne fait de la sorte que déterminer des *coliques vésicales* sans aucun profit pour le patient. Les vessies dilatées peuvent tenir jusqu'à 1 litre et plus. Dans ces circonstances et quoique le sujet ne se plaigne de rien, il est bon de ne pas injecter au-delà de 500 grammes environ, surtout si on a affaire à un vieillard cachectisé. Il faut craindre de provoquer, par une ampliation trop considérable, la rupture de l'organe, lorsqu'on a lieu de soupçonner ses parois très affaiblies et très friables.

Le moyen suivant permettra d'éviter au patient toute douleur due à une réplétion trop grande de la vessie.

On détermine une fois pour toutes le degré de tolérance vésicale par rapport à la distension de ce réservoir, et, ce facteur établi, on *l'atteint sans jamais le dépasser.*

---

[1] *Traité d'anat. descriptive.*
[2] *Soc. méd. de Bâle,* 3 mai 1877.

Voici comment nous procédons. Nous mettons le flacon en tension (200 grammes par exemple) et nous injectons le liquide, en comptant le nombre de secondes qui s'écoulent entre le moment où le lavage commence et celui où le malade accuse le besoin d'uriner. Nous fermons aussitôt le robinet, et nous savons qu'à cet instant la vessie renferme juste la quantité d'eau qu'elle peut tolérer sans réagir ou en réagissant à peine.

Dès que cet organe a été vidé et qu'on recommence le lavage, on n'a qu'à tenir compte de ces deux facteurs : tension du liquide de l'appareil, et nombre de secondes déterminé précédemment. Si on ne dépasse pas le premier terme, et si on n'atteint pas tout à fait le second, le patient ne ressent pas la moindre souffrance, et cependant on arrive à la distension physiologique maximum. Si à un moment donné la tolérance de l'organe se modifie, on fait varier parallèlement le nombre de secondes à compter entre le début et la fin de l'injection liquidienne, ainsi que la pression du récipient.

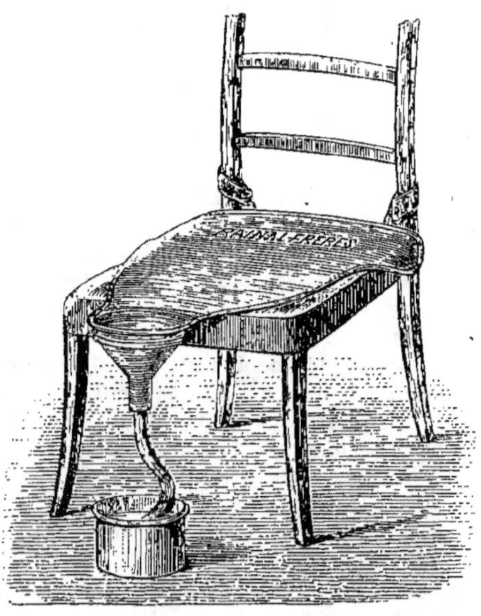

Fig. 58.

On reçoit le liquide qui ressort de la vessie soit dans un *bassin*, soit dans tout autre récipient.

L'alèse du Dr Smetzer (fig. 59) est d'un usage très commode à
ce point de vue.

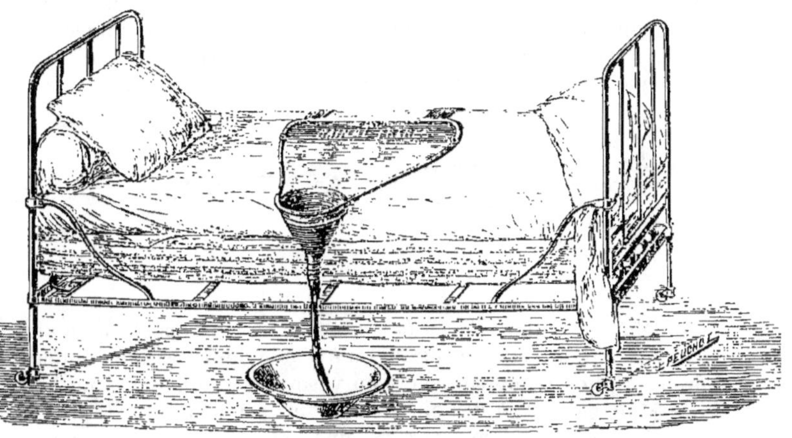

Fig. 59. — Alèse du Dr Smetzer.

Après avoir fait passer le liquide laveur un certain nombre de
fois, on s'arrête et on retire la sonde. A ce point de vue, j'ai
l'habitude de mettre fin à la séance lorsque seulement la solution
antiseptique ressort aussi limpide qu'elle est dans le flacon qui la
contient. Un litre ou 2 suffisent dans les cas ordinaires. Mais,
si le malade se trouvait fatigué ou ressentait de la douleur, cette
considération devrait passer avant la précédente pour mettre fin
au lavage. C'est là ce qui se produit assez souvent aux premières
séances, mais en quelques jours la vessie subit une accoutumance
remarquable.

A quels intervalles de temps doit-on renouveler les lavages ?

J'ai l'habitude d'en faire un tous les jours. Cette fréquence est
nécessaire pour s'opposer à un nouveau développement microbien
et à une réinfection de la vessie qui ne manqueraient pas de se
produire si les lavages étaient trop éloignés l'un de l'autre. Il est
même des sujets qui en supportent deux tous les jours. Par
contre, certains individus ne peuvent en subir qu'un tous les deux
jours, à cause de la douleur qui en résulte. Mais disons de suite
que, dans ces cas d'intolérance, il vaut mieux abandonner d'emblée
cette méthode thérapeutique et la remplacer par celle des *instillations vésicales* dont nous parlerons un peu plus tard.

Les *sondes à double courant* (*fig.* 60), qui ont été préconisées par certains chirurgiens, me paraissent d'un emploi mauvais. Le liquide arrive par un des tubes et ressort par l'autre. Il n'est pas possible, dans de telles conditions, que le réservoir vésical soit distendu et que sa paroi interne se mette au contact intime de l'injection. Du reste, les résultats obtenus avec ces instruments sont loin d'équivaloir ceux que donne la sonde à un seul courant.

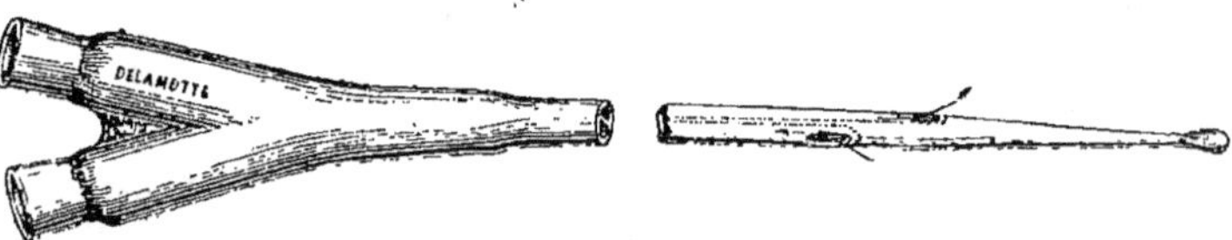

Fig. 60.

A défaut de notre *flacon laveur*, on pourrait pousser le liquide avec l'irrigateur, une seringue, ou à l'aide de la pression obtenue par un siphon plongeant dans un vase placé à une certaine hauteur. Mais ce sont là des appareils moins commodes.

Le liquide dont je me sers est une solution *concentrée d'acide borique*, à laquelle j'ajoute par litre 10 centigrammes de sublimé dissous dans l'alcool. Cette formule est celle dont j'ai obtenu les meilleurs effets. Si le malade la supporte mal, on doit supprimer le sublimé.

On a conseillé aussi le salicylate de soude en solution à 5 pour 1000 (Dubreuil), l'acide phénique à 1 pour 1000 (Valette-Reliquet), le borate de soude (Thompson), le nitrate d'argent à 1 pour 500 ou 1000 (Guyon), le sulfate de cuivre à 1 ou 2 pour 100 (Guyard), etc.

Je donne la préférence *au sublimé mélangé à l'acide borique*, en reconnaissant qu'après ces agents le *nitrate d'argent* est le plus actif.

Le titre de la solution, quelle qu'elle soit, devra être élevé ou abaissé suivant la tolérance du sujet et la réaction vésicale. A ce point de vue, on agira avec prudence. Dans notre formule il ne faut faire varier que la proportion de sublimé. La vessie supportera toujours la solution la plus concentrée possible d'acide borique.

Arrêtons-nous un instant sur un procédé de *lavage vésical sans sonde* autour duquel on a fait quelque bruit il y a quelques années.

Au dire de Mallez [1], *Cloquet* avait déjà imaginé un appareil pour injecter des liquides dans la vessie, sans le secours de la

---

[1] *Thérapeut. des mal. de l'appareil urin.* Paris, 1872.

sonde. C'était, en dernière analyse, une canule de 1 centimètre et demi de longueur adaptée à un tube en communication avec un récipient qu'on mettait sous tension en l'élevant. La canule était introduite dans la fosse naviculaire, et on faisait agir la pression. Le liquide s'arrêtait à la portion membraneuse, mais, dès que l'élévation du récipient dépassait 70 centimètres, il la forçait et parvenait dans la cavité vésicale. En comprimant le gland entre le pouce et l'index, on s'opposait au reflux du liquide vers le méat.

Vandenabeele [1] a repris cette question et s'est servi d'un siphon permettant la graduation de la pression de l'eau par l'élévation ou l'abaissement.

Son appareil se compose d'une bouteille munie d'un bouchon bitubulé. Une des ouvertures porte un tube qui plonge au fond du vase. L'extrémité extérieure se relie à un tube en caoutchouc de 3 mètres de long environ, terminé par une petite canule à bout olivaire de 1 millimètre et demi de diamètre. Un robinet est placé tout à côté d'elle.

La seconde tubulure est libre et permet à la pression atmosphérique de se faire sentir sur la surface du liquide contenu dans la bouteille. Elle est traversée par un petit cylindre métallique servant à amorcer le tube d'écoulement. Pour cela, il n'y a qu'à souffler dans son extrémité supérieure.

On enfonce la petite canule dans la fosse naviculaire, et on comprime le gland sur elle, afin d'empêcher le retour en avant du liquide. On élève alors progressivement la bouteille. Le malade n'éprouve aucune sensation en-deçà de 1 mètre, si ce n'est quelques picotements qui cessent bientôt. En procédant avec lenteur, on parvient à une hauteur de 1^m,75. A ce moment, la pression est suffisante dans tous les cas pour que le liquide arrive jusque dans la vessie.

Le malade se tient debout. Dès qu'il éprouve le besoin d'uriner, il retire la canule et pisse dans un récipient, puis il recommence l'injection, et ainsi de suite.

Nous devons reconnaître que dans quelques cas *exceptionnels* le cathétérisme peut être mal toléré, en raison d'une susceptibilité exagérée de l'urèthre ou de la vessie [2]. Le lavage sans sonde peut alors rendre service. Pour ma part, j'ai rencontré des sujets bien impressionnables et des vessies bien intolérantes, et cependant je n'ai jamais vu le cathétérisme déterminer des accidents ou ne

---

[1] *Du lavage de la vessie, sans sonde, à l'aide du siphon.* Th. de Paris, 1882.
[2] LAVAUX, *Lavages de la vessie, sans sonde, à l'aide de la pression atmosphérique. Ses usages, son application au traitement des cystites douloureuses.* Th. de Paris, 1889.

pouvoir être supporté, lorsqu'on a soin d'employer l'anesthésie par la cocaïne.

Il me paraît donc évident que, dans la majorité des cas, le lavage sans sonde est *tout au moins inutile*. Sous prétexte de simplifier le manuel opératoire, il ne fait que prolonger la durée de la séance.

Dans d'autres circonstances *il est mauvais*. La pression liquidienne s'exerçant contre le sphincter interuréthral peut le spasmodier par irritation directe. J'ai vu en pareil cas le malade souffrir beaucoup et longtemps, et le liquide avoir une peine considérable à arriver jusqu'à la vessie, tandis que la sonde ne provoquait qu'une douleur minime et surtout transitoire.

On comprend en effet que la sonde s'insinue dans le canal, en en écartant les parois, tandis que le liquide sous pression poussé directement dans l'urèthre refoule en arrière la portion membraneuse activement resserrée. Il ne peut la franchir qu'en la forçant, et pour cela on doit nécessairement augmenter de plus en plus la pression. On retrouve ainsi tous les inconvénients des *injections forcées* qu'on a vues déterminer parfois des uréthrites postérieures, des prostatites, des épididymites, etc. On a beau dire qu'ici la pression est graduelle et mesurée. Elle n'en existe pas moins très intense lorsque le sphincter interuréthral réagit activement et se spasmodie.

De plus, lorsqu'on place *une sonde*, celle-ci empêche l'action du liquide sur les parois uréthrales. Elle les protège. Dans le lavage sans sonde, il se produit entre le canal et la substance injectée un frottement mécanique et un contact intime d'où résulte tout au moins un certain degré d'irritation qui n'est d'aucune utilité pour le malade.

Concluons. Si le malade a une *vessie tolérante*, le lavage avec sonde est plus rapide, moins fatigant, moins irritant pour le canal, moins suivi de spasme interuréthral que le lavage sans sonde.

Si le patient est atteint de *cystite douloureuse, tout lavage est contre-indiqué, quel que soit le procédé employé*. Le danger ne naît pas ici du passage de la sonde, mais bien de la dilatation de la cavité vésicale par le liquide injecté. C'est ce dernier facteur qui seul cause la souffrance et détermine les accidents. Il faut alors recourir exclusivement aux *instillations médicamenteuses*.

Vandenabeele a cru pouvoir appliquer son procédé à la dilatation des rétrécissements. Il est vrai qu'il reconnaît qu'il ne peut exercer une action sensible que sur les strictures jeunes et molles. Nous ne nous attarderons pas à discuter cette question. Mais la connaissance de la constitution des coarctations suffit pour faire comprendre d'emblée que la dilatation ne peut être efficace que si elle est *excentrique*. On ne peut l'obtenir ainsi qu'au moyen des instruments calibrés.

La pression liquidienne agit suivant la longueur du canal, et non pas suivant la largeur. Elle ne produit guère que du *refoulement* de la stricture. Le peu d'écartement des parois resserrées qu'elle permet d'obtenir est trop faible pour durer. Il ne peut en être autrement, quelle que soit la tension du liquide. En effet, dès que celui-ci pénètre tant soit peu dans la vessie en vertu de la plus petite dilatation qu'il a déterminée, il cesse d'agir sur les parois rétrécies, et la pression dont il est doué sert uniquement à le faire entrer dans le réservoir urinaire. De toute façon, la dilatation est insignifiante et, partant, transitoire.

On a eu le tort de comparer l'action de l'eau sous pression injectée dans l'urèthre à la poussée urinaire se produisant chez le rétréci qui pisse le long d'une bougie filiforme à demeure. Les conditions sont toutes différentes.

Ici *l'instrument agit comme corps étranger* et détermine du côté du rétrécissement une modification profonde, un ramollissement spécial, par contact direct. Ce facteur est autrement important que la dilatation mécanique effectuée par l'urine, et qui est tout à fait négligeable.

Signalons, en terminant, un petit appareil ingénieux dû à Mallez et comparable de tous points au tube de Foucher qui sert au lavage de l'estomac. Il se compose d'un tube de 60 centimètres de long terminé par un large pavillon. On l'adapte à une sonde qu'on fait pénétrer jusqu'à la vessie. En penchant en bas l'extrémité en entonnoir, on vide le réservoir urinaire. On relève ensuite cette extrémité dans laquelle on verse le liquide du lavage. Quand on veut l'évacuer, on le porte de nouveau sur un plan inférieur à celui de la vessie, de façon à former siphon. On se comporte en un mot comme pour laver l'estomac. Ce procédé a pour lui le grand avantage de la simplicité de l'appareil instrumental [1].

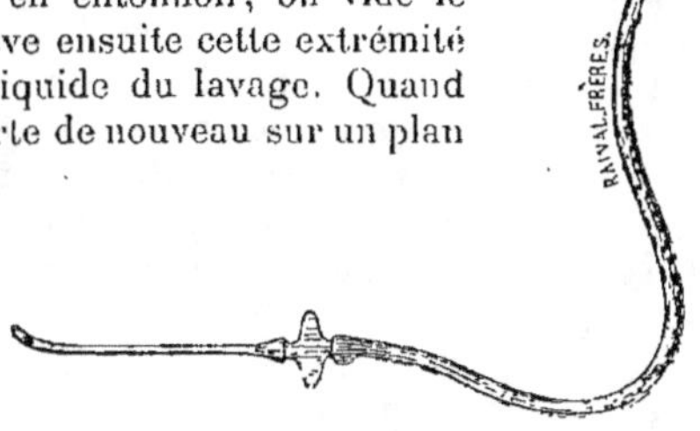

Fig. 61. — Appareil de Mallez.

Si on a affaire à un malade qui supporte mal les lavages et dont

[1] MALLEZ, TAILLEFER, *Journ. de méd. et chirurg prat.* — *Journ. des sc. méd. de Lille,* 1882.

la vessie est d'une capacité faible et d'une tolérance insuffisante, il faut recourir aux *instillations*. On les pratique d'après la technique opératoire ordinaire (voir plus haut), en ayant soin de placer la boule de la sonde en arrière du *sphincter vésical* que l'on arrive d'autant mieux à sentir que cette boule est plus grosse.

Les agents chimiques les plus actifs *sont, à notre avis, le sublimé corrosif, le biiodure de mercure, le chlorure de zinc et le nitrate d'argent.*

M. le professeur Guyon [1] donne la préférence au sublimé et au sel lunaire. Il fait remarquer qu'il importe bien plus de modifier la paroi vésicale que l'urine elle-même. Or les instillations permettent mieux que les lavages d'atteindre des titres élevés pour les solutions antiseptiques introduites dans le réservoir urinaire. Cette condition est nécessaire à réaliser si on veut obtenir un résultat microbicide certain. Le nitrate d'argent et le chlorure d'argent qui se forme dès que le sel lunaire parvient dans la vessie et se met au contact de l'urine sont, d'après M. Guyon, les antiseptiques auxquels résistent le moins la bactérie pyogène et l'uro-bacille. De fait ces agents sont doués d'une grande constance dans leurs effets désinfectants, et ils ont, de plus, l'avantage d'être bien tolérés et relativement pas très douloureux. On peut employer le nitrate d'argent à 1 pour 100 ou à 1 pour 50. Le titre à 1 pour 30 ne devra guère être dépassé. Du reste, on agira suivant la sensibilité de la vessie. Cette dernière dictera aussi le nombre de gouttes qu'on instillera à chaque séance. On peut pousser de 10 à 100 gouttes.

Le *sublimé* s'emploie à des titres extrêmement faibles, soit à 1 pour 5000, ou 1 pour 3000. On ne peut que rarement s'élever au-dessus de 1 pour 1000, à cause de la douleur intense que produit cet agent. Ajoutons que la vessie le tolère mieux que l'urèthre postérieur et surtout que l'avant-canal dans lequel il faut bien éviter de répandre la moindre quantité de la solution, si l'on ne veut pas imposer une violente souffrance au malade.

Le *biiodure de mercure* a une action au moins aussi énergique que celle du sublimé. Son titre de solution doit être encore plus faible. Dans notre pratique, nous le faisons varier de 1 pour 10000 à 1 pour 20000. Une fois seulement nous sommes arrivé à 1 pour 1000. Il est nécessaire d'ajouter un peu d'iodure de potassium à la solution afin de rendre soluble le sel mercuriel.

Nous employons le *chlorure de zinc* en solutions variant du centième au vingtième. Ce corps nous a donné de très heureux résul-

---

[1] *Traitement des cystites par le sublimé. Bull. méd.*, 1892.

tats dans les *cystites tuberculeuses*. Il nous a paru avoir dans ces cas spéciaux une action locale bien supérieure à celle de tous les autres liquides préconisés.

Quelle que soit la solution employée, on fera varier le titre et le nombre des gouttes instillées, ainsi que la répétition des séances suivant la susceptibilité vésicale de chaque individu.

Aucune règle absolue ne peut être posée à ce point de vue.

On a préconisé le sulfate de cuivre, l'acide phénique, le sulfate de zinc, etc. Mais ces corps et bien d'autres encore dont nous avons comparé l'action sont loin de posséder les propriétés curatives des quatre que nous venons de mentionner.

Nous pensons que le biiodure de mercure et le sublimé tuent surtout les microbes de la suppuration banale et les ferments urinaires ; le nitrate d'argent s'adresse principalement aux agents septiques et, en particulier, à la bactérie pyogène ; enfin le chlorure de zinc attaque de préférence et détruit le bacille de Koch.

3° L'*hygiène* constitue la troisième indication thérapeutique. Il faut d'abord empêcher le malade de subir l'influence nocive des causes capables d'augmenter la congestion vésicale. A ce point de vue, il faut le préserver du *froid*, lui recommander de s'abstenir des *boissons alcooliques ou chargées d'acide carbonique* (eau de Seltz, bière, etc.), dont l'action sur la vessie n'est pas longue à se faire sentir. On devra se méfier beaucoup des *alcalins* (eau de Vichy, bicarbonate de soude), qui favorisent la fermentation ammoniacale en neutralisant l'acidité normale de l'urine.

Les aliments fortement épicés seront proscrits comme irritant la vessie.

On écartera surtout du malade les substances médicamenteuses dont l'influence vésicale est directe. Nous voulons parler de la *cantharide*, des *vésicatoires*, du *thapsia*, de l'*huile de croton*, etc.

Par contre, on prescrira les *émollients internes* (graines de lin, plantago psyllium), les *diurétiques* (lait, tisanes de pariétaire, d'arenaria rubra, de stigmates de maïs, de queues de cerises, eaux minérales amétallites) qui combattent dans une certaine mesure la phlegmasie de la vessie.

On tiendra enfin le *tube digestif dans un état de propreté* aussi complet que possible, afin d'éviter le passage dans le sang des ferments qui s'y trouvent contenus, et de là dans l'urine à travers les glomérules du rein.

4° *Les remèdes administrés à l'intérieur doivent tout d'abord avoir pour but de combattre la fermentation ammoniacale*, source de grands dangers. Pour cela, il faut s'efforcer de rendre son *acidité à l'urine.*

L'*acide benzoïque* (Gosselin et Robin) [1] absorbé par la voie digestive contribue à donner ce résultat. Ce remède a été expérimenté par Ure, Garrod, Grosheim, Kletzinski et surtout par Gosselin et Robin.

Dessaigne [2] a montré que l'acide benzoïde se transforme dans l'urine en *acide hippurique*, lequel, d'après Gosselin et Robin, formerait chez les sujets atteints de cystite un *hippurate d'ammoniaque* bien moins toxique que le carbonate d'ammoniaque. Ces auteurs estiment qu'on peut donner de 2 à 6 grammes d'acide benzoïque par jour. Ils conseillent comme excipient la limonade ou une potion légèrement glycérinée.

Les remèdes internes doivent viser aussi les microbes pyogènes de l'urine. Ils constituent l'*antisepsie interne de la vessie*.

Fürbringer a préconisé, à dose de 2 ou 3 grammes, l'*acide salicylique*, qui est, comme on sait, éliminé par l'urine.

M. Guyon s'est montré partisan de l'*acide borique* (2 grammes par jour) donné en potion ou en cachets.

Tous ces agents sont assez inconstants comme action, et en tout cas ils sont doués d'un pouvoir antiseptique peu énergique, à cause de l'impossibilité de les faire prendre à doses assez élevées pour obtenir l'action microbicide vésicale. Souvent ils sont mal tolérés et produisent divers accidents.

Pour ma part, j'ai plus de confiance dans le *salol* dont l'usage est plus récent. Ce corps est très bien supporté par l'estomac, même à dose relativement forte (4 grammes en moyenne par jour). Il exerce une action antiseptique sur le tube digestif et se décompose quand il passe dans l'urine. Le salol est un *salicylate de phényle* ou *éther phényl-salicylique*. Il se dédoublerait après absorption en *acide phénique* et *acide salicylique*. Mais peu importe la théorie chimique. La clinique démontre journellement qu'il modifie très bien l'urine pathologique.

Tisné [3] a prétendu que la *glycérine* prise par voie buccale empêche la fermentation ammoniacale et la production du pus dans l'urine. Il conseille la dose de 60 à 80 grammes par jour, dans de la tisane. J'ai souvent administré cette substance, mais je n'ai jamais observé les propriétés antiseptiques que lui attribue dans la cystite l'auteur que je viens de nommer. La glycérine me paraît agir simplement comme *tonique* chez les urineux cachec-

---

[1] Trait. de la cystite ammoniacale par l'acide benzoïde. *Arch. de méd*, 1874, t. II, p. 566.

[2] Nouvelles recherches sur l'acide hippurique, l'acide benzoïque, etc. *Ann. chim. et phys.*, t. XVII, 1846, p. 50.

[3] *De l'usage interne de la glycérine*, *Th.* de Paris, 1882.

tisés. On comprend qu'en améliorant l'état général elle puisse modifier l'état local. Mais son action n'est pas directe. Les injections intravésicales d'eau glycérinée sont loin d'être comparables à celles faites avec de l'eau boriquée même faible. Elles n'ont guère plus de valeur que les lavages de la vessie avec de l'eau bouillie. En d'autres termes, hors l'action mécanique de l'entraînement vers l'extérieur des dépôts pathologiques développés dans la vessie, je n'ai jamais pu constater une action modificatrice spéciale pouvant être rapportée à l'eau glycérinée.

En terminant, signalons l'action bien connue des *balsamiques*, du *santal*, de la *térébenthine*, du *kava*, du *buchu*, etc., que je n'hésite pas à ranger à côté des antiseptiques internes. Ces essences sont éliminées par les reins, et c'est en se mettant au contact de l'urine qu'elles en détruisent directement les germes.

DE LA CYSTITE BLENNORRHAGIQUE CHEZ LES RÉTRÉCIS

Cette modalité pathologique est loin d'être rare. Nous l'avons observée dans un certain nombre de cas, dans lesquels *tantôt le rétréci avait contracté une blennorrhagie aiguë, tantôt il n'avait pu se débarrasser d'une vieille uréthrite gonococcienne* qui avait été l'origine de la coarctation.

Inutile d'insister sur les *diverses causes qui font passer la blennorrhagie de l'urèthre dans la vessie.* Nous renvoyons, quant à ce, aux travaux spéciaux.

Qu'il nous suffise de signaler le *transport des germes pathogènes* par un instrument ou une injection forcée qui les refoule d'avant en arrière. Nous avons déjà dit que souvent cet ensemencement est négatif (Hache) [1], mais il faut attribuer ce résultat à l'intégrité de l'épithélium vésical.

Chez le rétréci les conditions sont très favorables à la culture du gonocoque dans le réservoir urinaire, justement parce que la muqueuse de ce dernier est plus ou moins congestionnée ou enflammée, et dépourvue de son revêtement protecteur. Elle se trouve en imminence morbide, et le gonocoque peut se développer à son niveau, sans craindre le phagocytisme.

C'est *d'abord le col vésical* qui est atteint par la phlegmasie uréthrale. *Le corps se prend plus tard.*

Les *symptômes* se font remarquer par leur *intensité.* Les

[1] *Loc. cit.*

épreintes ou faux besoins sont *atroces* et se répètent avec une *extrême fréquence*. Il en est de même du *ténesme*.

Toutes choses égales, la cystite blennorrhagique est bien *plus douloureuse chez les rétrécis que chez les sujets sains*. Elle se distingue de suite des cystites consécutives aux strictures et étudiées ci-dessus par l'*intensité des phénomènes morbides*.

En somme, cette variété représente la *cystite infectieuse la plus violente qu'on puisse observer*.

Malgré le tableau clinique vraiment effrayant auquel elle donne lieu, cette inflammation est suivie d'une *réaction fébrile relativement faible*.

On note les symptômes déjà connus : *fréquence des mictions, ténesme, épreintes, hématurie et sécrétion muco-purulente aux dernières gouttes émises*.

Toutes choses égales, on observe dans l'espèce la *rétention complète d'urine* bien plus souvent que chez les sujets non rétrécis atteints de cystite blennorrhagique. En effet, au spasme réflexe du col, qui chez ces derniers peut dans quelques circonstances rares s'opposer à l'écoulement urinaire, s'ajoute ici l'obstacle mécanique dû au rétrécissement plus ou moins influencé et enflammé par la blennorrhagie (si elle est aiguë), ou par le retentissement du voisinage de la vessie sur l'urèthre.

Un point à ne pas ignorer, c'est que la cystite blennorrhagique offre chez les gens stricturés une tendance remarquable à *envahir les uretères et les reins*, surtout si le rétrécissement est ancien et si les organes sus-mentionnés sont déjà altérés de par son fait.

On reconnaîtra la cystite blennorrhagique à l'*intensité de ses symptômes* et à la coexistence d'une *blennorrhagie uréthrale aiguë ou chronique*, que la culture et l'inoculation directe à l'animal permettront de diagnostiquer.

A côté de la forme aiguë précédente, il existe une *cystite blennorrhagique chronique des rétrécis*. Celle-ci se développe *rarement d'emblée*. Elle est plus souvent la *conséquence de la première modalité*. Dans ce cas, l'affection gonoccienne persiste *quasi indéfiniment* au fond du canal, parce que la stricture forme au microbe virulent une sorte de barrière contre l'atteinte des injections antiseptiques.

Le malade présente, outre les symptômes du rétrécissement, un *suintement virulent* d'un jaune verdâtre, un peu visqueux, ayant tous les caractères du pus blennorrhagique.

En même temps, la *vessie est douloureuse* et est le siège des phénomènes de la *cystite chronique* avec cette particularité que le *pus urinaire est très abondant*, d'une *nuance verdâtre*, et *chargé de gonocoques*. De fréquentes *poussées aiguës violentes* se greffent sur cet état chronique.

Le *pronostic* est grave en raison de la coarctation, car, ainsi que nous l'avons fait remarquer, cette dernière favorise beaucoup l'envahissement des uretères et des reins par les germes pathogènes (pyélo-néphrite blennorrhagique).

Le *traitement* doit être essentiellement *antiphlogistique* au début de la forme aiguë (sangsues, bains, diurétiques, etc.), l'acuité des symptômes constituant alors l'indication formelle. Il est nécessaire de calmer la *douleur atroce* que ressent le malade à l'aide de la belladone, de l'opium et de la morphine.

En cas de rétention, il faut forcément recourir au *cathétérisme*, ou à la *ponction vésicale* si la sonde ne peut arriver jusqu'à la vessie. Une fois les symptômes aigus tombés, il faut attaquer l'élément virulent de la maladie (gonocoque) à l'aide des *antiseptiques* (lavages ou instillations), parmi lesquels nous conseillons surtout le sublimé, le biodure de mercure et le nitrate d'argent.

DE LA CYSTITE DÉVELOPPÉE CHEZ LES SUJETS ATTEINTS EN MÊME TEMPS DE RÉTRÉCISSEMENT ET D'HYPERTROPHIE DE LA PROSTATE

Nous nous trouvons en présence d'une *hybridite clinique* que l'on *observe chez beaucoup de vieillards rétrécis*, dont la prostate a pris les dimensions considérables que l'âge avancé donne à cette glande.

C'est l'hypertrophie prostatique qui exerce sur la vessie l'influence morbide la plus considérable. Cela se conçoit par la position de cette glande qui est toujours plus rapprochée du réservoir urinaire que n'importe quel rétrécissement de l'urèthre.

Il existe ici une double *rétention urinaire complète ou incomplète, tenant, d'une part, à la coarctation, et, de l'autre, à l'hypertrophie prostatique.*

Le fait qui domine l'anatomie pathologique de ces cas complexes, c'est la *dilatation de tout l'arbre urinaire* (Guyon) qui s'est effectuée lentement et progressivement, de telle sorte que « les organes s'y sont habitués et ont presque en silence laissé s'accomplir les modifications qui les transforment » (Guyon).

Cette dilatation est le fait exclusif de l'altération prostatique. Elle constitue pour tout l'appareil urinaire une prédisposition morbide, et, si les malades n'offrent pas de cystite dans de telles conditions, ils y sont singulièrement exposés.

Deux cas peuvent se produire :

1° Après constatation du rétrécissement, on dilate, afin d'élargir la voie à l'urine qui est plus ou moins retenue dans la vessie. L'instrument n'est pas absolument aseptique, ou bien une des conditions d'ensemencement étudiées à propos des cystites se trouve réalisée, et la plegmasie vésicale éclate.

L'urine s'écoulait mal à cause du rétrécissement et de l'hypertrophie prostatique. On a espéré remédier, par la dilatation, au premier de ces deux termes. *Or c'est justement la dilatation qui a fait éclater la cystite.* De suite, celle-ci réagit sur la prostate et en amène le gonflement congestif. De sorte que *cette glande, qui pouvait ne jouer qu'un rôle secondaire relativement à la rétention, va dominer la scène et s'opposer absolument à l'issue de l'urine.*

La rétention deviendra souvent complète, et cette circonstance augmentera la plegmasie vésicale.

En résumé, le *rétrécissement* chez le prostatique *peut occuper le premier plan dans les causes de rétention. Si sa dilatation est suivie de cystite, aussitôt la prostate se tuméfie, et c'est elle qui domine alors le tableau symptomatique.*

2° D'autres fois c'est le contraire qui se produit. Un excès, une fatigue, un froid, etc., viennent *congestionner la prostate très activement, à l'exclusion de la stricture* ou en ne déterminant sur cette dernière qu'une influence minime. La prostate hypertrophiée est en effet plus sensible à l'action de ces causes nocives que le rétrécissement.

La glande tuméfiée exagère l'obstacle à l'émission de l'urine, et détermine de la rétention. La vessie lutte contre par ses contractions ; elle s'irrite et finit par s'enflammer. *Ici la prostate est la seule coupable, et il importe de bien établir ce fait et de ne pas rapporter l'origine de la rétention à la stricture.*

3° On comprend qu'entre ces deux extrêmes il existe des intermédiaires dans lesquels la prostate et la coarctation jouent à la fois un rôle qu'il faut bien déterminer et dont on doit calculer l'importance relative. En effet, le traitement sera d'autant plus efficace qu'il s'adressera surtout à la cause pathologique essentielle dans l'espèce.

On sait que chez les *rétrécis* la rétention urinaire survient avec des allures *bruyantes.* Elle est à *grand fracas ;* chez ces malades en effet la vessie est ordinairement peu volumineuse. Elle ne s'est pas distendue lentement et dans de grandes proportions, comme c'est la règle chez les prostatiques. Cette intégrité relative du réservoir urinaire lui donne la faculté de réagir bruyamment et avec une énergie terrible lorsque l'urine ne peut pas s'écouler au dehors empêchée par la congestion ou l'inflammation de la stricture.

Le contraire arrive chez les prostatiques *grâce à la dilatation progressive et lente qui s'effectue chez eux du côté de l'arbre urinaire.*

La vessie finit par posséder une capacité qui permet l'accumulation d'une énorme quantité de liquide, et le malade supporte relativement bien cette rétention urinaire.

De telle sorte que *l'hypertrophie prostatique devient le correctif du rétrécissement uréthral* au point de vue des symptômes de la rétention. On n'observera pas, dans l'hybridité morbide qui nous occupe, ces rétentions à grand orchestre qui appartiennent aux rétrécissements isolés. Le tableau symptomatique se rapprochera plus ou moins de celui des prostatiques purs. Il sera intermédiaire entre ces derniers et celui des strictures.

D'un côté, l'hypertrophie de la prostate détermine de la distension passive de la vessie (qui est une condition très favorable aux inflammations);

D'un autre côté, le rétrécissement provoque une suractivité fonctionnelle de la fibre musculaire vésicale, un état irritatif continu du réservoir, autre circonstance prédisposant beaucoup le malade à la cystite. Ces *deux états pathologiques s'ajoutent l'un à l'autre pour appeler la phlegmasie dans la vessie.*

Mais, une fois la cystite produite, elle revêt des allures bien moins bruyantes que lorsqu'elle intéresse un rétréci, tout en se montrant moins insidieuse que quand elle se développe chez un prostatique.

On voit, d'après ce qui précède, qu'on devra chez tout rétréci un peu avancé en âge s'enquérir par le toucher direct et l'exploration uréthrale complète de l'état de la prostate.

DE L'HYPERTROPHIE DE LA VESSIE CHEZ LES RÉTRÉCIS

Tout rétrécissement, si minime soit-il, détermine une certaine difficulté dans l'émission de l'urine. Pour que la miction reprenne son type normal, il est donc nécessaire qu'il se produise une compensation, tout à fait comparable à celle qui suit les lésions des orifices du cœur. *La vessie s'hypertrophie* dans de telles conditions, en vertu de la loi générale qui veut que toute atrésie provoque *en amont d'elle une hyperplasie et une hypermégalie des éléments actifs du conduit sur lequel elle existe.* Ces modifications sont la conséquence de la suractivité fonctionnelle nécessaire à la compensation de l'obstacle, et on comprend de suite qu'elles portent principalement sur les *fibres musculaires*, c'est-à-dire sur l'élément actif de la contraction.

Souvent l'hypertrophie est *exactement compensatrice*, c'est-à-dire qu'elle s'exagère d'autant plus que le rétrécissement est plus serré, et *vice versa*. On la voit cependant parfois dépasser les limites de la compensation physiologique, ce qui veut dire que, *pour un rétrécissement faible, l'hypertrophie vésicale devient considérable*. Cela résulte des propriétés de tissus inhérentes à chaque individu. C'est ainsi qu'un sujet vigoureux, jeune, *hypertrophiera* bien, trop bien même, tandis que dans les mêmes conditions un vieillard débilité ne *pourra pas hypertrophier du tout*.

Tout rétrécissement peut donc amener trois modes d'*hypertrophie vésicale : 1° compensatrice ; 2° exagérée ; 3° insuffisante*.

Dans le premier cas, la miction reste *normale*, et le malade s'aperçoit à peine de son rétrécissement, au moins en ce qui concerne l'émission de l'urine.

Dans le second cas, la vessie revêt cette *épaisseur de parois* si considérable chez certains sujets vigoureux, et si peu en rapport avec la légèreté de la coarctation.

Enfin, dans le troisième cas, le réservoir urinaire s'hypertrophie à peine, tandis que la stricture s'accuse de plus en plus, de sorte que, fatalement et avec une rapidité plus ou moins grande, il se laisse *dilater* par les progrès de la rétention.

Ceci dit, ajoutons qu'un facteur important vient modifier les choses. C'est l'*inflammation répétée ou chronique de la vessie*. Tout rétréci est exposé, on le sait, à de fréquentes poussées de cystite aiguë dégénérant souvent en cystite chronique. La phlegmasie amène peu à peu une *sclérose fibreuse* qui se surajoute à l'*hypertrophie musculaire*.

Or le premier de ces deux éléments peut dominer le second, le dépasser, et finalement occuper seul la place, et l'hypertrophie musculaire est comme noyée dans la sclérose.

Nous étudierons, quelques pages plus loin, cette dernière altération qui est d'*origine essentiellement inflammatoire*.

Chez les rétrécis, à cause même de la fréquence des poussées phlegmasiques du réservoir urinaire, on trouve *plus de vessies sclérosées que de vessies hypertrophiées et dilatées*, à condition, bien entendu, que la stricture soit ancienne.

Chez les *prostatiques c'est le contraire*, et, quelle que soit l'intensité des lésions primitives, *la vessie des premiers est plus petite, toutes choses égales, que celle des seconds*.

ANATOMIE PATHOLOGIQUE. — La lésion qui frappe le plus est *l'augmentation d'épaisseur des parois vésicales*. Normalement, celles-ci mesurent de 3 à 4 millimètres. La distension les amincit.

Or dans l'hypertrophie des rétrécis *l'épaisseur peut atteindre jusqu'à 2 et 3 centimètres*. J'ai autopsié un jeune sujet chez lequel elle s'élevait à 42 millimètres. Dans ces circonstances l'énergie contractile de la vessie devient considérable. Nous savons que sa vigueur peut être suffisante pour faire éclater l'urèthre en arrière d'un rétrécissement serré. Il est vrai qu'on doit tenir compte de l'amincissement pathologique de la muqueuse dans le point qui cède.

A la coupe, la paroi vésicale hypertrophiée se présente sous forme d'une *bande rosée, dure, dense, serrée*, rappelant très bien *l'aspect du muscle à fibres lisses*.

Le *microscope* permet aussitôt de reconnaître que ce sont les éléments musculaires qui font tous les frais de la lésion. D'après nos examens personnels, ceux-ci présentent deux modifications essentielles : 1° *ils sont augmentés de volume* (hypermégalie); 2° *ils sont augmentés de nombre* (hyperplasie).

L'augmentation de nombre ne fait évidemment de doute pour personne. Quant à l'augmentation de volume, il suffit de comparer, avec une préparation de vessie saine, la coupe d'une vessie hypertrophiée, pour se convaincre de la réalité de ce fait.

L'hypertrophie porte aussi bien sur la *couche plexiforme* que sur celle des *faisceaux parallèles*. C'est celle-là qui, dans l'espèce, donne à la surface interne de la vessie cet *aspect réticulé* qu'on observe chez certains rétrécis (vessie à colonnes), et qui rappelle assez bien la paroi intérieure des ventricules du cœur.

Il est juste de remarquer que la vessie à colonnes est *plus fréquente chez les prostatiques que chez les rétrécis*. Mais il ne faudrait pas en faire l'apanage exclusif des premiers au détriment des derniers. On la rencontre, en effet, en dehors de toute altération de la prostate, dans le cours de certaines coarctations. Nous avons eu l'occasion de vérifier ce fait dans trois autopsies concluantes.

Si la *vessie à colonnes* existe principalement *chez les vieux rétrécis*, cela est dû à ce que, chez eux, à la stricture se joint fréquemment l'hypertrophie de la prostate qui apporte sa part d'influence pathologique par rapport à cette lésion vésicale.

M. le professeur Guyon [1] insiste avec raison sur ce point que la *vessie hypertrophiée des rétrécis, même dans les cas extrêmes, est relativement plus lisse sur sa surface* interne que celle des pros-

---

[1] GUYON et BAZY, *Atlas des mal. des voies urin.* Paris, 1881.

tatiques. Les colonnes de la première sont plus tassées, plus serrées, et circonscrivent entre elles bien moins de logettes que les colonnes de la seconde.

A mesure qu'une vessie s'hypertrophie, elle se *dilate*. Voici le mécanisme de cette transformation.

Dès qu'un rétrécissement existe, l'urine s'écoule moins bien. La vessie subit une hypertrophie compensatrice et l'ordre se rétablit. Peu à peu la stricture se resserre en vertu de la propriété rétractile du tissu fibreux, et à un moment donné la compensation vésicale devient insuffisante. L'urine tend de nouveau à séjourner et à s'accumuler dans son réservoir dont les parois s'hypertrophient encore pour surmonter l'obstacle qui s'est accru. Mais, en attendant que l'hypertrophie soit redevenue compensatrice, la vessie s'est dilatée dans de certaines proportions par le fait de la rétention incomplète qui a suivi le resserrement de la coarctation. A mesure que celle-ci s'accentue, la vessie repasse par les mêmes étapes de dilatation par insuffisance et d'hypertrophie compensatrice. Comme d'ordinaire l'activité évolutive de la stricture est supérieure à celle de l'hypertrophie vésicale il arrive forcément qu'à une certaine phase la dilatation du réservoir urinaire prend le dessus sur l'hypertrophie de ses parois.

Nous savons combien rapide est le resserrement d'une stricture uréthrale sous l'action des causes inflammatoires diverses.

Si nous songeons que tout travail d'hypertrophie est la conséquence d'une exagération fonctionnelle et nutritive, nous devinons combien il se produit lentement en comparaison du processus précédent.

Presque toujours le *travail de resserrement strictural l'emporte sur celui de l'hypertrophie vésicale*. La compensation est constamment transitoire dans le rétrécissement qui évolue, et la vessie arrive à être au-dessous de sa tâche et à se dilater.

Voilà pourquoi toute vessie hypertrophiée est fatalement dilatée.

Toutes choses égales, *la capacité vésicale des rétrécis est inférieure à celle des prostatiques.*

La vessie hypertrophique qui s'observe dans le cours des strictures peut résulter, à peu près exclusivement, de l'exagération fonctionnelle de l'organe. Lorsque l'élément inflammatoire a fait complètement défaut, la muqueuse présente très peu de lésion. *Ces derniers sont en raison directe de l'importance et de la répétition des poussées de cystite.*

Dans certaines autopsies, on rencontre des vessies à parois extrêmement épaissies et cependant à cavité intérieure très étroite. Ce fait semble donner un démenti à la coïncidence quasi cons-

tante de ces deux lésions, d'autant que dans quelques cas les parois
de l'organe sont tellement revenues sur elles-mêmes et resserrées
que la capacité intérieure est nulle pour ainsi dire.

Ce n'est là qu'une apparence. Il suffit, en effet, après l'ouverture du réservoir, d'y introduire les deux index repliés en crochets
et de les tirer en sens inverse. On restitue aussitôt de cette façon
sa cavité à la vessie, et on constate alors que celle-ci est plus grande
que normalement. Ce qui se passe dans la vessie en pareille circonstance est absolument semblable à ce qui se produit dans
l'*hypertrophie concentrique du cœur*, signalée autrefois par Cruveilhier. Ici le ventricule est fortement revenu sur lui-même, la
mort ayant saisi le sujet en systole, et la rigidité cadavérique s'est
produite sur un organe contracté. De telle sorte qu'il y a apparence de resserrement de la cavité intérieure, alors qu'en réalité
il y a dilatation.

C'est la même chose pour la vessie. Quand le malade succombe,
la vessie étant vide d'urine, ce réservoir revient sur lui-même
d'une façon d'autant plus active que ses parois sont rendues plus
puissantes et plus contractiles par le fait de leur hypertrophie. La
rigidité les saisit dans cette attitude et transforme une cavité réellement dilatée en une cavité en apparence rétrécie. Pour en
reconstituer la capacité véritable, il faut effacer la rigidité par la
traction digitale, ainsi que nous l'avons indiqué. Ce serait une
erreur que de prendre de telles vessies contractées pour les *vessies sclérosées* dont nous allons nous occuper bientôt.

On comprend que le rétablissement du passage naturel de l'urine
ou la formation de fistules, en favorisant la vacuité du réservoir,
permet son retour sur lui-même et favorise l'effacement de sa
cavité. Dès que ces conditions d'élimination existent, la vessie,
non seulement cesse de se dilater, mais encore reprend sa capacité naturelle, et l'hypertrophie de ses parois s'arrête.

Symptômes. — Tantôt ils sont absolument nuls. *L'hypertrophie
exactement compensatrice fait même disparaître les phénomènes
morbides qui appartiennent au rétrécissement*, en rétablissant
l'issue normale de l'urine.

D'autres fois le tableau clinique est celui de la *rétention incomplète*, la vessie se dilatant dans des proportions plus fortes
qu'elle ne s'hypertrophie.

Quoi qu'il en soit il faut *soupçonner* l'hypertrophie vésicale dans
le cas où elle est susceptible de se produire. Elle doit être un élément morbide *prévu*, d'autant plus que souvent elle ne se révèle
pas à l'observateur par des signes spéciaux.

Les symptômes qui dominent la scène sont donc *ceux du rétrécissement.*

L'exploration directe fournit des données importantes.

Le *cathétérisme évacuateur* renseigne tout d'abord sur l'augmentation de la capacité vésicale en permettant d'apprécier la quantité d'urine que contient le réservoir, et celle du liquide qu'il est possible d'y injecter jusqu'au moment où le besoin d'uriner annonce que la cavité est pleine et que ses parois entrent en action. On apprend ainsi qu'il y a dilatation de l'organe.

Le bec de la sonde métallique ou d'un petit lithotriteur fait très bien sentir la saillie des colonnes de la face interne de la vessie, en frottant contre elles. On peut comparer la sensation obtenue de cette façon à celle que donnerait une tige rigide passée sur les doigts réunis de la main.

En poussant l'instrument contre la paroi postérieure de la vessie et en déprimant celle-ci on possède un autre élément d'appréciation de la capacité du réservoir urinaire.

C'est à la *quantité de tige* de la sonde rigide qui pénètre dans la vessie, que l'on reconnaît approximativement la grandeur du réservoir.

Lorsque l'instrument bute contre la paroi postérieure, on juge du degré de l'hypertrophie d'après la *résistance* éprouvée par la main du chirurgien.

Aux signes précédents joignons ceux fournis par le *palper abdominal.* Ce procédé indique que la vessie *s'élève au-dessus des pubis* sous forme d'un globe résistant, à parois épaisses, dès qu'elle contient une certaine quantité de liquide.

On se rend bien mieux compte de l'état de l'organe en combinant le *toucher rectal* et la *palpation abdominale,* le malade étant couché sur le dos, les cuisses écartées et légèrement fléchies. Le doigt rectal peut de la sorte repousser la vessie en avant vers la main hypogastrique. On tient le réservoir entre celle-ci et le doigt (Guyon). Ce mode d'exploration est comparable à celui que l'on emploie couramment pour l'utérus.

La *percussion* indique de la *matité hypogastrique* fournie par le globe vésical.

Ces derniers moyens d'exploration ne donnent une indication exacte que lorsque *l'hypertrophie est considérable* et que le diagnostic s'impose. Leur valeur clinique est à peu près nulle dans les cas peu accusés.

DIAGNOSTIC. — Il importe de ne pas confondre l'*hypertrophie* avec les *néoplasmes diffus de la vessie.* C'est toujours facile en raison de la cause de la première maladie et des symptômes locaux et généraux déterminés par la seconde.

La *sclérose vésicale* va nous occuper longuement. Inutile d'en parler ici.

Une fois l'hypertrophie vésicale reconnue, il est nécessaire d'établir si elle est d'origine *stricturale* ou *prostatique*. Ce point particulier se confond avec le diagnostic différentiel de ces deux ordres de lésions.

Pronostic. — Considérée isolément, l'hypertrophie vésicale ne *comporte pas de pronostic grave*. Souvent elle est favorable au malade en ce qu'elle est compensatrice de l'obstacle uréthral.

L'*importance pronostique* date du moment où l'hypertrophie se combine à la *dilatation de la vessie*. En effet, à partir de cette période, la vessie est au-dessous de sa tâche. La rétention est imminente et fatale, et le cas comporte toutes les éventualités de cette grave complication.

Traitement. — Il n'offre qu'une seule indication, mais elle est formelle. *Il faut à tout prix et dans le plus bref délai rétablir une voie* (normale ou anormale) *à l'issue de l'urine*. C'est là l'unique moyen de préserver le malade de la dilatation vésicale et de guérir, s'il en est temps, l'épaississement des parois du réservoir urinaire.

DE LA SCLÉROSE VÉSICALE CHEZ LES RÉTRÉCIS

Nous venons de voir que c'est l'exagération fonctionnelle qui amène l'hypertrophie de la vessie. Bien entendu, celle-ci *porte primitivement, et exclusivement au début, sur les fibres musculaires*, qui sont les agents contractiles. Mais il ne faudrait pas croire que l'hypernutrition soit exactement limitée au plan de ces éléments actifs. Elle le dépasse toujours et porte aussi son action *sur la substance conjonctive* du voisinage qui se continue avec celle interposée aux faisceaux musculaires.

Dans toute hypertrophie vésicale, en dehors même de tout travail phlegmasique, *le processus n'est pas exclusif à la fibre contractile*. Il atteint aussi la substance cellulaire qui est intimement fusionnée avec l'élément précédent. Mais ici l'hyperplasie lamineuse joue un rôle à peu près nul comparativement à celui de la fibre musculaire constituant le véritable agent actif.

Les choses changent du tout au tout si la vessie *subit de fré-*

quentes poussées inflammatoires, comme cela se produit dans le cours des rétrécissements. La *phlegmasie porte alors son action surtout sur le tissu lamineux, et la substance conjonctive prolifère et se sclérose.*

Chaque nouvelle cystite contribue à étendre l'altération, qui se développe principalement quand la phlegmasie devient chronique. Ce fait est le même pour tous les organes.

Le tissu scléreux, à mesure qu'il se forme, *enserre de plus en plus les éléments musculaires*, les étouffe, les atrophie, les détruit par compression, de sorte qu'à une certaine période il envahit la totalité de l'organe au détriment du plan contractile.

On sait que *tout tissu de sclérose se rétracte progressivement*. C'est ce qui arrive dans le cas actuel, et, à mesure que ce phéno-mène évolutif se complète, la vessie se recroqueville, se ratatine, *se transforme en une poche à parois inextensibles* cachée derrière le pubis, et incapable de subir la moindre distension urinaire en raison de sa constitution exclusivement fibreuse.

Anatomie pathologique. — A l'ouverture de l'abdomen ce qui frappe le plus c'est *la difficulté qu'on éprouve de trouver la vessie.* Cet organe est en effet tout petit, et se trouve enfoui au *sein de masses cellulo-fibreuses, dures, lardacées*, développées autour de la vessie et envahissant jusqu'au péritoine lui-même. La sclérose dépasse donc l'organe où elle se développe primitivement et se diffuse de proche en proche.

Lorsqu'elle atteint la grande séreuse abdominale, on peut nom-mer la maladie *cysto-péritonite* (Guyon). Ce processus d'envahis-sement est assez semblable à celui de la *métro-péritonite* chez la femme. Le *péritoine vésical* est dépoli, tapissé d'adhérences qui le relient à l'intestin, rouge, vascularisé, épaissi. En un mot on y trouve toutes les lésions classiques de l'inflammation chronique de la séreuse abdominale.

Lorsque la sclérose, au lieu de se diffuser, reste localisée à la vessie, et n'en dépasse pas les limites, celle-ci *est entourée de masses cellulo-graisseuses abondantes* (Guyon). Les lobes grais-seux sont séparés entre eux par des travées conjonctives lâches. C'est là le premier degré de *la sclérose périvésicale envahissante.*

Tous ces tissus sont intimement fusionnés avec les parois du réservoir urinaire, et il est très difficile de les en séparer. Ils lui forment une sorte de *coque périphérique* (Guyon) qui peut être tellement épaisse que sans une sonde introduite dans la vessie on ne pourrait pas reconnaître que cet organe en occupe le centre.

A l'ouverture on est surpris de *l'étroitesse de la cavité intérieure.*

Elle est réduite à une petite poche irrégulière pouvant dans certains cas loger à peine une noix.

A la coupe la vessie est formée *d'un tissu dur*, *blanc*, à peine *rosé*, criant sous le scalpel et émoussant le tranchant de l'acier. Elle est *inégale et irrégulière*, son épaisseur étant augmentée par places du fait des fausses membranes superposées.

On doit noter que la sclérose ne surpasse jamais l'hypertrophie au point de vue de l'épaisseur de la paroi vésicale. En effet, la première offre une tendance à la rétraction progressive, tandis que la seconde va en augmentant sans cesse.

Pendant que la *surface extérieure* du réservoir se montre très accidentée à cause des dépôts plastiques membraniformes périvésicaux, la *surface intérieure* est relativement régulière et lisse. *Celle-là est blanche ou jaunâtre* et rappelle l'aspect du fibrolipome (Guyon) ; *celle-ci est d'un brun ardoisé*, quelquefois rougeâtre et souvent parsemée de taches ecchymotiques, autour desquelles existe un réseau vasculaire très développé. On y remarque de loin en loin des lames épithéliales de desquamation, au niveau desquelles existent des dépôts phosphatiques.

La *membrane muqueuse est ramollie* par places, érodée, quelquefois même assez profondément *ulcérée*. Dans d'autres endroits elle est manifestement *sclérosée* et envahie par le tissu fibreux qui l'épaissit sensiblement.

Si on pratique des coupes nombreuses de la paroi vésicale, on rencontre disséminées dans son épaisseur des *cavités vacuolaires* isolées ou agglomérées, petites, mais quelquefois assez vastes par réunion de plusieurs d'entre elles. Ces espaces sont ordinairement remplis de *pus* et de *microbes pyogènes*. Ils forment de *petits abcès miliaires* dont la coalescence donne lieu à de *véritables collections intrapariétales*.

L'existence constante de germes pathogènes dans les cavités que nous venons de signaler prouve que ces abcès résultent de *l'ensemencement interstitiel de microorganismes*, évoluant en petites colonies indépendantes au début, mais se confondant entre elles ultérieurement et formant ainsi des abcès. La pénétration intrapariétale des microbes se produit à la faveur des érosions, des fissures inflammatoires de la muqueuse vésicale.

L'ensemencement me paraît être direct. On observe en effet les vacuoles purulentes principalement chez *les sujets qui ont souffert pendant longtemps d'une cystite infectieuse avec fermentation ammoniacale*.

Les germes pyogènes qui existent dans l'urine de tels malades n'ont qu'à franchir les limites de l'épithélium protecteur altéré ici et en partie détruit, pour pouvoir s'ensemencer dans la paroi vésicale.

L'irritation que chaque colonie développe autour d'elle lui forme une sorte de *membrane scléreuse qui l'isole* des parties voisines.

Les organes en rapport avec la vessie, les *uretères*, les *canaux déférents*, les *vésicules séminales*, sont altérés dans le plus grand nombre de cas. Ils sont comme *noyés dans le tissu de sclérose* périvésical. Ils sont enserrés, étouffés, oblitérés par les éléments fibreux, et on conçoit les troubles profonds que déterminent de telles modifications. Les *vésicules* sont surtout atteintes par le processus. Elles sont *aplaties, indurées, atrophiées*, réduites à l'état rudimentaire, et leur cavité contient parfois un liquide blanchâtre privé de sympexions (Guyon).

La sclérose vésicale se *diffuse à la longue vers les uretères*, dont la paroi s'épaissit, tandis que la lumière s'oblitère. Cette modification est accusée principalement dans les points voisins de la vessie. Elle détermine un obstacle variable au passage de l'urine et est le point de départ de l'*hydronéphrose*.

L'*étude histologique* de la sclérose vésicale est facile à faire. Les coupes s'obtiennent à un état de grande minceur, après l'application des méthodes ordinaires de durcissement. Elles offrent à l'œil une *nappe conjonctive serrée*, formée de faisceaux lamineux, onduleux ou droits, parallèles ou entre-croisés. C'est une sorte de feutrage de fibres conjonctives assez comparable à la disposition générale des éléments d'un fibrome ou d'une aponévrose. On observe parmi les fibres lamineuses quelques fibres élastiques isolées et peu nombreuses.

Les *vaisseaux* sanguins qu'on découvre sur les coupes se font remarquer par leur volume relativement considérable. Ils expliquent les hémorragies vésicales notées en pareil cas, d'autant mieux qu'ils offrent souvent des *dilatations ampullaires* (Guyon), sortes de petits *anévrismes miliaires*.

Leur lésion essentielle consiste dans un *envahissement de leur couche externe par une grande quantité de noyaux embryonnaires*. Ceux-ci se diffusent dans le tissu cellulaire que traversent les vaisseaux, leur formant comme un manchon extérieur.

Les éléments embryonnaires sont nombreux, surtout *au voisinage des artères et des veines*, dont ils suivent la distribution. Cela prouve bien que le point de départ du processus est d'*origine vasculaire*, c'est-à-dire inflammatoire.

Les noyaux finissent par s'éloigner des vaisseaux qu'ils bordent et constituent des îlots plus ou moins considérables au sein même de la substance conjonctive.

Noyées dans cette dernière on reconnaît par places des *fibres musculaires vésicales très altérées*, en voie de régression, et en groupes séparés. Le tissu lamineux interstitiel des faisceaux musculaires se trouvant hyperplasié, ceux-ci sont comme *dissociés* et leurs éléments primitifs de constitution (fibres cellules) sont séparés les uns des autres par une couche de substance conjonctive qui les met bien en relief sous le microscope.

La muqueuse participe au travail de sclérose. Le *chorion* est envahi par des nappes fibreuses avec traînées et îlots embryonnaires. Les vaisseaux offrent les mêmes altérations que précédemment. Par places, leur paroi est rupturée et on voit les globules rouges répandus autour d'eux (*ecchymoses*).

L'épithélium est complètement desquamé, et le chorion sclérosé se met directement en contact avec l'urine.

Les lésions que nous venons de passer en revue démontrent surabondamment l'*origine inflammatoire* de la sclérose vésicale. Cette doctrine n'est pas discutable aujourd'hui, aussi ne nous attarderons-nous pas à réfuter celle de la *rétraction musculaire*. D'après cette dernière, une vessie atteinte d'hypertrophie compensatrice devient peu à peu intolérante. Les fibres ont une tendance à conserver constamment leur état de contraction. Elles réagissent, dès qu'une certaine quantité d'urine les distend en dilatant le réservoir. De telle sorte qu'à la longue elles se *rétractent définitivement* en vertu du même processus que celui qui rétracte le muscle atteint de torticolis par exemple ou de contracture chronique quelconque. On sait en effet qu'à toute contracture prolongée succède la rétraction rendant permanent le raccourcissement musculaire qui n'était que transitoire jusque-là. Le même phénomène se produit dans la contracture posthémiplégique qui, si elle persiste au-delà de certaines limites de temps, devient définitive et incurable par l'apparition progressive de la rétraction. En un mot, la *contracture* n'est qu'une mise en jeu, qu'une exagération de la fonction physiologique de la fibre musculaire, tandis que la *rétraction* résulte de la transformation fibreuse de cet élément préalablement contracturé.

Un fait analogue pourrait à la rigueur se produire dans la vessie. Les contractions répétées de ce réservoir aboutissent à l'hypertrophie, et les mictions fréquentes favorisent le retour sur lui-même de l'organe et le préparent à la rétraction (Guyon). Il est évident qu'on peut admettre cette conclusion dans une certaine mesure, mais seulement à titre de *circonstance accessoire*.

Nous croyons, quant à nous, que l'*inflammation primitive* de la muqueuse vésicale (cystite), lorsqu'elle se répète souvent ou qu'elle devient chronique, s'étend de proche en proche, envahissant peu à peu tous les plans de l'organe et surtout la couche fibreuse et le tissu cellulaire périphérique. *Le processus est microbien au début.* Nous pensons que les *germes produisent des toxines, des poisons irritants locaux qui exercent sur les éléments cellulaires une action comparable à celle de la cantharide ou d'un caustique faible.* Ce qui prouve bien l'origine bactérienne de la sclérose vésicale, ce sont les *abcès miliaires* qu'on rencontre dans l'épaisseur des parois de l'organe.

Pour nous, un autre élément pathologique intervient aussi. Dès qu'il y a exagération fonctionnelle de la vessie par suite d'un rétrécissement, il se produit, comme partout ailleurs, une *hyper-nutrition élémentaire*. Mais il n'est pas possible que celle-ci soit mathématiquement localisée aux fibres musculaires, qui seules sont en jeu à ce moment précis. La suractivité nutritive porte, quoique à un degré moindre, sur les fibres lamineuses, qui, de ce fait, s'hyperplasient. Pendant longtemps l'élément musculaire l'emporte sur l'élément conjonctif. Mais, lorsque celui-là s'épuise, celui-ci tend à devenir prédominant. Il y a lutte entre les deux, et à la longue le dernier a toujours la supériorité. On sait en effet que les éléments nobles, tels que les fibres musculaires, subissent plus activement les effets de l'hypernutrition que les éléments d'organisation inférieure (tissu fibreux). Mais à leur tour ces derniers offrent une somme de résistance de beaucoup plus considérable et une tendance à la diffusion qu'on ne retrouve nulle part ailleurs aussi accusée.

SYMPTÔMES. — Le tableau clinique rappelle de tout point celui de la *cystite chronique intense*.

Si l'on songe que la sclérose transforme la vessie en une petite poche dont le caractère physique essentiel est d'être dénuée de toute élasticité, *on conçoit combien sera développé chez le malade le symptôme de la pollakiurie.*

La vessie refusant de se laisser dilater, dès que sa capacité est pleine d'urine, la rétention volontaire est suivie de *souffrances atroces.*

On observe souvent de *l'hématurie* dont l'explication réside dans les altérations vasculaires des artères et veines de la vessie.

Les trois symptômes que nous venons d'énoncer (pollakiurie, douleurs, hématurie) dominent toute la scène pathologique, et la caractérisent par leur *intensité, leur persistance et leur résistance à tous les traitements employés.*

Le *début clinique* de la sclérose est difficile à apprécier, car cette complication atteint constamment un ancien rétréci qui offre tout un passé pathologique grave du côté de la vessie. De telle sorte qu'on doit songer à la sclérose et la redouter chez *tout sujet coarcté qui a présenté des poussées fréquentes de cystite*, surtout si on constate chez lui des traces d'abcès urineux et des fistules vésicales, lésions qui ne s'observent que dans les cas particulièrement sérieux.

La sclérose entre en scène *d'une façon très insidieuse*. Elle passe inaperçue si on ne la surveille pas attentivement, et alors elle se confond avec la cystite d'où elle émane.

De plus en plus la vessie se montre *irritable*. Elle réagit contre les causes les plus légères, et *les cystites succèdent aux cystites*, à moins que l'*inflammation vésicale ne soit chronique d'emblée*, auquel cas ce sont *des poussées aiguës fréquentes qui en interrompent le cours*. Cette série de phlegmasies aiguës se manifestant à l'origine de la maladie explique ces périodes d'amélioration relative et ces intermittences symptomatiques signalées par M. le professeur Guyon et qui, d'après lui, caractérisent le début de l'affection.

Lorsque la sclérose est définitivement établie, la *pollakiurie* ou fréquence de l'envie d'uriner devient extrême. On peut dire que le malade éprouve *continuellement le besoin de la miction*. Il passe pour ainsi dire son existence devant son vase de nuit. A chaque minute il fait des efforts et ne rend que quelques gouttes. Il recommence presque aussitôt, car cette légère émission ne lui a procuré aucun soulagement. Il est inquiet, anxieux, énervé, et toutes ses pensées sont concentrées sur sa vessie.

La nuit, c'est une véritable torture. Le patient se lève à tout moment. Dès que le sommeil survient, la douleur et le besoin de la miction l'interrompent. L'insomnie s'ajoute aux autres supplices.

Il y a des cas où le *malade urine continuellement et goutte à goutte*. Cette modalité est préférable à la précédente, car elle supprime en partie la douleur, qui est surtout liée à la distension du réservoir urinaire. L'urine s'écoule alors dès qu'elle arrive dans la vessie. Elle n'y séjourne pas et l'application d'un urinal est indispensable.

Mais la sclérose compliquée d'incontinence offre l'inconvénient de *donner libre cours au ratatinement de la vessie* qui, n'éprouvant plus de résistance de la part de l'urine, atteint les dernières limites du resserrement. Dans ce cas la cavité vésicale finit par ne plus exister du tout.

La *douleur* qui s'accroît d'instant en instant, à mesure que l'urine distend la vessie, se calme bien un peu avec l'évacuation du liquide. Mais cette sédation est insignifiante et très transitoire.

Le sujet la compare à un *poids*, à une *tension*, à une *tranchée*. Elle prend souvent le caractère de la *cystalgie*. Elle est quelquefois *syncopale*. Un *ténesme* violent se produit à chaque miction. La souffrance est localisée surtout à l'*hypogastre*. De là elle s'irradie vers l'*anus*, le *gland*, les *testicules*, les *lombes*, l'*abdomen*, les *cuisses*, les *fesses*. On peut dire qu'elle est *continue* avec *exacerbations intermittentes et rapprochées*.

De temps à autre le malade *pisse du sang*, surtout au moment de l'émission des dernières gouttes. Le sang est tantôt pur, tantôt mélangé à l'urine. Quand ce phénomène se produit, l'hématurie se prolonge pendant plusieurs heures ou même quelques jours, avec une intensité variable. Durant cette période chaque miction est suivie de l'expulsion d'un certain nombre de gouttes sanglantes, puis tout rentre dans l'ordre jusqu'au retour prochain de l'accident.

L'*urine est purulente, glaireuse, trouble, alcaline*, comme dans la cystite chronique, et fortement chargée de *germes pathogènes*.

On a beau dilater le rétrécissement, l'inciser même et restituer à l'urèthre son calibre primitif, on *n'atténue en rien les symptômes vésicaux*. Ce fait a une valeur diagnostique considérable dans l'espèce, car nous avons vu combien est heureuse l'influence de la dilatation sur l'évolution de la cystite des rétrécis lorsqu'elle n'est pas accompagnée de sclérose.

Il existe dans la sclérose vésicale un certain nombre de *signes physiques* que nous allons rapidement passer en revue.

La *bougie exploratrice* vient rapidement buter contre la paroi postérieure de la vessie qui lui offre un plan résistant très dur et qu'elle ne peut déprimer.

A cause des très faibles dimensions de la cavité, l'*arrêt de l'instrument est très hâtif* à tel point que souvent on ne croit pas avoir franchi le col vésical. On se croit encore dans l'urèthre postérieur, et on a de la tendance à attribuer à la glande prostate l'obstacle qui est dû en réalité à la vessie elle-même. Dans ce cas, si on exerce la moindre poussée sur l'instrument, on provoque une *douleur* résultant du contact de la bougie avec la paroi postérieure. Cette légère action traumatique est d'autant plus vivement ressentie par le malade que la bougie ne peut pas se replier dans la cavité vésicale presque complètement effacée.

La boule de l'explorateur *ne donne plus la sensation du sphincter vésical* qui est détruit par le tissu de sclérose. Mais on perçoit très bien la résistance du sphincter interuréthral. Ce dernier étant franchi, on tombe dans l'urèthre postérieur, auquel fait suite la cavité vésicale réduite à des dimensions tellement minimes qu'il est permis de se croire encore dans la région prostatique alors qu'on se trouve parvenu dans le réservoir.

Il est facile de *mesurer le diamètre antéro-postérieur* de la vessie. On enfonce pour cela une bougie à boule jusqu'à ce que la paroi postérieure l'empêche d'aller plus loin. On la retire ensuite de façon que la boule vienne accrocher le sphincter interuréthral. La quantité de tige de l'instrument, qui, dans ce mouvement, franchit le méat, indique le diamètre antéro-postérieur de la vessie, augmenté de la longueur de l'urèthre postérieur. Il suffit de retrancher de ce total ce dernier terme, c'est-à-dire 2 centimètres et demi. *La différence correspond à la dimension vésicale.*

Cette mensuration a peu d'importance en clinique. Il est bien plus intéressant de connaître la *capacité totale du réservoir.* On comprend en effet que cette dernière notion éveille dans l'esprit de l'observateur une idée générale plus nette que la connaissance de tel ou tel diamètre. De la contenance vésicale on déduit de suite le degré de sclérose. Pour cela, on vide la vessie au moyen de la sonde, et on y pousse une solution boriquée jusqu'à ce que le patient accuse une douleur violente, et surtout que l'on éprouve une difficulté mécanique notable à continuer l'injection. Il ne faut pas dépasser cette limite, sous peine de voir le liquide refluer d'arrière en avant entre les parois du canal et celles de la sonde. Il est impossible, dans cette expérience, de franchir le degré d'ampliation du réservoir, celui-ci étant inextensible.

On recueille alors l'eau injectée, et son volume exprime la capacité vésicale.

La *sonde creuse* en gomme ne fournit aucun symptôme particulier. Les indications qu'on en retire sont les mêmes que celles données par la bougie exploratrice.

Si l'on emploie la *sonde métallique,* son bec vient de suite buter contre la paroi vésicale postérieure et supérieure, et il se trouve immobilisé dans la cavité de l'organe rétracté. Non seulement on ne peut mouvoir l'instrument sur son axe, ni surtout en renverser l'extrémité recourbée vers le bas-fond qui n'existe plus, mais il est impossible d'en porter le pavillon en bas, entre les cuisses du malade. A voir l'extrémité extérieure de la sonde, on croirait qu'elle n'est pas dans la vessie et que le dernier temps du cathétérisme reste à faire. Cette erreur est souvent commise en pareil cas.

On ne devra pas trop mouvoir le cathéter dans la vessie. On s'exposerait à des hématuries, résultant de la déchirure par l'instrument des vaisseaux dont nous avons signalé la grande friabilité. Il faudra toujours avoir la main très légère, et ne jamais s'obstiner à vouloir aller plus en avant si le cathéter est arrêté avec une certaine énergie. Du reste, une douleur extrême indique que la manœuvre est mauvaise et qu'il est urgent de ne pas la continuer.

Dans la maladie qui nous occupe, le *toucher rectal* combiné à la *palpation hypogastrique* a une grande valeur clinique, sur laquelle insiste M. Guyon. Il faut pratiquer cette exploration le malade étant couché sur le dos, les cuisses écartées et fléchies, dans la position en un mot d'une femme que l'on soumet au toucher vaginal. On doit saisir la vessie entre la main abdominale et le doigt intra-rectal de façon à la refouler soit vers la première, soit vers le second. De la sorte on apprécie très bien les modifications pathologiques.

L'index porté au-dessus de la prostate constate de suite l'exis-tence en ce point d'une plaque d'induration quasi squirrheuse qui n'est autre que la vessie elle-même. Ce foyer morbide est très peu étendu, à cause du ratatinement de l'organe. Le doigt sent plus ou moins bien les adhérences de la *péricystite* déjà signalée, les bos-selures dues à l'inégale répartition de la sclérose, les épaississe-ments plastiques et les fausses membranes inflammatoires. Cer-taines de ces bosselures sont quelquefois *molles et fluctuantes*. Elles correspondent aux *abcès* interstitiels intrapariétaux étudiés précé-demment. Le toucher rectal se fera d'ordinaire mieux avec la main droite qu'avec la gauche. L'introduction totale de l'index est néces-saire à l'exploration que l'on favorise beaucoup en se faisant pous-ser le coude par un aide et en déprimant l'hypogastre à l'aide de la main gauche.

Cette dernière donne peu d'indications directes, car elle ne peut guère percevoir la vessie qui se trouve cachée derrière le pubis. Parfois, cependant, elle sent une petite masse dure, adhérente, immobile, irrégulière, offrant la dimension d'une orange (Guyon).

Marche. Durée. Terminaison. — La sclérose vésicale est une affection essentiellement *chronique*. On peut diviser son évolution en trois phases successives :

1° D'abord le *rétrécissement retentit activement sur la vessie et y provoque de nombreuses poussées de cystite*. Ces dernières, ainsi que les symptômes stricturaux, sont les phénomènes dominants. A ce moment, l'intervention chirurgicale est très puissante. C'est la *période curable*, car la sclérose n'existe pas encore.

On comprend qu'il ne faut pas retarder le traitement chirurgical sous peine de voir l'affection gagner la seconde phase;

2° Ici la *vessie est sclérosée, ratatinée.* L'état chronique est cons-titué. La lésion est définitive et incurable ou à peu près, quoi qu'on fasse ;

3° Au bout d'un temps variable la *cachexie* et la *septicémie uri-*

neuse envahissent le patient, l'affaiblissent, le minent et le tuent.

La *mort* est hâtive ou *éloignée* suivant la résistance du sujet, mais elle est *fatale*, et, à partir du début de la troisième période évolutive, la vie n'est plus qu'une *longue agonie*.

Mais il arrive souvent qu'une *affection intercurrente* (pneumonie, tuberculose, etc.) vient mettre un terme rapide à cette misérable existence.

PRONOSTIC. — *Mortel*, dès que la sclérose est constituée, il est dicté plus par l'état des uretères et des reins et par la septicémie générale que par la vessie elle-même.

DIAGNOSTIC. — Au début il importe de bien différencier la maladie actuelle de la *cystite chronique*, de l'*hypertrophie prostatique*, de l'*hypertrophie vésicale* et quelquefois *des calculs de la vessie*.

C'est l'*évolution* qui distingue la *sclérose* de la *cystite chronique*.

Le toucher direct la fera reconnaître de l'*hypertrophie de la prostate*.

Les conditions toutes particulières où elle se produit, jointes à tous les autres symptômes, empêcheront de la confondre avec l'*hypertrophie vésicale*.

Quant aux *calculs de la vessie*, leur signe pathognomonique est fourni par le *choc* de l'instrument métallique.

Dès la seconde période, et à plus forte raison à la troisième, la difficulté diagnostique, bien autrement considérable que dans les maladies ci-dessus énumérées, consiste à différencier la *sclérose du cancer de la vessie*.

En effet, dans les deux cas, l'organe s'indure, se couvre de bosselures, d'irrégularités ; on observe des hématuries fréquentes, des troubles urinaires analogues, des douleurs, etc.; enfin la cachexie vient terminer la vie du malade aussi bien d'un côté que de l'autre. L'analogie est quelquefois frappante.

Il faut, pour éviter une erreur, tenir compte des antécédents, de l'âge du sujet, mais principalement de la cause initiale de la sclérose, c'est-à-dire du *rétrécissement*. La marche des accidents, les poussées de cystite du début, l'irritabilité vésicale plaideront en faveur de la sclérose.

Rappelons-nous bien que cette dernière *rapetisse la vessie de plus en plus*, tandis que le *cancer la développe à mesure qu'il prend de l'extension*. C'est là un caractère qui a une valeur absolue.

Il est vrai que le globe vésical sclérosé est irrégulier, bosselé, inégal, mais, quoique cela, il a conservé en grande partie sa forme générale. Dans le cancer, la vessie devient tout à fait irrégulière.

Ses bosselures sont énormes et *remarquables par leur inégalité de forme, de volume et de consistance.* Ces caractères sont bien moins accusés dans la sclérose.

La *cachexie cancéreuse* diffère beaucoup de la *cachexie urineuse.* La première est une *dénutrition lente,* tandis que la seconde est une *septicémie chronique.* A ce titre la courbe thermique de celle-ci accuse des oscillations irrégulières qu'on ne voit pas figurer sur le tracé de celle-là. Ce caractère, qui est exact en lui-même n'a malheureusement pas dans l'espèce de valeur diagnostique réelle.

En effet la septicémie urineuse complique toujours la cachexie cancéreuse, se combine avec elle et en défigure la physionomie clinique, de sorte que les oscillations thermométriques sont obser-vées aussi bien dans un cas que dans l'autre.

Plus de valeur doit être attribuée à l'*examen du dépôt urinaire,* car le microscope révèle les éléments caractéristiques du cancer sous forme de *cellules* énormes, polynucléées et en raquette. Dans l'urine de la vessie scléreuse on ne trouve que des cellules épithé-liales de l'urèthre, des bassinets et des reins, celles du réservoir urinaire étant depuis longtemps détruites et desquamées.

TRAITEMENT. — Il importe qu'il soit *aussi hâtif que possible.* Plus on le retarde, et plus on perd de chances de guérison.

La *dilatation,* l'*uréthrotomie,* etc., trouveront leurs indications particulières.

Les *lavages* et les *instillations* seront les puissants auxiliaires des moyens précédents. On les opposera à l'inflammation récidi-vante de la vessie, observée au début de l'affection.

Une fois le tissu scléreux définitivement formé, on ne peut guère qu'instituer la médication palliative. On calmera la douleur par les moyens ordinaires, on tonifiera le malade et on le soumettra à une hygiène en rapport avec l'irritation vésicale dont il est atteint.

La *distension de la vessie, par les injections forcées,* et *les lavages sous pression* (Mallez) n'ont jamais donné que des dou-leurs atroces comme résultat.

L'*iodure de potassium* a une action nulle ou à peu près.

Dans un cas où le malade souffrait atrocement, j'ai obtenu un soulagement instantané et à peu près complet en établissant une *large fistule périnéale et en l'entretenant à l'aide de la dilatation.* Cette ouverture a supprimé le séjour de l'urine dans la vessie et la distension de ce réservoir par le liquide qui pouvait s'en écouler dès qu'il y parvenait. L'organe malade s'est trouvé comme sup-primé au point de vue fonctionnel. Il est vrai que nous avons créé une *infirmité définitive,* mais le patient a été enchanté de la subs-

titution de celle-ci à la douleur épouvantable et constante qu'il
éprouvait. Nous avons suivi pendant longtemps notre opéré qui se
portait très bien, chaque fois que la fistule était maintenue ouverte
par la dilatation. A la fin, la vessie s'était réduite à une sorte de
canal excréteur. Notre malade est mort au bout de deux ans des
suites d'une chute grave.

Nous pensons que l'*établissement d'une fistule périnéale, et son
entretien ultérieur à l'aide de séances de dilatation espacées* seront
le meilleur procédé à opposer, à titre palliatif, à la sclérose dûment
constituée. Cette opération supprimera la douleur et diminuera
les chances d'infection urineuse.

DU RÉTRÉCISSEMENT COEXISTANT AVEC D'AUTRES MALADIES DE LA VESSIE

Nous ne devons pas nous appesantir sur ce sujet. Ce serait nous
exposer à décrire les différentes affections de l'appareil vésical qui
n'ont avec les coarctations qu'un simple rapport de coïncidence.

Qu'il nous suffise de dire que le *rétrécissement surajoute ses
symptômes particuliers à ceux de la maladie vésicale.* De plus il
gêne l'exploration du réservoir urinaire et la *rend plus dangereuse.*

Dans de telles circonstances, le mieux à faire est de procéder
méthodiquement. *On s'occupe d'abord de la stricture* que l'on traite
exclusivement, tantôt par les procédés lents, tantôt par les moyens
rapides. L'indication à ce dernier point de vue doit se tirer de
l'urgence de l'intervention vésicale.

Dès qu'en modifiant la coarctation on a ouvert la *porte de la vessie, on peut traiter la maladie dont cette dernière est affligée.*

L'affection la plus intéressante au point de vue qui nous occupe
est la *pierre.* La coexistence d'un calcul et d'une stricture est loin
d'être rare. Nous avons du reste établi que la cystite chronique
alcaline est très favorable à la formation des dépôts terreux phosphatiques intravésicaux.

Thompson [1] conseille de faire la *taille si le rétrécissement est
ancien, dur et serré.* Mais, s'il est dilatable, il laisse une sonde à
demeure pendant quelques jours, et, lorsque le numéro 12 (filière
anglaise) est d'une introduction aisée, il applique le *lithotriteur,* et
enlève en une séance le plus qu'il peut de la poussière du calcul
broyé. S'il reste des fragments qu'il ne peut attaquer à cause de la

------

[1] *Loc. cit.*

longueur de l'opération, de la fatigue du malade, ou d'une complication, il recommence le broiement quelques jours plus tard.

Il est évident qu'il faut employer de petits brise-pierres, et broyer finement, à cause du rétrécissement, qui, quoique dilaté, n'en crée pas moins un certain obstacle uréthral.

Dans un cas M. le professeur Guyon fit d'abord l'*uréthrotomie interne*, puis un mois plus tard la *lithotritie*, et, quoique le malade fût atteint de néphrite interstitielle, il finit par guérir [1].

Gouley [2] a même pu faire dans la même séance l'*uréthrotomie interne d'abord, puis la lithotritie*. Il est évident que cette pratique doit, par le fait de ces deux opérations superposées l'une à l'autre, augmenter beaucoup la gravité du pronostic chirurgical.

Nous pensons qu'il *vaut mieux espacer les deux interventions. Dilater d'abord, puis s'occuper ensuite du calcul :* telle est la formule à laquelle nous nous rangeons.

On préférera la *taille* quand on sera en présence d'un calcul qui indiquera ce mode opératoire. A ce titre, on ne devra considérer que la pierre, et on ne fera pas entrer la stricture en ligne de compte dans le choix du procédé chirurgical.

Il va de soi que, si le malade est atteint d'un rétrécissement infranchissable qui nécessite d'emblée l'uréthrotomie externe, la *taille périnéale sera le procédé de choix*, car elle sert à deux fins : à l'extraction du calcul, d'une part, et, de l'autre, au rétablissement de la cavité de l'urèthre.

La *lithotritie suivie de l'aspiration*, d'après la méthode de Bigelow, a ici une supériorité bien plus considérable que dans les cas ordinaires sur l'ancien procédé.

En effet les fragments broyés, qui, du fait de la coarctation, ont une tendance si grande à séjourner dans la vessie et surtout dans l'urèthre où leur présence devient le point de départ d'accidents graves, sont entraînés d'un coup à l'extérieur par le courant aspirateur, et, grâce à la sonde qui conduit ce dernier, ils ne se mettent pas le moins du monde au contact de la paroi uréthrale.

DE L'HYDRONÉPHROSE CHEZ LES RÉTRÉCIS

L'hydronéphrose est la dilatation des uretères, des bassinets et des calices par l'urine qui s'écoule mal ou pas du tout à l'extérieur,

---

[1] Th. DE DENOS, *Etude sur la lithotritie à séances prolongées.* Paris, 1882.
[2] *New-York med. Record,* 1879. *Internal urethrotomy and lithotripsy at the same sitting in patient seventy nine years of age.*

arrêtée qu'elle est par un obstacle plus ou moins considérable. Dans l'espèce, c'est le rétrécissement qui en est la cause déterminante.

On a noté un certain nombre de cas d'hydronéphrose chez les nouveau-nés dues à l'*imperforation congénitale de l'urèthre*. Cette malformation constitue, en somme, le degré le plus considérable de la coarctation. L'enfant né dans de telles conditions ne tarde pas à mourir. Quoique cela, la dilatation uréthrale a eu le temps de se produire (Bonnet), ainsi que le prouvent les autopsies.

Les *rétrécissements valvulaires congénitaux* agissent d'une façon analogue s'ils sont très serrés (Billard, Johnson).

Inutile d'insister davantage sur ces faits qui appartiennent plus au domaine de la tératologie qu'à celui de la clinique.

Dans les *rétrécissements acquis*, nous savons qu'il existe nécessairement un certain degré de rétention urinaire, contre laquelle réagit la vessie. Quoique cela, ce réservoir se laisse dilater à la longue. L'urine qui s'y écoule d'une façon continue et qui y est portée par les uretères offre une tendance d'autant plus accusée à séjourner dans ces conduits que la vessie est déjà plus encombrée de liquide et qu'elle peut moins s'en débarrasser.

Si le sujet est vigoureux, le tissu musculaire vésical se contracte à fond sur l'urine qu'il cherche à rejeter au dehors, de telle sorte que, de ce fait, la tension devient très élevée dans la cavité du réservoir. Dès lors il n'y a plus de place du tout pour loger une nouvelle quantité de liquide, si celle qui s'y trouve déjà n'est pas éliminée au moins en partie.

Chez le vieillard l'appareil contractile joue un rôle peu important, à cause de la débilité générale et de l'état de fatigue de l'organe qui est depuis longtemps malade. Il en résulte que la tension intravésicale est moins forte que dans le cas précédent; l'urine peut s'y accumuler en très forte proportion et l'hydronéphrose a, toutes choses égales, moins de tendance à se produire. Il est vrai que cette circonstance particulière est compensée par le *défaut de solidité des parois uréthrales* qui opposent moins de résistance à la distension par accumulation.

On sait que les uretères, à leur entrée dans la vessie, cheminent obliquement dans l'épaisseur de la paroi de cet organe avant de s'ouvrir dans sa cavité. Il en résulte que, lorsque celle-ci est distendue par l'urine, les parois opposées de ce trajet oblique interstitiel s'appliquent l'une contre l'autre, d'autant plus activement que la réplétion du réservoir est plus considérable.

Ce mécanisme détermine l'occlusion parfaite de l'extrémité inférieure de l'uretère et s'oppose au reflux de l'urine arrivée dans la vessie, vers la cavité de ce conduit. On admettait autrefois cette ascension directe du liquide vésical. Mais aujourd'hui cette théorie est insoutenable.

Dans le cas qui nous occupe, l'hydronéphrose est forcément *double*, puisque l'obstacle primitif siégeant sur le trajet de l'urèthre porte son action à la fois sur les deux uretères.

Beaucoup d'auteurs font remarquer que l'hydronéphrose est relativement *rare dans le cours des coarctations du canal.* A premier examen, cette assertion est exacte.

Mais il faut tenir compte de ceci. Le nombre des rétrécis est considérable, tandis que celui des autopsies des rétrécis est comparativement très minime. Beaucoup de ces malades meurent d'affections intercurrentes qui absorbent toute l'attention du médecin, et on ne fait pas porter assez l'examen anatomique sur l'appareil urinaire, soit qu'on en ignore les lésions, soit qu'elles paraissent d'un intérêt secondaire.

Dans plusieurs nécropsies de malades emportés par une affection médicale quelconque, et dans lesquelles je pratiquai systématiquement l'examen des voies urinaires, j'ai souvent trouvé des lésions assez avancées de l'urèthre, de la vessie, des uretères et des reins qui avaient complètement passé inaperçues durant la vie.

Presque tous les *rétrécis qui font de la rétention* sont atteints à un moment donné de *cystite bactérienne,* dont la tendance est d'envahir par processus ascendant les uretères et les reins. De sorte que ces derniers organes s'altèrent bientôt, deviennent friables, et sont ainsi prédisposés à la dilatation par distension. Mais ici l'hydronéphrose n'est pas *pure. Elle n'est qu'un incident de la pyélo-néphrite.* Si l'on tient compte de ces faits, l'hydronéphrose devient beaucoup plus fréquente qu'on ne l'a dit, dans le cours des rétrécissements de l'urèthre, car *elle complique presque tous les cas de pyélo-néphrite secondaire aux strictures (pyo-néprhose).*

Ceci dit, je reconnais que l'*hydronéphrose pure* est rarement observée, *cliniquement parlant,* chez les sujets atteints de coarctation uréthrale.

Anatomie pathologique. — 1° L'hydronéphrose survient tantôt sur des *uretères et des reins sains,* consécutivement à une rétention complète aiguë ;

2° Tantôt elle se produit sur *ces organes déjà malades* et altérés du fait de la *coarctation.* Elle n'est alors qu'un épiphénomène de la pyélo-néphrite, et son étude se confond avec celle de cette dernière maladie (*pyo-néphrose*).

La lésion essentielle de l'*hydronéphrose pure des rétrécis* est la *dilatation des uretères* qui peuvent acquérir des dimensions considérables (doigt, anse intestinale). On ne voit cependant jamais ici ces énormes poches que l'on observe dans les tumeurs abdominales comprimant les uretères, ou dans les calculs enchatonnés dans ces conduits.

Les reins forment deux *tumeurs fluctuantes*, bosselées ou lobulées, piriformes ou ovoïdes. Chaque bosselure correspond à un calice dilaté.

A la coupe, il est toujours possible de distinguer la poche kystique de la substance rénale, malgré que celle-ci soit très aplatie et réduite à une mince coque.

La tumeur du rein ne prend pas les proportions vraiment extraordinaires qu'elle revêt dans la compression urétérale par un néoplasme ou dans l'affection calculeuse.

D'habitude, on observe à sa surface des épaississements, des exsudats plastiques, et même des adhérences, indices d'anciennes poussées inflammatoires.

Le *contenu* de la poche rénale et de la dilatation urétérale est de l'*urine* altérée ou normale, suivant qu'il existe ou non de la cysto-pyélo-néphrite.

Dans les cas d'hydronéphrose *pure* et exclusivement mécanique, l'*urine est acide et transparente*.

Dès qu'elle devient *purulente et alcaline*, cela indique l'apparition d'un élément phlegmasique surajouté.

La poche du rein est formée d'un tissu fibreux, serré, inégal et variable d'épaisseur. Par endroits il existe des *zones indurées* et quasi cartilagineuses correspondant à des localisations inflammatoires. Les parois de la poche sont parcourues par des vaisseaux dilatés. Les veines en sont variqueuses.

L'uretère offre presque toujours une *hypertrophie de sa couche musculeuse*. Ce fait est analogue à celui observé dans la vessie des prostatiques qui se dilate en même temps que ses éléments contractiles augmentent de nombre et de volume. Cette hypertrophie est l'expression des contractions répétées et énergiques des uretères qui cherchent à se débarrasser de l'urine qu'ils renferment.

La surface interne de la dilatation urétérale est *lisse*.

La surface externe est *tomenteuse, rugueuse*, couverte d'exsudats plastiques et quelquefois d'adhérences.

Ici se place une importante question.

Que devient le tissu rénal lorsque l'hydronéphrose est très accusée ?

Plus la poche est volumineuse, et plus ce tissu comprimé excentriquement par le liquide accumulé a de la tendance à s'aplatir, à s'étaler et à *s'atrophier*. L'atrophie porte d'abord sur la substance médullaire qui est la première à ressentir les effets de la compression liquidienne, étant la plus rapprochée de l'urine.

Plus tard la substance corticale tend à disparaître à son tour, et le rein se réduit peu à peu à une *coque mince* qui forme la limite externe de la poche, et se confond en dedans avec la membrane d'enveloppe en contact avec l'urine.

Mais cette *transformation excessive est ici une éventualité rare.* En effet, le processus morbide atteignant *les deux reins, le malade meurt forcément dès que l'altération rénale dépasse un certain degré.*

On comprend, par contre, que, lorsque *l'hydronéphrose est unique* (compression néoplasique), la fonction urinaire s'effectue grâce à une hyperactivité fonctionnelle compensatrice du rein sain. Dès lors, le rein malade peut disparaître pour ainsi dire complètement, sans déterminer la mort du patient.

Du reste, même dans ces derniers cas, et lorsque l'hydronéphrose unilatérale a atteint ses proportions les plus considérables, *on trouve constamment des vestiges du tissu rénal, sous forme d'une couche rougeâtre de quelques millimètres d'épaisseur.*

Le microscope y montre quelques tubuli recti et contorti, et des glomérules qui ont résisté à l'action de la compression excentrique.

L'histologie de l'hydronéphrose pure, de cause exclusivement mécanique et indépendante de tout processus inflammatoire, a été très bien établie depuis le mémoire de MM. Straus et Germont, sur lequel nous reviendrons plus longuement à propos de l'*historique des néphrites.* Qu'il nous suffise de dire maintenant que ces auteurs ont pratiqué la *ligature aseptique* de l'uretère chez le cobaye, et ont étudié les modifications qui se produisent consécutivement dans le parenchyme rénal.

M. Albarran [1] a signalé chez l'homme des lésions absolument semblables et dues à une rétention complète de l'urine par compression (cancer) ou oblitération calculeuse de l'uretère. On conçoit la possibilité du même fait à la suite d'un rétrécissement qui s'atrésie tout d'un coup.

Nous ne rangerons pas ces lésions rénales dans le cadre des *néphrites.* Elles diffèrent en effet de celles produites par l'inflammation légitime du rein. *Ce sont, en somme, des altérations atrophiques, de rétention et de tassement.*

Au début, le rein est comme *œdématié.* Plus tard, les *papilles* s'effacent, et l'organe *diminue de volume* en même temps que *sa couleur pâlit.* Sa capsule n'est pas altérée. A la coupe, le tissu

---

[1] *Etude sur le rein des urinaires.* Th., Paris, 1889.

rénal est *aminci*, surtout vers la partie médiane. Cet amincissement porte principalement sur les *pyramides*.

L'expérience sur l'animal démontre que *le processus débute par le glomérule* dont le paquet vasculaire est refoulé par du liquide sur un des côtés de la capsule. Plus tard, cette dilatation gagne les *canaux* dont l'épithélium s'aplatit et s'atrophie.

Il résulte de cette dilatation canaliculaire que la *substance inters-titielle est tassée mécaniquement sans pour cela être hyperplasiée*. A la longue, la capsule des glomérules s'épaissit, se rétracte et étouffe le bouquet vasculaire qui disparaît. Les *tubes contournés* subissent un travail de disparition analogue. Ils s'effacent en partie, et ceux qui restent contiennent un épithélium nucléaire. *Les tubes droits* sont conservés en majorité, et quelques-uns largement dilatés.

Leur épithélium est aplati. Le *tissu conjonctif qui les sépare s'épaissit* à mesure qu'on se rapproche du sommet de la pyramide. On observe sur les vaisseaux les altérations de l'*endartérite* et de la *périartérite*.

Toutes ces lésions diffèrent beaucoup de celles qui sont franchement inflammatoires. Elles peuvent se résumer en ceci: *Dilatation kystique mécanique des glomérules, dilatation avec atrophie épithéliale des tubes, tassement du tissu cellulaire interstitiel, et légère sclérose irritative de ce tissu.*

Outre ces lésions atrophiques, on observe souvent des *altérations inflammatoires* rénales appartenant à l'histoire de la *pyélonéphrite*, et se surajoutant aux précédentes, sous l'influence de diverses causes pathogènes.

Symptômes. — Nous n'envisagerons ici que les symptômes de l'*hydronéphrose pure*, mécanique, développée du fait *exclusif* de la rétention, et *en dehors de toute phlegmasie pyélo-rénale*.

Dans ces circonstances particulières, l'hydronéphrose passe le plus souvent inaperçue, et n'est reconnue qu'à l'*autopsie*. Ce fait tient à ce que, dans le cas actuel, *cette complication ne prend jamais de proportions énormes* pour le motif indiqué précédemment.

De plus, à cause même de sa dualité et de son homologie, l'hydronéphrose, dans l'espèce, ne *détermine pas cette asymétrie de forme et de volume* qui caractérise si bien les malades chez lesquels cette affection est unilatérale.

Ici donc le ventre acquiert un *développement uniforme* qui ne devient jamais très considérable.

Par la *palpation*, on arrive à percevoir les tumeurs réno-urétérales. C'est le meilleur procédé d'investigation, si on l'applique avec soin et méthode. Pour cela, il faut faire étendre le malade bien horizontalement, les muscles complètement relâchés. On place la main gauche en arrière du flanc, et la droite en avant, pour le côté droit. Pour le côté gauche, c'est juste le contraire. De la sorte, on embrasse le flanc du malade entre ses deux mains, et on est à même de percevoir l'augmentation de volume du rein, que normalement on doit à peine sentir. On fait expirer le malade autant qu'il le peut, et on profite du moment où le ventre atteint son degré le plus accusé de dépression pour en faire la palpation profonde.

La main placée en avant du flanc atteint plus facilement alors le rein correspondant, surtout si la main située en arrière lui soulève et lui apporte pour ainsi dire l'organe qu'on explore. La manœuvre précédente est d'autant plus aisée que la paroi abdominale est plus maigre et plus souple.

On perçoit dans ces conditions une *tumeur variable* de volume, plus ou moins *fluctuante, allongée* de haut en bas, quelquefois légèrement *bosselée*, un peu *mobile, plus dure en dehors* (rein) *qu'en dedans* (poche).

La *percussion* donne de la *matité*, mais ce résultat a rarement de la valeur, attendu que le côlon passe en avant de la tumeur et cache par sa sonorité le bruit pathologique. Pour bien percuter, il faut qu'un aide soulève le plus possible le flanc du malade couché, en plaçant ses mains au-dessous de lui. Un coussin dur et très convexe pourrait rendre le même office. De la sorte la poche est rapprochée de la paroi abdominale antérieure. Si on appuie fortement sur elle le doigt sur lequel on percute, on obtient le véritable son de la tumeur, c'est-à-dire une *matité complète*.

Entre les deux poches (droite et gauche) *les mains peuvent plonger* librement dans le ventre en déprimant sa paroi antérieure.

Chez le rétréci, les tumeurs liquides *ne sont jamais assez volumineuses* pour déterminer autour d'elle des accidents de compression directe. Voilà pourquoi la douleur est insignifiante et ne consiste guère qu'en une sensation de *pesanteur*.

J'ai observé un malade atteint de rétrécissement serré et qui urinait goutte à goutte et seulement à intervalles éloignés lorsqu'il faisait de violents efforts expulsifs. Ce sujet était porteur d'une hydronéphrose double, très facilement constatable par la palpation directe, à cause de la grande minceur des parois abdominales.

Dès la première séance de dilatation à l'aide d'une de mes *longues bougies coniques* (voir plus loin), la miction devint possible et la vessie put se vider assez aisément. *Le soir même, les deux poches de l'hydronéphrose avaient totalement disparu.*

Elles se reformèrent plus tard, le malade s'étant négligé et son rétrécissement ayant récidivé. La dilatation donna le même résultat que la première fois.

Malheureusement l'urine, qui au début était normale, était devenue albuminurique purulente et ammoniacale. *L'hydronéphrose pure* s'était compliquée de *pyélo-néphrite.*

Donc l'hydronéphrose des rétrécis présente ce fait typique de pouvoir *disparaître brusquement à la suite de la dilatation* et du rétablissement du cours de l'urine, quitte, aux poches, à se reconstituer plus tard lorsque la stricture se reproduit.

MARCHE. DURÉE. TERMINAISON. — *L'évolution* de la maladie est essentiellement *liée à celle du rétrécissement.* Si ce dernier est abandonné à lui-même, il n'est pas possible que l'hydronéphrose se prolonge longtemps. La substance rénale comprimée s'atrophie, et, comme ce fait a lieu en même temps des deux côtés, l'*urémie* survient et amène la mort.

D'autres fois la *cysto-pyélo-néphrite* entre en scène avec son cortège clinique et vient hâter la terminaison.

Quand on rétablit le cours normal de l'urine, on donne de grandes chances de guérison au malade, et, si l'hydronéphrose est pure, la complication disparaît presque à coup sûr.

Mais il est important de multiplier les soins antiseptiques. Il faut craindre, plus que dans toute autre circonstance, d'apporter dans la vessie des germes pathogènes, qui s'y développent avec une rapidité inouïe, et gagnent d'emblée l'uretère et le rein, ces organes étant, du fait de leur distension préalable, admirablement préparés à l'ensemencement microbien.

DIAGNOSTIC. — La situation bilatérale des tumeurs, leur siège correspondant exactement au rein, leur mobilité, leur consistance (fluctuantes), etc., sont des caractères suffisants pour permettre le diagnostic, surtout si on sait que le malade est porteur d'un rétrécissement.

Il ne faut pas confondre l'*hydronéphrose* avec la *pyélo-néphrite* compliquée d'un certain degré de dilatation uréthro-rénale ou greffée sur elle. Mais on aura ici à sa disposition tous les signes si caractéristiques de cette affection que nous allons étudier.

TRAITEMENT. — Il suffit de rétablir *antiseptiquement* et *le plus vite qu'on le peut le calibre de l'urèthre* et le cours normal de l'urine.

DES NÉPHRITES CHEZ LES RÉTRÉCIS

Les *rétrécissements* amènent du côté des reins *deux ordres de lésions anatomiques* bien distincts qui serviront de base à notre classification :

1° Tantôt ils déterminent la formation d'un *tissu scléreux interstitiel* indépendant de toute suppuration rénale (*néphrite interstitielle irritative*) ;

2° D'autres fois les microorganismes pathogènes du pus introduits dans la vessie enflammée et suppurée montent vers le rein par envahissement progressif de l'uretère. C'est la *pyélo-néphrite infectieuse suppurée*. Sa caractéristique est la *formation rapide du pus* dans le rein.

Nous étudierons successivement ces deux modalités cliniques et anatomiques.

1° DE LA NÉPHRITE INTERSTITIELLE IRRITATIVE

HISTORIQUE. — Bonnet[1], un des premiers, puis Morgagni[2] et surtout Rayer[3] et Forster[4] signalèrent l'*atrophie scléreuse des reins* comme conséquence des lésions uréthrales chroniques et, en particulier, des *rétrécissements*.

Plus tard MM. Charcot et Gombault[5] montrèrent que la ligature de l'uretère chez le cochon d'Inde amène une *prolifération abondante du tissu conjonctif interstitiel du rein*, et une transformation de l'épithélium des tubes contournés.

Cette expérience a une importance très grande dans l'espèce, car elle met l'animal dans des conditions qui se rapprochent beaucoup de celles du sujet rétréci.

Aufrecht[6] répéta la ligature précédente, et prouva que les premières altérations rénales observées dans ces circonstances portent sur l'*épithélium*. Mais bientôt le *tissu interstitiel prolifère* et cette lésion devient prédominante.

Pour Welfrich[7], les *transformations de l'épithélium et du tissu*

---

[1] *Sepulchretum*, t. II.
[2] *Lettres*, IV. XLII.
[3] *Mal. des reins*.
[4] *Traité d'Anat. path.* (1850).
[5] *Des cirrhoses épith. en gén. Progrès méd.*, 1878.
[6] *Die diffuse Nephrits.* Berlin, 1879.
[7] *Over die Struct. Verhond des Niere by enkelegevaltere nephrit.* Loyde, 1879.

conjonctif interélémentaire du rein sont *des phénomènes connexes et contemporains.*

Pour Bos [1], au contraire, il n'existe *aucun rapport entre l'altération épithéliale et la sclérose interstitielle.*

Quoi qu'il en soit, le fait essentiel à dégager de ces travaux est que la ligature de l'uretère est suivie à brève échéance de l'*hyperplasie conjonctive* du tissu interélémentaire du rein, c'est-à-dire de la *néphrite interstitielle.*

Nous devons ajouter que toutes ces expériences n'ont pas été entourées de précautions antiseptiques. De telle sorte qu'il y a dans la détermination des lésions rénales *une part à faire à la ligature,* et *une autre, beaucoup plus importante, à l'action des germes microbiens.*

MM. Straus et Germont [2] reprirent l'étude anatomique du rein après la *ligature des uretères,* mais en observant une *antisepsie très minutieuse,* de façon à éviter les causes d'erreur résultant de l'infection de l'animal par les microbes.

Ces auteurs virent qu'au début les *cellules épithéliales des tubes rénaux subissent un actif travail atrophique.* La portion centrale de ces éléments se sépare de leur base, devient libre dans le centre des canalicules et forme ainsi les *cylindres hyalins.* En même temps, les tubes se *dilatent mécaniquement* du fait du non-écoulement de l'urine sécrétée. Il en résulte que le tissu conjonctif interstitiel se trouve *tassé mécaniquement.* Plus tard, la *capsule des glomérules* et la *paroi propre des tubes s'épaississent* par l'addition de couches conjonctives nouvelles. Le *tissu interstitiel* lui-même *s'hyperplasie un peu.* Mais on ne trouve nulle part de traces nettes de lésions inflammatoires. Les modifications observées ici seraient donc purement *mécaniques.* Lorsqu'un travail phlegmasique se produit dans de telles conditions, on doit invoquer une infection directe de la plaie opératoire et de l'appareil rénal par défaut d'antisepsie.

Pour MM. Cornil et Brault [3] quand l'uretère est *comprimé* soit par une ligature expérimentale et *aseptique,* soit par toute autre cause indépendante du processus inflammatoire (cancer de l'utérus), les lésions rénales consistent surtout en une *atrophie épithéliale,* une *dilatation des tubes* remplis de cylindres hyalins et un *tassement mécanique du tissu conjonctif interstitiel.*

Mais, dès qu'à la compression urétérale se joignent des *phéno-*

---

[1] *Ueber diff. nephrit. Berl. Klin. Woch.*, 1880.

[2] Des lésions histologiques du rein chez le cobaye à la suite de la ligature de l'uretère. *Arch. phys.*, 1882.

[3] *Études sur la path. du rein.* Paris, 1884.

mènes inflammatoires, la dilatation des tubes est bientôt suivie de la production d'une *néphrite interstitielle disséminée*, c'est-à-dire d'une prolifération active du tissu conjonctif interélémentaire.

Cette double évolution s'observe souvent dans la *compression urétérale par le cancer de l'utérus*. On peut voir, au début, des lésions exclusivement mécaniques, dues à la rétention urinaire. Mais, sitôt qu'à cet élément s'ajoute l'*inflammation*, il survient une *néphrite diffuse à marche rapide*, aboutissant à la sclérose du tissu interstitiel (Artaud)[1].

En résumé, la ligature de l'uretère, quand les microbes pathogènes n'interviennent pas du tout, agit *en tant que cause mécanique*. L'urine sécrétée ne trouvant pas sa voie d'écoulement dilate les tubes du rein, en atrophie les cellules épithéliales, et en tasse la substance interstitielle.

Mais, si les microorganismes jouent un rôle, soit qu'ils arrivent au rein *par la voie opératoire* (expérience sur l'animal), soit *par l'urine* (pyélo-néphrite ascendante), aussitôt le tissu cellulaire interstitiel se met à proliférer avec une activité vraiment remarquable, et en un temps relativement court la néphrite interstitielle est constituée.

Lancereaux[2] a bien étudié la *néphrite interstitielle diffuse*, secondaire aux lésions de la partie inférieure de l'appareil urinaire et montré que l'altération scléreuse *débute par la pointe des pyramides* et s'étend par *rayonnement progressif* jusque dans la *substance corticale*.

Garcin[3] et Heydenreich[4] sont revenus sur ce sujet et ont prouvé que la lésion *primitivement interstitielle* est toujours *plus accusée dans les pyramides que dans la substance corticale*. La sclérose envahit plus tard les *glomérules*. *Les lésions des tubes sont secondaires*, ainsi qu'en témoigne l'état de leur épithélium qui est relativement très peu altéré.

On conçoit que la *néphrite interstitielle* qui nous occupe constitue une excellente prédisposition anatomique pour la *néphrite infectieuse*. Une simple congestion subite peut provoquer dans de telles conditions la *suppuration glomérulaire* (Bazy[5]) ou des *abcès miliaires* développés le long des tubes collecteurs et dans la substance corticale (Cornil et Brault[6]).

[1] De la néphrite déterminée par la compression des uretères dans le cours du cancer de l'utérus. *Rev. de méd.*, novembre 1883.

[2] *Dict. encycl. des sc. méd.* art. Rein (1876).

[3] Pyélo-néphrite ascendante, *Arch. gén. de méd.*, 1879.

[4] Lésions rén. conséc. à la rétent. d'urine (*Rev. méd. de l'Est*, 1879).

[5] *Dgn. des lésions des reins dans les affections des voies urin*, Th. de Paris, 1880.

[6] *Loc. cit.*

Anatomie pathologique. — Nous ne nous occuperons pas ici des cas, *très rares* du reste, dans lesquels le rétrécissement agit sur le rein à la façon de *la ligature aseptique de l'uretère*. Nous avons vu que c'est là un processus exclusivement mécanique qui appartient à l'*hydronéphrose* et pas du tout à la néphrite, lorsqu'il est *pur* et complètement indépendant des lésions inflammatoires avec lesquelles il a du reste tant de tendance à se combiner.

Les altérations rénales que nous allons passer en revue résultent d'*un processus irritatif, phlegmasique, dont le point de départ est au niveau du rétrécissement et de la vessie et qui gagne l'organe sécréteur de l'urine par ascension progressive le long des uretères*.

Au début de la maladie, *le rein est grisâtre* et présente un *volume à peu près normal*. Lorsqu'il paraît plus volumineux, c'est que le *bassinet est dilaté*. Du reste la tendance générale de l'organe est l'*atrophie progressive*.

L'atmosphère cellulo-graisseuse péri-néphrétique est abondante et ordinairement très exagérée.

La capsule est assez facile à détacher.

Au-dessous d'elle la surface rénale est légèrement *bosselée*. Entre les saillies on voit des *sillons* et des dépressions plus ou moins accusées divisant et subdivisant l'organe malade en *lobes* et *lobules*.

Ces dépressions sont la conséquence de la *rétraction progressive* des cloisons scléreuses qui séparent entre eux les glomérules et les tubes contournés de la substance corticale. Les saillies superficielles sont justement formées par ces derniers éléments qui ne subissent pas un retrait analogue (*atrophie granuleuse*).

Fréquemment de *petits kystes* transparents ou remplis d'un liquide citrin, puriforme, ou colloïde, s'observent à la surface du rein au-dessous de la capsule. Leur cavité est tapissée d'un épithélium aplati. Leur volume varie de celui d'une tête d'épingle à celui d'un petit pois. Il existe dans la même région de petites masses graisseuses, *lipomateuses*, qu'il ne faut pas prendre pour des abcès (Albarran).

Le tissu est *ferme et dur* à la coupe. La substance corticale *devient amincie* et *foncée en couleur* (*petit rein rouge*). Sur ce fond tranchent les *granulations superficielles* qui sont *jaunâtres*. La substance médullaire au contraire reste *pâle*. Elle est peu modifiée quant à son épaisseur. Les *pyramides* sont *striées* suivant la direction des tubes droits. Leur *pointe s'aplatit* quelquefois en une sorte de surface plane ou même concave, mais souvent elle demeure intacte.

On aperçoit parfois des *traînées graisseuses* qui suivent le trajet des vaisseaux les plus importants (Albarran).

Le microscope démontre que la lésion dominante porte sur la *trame conjonctive interstitielle*. C'est une *sclérose typique* qui atteint d'abord la substance médullaire et, un peu plus tard, la couche corticale.

Tantôt les bandes de sclérose partent en rayonnant du sommet des pyramides de Malpighi et se prolongent dans la substance corticale en suivant celles de Ferrein.

D'autres fois la sclérose médullaire et la sclérose corticale ne semblent pas se faire suite l'une à l'autre et paraissent évoluer en même temps.

Les *tubes droits* offrent une *paroi épaissie*, un *épithélium aplati* et une *cavité dilatée* par les cylindres hyalins qui émanent des cellules de revêtement.

Autour d'eux on voit de *l'infiltration de noyaux embryonnaires* dont le terme ultime est du tissu de sclérose. Celui-ci, en vertu de son évolution naturelle, se rétracte, comprime et étouffe les tubes qui finissent par disparaître par atrophie progressive. Ce sont les *anses de Henle* qui, parmi les tubes droits, *offrent le maximum de résistance*. On trouve fréquemment dans leur intérieur des cylindres hyalins.

Les choses se passent de même façon dans la substance corticale. *Les tubes contournés se dilatent*. Leur *épithélium s'aplatit*, devient granuleux et indifférent de forme. Leur *paroi s'épaissit* ensuite. Le *tissu lamineux* interstitiel *s'infiltre* d'éléments embryoplastiques aboutissant, en dernière analyse, à la formation scléreuse. Celle-ci *détruit par atrophie les canalicules* dont on finit par ne voir que quelques fragments, qui, disséminés sur les coupes, sont quelquefois le point d'origine de *petites cavités kystiques*.

Mêmes phénomènes au niveau du *glomérule*. La *capsule* s'épaissit et s'infiltre d'éléments embryonnaires. Le *bouquet vasculaire* en fait de même, grâce à *l'artério-sclérose*, et peu à peu à ce petit appareil élémentaire se substitue une *masse fibreuse*, terme ultime du processus. Il peut arriver que la capsule se convertisse en cavité kystique (Klebs).

Certains glomérules se transforment en *petits kystes* par accumulation d'un liquide qui refoule le bouquet vasculaire contre une des parois de la cavité. Quelques-uns de ces kystes résultent de la dilatation de tubes urinifères étranglés en deux points voisins. Dans la zone intermédiaire, les cellules épithéliales subissent la dégénérescence colloïde ou graisseuse, ou enfin des globules sanguins s'y infiltrent. De là, les différentes colorations du liquide qui s'y trouve inclus.

L'origine initiale des modifications précédentes paraît *résider dans le système vasculaire rénal*, ainsi qu'en témoignent les lésions marquées d'*artério-sclérose* qui sont constantes et que l'on voit disséminées sur toute l'étendue de l'organe.

A côté des zones dans lesquelles les lésions sont très développées, on en voit d'autres qui sont le siège d'une véritable *hypertrophie compensatrice élémentaire* (Albarran). Leurs glomérules sont énormes, et leur structure est normale; l'épithélium des tubes est lui-même augmenté de volume.

La conséquence ultime du processus scléreux qui envahit la plus grande partie, sinon la totalité du rein, est la *diminution de volume* de l'organe qui devient en même temps *dur* et *coriace* (*rein contracté, sclérose atrophique*).

Les *uretères*, les *bassinets* et les *calices* sont constamment altérés, ce qui est la preuve de la marche ascendante du processus pathologique. Ces organes sont *sclérosés, épaissis* et en même temps *dilatés*. Ils renferment une urine fréquemment *ammoniacale et trouble*.

Signalons dans quelques cas l'*hypertrophie ventriculaire gauche* et l'*artério-sclérose généralisée*. Ces modifications morbides nous paraissent être ici des *coïncidences* dues à l'âge, à l'alcoolisme ou à toute autre circonstance. Elles sont loin d'avoir, dans l'espèce, l'importance qu'elles offrent dans la *néphrite interstitielle médicale*, affection essentiellement liée à une dystrophie interne.

Nous devons mentionner aussi les *ulcérations de l'intestin grêle*, que l'on observe dans quelques autopsies, et qui correspondent à des diarrhées chroniques ayant existé pendant la vie. Il est vraisemblable qu'elles sont la conséquence de l'élimination par la voie intestinale de toxines irritantes dont le rein malade refuse de débarrasser l'organisme. Nous les avons constatées à plusieurs reprises.

Il faut savoir enfin que des *ulcérations de la partie inférieure du tube digestif* peuvent, dans le cours de la néphrite irritative des rétrécis, produire des hémorragies intestinales graves pendant la vie (Guyon). On les observe ici plus rarement que dans la *néphrite interstitielle primitive ou médicale*, et on doit encore en rapporter l'origine à l'intoxication urémique.

Causes. — La cause initiale est, dans l'espèce, le *rétrécissement uréthral* dont l'action est complexe.

Même dans les cas où l'urine est complètement aseptique, la stricture, si elle est extrêmement serrée, provoque du côté des reins des lésions mécaniques rappelant celles observées après *la ligature de l'uretère*. Nous savons que ce processus n'est pas inflammatoire.

Mais qu'une *phlegmasie*, si minime soit-elle, apparaisse au niveau de la vessie, elle ne tarde pas à retentir d'une façon plus ou moins insidieuse du côté des uretères et des reins, surtout quand ces organes sont en état de *prédisposition* par l'existence des altérations mécaniques dont nous venons de parler.

Les poussées aiguës inflammatoires, lorsqu'elles se répètent souvent du côté de la vessie, exercent aussi sur le rein une influence nocive, considérable.

Les causes irritatives ont d'autant plus de chance de retentir sur l'organe sécréteur de l'urine que le sujet possède un état général dyscrasique le prédisposant à la néphrite interstitielle. A ce point de vue, signalons surtout la *sénilité* (Gull, Sutton, Charcot, Bartels), le *saturnisme* (Dickinson, Grainger-Steward, Charcot, Ollivier, Rosenstein), la *goutte* (Rayer, Cornil, Lancereaux, Charcot), les *maladies du cœur* (Cuffer), l'*alcoolisme*.

Toutes ces affections sont des *diathèses fibrogènes* et *artério-scléreuses* qui agissent directement sur la substance interstitielle du rein. On comprend donc que cet organe est très préparé à la formation scléreuse si un rétrécissement vient exercer sur lui une action inflammatoire ou simplement irritative.

Quant au mécanisme de cette action, on peut admettre que *ce sont les microorganismes de l'inflammation parvenant jusqu'au rein, à travers l'uretère qui sont la cause productrice de la sclérose.* Ils irritent la substance conjonctive d'une façon directe, et en déterminent l'hyperplasie.

A ce point de vue, le tissu fibreux du rein interstitiel peut être comparé à celui qui se développe autour des vieux tubercules, ou dans le rhino-sclérome (Albarran), maladies essentiellement microbiennes.

On a prétendu que *l'urine, en se répandant dans la substance interstitielle du rein après avoir transsudé à travers les parois des canalicules, consécutivement à la rétention*, est le point d'origine de l'irritation scléreuse primitive.

Mais à cette théorie on objecte, avec raison, que dans les oblitérations aseptiques et complètes des uretères cette transsudation existe fatalement et cependant elle ne produit pas trace de sclérose fibreuse.

L'hypothèse suivante nous paraît plus rationnelle et plus satisfaisante.

Les microbes produisent dans le rein, comme partout ailleurs, des *toxines très irritantes, solubles et dyalisables. L'urine s'en imprègne, les répand peu à peu dans la totalité du rein, et les met en rapport intime avec la substance interstitielle qu'elles irritent à la façon de la cantharidine, par exemple.* De là, hyperplasie fibreuse.

Ce qui précède suffit à établir la différence qui existe entre la *néphrite interstitielle des rétrécis et la néphrite interstitielle primitive ou médicale.* Tandis que la première est une *altération locale,* la seconde résulte d'une sorte de *diathèse fibreuse généralisée* qui frappe non seulement le rein, mais encore le cœur et d'autres organes (Debove, Letulle).

D'autres médecins ont admis une *hypertrophie généralisée de la gaine adventice des artérioles de tout l'organisme* (Gull, Sutton) qui atteint le rein au même titre que les autres appareils.

Aussi ne voit-on jamais, dans les cas que nous étudions ici, ces énormes hypertrophies du cœur combinées à l'altération rénale, ni ces lésions scléreuses diffusées à tout le corps, ainsi qu'on les observe dans la néphrite interstitielle médicale. On conçoit que ces deux formes peuvent coexister chez le même sujet, comme cela arrive lorsqu'un rétrécissement survient chez un artério-scléreux.

SYMPTÔMES. — Le *début* de la complication rénale passe souvent *inaperçu,* le rétrécissement fixant sur lui-même toute l'attention du médecin.

Il est même des cas où la néphrite reste *latente* jusqu'à la mort et n'est découverte qu'à l'autopsie. Constamment l'évolution initiale est *insidieuse.* Aussi faut-il avoir, chez tout ancien rétréci, l'attention fixée sur l'état rénal.

Des poussées d'*œdèmes fugaces* et peu marqués des paupières et des malléoles, quelques *douleurs lombaires* assez peu importantes ouvrent la scène avec la *polyurie* qui constitue le phénomène essentiel, et qui rarement fait défaut. Parfois celle-ci existe seule. Quand elle manque, c'est une rare exception. Du reste, la *polyurie est très variable* quant à son intensité. Pour l'apprécier à sa juste valeur, il est nécessaire de recueillir l'urine de vingt-quatre heures et de comparer sa quantité avec celle que doit fournir un homme sain dans le même laps de temps et dans les mêmes conditions d'âge, de poids, d'alimentation, etc. Cette recherche fera souvent découvrir une polyurie relativement faible qui serait passée inaperçue si on s'en était rapporté à l'appréciation du malade.

Dans d'autres circonstances, le sujet pisse en quantité. Il remplit son vase dans la nuit; il rend 4 et 5 litres et même davantage durant les vingt-quatre heures.

L'urine est pâle et décolorée. Plus elle est abondante, et plus *sa densité est faible. Elle ne laisse pas de dépôt* par le repos.

Lorsqu'il en existe un, il se forme seulement à la longue et est insignifiant. Dès son émission, l'urine est *claire*. Le repos n'en augmente donc pas la transparence.

La *polyurie est en raison directe de l'intensité des lésions rénales.*

Très abondante, elle se rapporte aux néphrites interstitielles les plus marquées (Guyon).

Ce symptôme n'a, on le comprend, une valeur clinique réelle qu'à la condition d'être *persistant*. En effet, le traitement diurétique et le régime donnent à chaque instant chez le rétréci des augmentations proportionnelles de l'urine. L'irritation vésicale produite par le cathétérisme ou toute autre cause peut même être suivie d'une *polyurie transitoire réflexe* (Guyon). On comprend qu'il faut faire la part de ces cas accidentels.

Ordinairement la polyurie est *plus abondante la nuit* que le jour. Ce fait peut être rapporté au *décubitus* qui favorise la congestion rénale.

La polyurie est essentiellement liée à la néphrite interstitielle. Il doit exister dans l'espèce, pour que le malade jouisse d'une santé relative. Sa disparition est incompatible avec cette dernière. Aussi, *dès que l'excrétion urinaire diminue, l'état général devient mauvais.* La polyurie disparaît d'ordinaire quelques jours avant la mort.

Quant à l'explication de cette augmentation de liquide, on a cru la trouver dans l'*irritation du parenchyme rénal par le tissu scléreux.*

L'examen chimique de l'urine est des plus intéressants.

Nous n'insisterons pas sur l'*uro-hématine* et les petits amas cristallins d'*hématoïdine* que M. A. Robin a signalés dans le cours de la néphrite interstitielle.

Nous signalerons davantage la diminution de l'*acide urique* (Méhu) que nous avons nous-même constatée dans le plus grand nombre de circonstances et qui nous paraît avoir une certaine valeur. Mais cette diminution est rarement absolue. Le plus souvent elle est proportionnelle à l'abondance de la polyurie. En d'autres termes, le malade rend à peu près sa quantité normale d'acide urique dans les vingt-quatre heures, pendant que la proportion par litre d'urine est diminuée à cause de la surabondance de l'excrétion rénale.

L'urine est pauvre en *sels terreux*, en *matière colorante* et surtout en *urée*. Ce dernier corps diminue à mesure que la maladie fait des progrès. Il tombe parfois à des chiffres tout à fait minimes.

Inversement, lorsqu'une période d'amélioration survient, aussitôt la quantité d'urée remonte, tandis que celle de l'urine s'abaisse.

L'urine est *albumineuse*. Mais disons de suite que l'albuminurie est *insignifiante*. Fréquemment elle ne se montre que par intervalles. Aussi est-il nécessaire de rechercher plusieurs fois ce symptôme si on ne le rencontre pas dans un premier examen chez un sujet que l'on soupçonne avoir les reins interstitiels.

On sait que M. le professeur Bouchard prétend que l'albumine des affections rénales est *rétractile*. *Non rétractile*, elle se rapporte à des maladies générales.

Il est rare qu'ici l'albumine s'élève à plus de 1 gramme par litre. Cette proportion est encore *plus faible dans la néphrite interstitielle des rétrécis* que dans la néphrite interstitielle médicale où cependant elle se fait remarquer par son peu d'abondance.

Nous avons dit qu'il existe quelquefois un très léger dépôt au fond du vase qui contient l'urine émise depuis quelque temps. Le microscope y démontre l'existence de *cylindres hyalins, colloïdes* ou *cireux*, et quelquefois *granulo-graisseux*. Ils sont admirablement colorés par l'acide osmique.

L'examen local direct du rein fournit peu de renseignements. Il est en effet difficile d'apprécier le volume et la consistance de cet organe par la *palpation*. Cependant, en la pratiquant d'après les règles que nous avons indiquées à propos de l'hydronéphrose, on peut sentir assez bien le rein chez les sujets maigres à paroi abdominale souple. M. Guyon a insisté sur le *ballottement rénal* que l'on constate dans ces circonstances.

A mesure que le rein s'atrophie et se sclérose, le malade offre des phénomènes diffus portant sur les divers appareils de l'organisme. Il est pris souvent de *migraines*, d'*anorexie*, de *vomissements*, de *dyspepsie*, de *diarrhées*, de *soif*, d'*embarras gastro-intestinal chronique*. D'autres fois il a de la *dyspnée*, des *accès de laryngite aiguë*, de l'*œdème pulmonaire*, de l'*asthme*, *des poussées de bronchite* et de *congestion hypostatique*. On note dans les cas les plus graves la *respiration de Cheyne-Stokes*.

Les *palpitations de cœur*, l'*hypertrophie ventriculaire*, la *résistance* et la *dureté* du *pouls* sont loin d'être aussi fréquents et aussi accusés ici que dans la néphrite interstitielle médicale. Cependant on a signalé ces manifestations.

Les *troubles de la vue* sont rares. Il en est de même de l'*impuissance génésique et du prurigo*.

Peu à peu le patient *maigrit*, se *cachectise* et tombe dans le *marasme*.

Ces accidents en apparence si différents se rapportent tous en réalité à la même cause unique : l'*urémie lente due à l'insuffisance de dépuration sanguine* par un rein qui, à mesure qu'il est plus envahi par la sclérose atrophiante, est au-dessous de sa fonction physiologique éliminatrice.

Dans un cas de rein interstitiel consécutif à une coarctation très ancienne, j'ai noté de fréquentes *attaques éclamptiques* qui survenaient tout à coup sans prodromes.

Le *coma* est la résultante ultime la plus habituelle de ces accidents toxiques de l'urémie.

Les *hémorragies* (épistaxis, pétéchies, etc.) sont des exceptions rares, même celles qui émanent du rein.

MARCHE. DURÉE. TERMINAISON. — La *marche* est extrêmement *lente et chronique.*

Tantôt la maladie évolue progressivement pour aboutir en dernier lieu à l'*urémie et à la mort.*

Tantôt elle est soudainement activée par une *poussée de pyélonéphrite infectieuse* qui vient se greffer sur le processus interstitiel et en modifier la nature.

D'autres fois enfin, *les microbes pathogènes de la vessie et de l'urèthre pénètrent dans le sang* (septicémie) et *sont renvoyés hors de l'organisme par le rein qui s'infecte et suppure à leur contact* (néphrite descendante) d'autant plus facilement qu'il se trouve déjà sclérosé.

La *durée* de la maladie varie avec ces diverses circonstances.

La néphrite interstitielle pure est extrêmement lente à évoluer. Mais la superposition à cette affection de toute *suppuration rénale* active le dénouement d'une façon remarquable.

La *terminaison* est toujours *mortelle.* Le processus scléreux peut être enrayé pour un temps quelquefois très long. Mais nous ne l'avons jamais vu rétrocéder et aboutir à la guérison vraie.

DIAGNOSTIC. — Il comporte plusieurs étapes successives :

1° Il faut d'abord établir l'existence de la *néphrite interstitielle,* ce qui est facile, étant donné que le tableau clinique de la maladie est bien caractéristique;

2° On doit ensuite se rendre compte qu'il existe un *rapport de cause à effet entre le rétrécissement uréthral et l'altération rénale.* L'évolution spéciale de ces deux ordres de lésions et leur succession clinique seront l'indice de cette relation. De plus, l'étude symptomatique de la néphrite interstitielle des rétrécis nous a montré que de notables différences séparent cette forme de la *néphrite interstitielle primitive ou médicale;*

3° Le diagnostic différentiel de la sclérose du rein consécutive à une coarctation avec la *tuberculose,* la *dégénérescence amyloïde* et la *suppuration* de cet organe ne nous arrêteront pas. La première de ces maladies se caractérise par d'autres manifestations phymatoïdes, par l'existence de bacilles urinaires, par la présence du pus et du sang dans l'urine, etc.

La deuxième se reconnaît à l'état amyloïde du foie et de la rate et aux circonstances spéciales au milieu desquelles elle se produit.

Quant à la *pyélo-néphrite suppurée*, nous allons nous en occuper.

TRAITEMENT. — Une fois qu'on a *reconstitué le passage de l'urine et qu'on a antiseptisé la vessie, on a effectué la plus grande partie de la thérapeutique possible.*

En effet on ne peut pas atteindre le rein par les moyens chirurgicaux.

L'emploi des antiseptiques internes (salol, acide borique, etc.) donne bien quelques effets. Mais ils sont très relatifs.

L'*iodure de potassium* vanté par Bartels contre la sclérose rénale ne nous paraît pas donner de résultat bien notable, même continué pendant des mois.

Il est important de *combattre les symptômes urémiques* lorsqu'ils existent en favorisant, par les moyens appropriés, *la sécrétion intestinale* (purgatifs) *et cutanée* (sudorifiques) surtout si la polyurie décroît. On vient ainsi au secours du rein dont la fonction de *dépuration du sang* est insuffisante.

2° DE LA PYÉLO-NÉPHRITE INFECTIEUSE SUPPURÉE DES RÉTRÉCIS

Cette complication résulte d'*une ascension vers le rein de microbes pathogènes contenus dans l'urèthre ou la vessie, à travers les conduits des uretères.* Ce processus essentiellement *suppuratif*, lorsqu'il part du canal, contamine constamment la vessie et l'uretère avant d'atteindre l'organe rénal. De telle sorte que la néphrite est dans ce cas précédée de cystite et de pyélite (*cysto-pyélonéphrite*).

Plus souvent la cystite existe déjà, et c'est de la vessie que partent les microorganismes qui vont infecter les régions supérieures des voies urinaires (*pyélo-néphrite*). La néphrite n'existe jamais ici indépendamment de la pyélite. Celle-ci précède celle-là, et il est rare de saisir le moment précis de l'extension de la phlegmasie de l'uretère au rein.

Cette marche de l'inflammation est essentiellement *ascendante* (*néphrite ascendante*), et on comprend qu'il existe des cas où, alors que la pyélite est dûment constituée, le parenchyme rénal est encore parfaitement sain. Mais les choses ne peuvent pas se prolonger

longtemps en cet état. *La pyélite isolée est rare*, l'infection microbienne atteignant rapidement le rein.

Décrire séparément la *pyélite* et la *néphrite suppurées* serait donc
une faute de clinique puisque ces deux localisations sont insépa-
rables. Nous les joindrons l'une à l'autre sous la rubrique de
pyélo-néphrite.

HISTORIQUE ET PATHOGÉNIE. — Après Bonnet[1], qui signala cette
entité morbide, il convient de citer de suite le nom de *Rayer* [2], *véritable créateur de la pyélo-néphrite* consécutive aux maladies urinaires inférieures.

Cet auteur publia le cas d'un rétréci sur lequel se greffa une
blennorrhagie aiguë. Successivement cette inflammation atteignit
la vessie, les uretères et les reins. Les conduits urétéraux se rétré-
cirent même en plusieurs points, et il en résulta de la dilatation
des bassinets avec formation de calculs rénaux.

Bien plus tard, Klebs[3] rencontra des microbes dans l'épaisseur
même du rein. Il admit de suite *l'ascension progressive à travers
l'uretère des germes* transportés du dehors dans la vessie, et il
accepta l'idée d'après laquelle ces microbes produiraient autour
d'eux les cavités purulentes observées en pareil cas.

Cette doctrine était bien plus satisfaisante que celle de l'irritation primitive de l'uretère et des bassinets par une urine décom-
posée (?) au moment même de son excrétion. Cette dernière théorie,
aujourd'hui en contradiction avec tous les faits définitivement
acquis, ne peut plus être soutenue.

L'ascension des microbes pathogènes explique admirablement
les cas où des abcès miliaires se forment dans le rein sans qu'il
existe des lésions vésicales ni urétérales (Traübe)[4]. Cette éventualité est assurément très rare, mais enfin elle existe et nous ne
voyons pas trop, pour notre part, comment on pourrait l'interpréter
différemment, à moins d'invoquer *l'élimination par les glomérules
de germes morbides ayant pénétré dans le sang*. Mais c'est encore là
de la néphrite infectieuse sur laquelle nous reviendrons plus tard.

M. le professeur Bouchard[5] se rangea à l'opinion de la migration des microbes dont chaque colonie constituait un abcès. Cette
idée fut aussi adoptée par MM. Cornil et Ranvier[6]. Les organismes

---

[1] *Loc. cit.*
[2] *Traité de mal. des Reins*, t. III, 1840.
[3] *Handbuch der Path. Anat.* Berlin, 1868. Vol. I.
[4] *Berliner Klin. Vosch.*, 1864.
[5] *Gaz. hebd.*, 31 janvier 1873.
[6] *Manuel d'hist. path.*

du *rein parasitaire* seraient semblables, d'après ces auteurs, à ceux rencontrés dans l'urine ammoniacale. Leur marche ascendante est favorisée par la rétention urinaire dans la vessie (A. Jean) [1].

On a opposé à la doctrine précédente de nombreux démentis.

Déjà, en 1876, Chambard [2] prétendait qu'il n'avait pas trouvé de microorganismes dans les abcès miliaires du rein. Mais une telle affirmation n'a aucune valeur si la culture n'a pas été faite.

MM. Charcot et Gombault [3] pratiquèrent, ainsi que nous avons déjà eu l'occasion de le dire, la ligature de l'uretère chez l'animal (cobaye). Or, au bout de vingt-trois jours, ils trouvèrent dans le rein correspondant des abcès microscopiques qui, *d'après eux*, ne pouvaient être déterminés ni par contact de l'urine ammoniacale, ni par celui des microbes, puisque le rein avait été isolé et séparé de la vessie par la ligature qui existait seule comme cause pathogène initiale.

Malheureusement tout ce raisonnement s'effondre par le fait que la ligature *n'a pas été pratiquée antiseptiquement*. La plaie opératoire a été envahie rapidement par les microbes qui ont gagné le rein en toute liberté. Cette expérience donne donc du poids à la doctrine du *rein parasitaire* au lieu de l'infirmer.

Nous savons que, lorsque MM. Straus et Germont [4] ont répété la ligature de l'uretère d'une façon *absolument aseptique* et en mettant la plaie à l'abri de tout contact microbien, ils ont obtenu des résultats très différents des précédents, et remarquables par l'absence de toute phlegmasie rénale.

Des observations remarquables par leur précision sont venues donner leur puissant appui à la doctrine de la *néphrite ascendante*.

Nykamp [5], dans trois cas de cystite suppurée, a vu des *colonies bactériennes siéger exclusivement dans les canalicules du rein* (*néphrite canaliculaire*) ; c'était la preuve écrite du processus ascensionnel direct des germes vésicaux dans le parenchyme rénal.

Cornil et Babès [6] ont trouvé constamment dans la néphrite suppurée les micrococcus de la suppuration, que Doyen [7] *a vu résider dans les tubes du rein et non ailleurs*.

On comprend qu'ils puissent s'infiltrer peu à peu dans toute

[1] *De la rétention incomplète d'urine.* Th. de Paris, 1879.
[2] *Bull. Soc. anat.*, p. 646, 1876.
[3] Lésions des reins consécutives à la ligature des uretères. *Progrès méd.*, 1878. — *Arch. de physiol. norm. et path.*, 1881.
[4] *Loc. cit.*
[5] *Virchow's Jaresbericht*, 1879.
[6] *Les bactéries.*
[7] CORNIL et DOYEN, *Bull. Soc. anat.*, 1885.

l'étendue du tissu rénal. Mais, même en pareil cas, *ils sont plus abondants dans les canalicules.*

Hallé [1] a rencontré dans les *abcès miliaires rénaux la même bactérie pyogène qui existait dans la vessie* et qui avait fini par se répandre dans le sang et les principaux parenchymes.

Albarran [2] a vu aussi le même organisme dans la pyélonéphrite et dans la vessie, ce qui établit des rapports intimes entre la cystite et la néphrite.

Signalons aussi le travail de Doyen [3] qui a constaté que les germes (micrococoques et bâtonnets fins) occupent les canalicules du rein (néphrite canaliculaire) de préférence aux autres parties de cet organe.

Zemblinoff [4], après irritation préalable, *a injecté dans la vessie du chien des ferments urinaires colorés. Il les a rapidement retrouvés dans le rein de l'animal.*

Lépine et Roux [5] ont montré que le « *micrococcus ureæ* », *injecté dans l'uretère du cobaye pénètre en peu de temps dans les cellules épithéliales du rein.* Si on ensemence un fragment de l'organe, on reproduit une culture pure de l'organisme.

Enfin Albarran [6] a obtenu dans des expériences analogues les mêmes résultats avec la bactérie pyogène.

Citons aussi deux ensemencements que nous avons faits dans la vessie de cochons d'Inde soumis préalablement, pendant plusieurs jours, à des doses minimes de cantharidine. Nous avons inoculé à ces animaux des cultures pures de gonocoques provenant de blennorrhagies très aiguës. *Après vingt-quatre heures nous avons vu dans les canalicules du rein de nombreuses colonies de ce microbe, dont un certain nombre infiltrait l'épithélium excréteur. Mais la plus grande majorité existait dans la lumière des tubuli recti.*

Abordons maintenant l'importante question de la *néphrite infectieuse suppurée descendante.*

Nous venons, dans les lignes précédentes, de passer en revue les principaux travaux qui prouvent que les microbes de la vessie peuvent remonter dans l'uretère et le rein.

Ces mêmes microbes, s'ils pénètrent dans le sang à travers une solution de continuité des tissus, sont rejetés au dehors en grande partie par l'organisme qui en détruit un certain nombre dans les

---

[1] *Soc. anat.*, oct. 1887.
[2] *Étude sur le rein des urinaires*, Th. de Paris, 1889.
[3] *Journ. des connais méd.*, 1888, p. 266.
[4] *Revue de Hayem*, 1884. Vol. XXIV, p. 589.
[5] *Comptes rend. Acad. des sc.*, août 1885.
[6] *Loc cit.*

organes lymphoïdes. Ces germes, en entrant dans le sang, produisent la *septicémie.* Si le sujet résiste, son économie cherche à
se débarrasser de ces envahisseurs, par l'élimination. *Le rein est
alors leur principale porte de sortie.* En le traversant, ils peuvent
s'y arrêter et y déterminer la suppuration. Ce processus est donc
essentiellement *descendant.* Son maximum d'intensité se produira
dans la *zone excrétante* urinaire, c'est-à-dire dans la *substance
corticale* et principalement dans les glomérules et dans leur voisinage. Nous avons vu qu'au contraire, dans la néphrite ascendante, les colonies microbiennes siègent de préférence dans les
tubes droits qui sont plus directement en rapport que les glomérules, avec les calices, le bassinet et l'uretère.

Depuis longtemps déjà, *l'excrétion par les reins des microbes du
sang* a fixé l'attention des observateurs.

Des germes ont été rencontrés dans les urines ou les reins, en
dehors de toute altération des voies urinaires et dans le cours de
maladies infectieuses, par Hueter et Tommasi [1] (diphtérie), Wal-
deyer et Klebs [2] (pyohémie), Eberth [3] (endocardite ulcéreuse),
Litten [4] (septicémie), etc.

Le Mémoire de Kannenberg [5] sur cette question fait époque. Cet
auteur a établi que l'urine normale contient parfois des germes. Ces
derniers, dans les maladies infectieuses qui se compliquent d'albuminurie, sont toujours extrêmement nombreux (scarlatine, rou-
geole, érysipèle, pneumonie, malaria, diphtérie, typhus, fièvre
récurrente).

La même année, M. Bouchard [6] a bien étudié *l'élimination
rénale des microbes du sang,* en particulier dans la fièvre typhoïde.
Dans neuf autopsies, les coupes du rein ont permis de distinguer
des germes analogues à ceux contenus dans le sang et l'urine. Le
même microorganisme étant aperçu dans ces liquides et dans le
rein, il devenait évident qu'on le surprenait au moment même de
son élimination. Il était donc très naturel de rapporter à son
influence locale directe la néphrite observée en pareille occurrence.

L'expérience directe tout indiquée chez l'animal devait consister à injecter dans le sang divers ferments organisés et à les
rechercher dans l'urine.

---

1 *Centralbl*, 1868. *Lehrbuch der Path. anat.,* t. I.
2 *Path. anat. der Wundinfection Krank. Virchow's Arch*, 40
3 *Virchow's Arch.,* t. LVII, 1873.
4 *Zeitschr. für Klin. med.,* t. II, p. 452.
5 *Zeitschr. für Klin. med.* 1880, t. I, p. 506.
6 *Congrès de Londres,* 1880.

C'est ce qu'ont fait, avec un succès constant, Cohnheim [1], Marix [2], Popoff [3], Grawitz [4], Capitan [5], Charrin [6].

MM. Straus et Chamberland [7] ont montré l'élimination urinaire du *charbon*.

MM. Cornil et Berlioz [8] ont établi celle des bacilles du *jéquirity*.

On a retrouvé aussi dans l'urine les germes de l'érysipèle (Cornil), de l'éclampsie (Doléris, Blanc), de la fièvre typhoïde (Hueppe, Neumann), de la pneumonie (Netter, Neuwerk, Bizzozero), de la pyohémie, etc. etc.

Mais ce serait sortir de notre sujet que de nous étendre là-dessus davantage. Il nous suffit d'avoir montré que la *plupart des microbes pathogènes contenus dans le sang prennent la voie du rein*. On devine qu'ils sont d'autant plus abondants qu'on se rapproche davantage de la substance glomérulaire, c'est-à-dire de la partie de l'organe destinée à la fonction éliminatrice.

M. Albarran [9] a montré que la bactérie pyogène de la vessie peut pénétrer directement dans le sang (septicémie) d'où elle repasse dans l'urine à travers le filtre rénal.

Nous avons à plusieurs reprises inoculé dans le sang du rat blanc des cultures pures de cet organisme.

Nous l'avons retrouvé au bout de quelques heures dans l'urine des animaux en expérience qui n'étaient atteints d'aucune affection préalable de l'appareil urinaire.

Nous avons déjà parlé de nos injections dans la trachée de cultures du ferment ammoniacal et du résultat qui se produit dans l'urine en pareille circonstance (voir cystite).

On conçoit que le fait de l'élimination microbienne se produit aussi bien lorsque le rein est sain que quand il est déjà altéré par le processus de *néphrite ascendante*.

Il en résulte alors une sorte de combinaison de cette dernière avec la *néphrite descendante*.

D'après M. Albarran, l'agent pathogène presque exclusif de la néphrite ascendante est la *bactérie pyogène*. Il est le seul à agir, et en conséquence l'infection rénale est *simple*.

Dans la *néphrite descendante*, au contraire, le rein se charge de

[1] *Allgemeine Path.*, 1877.
[2] Th. Paris, 1879.
[3] *Zeitsch. Klin. med.*, 1872.
[4] *Virchow's Arch*, t. LXXXI.
[5] *Rech. clin. et expériment. sur les album. transit.* Th. de Paris, 1883.
[6] *Soc. biol.*, 2 juin 1888.
[7] *Arch. physiol.*, 1883.
[8] *Arch. physiol.*, 1883.
[9] *Loc. cit.*

plusieurs espèces microbiennes que le sang a résorbées en même temps. Le rôle morbide est partagé entre elles, de telle sorte que l'*infection est combinée.*

Cette nomenclature me paraît discutable, car il est rare que le rein *suppuré par processus ascendant* donne des cultures *pures* de la bactérie pyogène. Dans tous les cas, ce n'est là qu'une éventualité.

Pour terminer, résumons en quelques mots l'action spéciale exercée sur le rein par chacune des espèces microbiennes qu'on y rencontre dans la *pyélo-néphrite suppurée.*

Il est évident que la part la plus large doit être faite à la *bactérie septique* (Clado) ou *pyogène* qui est l'agent le plus actif non seulement de la suppuration de la vessie, mais aussi de celle du rein. C'est ce microbe qui « détermine les abcès à pus caséeux » (Albarran). inoculé dans l'uretère à l'état de pureté, il produit un gonflement inflammatoire du rein, des abcès miliaires nombreux et de la nécrose des pyramides.

Le *streptococcus pyogenes* vient ensuite comme importance pathogène. Il peut exister seul ou associé au microbe précédent. Il provoque ici les mêmes lésions qu'il détermine dans tous les points de l'organisme où il se trouve ensemencé.

Injecté isolément dans l'uretère d'un animal, il amène une *poussée phlegmasique bien moins intense,* un pus moins chargé de débris sphacélés et son évolution est beaucoup plus lente que celle de la bactérie pyogène.

On rencontre d'autres germes moins bien déterminés que les précédents, et en particulier des *bacilles ténus liquéfiant la gélatine* (Albarran) et des *microcoques* parmi lesquels le *staphylococcus aureus.* On sait combien est intense la puissance suppurative de ce dernier, et on comprend que les accidents qui suivent sa présence dans le rein doivent être très semblables à ceux produits par la bactérie pyogène elle-même.

Anatomie pathologique. — Nous allons successivement passer en revue les lésions de l'*uretère,* du *bassinet,* des *calices* et du *rein.*

Uretères. — Le volume de ces conduits est toujours *augmenté.* Il varie de celui d'un crayon à celui du pouce, et même davantage. Plus le rétrécissement est serré, et plus le calibre urétéral s'accroît. Cette modification résulte de la *rétention urinaire.* Ce fait est ici le même que pour l'hydronéphrose. Mais, dans la pyélite, à la dilatation du conduit se joint l'*épaississement inflammatoire de ses parois,* qui s'accuse d'autant plus qu'on se rapproche davantage du bassinet.

A l'ouverture de l'uretère un des faits qui frappent tout d'abord l'observateur, c'est la présence dans l'épaisseur même des parois de ce canal d'une quantité variable d'*abcès miliaires* faisant à sa surface interne une saillie plus ou moins considérable, et entourés d'une membrane limitante fibreuse. Si on incise des petites collections, il ne s'en écoule pas de pus. *Ce liquide reste en effet concrété sur la coupe, sous forme d'une sorte de mastic caséeux* que nous allons retrouver dans le rein.

Rarement l'uretère présente un volume normal, et plus exceptionnellement encore il offre des *points rétrécis*. On ne rencontre pour ainsi dire jamais de *distension énorme* de ce conduit, qui est *légèrement dilaté*. Dans ces circonstances il faut admettre que la coarctation a permis à l'urine une issue suffisante pour s'opposer à la dilatation mécanique qui se développe en arrière d'elle et de par son fait. La faible quantité d'urine sécrétée par le rein malade entre pour une part dans l'explication de la persistance du calibre à peu près naturel de l'uretère. Quant aux rétrécissements de ce dernier, ils proviennent soit de la rétraction évolutive de tissu fibreux inflammatoire, soit de celle d'une cicatrice produite par le passage d'une concrétion phosphatique. On sait en effet que ce genre de calcul est fréquent dans les organes qui renferment de l'urine ammoniacale.

Malgré leur apparence normale, les parois urétérales présentent des lésions constantes.

Tantôt elles sont simplement *épaissies;* d'autres fois, *sclérosées* et envahies par un tissu fibreux dense et serré qui finit par oblitérer en grande partie la lumière du conduit.

Dans d'autres circonstances, les parois opposées de l'uretère se mettent en rapport l'une avec l'autre, et, si en ces points de contact l'épithélium est desquamé, il s'établit une fusion intime, une *soudure*, une oblitération. Les mêmes faits peuvent se reproduire à plusieurs hauteurs du canal, de telle sorte qu'entre les occlusions consécutives de ce dernier il existe des segments dans lesquels la cavité urétérale est restée intacte. On y rencontre un *liquide gluant* et *grisâtre*, plus souvent du *pus jaune verdâtre* ou franchement *caséeux* et *demi-solide*, qui par sa consistance devient parfois le point de départ d'oblitération de l'uretère. C'est alors une sorte de mastic pouvant former bouchon.

Le pus est mélangé à de l'*urine très altérée, fétide, ammoniacale, grumeleuse, chargée de microbes, de globules, de pus et de cellules épithéliales desquamées et altérées.*

Dans quelques cas, la face interne de l'uretère est tapissée par des *fausses membranes inflammatoires* comparables à celles de la *cystite pseudo-membraneuse* (Guyon). Elles résultent, en dernière analyse, d'une exsudation inflammatoire de la muqueuse. Les *dépôts phosphatiques de l'urine* se localisent à leur surface.

L'urétérite pseudo-membraneuse n'est pas une manifestation morbide spéciale. C'est une simple lésion phlegmasique qui, lorsqu'elle existe, est combinée aux autres altérations.

Les *coupes d'uretère* examinées à un faible grossissement permettent d'observer une sorte de cercle presque exclusivement *fibreux* et représentant les parois du conduit. Ce cercle est épais, dense et parsemé de *fibres musculaires lisses*, dernier vestige de la couche contractile. Ces éléments se trouvent étouffés et atrophiés par le tissu scléreux qui les enserre. Peu à peu ils disparaissent complètement.

Ici, comme dans tout tissu inflammatoire, on voit par place des ilots, des bandes ou des nappes de cellules et noyaux *embryonnaires*, dont beaucoup infiltrent isolément la paroi urétérale.

Plus la phlegmasie est ancienne, et plus ces noyaux sont rares, et inversement. Ces éléments constituent en effet l'état jeune du tissu fibreux.

La coupe de l'uretère ne présente *plus trace de l'épithélium intérieur* dont les cellules sont desquamées depuis longtemps. Le *chorion* de la muqueuse est lui-même envahi par la prolifération conjonctive. Il est fusionné avec le restant de la paroi, et fait partie du cercle fibreux de la coupe perpendiculaire à l'axe du conduit.

Au centre de celui-ci on aperçoit dans les points bouchés par le pus caséeux une *masse jaunâtre, fendillée, cireuse* qui, à mesure qu'on se rapproche de sa périphérie, se continue avec des globules du pus. Cet aspect prouve donc que ce sont les leucocytes qui, en se transformant en une matière glutineuse et amorphe, et en se confondant entre eux, sont l'origine de la substance cireuse intra-urétérale.

Dans les endroits où le canal est oblitéré par fusion adhésive de de ses parois opposées, on ne voit sur la coupe qu'une surface fibreuse circulaire, sans aucune trace de conduit central. C'est un *disque* non perforé qui représente, en réalité, un cordon fibreux plein.

2° BASSINETS. — Toutes les lésions précédentes s'observent au niveau des bassinets.

Ces organes sont *dilatés* et remplis d'urine et de pus.

Les *parois* en sont *épaissies* et *vascularisées* par places et d'une façon très irrégulière.

La *muqueuse* est *ardoisée, dépolie*, recouverte de *taches ecchymotiques* et de *fausses membranes* exsudatives grisâtres, au niveau desquelles se déposent de petites masses de phosphates.

Les *parois des bassinets* offrent par places de petits *abcès miliaires* à *pus caséeux* et comparables à celles de l'uretère.

La *muqueuse* présente les mêmes modifications que précédemment.

L'*urine* contenue dans le bassinet est *sale, boueuse, lactescente, ammoniacale, chargée de microbes pyogènes et de ferments*. Son état fortement *alcalin* favorise la précipitation des phosphates en dissolution. Nous avons déjà signalé ce fait à propos de la cystite. On comprend dès lors comment la pyélo-néphrite devient la cause déterminante de la gravelle phosphatique.

L'urine est constamment mélangée de *pus fluide* ou *visqueux* et *gélatineux* comme celui de la cystite.

On trouve aussi dans le bassinet la matière *caséeuse* déjà étudiée et tantôt *isolée*, tantôt *mélangée* au pus liquide. Cette substance est parfois *colorée en brun* par d'anciens épanchements sanguins (hémorragie du rein ou du bassinet) dont les globules rouges en s'altérant peu à peu donnent lieu à cette nuance particulière.

Ces masses purulentes sont directement entourées par une *membrane limitante conjonctive* tapissée en dedans d'une couche de grandes cellules endothéliales, rappelant celles de la surface libre de la séreuse. En dehors, cette membrane se confond intimement avec le bassinet et les calices qu'elle double.

On regardait autrefois ce pus caséeux comme une sorte de produit d'organisation inférieure *de tissu de granulation* (Virchow), de *scrofulome* (Grancher). C'était, en un mot, un tissu misérable, de peu de vitalité, évoluant sur un organisme débilité, et résultant d'un processus spécial des noyaux embryonnaires.

Aujourd'hui cette explication est superflue. *Le pus caséeux de la pyélo-néphrite résulte directement de l'action de la bactérie pyogène;* le microbe forme ici cette matière de la même façon que le bacille de Koch (tubercules caséeux). On sait maintenant que chaque germe pyogène donne lieu à un pus spécial. Inoculée à à l'animal la culture pure de la bactérie en question produit l'abcès caséeux. Il est donc rationnel de lui rapporter la formation de cette matière qu'on observe constamment dans la pyélo-néphrite.

3° CALICES. — Les calices sont les annexes du bassinet. On y distingue donc *toutes les modifications que nous venons de signaler*, c'est-à-dire *dilatation, épaississements pariétaux, vascularisation, pseudo-membranes superficielles, disparition de la muqueuse, abcès miliaire, pus visqueux et dépôts caséeux.*

Au microscope les altérations sont exactement les mêmes pour les calices et le bassinet que celles déjà étudiées à propos de l'uretère.

4° REINS. — Ils sont ordinairement *enfouis au sein d'une masse abondante de tissu cellulo-graisseux induré* qui participe dans une certaine mesure à l'inflammation rénale et qui est très prédisposée à devenir le siège d'une suppuration microbienne (*abcès périnéphrétique*). Vers le hile rénal on rencontre de petits noyaux durs, *ganglionnaires* (Guyon) confondus avec la masse cellulaire qui en ce point devient très compacte et très adhérente au bassinet et à l'origine de l'uretère.

Le rein isolé *offre rarement le volume normal, et jamais des dimensions moindres.* Lorsque ce dernier fait s'observe, il faut le rapporter à *une néphrite interstitielle ancienne* sur laquelle s'est greffée la pyélo-néphrite suppurée. Presque constamment le rein est *hypertrophié* en même temps qu'il est *dilaté* et refoulé excentriquement par le liquide accumulé dans le bassinet (pyonéphrose). Il importe de faire la part de ces deux ordres de lésions dans l'interprétation de l'hypermégalie de l'organe afin de ne pas rapporter à l'hypertrophie ce qui appartient à la distension.

Il arrive en effet que le parenchyme rénal est en réalité atrophié, lorsque son refoulement par le liquide est trop considérable. Mais ici l'uretère est plus ou moins oblitéré, et l'altération est exclusivement mécanique.

A ce point de vue faisons observer qu'il peut se greffer tout à coup une pyélo-néphrite suppurée sur une hydro-néphrose pure préexistante. Il suffit pour cela d'une ascension subite des microbes vers le rein. Cet organe déjà réduit depuis longtemps à une mince couche se trouve forcément très atrophié à l'autopsie.

En résumé, *à la période active de la maladie, le rein est hypertrophié*, à moins qu'elle ne se produise dans le cours de l'hydronéphrose. *A la longue le rein s'atrophie du fait du refoulement excentrique* dû au liquide accumulé dans le bassinet (pyonéphrose).

La *capsule* est ordinairement un peu *épaissie*. Au début elle est *à peine adhérente* au rein. Plus tard elle *lui est réunie* assez intimement, mais seulement en certains points limités, correspondant aux régions les plus enflammées (abcès miliaires superficiels). A la longue une *fusion intime et complète* s'établit entre l'enveloppe et le parenchyme, et il devient impossible de détacher la première, sans arracher le second.

La couleur du tissu propre du rein est *rouge* lorsque la congestion domine, *brune* lorsque c'est l'inflammation, et *jaune* quand le processus est devenu suppuratif.

On peut voir ces trois teintes disséminées sur le même rein qui est comme *marbré*.

Sur la surface externe de l'organe on aperçoit une *foule de points saillants d'un blanc jaunâtre* et *de volume variable*. Si on les pique avec une aiguille, on en fait sourdre par la pression une gouttelette d'un *pus liquide* ou *caséeux*. Par leur réunion, ces petites collections en forment de plus volumineuses qui déterminent des sortes de bosselures superficielles, molles ou fluctuantes, suivant la consistance de leur contenu.

A la coupe le rein n'est dur que lorsqu'il existe de la néphrite interstitielle surajoutée à la pyélo-néphrite qui nous occupe. La consistance est en effet ici plutôt *molle*.

La surface de section est comme la surface externe, et, pour les mêmes motifs, *rouge*, *brune* ou *jaune*. Lorsqu'elle est *pâle* et blanchâtre, c'est qu'il existe dans le parenchyme, du tissu scléreux surajouté à l'affection actuelle.

La substance corticale et la substance médullaire sont loin de se différencier l'une de l'autre aussi nettement que sur un rein sain. *Elles se confondent plus ou moins entre elles*, et leur ligne de démarcation est assez peu sensible.

Les *pyramides* sont *grenues* au lieu d'être lisses.

L'épaisseur totale du parenchyme a *diminué*. En certains points celui-ci paraît même avoir *disparu*. Mais ce n'est qu'une illusion, car le microscope en montre toujours quelques vestiges sous la capsule fibreuse.

La *coupe du rein* est, comme sa surface, *parsemée de petits points jaunâtres* correspondant à des *abcès miliaires* du volume d'une tête d'épingle ou d'une lentille. Ces collections minuscules sont *discrètes* ou *confluentes* (infiltration purulente), *isolées* ou *agminées*, *indépendantes* ou *confondues entre elles*. Dans ce dernier cas leur coalescence donne lieu à des cavités purulentes plus ou moins régulières et plus ou moins considérables.

Certains kystes intrarénaux d'un volume énorme et remplis de pus ou de substance caséuse ne reconnaissent pas d'autre mode de formation.

Tous ces abcès contiennent soit du *pus liquide*, soit du *pus caséeux*, épais et rappelant le *mastic*. On les a comparés aux granulations tuberculeuses avec lesquelles ils offrent, en effet, une certaine analogie microscopique. Lorsqu'ils sont rapprochés les uns des autres en petits groupes, ils font penser au bourbillon de l'anthrax (Guyon).

Les abcès sont entourés d'une sorte de *membrane celluleuse,* mince, limitante, tapissée sur sa face interne d'une couche de grandes cellules plates *endothéliales.* Cette enveloppe paraît résulter de la condensation et de la sclérose de la substance conjonctive du rein.

Nous avons vu qu'on retrouve une membrane tout à fait semblable autour des masses purulentes qui remplissent les calices et le bassinet.

Plus rarement on voit la substance corticale infiltrée d'une *matière vitreuse,* les glomérules ayant subi une véritable dégénérescence colloïde (Guyon et Bazy) [1].

J'ai rencontré à plusieurs reprises de petites vacuoles intraparenchymateuses, pleines de *sang noir.* Il est certain que ce sont là des abcès dans la cavité desquels il s'est produit un épanchement sanguin accidentel.

Dans deux cas j'ai vu de *petites masses fibreuses inodulaires, d'une consistance pseudo-cartilagineuse,* et *sphériques.* Elles étaient comme perdues dans la pyélo-néphrite suppurée. Il m'a paru qu'elles correspondaient à la cicatrisation de quelques-uns des abcès miliaires et qu'elles étaient ici les homologues des *tubercules fibreux de guérison* du poumon, que l'on observe même dans les cas de phtisie les plus avancés.

Les abcès miliaires se développent tantôt autour d'*un tube rénal* bourré de microbes, et dilaté (foyer canaliculaire infectieux), plus rarement autour d'un *vaisseau distendu* par les germes (embolie bactérienne). Souvent ils occupent la cavité même du *glomérule* (glomérulite suppurée), soit que les microorganismes aient gagné ce point par les tubuli, soit par les artères.

Indépendamment des lésions précédentes caractérisant la forme *purulente circonscrite* (abcès), il existe des reins dans lesquels les globules du pus sont *infiltrés* dans la totalité du parenchyme. C'est une véritable *forme diffuse,* qui est à la précédente ce que le phlegmon diffus est au phlegmon circonscrit.

Ici les canalicules sont bourrés de microbes et de globules blancs. Ces éléments infiltrent, de plus, la substance conjonctive interélémentaire, les espaces lymphatiques et les vaisseaux sanguins.

Il est fréquent de voir la forme diffuse (*infiltration*) et la forme circonscrite (*abcès miliaires*) exister en même temps. C'est même le cas le plus ordinaire. Cependant l'une de ces deux modalités prédomine et l'emporte constamment sur l'autre.

Il est rare qu'il n'existe pas en outre et dans une certaine pro-

---

[1] *Atlas des mal. des voies urin.* Paris, 1881.

portion les lésions de la *néphrite interstitielle* précédemment étudiée.

Le tissu fibreux enserre les vaisseaux, les glomérules, les tubuli. Cette disposition est accusée surtout au niveau de la substance corticale, où l'on voit les petites masses fibreuses venir se perdre sur la face interne de la capsule du rein, de telle sorte que celle-ci est très adhérente au parenchyme, dont on ne peut la détacher sans déchirures.

Les travées conjonctives intertubulaires de la substance des pyramides dessinent des sortes de gerbes, de tractus jaunâtres disposés en éventail (Guyon).

Au milieu du tissu de sclérose on voit fréquemment des *foyers d'infiltration de noyaux embryonnaires*.

Signalons enfin de véritables *altérations parenchymateuses*, c'est-à-dire des lésions de l'*épithélium des tubuli* qui existent encore. Ces cellules sont en grande partie *desquamées* dans l'intérieur du canalicule. Elles sont *indifférentes de forme, vitreuses, granulo-graisseuses, opaques, fondues* entre elles sous forme de petits *cylindres hyalins*. Ces modifications sont accusées surtout au voisinage des abcès intrarénaux et superficiels.

Lorsqu'on fait porter l'examen sur les parties du parenchyme rénal les plus voisines du hile, c'est-à-dire lorsqu'on observe les sommets des pyramides, on trouve ces parties tantôt *détruites par la suppuration* et comme *nécrosées*, tantôt *atrophiées* par le processus scléreux.

Quant aux microbes observés sur les coupes du rein, nous les connaissons déjà.

Ce sont d'abord la *bactérie pyogène* qui occupe surtout les canalicules des pyramides (néphrite ascendante) ; le *streptococcus pyogenes* qu'on voit principalement dans les vaisseaux sanguins et lymphatiques ; le *bacille liquéfiant*, les *staphylocoques*, d'autres microbes indéterminés, et quelquefois enfin le *gonocoque*.

D'après tout ce qui précède, la pathogénie de la *pyélo-néphrite infectieuse suppurée* est facile à comprendre.

Dans bon nombre de cas *le rein est déjà préparé* à la culture des microbes du pus. Il est, en effet, envahi par le processus scléreux qui en a affaibli la résistance vitale.

D'autres fois cependant il est complètement *sain*.

A un moment donné, des germes pathogènes sont déposés dans la vessie atteinte de rétention et enflammée. *Ces éléments montent alors jusqu'au rein, infectent successivement l'uretère, le bassinet, les calices, les tubuli recti et enfin les tubuli contorti et la cavité des capsules glomérulaires. C'est la néphrite ascendante.*

Dans d'autres circonstances les microbes contenus dans l'urèthre ou la vessie *sont absorbés directement par ces organes ulcérés ou dépouillés de leur épithélium protecteur. Ils passent dans le sang*, et c'est le rein qui se charge de les en éliminer s'ils ne sont pas détruits par le phagocytisme. *En traversant cet organe, ils l'irritent, tantôt légèrement (congestion), tantôt très fortement (hémorragie), tantôt enfin ils produisent par accumulation de véritables embolies microbiennes intravasculaires qui deviennent le point de départ d'abcès miliaires développés autour d'elles (néphrite descendante).*

Le processus interstitiel peut être secondaire au précédent, si le rein est primitivement sain. L'irritation provoquée sur le parenchyme par la suppuration est en effet bien suffisante pour amener un degré marqué de *sclérose consécutive*.

Quant aux lésions *parenchymateuses, épithéliales*, elles sont la conséquence de l'infection des canalicules par les germes. Dans le voisinage des abcès surtout, l'épithélium s'altère facilement dans le cas actuel, comme du reste dans toutes les phlegmasies infectieuses.

Symptômes. — Il existe une forme *aiguë* et une forme *chronique* que nous allons étudier l'une après l'autre.

A. Pyélo-néphrite aigue

Elle débute de deux façons différentes suivant qu'elle se produit sur un rein *sain*, ou sur un rein déjà *atteint du processus interstitiel*.

Dans le premier cas, les symptômes morbides se manifestent *tout d'un coup et en plein état de santé*. Dans le deuxième, ils sont *moins caractérisés*, car le sujet déjà malade présente depuis longtemps à l'observation le tableau clinique du rein interstitiel. Il est *atteint de polyurie*, et, quoique cela, il vide mal sa vessie (Bazy)[1] en raison de son rétrécissement. L'urine est *légèrement albumineuse*. A ces manifestations essentielles se joignent les autres signes de la néphrite interstitielle. C'est au milieu de ce syndrome que fait son apparition la *pyélo-néphrite suppurée*.

Quel que soit le mode de début, il survient, le plus souvent, à la suite d'une *dilatation ou d'une exploration brutale et septique*. Le *traumatisme* et le *transport microbien* sont nécessaires pour la détermination morbide. Le premier prépare le terrain, et le second l'ensemence. Ces deux termes peuvent être contemporains ou se succéder à courte distance.

[1] Thèse de Paris, 1880.

Les *affections* atteignant les organes voisins de la vessie (rectum) ou des reins et le *froid* jouent le rôle de causes prédisposantes très efficaces. L'importance du froid est suffisamment démontrée par ce fait que le plus grand nombre des pyélonéphrites suppuratives surviennent pendant l'hiver.

La *néphrite suppurative*, lorsqu'elle est *ascendante*, est fatalement précédée d'une *cystite* et d'une *pyélite* infectieuses. Ici les microbes gagnent insensiblement du terrain par générations successives et envahissement progressif.

Mais il est des cas où les *germes partis de l'urèthre atteignent directement le rein, sans ensemencer le moins du monde le réservoir urinaire ni l'uretère*. Le processus est alors *descendant*. Les microbes pénètrent dans le sang, déterminent les phénomènes de la *septicémie*, et c'est le rein qui les élimine au dehors. Cet organe s'enflamme et suppure primitivement à leur contact.

Tandis que dans le premier cas les germes occupent surtout *les tubuli de la substance médullaire*, dans le second on les voit de préférence dans *les glomérules et les vaisseaux sanguins de la substance corticale*.

Une fois la *pyélo-néphrite suppurative constituée* et arrivée à sa période d'état, les symptômes qui la caractérisent se résument en : 1° *douleur lombaire;* 2° *symptômes généraux ;* 3° *troubles urinaires*.

1° Douleur lombaire ou lombalgie. — C'est une des manifestations les *plus précoces*. Elle siège dans les *lombes*, à droite et à gauche de la colonne vertébrale, juste au niveau de la *fosse rénale*. Quelquefois elle est située un *peu plus bas*, sur les côtés de l'articulation sacro-iliaque. Elle est constamment *bilatérale;* rarement elle affecte la disposition d'une *ligne douloureuse transversale*. Plus souvent les *deux foyers latéraux symétriques* de la souffrance offrent une *intensité égale*. Plus fréquemment encore *l'un d'eux se montre plus marqué que l'autre*. On peut même voir la douleur presque *unilatérale*.

La lombalgie est remarquable dans l'espèce par sa *fixité*.

Elle offre quelques irradiations dont les plus importantes se font vers les *aines* et les *testicules*. A mesure que, sur ces trajets, on s'éloigne du foyer principal de souffrance, celle-ci s'atténue et disparaît.

Il est exceptionnel qu'elle s'irradie vers les épaules, les cuisses, l'anus, l'abdomen.

Souvent elle se répercute vers l'*hypogastre*. Mais cette irradiation est plutôt le fait de la cystite concomitante.

La *lombalgie* est *lancinante, térébrante, pongitive, pulsatile, sourde, excruciante*, etc. En un mot, elle présente tous les caractères de la douleur en général.

Je l'ai souvent vue se réduire à une *simple gêne*, même dans des cas parfaitement caractérisés. Mais il est rare qu'elle ne se réveille pas à un moment donné, et ne se manifeste pas avec une intensité bien plus forte.

Elle a en effet pour caractère d'offrir des *paroxysmes*, provoqués par le froid, la fatigue, les traumatismes, la dilatation uréthrale, l'exploration de la vessie, etc. etc.

Le *repos la calme*, surtout si le sujet évite de se coucher sur le dos. D'ordinaire il se place instinctivement sur un côté ou l'autre.

Dans les circonstances graves *elle ne disparaît jamais*, quoi qu'on fasse. On finit bien par la calmer un peu, mais on ne peut pas l'effacer complètement.

Les *efforts* exercent sur elle une influence déterminante remarquable. Le redressement du corps. la marche, tout ébranlement général, les mouvements un peu étendus en font de même. Il n'est pas jusqu'à la selle qui n'agisse en ce sens, de même que la toux, l'éternuement, la respiration profonde, etc.

De sorte que le patient prend toute sorte de précautions lorsqu'il veut se déplacer, et évite les mouvements et les secousses de la région lombaire.

Il rejette le dos en arrière, se cambre pour relâcher ses muscles postérieurs ou s'incurve latéralement du côté du siège de la douleur si celle-ci est unilatérale.

Il pose ses pieds à terre avec prudence, marche lentement, et, malgré ces précautions instinctives, la souffrance lui arrache des cris de temps à autre.

La chaleur intense appliquée localement amène de la *sédation*. Le froid agit en sens inverse.

Au moment des périodes paroxystiques on a noté parfois la *rétraction testiculaire*, comme dans la colique néphrétique.

2° SYMPTÔMES GÉNÉRAUX. — Ils apparaissent *dès le début* de la détermination morbide rénale lorsque le *pyélo-néphrite est ascendante*. Quand elle est *descendante*, les symptômes généraux la *précèdent*.

Ce fait est aisé à comprendre si l'on songe qu'en dernière analyse les manifestations générales sont le résultat de l'infection du sang par les microbes.

Un *frisson violent* et comparable comme intensité à celui de la pneumonie ou de la fièvre intermittente franche *ouvre la scène. La fièvre s'allume* et *monte rapidement* à un degré très élevé. Elle affecte le *type rémittent*, avec *exacerbations vespérales*. Des *frissons répétés*, mais moins intenses que celui du début, s'observent ultérieurement.

On note de la *diarrhée* et des *vomissements ;* le *faciès s'altère*, devient *terreux, typhoïdique*, en un mot on observe tous les signes de la *septicémie urineuse* dont nous allons donner bientôt les caractères cliniques.

Il faut savoir que la *réaction fébrile est d'autant plus violente que la maladie atteint un sujet plus jeune et plus vigoureux.* Quand elle s'attaque à un vieillard usé et affaibli, cet élément est nul ou à peu près. Ce fait n'est pas spécial au cas actuel.

Il y a longtemps qu'on a noté l'absence de réaction thermique dans l'âge avancé sous l'influence de n'importe quelle maladie. Il ne faudrait donc pas attribuer une valeur pronostique quelconque à ce fait pathologique, sans tenir compte de l'âge du sujet et des conditions de vigueur ou de déchéance organique au milieu desquelles il se trouve.

Nous verrons ultérieurement que la fièvre de la *septicémie* est due à la présence des microbes pathogènes dans le sang. C'est donc lorsque ces éléments résorbés, puis éliminés par le rein, produiront la *néphrite descendante* qu'on *observera à leur maximum les manifestations fébriles.*

Dans ce cas spécial ces dernières sont bien autrement intenses que lorsque les germes montent directement vers le rein.

D'après Albarran [1], l'infection du sang par le *streptocoque paraît plus constamment fébrile que celle par la bactérie pyogène.*

Mais le facteur le plus important au point de vue de la détermination fébrile, c'est *plutôt le terrain d'évolution* du germe que le microbe lui-même.

En résumé un sang jeune et vigoureux réagit énergiquement contre les agents pathogènes, lutte contre eux, et la victoire lui est assurée par le phagocytisme. *La fièvre est le résultat clinique de ce phénomène réactionnel.*

Un sang vieux, sans force et épuisé, est incapable de combattre contre les ennemis qui l'envahissent. Il capitule d'emblée, aussi *le malade est à peine fébricitant.* La victoire reste finalement aux microbes qui tuent le sujet sur lequel ils se sont développés.

3° TROUBLES URINAIRES. — Lorsque la pyélo-néphrite atteint un *rein déjà interstitiel*, les *troubles urinaires* qui résultaient de cette

[1] *Loc. cit.*

dernière altération (polyurie claire et albuminurie légère) se *modifient en s'aggravant.*

Si le sujet avait des reins sains, l'infection de ces organes amène les mêmes résultats. Mais ceux-ci semblent alors bien plus accusés que dans le cas précédent en raison de leur apparition subite en plein état de santé.

L'urine de la *pyélo-néphrite suppurée* est remarquable par son *aspect louche* qu'elle conserve *indéfiniment. Par le repos* il se forme bien un *certain sédiment* au fond du vase, comme dans la cystite, mais bien moins abondant et moins visqueux.

A l'inverse de ce que nous avons vu se passer dans l'inflammation vésicale, l'urine, au lieu de devenir de plus en plus claire à mesure que le dépôt s'accentue, *reste trouble, louche* bien qu'on la laisse tranquille pendant des jours et des semaines.

A la longue elle s'éclaircit à peine et encore d'une façon inconstante. Nous conservons des échantillons qui ont gardé leur aspect trouble depuis plusieurs années. Dans tous les cas ce sont les *couches les plus superficielles* qui sont les plus promptes à devenir transparentes. Ordinairement la limpidité du liquide ne les dépasse pas, et disparaît peu à peu dès qu'on s'éloigne de la surface libre, et cela d'une façon définitive.

L'urine est *peu colorée, très pâle.* C'est un caractère d'une grande importance clinique (*urines rénales* de M. Guyon).

Ici, comme dans la néphrite interstitielle, il a une *polyurie abondante.* J'ai vu un malade uriner 6 *litres* par vingt-quatre heures.

La réaction de l'urine est souvent *neutre,* quelquefois légèrement *acide,* et dans les cas plus graves franchement *alcaline.*

Comme pour la vessie l'alcalinité résulte d'une *fermentation aboutissant à l'hydratation de l'urée et à sa transformation en carbonate d'ammoniaque.*

Ce phénomène n'est pas fatalement lié à la pyélo-néphrite suppurative, mais il est observé avec une très grande fréquence dans le cours de cette affection. Toujours il résulte du transport au contact de l'urine des ferments qui jouissent de la propriété d'hydrater l'urée. Nous ne reviendrons pas sur cette importante question déjà traitée. Nous savons que ces germes absorbés dans le sang sont éliminés par le rein. Ils peuvent donc s'y localiser par voie *descendante* de même qu'ils y parviennent par voie *ascendante.* Dans le premier cas la fermentation de l'urine se produit au moment même de la sécrétion, ou bien ce liquide entraîne avec lui une certaine quantité de ferment chimique fourni par les microbes rénaux, et la transformation de l'urée s'effectue ou se complète dans l'uretère et la vessie.

Plus la polyurie est accusée, et plus abondante est la proportion de l'eau qui entre dans la composition de l'urine.

Or l'histologie apprend que *l'eau pure mise au contact des leucocytes les gonfle*, les rend transparents et finalement les *transforme en une sorte de substance gélatineuse miscible et même soluble*.

L'urine, dans le cas qui nous occupe, se rapproche beaucoup de l'eau pure, et d'autant plus que sa quantité excrétée dans un temps donné est plus considérable. Il en résulte que les globules blancs qui s'y trouvent contenus et qui proviennent du rein et de l'uretère se comportent comme ils le feraient au contact de l'eau. Ils se désagrègent, se mélangent et se dissolvent dans le liquide qui les renferme, en lui communiquant de ce fait l'aspect louche signalé plus haut. *Ils cessent d'être des corpuscules précipitables spontanément en raison de leur densité. Ils deviennent une matière amorphe intimement confondue avec l'urine* (Guyon).

On conçoit que, si la *pyélo-néphrite suppurative* survient tout à coup et dans l'état de santé du rein, il n'existe pas de polyurie, puisque ce symptôme appartient principalement à la *néphrite interstitielle*. Dans de telles circonstances le pus ne se dissout pas, ainsi que nous venons de le dire. Les leucocytes conservent leur forme naturelle, et se précipitent rapidement par le repos. Ils se comportent en un mot comme dans la cystite.

Si l'urine est *alcaline* dans le rein et l'uretère, elle transforme les globules blancs en une sorte de *matière visqueuse*, comme elle le fait dans la vessie atteinte de cystite.

Elle favorise aussi, dans les mêmes conditions, la *précipitation des sels terreux* qui augmentent le trouble du liquide (urine jumenteuse), et sont le point de départ de la lithiase phosphatique du rein. Il sera facile de faire, dans une urine, la part de ce dernier élément et de ne pas le confondre avec le trouble déterminé par le pus. Pour cela il suffit d'acidifier légèrement à l'aide de quelques gouttes d'acide acétique. Aussitôt les sels se dissolvent.

La chaleur coagule la sérine du pus et l'albumine que laisse filtrer le rein.

Le dépôt urinaire examiné au microscope permet de voir des *globules blancs* altérés, des *globules rouges* déformés, des *cellules épithéliales* du bassinet et de l'uretère, isolées ou imbriquées les unes sur les autres, des *cellules du rein*, quelques *cylindres hyalins* et *colloïdes*, parfois *des débris nécrosés des sommets* des pyramides, et enfin les *microbes* que nous connaissons.

MARCHE. DURÉE. TERMINAISON. — Tantôt l'évolution est *rapide* et tue en quelques jours (infection du sang, septicémie).

D'autres fois, elle est *plus lente* (accidents purement rénaux).

La *durée* des formes aiguës est variable. Elle s'étend de quelques jours à quelques semaines.

Lorsque la mort ne survient pas, la maladie passe à l'*état chronique*. `

PRONOSTIC. — Très grave et toujours *fatal*. Il ne doit guère viser que la survie du malade.

B. PYÉLO-NÉPHRITE CHRONIQUE

Dans cette forme, on trouve toujours *combiné au processus suppuratif l'élément scléreux*. C'est une modalité anatomique *mixte*.

La maladie évoluant très lentement, le tissu fibreux a tout le temps de se former s'il n'existait pas déjà avant l'infection directe rénale.

Les symptômes sont les mêmes que précédemment.

La *lombalgie* est *vague, intermittente*. Elle offre *peu d'irradiations*. Le froid, la fatigue et les manœuvres chirurgicales exercées sur le rein et la vessie la ramènent et en *augmentent l'intensité*. *Le repos la calme*.

Les *urines* sont *pâles, abondantes, troubles, faibles de densité* (urines rénales).

Dans certains cas on voit pendant des mois, et chaque jour, des *dépôts purulents* énormes se déposer au fond du vase. La proportion du pus est considérable. M. le professeur Guyon appelle ces malades les *pisseurs de pus*. Une telle abondance de la sécrétion morbide ne se rencontre guère que dans la *pyélite chronique* dont elle est le phénomène essentiel.

Les *symptômes généraux* sont très atténués. Ce sont ceux de la *septicémie urineuse chronique*.

MARCHE. DURÉE. TERMINAISON. — De fréquentes *poussées aiguës* viennent se greffer sur l'état chronique précédent, et en hâter l'évolution.

Quoique cela, la *durée* de la maladie est longue. Le patient peut résister des années.

A la fin il finit par succomber du fait des progrès de l'*infection septique*.

DIAGNOSTIC. — Si l'on réunit entre eux les phénomènes susmentionnés et si on en forme un *syndrome associé au rétrécissement uréthral*, on arrive tout naturellement au diagnostic complet.

Mentionnons pour mémoire le *lumbago musculaire et vertébral*, la .

névralgie lombaire qui pourraient en imposer au point de vue de
la douleur ; la *néphrite interstitielle et parenchymateuse médicales*
qui sont des affections tout à fait différentes des néphrites de
rétrécis ; la *tuberculose rénale*, etc. etc.

TRAITEMENT. — Avant tout *il faut soigner le rétrécissement*.

Antiseptiser ensuite la *vessie* par les moyens directs appropriés,
de façon à tarir la source microbienne d'où émane le plus souvent
la néphrite ascendante.

On atteint le rein et l'uretère par *l'antisepsie interne* (salol, acide
borique, tannin, santal, acide benzoïque, etc.). On le nettoie par
les *diurétiques :* on le décongestionne par le *régime, les ventouses*
(sèches ou scarifiées) et les *pointes de feu lombaires*. Quand le pus
distend le bassinet et forme en ce point une tumeur volumineuse,
la *néphrotomie* se pose comme indication chirurgicale.

PÉRINÉPHRITE SUPPURÉE (ABCÈS PÉRINÉPHRÉTIQUE CHEZ LES RÉTRÉCIS)

CAUSES. — *Les rétrécissements de l'urèthre sont indirectement
liés à la périnéphrite*. Ils retentissent sur la vessie, l'uretère et le
rein, et c'est *la pyélo-néphrite suppurée qui est l'origine directe
de l'inflammation périrénale*, par propagation inflammatoire et
migration microbienne.

Les germes suivent les espaces lymphatiques et parviennent
facilement dans la capsule et dans le tissu conjonctif qui entoure
le rein.

Parfois un des *abcès* rénaux superficiels de la pyélonéphrite *se
rupture* par surdistension ou nécrose inflammatoire. Son contenu se
répand autour de l'organe malade et ensemence ainsi l'atmosphère
celluleuse périphérique.

Celle-ci est en état de réceptivité par rapport aux germes, grâce
aux *modifications nutritives* dont elle est le siège. Dans les néphrites
des rétrécis des microorganismes y trouvent donc un terrain préparé et très favorable à leur évolution.

Dans des cas où le rein n'est pas malade du tout, on voit parfois la *périnéphrite survenir brutalement* à la suite d'un cathétérisme septique et mal fait. Il s'agit évidemment là d'une *cysto-
pyélo-néphrite infectieuse suraiguë et envahissante*.

L'instrument malpropre ensemence la vessie, et les germes, trouvant un bon terrain de réceptivité, se développent avec une rapidité étonnante, gagnant le rein et son atmosphère celluleuse en
quelques jours.

Dans certaines circonstances on a vu la *périnéphrite succéder à la cystite* (Achard [1], Nieden [2]). Il est évident qu'on peut invoquer ici le même mécanisme que précédemment (transport ascensionnel des germes).

Enfin la périnéphrite se développe parfois *primitivement, dans le cours de la septicémie urineuse*. Les germes qui existent dans le canal ou la vessie ont envahi le sang, soit à la faveur d'un acte opératoire (uréthrotomie) ou de la chute de l'épithélium protecteur (cystite), et ils infectent tout l'organisme. *La septicémie crée alors la périnéphrite* comme elle détermine les autres foyers infectieux observés en pareil cas. Cette détermination morbide est, dans l'espèce, une localisation périrénale des germes diffusés dans le milieu intérieur. Elle a d'autant plus de chance de se produire que les microbes qui échappent au phagocytisme prennent la voie éliminatrice du rein (néphrite infectieuse descendante).

Anatomie pathologique. — Le tissu périrénal subit tout d'abord une *intumescence* considérable, et une *imbibition* par de la sérosité fibrineuse inflammatoire.

Un peu plus tard il *suppure*.

Ce sont, on le voit, les traits principaux du *phlegmon diffus infectieux en général*. Et, en réalité, la périnéphrite n'est pas autre chose que la localisation autour du rein de cette entité morbide.

La région anatomique qui suppure a été dénommée *fosse lombaire* (Corbon [3]). Elle est limitée en haut près les fausses côtes ; en bas, par la crête iliaque ; en dedans, par le psoas, et en dehors par une ligne verticale tombant vers le milieu de la crête iliaque.

Cet espace est rempli par l'épaisse couche de tissu cellulaire qui double le rein en arrière, et par ce dernier organe dont la face antérieure est recouverte aussi d'une lame conjonctive plus mince.

Il faut savoir que cette atmosphère celluleuse communique avec le tissu lumineux sous-cutané grâce à des ouvertures vasculaires perforant la couche musculaire et surtout au *triangle de Jean-Louis Petit*. De telle sorte que le pus de la fosse lombaire tend naturellement à se porter vers la peau.

On l'a vu cependant, mais par exception, se diriger du côté de la plèvre, de la fosse iliaque, de l'intestin, du périnée, du scrotum, du péritoine, de l'urèthre, etc.

[1] *Gaz. hebd.*, 1869.
[2] *Ueber perinephritis Deutch. Archiv. f. Klin. med.*, 1878, Bd. XVII, p. 451.
[3] *Abcès de la fosse lombaire*. Th. de Paris, 1873.

Lorsque la suppuration périrénale envahit, par perforation de la couche des muscles, la lame cellulaire sous-cutanée, on observe l'abcès dit en *bouton de chemise*.

Celui-ci est constitué par deux nappes purulentes communiquant entre elles par un petit pertuis. On peut refouler à travers ce dernier le liquide superficiel vers la profondeur. On n'a pour cela qu'à exercer une compression directe, qui, dès qu'elle cesse, laisse les choses reprendre leur aspect primitif.

Nous n'insisterons pas sur les lésions banales de la suppuration du tissu cellulaire. Ce serait faire de la pathologie générale.

Mais nous ferons remarquer qu'on rencontre fréquemment de l'*urine mélangée au pus*, fait qu'il faut interpréter en admettant une rupture du rein ou du bassinet (par nécrose inflammatoire ou ouverture d'un abcès rénal).

Symptômes. — Ils apparaissent le plus ordinairement chez les rétrécis en puissance de *cysto-pyélo-néphrite infectieuse*, ou tout au moins de *reins cléreux*.

Bien plus rarement ils se développent chez un sujet coarcté *à reins sains*.

Dans ce dernier cas, l'individu est déjà infecté par les microbes qui ont envahi ses milieux intérieurs (septicémie généralisée), et qui déterminent des localisations inflammatoires et des suppurations diverses, parmi lesquelles il faut compter la périnéphrite. Le typhus, la pneumonie infectieuse, la puerpéralité, etc., se comportent du reste de même façon.

Il est certain que *le froid et le traumatisme direct local* (contusion lombaire) sont quelquefois les causes exclusives de la périnéphrite. Quand le sujet est rétréci, la *coarctation est tantôt une simple coïncidence* sans action pathogénique, *tantôt une circonstance prédisposante*.

Nous n'avons pas à discuter, dans ce livre, l'action du froid et du traumatisme sur les déterminations inflammatoires en général.

Il va sans dire que, lorsque le rein est atteint de pyélo-néphrite, les coups portés dans la région lombaire ont toute chance de *faire éclater brutalement la phlegmasie périrénale*.

Un choc violent peut en effet rupturer un des abcès superficiels du rein, ou déchirer le parenchyme de cet organe, circonstances suivies aussitôt de l'ensemencement de l'atmosphère celluleuse.

Il était important de dire ici un mot de ces diverses circonstances étiogéniques, car la périnéphrite est précédée de symptômes qui se rapportent à ces dernières, et qui peuvent revêtir une intensité telle que l'inflammation périrénale passe *inaperçue*, au début du moins.

C'est ainsi que la *périnéphrite* consécutive à la *pyélo-néphrite infectieuse aiguë* est comme *noyée dans le tableau symptomatique de la détermination rénale* qui occupe, en raison même de son intensité, toute l'attention de l'observateur.

Mais, à mesure que la complication qui nous occupe se développe et évolue, elle s'affirme de plus en plus par des signes qui lui sont particuliers.

Quand elle se produit *d'emblée* et en dehors du processus ascendant de la pyélo-néphrite, *ses symptômes sont très bruyants.*

Parmi ces derniers, la *douleur lombaire* est le plus important, et le premier en date. Elle est ordinairement *unilatérale* et *siège* entre les fausses côtes et la crête iliaque. Son *maximum* est en regard du centre de la fosse lombaire. Elle *s'irradie* vers l'hypocondre, le flanc, l'abdomen, la fesse correspondante, le thorax, l'aine, le testicule, la cuisse, etc. Mais les douleurs irradiées sont relativement minimes par rapport au foyer principal de la souffrance.

Celle-ci n'a pas de *caractère propre*. Elle revêt tous les types connus (sourde, continue, térébrante, etc.). Elle se fait cependant remarquer par sa *continuité*. Elle ne quitte pas le malade, quelle que soit la position qu'il prenne. De plus elle *résiste absolument à tous les moyens thérapeutiques* (ventouses scarifiées, frictions, pointes de feu, etc.), dont l'action est si rapide et si efficace dans le lumbago.

Par moments elle subit des *exacerbations terribles* (fatigues, mouvements, efforts, marche, froid, pression directe, etc.), provoquant des cris de la part du malade qui suffoque et s'immobilise instinctivement. Ces poussées de souffrance sont spontanées ou déterminées par les plus légères secousses. Aussi le malade a-t-il une démarche spéciale, lente, raide, prudente. Il cherche à relâcher ses muscles sacro-lombaires, dont la tension comprime douloureusement le foyer morbide, et pour cela il se cambre et se tient en lordose.

Un autre caractère de la lombalgie est sa *longue durée*. Elle se prolonge pendant des semaines, et dépasse les limites de temps qui appartiennent aux autres affections susceptibles de la produire (sauf la néphrite).

La *fièvre* s'allume dès le début, tantôt avec une grande intensité (périnéphrite primitive, due à la septicémie). D'autres fois elle survient peu à peu et affecte le *type continu* avec *exacerbations vespérales*. La *peau* est chaude, sèche, rugueuse, le *faciès* animé, la *langue* saburrale, le *pouls* rapide, etc. Ces symptômes s'atténuent un peu le matin, moment où la courbe thermique s'abaisse.

Le *soir*, la température remonte et le patient éprouve à chaque instant des frissonnements suivis de sueurs.

Bientôt la *tuméfaction locale* apparaît.

Beaucoup d'observateurs en font un phénomène tardif appréciable seulement vers le dix-neuvième jour de la maladie. Il est vrai qu'à ce moment la tuméfaction s'impose à l'observation par son volume, car elle est parvenue à son maximum de développement. Mais, si on la recherche avec soin dès le début, on peut la constater déjà *vers le sixième jour*. Il n'existe pas encore de saillie lombaire visible à l'œil, mais la *palpation* faite d'après les principes donnés plus haut permet de percevoir une *résistance spéciale, une dureté régulière, une sorte de plaque solide, épaisse, empâtée,* doublant les muscles lombaires et *très douloureuse*. Il faut toujours palper alternativement le côté sain et le côté malade afin d'établir la comparaison. Ajoutons que, sous l'influence de la souffrance due à la pression, le malade contracte par action réflexe ses masses lombaires, ce qui peut donner de fausses indications sur l'étendue et la consistance de la tuméfaction.

Bientôt celle-ci s'accuse. Si on fait coucher le malade sur le ventre, on voit de bonne heure que l'*ensellure lombaire* normale n'est pas tout à fait symétrique. Elle est moins accusée du côté malade.

Bien plus, la *mensuration comparative* des deux demi-ceintures lombaires, pratiquée au moyen du *cystomètre*, donne une différence de quelques centimètres à l'avantage de la région malade.

Plus tard la *concavité lombaire s'efface* et est remplacée par une *saillie convexe*, bombée et tout à fait caractéristique.

Lorsque le *pus* est formé, la région est envahie par l'*œdème collatéral* qui augmente la voussure que nous venons de signaler. Il est mou et conserve l'empreinte du doigt. A son niveau la peau est d'abord d'un *blanc mat*, plus tard *rosée*, quelquefois *érysipélateuse*. La couche œdémateuse est parfois très épaisse. Elle s'oppose alors à la palpation lombaire. Il importe de ne pas attribuer l'intumescence qui lui appartient à la périnéphrite elle-même.

L'œdème collatéral n'est pas plus douloureux ici que dans la pleurésie purulente ou toute autre suppuration profonde. *La souffrance appartient exclusivement à la phlegmasie périrénale.*

L'œdème occupe la région située entre les fausses côtes inférieures et la crête iliaque. Il s'étend un peu latéralement vers le flanc correspondant ; mais, du côté opposé, il ne dépasse pas la colonne lombaire qui lui forme comme une barrière.

Au moment où le pus se collecte, c'est-à-dire du quinzième au vingtième jours *la fièvre s'accuse, les frissons sont fréquents, irréguliers et violents, les exacerbations vespérales s'accentuent, la langue est sèche, il y a du délire, la douleur devient lancinante... La courbe thermique est remarquable par son irrégularité.*

À cette période il est toujours possible de sentir la *fluctuation*, dont l'œdème collatéral et la douleur provoquée par sa recherche rendent la constatation quelquefois très malaisée.

On la perçoit à l'aide des *deux mains*, placées l'une en avant du malade, l'autre en arrière, de façon à embrasser complètement la région rénale. On rapproche les mains l'une de l'autre à la fin de l'expiration, et on s'efforce de transmettre à l'une d'elles la sensation du flot liquidien déplacé par l'autre.

Il est bon aussi de rechercher la fluctuation *à l'aide des deux mains juxtaposées* sur la région lombaire, le malade étant couché sur le ventre, comme pour les abcès en général.

On peut même *faire reposer le patient sur le côté sain*, la cuisse correspondant au foyer pathologique fortement fléchie sur le bassin. On palpe alors avec les mains largement ouvertes et placées l'une sur la paroi antérieure, et l'autre sur la paroi postérieure du flanc qui se trouve en haut (Lancereaux).

Dès que le pus est collecté, il cherche à *se faire jour* à l'extérieur, fusant à travers les tissus, dans les nappes cellulaires, séparant et disséquant les organes, pour se créer sa voie.

Le triangle de J.-L. Petit est pour lui un chemin naturel tout préparé. Le liquide périrénal se dirige vers ce point de faible résistance, et pour arriver jusque sur la peau il amincit progressivement les tissus qui siègent en cette région.

Finalement *la fluctuation devient tout à fait superficielle.*

La *peau rougit*, s'enflamme, s'amincit.

À cette période, le pus envahit parfois la couche de tissu cellulaire sous-cutanée. Un *phlegmon superficiel par diffusion* s'ajoute à la *périnéphrite*, et les *deux foyers purulents communiquent entre eux* (abcès en bouton de chemise). Quand on comprime le foyer superficiel, on refoule son contenu vers la profondeur. Lorsqu'on cesse d'appuyer, le pus reprend sa situation en vertu de l'élasticité des tissus. Ce double passage du liquide à travers l'espace relativement étroit de communication *produit une sensation particulière et quelquefois un bruit perceptible à distance* (bruit de chaînon).

La peau finit par *blanchir* en un point localisé, et elle s'ouvre spontanément ou sous le moindre effort, si on n'intervient pas.

Il va sans dire qu'il serait très imprudent de livrer l'affection à elle-même. Ce serait vouer le malade à des décollements, à des fusées graves, à des ouvertures anormales et à l'infection purulente.

Dès que la collection est ouverte, il s'en écoule une *énorme quantité de pus phlegmoneux mélangé ou non avec de l'urine.* Parfois ce liquide est fortement *ammoniacal.* Dans ces circonstances, des *gaz putrides,* provenant des fermentations, du *sang corrompu* et des *débris sphacélés,* se joignent à lui.

Tantôt la *suppuration s'arrête, et le malade guérit;* tantôt elle *persiste indéfiniment,* et, si l'on ne prend pas de grands soins d'antisepsie, la *fièvre hectique* s'allume, le sujet s'infecte de plus en plus et *succombe dans le marasme.*

On a vu le pus s'ouvrir dans le *péritoine* (péritonite rapidement mortelle), dans la *plèvre* (pleurésie purulente), dans l'*intestin* (débâcle purulente), à *l'extrémité supérieure de la cuisse* (fusées suivant le psoas iliaque), etc. Il peut pénétrer dans le *bassinet* (à la suite de l'ulcération de cet organe) et être évacué par l'urèthre.

L'urine infecte alors le foyer, et la septicémie survient bientôt. Si l'ouverture se fait à la fois dans le bassinet et au niveau de la peau de la région lombaire, il s'établit une *fistule urinaire,* éventualité très rare ici, mais plus fréquente dans les cas de calculs urétéraux.

MARCHE. DURÉE. TERMINAISONS. — La marche est relativement *lente* dans le cas actuel.

La périnéphrite se manifeste en effet *progressivement,* par extension du processus infectieux du parenchyme rénal à la couche cellulo-graisseuse périrénale. On ne voit pas ici ces explosions subites et brutales comme dans les périnéphrites consécutives aux calculs du rein ou du bassinet.

Il existe d'abord une première phase franchement *inflammatoire* dont la durée est de huit à douze jours, et qui est suivie dans la plupart des cas d'une période de *suppuration* ou *d'abcédation.* Celle-ci ne dépasse guère une semaine. La maladie peut cependant se résoudre dès son premier stade.

Dans ce cas la guérison survient très vite. Lorsque le pus est formé, il faut qu'il s'écoule à l'extérieur. Il choisit sa voie, se dirigeant suivant les cas dans les divers sens indiqués plus haut. L'évacuation de la collection une fois terminée, il continue à suinter pendant deux semaines environ un *liquide puriforme,* qui diminue peu à peu d'abondance et finit par se tarir. L'orifice se ferme, et le *malade guérit.*

La *guérison* dépend de facteurs multiples parmi lesquels ceux qui comptent le plus sont : *l'état anatomo-pathologique des reins, la santé générale et enfin l'intervention chirurgicale* (qui doit être hâtive et ouvrir au pus une large voie d'écoulement).

La *mort* est due soit *aux désordres* provoqués par le pus qui se fraie une route vers des organes délicats, soit à la *septicémie*, soit aux progrès de la *cachexie*.

Diagnostic. — Il nous arrêtera peu, car dans l'espèce les caractères cliniques suffisent pour attirer l'attention du chirurgien vers la périnéphrite. Cette complication ne surgit ici qu'au milieu d'une réunion de circonstances morbides causales qui la précèdent et *la font prévoir*, dès que se produisent ses premières manifestations symptomatiques. En d'autres termes *tout rétréci atteint de pyélo-néphrite septique est exposé à la périnéphrite*. Il n'est donc pas difficile de la diagnostiquer aussitôt que la douleur et la tuméfaction apparaissent.

Le *lumbago rhumatismal ou par effort* est une affection musculaire qui n'a de commun avec la pénéphrite que la *lombalgie*. Il cède assez facilement à la médication et dure peu.

Les lésions médullaires et celles de la colonne vertébrale sont entourées de trop de phénomènes spéciaux pour donner lieu à confusion.

Du reste, la douleur lombaire qui en est la suite offre son maximum d'intensité *juste sur la ligne médiane*, et non sur les côtés comme la périnéphrite.

La *colique néphrétique* est liée à la lithiase rénale, et sa durée, ses retours et ses symptômes la caractérisent suffisamment.

La *néphrite aiguë* et la *pyélo-néphrite* ne sont jamais suivies de ce gonflement si remarquable dans la *périnéphrite*.

Quant à l'*hydro-néphrose* et aux *tumeurs du rein*, si elles déterminent une saillie de la région lombaire, elles ne produisent pas les douleurs intenses, la fièvre et les autres signes de la suppuration.

Le *psoïtis* appartient surtout à la femme qui vient d'accoucher. Cette maladie est caractérisée par une flexion de la cuisse dont le redressement est suivi d'une très vive souffrance.

La *hernie de J.-L. Petit* (Trousseau) ne donne lieu qu'à une saillie locale, réductible par le taxis, et ne rappelant en rien la périnéphrite.

Les *tumeurs de la rate*, quoique voisines de la fosse rénale gauche, se distinguent de suite des affections inflammatoires ou autres du rein correspondant par leur siège anatomique beaucoup *plus latéral*.

Traitement. — Il faut, au début, tenter la *résolution* par les moyens classiques appropriés.

Dès que le pus est formé, *on doit lui donner issue*. Les anciens employaient pour cela les *caustiques*. Ce procédé est tombé dans oubli. L'*aspiration* a été suivie de quelques succès. Mais c'est plutôt un moyen d'exploration qu'une méthode thérapeutique Il est bon de l'employer pour confirmer le diagnostic. Si le pus ainsi évacué ne se reproduisait pas, on en resterait là. Mais la plupart du temps il faudra *inciser largement*, drainer et laver la collection purulente. C'est là le procédé de choix.

On *calmera la douleur*, on *soutiendra l'état général*, et enfin on *luttera* autant qu'on le pourra contre la cause initiale de la périnéphrite, c'est-à-dire *contre la pyélo-néphrite infectieuse*.

CHAPITRE VI

B. Complications générales

Des septicémies uréthrales

Sous cette rubrique nous rangerons tous les états infectieux dont le canal est le point de départ.

Ce sont de véritables empoisonnements du sang par des toxines et des microbes qui pénètrent dans les milieux intérieurs au niveau de l'urèthre malade. En définitive, ce conduit se comporte vis-à-vis des poisons organiques d'une façon tout à fait semblable à celle de n'importe quel autre organe. Les conditions étiogéniques de l'infection n'ont ici de spécial que la structure anatomique du canal, ses rapports avec le réservoir vésical et sa fonction de livrer passage à l'urine, liquide essentiellement altérable chez les rétrécis, et très apte à se charger de germes et de poisons organiques.

Historique et pathogénie. — Il importe, pour se faire une idée nette de la question actuelle, de passer en revue les diverses hypothèses qui ont été successivement émises à propos des *septicémies uréthrales*. Nous serons mieux à même ensuite de faire à chaque théorie la part qui lui revient dans cette détermination morbide si complexe et encore si mal définie.

Velpeau [1], le premier, montra que les urineux sont souvent atteints d'*abcès intra-articulaires*. Il vit qu'il existe un rapport direct de cause à effet entre les lésions de l'appareil urinaire et celles développées dans les jointures. Cette affirmation, basée sur des observations bien faites, était en somme le rudiment des doc-

---

[1] *Dict.* en 30 vol. Art. *Articulations.*

trines modernes, puisqu'elle comportait en elle l'idée générale d'une infection issue du canal et atteignant ultérieurement les articulations.

Plus tard, Velpeau devient plus affirmatif, en proclamant l'*urine un liquide septique*. Il en fit un poison organique [1] et édifia une théorie que les travaux les plus récents ont contribué à étayer.

Perdrigeon [2] développa les idées de Velpeau dans une thèse remarquable. Il s'attacha à prouver que *l'introduction de l'urine dans le sang est la cause directe de la fièvre dite urineuse*, soit que la pénétration s'effectue par la voie des vaisseaux sanguins, soit par celle des lymphatiques.

Il fit aussi intervenir la *non-élimination des principes nuisibles du sang* qui normalement doivent être rejetés par l'urine. Si l'excrétion de ce liquide est insuffisante, on comprend que les matériaux toxiques résultant des combustions vitales s'accumulent dans le sang et finissent par l'empoisonner. Au lieu d'une résorption directe des substances toxiques urinaires, c'est un défaut d'élimination. Dans les deux cas le résultat est le même. Le poison s'accumule dans l'organisme et y produit ses effets spéciaux.

La doctrine de Velpeau et de Perdrigeon était d'une simplicité trop séduisante pour ne cherchât pas à lui substituer une nouvelle théorie.

C'est ce que fit bientôt *Chassaignac* en inventant celle de la *phlébite du corps spongieux*.

Il peut arriver dans le cours d'une stricture ou de toute autre affection chronique de l'urèthre, que le corps spongieux qui entoure ce conduit s'enflamme par propagation.

Il est évident que cet enchaînement de circonstances existe et que les phénomènes septiques doivent être rapportés parfois à la *phlébite spongieuse*. Mais cette phlébite est très rare, comparativement au nombre des infections uréthrales. Il n'est donc pas possible de généraliser la théorie de Chassaignac que, du reste, Civiale [3], bien avant ce dernier, avait signalée, la réservant seulement à quelques cas exceptionnels.

Icard [4] défendit aussi la doctrine de la phlébite, et admit qu'elle peut envahir les *veines uréthro-prostatiques*.

Reybard [5] fut l'inventeur de la théorie dite *nerveuse*, d'après laquelle la fièvre qui succède à certains cathétérismes ou à certaines

---

[1] *Leçons orales de clinique chirurg.*, 1840.

[2] Th. de Paris, 1853.

[3] *Affect. des org. génito-urin.*, 1837.

[4] *Des rétréciss. de l'urèthre*. Th. de Paris, 1858.

[5] *Traité prat. des rétréciss. du canal de l'urèthre*. Paris, 1853.

opérations uréthrales devrait être assimilée au *shock traumatique*. En dernière analyse, elle résulterait d'un *ébranlement cérébro-médullaire réflexe*, suffisant pour détruire l'équilibre vital et annihiler pour un moment l'action régulatrice des centres nerveux sur les phénomènes de la nutrition.

Bonnet, de Lyon [1], développa cette opinion, et *Perreve* [2] essaya de prouver que le réflexe parti de la vessie ou de l'urèthre se transmet aux autres viscères par les filets du sympathique, amenant ainsi les diverses manifestations cliniques de la fièvre urineuse.

M. le professeur Verneuil [3] indiqua, un des premiers, l'importance de l'*insuffisance rénale*. Lorsqu'à la suite d'altérations anatomiques ce viscère remplit incomplètement *sa fonction de dépuration du sang*, il survient une intoxication progressive du fait de l'accumulation dans ce liquide des principes excrémentitiels qui cessent d'être éliminés. M. Verneuil remarqua combien sont fréquents les cas où *les reins des rétrécis sont malades*. Il fit ressortir l'imperfection de l'excrétion urinaire dans de telles circonstances, et il en fit la cause première des accidents infectieux.

Pendant que les auteurs sus-nommés se rattachaient à l'une ou l'autre des quatre doctrines précédentes, *Civiale* [4] cherchait à faire de l'éclectisme. Il admettait que la fièvre urineuse est la conséquence tantôt de la pénétration directe de l'urine dans le sans le sang à la faveur d'une plaie opératoire, tantôt du défaut de l'épuration sanguine, le rein se trouvant malade et accomplissant sa fonction d'une façon incomplète. De plus, Civiale insistait sur la *stagnation de l'urine dans la vessie*, à la faveur des coarctations uréthrales. Il attribuait à cette circonstance une *influence considérable sur l'altération de l'urine*, et pensait qu'elle mettait le réservoir dans des conditions spéciales d'absorption.

Civiale avait deviné la vérité. Nous savons, en effet, combien *la fermentation de l'urine est favorisée par le séjour de ce liquide dans la cavité de la vessie*, et nous avons dit que la chute de l'épithélium protecteur de ce réservoir le rend apte à résorber son contenu.

Au milieu de toutes ces théories diverses, la *doctrine de l'empoisonnement du sang par l'urine* prit le premier rang dès le moment où la physiologie vint lui prêter son appui.

Bernard et Barreswil [5] enlevèrent les reins à des animaux et

---

[1] *Leçons orales*, 1868.
[2] *Traité des rétréciss. org. de l'urèthre*, 1847.
[3] *Monit. des hôp.*, 1856.
[4] *Traité prat. sur les mal. des org. génito-urin.* Paris, 1860.
[5] CL. BERNARD, *Leçons sur les liquides de l'organisme*. Paris, 1859.

virent que *l'urée prend alors la voie de l'estomac et de l'intestin.* Le tube digestif supplée l'organe extirpé, et, quoique son rôle physiologique n'ait aucun rapport avec l'excrétion rénale, il n'en débarrasse pas moins, en partie, l'organisme de l'urée. Ce fait démontre l'importance capitale de la dépuration du sang.

Les divers auteurs, à partir de ce moment, oscillèrent *entre l'hypothèse de l'absorption directe de l'urine et celle de la non-épuration du sang.* Mais presque tous acceptèrent l'idée de l'intoxication générale par un principe infectieux formé dans le sang, et que le rein est chargé d'éliminer avec l'urine.

Les uns admirent la théorie de la *dépuration incomplète* (Marx [1], Dolbeau [2], Malherbe [3]), et les autres celle de la *résorption directe.*

M. *de Saint-Germain* [4] fit observer que les manœuvres exercées sur la portion de l'urèthre située en avant des orifices des fistules, chez les sujets porteurs de ces trajets anormaux, sont *tout à fait innocentes.* Pratiquées sur la portion du canal placée en arrière de ces orifices, elles deviennent aussi *dangereuses que si elles avaient lieu sur un urèthre traversé par l'urine dans toute son étendue.* Cette considération est très importante, car elle prouve que les manœuvres en question n'exposent le sujet aux accidents infectieux que *tout autant qu'elles intéressent un segment uréthral touché par l'urine.*

Pour M. de Saint-Germain, la *quantité* d'urine absorbée, de même que sa *qualité*, doivent entrer en ligne de compte dans le pronostic des accidents consécutifs.

Sedillot [5], *Reliquet* [6], *Gosselin* [7] furent partisans de l'idée de l'absorption, et ce dernier insista spécialement sur les dangers de l'absorption de l'urine *ammoniacale* [8]. Pour lui, ce liquide est *le véritable toxique des urineux infectés.*

Gosselin admet aussi une sorte d'*urémie chirurgicale* due aux *altérations rénales* qui succèdent aux rétrécissements et aux autres lésions uréthrales.

[1] Th. de Paris, 1861.

[2] *Traité de la pierre dans la vessie.* Paris, 1864.

[3] Th. de Paris, 1872.

[4] *De la fièvre uréthrale.* Th. de Paris, 1861.

[5] *Compt. rend. Acad. sc.*, 1861.

[6] *De l'uréthrotomie int.* Th. de Paris, 1865. — *Traité des opérat. des voies urin.*, 1871.

[7] *Cliniq. chirur. de la Charité*, 1873.

[8] GOSSELIN, *Compt rend. Acad sc.*, 1874.

GOSSELIN et ROBIN, L'urine ammoniacale et la fièvre urineuse. *Arch. de méd.*, 1874, t. 1, p. 530.

A cette période, on discuta sur la nature de l'agent chimique de la toxicité urinaire.

Contrairement à Gosselin, *Muron* [1] attribua toute la responsabilité pathologique aux *matières extractives de l'urine*.

Dans des expériences restées célèbres, *Kuss* et de *Susini* [2] avaient montré, quelques années auparavant, que les substances toxiques, quelles qu'elles soient, peuvent *pénétrer dans le sang par la voie vésicale*. Ces auteurs prouvèrent que *la vessie saine n'absorbe pas*. Mais, dès que *son épithélium de revêtement interne est tombé, aussitôt la résorption peut s'effectuer*. C'est à l'épithélium seul qu'il faut rapporter le défaut d'absorption. Si on injecte un poison violent dans la vessie saine d'un chien, l'animal n'éprouve aucun accident. Mais qu'à l'aide d'une sonde aiguë on racle la surface interne du réservoir, de façon à la dépouiller de son épithélium protecteur dans une certaine étendue, aussitôt on voit se manifester les signes de l'intoxication. Leur apparition indique que l'absorption commence.

Qu'on place dans les mêmes conditions une solution de ferrocyanure de potassium dans la vessie d'un animal dont le ventre est ouvert. Si on badigeonne la face externe du réservoir avec du perchlorure de fer, il ne se produit rien de spécial. Mais, si, à l'aide d'une sonde pointue, on racle, comme dans le cas précédent, la face interne de la muqueuse vésicale, de façon à en détacher l'épithélium de revêtement, aussitôt on voit apparaître une coloration bleu foncé juste dans les points ainsi dénudés. Cette nuance est due à la réunion des deux substances chimiques placées en dedans et en dehors de la vessie, et dont la combinaison, qui produit du bleu de Prusse, ne peut s'effectuer qu'au niveau des endroits où l'épithélium est enlevé, c'est-à-dire dans les zones où l'absorption par la muqueuse est rendue possible.

Alling [3] a vérifié les résultats précédents par rapport à diverses matières médicamenteuses. Il a montré que la vessie saine ne les absorbe pas, tandis que, dénudée sous l'influence d'une phlegmasie, elle se laisse parfaitement traverser.

On tiendra compte de ces faits, lorsqu'on injectera des solutions de cocaïne dans le réservoir urinaire. Cette substance est tout à fait inoffensive quand la vessie n'est pas malade ; mais, si le réservoir est altéré tant soit peu, il peut provoquer par absorption directe des accidents très graves et même mortels.

---

[1] *Gaz. méd. de Paris*, 1873.
[2] Th. de Strasbourg, 1867.
[3] Th. de Paris, 1871.

Il faut bien savoir qu'à l'inverse de la vessie l'*urèthre*, même lorsqu'il est absolument normal, *possède un pouvoir absorbant manifeste* (Alling).

La cocaïne démontre le fait précédent. En effet, tandis qu'elle insensibilise rapidement et complètement le canal, elle ne produit sur la vessie qu'une action minime.

Signalons l'opinion de *Girard*[1] d'après laquelle l'*absorption urinaire directe* serait la cause d'accidents rapides et relativement bénins ; tandis que la *non-dépuration du sang* par insuffisance rénale provoquerait les symptômes chroniques et mortels.

Nous nous trouvons donc en présence de quatre grandes doctrines à chacune desquelles sont attachés des noms très connus : 1° *doctrine de la phlébite* (Chassaignac, Icard) ; 2° *doctrine nerveuse* (Reybard, Bonnet de Lyon, Perreve); 3° *doctrine de l'absorption urineuse* (Velpeau, Perdrigeon, Civiale, de Saint-Germain, Sedillot, Reliquet, Gosselin, Susini, Alling) ; 4° *doctrine rénale* (Verneuil, Civiale, Marx, Dolbeau, Gosselin, Malherbe).

Il nous semble que l'exclusivisme conduit à l'erreur dans l'espèce, et nous pensons que chacune de ces théories peut être appliquée à un certain nombre de cas.

En d'autres termes, il existe non pas une *septicémie uréthrale*, mais bien *des septicémies uréthrales*, dont les unes peuvent compliquer la phlébite péri ou juxtastricturale, tandis que les autres reconnaissent pour cause soit l'absorption directe de l'urine, soit l'insuffisance de l'excrétion rénale. La théorie nerveuse elle-même est applicable à certains sujets impressionnables qui, à la suite d'un simple cathétérisme, présentent toute une série d'accidents nerveux réflexes, que le bromure calme mieux que la quinine.

Cette *fièvre nerveuse* n'est pas spéciale aux rétrécis. On la rencontre dans d'autres circonstances et, en particulier, chez les opérés.

Ceci dit, nous nous empressons de déclarer que les travaux microbiologiques ont aujourd'hui jeté beaucoup de clarté sur cette question. Ils démontrent que *le rôle essentiel dans les septicémies uréthrales revient à la pénétration dans le sang de certains germes pathogènes et des toxines que ces derniers sécrètent directement.*

Les microbes infectieux sont parfois portés dans l'urèthre fissuré par un *instrument malpropre*, et la septicémie est alors jusqu'à un certain point comparable à la *piqûre anatomique*.

Dans d'autres cas ils s'y diffusent de proche en proche en vertu de cette sorte de migration par générations successives que nous

---

[1] Th. de Paris, 1873.

avons étudiée à propos des cystites infectieuses. Nous pensons enfin *que les germes partis de l'intestin* (ou d'un autre organe) *peuvent passer dans le sang et s'éliminer directement par la voie rénale*, lorsqu'ils échappent au phagocytisme. *Ils septisent ainsi l'urine dès le glomérule de Malpighi, et la transforment d'emblée en un liquide essentiellement infectieux.* Nous nous sommes assez étendu làdessus sans y revenir de nouveau.

. Les récents travaux de *Achard* et *Renault* [1] et de *Krogius* [2], d'après lesquels la *bactérie pyogène* ne serait autre que le *bacterium coli commune*, confirment cette hypothèse.

Le principe infectieux de l'urine viendrait de l'intestin sous forme d'un bâtonnet, qui pénètrerait dans le milieu intérieur et en serait chassé par le rein.

Clado [3], qui a découvert la bactérie pyogène de la vessie, a montré que *ce microbe possède une action infectieuse générale* sur les animaux lorsqu'on leur inocule des cultures de ce microbe.

Albarran [4] a vu que ce microorganisme produit depuis le simple abcès jusqu'à l'infection générale mortelle. Il lui attribue *l'infection urineuse aiguë et chronique*, car le sang des sujets atteints de cette complication est chargé de cet élément morbide, quelquefois dès le début du frisson initial. Pour le déceler dans ce dernier cas, il faut cultiver le sang qui renferme, à cette période, trop peu de microbes pour qu'ils apparaissent sous le microscope (Hartmann) [5].

Il nous paraît certain que les *autres germes urinaires* (micrococques, streptocoques, staphylocoques, etc.) jouent aussi un rôle important dans les septicémies uréthrales, en pénétrant dans les milieux intérieurs du malade.

Tous ces ferments infectieux ont pour caractère commun de *sécréter des ptomaïnes essentiellement toxiques*. Ce sont ces produits chimiques qui semblent constituer les véritables poisons organiques. Cette nouvelle interprétation des septicémies a pris corps depuis les remarquables travaux d'*A. Gautier, Briéger, Bouchard. Bouchet, Brouardel, Boutmy, Nenki*, etc.

Gautier a montré que toute cellule vivante forme une *leucomaïne*, substance toxique comparable de tout point à la *ptomaïne* qu'on rencontre dans le cadavre.

Bouchard a décelé les leucomaïnes dans l'urine normale et surtout

[1] *Loc. cit.*
[2] *Loc. cit.*
[3] *Loc. cit.*
[4] *Loc. cit.*
[5] *Soc. anat.*, déc. 1888.

dans l'urine pathologique. Ces poisons sont la résultante de la vie intime des cellules organiques, et des microbes qui sont de véritables cellules.

L'urine est donc en définitive un poison. Cette notion n'est pas neuve.

Autrefois, du temps de Velpeau, on l'exagérait même beaucoup en prétendant que le contact d'une goutte d'urine normale avec plaie uréthrale suffisait pour faire éclater la fièvre.

Nous savons aujourd'hui que, si l'urine est privée de microbes, elle peut baigner impunément une plaie. Il n'en résulte rien de fâcheux pour le malade.

Pour que les leucomaïnes urinaires donnent leur effet toxique, il est nécessaire qu'elles s'accumulent en quantité suffisante dans le sang. Pour cela, il est important *qu'une forte proportion d'urine pénètre dans les milieux intérieurs.*

M. *Bouchard* s'est attaché à établir le *coefficient de toxicité de l'urine,* et il a démontré que l'homme adulte, lorsqu'il est bien portant, élimine en vingt-quatre heures et par chaque kilogramme de son poids une quantité de toxine urinaire, suffisante pour tuer un animal, de 465 grammes : Donc *un homme en deux jours et quatre heures émet une quantité de poison suffisante pour le tuer lui-même* [1].

Cela prouve que l'arrêt complet du fonctionnement des reins amène à brève échéance la mort par empoisonnement du sang.

On voit par là que chez les urineux dont les reins sont malades le défaut d'élimination des leucomaïnes joue un grand rôle dans les déterminations symptomatiques. Mais, à coup sûr, on ne peut pas lui attribuer ces accès suraigus de septicémie, qui se montrent si fréquemment chez les rétrécis et qui rappellent si bien l'*inoculation d'une matière septique.*

Aussi pensons-nous qu'on doit invoquer la pénétration à travers une plaie uréthrale d'une parcelle de substance septique pour expliquer ces accès de fièvre intenses et subits, rappelant la septicémie suraiguë de la piqûre anatomique; tandis qu'il faut réserver l'empoisonnement de l'individu par les toxines urinaires à l'explication des cas dans lesquels le sujet succombe lentement avec de l'hypothermie.

Il est une autre circonstance, où cette dernière pathogénie trouve sa place chez les rétrécis. C'est lorsque le malade, atteint de rupture uréthrale derrière son rétrécissement, *urine tout à coup dans son tissu cellulaire* (infiltration), *ou mieux encore dans son*

---

[1] *Leçons sur les auto-intoxications dans les maladies.* Paris, 1877.

corps spongieux, lorsqu'il « pisse dans ses veines », suivant l'expression de Maisonneuve.

Une grande quantité de toxines se trouve alors subitement mélangée au sang. Il en résulte un *empoisonnement suraigu*, et la plupart du temps le malade succombe.

Ajoutons qu'en raison de la lenteur relative d'absorption du tissu cellulaire le fait précédemment énoncé ne se réalise guère que lorsque l'infiltration urinaire se produit *directement dans le corps spongieux et le système veineux;* et encore la pénétration brusque de l'urine dans ces vaisseaux est-elle souvent gênée par des coagula et des exsudats inflammatoires préalablement formés dans les mailles du tissu spongieux.

Le degré de l'intoxication est en rapport avec la quantité d'urine mélangée au sang, et avec la proportion des toxines.

Lorsque les reins sont peu altérés, ils peuvent dans une certaine mesure purger le sang du poison, du fait de l'excrétion directe. Mais, si ces organes sont profondément lésés, ils sont incapables de débarrasser l'individu des toxines qui l'envahissent.

Tout ce qui précède a été vérifié expérimentalement par *Feltz et Ritter*, de Nancy [1], qui se sont livrés à des recherches très intéressantes.

Ils ont injecté des quantités égales d'eau et d'urine dans les veines d'animaux semblables, et ils ont vu de suite que, tandis que les injections aqueuses n'étaient suivies d'aucun accident spécial, celles faites avec de l'urine tuaient le sujet si elles étaient suffisamment abondantes.

Ils ont trouvé que la quantité d'urine nécessaire pour provoquer la mort est juste égale à celle que l'animal met trois jours à sécréter. Ce chiffre est très voisin de celui donné par M. Bouchard.

D'après MM. Feltz et Ritter, *les accidents urémiques sont proportionnels à la quantité et à la densité de l'urine injectée.*

Si ce liquide est poussé dans le système veineux en faible proportion, il ne détermine que *quelques frissons et un malaise passager* après lequel l'animal revient à la santé.

Quand la proportion en est considérable, le sujet en expérience *tombe dans le coma et meurt.*

Lorsqu'on lie préalablement les vaisseaux des reins, il faut bien moins d'urine pour tuer l'animal que dans le cas contraire. Cela prouve que *l'excrétion par le rein des toxines introduites dans le sang s'oppose dans une assez large mesure à l'action de ces poisons.*

MM. Feltz et Ritter rapportent la toxicité urinaire aux *sels*

[1] *De l'urémie expérimentale.* Nancy, 1881.

minéraux et, en particulier, aux *sels de potasse*. Ils s'éloignent à ce titre de la théorie des toxines organiques. Mais peu importe cette divergence.

Les faits à dégager de leurs expériences n'en sont pas moins intéressants, car ils rappellent ce que l'on observe dans beaucoup de cas cliniques, où l'urine pénètre directement dans le sang des rétrécis.

Rappelons les expériences bien connues de MM. *Gosselin et Robin* [1] qui injectent à l'animal des solutions de *carbonate d'ammoniaque*, pensant que c'est ce corps résultant de la fermentation urinaire qui est le véritable poison.

Dans de telles conditions le sujet *s'agite, est inquiet;* bientôt il présente de véritables *accès tétaniques*. Sa *température s'abaisse,* son *pouls se ralentit,* sa *respiration devient bruyante.* En même temps il offre de la *parésie des membres postérieurs,* de l'*incontinence des matières et de l'urine,* et finalement il *meurt dans l'algidité.*

Cette énonciation des symptômes suffit pour montrer que ce n'est pas là du tout le tableau clinique de la vraie septicémie uréthrale, dans laquelle on n'observe ni accidents tétaniques ni hypothermie marquée.

Nous ne nous arrêterons pas à démontrer que l'*urée*, pas plus que l'*acide urique* et les matières extractives de l'urine, n'est capable de produire les accidents infectieux et toxiques des septicémies. Cette question est vidée depuis longtemps et elle appartient à la pathologie interne où on la trouve discutée à propos de l'urémie.

Nous pouvons maintenant formuler une opinion générale sur les septicémies uréthrales. Nous sommes en effet à même de nous rendre un compte exact du mécanisme de cette complication.

Dans les cas les plus fréquents, *l'urèthre rétréci est éraillé par le cathétérisme, la dilatation* ou toute autre cause. La *solution de continuité,* souvent insignifiante, se met forcément au *contact de l'urine* au moment de la miction. Si ce liquide est *aseptique,* il n'en résulte absolument rien. Chaque jour on voit la dilatation être suivie d'uréthrorrhagie, et cependant ne déterminer aucune poussée fébrile. Mais, *si l'urine est altérée* du fait de la cystite, ou de la pyélo-néphrite, si elle renferme des *microbes pathogènes et, en particulier, la bactérie pyogène,* elle se comporte vis-à-vis de la petite plaie uréthrale comme une *substance infectieuse quelconque.* Elle la contamine, et *les germes passent dans le sang.* Il se produit aus-

[1] *Loc. cit.*

sitôt une sorte de lutte entre eux et les cellules de l'organisme, et *l'expression clinique de cette réaction générale est la fièvre.* Si la plaie est petite, elle ne tarde pas à se fermer, à devenir imperméable, et après un accès aigu de septicémie tout rentre dans l'ordre.

Il va de soi que, *quand l'instrument du cathétérisme est septisé, il contagionne directement la solution de continuité uréthrale comme le fait un bistouri malpropre dans la piqûre anatomique.* Dans ce cas il n'est pas besoin que l'urine soit altérée pour que la fièvre se déclare.

Il n'est pas possible d'expliquer autrement que par une infection locale microbienne les faits dans lesquels une goutte d'urine se mettant en rapport avec une éraillure du canal suffit pour faire éclater les accidents généraux, et ceux encore plus remarquables où la fièvre se développe brutalement, alors même que le malade ne peut pas uriner du tout, empêché par une rétention.

Dans cette dernière éventualité, si l'on est bien certain de l'asepsie du cathéter, on est obligé d'admettre que les microbes pathogènes (et en particulier la bactérie pyogène) existaient dans l'urèthre avant le passage de l'instrument. Ils étaient mélangés au pus que renferme ce canal, en arrière de la coarctation. Nous savons que cela est fréquent, et nous avons bien recommandé plus haut de faire l'antisepsie de l'urèthre avant de le dilater.

Dans les circonstances qui précèdent, il est rare que les accidents soient mortels et même très graves. Il ne se produit en effet qu'une contamination légère, et, à moins d'un terrain spécialement prédisposé, les microbes qui ne pénètrent dans le sang qu'en assez faible proportion ne peuvent lutter avec avantage contre les cellules organiques.

D'autres fois les choses sont tout autres.

L'urine pénètre dans le sang en quantité relativement considérable, à la faveur d'une rupture uréthrale et d'une déchirure du corps spongieux.

Si ce liquide est absolument aseptique, il se produit des symptômes de gravité variable suivant l'abondance de l'urine absorbée. Jamais cette quantité n'est suffisante pour empoisonner d'un coup le patient. Parmi les phénomènes qu'on observe, le *coma* est le plus important et celui qui domine la scène. Le tableau clinique est ici créé de toutes pièces par les *leucomaïnes urinaires.* C'est un *empoisonnement chimique,* et, pour que la mort survienne, c'est-à-dire pour que la quantité de poison soit suffisante, il faut qu'il y ait pénétration d'une proportion énorme d'urine. Cette condition n'est réalisée que lorsque ce liquide arrive dans le système veineux pendant plusieurs jours de suite (rétrécissements infranchissables abandonnés à eux-mêmes et compliqués de rupture uréthrale rétro-stricturale).

Mais, si dans ces cas l'urine est chargée de microbes pathogènes, les accidents septiques se développent avec une rapidité foudroyante. C'est qu'en effet il ne s'agit plus de la contamination d'une plaie uréthrale par simple contact. Il y a, si je puis m'exprimer ainsi, *injection dans le sang d'une forte proportion d'un liquide de culture.* Les germes arrivent dans les milieux intérieurs en nombre considérable, et ils sont capables de produire d'*emblée* des symptômes d'une *extrême gravité.* Ce n'est pas tout.

L'*urine* qui les charrie *agit elle-même en tant que poison chimique par les toxines résultant des germes.* Si enfin elle a subi la fermentation, *le carbonate d'ammoniaque ajoute sa toxicité spéciale à celle des autres substances.* Dans de telles conditions le patient est infecté au plus haut degré *(forme suraiguë)* et il ne tarde pas à succomber.

Quand la pénétration dans le sang de l'urine septique est *peu abondante, mais souvent répétée,* les accidents infectieux sont moins violents, et ils tendent vers la *chronicité,* à condition que l'organisme ait la puissance nécessaire pour résister. Cela se voit dans les rétrécissements serrés, compliqués de fistules, d'infiltration chronique, etc. Ici aux *symptômes fébriles appartenant en propre aux microbes* s'ajoutent, à un degré variable, *ceux qui tiennent aux poisons chimiques urinaires* (toxines, leucomaïnes, carbonate d'ammoniaque, etc.). Ces derniers peuvent défigurer un peu le tableau clinique et même l'altérer en supprimant son symptôme le plus essentiel, l'*hyperthermie.* Il est fréquent de voir les *vieux urineux faire de la septicémie sans augmentation de la température.* Il est vrai qu'on doit tenir compte à ce propos *de l'âge du sujet.* On sait, en effet, que *la plupart des maladies du vieillard sont apyrétiques* en raison de la faiblesse des réactions vitales dans l'époque avancée de la vie.

Mais on peut constater la même anomalie clinique chez *quelques adultes,* qui paraissent subir davantage l'action des toxines et du carbonate d'ammoniaque que celle des microorganismes. Ils se refroidissent et tombent dans le coma au lieu de présenter de la fièvre.

Ces *formes hybrides* indiquent que *l'urine est alors assez peu chargée de germes et, par contre, qu'elle passe en grande proportion dans le sang.*

Chez beaucoup de rétrécis enfin *l'insuffisance de la sécrétion rénale s'ajoute aux circonstances précédentes.* Mais elle n'agit jamais isolément dans la septicémie qui nous occupe. Elle entraîne à sa suite un certain degré d'*urémie* qui vient compliquer et modifier le tableau symptomatique. *Le défaut de dépuration sanguine se combine à l'infection directe*, et contribue à en hâter le dénouement.

Ce que nous venons de dire montre que la question de la septicémie uréthrale est *extrêmement complexe* et comporte des *facteurs étiogéniques multiples*. Il faut dans chaque cas tenir compte de chacun d'eux et lui assigner son rôle pathogénique.

C'est de toute importance si l'on veut avoir une notion exacte de l'état du malade et du pronostic.

Il faut savoir que les *formes hybrides* dans lesquelles *à l'intoxication microbienne s'ajoute celle par les poisons chimiques* sont loin d'être rares. C'est ce mélange de causes très différentes entre elles qui crée ces modalités de septicémie échappant à la description clinique générale.

SYMPTÔMES. — Suivant son intensité et sa marche évolutive la *septicémie uréthrale* revêt plusieurs formes cliniques que l'on peut ranger sous quatre chefs : 1° *forme aiguë;* 2° *forme suraiguë;* 3° *forme subaiguë;* 4° *forme chronique.*

Les différences symptomatiques qui nécessitent cette classification tiennent à plusieurs facteurs :

1° C'est d'abord la *nature même du poison septique.* Il nous paraît certain que la *bactérie pyogène* est parmi tous les microbes urinaires l'agent infectieux qui offre le plus de danger ;

2° La *quantité* et la *qualité* de l'urine absorbée jouent aussi un rôle essentiel, comme bien on le comprend ;

3° Enfin la *résistance vitale du sujet* et l'*état pathologique de ses reins* contribuent pour une large part à la détermination de la forme clinique de la septicémie.

1° FORME AIGUE

Elle *débute brusquement* et avec une intensité remarquable, soit à la suite d'une manœuvre exercée sur le canal, d'une uréthrotomie, d'une divulsion, ou même d'une simple exploration brutale si le sujet offre une prédisposition morbide particulière, soit encore à la suite d'une rupture uréthrale spontanée, ou de toute autre circonstance susceptible de créer une solution de continuité au niveau de la muqueuse.

L'entrée en scène de la maladie rappelle beaucoup celle de la *fièvre pernicieuse*, de la pneumonie et de toutes les maladies franchement infectieuses.

Les accidents éclatent souvent tout d'un coup, et peu de temps après le traumatisme produit sur le canal. Quelquefois ils *suivent de très près la première miction* qui survient après l'acte opératoire. Cela prouve que l'urine est, dans ce cas, l'agent septique direct.

La brutalité du début est remarquable surtout dans les cas où *le rein déjà malade cesse tout à coup de fonctionner* (anurie).

Quelques prodromes existent parfois. Ce sont la *courbature*, la *céphalalgie*, un *malaise général*, des *nausées*, de *petits frissonnements*, etc.

Le premier symptôme de la *septicémie uréthrale aiguë* est le *frisson*.

Il survient de trois à six heures après l'acte chirurgical qui crée la complication. Il est *unique, violent* et *prolongé*. Le patient claque des dents sans pouvoir se maîtriser. Il est anxieux, agité. Il a la chair de poule. Le *faciès* devient pâle. Les *traits* sont *convulsés*, les *lèvres pincées*, les *yeux creux* et *brillants*. Le *nez* est *effilé*. Les *extrémités* sont *glacées*, et le *thermomètre* indique un *abaissement de la température périphérique*. La *respiration* est *haletante*, et le *pouls petit* et *serré*.

Bientôt apparaît un phénomène qui manque rarement. C'est le *vomissement*. Il est précédé de nausées pénibles et répétées. Le malade rend ses aliments s'il a mangé, sinon des mucosités mélangées d'un peu de bile.

Au bout d'une ou deux heures, le frisson se calme et la *fièvre* s'allume. Rapidement la courbe thermique s'élève à 40 degrés centigrades et au dessus. La *peau* devient sèche et *brûlante ;* le *faciès* s'injecte et s'anime. La *langue* cesse d'être humide. Elle est fuligineuse, noirâtre et râpeuse. Le *pouls* bat à 120-140 et quelquefois davantage. Il est petit et serré. Le malade est *angoissé :* sa *tête* est lourde, douloureuse. La *céphalalgie* peut être atroce. Il s'y joint de l'*agitation*, du *délire parfois furieux*. La *respiration* est fétide. On a prétendu qu'elle sentait l'urine. Mais cette odeur provient de ce que le malade pisse sous lui et souille sa chemise et son lit. Si on se met à l'abri de cette cause d'erreur, on constate que *l'haleine est âcre* comme celle du pneumonique. Les *mouvements respiratoires* sont rapides et peu profonds, le *ventre* est ballonné.

Le patient *urine peu* ou pas du tout, et fréquemment il accuse une *lombalgie violente*.

Il est rare de voir la *mort* survenir dans de telles conditions, malgré la gravité des symptômes.

Elle est annoncée, lorsqu'elle doit se produire, par la *sécheresse absolue de la bouche*, par *le délire comateux*, par *l'exagération de l'hyperthermie*, par la *respiration stertoreuse* et *l'apparition brusque de la congestion pulmonaire*.

Mais le plus souvent et après quelques heures de fièvre intense le tableau symptomatique *s'améliore* et le malade entre dans une troisième phase ou *période critique*. Celle-ci est caractérisée par les phénomènes que les anciens dénommaient *crises* et qui consistent, en dernière analyse, en *éliminations diverses*. Le sujet se désinfecte, et tous ses appareils d'excrétion entrent en action.

La *peau* agit surtout en produisant une *sueur profuse*, dont l'abondance est quelquefois vraiment extraordinaire. Son odeur est constamment fétide et pénétrante. Le tronc et la face sont les régions qui sécrètent le plus. La peau, en même temps qu'elle évacue ce liquide, se congestionne, rougit et parfois même devient le siège d'*érythèmes sudoraux*.

Le *rein* reprend sa fonction interrompue complètement. Il rejette une urine boueuse, chargée de sels, de matières extractives et de microbes. Souvent elle contient de l'*albumine* et une forte proportion de toxines.

La *diarrhée* s'établit en même temps. Elle est séreuse, infecte, et dans quelques cas rares elle dégage une *odeur franchement ammoniacale*.

La *langue* s'humidifie et se recouvre d'un enduit blanchâtre saburral. Les *lèvres* sont fréquemment le siège de vésico-pustules herpétiques (herpès labialis). La *bouche* offre la réaction acide, ce qui explique la fréquence des stomatites et du muguet en pareil cas.

On peut observer sur la peau des *sudamina*, des *éruptions miliaires*, plus rarement des *pustules varioliformes*, des *furoncles*, de *petits anthrax*. Toutes ces manifestations cutanées, dues vraisemblablement à l'élimination directe des principes septiques du sang, sont sujettes à se compliquer de *lymphangites* et de *phlegmons*.

A cette même période on voit des *suppurations musculaires*, et *intra-articulaires*, des *abcès* disséminés, des *parotidites suppurées*, des *indurations inflammatoires* du tissu cellulaire, etc.

Le *cerveau* se dégage, le *délire* se calme et les *idées* redeviennent nettes. Les quelques *troubles psychiques* qui persistent sont le fait de l'épuisement du sujet et de l'anémie cérébrale.

On a noté, à cette phase, des *vomissements aqueux* qui diffèrent de ceux du début en ce qu'ils sont abondants et faciles.

La *respiration* reprend son calme, de même que le *pouls*; la *courbe* thermique descend vers 37 degrés, et après quelques oscillations elle ne s'éloigne plus de ce chiffre. Peu à peu tout rentre dans l'ordre, et le malade revient à la santé, à moins que la cause première de la septicémie ne se reproduise, auquel cas un *nouvel accès* s'ajoute au premier et ramène tous les symptômes pathologiques avec une intensité encore plus grande.

Dans la *septicémie uréthrale aiguë* il existe donc *trois grandes périodes* : 1° *le frisson*, qui dure une ou deux heures ; 2° *la fièvre*, qui ne se prolonge guère au-delà de vingt heures ; 3° *la désinfection*, beaucoup plus longue et qui met plusieurs jours (de 6 à 10) à se produire complètement. Ce cycle accompli, il est rare que le malade soit remis sur pied. Il est encore *fatigué, courbaturé* et incapable d'un travail actif quelconque. Il est *anémié, irritable*, prédisposé aux névralgies, à l'anhélation, aux syncopes, etc.

Le retour complet à la santé demande parfois des soins prolongés et très méthodiques.

2° FORME SURAIGUE

Elle est caractérisée par l'*intensité* que revêtent les symptômes précédemment décrits, et par la *rapidité* de leur évolution clinique.

L'exagération des phénomènes cliniques est telle, que ceux-ci sont incompatibles avec la vie et *tuent rapidement le patient*.

Le *frisson* éclate avec une brusquerie et une violence inouïes. Il peut déterminer d'emblée la mort par algidité (*forme algide*). Le malade succombe en quelques heures sans avoir atteint la période hyperthermique.

D'autres fois le sujet résiste à la phase initiale. Mais il ne tarde pas à mourir du fait de la *période fébrile*, dans laquelle la température atteint 41 et 42 degrés (*forme hyperthermique*).

Si par exception le malade survivait, il serait exposé à tous les dangers d'une *anémie profonde* résultant de l'accès suraigu et des phénomènes critiques qui, dans l'espèce, présenteraient une gravité inaccoutumée.

Les anciens qualifiaient de *pernicieuse* la septicémie uréthrale suraiguë, en la comparant, avec juste raison, à la fièvre intermittente que l'on désigne ainsi.

3° FORME SUBAIGUE

Elle est juste l'opposé de la précédente. Elle représente, en effet, l'*atténuation de la forme aiguë.*

C'est, en quelque sorte, un intermédiaire entre celle-ci et la forme chronique. Les symptômes sont les mêmes que ceux déjà décrits, sauf que l'intensité en est bien moindre.

Souvent *l'accès se répète à plusieurs reprises.* La durée totale de l'attaque de la *septicémie subaiguë* est de cinq à vingt jours. Elle varie suivant le nombre des accès. Quand ces derniers se succèdent à de courts intervalles, le pronostic est bien plus grave que lorsque l'accès est unique.

Une fois la période fébrile terminée, la température retombe franchement à 37 degrés. C'est un bon signe indiquant que l'accès ne se renouvellera pas. Lorsqu'il doit se répéter, la défervescence est beaucoup moins rapide et surtout moins complète.

Si la température s'élève chaque jour progressivement, même de quelques dixièmes seulement, c'est l'indice de menaces redoutables, surtout quand la courbe subit tout à coup une ascension rapide (Guyon).

Dans les cas d'accès répétés la courbe thermique oscille autour de 38 degrés avec ascension de temps à autre (Guyon).

La langue est rouge, sèche et fuligineuse, *la salive acide*. Il y a de la *diarrhée*, des *vomissements*, et on observe en grande partie tous les symptômes généraux que nous allons retrouver dans la forme chronique qu'il nous reste à décrire.

4° FORME CHRONIQUE

C'est une septicémie lente, qui tue à la longue par cachexie toxique et qui diffère beaucoup des formes précédentes.

Elle succède parfois à la forme aiguë. Mais souvent elle se développe *d'emblée*. Elle survient alors sans manifestation retentissante, et agit en *sourdine*, s'accusant de plus en plus à mesure que le sujet s'affaiblit et s'empoisonne davantage.

L'élément le plus important du tableau clinique est encore ici la *fièvre*. Mais celle-ci affecte des allures lentes et peu intenses qui rappellent très bien la *fièvre continue rémittente*. La forme chronique est, en quelque sorte, une *fièvre hectique de l'appareil urinaire*, qui n'est pas sans points de ressemblance avec la fièvre des tuberculeux pulmonaires.

Pour bien apprécier la fièvre de la septicémie uréthrale chronique, il est de toute nécessité d'*appliquer très souvent le thermomètre*. En effet, tel malade se croit apyrétique qui est fébricitant. Bien plus, on voit des sujets qui ont jusqu'à 39 degrés de température et qui affirment ne pas se sentir fébriles du tout. En cela ils ressemblent beaucoup aux tuberculeux.

La courbe thermique de la forme qui nous occupe s'abaisse rarement à 37 degrés, sauf le matin et seulement pendant un temps très court ; elle se maintient au-dessus de ce chiffre d'une façon à peu près constante, sans cependant monter très haut.

Elle offre des *oscillations* se répétant à toute heure de la journée et remarquables par leur *irrégularité*. Elles tiennent aux émotions morales, à la digestion, à la fatigue, au froid et à mille autres circonstances souvent insignifiantes. Parmi les oscillations de la température, la plus importante est celle qui se produit chaque soir. *L'oscillation vespérale est constante.* Elle arrive à heure à peu près régulière (entre six et huit heures). Suivant les malades elle est tantôt plus hâtive, tantôt plus tardive. Mais chez le même sujet elle se renouvelle presque à la même minute.

Ici, comme dans toutes les maladies fébriles, l'exacerbation vespérale est provoquée par les fatigues de la journée ; aussi est-elle d'autant plus élevée que le malade a été plus énervé, qu'il s'est excité davantage, ou s'est livré à un travail quelconque, etc.

Inversement, la chute de la température matutinale peut être imputée au repos de la nuit. On n'ignore pas, en effet, qu'elle est plus accusée lorsque le malade a bien dormi, et *vice versa*.

Il arrive fréquemment qu'à ce type de fievre continue rémittente se surajoutent des *accès fébriles* semblables à ceux de la forme aiguë. Ils coupent la marche à peu près uniforme de la septicémie chronique. Ils expriment une sorte d'*hyperintoxication subite*.

Un sujet qui se septise chroniquement et lentement peut en effet sous une influence accidentelle se septiser tout à coup avec une intensité plus grande.

Les accès surajoutés affectent les allures des accès francs. Mais une fois terminés, la courbe thermique, au lieu de retomber à 37, reprend sa marche ordinaire et se maintient aux environs de 38.

On comprend combien l'hyperthermie chronique, même lorsqu'elle est modérée, *use* le patient et contribue à le *cachectiser*.

Un point doit nous arrêter un moment. *Il existe des cas de septicémies uréthrales chroniques avec état apyrétique complet.*

A ce propos il faut d'abord tenir grand compte de l'*âge du sujet*. Le vieillard offre d'une façon générale peu de réactions fébriles, quelle que soit du reste la maladie infectieuse dont il est atteint [1].

La vieillesse use l'organisme, l'affaiblit et le rend incapable de réagir activement contre les germes qui l'envahissent. Or, c'est justement cette réaction qui produit l'hyperthermie fébrile.

Ce n'est pas tout. Les vieux urineux finissent par avoir à la longue une vessie tellement altérée et dénuée de son épithélium protecteur, qu'ils sont dans les meilleures conditions pour résorber le *liquide urinaire en nature*.

---

[1] CHARCOT, *Maladies des vieillards.*

L'urèthre et l'uretère se trouvent dans une situation identique. Joignons à cela que le périnée est souvent creusé de clapiers dans lesquels l'urine séjourne, et que le tissu cellulaire est plus ou moins infiltré par ce liquide.

De plus, le rein très altéré accomplit mal sa fonction éliminatrice. Tout se trouve donc réuni pour favoriser le passage dans le sang de l'urine produite, et pour empêcher la sortie de ce milieu des matériaux urinaires qui y sont contenus.

Indépendamment de l'action microbienne il existe dans l'espèce une intoxication chimique, une urinémie dont le résultat est l'abaissement de la température principalement dans les cas où l'urine renferme du carbonate d'ammoniaque.

L'*hypothermie* consécutive à l'action des poisons chimiques sur les centres nerveux contre-balance l'*hyperthermie* qui est le fait de l'infection microbienne. Le premier de ces deux termes peut même l'emporter sur le second, et dans ce cas la température s'abaisse au-dessous de 37.

La *cachexie urineuse* ou mieux *uréthrale* est la suite plus ou moins tardive de la *septicémie chronique*. C'est une déchéance organique de tout l'individu, qui survient lentement et progressivement, du fait des troubles gastro-intestinaux, nerveux et nutritifs, et qu'on ne voit pas se manifester dans les formes aiguës à cause de leur peu de durée.

La *cachexie uréthrale* commence par des symptômes *gastro-intestinaux*. Le malade est pris d'une *dyspepsie rebelle*. Il *perd l'appétit*, et éprouve une répugnance invincible pour tous les aliments, même pour ceux qu'il préférait autrefois. La vue ou l'odeur du repas lui donne des nausées. S'il veut manger quand même, il mastique indéfiniment sans pouvoir avaler, tant à cause de la sécheresse de la bouche que du dégoût qu'il éprouve en cet instant. Souvent des *vomissements réflexes* viennent le forcer à renoncer à cette entreprise. C'est surtout la viande qui est l'objet de la répulsion la plus marquée, et dont le patient s'éloigne le plus obstinément.

La *digestion* est longue, pénible, douloureuse, suivie d'éructations, de pyrosis, de gonflement épigastrique.

Fréquemment le malade *vomit* les quelques aliments qu'il a fini par avaler, en même temps que des matières muqueuses teintées de bile. Il accuse un état nauséeux presque continuel.

La *langue* présente des caractères pathologiques très importants à connaître. Elle est parfois *blanche, étalée, piquetée de points rouges*, avec empreintes dentaires sur ses bords latéraux. Cet *état saburral* appartient surtout aux formes légères.

Dans d'autres cas elle est *rouge et sèche ;* on dirait qu'elle a été *rôtie*, tant elle est privée d'humidité. Elle rappelle celle du perroquet et celle des *typhiques*. Sa rougeur est intense.

En raison de ces caractères le malade *a de la peine à faire mouvoir cet organe*. Il parle mal, mastique mal et déglutit plus mal encore.

A chaque instant il boit pour humecter sa bouche, mais en quelques minutes la sécheresse se reproduit.

Quelquefois la langue est recouverte de *mucus très gluant* qui forme des *filaments visqueux* lorsqu'elle s'applique au palais et s'en écarte.

Enfin elle peut être *fuligineuse*. Ici elle est tapissée de croûtes noirâtres, irrégulières, plus ou moins larges, très adhérentes vers le centre et se détachant peu à peu au niveau de leurs bords. Si on les arrache, on détermine de la douleur et on fait saigner la muqueuse.

Les fuliginosités envahissent les lèvres, le palais, les joues. Plus encore que la sécheresse de la bouche elles gênent le jeu des organes qui font partie de cette cavité. Elles provoquent une soif intense.

Si l'on vérifie la réaction de la muqueuse buccale à l'aide de papier de tournesol, on la trouve constamment *acide*. C'est ce qui explique pourquoi le *muguet* est en pareil cas souvent observé. Il comporte son pronostic général, c'est-à-dire que, peu sérieux par lui-même, ce parasite indique un état général très grave, un organisme usé et un malade complètement infecté.

Bernard et Barreswill [1] ont montré que, lorsque le rein remplit mal sa fonction, la *muqueuse gastro-intestinale lui vient en aide*, et, quoique son rôle soit tout autre, cette membrane effectue dans de telles circonstances une excrétion supplémentaire de l'urée contenue dans le sang.

Les expériences de ces deux physiologistes ont démontré l'existence de l'urée dans les matières sécrétées par le tube digestif. Cette constatation suffit pour établir le rôle que joue alors l'estomac.

Mais la présence des matériaux urinaires dans le ventricule irrite cet organe ainsi que l'intestin qui prend part aussi à leur élimination, et il en résulte des *vomissements* et de la *diarrhée*, dont le caractère le plus important est de contenir de l'*urée*. La diarrhée et les vomissements sont, dans l'espèce, remarquables par leur *répétition*, leur *disparition rapide*, si le traitement parvient à rétablir la fonction urinaire, et leur *résistance à toutes les médications* qui agissent si bien contre ces symptômes en toute autre circonstance.

---

[1] *Loc. cit.*

La *diarrhée est séreuse* et *très fétide*. Elle a parfois une odeur nettement *ammoniacale*. Elle alterne rarement avec des périodes de constipation.

Lorsqu'elle s'arrête, la moindre cause nocive la ramène ; il en est de même pour les vomissements. Fréquemment ces symptômes se produisent d'une façon toute *spontanée*. Leur intensité et leur persistance sont en rapport avec un pronostic grave, car ces caractères impliquent l'idée d'une intoxication qui se prolonge.

On conçoit combien un malade soumis aux accidents précédents *maigrit* et *s'affaiblit*. Peu à peu il devient triste, morose et se laisse envahir par cette *hypocondrie* spéciale aux uréthraux, signalée déjà dans ce livre, et qui prend ici des proportions alarmantes pour *la raison*. Elle peut aboutir en effet à la *lypémanie*.

Bientôt le patient cesse de marcher et ne peut plus quitter le lit. Son teint *jaunit*, devient cireux. Son *intelligence* faiblit et sa mémoire diminue. On constate des *sueurs nocturnes* semblables à celles des phtisiques, de l'agitation pendant le sommeil, du *délire doux*, de la *carphologie*.

Le sujet accuse une *migraine continuelle* imputable surtout à l'état urémique.

Finalement il *succombe dans la consomption la plus complète*.

Assez souvent *la fièvre s'éteint au voisinage de la mort;* il arrive même que l'*algidité remplace alors l'hyperthermie*. Nous nous sommes expliqué là-dessus précédemment.

La *durée* de cette évolution pathologique est très variable. Elle dépend en effet de facteurs multiples dont les principaux sont la *toxicité urinaire, l'abondance de la résorption, l'insuffisance rénale, la résistance du malade, l'hygiène et la médication auxquelles il est soumis.*

PRONOSTIC. — Toujours *grave*. Considérée en elle-même, la septicémie uréthrale tire ses dangers de sa *violence symptomatique*, de sa *répétition* et surtout de sa *longue durée*.

On comprend que le pronostic doit viser surtout les conditions morbides générales qui la créent ainsi que l'action thérapeutique qu'on peut opposer aux progrès de l'infection.

DIAGNOSTIC. — La *fièvre* éclatant avec les allures décrites ci-dessus, chez un rétréci ou un urineux quelconque, doit suffire pour éveiller de suite l'idée d'une *septicémie uréthrale*.

La *forme suraiguë* devra être différenciée de la fièvre *pernicieuse ; l'aiguë et la subaiguë* de *la fièvre intermittente*, et la *chronique* des *divers états infectieux lents* (phtisie pulmonaire en particulier) et des *affections du tube gastro-intestinal*. Le seul point important consiste à rapporter les accidents *septiques généraux* à leur *véritable cause première*, c'est-à-dire au *rétrécissement et à ses complications* vésico-rénales ; et encore cette difficulté ne se présente que dans les cas où on a des raisons de soupçonner chez le rétréci soit une fièvre intermittente, soit un état infectieux autre que celui créé par la maladie uréthrale.

L'observation attentive du malade suffira pour permettre un diagnostic exact, si l'on tient compte des caractères cliniques des septicémies que nous venons de passer en revue.

Traitement. — On cherchera d'abord à faire disparaître la cause primitive et fondamentale de tous les accidents, c'est-à-dire le *rétrécissement*. C'est le moyen le meilleur d'empêcher les progrès de l'intoxication.

En cas d'impossibilité on créerait à l'urine une *voie artificielle* en ouvrant une *fistule périnéale*.

On luttera ensuite contre l'*élément fébrile* à l'aide de la *quinine*, qui est dans l'espèce l'agent hypothermique le plus fidèle.

L'antipyrine pourra rendre des services au même titre. Nous n'avons pas à nous étendre ici sur le mode d'administration de ces médicaments.

Les *laxatifs*, les *vomitifs* et les *antiseptiques gastro-intestinaux* trouveront leur application en raison des troubles constants du côté du tube digestif.

On fera appel aux *diurétiques*, aux *diaphorétiques*, aux *purgatifs* et, en un mot, à tous les agents susceptibles de *désinfecter les milieux* intérieurs en stimulant les grandes voies d'excrétion.

Enfin l'indication tirée de l'état général du malade ne devra jamais être négligée. Il faut le *tonifier*, le *suralimenter* et activer ses échanges nutritifs par les moyens appropriés.

TROISIÈME PARTIE

TRAITEMENT DES RÉTRÉCISSEMENTS DE L'URÈTHRE

D'une façon générale, le traitement des strictures a pour but de *rétablir progressivement ou d'un seul coup le calibre du canal de l'urèthre*, ou bien, en cas d'impossibilité d'obtenir ce résultat, *de créer une nouvelle voie au passage de l'urine.*

La *chirurgie* seule est capable d'intervenir efficacement à ce sujet. Le *traitement médical* exclusif serait illusoire. Il peut cependant contribuer à la guérison, et dans tous les cas il est l'*adjuvant du traitement chirurgical.* Avant d'étudier ce dernier, nous devons donc passer en revue les principales règles de l'*hygiène et de la thérapeutique interne du rétréci.*

CHAPITRE PREMIER

TRAITEMENT MÉDICAL ET HYGIÈNE DES RÉTRÉCIS

Jusqu'ici il n'existe aucun remède possédant une action résolutive directe sur les tissus pathologiques des strictures. Le traitement médical ne peut en conséquence qu'exercer sur la marche de la coarctation une influence salutaire en écartant ou retardant les accidents inflammatoires ou en les combattant, une fois produits. A ce titre, les soins généraux bien conduits soulagent le malade et favorisent surtout l'action des manœuvres chirurgicales tout en en rendant l'application plus bénigne et plus tolérable.

Les indications médicales les plus urgentes sont celles qui *visent l'appareil génito-urinaire.* Elles doivent s'opposer aux déterminations irritatives, congestives et inflammatoires qui menacent à tout moment l'urèthre, la vessie et le rein des rétrécis.

Il faut tout d'abord chercher à rendre *l'urine aussi privée que possible de principes toxiques et septiques.*

Pour cela on doit :

1° *Favoriser la diurèse;* car l'augmentation proportionnelle de l'eau entraîne une diminution parallèle des matériaux solides qui s'y trouvent dissous ou mélangés;

2° S'opposer *par un régime spécial* à la formation dans le sang des matières irritantes et toxiques qui passent dans l'urine.

On remplit la première condition de plusieurs manières, dont la plus simple et la plus sûre consiste à faire absorber *beaucoup d'eau* au malade. La plupart des tisanes qu'on prescrit en pareille circonstance agissent surtout par l'eau qui en forme la base. Les eaux d'une minéralisation insignifiante (*amétallites*) se comportent de même. Aussi est-il nécessaire d'en boire beaucoup si l'on veut voir se produire l'effet diurétique.

Inutile d'insister sur les qualités physiques et chimiques que doit présenter l'eau destinée à être ingérée. Elle sera pure, aérée, dénuée des principes minéraux tels que le sulfate de chaux, pouvant la rendre indigeste, *et surtout de matières organiques* et d'éléments microbiens. La filtration est nécessaire dans les villes. Elle est préférable à l'ébullition qui, en chassant les gaz dissous, enlève à l'eau son bon goût.

Si on soumet un malade au régime de l'eau, il faut faire de ce liquide la *boisson exclusive.* Sa quantité doit varier avec chaque sujet, mais toujours elle sera aussi élevée que possible.

Sous son influence l'urine devient claire, à peine colorée, très abondante et pauvre en matériaux solides. Dans ces conditions elle lave l'appareil rénal et vésical; elle le déterge et le débarrasse des produits inflammatoires déposés dans l'intérieur des conduits (cellules épithéliales altérées, globules blancs et rouges, cylindres hyalins, amas de cristaux, etc.).

Les inconvénients de ce régime sont la *distension de l'estomac,* *l'engraissement,* et quelquefois une sorte de *débilitation par hydrémie* ou augmentation de la masse séreuse du sang.

Les eaux de Contrexéville, de Vittel, de Martigny, d'Évian, de Capvern, etc., agissent à la façon de l'eau pure; aussi leur puissance diurétique est-elle en rapport avec la quantité ingérée. Leur minéralisation quoique très faible leur donne cependant une supériorité incontestable sur l'eau simple, car à proportions égales la diurèse est beaucoup plus forte lorsqu'on use des premières que lorsqu'on emploie la seconde.

Les *eaux alcalines* et, en particulier, celles de Vichy sont quelquefois utiles pour neutraliser *l'hyperacidité urinaire* des arthritiques. Sauf ce cas, elles sont inutiles et deviennent nuisibles dès que l'urine subit la fermentation ammoniacale ou qu'elle se trouve dans les conditions favorables à cette transformation. Nous avons dit en effet que celle-ci se produit d'autant plus facilement que le liquide vésical est moins acide, ou surtout qu'il est alcalinisé par les sels terreux.

Parmi les tisanes diurétiques, nommons celles de pariétaire, de queues de cerises, de stigmates de maïs, d'arenaria rubra, de feuilles de frêne, etc. Ces substances végétales activent certainement la sécrétion urinaire.

Mais elles sont loin de valoir le *lait*. Il est le type des diurétiques, en même temps qu'un aliment précieux auquel l'estomac s'accommode très bien. On doit choisir de préférence un lait peu chargé de substances grasses, écrémé, léger, coupé même s'il est trop fort, et bouilli lorsqu'on craint qu'il n'émane d'un animal malade. Le lait de vache est préférable à celui de chèvre. Le régime lacté sera exclusif lorsqu'on aura affaire à des complications rénales inflammatoires, ou quand l'estomac se refusera à supporter tout autre aliment, comme cela arrive parfois dans la *septicémie uréthrale chronique*.

Certaines substances exercent sur l'appareil urinaire une action adoucissante qu'il faut connaître. C'est en premier lieu la *graine de lin*. Prise à l'intérieur et en nature, elle forme dans le tube digestif un mucilage glaireux qui agit directement sur le rein, la vessie et même l'urèthre. Cette matière donne à l'urine des propriétés émollientes et antiphlogistiques remarquables. La graine de lin s'avale directement avec un peu d'eau, à dose de trois ou quatre cuillerées à soupe par vingt-quatre heures. Certaines personnes préfèrent prendre de la macération de cette semence ou de la décoction.

Le *plantago psyllium* a une action tout à fait analogue à la précédente, et s'emploie de même manière et aux mêmes doses. Le mucilage qu'elle produit au contact de l'eau est plus abondant et plus visqueux.

Ils existe des agents qui modifient très avantageusement les irritations chroniques vésicales et rénales observés chez les rétrécis. Ce sont les *balsamiques* qui, en dernière analyse, agissent comme antiseptiques et par élimination rénale. Ils contiennent de l'acide benzoïde, de l'acide cinnamique, de la térébenthine, des dérivés de ce dernier corps et des produits essentiels.

Le *buchu*, la *térébenthine*, le *santal citrin*, le *copahu*, le *cubèbe*, le *benjoin*, le *baume de tolu*, du *Pérou*, du *Canada*, le *gurjum*, etc., possèdent à des degrés différents les propriétés dites substitutives qui me paraissent consister en une simple action antiseptique.

L'*antisepsie urinaire* a pris de nos jours, et à juste titre, une importance capitale. Cette méthode consiste à faire absorber par la voie buccale certaines substances microbicides, dont *l'élimination se fait à peu près exclusivement par le rein*. Elles se mettent donc au contact intime des éléments excréteurs de cet organe et stérilisent l'urine dès le moment même de sa production.

Signalons *l'acide borique* dont on donne de 2 à 4 grammes par jour, le *salol* (de 2 à 6 grammes), le *borate de soude* (même dose).

MM. Gosselin et Robin [1] ont montré l'avantage que l'on peut tirer de l'administration interne de *l'acide benzoïque* et de ses composés aux malades dont l'urine est ammoniacale. Ils ont établi que cet acide se transforme dans l'urine en acide hippurique et en combat l'alcalinité.

La *lithine* forme avec l'acide urique des sels relativement très solubles. Elle permet donc de débarrasser l'organisme des urates en excès dont le coefficient de solubilité est très faible. Chez les rétrécis, la lithine rend de grands services lorsque l'urine est riche en acide urique. Le *benzoate de lithine* est le composé de choix.

Il ne suffit pas de modifier une urine, de l'antiseptiser, de la débarrasser des matières chimiques qui la rendent trop acide ou alcaline et qui irritent les organes en rapport avec elle. Il faut aussi empêcher ces substances de se produire, et ce but est atteint grâce au *régime alimentaire et à l'hygiène générale*.

En premier lieu, le malade s'abstiendra de boissons alcooliques, de vin pur, de liquides fermentés et mousseux tels que la bière, le champagne, le cidre, etc. Il n'est pas jusqu'à l'eau de Seltz et jusqu'aux eaux minérales fortement gazeuses qui n'exercent une action manifestement irritative sur la vessie, le rein et même l'urèthre des rétrécis.

L'alimentation doit être très surveillée, car l'appareil rénal est chargé de rejeter, ainsi qu'on le sait, une foule de principes émanant des aliments solides.

L'abus des substances azotées est mauvais, car ces dernières augmentent la proportion des sels uriques, et rendent l'urine plus irritante. L'usage exclusif des végétaux serait pire encore, car il en résulterait une tendance marquée à l'alcalinisation de l'urine, condition très favorable à la fermentation ammoniacale.

De plus, l'alimentation végétarienne exagère la proportion des

---

[1] *Loc. cit.*

phosphates urinaires, qui, ainsi que nous l'avons vu plus haut, forment souvent chez les urineux des calculs quand l'état alcalin est constitué.

Le régime nutritif sera donc varié et mixte.

On en écartera les viandes noires, et on usera des viandes rouges avec modération, sauf le cas où l'urine est alcaline et le malade affaibli. Ces viandes en effet donnent beaucoup plus d'urates que les viandes blanches (veau, poulet), dont la puissance nutritive est, par contre, moins forte.

On proscrira les aliments chargés de *ptomaïnes*, car on n'ignore pas que ces toxines sont éliminées par les urines. Nous connaissons maintenant le rôle de ces poisons urinaires dans les septicémies. Il importe d'en diminuer la proportion autant que possible. Les crustacés, le poisson, les coquillages, les gibiers faisandés, les viandes passées comptent parmi les aliments les plus pourvus de toxines.

Relativement aux légumes, on se rappellera que certains renferment beaucoup d'acides (oseille, tomate, épinards, haricots verts, etc.) et doivent être défendus aux hyperacides ; tandis que d'autres sont riches en sels terreux (féculents), et sont contre-indiqués dans les cas d'urine à tendance alcaline.

L'asperge contient une substance diurétique (*asparagine*) légèrement irritante pour l'appareil rénal. Les malades en useront modérément.

La plupart des condiments exercent une action nuisible congestivante chez les rétrécis. Seul le poivre est bien toléré, quelquefois même il paraît exercer une action directe uréthro-vésicale assez comparable à celle du cubèbe.

Le laitage, la crème n'offrent aucun inconvénient, bien au contraire. Il n'en est pas de même des fromages à odeur forte qui contiennent des ptomaïnes.

Les fruits bien mûrs et cuits seront tolérés, tandis qu'on proscrira ceux qui sont chargés d'acide.

Le thé et le café ne me semblent pas exercer sur la vessie et le rein l'influence locale nocive que beaucoup de médecins leur attribuent. Ces liquides, quand ils sont privés d'alcool, n'agissent que comme excitants généraux.

A coté de la question si importante du régime alimentaire, il faut placer celle des *substances médicamenteuses dont il faut défendre l'usage aux rétrécis en général.*

La *cantharide* doit être signalée en premier lieu. Son action spéciale sur le rein et la vessie explique suffisamment pourquoi. Le vésicatoire ne sera pas employé ou du moins sera l'objet d'une surveillance attentive. Il en sera de même de l'huile de croton, du thapsia, de la teinture d'iode elle-même dont l'influence vésico-rénale, quoique très faible, ne saurait être récusée en doute.

Le phosphore et l'arsenic s'accumulent d'autant plus vite que le rein fonctionne plus mal. Ces agents déterminent sur ce viscère une action stéatogène dont on se méfiera ici.

Même conseil pour la digitale qui s'élimine par le rein.

Nous avons déjà parlé des *injections uréthrales* auxquelles se soumettent si volontiers les rétrécis, dans le but de faire disparaître leur suintement chronique.

Il faut les classer en deux groupes : *celles qui sont caustiques et celles qui ne le sont pas.* Les premières ne font qu'irriter le tissu de la coarctation ainsi que le canal, et surajouter de l'uréthrite au tableau clinique. Les autres sont anodines. On doit même les recommander, car elles entretiennent la propreté du conduit en le débarrassant des produits purulents qui y sont sécrétés. La résorcine et l'acide borique sont les antiseptiques les mieux tolérés et dont on peut le plus répéter l'application.

Les injections n'agissent pas beaucoup sur la zone suppurante qui est située en arrière de la coarctation, cette dernière s'opposant plus ou moins à leur pénétration jusqu'en ce point.

Dès que la stricture est largement dilatée, les injections reprennent leurs propriétés curatives, parce qu'elles parviennent jusque dans la partie la plus profonde de l'urèthre antérieur. On les voit alors donner des résultats rapides, tandis qu'auparavant elles ne produisaient absolument rien.

Les rétrécis doivent être très réservés relativement au *coït.* L'érection prolongée, en amenant la congestion du corps spongieux, est parfois l'origine de la rétention d'urine.

Les rapprochements sexuels n'auront pas d'autre but que de s'opposer à l'éréthisme génital. Ils seront rapides et aussi espacés que possible.

La *rétention volontaire de l'urine* sera soigneusement évitée car la distention de la vessie gêne la circulation des veines vésico-prostatiques et retentit sur la circulation spongieuse et caverneuse ; d'où parfois de la rétention.

Il va de soi qu'il est de toute importance que le sujet coarcté ne s'expose pas à la contagion gonococcienne. La *blennorrhagie* est, toute chose égale, bien plus grave dans le cas actuel que quand l'urèthre possède son calibre normal.

Il est vrai que le rétrécissement semble former un obstacle à la pénétration dans le canal des microbes pathogènes. Mais une fois qu'ils se sont introduits, cet obstacle s'oppose à leur expulsion et à leur destruction par les antiseptiques. Ce second rôle est autrement important que le premier.

La stricture, en maintenant l'urèthre dans un état irritatif continu, prépare le terrain à l'ensemencement gonococcien. Dès qu'il a pénétré, le microbe se localise d'abord dans la région antérieure du canal, mais en très peu de temps, par envahissement progressif, il parvient jusque dans la zone rétrostricturale. A partir de ce moment, il échappe à l'action de la plupart des traitements, au moins dans la région protégée directement par la coarctation.

La *blennorrhagie chez les rétrécis* se fait remarquer par la tendance à la rétention urinaire qu'elle crée constamment, par l'augmentation rapide du degré de resserrement strictural, par la fréquence de la fièvre ou septicemie aiguë uréthrale, par les hémorrhagies, la violence des douleurs, les complications vésicales et uréthro-rénales (néphrites ascendantes) et surtout par la longue durée évolutive et la difficulté de la guérison. De plus la blennorrhagie retentit sur la coarctation qui de son fait devient plus serrée, plus dure, *plus fibreuse* qu'elle n'était auparavant.

On se rappellera que tout rétréci est exposé à *l'épididymite*. On devra conseiller le suspensoir et l'abstention des exercices violents tels que l'équitation, la marche forcée, etc.

Le froid (sur le ventre ou les reins) est fréquemment l'origine directe des complications vésico-rénales secondaires aux strictures. Le malade fera bien de porter une ceinture de flanelle ou de fourrure.

Le *tube digestif* n'est pas à négliger, en raison des accidents dont il est le siège dès que le sujet se septise. Les repas seront réguliers et légers. On surveillera la constipation, et on donnera souvent des purgatifs et même des drastiques qui offrent l'avantage de solliciter l'intestin et de le forcer à venir en aide aux reins, au point de vue de l'excrétion et de la dépuration du sang. Les lavements trouveront leurs indications dans une foule de cas.

La *peau* est, comme l'intestin, un émonctoire capable de suppléer le rein pour une large part. Les frictions constituent le meilleur procédé de stimulation du tégument. En outre elles le débarrassent de la matière sébacée et des vieilles cellules épidermiques qui en gênent le fonctionnement. L'alcool et la térébenthine sont les agents les plus capables de donner ce double résultat. Les frictions sèches rendent aussi des services.

L'hydrothérapie (douches froides en jet) est un excellent moyen. Elle calme le système nerveux, favorise la circulation générale, réveille la nutrition, stimule la peau.

Les grands bains généraux et les bains de siège ne s'appliquent qu'à la sédation des inflammations vésico-uréthrales, de la rétention urinaire, des accidents nerveux, etc., et n'ont pas d'autre but que de relâcher les tissus et de calmer la douleur.

Le malade se mettra à l'abri des refroidissements périphériques qui l'exposent aux congestions réflexes de l'appareil génito-urinaire.

Il évitera aussi l'excès de chaleur qui le rendrait sensible au froid. Les promenades au grand air et le séjour à la campagne tirent leur indication des troubles respiratoires observés chez les gens dont les reins sont insuffisants et qui font de l'urémie chronique.

On ne perdra jamais de vue le *système nerveux* du rétréci qui est irritable, constamment excité et qui donne lieu à de fréquentes manifestations fébriles pouvant simuler la fièvre septique. Les bromures, le sulfonal, le chloral seront employés méthodiquement.

Enfin on tonifiera le sujet par les amers, les préparations martiales, le quinquina, la suralimentation, principalement dans la septicémie uréthrale chronique.

Nous ne pouvons pas nous étendre davantage sur le traitement médical du rétréci. Nous en avons esquissé les grandes lignes ; insister encore, ce serait tomber dans la thérapeutique et l'hygiène générales.

CHAPITRE II

TRAITEMENT CHIRURGICAL

Lorsqu'on se trouve en présence d'un rétrécissement, la première indication chirurgicale est de le *franchir*. Ce temps, tout en constituant le moyen de diagnostiquer la variété anatomique, représente *la première étape du traitement*. Il appartient plus au chapitre actuel qu'à celui de l'*exploration*. Mais comme, en parlant de cette dernière, nous avons été obligé d'indiquer les procédés à l'aide desquels on fait parcourir la totalité de l'urèthre aux instrument explorateurs, nous n'avons pas à y revenir ici.

Nous ferons donc commencer l'étude du traitement chirurgical *au moment où le rétrécissement est franchi*, tout en faisant observer que, dans quelques coarctations traumatiques, tous les moyens employés pour pousser un cathéter jusque dans la vessie échouent complètement, auquel cas on est forcé de recourir d'emblée à l'*uréthrotomie externe*. Nous reviendrons là-dessus à propos de cette opération.

Nous diviserons le traitement chirurgical en trois sections : 1° *moyens destinés à dilater* ; 2° *moyens destinés à inciser* ; 3° *moyens destinés à détruire le rétrécissement*.

1° MOYENS DESTINÉS A DILATER LE RÉTRÉCISSEMENT

Ils ont pour but d'élargir le canal rétréci, en mettant en jeu la faible élasticité de ses parois et en augmentant le calibre par le passage d'instruments d'abord minces, puis volumineux.

Ces procédés sont : *A. doux ; B. violents.*

A. PROCÉDÉS DOUX

La *douceur* et la *progression la plus méthodique* en forment la base essentielle. L'élargissement du canal doit être accompli peu à peu et *lentement*, et à aucun moment il ne faut déchirer, rompre ou même érailler le tissu pathologique qu'on cherche simplement à *distendre*.

Les procédés doux sont multiples et variés.

Nous pensons qu'ils doivent toujours se succéder les uns aux autres dans le même ordre.

En effet les uns doivent être spécialement opposés aux rétrécissements extrêmement serrés.

Les autres trouvent leur place dès qu'un certain degré de dilatation a été obtenu. Les derniers viennent compléter l'œuvre commencée.

Les deux premiers ordres de procédés (*bougie à demeure et dilatation par les bougies élastiques*) ne peuvent pas, à notre avis, donner un résultat complet et définitif, sans le secours du troisième (*dilatation par les bougies métalliques*).

Dès maintenant nous écartons donc tout procédé de dilatation *unique et exclusif*, et, pour bien faire comprendre la valeur relative de chacun des moyens que nous allons exposer, nous supposerons un rétrécissement extrêmement serré, mais dilatable et franchi par une bougie filiforme, et nous le suivrons pas à pas jusqu'à sa guérison complète.

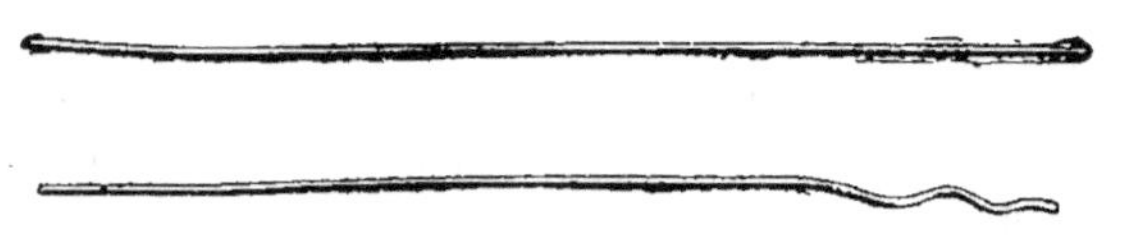

Fig. 62.

Bougie a demeure. — Lorsqu'on est parvenu, souvent non sans peine, à faire pénétrer jusque dans la vessie une bougie filiforme, le mieux est de *laisser cet instrument en place* pendant un certain laps de temps.

Cette méthode dite de la *bougie à demeure* permet d'obtenir un certain degré d'élargissement qui ne peut jamais être bien considérable sous peine d'accidents, mais qui prépare le canal à une dilatation plus forte que d'autres instruments donneront ultérieurement.

Dès que la bougie a franchi la stricture, on la fixe et on la laisse en place *pendant vingt-quatre heures* environ.

Sous l'influence du contact de ce corps étranger, le tissu du rétrécissement subit un travail phlegmasique particulier, qui le transforme et le ramollit. Il s'écoule un liquide puriforme, d'un

blanc grisâtre plus ou moins abondant. Cette sécrétion est l'expression clinique de la modification du tissu fibreux structural, qui
consiste, en dernière analyse, en une sorte de *rétrocession vers
l'état embryonnaire*. En même temps, et sous la même influence
de la bougie à demeure, le canal, s'il est sinueux, *se redresse*, ses
courbures brusques s'effacent, et ses callosités s'émoussent.

Chose remarquable, pour que ces changements se produisent,
il n'est pas besoin que l'instrument exerce sur l'urèthre une pression excentrique. Celle-ci serait douloureuse et dangereuse car
elle exposerait le malade à des ulcérations et même à des ruptures
du canal et à l'infiltration urineuse, et elle ne serait pas suivie
d'effet plus rapide et plus complet. *La bougie agit par simple
contact*. En conséquence elle doit être plus petite que le
calibre du rétrécissement, de façon à pouvoir jouer assez librement dans l'urèthre. On ne s'explique pas très bien comment dans
de telles conditions elle exerce une dilatation active. Mais, nous le
répétons, elle ramollit le tissu induré, bien plus qu'elle élargit le
canal. Elle produit un résultat un peu analogue à celui que donne
le pois à cautère dont la présence détermine la formation de bourgeons fongueux embryonnaires, et qui se creuse aisément un lit au
centre de ces masses molles, par simple action de contact et en
dehors de toute pression active.

Le ramollissement de la coarctation est dû à du tissu embryonnaire, fongueux, mou, qui se substitue peu à peu et en vertu d'un
processus inflammatoire spécial au tissu fibreux du rétrécissement.
On voit à chaque instant des masses dures telles que les fibromes
se ramollir et suppurer sous une influence phlegmasique extérieure. Cette évolution nous paraît résulter d'une évolution comparable à la précédente.

On comprend que le ramollissement du tissu fibreux uréthral
permet le redressement des sinuosités pathologiques du canal, sous
l'influence de la bougie qui, quoique très flexible et molle, ne se
creuse pas moins son lit au centre du tissu inflammatoire fragile
développé autour d'elle du fait de son contact direct.

En résumé, la bougie à demeure produit d'abord un *ramollissement inflammatoire de la stricture par rétrocession embryonnaire
du tissu fibreux, puis autour d'elle-même un bougeonnement
rapide qui transforme en un canal régulier et direct l'urèthre* dont
l'axe était tourmenté par la coarctation.

Combien de temps doit-on laisser en place la *bougie à demeure* ?

On a beaucoup discuté sur ce point. Il va de soi qu'on doit tenir
compte des susceptibilités uréthrales, et que cette période varie

avec chaque malade. Mais, en général, on ne touche pas à l'instrument pendant les vingt ou vingt-quatre premières heures.

Les anciens, et Dupuytren en particulier, plaçaient à demeure, non pas une bougie, mais une sonde fine. Ils pensaient favoriser l'écoulement urinaire en préférant l'emploi d'un instrument creux à celui d'un instrument plein.

Il va de soi que la sonde même la plus fine possible est, toutes choses égales, plus grosse qu'une bougie filiforme. Son introduction dans un rétrécissement très serré est donc forcément plus difficile, et une fois placée, elle a plus de chances d'ulcérer l'urèthre par pression excentrique. Dans tous les cas elle est plus mal tolérée, étant plus forte.

Mais ces inconvénients sont les moindres. *La sonde à demeure est une porte largement ouverte aux microbes extérieurs*, qui peuvent remonter jusqu'à la vessie en suivant sa cavité, et en en imprégnant de proche en proche la paroi intérieure. Il est très fréquent de voir l'application d'un tel instrument suivie, à brève échéance, de la *cystite infectieuse* et de la *fermentation ammoniacale*.

D'un autre côté, l'œil d'une sonde fine, de même que sa cavité intérieure, ont toutes chances de s'oblitérer par le pus, le mucus et les débris épithéliaux qui s'écoulent de la vessie lorsque ce réservoir est enflammé, ou même par les sels contenus dans l'urine. De telle sorte que la sonde devient alors une véritable bougie, et l'avantage apparent qui faisait préférer celle-là à celle-ci disparaît ainsi.

Mais ce qui est le plus important à savoir, c'est que *le malade urine aussi bien avec la bougie qu'avec la sonde à demeure*.

Dès que la bougie est en place, elle réagit par contact, ainsi que nous l'avons dit, sur le tissu de la coarctation.

Au début le rétrécissement subit un certain *travail irritatif*. Il devient douloureux et se resserre activement de façon à immobiliser l'instrument. Mais bientôt le fait inverse se réalise, et la sonde récupère sa liberté. Elle *joue librement* dans l'urèthre, et tout à coup, à l'occasion d'un effort, l'urine s'écoule facilement entre elle et la paroi du canal. Quelquefois la *miction* se produit spontanément et sans que le malade s'en aperçoive. Dans tous les cas, le patient vide bien sa vessie.

Au bout de quelques heures de l'application de la bougie, l'urèthre devient le siège d'un *écoulement séro-purulent* abondant, jaunâtre, visqueux et accompagné de symptômes douloureux nuls ou insignifiants. Ce phénomène résulte du travail phlegmasique déjà signalé. C'est une suppuration assez comparable à celle d'un ulcère en voie de bourgeonnement. *Cette uréthrite est donc de bonne nature*, et elle ne saurait être assimilée aux inflammations patholo-giques du canal.

Il arrive quelquefois que l'écoulement de l'urine s'arrête tout d'un coup chez le malade porteur de la bougie à demeure. Ce fait est imputable non pas à la tuméfaction du rétrécissement, comme on pourrait le croire, mais bien à l'*exsudation visqueuse et puriforme* qui en émane et qui se concrète autour de la bougie. Ce qui le prouve, c'est qu'il suffit de décoller cette dernière des parois uré-thrales, en la tirant un peu à soi et en la repoussant ensuite à sa place pour voir de nouveau l'urine sourdre au méat.

Ce liquide suit la bougie comme une sorte de conducteur. Lorsque le rétrécissement est encore serré, l'urine s'insinue par capillarité entre le canal et son contenu et s'écoule goutte à goutte. Mais bientôt elle trouve un espace d'écoulement tellement suffisant qu'elle sort en jet lors des *efforts expulsifs*.

Ces efforts sont utiles à la dilatation du rétrécissement, et il est bon de recommander au malade de s'y livrer de temps à autre. Sous leur influence l'urine cherche à s'échapper brusquement et elle exerce une pression excentrique assez active sur la stricture.

Indépendamment des poussées volontaires, il existe, lorsque la vessie est vigoureuse, jeune, bien pourvue de fibres musculaires, une contraction tonique continue de ses parois sur l'urine qui s'y trouve contenue. Ce liquide est donc sollicité d'une façon cons-tante à s'écouler au dehors.

Ces deux actions s'ajoutent l'une à l'autre et concourent à la dilatation du rétrécissement dans une certaine mesure. *Mais celle-ci ne peut jamais être bien considérable*, car, dès que l'urine trouve un espace suffisant pour s'écouler, elle sort brusquement, la tension intra-uréthrale disparaît et l'action dilatatrice cesse aussitôt.

On devine que la substitution d'une sonde creuse à une bougie pleine supprimerait cette poussée bienfaisante de l'urine sur l'urèthre.

On a fait supporter à la bougie à demeure bien des reproches dont le principal est de déterminer de la *cystite*. On a rapporté cette complication à l'irritation déterminée sur la vessie par l'extrémité de l'instrument. Aussi a-t-on conseillé de ne pas dépasser le col vésical.

Cette précaution nous paraît illusoire. Nous n'avons jamais vu le moindre accident inflammatoire résulter du contact de l'extré-mité d'une bougie filiforme, et cependant, dans notre pratique, nous avons l'habitude d'enfoncer sans compter l'instrument dans la vessie.

Nous n'attachons de l'importance, au point de vue de la cystite, qu'à la *durée de séjour de la bougie à demeure*. Nous pensons que, si on en prolonge l'emploi au-delà de vingt-quatre heures, on court le risque de cette complication même si on a soin de changer l'instrument au bout de ce temps.

Il est évident que la vessie, qui supporte des calculs sans réagir, ne va pas s'enflammer au contact d'une bougie filiforme *propre*, incapable, en raison de sa souplesse, de la blesser tant soit peu.

Mais il est certain que le séjour trop long de cet instrument favorise beaucoup l'*ascension progressive des germes*, en supprimant l'occlusion du sphincter interuréthral, et en mettant l'individu dans la situation du malade qui urine par regorgement.

Pour ce motif je n'emploie la bougie à demeure que *pendant les vingt-quatre premières heures*. Au bout de ce temps, le procédé a donné tout ce dont il est capable. Il a préparé la voie à l'application d'une nouvelle méthode, et on doit l'abandonner.

Une fois en place, *il faut fixer l'instrument*. J'ai l'habitude de le lier tout près de son extrémité libre que j'amène au voisinage direct du méat. De la sorte, la totalité de l'instrument pénètre dans la vessie et le canal, et la bougie ne court pas le risque de se déplacer sous l'influence des pressions ou des tractions extérieures.

Il existe plusieurs façons de fixer la bougie. Il est sans intérêt de les passer en revue. Pour nous, la préférable consiste à lier deux fils en croix sur son extrémité libre, et à les attacher à la base de la verge au moyen d'une bandelette de diachylum circulaire. Afin d'être certain que les fils ne quitteront pas l'instrument, nous les agglutinons avec le bout terminal de ce dernier, au moyen d'une petite boule de cire rouge fondue.

Nous n'omettons jamais de placer ce que nous appelons le *fil de sûreté*. C'est une simple ficelle mince reliée à la bougie, auprès de son extrémité extérieure, et longue de 20 centimètres environ.

Nous la replions, et nous la cachons sous un carré de diachylum ou de ouate collodionnée collée sur le ventre. Si par hasard les fils de fixation lâchaient et si la bougie s'enfonçait dans l'urèthre, on la ramènerait aisément à l'extérieur en tirant sur le *fil de sûreté*.

La fixation de la bougie aux poils du pubis ou à un suspensoir est un mauvais moyen incapable de donner à l'instrument l'immobilisation qui lui est nécessaire.

Citons le *fixe-sonde* de Gerdy dont la figure suivante donne une idée nette. C'est un appareil commode, qui maintient bien le cathéter.

On a signalé un certain nombre d'accidents consécutifs à l'application de la bougie à demeure. Nous les attribuons à un séjour trop prolongé du cathéter, car nous ne les avons jamais rencontrés dans notre pratique.

La *fièvre* n'apparaît qu'à la suite de la *cystite*, lorsqu'elle n'existe pas déjà du fait d'une complication directe du rétrécissement. Nous l'avons vue très souvent tomber dès l'application de la bougie, et dans tous les cas observés par nous elle n'a présenté aucune corrélation directe avec cette dernière.

Quant à la *cystite*, elle est constamment la conséquence d'un séjour trop long de la bougie, à moins que cette détermination morbide n'existe déjà avant, auquel cas l'application de l'instrument ne l'augmente pas. Bien au contraire, elle en diminue l'intensité en favorisant l'écoulement de l'urine dans les cas de rétention.

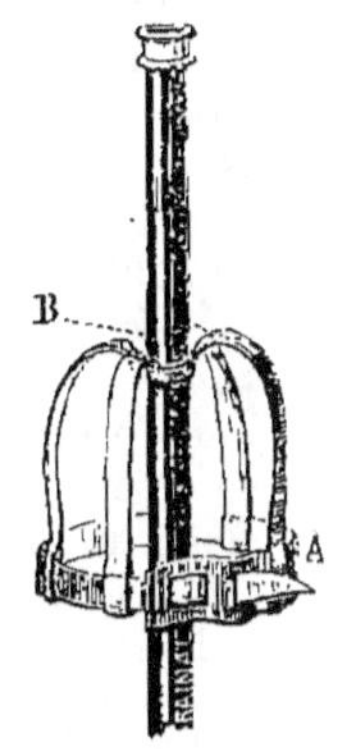

Fig. 63.

Nous savons que la bougie à demeure provoque une *certaine uréthrite*. Mais ce n'est pas là une complication. Cette phlegmasie n'a rien de pathologique. Elle est un *phénomène nécessaire à la dilatation primitive du rétrécissement.* C'est une simple rétrocession embryonnaire du tissu fibreux suivie d'un suintement spécial, plutôt qu'une véritable réaction inflammatoire.

Pour se rendre compte de ce que nous disons, il suffit d'examiner attentivement *l'enduit blanchâtre et poisseux* qui entoure la bougie lorsqu'on la retire de l'urèthre au bout de vingt-quatre heures. Cette substance est remarquable par sa *viscosité.* Elle colle aux doigts. Elle est transparente et à peine grisâtre, gélatiniforme, et n'offre aucun des caractères du pus uréthral inflammatoire.

Nous devons noter les courbures et les sinuosités que présente l'instrument à sa sortie du canal. Sous l'influence de la chaleur il a pris l'empreinte de son contenant, et, quoique très grossière, cette dernière donne une certaine idée de la forme et de la longueur de la stricture.

Dans ces conditions le tissu de la bougie est altéré. Il est devenu granuleux, fendillé, dépoli. Ces modifications rendent le cathéter impropre à un nouvel usage. On doit le rejeter, car, en l'employant de nouveau, on s'exposerait à donner des accidents septiques, ou tout au moins on manierait un instrument défectueux.

Certains chirurgiens, une fois la première bougie filiforme retirée, en *placent aussitôt à demeure une seconde plus grosse*, correspondant au numéro 5, 6 ou 7. Ils la laissent séjourner de vingt-quatre à trente-six heures, et la font même suivre de l'application d'une troisième dans les mêmes conditions.

M. le professeur Guyon se montre plus réservé à ce point de vue. Il déclare qu'au-delà du numéro 12 la *bougie à demeure devient dangereuse*.

Nous sommes, quant à nous, plus prudent encore et nous pensons qu'il faut s'en tenir *à une seule application de vingt-quatre heures*. Elle suffit en effet pour donner *tout ce qu'on peut en espérer*, c'est-à-dire le *ramollissement du tissu fibreux*, phase préparatoire des procédés curatifs applicables ultérieurement. Si on prolonge le séjour de la bougie à demeure, ou si on en répète l'application, on crée à peu près fatalement la *cystite alcaline* et on impose au malade une complication relativement grave, *sans tirer du procédé un avantage réel*. Nous allons voir bientôt qu'il importe peu que la dilatation progressive proprement dite commence sur une stricture correspondant au numéro 4 ou au 12. Il suffit simplement que le calibre du rétrécissement permette le passage des instruments que nous conseillerons. Il faut de plus ne pas ignorer que le séjour prolongé d'un corps étranger dans le canal, après la période primitive du ramollissement régressif que nous connaissons, amène peu à peu une congestion et une inflammation pathologiques suivies de douleurs, de spasmes, de suppuration et même de suintement sanguin. C'est là un état pathologique dont l'action immédiate sur le rétrécissement est d'en *resserrer le tissu* et d'en rendre la dilatation ultérieure très difficile.

L'*épididymite* apparaît fréquemment comme complication de cette méthode.

Terminons en disant que la dilatation obtenue *exclusivement par les bougies à demeure* est *fugace* et disparaît en peu de temps. Si on en reste là, la coarctation ne tarde pas à se reproduire, souvent même elle est plus serrée et plus dure qu'auparavant.

La bougie à demeure constitue donc *un procédé qui offre des avantages très grands dans les numéros faibles* (filiformes) *et des inconvénients considérables dans les numéros forts*.

Peu prolongé il est excellent. Prolongé davantage, il devient détestable en raison des complications qu'il produit.

Il ne peut donc donner que des *résultats restreints*.

En conséquence vouloir en faire une méthode unique serait de la folie, et lui demander plus qu'il ne peut donner, c'est de l'imprudence.

Nous conclurons en disant que *la bougie à demeure est la méthode par excellence à opposer aux rétrécissements très serrés, dans le but de préparer le chemin au passage d'autres instruments*.

C'est le procédé *le premier en date* et le plus transitoire, dans le traitement d'une coarctation étroite. Il précède les autres méthodes qui doivent le compléter et amener une guérison qu'il est incapable de donner par lui-même.

DILATATION TEMPORAIRE PROGRESSIVE PAR LES BOUGIES FLEXIBLES

Nous avons modifié ce mode de dilatation en le rendant beaucoup plus rapide et surtout moins pénible pour le malade. Mais, avant de parler de notre manière de faire, nous devons étudier le procédé qui est journellement employé depuis le milieu du xviᵉ siècle, époque à laquelle la tradition veut que Aldereto, de Salamanque, l'ait appliqué pour la première fois dans le but de transporter des topiques et des escharotiques dans la profondeur de l'urèthre.

La *dilatation temporaire progressive* qui va nous occuper consiste à *passer successivement des bougies flexibles de plus en plus volumineuses dans le canal où elles doivent séjourner un temps variable.*

C'est Samuel Sharp [1], qui le premier se rendit un compte exact du rôle de la dilatation dans la cure des rétrécissements, et qui comprit que c'est à *l'action mécanique exclusive* qu'on doit rapporter les succès produits par le passage des instruments dans le canal. Avant lui on attribuait les résultats heureux de la méthode aux divers topiques dont on chargeait les bougies uréthrales.

Primitivement, ces dernières étaient composées de *cire à brûler : de là leur nom.* Pour en éviter la rupture, la cire était coulée tout autour d'une sorte de mèche résistante.

Nous avons vu plus haut que ce modèle n'a pas disparu de l'arsenal instrumental, puisque la *bougie porte-empreinte de Ducamp* n'en diffère pas du tout. Son emploi est aujourd'hui des plus restreints.

Les premières bougies de gomme furent construites par un orfèvre du nom de Bernard [2]. Leur usage s'est perpétué jusqu'à nos jours, et leur structure générale est restée la même à peu de choses près.

Elles sont formées, en dernière analyse, d'une trame de soie ou de coton tissée sur un métier et recouverte d'une couche d'huile de lin rendue siccative au moyen de la litharge. Il entre dans la

---

[1] *Critical inquiry into the present state of surgery.* London, 1750.
[2] *Acad. de chirurg.*, 1779

composition de l'enduit des proportions de caoutchouc ou de gutta-percha variant beaucoup et constituant les secrets de la fabrication. Certaines formules comprennent, en outre, la sève de balata, et même la laque.

Mais ce n'est pas le lieu de nous étendre sur ces procédés techniques.

Il n'y a pas d'instrument de chirurgie qui ait affecté plus de formes différentes que les bougies uréthrales. Nous ne pouvons indiquer ici que les principales, c'est-à-dire celles qui sont restées dans les modèles courants.

Au point de vue de la forme générale, les bougies sont *cylindriques*, comme les sondes ; ou *coniques*.

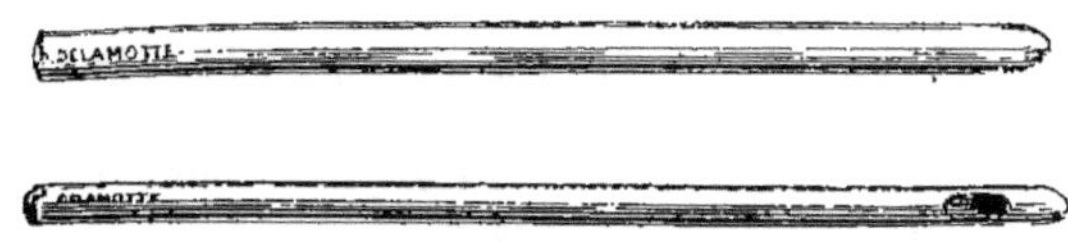

Fig. 64.

Les premières (*fig.* 64) sont très peu employées aujourd'hui, car elles sont mal disposées pour pénétrer aisément dans les coarctations.

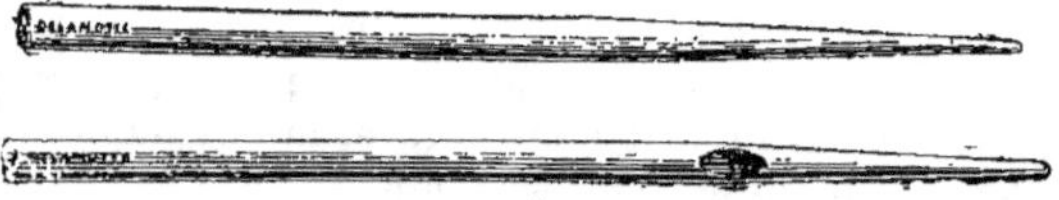

Fig. 65.

Les secondes, au contraire, en raison de leur extrémité qui va en s'atténuant, s'insinuent plus facilement dans les conduits rétré-

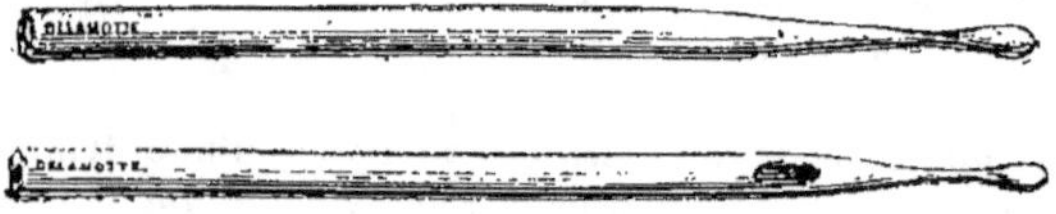

Fig. 66.

cis. Parmi elles les unes sont *pointues* (*fig.* 65), et les autres *olivaires* (*fig.* 66).

Les bougies pointues entrent mieux dans certaines strictures très serrées, mais elles ont l'inconvénient de buter contre les replis et les aspérités, même minimes, du canal. Les bougies olivaires exposent moins aux fausses routes, car leur extrémité n'offre pas la tendance des précédentes à accrocher les moindres saillies intra-uréthrales.

Il va de soi que ces deux variétés d'instruments sont utiles, à condition qu'on en fasse un *choix méthodique* et qu'on les emploie avec discernement, en tenant compte de la nature du rétrécissement.

Au point de vue de la direction générale de leur axe, les bougies sont *droites* ou *courbes*.

La *forme droite* est celle que revêtent la grande majorité des bougies flexibles.

Les *bougies courbes* sont ou *filiformes* (nous les avons mentionnées au chapitre de l'*exploration*, et nous n'y reviendrons pas ici), ou d'un *certain volume*.

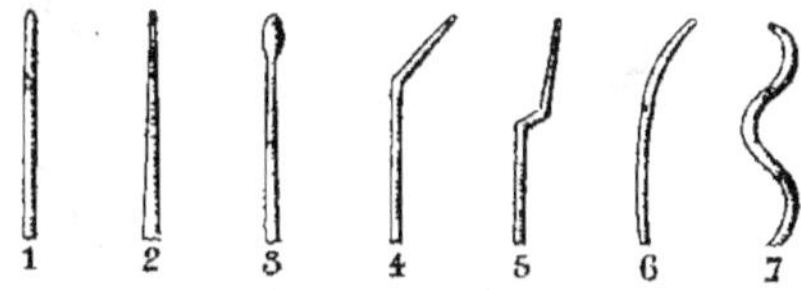

Fig. 67.

Ces dernières ne s'appliquent guère qu'aux cas dans lesquels il existe, en même temps qu'un rétrécissement, une *hypertrophie prostatique* qui s'oppose à l'entrée dans la vessie d'un instrument droit.

Signalons *la bougie à béquille* (*fig.* 68), de Mercier, la *bougie*

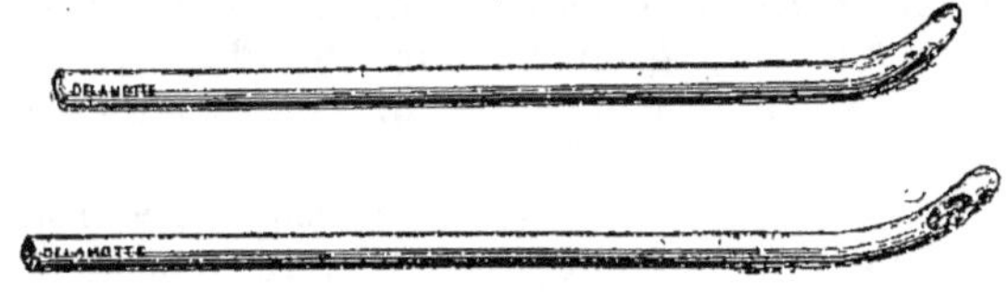

Fig. 68.

bicoudée (*fig.* 69) du même chirurgien, la *bougie courbe cylindrique* (*fig.* 70) et la *bougie courbe olivaire* (*fig.* 71).

On peut très bien se passer de ces modèles, car il est facile de *transformer en instrument courbe une bougie droite* à l'aide d'un *mandrin* introduit suivant son axe. Il suffit pour cela de donner à la tige métallique la forme qu'on désire. Le modèle de mandrin le plus connu est celui de M. le professeur Guyon (*fig.* 72).

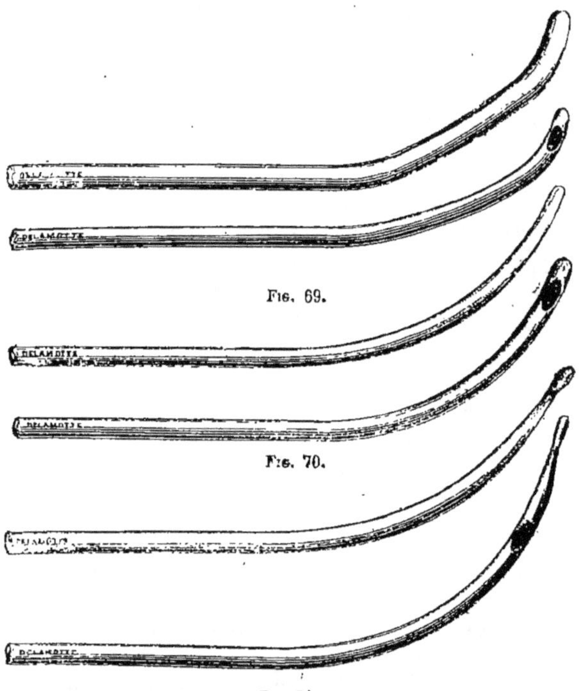

Fig. 69.

Fig. 70.

Fig. 71.

Dans certaines circonstances (grosses prostates), nous employons des bougies offrant les grandes courbures de Gely (de Nantes). Ce sont de très bons instruments dont l'introduction est facile et peu douloureuse.

Gely avait adopté quatre modèles différents de courbures appartenant à des circonférences de diamètres variables. La courbure doit toujours représenter exactement le tiers de la circonférence.

La courbe numéro 1 destinée aux petits canaux est calquée sur une circonférence de 10 centimètres de diamètre, et le numéro 2 sur un cercle de 11 centimètres. Ce dernier s'applique aussi aux urèthres courts. Le numéro 3 est celui qui répond aux urèthres

moyens. Il représente le tiers d'une circonférence de 12 centimètres
de diamètre. Enfin, le numéro 4 correspond à un cercle de 13 centimètres. *C'est le numéro 3 qui convient au plus grand
nombre de cas de rétrécissements chez les prostatiques.*

Signalons les *bougies à ventre*. Ces instruments
employés autrefois le sont peu aujourd'hui. Ce sont
des bougies munies sur leur trajet d'un *renflement
fusiforme*. Leur introduction est douloureuse, et
la dilatation qu'elles produisent est brutale et
de courte durée n'étant pas assez progressive. Nous avons observé plusieurs
accidents graves qui leur étaient imputables.

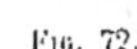

Fig. 72.

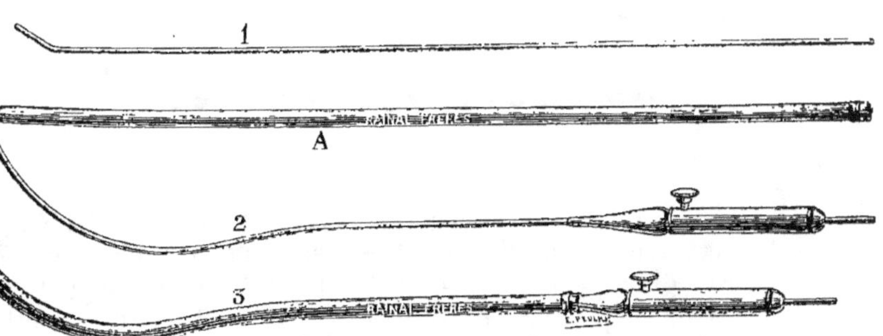

Fig. 73.

Il existe une *bougie à ventre conique* (*fig.* 74) dont l'extrémité

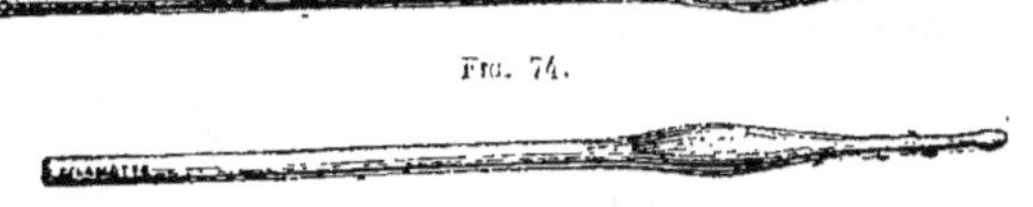

Fig. 74.

Fig. 75.

libre est régulièrement *pointue*, et une *bougie à ventre olivaire*
(*fig.* 75) terminée par un *petit renflement* (Ducamp).

On espérait autrefois avec ces bougies dilater le canal seulement à l'endroit du rétrécissement et en avant de lui, et respecter les parties situées en arrière.

Cet avantage était tout à fait illusoire, et nous sommes maintenant suffisamment instruits sur la disposition topographique des coarctations, pour bien comprendre qu'il est plus important d'exercer l'action dilatatrice *dans la partie profonde* de l'urèthre que dans sa partie antérieure. La région rétrostricturale est en effet plus souvent malade que la région antestricturale. Du reste, les rétrécissements siègent surtout à la région bulbaire, et, lorsqu'il en existe un en avant d'elle, on est à peu près certain d'en rencontrer un second plus serré, au voisinage immédiat du sphincter interuréthral. Ce serait donc une faute dans ces cas de limiter l'action dilatatrice à une certaine étendue antérieure de l'urèthre puisque le tissu pathologique en occupe le point le plus éloigné du méat. De plus, un instrument bien conduit n'a jamais amené la moindre complication du fait de sa pénétration dans les portions membraneuses et prostatiques qui sont d'autant plus élastiques et extensibles qu'elles échappent davantage aux localisations des rétrécissements.

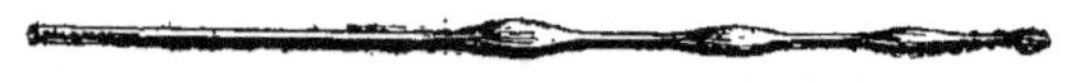

Fig. 76.

Nommons, enfin, la bougie à *renflements successifs* (Mallez). Elle est munie à 6 centimètres de son extrémité d'un premier renflement à la suite duquel on en voit plusieurs autres de plus en plus volumineux. Leur passage à travers une stricture doit produire une dilatation rapide.

Cet instrument donne prise, en les amplifiant, à tous les reproches qu'on a adressés aux *bougies à ventre unique*.

Les *bougies flexibles* dans certains cas ne sont pas assez résistantes pour dilater activement le tissu strictural. On doit alors les abandonner et leur préférer les *cathéters métalliques*.

Si pour un motif quelconque on ne pouvait employer ces derniers, il serait facile de donner aux bougies de gomme une plus grande *fermeté*, tout en leur conservant une certaine *souplesse*. Il n'y a pour cela qu'à introduire suivant leur axe un *mandrin en étain*. Le même résultat est acquis en bourrant leur cavité de *grenaille de plomb* (*fig.* 77).

A ces moyens je préfère *l'emploi du mercure liquide, dont je*

remplis le tube intérieur de l'instrument en ayant soin d'en boucher
l'ouverture libre.

Fig. 77.

De cette sorte j'obtiens des bougies souples, fermes et lourdes,
d'une introduction très aisée et qui sont une sorte d'intermédiaire
entre les instruments flexibles et les cathéters métalliques.

Legouest a eu l'idée d'adapter des bougies filiformes à l'extrémité de bougies plus grosses et graduées (*bougies à extrémités filiformes*). Ces cathéters (*fig.* 77) reposent sur le même principe que

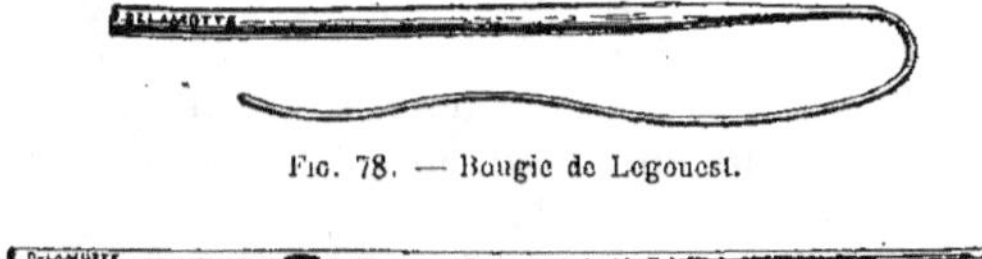

Fig. 78. — Bougie de Legouest.

Fig. 79. — Sonde de Legouest.

l'uréthrotome à conducteur de Maisonneuve. L'extrémité filiforme
ayant pénétré dans la vessie, la partie grosse qui lui fait suite ne
peut pas s'égarer et faire fausse route. Elle est forcée de suivre le
même chemin. C'est, en somme, une application de l'idée générale
du cathétérisme conducteur,

Une bougie conique, de même qu'une sonde pareille, adaptée à
une bougie filiforme par un pas de vis, reproduit, à peu de choses
près, la disposition de l'instrument précédent (*fig.* 80).

Nous ne nous arrêterons sur les bougies faites en *baleine* que
pour les condamner; quelle que soit leur souplesse, elles sont trop
résistantes, trop *piquantes* pour ne pas être extrêmement dangereuses. Elles s'enfoncent comme des aiguilles dans les tissus
inflammatoires et créent souvent des fausses routes. A la rigueur,
leur emploi pourrait être motivé dans des rétrécissements très
durs et saignant peu. Mais, même dans ces circonstances, il faudrait les employer avec une extrême légèreté de main et une prudence exagérée.

Inutile de parler des *bougies de baleine en vis conique* et en
forme de tire-fond (Dieulafoy père et Guillon), au moyen desquelles
on cherchait à franchir une stricture comme on traverse une
planche avec une vrille. Ces instruments sont détestables, et le
mieux est d'oublier qu'ils ont existé.

Nous devons enfin une mention aux *bougies dilatables*, c'est-à-dire susceptibles d'augmenter de grosseur sous l'influence de l'humidité. Elles ont presque disparu de l'arsenal de la chirurgie urinaire actuelle. Ces instruments sont formés de *corde à boyau* tordue sur elle-même. Placés dans le canal, ils gonflent beaucoup. Nous savons que ce n'est pas la pression excentrique de la bougie sur le rétrécissement qui en amène la dilatation, mais bien le simple contact. Le changement de volume est donc un facteur inutile.

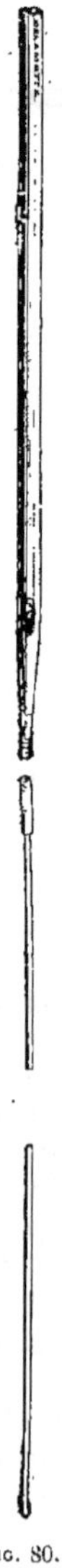

Nous en dirons de même des bougies faites avec les *stipes de laminaire*. Sèches elles sont rigides, et pour les introduire, il faut leur donner la courbure d'une sonde métallique. Leur diamètre est forcément assez élevé et n'est guère inférieur au numéro 25 de la filière de Béniqué. Or, nous avons dit que bien avant ce degré de dilatation la bougie à demeure est dangereuse. Leur emploi chez l'homme nous paraît condamnable dans tous les cas. Du reste, la douleur qu'elles provoquent les rend intolérables.

Les bougies sont graduées d'après *diverses filières*.

Citons celle de *Philips* divisée par *quarts de millimètre*. Celle de *Béniqué* progresse par *sixième de millimètre*. *Van Buren et Keyes* ont établi une échelle montant par *demi-millimètres;* la *filière anglaise et américaine* basée sur des *fractions de pouce* est difficilement comprise par les personnes habituées au système décimal. Il est inutile d'en parler.

La plus employée en France est celle de *Charrière* qui est *quasi officielle*. Elle comprend trente numéros (de 1 à 30), et chaque cathéther augmente progressivement de *un tiers de millimètre de diamètre* sur le numéro précédent. Le numéro 1 a donc un tiers de millimètre, et le numéro 30 10 millimètres de diamètre. Tous les multiples de 3 correspondent à un diamètre exprimé par un chiffre entier.

Le numéro	3	représente	1	millimètre de diamètre.
—	6	—	2	—
—	9	—	3	—
—	12	—	4	—
—	15	—	5	—
—	18	—	6	—

Fig. 80.

Le numéro 21 représente 7 millimètres de diamètre.
—   24   —   8   —   —
—   27   —   9   —   —
—   30   —   10   —   —

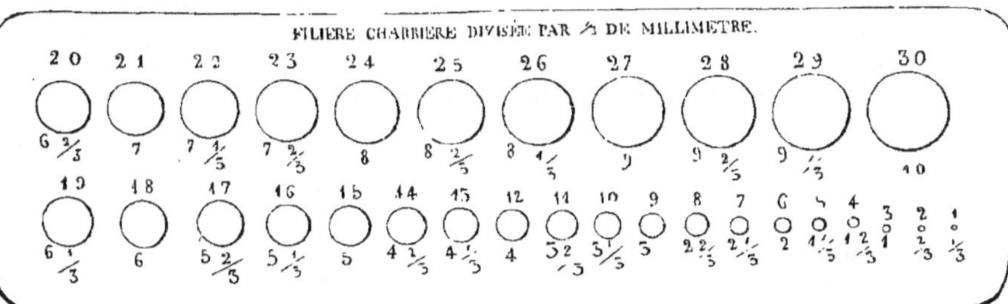

Fig. 81.

Les filières consistent en *lames métalliques* ou de carton percées d'une série de trous qui représentent chacun un calibre déterminé. On introduit dans ces ouvertures l'extrémité du cathéter dont on veut savoir le numéro.

Handerson a construit une filière en tout semblable à celles qu'emploient les luthiers pour mesurer l'épaisseur des cordes des instruments de musique. Elle est formée, en dernière analyse, d'un angle métallique allongé, dont les branches sont graduées. Si on place entre elles un cathéter, on n'a qu'à lire la dimension correspondant au point tangentiel des deux branches avec la surface externe de l'instrument pour en apprécier aussitôt le calibre.

Le diamètre moyen du canal, abstraction faite des rétrécissements normaux du méat et des sphincters, des dilatations naturelles de la fosse naviculaire, de la région bulbaire et de l'urèthre postérieur et surtout des coarctations pathologiques, correspond environ au numéro 15 ou 18 de la filière Charrière.

Un instrument de ce calibre doit pénétrer *sans mettre en jeu la dilatabilité de l'urèthre.* Il est facile d'introduire un cathéter plus gros, mais on ne peut le faire qu'en produisant une certaine extension des parois du canal.

Ces diverses notions établies, voyons maintenant comment il faut procéder dans l'emploi des *bougies flexibles.*

Dès que l'urèthre a été rendu perméable dans une certaine mesure par l'emploi de la *bougie à demeure,* et à plus forte raison si le rétrécissement est d'emblée et facilement franchissable sans le secours de cette dernière, on passe un premier cathéter de gomme. Pour le choix de cet instrument, il faut s'en rapporter à l'exploration préalable à l'aide de la bougie à boule qui a renseigné le chirurgien sur le degré de resserrement de la stricture.

On choisit d'abord une bougie d'un calibre inférieur à celui de la coarctation. On l'introduit lentement et régulièrement dans l'urèthre en suivant les règles générales données dans le chapitre qui a trait à l'Examen du malade. La main de l'opérateur doit se rendre compte à chaque instant des divers accidents pouvant porter obstacle à la progression du cathéter.

Il faut bien savoir que toute bougie flexible et droite *suit forcément la paroi inférieure de l'urèthre* qui en dirige l'extrémité. Il en est de même chaque fois qu'on introduit une tige molle dans un tube courbe. Si ce chemin permet au cathéter d'éviter la valvule de Guérin insérée sur la paroi supérieure de l'urèthre, il est par contre peu favorable au glissement régulier de la bougie dont la pointe va rencontrer et heurter toutes les saillies uréthrales qui, ainsi que nous le savons, sont disposées sur la paroi inférieure. La bougie flexible suit donc la *paroi pathologique* et a toute chance d'être entravée dans sa marche sans qu'il soit possible pour l'opérateur de lui faire éviter les obstacles en la mettant au contact intime de la paroi supérieure, comme cela se fait aisément avec les cathéters métalliques.

Il importe donc de ne pas forcer si l'instrument hésite. On s'exposerait à des déchirures et on manquerait le but de la dilatation. En cas d'arrêt on retire un peu l'instrument à soi et on tente de lui faire franchir l'obstacle.

Après quelques tâtonnements, on trouve d'habitude la voie et on finit par arriver jusqu'à la vessie.

Si on ne pouvait atteindre ce résultat, il faudrait enlever le cathéter, et en choisir un autre plus petit ou à extrémité plus olivaire.

En coudant cette dernière *à angle obtus*, on a chance de passer, le bout de l'instrument se rapprochant grâce à cette incurvation de la paroi supérieure du canal, et évitant plus aisément les obstacles de la paroi inférieure.

En cas d'insuccès, on serait autorisé à munir la bougie d'un mandrin de façon à la rendre rigide. Il serait facile alors de suivre le plafond de l'urèthre et de s'éloigner de son plancher.

S'il arrivait que la difficulté d'introduction tînt à une dilatation insuffisante par la *bougie à demeure*, on devrait faire de cette dernière *une seconde application* en prenant un numéro un peu plus fort que le premier, et en s'entourant de toutes les précautions destinées à prévenir la cystite alcaline.

Dès qu'on est arrivé dans la vessie, deux conduites peuvent être tenues :

Ou bien on retire la bougie aussitôt (Thompson [1]) ;

Ou bien on la laisse en place jusqu'à ce que le malade se plaigne (Curtis [2]), c'est-à-dire pendant un temps variant en moyenne de trois à dix minutes.

Pour ma part, je me défie du séjour prolongé dans l'urèthre du cathéter en gomme. Je ne vois pas d'inconvénient à cette pratique si le malade ne souffre pas et se montre tolérant. Mais dans le cas contraire la méthode devient dangereuse. Quant à ses avantages directs, je ne lui en connais pas. A partir du moment où l'on emploie les bougies flexibles, on demande son secours à *l'action dilatatrice mécanique directe*, et on ne fait plus intervenir la régression spéciale que provoque la bougie à demeure.

Une fois que l'instrument a franchi la coarctation, il a donné tout son effet, et son séjour en ce point n'a pas raison d'être. Le cathéter actuel ne doit jamais être considéré comme un instrument à demeure. Ce qui le prouve bien, c'est qu'on ne peut le laisser en place que quelques minutes. Il n'est pas possible en si peu de temps qu'il provoque le ramollissement régressif étudié plus haut, et qu'il favorise ainsi la dilatation. Par contre, si on voulait prolonger son séjour dans le canal, on déterminerait à brève échéance de la *douleur*, des *éraillures de la muqueuse*, et de l'*infiltration*. Nous avons vu à plusieurs reprises cette pratique donner lieu à des complications sérieuses.

Etant donné qu'au-dessus des calibres les plus faibles on ne doit pas employer les bougies comme instruments à demeure, il nous paraît tout à fait inutile de laisser ces dernières pendant quelques minutes dans l'urèthre. Ce temps est insuffisant pour produire un résultat réel autre que celui dû au simple passage du cathéter, mais il est suffisant pour permettre à la bougie d'exercer sur le canal et la vessie une action irritative prédisposant ces organes à l'inflammation.

Nous conseillons donc d'*enlever lentement et sans brusquerie la bougie dès qu'elle est parvenue dans la vessie.*

Cela fait, on introduit de la même façon que précédemment un autre instrument semblable, mais un peu plus fort, et ainsi de suite.

Le point délicat est le *dosage* (Guyon) du traitement. Cela veut dire qu'il ne faut pas dépasser une certaine limite de dilatation. A ce point de vue on tiendra compte :

---

[1] *Loc. cit.*

[2] *Etude sur la dilatation des rétréciss. de l'urèthre.* Th. de Paris, 1873.

1° *De la sensation de résistance* éprouvée par l'opérateur ;

2° *De la douleur* accusée par le malade.

Cette *sensation* est difficile à décrire. L'expérience et l'habitude permettent surtout de l'apprécier à sa juste valeur.

Dès que la main est obligée de déployer une certaine force pour franchir l'urèthre, c'est signe qu'on ne doit pas aller plus loin. A ce moment on poussera lentement et peu à peu en s'arrêtant dès qu'on comprendra qu'il est imprudent d'augmenter la dilatation.

La *douleur* éprouvée par le patient n'a de valeur dans l'espèce que lorsqu'elle est *réelle* et qu'elle n'est pas le résultat de la pusillanimité d'un malade effrayé.

En général, la dilatation ne doit produire qu'un *minimum* de souffrance qu'on n'outrepassera jamais, tout en tenant compte, bien entendu, du nervosisme et de la sensibilité de chaque sujet.

Relativement au *nombre de bougies à introduire à chaque séance*, on se comportera différemment suivant les cas.

D'ordinaire, au début du traitement, il est possible de passer plus de numéros consécutifs qu'à une époque plus reculée.

En effet, à mesure que le calibre des cathéters augmente, la mise en jeu de l'élasticité du canal s'accroît, se rapproche de son point extrême, et rend la dilatation de plus en plus pénible.

On ne fera au plus que *trois séances par semaine*. Quand on les répète chaque jour, on s'expose à provoquer une *uréthrite aiguë* qui s'oppose à la continuation du traitement. Pendant ce repos forcé on perd le bénéfice des dilatations précédentes, sans compter les complications urétéro-rénales qu'on voit parfois succéder à une action chirurgicale trop brusquement conduite.

Une certaine *irritation très légère* du canal est nécessaire pour assurer la dilatation. Nous avons vu que la bougie à demeure provoque une sorte de phlegmasie régressive de contact qui facilite beaucoup le passage ultérieur des bougies.

Mais, *si le processus est trop actif*, il est préjudiciable au malade en devenant le point d'origine d'accidents multiples, en nécessitant la suspension du traitement, et en favorisant le retour sur lui-même du rétrécissement.

En conséquence, *on marchera plus vite en procédant lentement.*

Jusqu'à quel point doit-on dilater avec les bougies molles ?

Les avis sont partagés. Les uns croient pouvoir achever la cure avec ces instruments, et parviennent jusqu'au numéro 30 de la filière de Charrière. Les autres s'arrêtent au numéro 22 ou 23, en recommandant au patient de se passer de temps en temps une bougie de ce calibre, etc.

Pour moi, *les bougies molles ne constituent qu'un intermédiaire entre la bougie filiforme à demeure et les bougies métalliques.*

Leur action représente une étape du traitement. Si on se contente de ce qu'elles peuvent donner, on peut être assuré que la guérison ne tiendra pas longtemps.

En conséquence, je ne monte pas au-delà des numéros 16 ou 17, qui correspondent au 32 et 34 Béniqué. A ce degré il est facile d'introduire les premiers instruments métalliques, et on a tout avantage à demander à ces cathéters rigides ce que les bougies molles ne donneraient pas ou donneraient très imparfaitement.

Depuis longtemps, j'ai abandonné les instruments dont je viens de parler dans les lignes précédentes. Je leur ai substitué des cathéters d'une forme spéciale qui ont l'avantage de faire *rapidement, sans danger* et *plus complètement* ce que font moins vite et moins bien les bougies molles. Je n'ai jamais eu à me plaindre de mon procédé auquel je dois déjà un très grand nombre de succès. Il est bien entendu que, si on emploie mes instruments, on ne leur demandera *que ce que peuvent donner les cathéters mous et flexibles.* Ils procureront ce résultat d'une façon parfaite ; mais j'estime qu'il ne faut pas s'en tenir là pour assurer au malade une guérison durable et que le procédé en question doit toujours être le précurseur de la dilatation par les bougies métalliques.

Quand on enfonce dans l'urèthre rétréci un instrument progressivement conique, à mesure que celui-ci pénètre plus avant, l'action dilatatrice exercée par lui augmente puisque son diamètre devient de plus en plus grand.

C'est le principe de *la dilatation progressive faite avec des cathéters multiples, sauf qu'ici c'est la même bougie qui donne le résultat complet.*

Cette *dilatation* mérite le nom de *conique,* ou celui de *lente progressive extemporanée.*

C'est de la dilatation et non de la divulsion, car il ne doit y avoir aucune rupture des tissus stricturés. Le procédé actuel rentre dans le groupe des *moyens de douceur.* L'instrument agit *lentement,* sans aucune brusquerie ; quoique cela, la dilatation est remarquable par sa *rapidité* comparativement à celle obtenue avec les bougies en gomme ordinaire. Elle est *quasi extemporanée,* et souvent deux ou trois séances suffisent pour donner la totalité du résultat cherché. Cette dilatation est enfin aussi *progressive* que celle obtenue avec la série complète des autres cathéters.

Lorsque le canal est le siège d'une coarctation *trop serrée* (rétrécissement traumatique), trop dense pour permettre sans déchirures la progression de nos instruments, notre procédé n'a plus de valeur. Il ne vise pas ces cas, et n'a que la prétention de *rempla-cer avec avantages les bougies en gomme qui, dans la circonstance precédente, échoueraient aussi complètement.*

Lorsqu'on juge que la dilatation sera impuissante à donner une guérison, il est inutile d'y recourir, et on fera mieux de choisir d'emblée l'uréthrotomie interne ou externe.

Nos instruments devaient présenter les qualités suivantes :

1° *Etre très régulièrement coniques*, c'est-à-dire commencer par une extrémité très fine pour se terminer par une extrémité volumineuse, chaque numéro de la filière se trouvant représenté sur le trajet de la bougie à une distance égale du précédent et du suivant ;

2° *Etre très longs.* Courts, la dilatation conique eût été trop rapide et trop brutale, et on n'aurait pas obtenu la progression que nous recherchons. Le procédé se fût rapproché de la divulsion, ce que nous ne voulions pas ;

3° *Etre extrêmement souples.* Grâce à leur longueur, nos bougies doivent forcément se replier dans la vessie. Il est nécessaire qu'elles puissent le faire sans blesser le moins du monde le réservoir urinaire.

Ces divers desiderata ont été obtenus par M. Delamotte qui a su donner à nos cathéters la *souplesse*, la *résistance* et la *cohésion* nécessaires pour s'opposer à la fissuration au moment de l'enroulement dans le réservoir urinaire.

J'ai adopté *deux numéros, et ces deux bougies constituent toute ma série de cathéters mous.*

Chaque instrument offre 70 *centimètres de longueur.*

L'instrument 1 correspond à son extrémité mince au numéro 1 de la filière de Charrière, et à son extrémité opposée au numéro 15 de la même échelle.

Le 2 s'étend du numéro 4 au numéro 24.

En d'autres termes, la bougie 1 offre à son origine un tiers de millimètre de diamètre et 5 millimètres à sa terminaison.

Et la bougie 2, 1 millimètre plus un tiers de millimètre à son début, et 8 millimètres à sa terminaison.

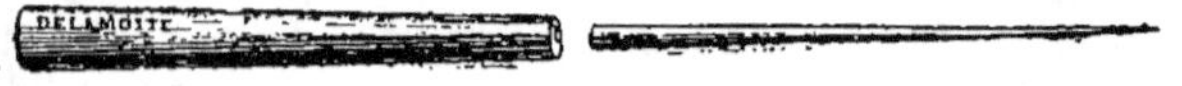

Fig. 82.

Leur partie moyenne correspond au numéro 8 pour le 1, et au numéro 12 pour le 2.

L'extrémité fine de la bougie 1 est *pointue ;* celle du 2 est *très légèrement olivaire.*

La première bougie est *pleine dans toute son étendue.*

La seconde est *creuse dans sa portion la plus grosse.* Sans cela, elle serait trop rigide et ne pourrait pas se replier facilement dans la vessie.

Qu'on ne croie pas que ces deux *longues bougies coniques* sont la suite l'une de l'autre, et qu'il faut passer *systématiquement* la première d'abord, et la seconde ensuite.

L'action du cathéter 2 complète et perfectionne celle du cathéter 1. Mais souvent ce dernier suffit pour assurer le libre passage aux bougies métalliques. Dès que les béniqués traversent le rétrécissement, les *longues bougies coniques* ont donné leur effet, et rempli leur rôle. A partir de ce moment, la dilatation sera faite exclusivement avec les cathéters rigides.

La grosse extrémité de ma bougie 1 correspondant au numéro 15 de la filière Charrière, l'introduction de cet instrument sera le plus souvent suffisante pour permettre le passage du premier béniqué, c'est-à-dire du numéro 25, qui représente un peu plus du calibre 12 de l'échelle précédente.

Ma bougie 2, en exagérant un peu la dilatation, permet de choisir d'emblée un numéro Béniqué plus fort que le 25. On maniera le cathéter 2 avec plus de ménagement que le 1, car, étant forcément plus rigide, il expose un peu plus aux déchirures de la coarctation. Je ne l'introduis jamais *au-delà de la moitié ou des deux tiers de sa longueur* au plus, ayant observé que cette pénétration est toujours largement suffisante pour l'introduction consécutive des bougies métalliques.

Le *manuel opératoire* est des plus simples.

Deux cas se présentent :

1° Le rétrécissement est serré, irrégulier, difficilement franchissable. On introduit alors la bougie filiforme qu'on laisse *à demeure* et qui constitue le premier stade du traitement. Dès qu'on la retire, au bout de vingt-quatre heures, on fait passer la *longue bougie conique* 1 ;

2° Le rétrécissement, quoique très serré, admet une bougie fine, auquel cas on emploie de suite notre cathéter 1. Son introduction est facilitée par les différentes courbures qu'on imprime à son extrémité mince (tortillée, incurvée, en baïonnette, etc.).

Quoi qu'il en soit, l'instrument est bien graissé sur toute son étendue. On en laisse tomber la grosse extrémité sur le ventre du malade recouvert d'une serviette propre, et on en pousse la pointe dans l'urèthre. On tient la bougie de la main droite, pendant que la main gauche dirige la verge comme pour le cathétérisme ordinaire.

On franchit l'obstacle de la même façon qu'avec une bougie filiforme (mouvements de va-et-vient, de rotation, tâtonnements, etc.), et bientôt on parvient dans la vessie. On s'en rend compte en estimant la quantité de bougie qui a disparu dans le canal. Du reste, à ce moment, le malade accuse une très légère souffrance due au contact du cathéter avec la paroi vésicale postérieure.

On n'a alors qu'à pousser progressivement et sans hâte *en ne s'occupant plus que de la résistance perçue par la main*, et de *la douleur accusée par le malade*.

L'introduction complète dure tantôt quelques secondes, tantôt plusieurs minutes. L'opérateur devra exercer tout le temps de la pénétration une *certaine poussée* sur le cathéter. C'est cet effort qu'on *dosera* soigneusement, car c'est lui qui représente la puissance dilatatrice. Fréquemment le *spasme interuréthral* se surajoute à la coarctation. On s'en aperçoit lorsque l'instrument arrêté activement se met tout à coup et sans qu'on ait augmenté l'effort de propulsion à pénétrer avec facilité.

La *résistance stricturale* se caractérise à l'inverse de celle du spasme par *sa longue durée*. On aura donc de la patience ; on ne lâchera pas la bougie, et la main exercera sur elle une certaine poussée modérée et continue. Bientôt on voit le cathéter progresser insensiblement ; sitôt qu'on s'aperçoit qu'il ne bouge plus du tout, et qu'il fléchit légèrement sous l'effort de la pression, on le retire.

On en fait de même dès que la *souffrance* ressentie par le patient acquiert une certaine intensité. *Mon procédé, en effet, ne doit pas être douloureux.* A ce point de vue les calmants généraux, les bains, les bromures, si le sujet est impressionnable et nerveux, éloigneront beaucoup cette dernière limite et permettront une dilatation plus active.

Souvent la *longue bougie conique numéro 1 pénètre rapidement et tout entière dans l'urèthre.* Cela se voit dans les rétrécissements jeunes et mous ou dans les strictures valvulaires.

On peut alors, si le malade ne se sent pas fatigué, passer de suite le numéro 2 en partie, et dès la séance suivante la dilatation est continuée avec les bougies métalliques.

D'autres fois le cathéter numéro 1 *ne peut être introduit que d'une façon lente* soit à cause du spasme, soit plutôt en raison de la résistance stricturale. Lorsque la difficulté tient à la contracture du sphincter, l'opération est un peu plus longue et plus douloureuse. Ce n'est pas là une circonstance susceptible de faire suspendre la séance. Quand, au contraire, l'obstacle à la pénétration est

continu et qu'il tient à la dureté du tissu rétréci, on saura se limiter
et retirer l'instrument dès qu'il aura subi une certaine progression,
et qu'on éprouvera une résistance notable. Au besoin on n'enfon-
cerait qu'une faible partie de la bougie, pour recommencer
quelques jours plus tard.

Enfin, si le cathéter après une certaine pénétration refuse d'aller
plus loin, et ce, malgré plusieurs tentatives faites à quelques jours
d'intervalle, on peut être convaincu que la *dilatation de quelque
façon qu'elle soit pratiquée échouera.* Il vaut mieux renoncer de
suite à cette méthode pour *recourir à l'incision du point coarcté*
(uréthrotomie).

Pour faire pénétrer notre *longue bougie conique numéro 2*, on
s'entourera de plus de précautions que pour le numéro 1. Il est
inutile de l'introduire en entier. La moitié de la longueur suffit
dans tous les cas. Cependant, si on sent que la stricture n'oppose
qu'une faible résistance à la pénétration du cathéter, il vaut mieux
le pousser jusqu'au bout. On gagne ainsi beaucoup de temps,
puisque d'emblée on arrive presque au numéro 48 Béniqué (la
grosse extrémité de notre bougie numéro 2 répondant au numéro 24
de la filière de Charrière). Nous disons « presque au numéro 48 »
parce que le rétrécissement est toujours situé à une certaine distance de cette extrémité terminale de la bougie, et que, par suite, le
segment de l'instrument qui agit sur la stricture est forcément un
peu inférieur à ce calibre.

Sitôt qu'on a retiré la bougie numéro 2, on introduit un béniqué
d'un numéro plus ou moins fort suivant le degré de dilatation
obtenu par notre méthode.

Parfois il est bon d'attendre une séance ultérieure pour commencer l'emploi des instruments métalliques. Tout dépend à ce
titre de la susceptibilité de l'urèthre.

Dans le choix du calibre du béniqué à prendre en premier lieu,
on s'en rapportera *à la grosseur du segment de notre cathéter qui
aura traversé la coarctation.* On s'armera cependant toujours d'un
instrument d'une dimension un peu inférieure. Par exemple, si notre
bougie numéro 1 passe en entier, on commence par le béniqué
numéro 25 ; si le numéro 2 pénètre totalement, on peut choisir
d'emblée le béniqué 44 ou 45, etc.

Les soins qui précèdent et suivent l'emploi des *longues bougies
coniques* se confondent avec ceux qui se lient à tout cathétérisme
dilatateur.

Il est bon d'antiseptiser l'urèthre soit avec la sonde à instillation
ordinaire, soit à l'aide de celle de *Thevens à jet récurrent* (*fig.* 83).

Une *sonde filiforme non munie d'un renflement terminal* est préférable aux précédentes, car elle a plus de facilité pour progresser dans l'intérieur du point coarcté. On la met en rapport avec une seringue à bec aigu destinée à pousser le liquide antiseptique.

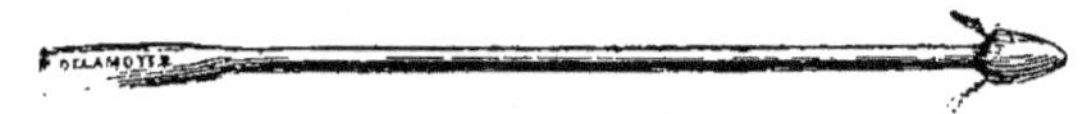

Fig. 83.

Les bains, le repos, la belladone, le bromure, les calmants, etc., trouvent ici leurs applications générales. Le malade évitera soigneusement le *froid*. Il sera bon de lui donner *systématiquement un peu de quinine avant et après chaque séance*, afin de lui éviter la fièvre que peut déterminer toute manœuvre exercée sur l'urèthre. Cette précaution est indispensable lorsqu'on se trouve en présence d'un malade qu'on ne connaît pas et dont on ignore le degré d'irritabilité du canal.

Nous n'avons jamais observé, dans l'application de notre procédé de dilatation, que quelques accidents insignifiants tels que de l'*excitation nerveuse*, de *l'agacement général*, quelques *lipothymies*, et encore ces manifestations, fréquentes chez tous les nerveux qu'on cathétérise, nous paraissent avoir été constamment indépendantes de l'action de nos bougies. Elles semblent directement en rapport avec la crainte qu'a le malade de l'acte chirurgical.

Les *hémorragies uréthrales* succédant à une distension un peu rapide sont sans aucune importance et se réduisent à quelques gouttes de sang. Leur apparition indique qu'on a *mal dosé la force dilatatrice* et qu'on a un peu éraillé les tissus.

Dans un cas cependant j'ai provoqué une urétrorrhagie assez considérable, sans cependant commettre de faute opératoire. Il s'agissait d'un rétréci atteint d'une volumineuse hypertrophie prostatique et de rétention complète.

La première séance de dilatation fut suivie d'un important écoulement de sang. J'introduisis aussitôt une sonde à béquille dans la vessie, et à mesure que l'urine qui distendait le réservoir s'en écoulait, le sang s'arrêtait. Lorsque la vessie fut vidée, l'hémorragie était tout à fait terminée. Il est évident que la rétention avait déterminé une violente congestion du corps spongieux et des veines prostatiques, et l'hémorragie devait être imputable non à notre procédé, mais à cette circonstance pathologique. Sauf ce cas, je n'ai jamais rencontré d'uréthrorrhagie tant soit peu importante.

Les avantages des *longues bougies coniques* consistent surtout dans :

1° *L'économie de temps*. Notre dilatation est quatre ou cinq fois plus rapide que celle faite avec les bougies ordinaires. Notre procédé tient en quelque sorte le milieu à ce point de vue entre la *divulsion* et la *dilatation ordinaire;*

2° *L'absence d'irritation uréthrale*. Ici on n'introduit *qu'un instrument, deux au plus*, et on évite au malade l'entrée et la sortie d'un grand nombre de cathéters successifs.

On le met à l'abri des *frottements* qui en résultent, qui agacent le patient et enflamment la muqueuse uréthrale ;

3° La *sûreté de main est absolue* dès que la pointe de l'instrument est parvenue dans la vessie. On est certain de ne pas faire *fausse route*, de ne pas dérailler. On n'a qu'à pousser la bougie, comme dans le cathétérisme conducteur ;

4° *Le dosage du traitement est des plus faciles*. On n'a en effet qu'à faire progresser la bougie jusqu'au moment où la main éprouve une résistance telle que l'instrument *fléchit* un peu sous l'effort, et que le malade accuse une souffrance assez vive ;

5° *Enfin on n'observe pas d'hémorragies* en raison de l'absence des tâtonnements, des heurts contre les parois anfractueuses du canal, des frottements qu'il est si difficile d'éviter avec l'emploi des bougies successives.

La seule objection qu'on pourrait faire à nos cathéters, c'est qu'ils semblent exposer la vessie à s'enflammer, en raison du traumatisme résultant de leur enroulement dans la cavité du réservoir urinaire.

J'ai prévu et redouté cette complication dès que j'ai commencé à employer mes instruments, c'est-à-dire il y a sept ans. Je me hâte d'ajouter que je ne l'ai jamais observée, ayant toujours eu le plus grand soin d'employer des cathéters très souples et surtout *extrêmement propres*. J'attribue à cette dernière qualité une importance bien plus grande qu'à la première, au point de vue de la détermination de la *cystite secondaire*.

DILATATION PAR LES BOUGIES MÉTALLIQUES

Cette dilatation est le complément de celle effectuée au moyen des bougies flexibles. *Elle termine le traitement, et assure la guérison*. Elle permet en effet d'atteindre un calibre que ne donnent qu'imparfaitement et très difficilement les cathéters en gomme.

Les bougies métalliques ont été employées très anciennement puisqu'au dire d'Astruc un médecin dont le nom s'est perdu et qui vivait vers la seconde moitié du xvıᵉ siècle pratiquait à Nîmes la cure des rétrécissements uréthraux en introduisant dans leur cavité une série de douze sondes de plomb graduées.

Mais il faut arriver à Béniqué[1] pour voir les cathéters métalliques prendre rang parmi les *instruments destinés exclusivement à la dilatation*. Ce médecin mit en relief les avantages qu'on en retire, et établit leur graduation. Ses bougies sont parvenues jusqu'à nous après avoir subi certaines modifications, mais en conservant leur plan général de conformation ; aussi a-t-on eu raison de leur donner le nom de leur inventeur qui est resté le synonyme des instruments en question.

Les anciens béniqués étaient faits en plomb. Aujourd'hui on emploie l'*étain* qui salit moins les doigts. On a essayé du nickel et du maillechort afin d'éviter les déformations qui atteignent les métaux trop malléables. Mais ces tentatives ont eu le tort d'affaiblir le poids des instruments qui parcourent d'autant plus aisément l'urèthre qu'ils sont plus lourds.

J'ai eu l'idée de faire construire en nickel des béniqués creux dont la cavité est ensuite remplie de plomb. De cette façon on obtient des cathéters très propres et conservant leur courbure normale sans perdre de leur pesanteur. L'inconvénient en est le prix plus élevé. Je m'empresse d'ajouter que les béniqués classiques sont toujours très suffisants.

Les bougies métalliques sont formées de trois parties : 1° *partie recourbée (bec)*; 2° *partie droite (tige)*; 3° *partie aplatie (extrémité libre ou manche) (fig. 84).*

La portion courbe représente *un peu moins du tiers d'une circonférence de 9 centimètres de diamètre.* Cette courbure est plus accusée que celle de la sonde de Gély, de Nantes.

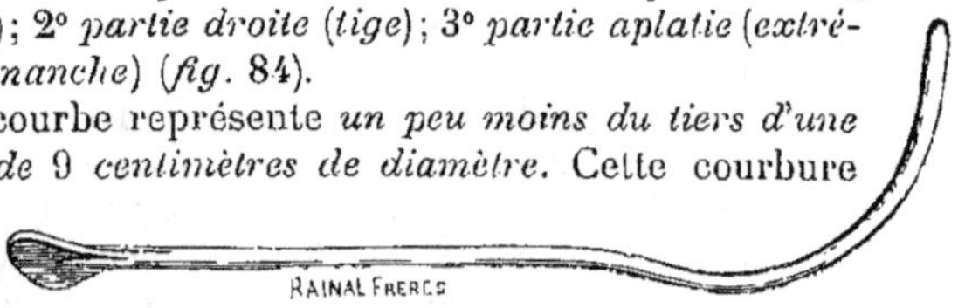

Fig. 84.

Le bec du béniqué est très légèrement redressé. Il est séparé de la tige par une légère flexuosité qui pourrait être supprimée sans que l'instrument fût moins bon pour cela.

La *tige* a même calibre que le bec, et sa longeur est de 15 centimètres.

L'*extrémité libre* est aplatie sous forme d'une lame mince triangulaire pouvant être saisie entre le pouce et les autres doigts. On y lit le numéro graduateur situé sur la face correspondant à la concavité de la bougie, c'est-à-dire sur celle qui est le plus exposée

---

[1] BÉNIQUÉ, *Réfl. et obs. sur le trait. des rétréciss. de l'urèthre.* Paris, 1844.

à l'œil de l'opérateur lorsque l'instrument est introduit dans la vessie.

Le vrai béniqué a *même grosseur sur tous les points de son étendue.*

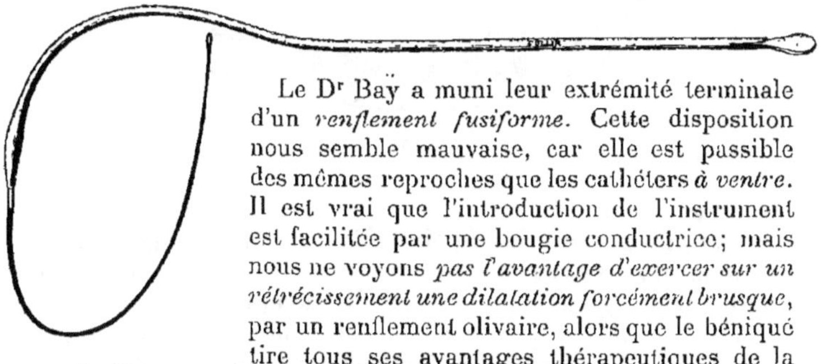

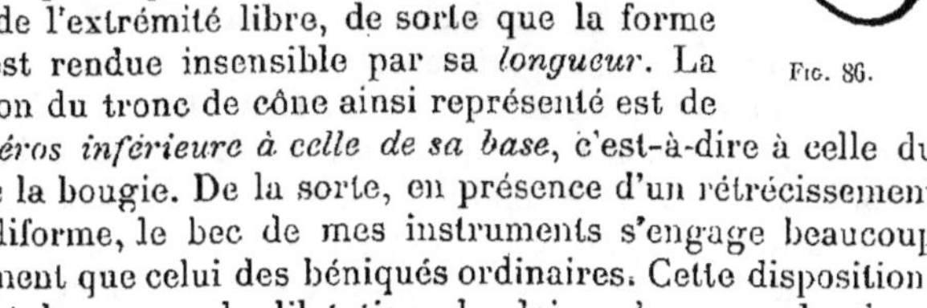
Fig. 85.

Le Dr Bay a muni leur extrémité terminale d'un *renflement fusiforme.* Cette disposition nous semble mauvaise, car elle est passible des mêmes reproches que les cathéters *à ventre.* Il est vrai que l'introduction de l'instrument est facilitée par une bougie conductrice; mais nous ne voyons *pas l'avantage d'exercer sur un rétrécissement une dilatation forcément brusque,* par un renflement olivaire, alors que le béniqué tire tous ses avantages thérapeutiques de la *dilatation essentiellement progressive* qu'il est destiné à produire.

A. Désormeaux [1] a eu l'idée, au contraire, de faire effiler l'extrémité terminale des béniqués.

Le Dr Bazy reproduit la même disposition sur ses bougies métalliques qui de plus sont munies d'un conducteur.

Cette modification du calibre est des plus heureuses, car elle rend l'introduction du cathéter dans l'urèthre beaucoup plus aisée.

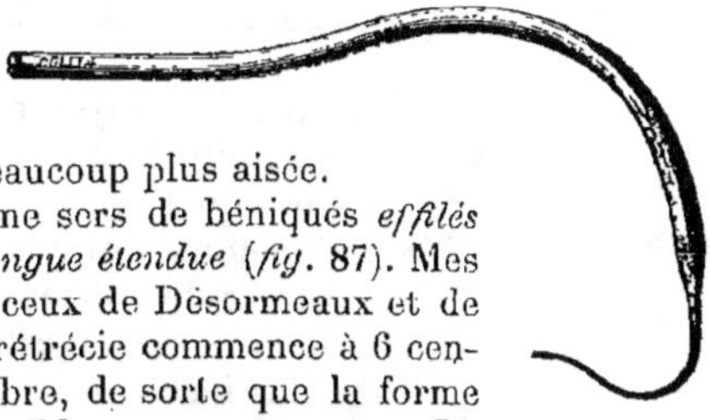

Depuis longtemps je me sers de béniqués *effilés légèrement sur une très longue étendue (fig. 87).* Mes instruments diffèrent de ceux de Désormeaux et de Bazy en ce que la partie rétrécie commence à 6 centimètres de l'extrémité libre, de sorte que la forme conique est rendue insensible par sa *longueur.* La terminaison du tronc de cône ainsi représenté est de

Fig. 86.

trois numéros inférieure à celle de sa base, c'est-à-dire à celle du restant de la bougie. De la sorte, en présence d'un rétrécissement infundibuliforme, le bec de mes instruments s'engage beaucoup plus aisément que celui des béniqués ordinaires. Cette disposition, qui permet de pousser la dilatation plus loin qu'avec ces derniers,

<hr>

[1] Art. *Bougie, in: Dict. de méd. et de chirurg. prat.*

est aussi très utile lorsque le méat urinaire est un peu étroit. La
conicité terminale autorise, dans ces cas, l'introduction de trois à
quatre numéros de plus qui ne pourraient pas pénétrer du tout si
le cathéter était cylindrique.

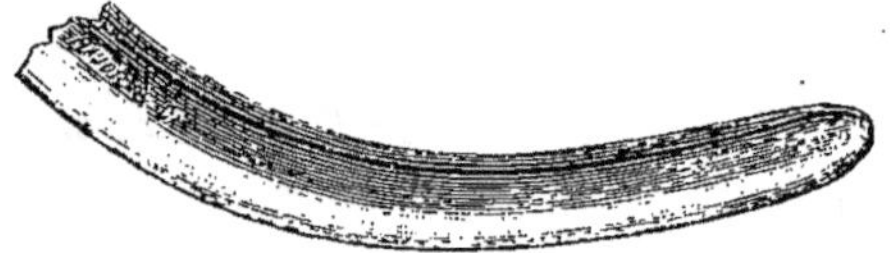

Fig. 87.

La *forme conique* de mes béniqués ne commence qu'à partir du
numéro 48. Au-dessous de ce point elle n'aurait pas raison d'être,
car, si le méat ou l'extrémité antérieure d'une coarctation se refu-
sait à livrer passage à un instrument de ce calibre-là, *la section à
l'aide de l'instrument tranchant* s'imposerait afin d'obtenir une dila
tation beaucoup plus large et capable de donner une guérison complète. Dans ces circonstances ce ne seraient pas deux ou trois numéros de plus qui pourraient parfaire la dilatation.

Je dois ajouter que mes bougies n'ont pas de conducteur.

M. le professeur Guyon, pour faciliter l'emploi des béniqués, leur
a adapté *une bougie conductrice*. Pour que celle-ci ait une prise
solide, il est néces-
saire que le métal de
l'instrument soit dur
et résistant. M. Guyon a choisi le maillechort.

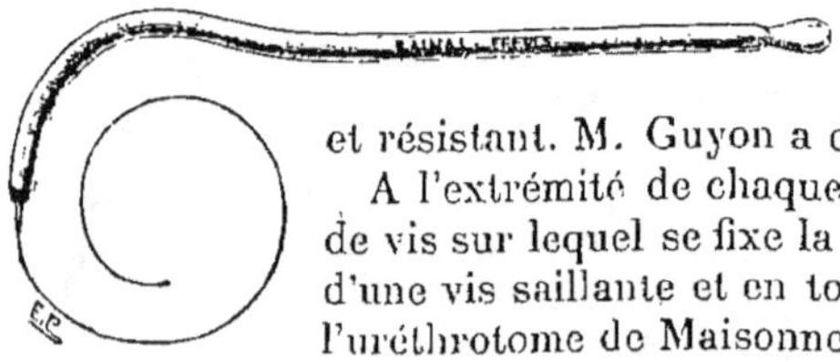

A l'extrémité de chaque cathéter existe un pas
de vis sur lequel se fixe la bougie filiforme *armée*
d'une vis saillante et en tout semblable à celle de
l'uréthrotome de Maisonneuve (*fig.* 88).

Il est évident que cette disposition facilite le
passage des instruments, et en rend la manœuvre

Fig. 88.

plus aisée aux mains inexpérimentées.

Mais elle augmente dans des proportions très considérables la
longueur de chaque séance de dilatation. En effet il faut, après
introduction de la bougie conductrice, visser sur son extrémité chacun des cathéters qu'on veut faire passer à travers le rétrécissement et le dévisser lorsqu'il a rempli son office. Ces manœuvres
sont rendues difficiles par la petitesse de la bougie filiforme qu'il
n'est pas très commode de maintenir entre les doigts, et par la
forme du béniqué qui se prête mal à une rotation de l'instrument
autour de l'axe de son extrémité terminale. Ces inconvénients ne

seraient rien s'ils n'atteignaient que l'opérateur. Mais, quand le
malade est nerveux et impressionnable, elles prolongent l'acte chirurgical dont il est bon au contraire de diminuer la durée autant
qu'on le peut dans ces conditions.

Qu'on joigne à cela que la bougie filiforme peut quitter le béniqué et rester dans la vessie. Il est vrai que cet accident serait impardonnable, car il résulterait d'un défaut de vérification de la solidité
des mortaises et du pas de vis, dont on doit essayer soigneusement
la résistance avant chaque introduction des cathéters.

Les instruments de maillechort ont l'avantage de ne pas se défor-
mer. Mais cela devient parfois un inconvénient. En effet il est bon
chez les sujets à prostate un peu grosse d'imprimer un léger coude
à la portion terminale de la bougie béniqué afin d'en rapprocher
la conformation de celle de la sonde de Mercier.

Inversement, dans quelques cas on redresse avec avantage la
courbe, de façon à augmenter le diamètre de la circonférence dont
le béniqué représente un segment. Ces déformations facilitent
le cathétérisme lorsque le canal est plus ou moins courbe.

Les béniqués sont des instruments qui ne donnent de bons résultats que lorsqu'ils sont maniés très légèrement et par une main
exercée.

Or dans ces conditions-là l'opérateur n'a pas besoin de conducteur pour l'aider. D'autre part, même avec l'assistance de ce dernier, ces bougies, entre des mains inexpérimentées, peuvent devenir des instruments de force et par suite présentent des dangers.
Aussi un apprentissage assez long est-il toujours nécessaire pour que
la dilatation par ces cathéters donne tout ce dont elle est capable.

Nous avons dit et répété que les béniqués sont des instruments
qui *doivent entrer en scène seulement lorsque la voie leur est tracée
par une certaine dose de dilatation à l'aide des bougies flexibles.* Si
l'urèthre est tortueux, raboteux, ses irrégularités rendent difficile
l'introduction de cathéters métalliques : il faut en réserver l'emploi,
et continuer à élargir par les bougies de gomme. Le béniqué trouvera donc un chemin tout préparé. Dans ces conditions le conducteur n'a guère raison d'exister. Par contre, nous attachons une
grande importance à l'emploi de cet auxiliaire *au début du traitement,* quand la traversée du canal est pénible et incertaine. Nos
longues bougies coniques présentent à ce point de vue une grande
sécurité.

Pour nous les béniqués, malgré leur poids et leur volume, sont des
instruments de grande douceur. Ils doivent toujours pénétrer pour
ainsi dire d'eux-mêmes, et la main du chirurgien n'a qu'à les diriger. On comprend qu'on serait obligé de s'écarter de cette règle

de conduite si un élargissement préalable de l'urèthre n'avait pas été effectué pour leur ouvrir la route. On s'exposerait de la sorte aux complications signalées partout, mais que nous n'avons jamais observées pour notre part.

Les bougies de Béniqué sont au *nombre de trente-six dans la filière complète.* On a construit en effet des séries incomplètes dans lesquelles les numéros du début sont plus élevés que ceux du jeu normal. A cela nous ne voyons rien de sérieux à objecter, à condition que le calibre initial commence au moins au 35. On en sera quitte pour prolonger plus longtemps la première phase de la dilatation par les bougies de gomme.

Mais certains fabricants ont établi des séries de béniqués, dans lesquelles un numéro manque sur deux. Cette modification est détestable, car elle fait perdre à la méthode toute sa valeur en violant son principe fondamental, qui est de dilater LENTEMENT et PROGRESSIVEMENT.

La filière de Béniqué commence au numéro 25 et finit au numéro 60. Elle progresse par *sixième de millimètre de diamètre.* Le numéro 25 correspond donc à 4 millimètres plus 1/6 de millimètre et représente un peu plus du 12 de l'échelle de Charrière. Le numéro 60 répond exactement à 10 millimètres de diamètre, c'est-à-dire au numéro 30 de la filière Charrière.

Les avantages des bougies métalliques sont considérables. Leur emploi exclut toute force, et la douleur qu'elles procurent est nulle ou insignifiante (à condition qu'elles soient bien maniées).

Elles ne grattent pas le canal, et cheminent dans son intérieur avec une aisance parfaite; même au niveau du sphincter interuréthral, région où les bougies fines éveillent une souffrance vive, les béniqués n'en déterminent qu'une extrêmement légère.

Ils résistent mieux que tout autre instrument aux pressions exercées sur eux par les strictures, et dilatent admirablement, aplanissent, atrophient les tissus coarctés et les aspérités uréthrales.

De plus, ils exercent une sorte de massage excentrique sur les tissus sains, mais un peu enflammés, qui se trouvent au voisinage des rétrécissements, et à ce titre ils en modifient très bien la vitalité.

Nous devons signaler ici les *bougies pleines en acier poli* dont Gouley[1], van Buren et Keyes[2] ont conseillé l'usage et qui sont très employés en Amérique. Ce sont des sortes de béniqué, à grande

---

[1] *Loc. cit.*
[2] *Genito-urinary diseases with. syph.*, 1874.

courbure et à extrémité conique. Leur forme générale se rapproche de celle de la sonde ordinaire destinée à l'évacuation de la vessie. La courbure en est plus ouverte. Elles sont graduées suivant la filière anglaise.

Mentionnons aussi les *bougies cannelées avec conducteur* de Gouley.

Ce sont des instruments très ingénieux. Ils consistent en cathéters, cannelés sur la convexité. A l'extrémité vésicale, la cannelure devient un petit tunnel complet, un petit cylindre.

On introduit d'abord dans le canal une bougie fine conductrice, puis on engage l'extrémité externe de celle-ci dans le tunnel du cathéter que l'on pousse dans l'urèthre et dont la pointe suit forcément la bougie filiforme. Celle-ci maintenue tendue par une traction légère se loge dans la cannelure. On passe de la sorte des calibres de plus en plus volumineux.

Les *dilatateurs du Dr Burge*[1] s'éloignent des bougies pleines que nous venons de passer en revue. Ce sont des instruments incapables de donner une dilatation bien sérieuse.

Ils consistent en quatre tubes, de grosseur différente et rentrés les uns dans les autres. On enfonce l'appareil jusqu'au niveau de l'orifice antérieur de la coarctation. A ce moment-là on fait sortir le plus petit tube qui pénètre dans la stricture et la traverse, puis on y pousse successivement les tubes plus volumineux.

Cet appareil a été construit sur un modèle droit et sur un modèle courbe.

Je l'ai essayé, mais je n'en ai retiré aucun avantage bien marqué.

Les *béniqués* sont jusqu'à présent *les instruments de choix pour la dilatation ultime des rétrécissements dilatables*.

Étudions maintenant la *manière de procéder au cathétérisme au moyen de ces bougies métalliques*.

Après avoir chauffé les béniqués en les plongeant dans de l'eau chaude (surtout si l'on est en hiver), ou mieux en les flambant légèrement sur un fourneau à gaz, on les graisse sur toute leur étendue à l'aide de vaseline. Le malade prend la position que nous avons indiquée au chapitre consacré à l'*Exploration uréthrale*.

Pour faire arriver le cathéter courbe jusqu'à la vessie on peut s'y prendre de plusieurs façons, qui constituaient autrefois des *procédés spéciaux*. Aujourd'hui on attache avec raison bien moins d'importance à ces différents *tours de main*, que nous ne signale-

---

[1] *Medical Record*, 23 janvier 1886.

rons que très brièvement, préférant insister davantage sur les règles générales du cathétérisme méthodique.

Le procédé dit *tour de maître* consistait à introduire le cathéter courbe dans le canal, la *convexité tournée vers le ventre*. Le chirurgien se plaçait pour cela en face du malade couché en travers du lit.

Dès que le bec arrivait au-dessous des pubis, l'opérateur faisait exécuter brusquement à l'instrument un demi-tour ramenant son extrémité externe sur la ligne médiane du ventre.

En même temps il poussait le bec dans la vessie et achevait le cathétérisme en portant entre les cuisses du malade la partie aplatie tenue entre les doigts.

Le demi-tour communiqué à la sonde devait se combiner avec l'abaissement destiné à faire pénétrer le bec dans la vessie.

Le procédé d'*Abernéthy* ressemblait beaucoup au précédent. La position du patient et celle du chirurgien étaient les mêmes. La sonde pénétrait la convexité tournée du côté du ventre du sujet. Au moment où le bec arrivait sous l'arcade pubienne, on inclinait l'extrémité externe en bas, vers le plan du lit, de façon à engager le cathéter au-delà de la portion membraneuse en le forçant à suivre la paroi supérieure de l'urèthre. Dès qu'il avait pénétré dans l'urèthre postérieur, et qu'il affleurait le col vésical, on ramenait la partie tenue entre les doigts au voisinage de la ligne médiane de l'abdomen grâce à un demi-tour rapide. Cette manœuvre différait de celle faite dans le cas précédent en ce qu'au lieu d'être produite au moment de la traversée de la portion membraneuse elle était exécutée lorsque le bec était déjà parvenu à l'orifice vésical.

Le procédé dit *ordinaire* comprenait *trois temps* :

1° La sonde était présentée au méat, sa concavité tournée vers le ventre, et sa tige étant parallèle à la ligne blanche de l'abdomen. Le chirurgien se plaçait à la gauche du malade. Il poussait l'instrument parallèlement au plan du ventre, et le bec arrivait ainsi jusqu'au niveau des pubis;

2° Il éloignait alors de l'abdomen l'extrémité libre du cathéter courbe et peu à peu il en rendait la tige perpendiculaire à l'axe du corps. De cette façon il engageait le bec dans l'urèthre postérieur;

3° Il n'avait plus alors qu'à abaisser vers le plan du lit l'extrémité tenue entre les doigts pour faire pénétrer le bec dans l'intérieur de la vessie.

Ce dernier procédé est le plus facile à exécuter. Les deux autres, surtout celui du *tour du maître*, sont plus périlleux. Néanmoins avec une certaine habitude on arrive à les exécuter brillamment et sans le moindre danger. Mais leur avantage réel au point de vue du malade nous échappe, car nous ne pouvons admettre que le volume trop considérable de l'abdomen en s'opposant à la progression de la sonde parallèlement à son plan (premier temps du procédé ordinaire) nécessite une manœuvre pouvant être très dangereuse entre des mains inexpérimentées.

La méthode que nous allons décrire maintenant a l'avantage de s'appliquer à tous les cas et d'être la moins douloureuse et la plus sûre.

Tout d'abord il faudra s'exercer à cathétériser le malade en se plaçant aussi bien à sa *droite* qu'à sa *gauche*. Nous verrons du reste que la différence de position ne change rien aux divers mouvements à exécuter.

La verge du malade sera toujours saisie de la main gauche soit simplement entre le pouce, d'une part, et les deux doigts suivants, de l'autre ; soit de préférence entre la face dorsale de l'annulaire et de l'auriculaire, d'un côté et de l'autre la face palmaire de l'index et du médius. On rabat le prépuce en arrière, et le pouce vient s'opposer naturellement à l'index. De cette façon la verge est bien immobilisée, le gland découvert et le méat rendu facilement béant. Comme on est placé sur le côté du malade, on comprend que la pression des doigts s'exerçant sur les corps caverneux ne gênera pas le passage du cathéter à travers l'urèthre.

Si on se trouvait à droite du sujet, le bord cubital de la main gauche reposerait sur le pubis.

Il vaut mieux se mettre à gauche car cette situation est beaucoup plus commode pour les droitiers qui sont majorité. Dans ces conditions, le bord cubital de la main qui tient la verge se met en rapport avec les bourses du malade.

Le cathétérisme avec l'instrument courbe peut en réalité être *décomposé en deux temps : 1° le cathéter arrive jusqu'au-dessous du pubis et commence à s'engager dans la portion membraneuse ; 2° il dépasse cette dernière et franchit l'urèthre postérieur.*

PREMIER TEMPS. — C'est le plus facile à effectuer.

L'opérateur se met à gauche du patient, de façon que la face antérieure de son corps soit franchement opposée au flanc correspondant du sujet. Il saisit le béniqué de la main droite en le tenant sans raideur ni effort, mais avec sûreté. Il en place l'extrémité aplatie dans la paume de la main comme le bistouri en première position, ou bien il la tient entre le pouce en haut et l'index replié en bas. La première façon donne plus de force, et la seconde plus de légèreté.

Le béniqué est alors poussé dans l'urèthre jusqu'à ce qu'il ne puisse plus progresser du tout. Dans ce mouvement la tige du cathéter est perpendiculaire à l'axe du corps du malade, ou plutôt légèrement oblique, son extrémité libre se rapprochant un peu plus de la tête que des pieds.

On n'a dans l'exécution de ce temps qu'à éviter la valvule de Guérin, ce qui est très aisé avec les instruments rigides. Une fois cet obstacle passé, on fait suivre au bec du cathéter la paroi supérieure du canal, et pour cela on fait tourner légèrement le béniqué sur son axe rectiligne de façon à en diriger l'extrémité vers le plafond de l'urèthre.

La main droite ne fait que soutenir le béniqué. Elle le pousse à peine ou pas du tout.

Le rôle de la main gauche est considérable. Elle tire sur la verge et l'amène au-devant de l'instrument. Cette traction constitue la majeure partie de la force de propulsion. Elle a le grand avantage d'effacer les plis de la muqueuse, et elle favorise beaucoup la marche du cathéter en supprimant la douleur et les hésitations qui résultent de la formation de valvules par adossement.

Toute la portion courbe du béniqué pénètre dans l'urèthre. Cette longueur correspond à 12 centimètres en moyenne.

Une sensation de résistance spéciale indique qu'on est arrivé à la portion membraneuse. On appuie alors légèrement sur la bougie métallique de manière à lui faire subir un commencement d'engagement dans cette zone rétrécie, mais sans trop insister. Grâce à sa mobilité, la portion spongieuse de l'urèthre se prête très bien à la forme très anormale que lui imprime le béniqué dans cette période de cathétérisme. Dès que le premier temps touche à sa fin, ce n'est plus le canal qui s'accommode à la courbure du cathéter. C'est l'inverse qui doit se produire sous peine d'arrêt ou d'accidents. En effet, à partir de la portion membraneuse, le conduit perd toute mobilité, et sa fixité devient à peu près complète.

DEUXIÈME TEMPS. — Il correspond au *passage de l'extrémité recourbée du béniqué à travers la majeure partie de la portion membraneuse et à la traversée complète de l'urèthre postérieur.*

Pour bien exécuter ce temps, il est nécessaire d'établir aussi exactement que possible le parallélisme entre la courbe de l'instrument et celle de la portion profonde de l'urèthre. Tout le secret réside en cette manœuvre.

Pour cela on ramène le plan du béniqué dans le plan médian du malade, avec lequel il se confond. La concavité du cathéter regarde alors le pubis, et l'extrémité libre est en rapport avec la ligne blanche dont elle est séparée par un intervalle d'autant moindre que le ventre est plus gros. Ce mouvement exige une rotation du béniqué d'environ un quart de cercle qu'on exécute autour de *l'axe du bec engagé dans l'origine de la portion membraneuse*. Celle-ci maintient et fixe l'extrémité de l'instrument, dont la tige peut décrire autour d'elle un segment de cercle sans aucun danger de fausse route.

Il est important de produire un *commencement d'engagement* de l'instrument dans la région du sphincter interuréthral, car, lorsque le bec est libre dans la dilatation bulbaire, il a de la tendance à se déplacer ; il pivote mal sur place et il est rare qu'on pénètre du premier coup dans l'arrière-canal, la rotation une fois faite.

En même temps qu'on effectue cette dernière manœuvre, on fait progresser le cathéter vers la vessie. On combine les deux mouvements qui doivent pour ainsi dire se surajouter. On ne court aucun danger en raison de la fixation du bec dans l'origine de la portion membraneuse. Quand l'extrémité externe du béniqué est arrivée dans le plan médian de l'abdomen, la bougie est parvenue dans la vessie.

C'est ce *double mouvement de rotation et de propulsion* qu'il est nécessaire de pratiquer habilement. On peut le décomposer, mais la séparation de ces deux actes est pénible pour le malade et prolonge la souffrance provoquée par la traversée uréthrale profonde.

Quand on tient le béniqué entre le pouce d'un côté et l'index replié de l'autre, il n'est pas besoin de changer la position de ces organes préhenseurs pour effectuer le second temps du cathétérisme.

Si au contraire on le saisit à pleine main ainsi que nous l'avons dit plus haut, il faut, au début du second temps, lâcher l'instrument et en reprendre l'extrémité comme une plume à écrire. Ce changement de position est nécessaire pour pouvoir manier facilement la bougie.

Dans l'exécution de ces divers mouvements le béniqué figure un *levier coudé du premier genre* dont le grand bras est représenté par la tige, tandis que le petit bras correspond au bec. Le point d'appui est situé au niveau de la partie en rapport avec la portion membraneuse, qui, grâce à sa fixité, assure à l'instrument une sorte de centre de rotation autour duquel se meuvent ses deux bras. De sorte que les déplacements imprimés à la tige se reproduisent en sens inverse sur le bec avec une intensité d'autant plus grande que la différence de longueur est plus accusée entre ces deux parties.

On comprend par là que le rôle de la main gauche est très

important dans l'exécution du second temps. Elle peut, grâce à la mobilité de la verge, imprimer à la tige de la bougie des inclinaisons variables qui se répercutent sur l'extrémité vésicale de l'instrument et la dirigent dans certains cas suffisamment bien pour que le secours de la main droite devienne à peu près inutile. Aussi peut-on souvent faire pénétrer un béniqué dans la vessie sans le secours de la main droite, une fois que l'instrument a été engagé profondément dans la portion spongieuse de l'urèthre. Dans ces conditions la force de propulsion réside dans le poids de la bougie. On la dirige soit en abaissant la verge, soit en la relevant. Le premier de ces deux mouvements porte l'extrémité du bec vers le plafond du canal, et le second vers le plancher.

La main de gauche est donc l'aide intelligent de la droite. Celle-ci est la main active et puissante ; celle-là est la main adjuvante. Elles doivent s'entendre admirablement entre elles et se secourir pour aboutir au même résultat.

Le troisième temps décrit autrefois dans le cathétérisme évacuateur et consistant en un fort abaissement du pavillon de la sonde entre les cuisses du malade, de façon à porter en haut l'extrémité vésicale du cathéter n'a pas raison d'être ici.

Il n'est pas besoin en effet de pousser dans le réservoir le bec du béniqué. Dès que celui-ci a franchi le sphincter interuréthral, cela suffit. Si on le portait plus avant, on s'exposerait à irriter la vessie inutilement.

Quand on retire l'instrument, on lui fait suivre un chemin inverse à celui parcouru lors de l'introduction. On abaisse vers le ventre l'extrémité libre, puis on la porte en dehors en lui faisant décrire un quart de cercle autour de l'axe du bec, et finalement on la retire. Cette manœuvre est absolument facile, puisqu'on fuit tous les obstacles au-devant desquels on allait au moment de l'introduction de l'instrument. Aussi peut-on l'exécuter complètement de la main gauche, qui, en inclinant la verge dans les différents sens, dirige très bien la tige du cathéter, et par suite en guide le bec sans qu'il soit besoin de faire intervenir la main droite.

Malgré qu'on doive de préférence se placer à la *gauche du malade*, il est bon de pouvoir exécuter le cathétérisme à sa droite, et même en face du périnée. Les règles générales sont toujours les mêmes.

Le passage de la première bougie est ordinairement assez pénible pour le malade qui souffre de moins en moins aux autres béniqués. Ce fait est observé aussi bien aux premières qu'aux dernières séances de dilatation, même lorsqu'on a soin de débuter par des instruments d'un calibre très inférieur à ceux employés en dernier lieu. De là, le conseil d'user de ménagements dans l'introduction de la première bougie.

L'anesthésie locale à l'aide de la cocaïne trouve ici son application générale (voir plus haut).

Les obstacles qui s'opposent à la progression dans l'urèthre des béniqués sont les mêmes que ceux exposés à propos de l'exploration en général. Nous retrouvons ici le *méat*, la *valvule de Guérin*, les *adossements de la muqueuse à elle-même*, le *cul-de-sac du bulbe*, *le sphincter interuréthral*, etc. Inutile d'y revenir.

Mais ces causes d'arrêt ont, dans l'espèce, bien moins d'importance que lorsqu'on se sert d'un instrument mince et flexible qui suit le plancher du canal et dont on ne peut pas conduire et diriger à volonté l'extrémité interne. De plus, le cathéter métallique, par son volume et sa forme cylindrique ou à peu près, efface très bien les replis normaux et anormaux de la cavité uréthrale, et se fraie un chemin facile.

Les *rétrécissements* constituent les obstacles essentiels. On les franchit d'autant mieux qu'on force l'instrument à glisser le long de la *paroi supérieure* du conduit. Cette manœuvre est très aisée à exécuter. Nous en comprenons la portée en nous rappelant que les rétrécissements siègent principalement sur le plancher uréthral, le plafond étant peu ou point intéressé par eux.

Un autre obstacle qu'il faut bien connaître est le *pubis*.

Lorsqu'on écarte un peu trop du ventre du malade le manche du cathéter au moment où l'on exécute le second temps, le bec de l'instrument se porte en haut, et, au lieu de s'introduire dans la lumière de la portion membraneuse en en suivant l'axe, il vient buter contre la face antérieure de la symphyse pubienne, ou plutôt contre la face antérieure de l'aponévrose de Carcassonne qui remplit l'aire de l'ogive pubienne. Il s'arrête en ce point. Pour le forcer à progresser, il suffit de coucher le manche et de le porter vers le ventre du malade en même temps qu'on appuie un peu sur lui de façon à abaisser le bec et à le contraindre à s'engager au-dessous de l'obstacle. Dans certains cas on rend le second temps plus aisé, en *guidant à travers l'épaisseur des tissus du périnée le bec du cathéter, à l'aide de l'index de la main gauche* qu'on peut même introduire dans l'anus si l'obstacle siège au niveau de la portion membraneuse. De cette façon on oblige l'extrémité de la bougie à côtoyer la paroi supérieure du canal.

Combien de béniqués faut-il passer dans l'urèthre à chaque séance ?

Ce nombre est très variable. Il faut s'en rapporter, à ce point de vue, à la sensibilité du malade, à la tolérance de l'urèthre et à la résistance de la stricture. Tel malade supportera dix béniqués, tel autre un ou deux. *La moyenne est de cinq ou six.*

On ira très progressivement sans sauter de numéro autant que possible. On n'est autorisé à cela que lorsque le canal n'offre aucun obstacle au cathéter. Dès que la coarctation résiste tant soit peu ou que l'élasticité uréthrale est mise en jeu, on doit s'abstenir de s'éloigner de l'échelle régulière.

A chaque séance nouvelle on choisira d'abord un béniqué inférieur de quatre ou cinq numéros à celui introduit en dernier lieu. Si, par exemple, on s'est arrêté au numéro 44, on reprend le 40 ou le 39, quitte à sauter un numéro sur deux, jusqu'à ce qu'on soit arrivé à la limite de la précédente dilatation, cela à condition qu'on n'éprouve aucune résistance. Sitôt que l'action dilatatrice reprend son cours et agit activement, on procède sans s'écarter du tout de la filière.

Le rétrécissement en période de dilatation a toujours une tendance à se resserrer. Il faut donc compter sur un certain retour de la coarctation sur elle-même dans l'intervalle des deux séances, surtout si elles sont un peu éloignées l'une de l'autre.

Comme le premier béniqué est constamment le plus douloureux, en commençant par introduire un numéro inférieur à celui susceptible de mettre en jeu la résistance du tissu stricturé, on évite une grosse part de souffrance au malade.

Cette pratique a enfin l'avantage de moins exposer aux déchirures et aux hémorragies en frayant la route aux instruments dont le calibre est plus élevé.

Rappelons-nous que la dilatation par les béniqués a pour caractère essentiel d'être *lente et progressive.* Ainsi effectuée elle donne des résultats qui se prolongent bien plus longtemps que si elle est rapide et brusque.

Pour réaliser ce desideratum il est nécessaire de se comporter suivant les règles indiquées ci-dessus.

Combien de numéros faut-il gagner à chaque séance?

C'est encore très variable. Il faut s'en rapporter à la *douleur* éprouvée par le malade et à la *résistance* du rétrécissement. En général, au début de la dilatation, on arrive à passer trois, quatre et même cinq instruments nouveaux par séance. Mais, à mesure qu'on s'élève dans l'échelle, cette proportion s'abaisse. En effet on met de plus en plus en jeu l'élasticité de la stricture, dont la résistance augmente proportionnellement, à la façon du caoutchouc soumis à la traction directe.

Il est des rétrécissements fibreux très durs qui se laissent élargir jusqu'à un certain degré *au-delà duquel ils refusent d'une façon absolue d'obéir à l'action de la dilatation*. Il est alors impossible, quoi qu'on fasse et malgré qu'on insiste pendant des semaines, d'introduire un numéro plus élevé. On est arrivé à un maximum qu'on ne saurait dépasser sans déchirure ou rupture de l'urèthre.

Dans ce cas, si le calibre est suffisant et dépasse le numéro 48, on peut s'en contenter, à la condition expresse de *l'entretenir par des dilatations ultérieures*.

Mais, si l'élargissement est peu considérable, et si on le juge insuffisant pour donner une guérison durable, on ne doit pas hésiter à faire l'*uréthrotomie interne* qui est seule capable de procurer un résultat réel dans l'espèce. On procèdera ainsi chaque fois qu'on ne pourra pas atteindre le numéro 47 ou 48, calibre audessous duquel on ne tarderait pas à perdre la dilatation très péniblement acquise.

Une fois que l'élargissement maximum qu'on s'est donné pour limite a été obtenu, on n'abandonne pas le malade à lui-même en le déclarant guéri. On perfectionne la dilatation en passant à plusieurs reprises le béniqué le plus fort que le canal a pu admettre. Cet instrument doit pouvoir entrer avec une grande facilité. S'il ne le faisait qu'au prix d'efforts actifs de la part du chirurgien, ce serait une erreur d'estimer à son volume la capacité de la lumière de la coarctation.

J'ai l'habitude de pousser l'action thérapeutique un peu au-delà des limites que je lui assigne dans chaque cas, en commençant le traitement. Par exemple, quand je veux déclarer un malade bien dilaté jusqu'au numéro 53, je passe le numéro 55, et cela à plusieurs reprises.

A quel intervalle les séances seront-elles répétées?

On ne se hâtera pas, et on prendra tout son temps. Les béniqués déterminent par leur passage une inflammation uréthrale, modificatrice et bienfaisante à condition d'être *douce*. Avant de soumettre le malade à une nouvelle séance, on attendra que cette irritation soit calmée. Sans cette précaution, il ne tarderait pas à survenir une phlegmasie intense, résultant de la superposition de ces poussées inflammatoires trop rapprochées les unes des autres, et mettant obstacle à la continuation du traitement en même temps qu'elle en ferait perdre plus ou moins le bénéfice. On ne fera jamais des séances quotidiennes, même lorsque l'urèthre se montrera très tolérant. Fréquemment on pourra les répéter tous les deux jours. D'autres fois il sera bon de mettre trois, quatre et même cinq jours d'intervalle, si le canal réagit activement.

La dilatation est meilleure quand elle est faite loin des repas. En pleine digestion elle est parfois suivie de troubles nerveux, de vomissements et d'arrêt du travail de l'estomac.

Quel maximum faut-il atteindre dans la série des béniqués?

Cette limite est différente chez chaque rétréci. Les sujets porteurs de grosses verges admettent des bougies bien plus fortes que les gens munis d'un pénis grêle et petit.

M. Otis [1], de New-York, s'est efforcé d'établir une relation entre la circonférence pénienne et celle de l'urèthre. Il est certain que ce rapport existe, et j'ai pu m'en convaincre dans des recherches auxquelles je me suis livré il y a quelques années à l'école pratique de la Faculté. On peut affirmer que les urèthres larges appartiennent aux grosses verges, et inversement. Un pénis ayant 75 millimètres de tour doit être pourvu d'un urèthre de 30 millimètres de circonférence, ou de 9 millimètres et demi de diamètre, et correspondre au numéro 28 ou 29 de la filière de Charrien, c'est-à-dire au numéro 56 ou 58 Béniqué (Otis).

Ce chiffre n'est pas admis en France comme représentant une moyenne normale. Chez nous, on ne place pas celle-ci au-dessus du numéro 47 ou 48 de la filière de Béniqué, tandis qu'Otis considère un tel calibre comme appartenant à un rétréci (*rétrécissement large*).

Il est certain que cette doctrine comporte une erreur anatomique par son exagération ; mais il n'en est pas moins vrai que la plupart des verges moyennes sont pourvues d'urèthres admettant sans peine le numéro 56 et même le numéro 57 si on *procède lentement, progressivement et avec patience*. Sur le cadavre à canal sain, il est aisé d'introduire d'emblée, et sans rien déchirer le numéro 56. Il est vrai qu'ici l'instrument met en jeu l'*élasticité* et la *dilatabilité* du canal, qualités physiques très atténuées chez le rétréci pendant la vie.

Qu'on se pénètre bien que *le résultat final est d'autant meilleur que la dilatation est poussée plus loin*.

Il est indispensable de dépasser le calibre normal de l'urèthre. J'ai pour ma part l'habitude de parvenir dans tous les cas et systématiquement jusqu'au numéro 50 qui représente ma *limite minimum*. Je vais souvent plus loin, mais jamais je ne reste au-dessous, mon but est d'assurer ainsi une dilatation réelle correspondant au numéro 48.

Quand le méat s'oppose à cette pratique, il faut l'inciser.

[1] *Stricture of the male urethra*, 2° édition, 1880.

Les larges dilatations ont l'avantage d'enlever à la coarctation la tendance au retour sur elle-même, et d'amener une guérison d'autant plus durable qu'elles atteignent un degré plus élevé. Elles doivent *forcer* pour ainsi dire le *rétrécissement*, et dépasser largement les limites d'élasticité de la stricture, sans provoquer de déchirures. La lenteur, la répétition et la progression méthodique des actes chirurgicaux permettent d'obtenir ces desiderata.

Quelle est la durée totale du traitement ?

Elle est toujours longue, quoique variant dans de larges limites suivant que le rétrécissement est *fibroïde* ou *fibreux*, c'est-à-dire facilement ou difficilement dilatable.

La moyenne serait de vingt-huit jours d'après Curtis [1].

MM. Monod et Sigaud, pendant qu'ils étaient internes à l'hôpital Necker, ont donné une statistique du service de M. Guyon d'après laquelle ce chiffre oscillerait entre dix-huit et vingt-quatre jours.

Gosselin [2] le porte à six ou huit semaines, si le rétrécissement n'est pas étroit et dur, et à trois mois et davantage dans le cas contraire.

Pour moi, la durée moyenne est de *un mois*. J'estime même qu'il est important qu'elle atteigne cette période de temps. Si on dilate trop vite, le résultat est moins durable que si l'action est lente. *Ce que l'on gagne en vitesse, on le perd en persistance de l'effet curatif.*

Durant le mois de traitement je fais environ *trois dilatations par semaine*. La première semaine je passe les bougies filiformes, et j'emploie mes longs instruments coniques. Quelquefois il m'est possible d'introduire le numéro 25 ou 30 Béniqué.

La deuxième semaine, j'arrive assez vite au numéro 43 ou 44 Béniqué.

La troisième j'atteins le numéro 50.

La quatrième je pousse aussi loin que je puis le faire la dilatation au-dessus du numéro 50.

Lorsque le canal le permet, j'arrive au numéro 60 en mettant pour cela huit ou quinze jours de plus si c'est nécessaire.

Dès les premières séances il faut savoir à quoi s'en tenir sur l'efficacité de la dilatation, et se rendre compte si le rétrécissement se laissera dilater ou non. Quand on prévoit que le résultat par ce procédé sera insuffisant ou médiocre, il est inutile d'en continuer

---

[1] *La dilat. des rétrécis. de l'urèthre*, Th. de Paris, 1873.
[2] *Clin. chirurg. de la Charité.*

l'application plus longtemps. Il vaut mieux recourir d'emblée à la section de l'urèthre.

Un des principaux obstacles s'opposant aux larges dilatations est le *méat* souvent trop étroit.

S'il n'admet pas le numéro 50, j'ai l'habitude de l'inciser. Dans le cas contraire je me contente de ce numéro minimum, en tâchant de gagner quelques degrés de la filière à l'aide de mes béniqués coniques. Avec un peu de patience ces bougies exercent sur l'orifice une action dilatatrice au même titre que sur la coarctation elle-même.

Un autre obstacle réside dans *la résistance normale* des *parois du canal.*

Mais, si on sait bien employer les bougies dilatatrices, on arrive à le surmonter facilement, car l'urèthre est un canal dont on peut mettre l'élasticité en jeu dans des proportions considérables.

D'après MM. Guyon et Campenon, qui ont fait d'intéressantes recherches sur cette propriété physique, le canal, en dehors de toute lésion, laisse pénétrer facilement, sur le cadavre, le numéro 54 de Béniqué. Au-dessus de ce calibre on commence à observer des déchirures. Onze fois sur trente-sept ces auteurs ont pu atteindre le numéro 64 sans déterminer de lésions. Cette proportion numérique indique combien il faut tenir compte des individualités uréthrales au point de vue des ruptures mécaniques par dilatation.

Ajoutons que les lésions provoquées par MM. Guyon et Campenon consistaient surtout en éraillures légères, qui, sur le vivant, auraient provoqué peu d'accidents. Dans quelques cas cependant il s'est produit des éclatements du conduit.

Ces résultats prouvent que le *canal est suffisamment dilatable par lui-même, pour qu'on considère sa résistance normale au passage des instruments comme quantité négligeable, au moins jusqu'au numéro 54 Béniqué.*

Cette règle générale comporte bien évidemment des exceptions résultant du petit volume de la verge et de l'exiguïté naturelle de l'urèthre.

Le véritable obstacle à la progression des bougies métalliques est constitué par le *rétrécissement lui-même.* C'est ce facteur que doit juger intelligemment la main de l'opérateur, et dont il faut qu'elle apprécie la *limite de résistance,* afin de ne pas la dépasser et de ne pas provoquer de déchirures, car en pareilles circonstances elle *cesserait de faire de la dilatation pour faire de la divulsion.*

Examinons maintenant les *effets physiologiques* produits sur l'urèthre par les bougies métalliques.

Dès que la séance est terminée, on voit se produire un *écoulement sanguin* léger ou nul. Fréquemment il consiste en quelques gouttelettes de sang que la pression uréthrale d'arrière en avant fait sourdre au méat, mélangées à la vaseline qui a servi à graisser le cathéter et dont le canal a conservé une partie. Parfois il s'écoule une *sérosité rougeâtre*.

Assez souvent la petite hémorragie ne se montre que *quelques heures après la dilatation*.

Lorsqu'elle est *immédiate*, elle résulte évidemment de petites éraillures déterminées par le cathéter sur le tissu strictural. Lorsqu'elle est *tardive*, elle est la conséquence d'une congestion uréthrale ou d'une poussée inflammatoire secondaire.

Nous nous sommes déjà expliqué sur les *rétrécissements hémorragiques* qui saignent au moindre contact et en dehors même de toute manœuvre de dilatation. Nous n'y faisons pas allusion en ce moment.

En même temps que le symptôme précédent, qui manque dès que l'action chirurgicale commence à bien s'établir, le malade éprouve une *certaine cuisson* uréthrale, des picotements, des élancements, et plus tard des chatouillements. Ces phénomènes durent quelques heures. Leur début est rapidement suivi d'un *suintement séro-purulent* qui se combine avec le suintement sanguin ou apparaît dès que ce dernier est terminé.

Ce liquide produit sur le linge quelques *taches empésées* exclusivement grisâtres, semblables à celles de la sérosité du vésicatoire. Il ne tarde pas à s'éclaircir et à devenir tout à fait incolore. Quand le processus est plus intense, la *teinte jaune safran* apparaît pendant quelque temps. La poussée physiologique est terminée dans une période de temps variant entre deux et six heures. Rarement l'écoulement se prolonge durant vingt-quatre heures.

Presque toujours il s'arrête tout seul, de même que les sensations douloureuses qui l'accompagnent.

Les *premières mictions* qui suivent le passage des béniqués sont *cuisantes*, et rappellent en petit celles de la blennorrhagie. En un temps très court ces phénomènes s'éteignent.

Pendant la détermination des symptômes précédents, le *rétrécissement semble s'exagérer*, et de fait ses parois s'épaississent un peu par congestion secondaire à la dilatation. Le jet urinaire devient plus grêle, il s'écoule plus lentement, et les premières gouttes entraînent avec elles un petit flocon rougeâtre et plus tard purulent qui se forme dans l'urèthre par accumulation progressive.

L'*uréthrite légère*, qui est le point de départ de toutes ces manifestations, s'observe principalement *au début* de la dilatation. Elle est même nécessaire à la modification des tissus pathologiques, car ici, de même que pour la bougie à demeure, elle préside au ramollissement régressif des masses fibreuses, et prépare l'élargissement ultérieur du canal. Les poussées d'uréthrite cessent de se produire dès que la dilatation a atteint un certain degré. A ce moment les béniqués n'exercent qu'une action purement mécanique sans réagir sur la vitalité des éléments anatomiques.

Pour me rendre compte de la succession des phénomènes intimes qui se passent dans les tissus de l'urèthre, lorsqu'on dilate ce conduit, j'ai soumis des chiens à des manœuvres d'élargissement progressif et forcé du canal à l'aide de cathéters de plus en plus volumineux. J'ai sacrifié les animaux aux diverses étapes de la dilatation, et j'ai observé que les lésions ainsi provoquées se décomposent en trois degrés :

1° Lorsque les instruments mettent en jeu l'élasticité du canal d'une façon modérée, on ne constate aucune modification anatomo-pathologique ; la souffrance accusée par l'animal ne correspond pas à des lésions durables.

Parfois on voit une légère *rougeur congestive* de la muqueuse, mais tout se borne là ;

2° Dans les dilatations plus accusées, la muqueuse se vascularise fortement et *s'enflamme*. Elle présente par places de légères *fissures* n'intéressant que la partie la plus superficielle du chorion muqueux et affectant surtout la disposition longitudinale.

Sur des coupes perpendiculaires à l'axe du canal, ces déchirures apparaissent sous forme de petits vallons, d'écartements angulaires des éléments anatomiques divulsés, autour desquels existent des zones d'inflammation récente, et de légères hémorragies interstitielles ;

3° Dans le degré le plus marqué, les lésions précédentes sont plus intenses, et les fissures deviennent de véritables *déchirures* intéressant non seulement la muqueuse, mais toute l'épaisseur des parois uréthrales, et se prolongeant jusque dans le corps spongieux lui-même. Ici l'animal est pris, pendant la vie, d'hémorragies graves, de fièvre, d'infiltration urineuse et d'uréthrite intense.

Le *premier cas* répond, de même que le *second*, à la plupart des urèthres qu'on soumet à la dilatation par les bougies métalliques, et les lésions précédentes rendent compte du suintement sanguin et de l'écoulement muco-purulent observés dans ces circonstances.

Quant au *troisième groupe expérimental*, il est chez l'animal la

reproduction des altérations produites chez l'homme par le cathétérisme mal fait, forcé ou trop souvent renouvelé avec des instruments qui ne progressent pas assez lentement. Ces manœuvres
sont l'origine d'accidents graves et souvent mortels, qui reconnaissent pour point de départ initial les déchirures uréthrales
signalées ci-dessus.

Dans ces cas on n'effectue pas de la *dilatation*, mais bien de la
divulsion. Aussi doit-on se garder de faire dévier les béniqués de
leur rôle thérapeutique en portant l'action dilatatrice au-delà de
certaines limites.

Qu'on se rappelle que les déchirures uréthrales, lorsqu'elles
n'engendrent pas une complication mortelle, sont suivies d'une
formation cicatricielle, qui transforme le rétrécissement inflammatoire en un rétrécissement scléreux traumatique. De sorte que le
sujet est beaucoup plus malade, en fin de compte, qu'avant le
début du traitement.

Quand le processus inflammatoire qui se lie à toute dilatation
par les bougies métalliques est *léger*, il amène la régression
embryonnaire du tissu fibreux strictural, et à chaque nouvelle
séance on constate que la coarctation non seulement se laisse
élargir, mais encore se ramollit.

Lorsque ce processus devient violent, le canal s'enflamme et est
le siège d'une vive douleur ; il saigne, se congestionne. Il peut se
produire de la rétention, et plus tard des brides scléreuses très
rétractiles se surajoutent au rétrécissement initial, le renforcent, et
augmentent la gravité du pronostic général, ainsi que la difficulté
de la guérison (rétrécissement scléro-cicatriciel).

ACCIDENTS PROVOQUÉS PAR LES BOUGIES DE BÉNIQUÉ. — Ils sont
exceptionnels quand ces cathéters sont maniés avec prudence et
adresse.

Signalons d'abord l'*irritation du méat*, qui résulte d'une dilatation forcée de cet orifice, et qui se traduit par de la *rougeur* du
gonflement et de la *douleur locale*.

Parfois les lèvres du méat sont le siège d'une *suppuration*,
dont le produit forme, par dessiccation, de petites croûtelles susceptibles de les agglutiner entre elles.

Assez souvent on constate de *petites déchirures* de cet orifice
sous forme de *fissures légères*, intéressant constamment soit la
commissure supérieure, soit l'inférieure, et provoquant un petit
suintement hémorragique.

Les symptômes locaux ne tardent pas à disparaître, et la douleur reste assez minime et localisée.

Quelques soins antiseptiques suffisent pour amener la guérison rapide, à condition qu'on suspende la cause première de la phlegmasie, c'est-à-dire le passage des bougies métalliques.

L'uréthrite traumatique de dilatation s'observe dans un certain nombre de cas, quand on a affaire à des *urèthres sensibles.* Si l'élargissement est poussé trop activement, la séance est rapidement suivie de *cuisson,* de *douleur sourde,* de *picotements,* de *démangeaisons,* de *lancinations,* etc.

La souffrance s'irradie surtout vers le méat et l'hypogastre.

La miction est cuisante; un suintement séro-muqueux, quelquefois *sanguinolent,* apparaît, et devient bientôt *puriforme* sans jamais revêtir les caractères de l'écoulement blennorrhagique légitime.

La *pression uréthrale* est pénible, de même que l'introduction dans le canal d'un instrument quelconque.

Quand le malade se soumet au repos, ces symptômes disparaissent rapidement (en trois ou six jours).

L'indication formelle est la *suspension du traitement* chirurgical, et l'application des *antiphlogistiques* et des *émollients.*

On attendra huit jours au moins après la fin de la poussée d'uréthrite, avant de reprendre la dilatation qu'il sera bon de terminer plus lentement et avec plus de prudence qu'on n'avait fait jusque-là.

Nous n'avons pas à nous occuper des *contagions blennorrhagiques* provenant de l'emploi de béniqués malpropres. Ce sont des accidents qui ne sont pas imputables à ces instruments en particulier. On serait impardonnable de les provoquer, et leur existence prouverait un défaut de propreté coupable de la part du chirurgien.

La *prostatite* a été signalée comme conséquence de la dilatation métallique trop brusque, trop rapide ou trop forcée.

Il faut se méfier de la prostate chez le rétréci, lorsque cette glande a été enflammée autrefois ou se trouve hypertrophiée, en raison de l'âge avancé. A plus forte raison, doit-on être très circonspect si la prostate est en puissance de tuberculose.

Dans tous ces cas, on fera mieux de ne *franchir que la coarctation* avec le béniqué, et de ne pas le pousser au-delà des limites de la région stricturée.

Signalons *l'uréthrite postérieure et la cystite du col,* à propos desquelles nous nous sommes déjà expliqué. La *cystite généralisée* résulte habituellement d'un ensemencement direct de germes dans l'urine d'une vessie congestionnée et atteinte de rétention incomplète.

La *pyélo-néphrite* n'est que l'extension d'une cystite infectieuse,

Il en est de même de l'*abcès périnéphrétique* qui résulte de la pyélo-néphrite.

Dans toutes ces circonstances, l'action dilatatrice n'est que la *cause efficiente* de la détermination morbide *préparée de longue main par le rétrécissement lui-même.*

L'*éclatement de l'urèthre* peut résulter d'une dilatation par trop forcée.

Au moment où ce grave accident se produit, l'opérateur ressent un *craquement* que perçoit aussi le malade. C'est une sensation de déchirure de tissus, à suite de laquelle on éprouve la sensation d'un *obstacle vaincu.* Le cathéter, qui était arrêté dans le canal, se met aussitôt à progresser facilement.

En même temps, le patient accuse une *douleur* violente brutale, contusive, et, dès que l'instrument est retiré, un *flot de sang* s'écoule de l'urèthre. L'hémorragie persiste ou s'arrête bientôt, suivant la profondeur et la gravité de la déchirure. En général, elle n'offre qu'une *intensité et une durée moyennes.*

Parfois elle se produit en jet continu, en filet ou sous forme de gouttes. Quand on exerce sur le canal une compression au niveau du périnée et de la verge, le sang vient en masse et souvent en caillots allongés, ce qui démontre qu'il s'accumule dans le conduit. Si l'on maintient la compression, l'uréthrorrhagie cesse pour reprendre dès qu'on abandonne cette manœuvre.

Une fois le sang arrêté, il persiste pendant plusieurs jours un *suintement séreux, teinté en rose* et indiquant que le malade est sous le coup d'une nouvelle hémorragie. Finalement, ce symptôme disparaît.

La souffrance très vive du début se calme progressivement pour ne plus se réveiller qu'au moment de la miction, de la marche, des fatigues, des efforts, etc.

L'*uréthrite secondaire* à l'éclatement du canal va souvent jus-qu'à la *rétention complète.* Elle donne la sensation de la *corde,* comme dans la blennorrhagie suraiguë.

Il est rare qu'il ne se produise pas de l'*infiltration,* ou tout au moins un *abcès urineux.*

Les *fausses routes* et la *fièvre urineuse* sont étudiées ailleurs.

En terminant, revenons un peu sur les *hémorragies uréthrales* provoquées par le béniqué.

Nous venons de voir qu'elles constituent le phénomène essentiel des *éclatements* du canal.

Mais il existe des circonstances nombreuses dans lesquelles elles suivent le cathétérisme le mieux fait et le plus doux possible.

Il y a ici deux cas à envisager :

1° Tantôt il s'agit d'un *rétrécissement hémorragique* tapissé de fongosités saignantes (voir le chapitre des Variétés cliniques) ;

2° Tantôt on est en présence d'un *rétrécissement valvulaire*.

On reconnaîtra la première forme à la facilité avec laquelle le sang s'écoule *au moindre contact*, même à celui d'une bougie filiforme extrêmement souple.

On ne doit pas ignorer qu'en pareil cas les béniqués, tout en faisant saigner beaucoup l'urèthre, sont en même temps pour ce conduit *le meilleur des hémostatiques*. Ils aplatissent les bourgeons charnus, rétablissent le calibre, et alors que leur introduction aux prémières séances était suivie d'uréthrorrhagies en apparence graves, ils effacent tout à fait ce symptôme dès que la dilatation se dessine.

J'ai eu l'occasion de soigner un malade qui, depuis des années, pissait du sang chaque jour et à chaque miction en quantité variable, suivant l'état de fatigue ou de repos dans lequel il se trouvait. Tous les soirs, sa chemise était maculée de sang, « comme une femme qui aurait ses règles ». A chaque tentative d'exploration uréthrale, on avait provoqué un redoublement d'hémorragie tellement considérable, que tous les médecins qui l'avaient vu lui avaient conseillé de renoncer à tout traitement chirurgical.

Ce malade m'ayant été adressé par un de mes élèves, je passai avec la plus grande légèreté possible un explorateur à boule, qui me permit de constater l'existence d'un rétrécissement cylindrique. Quoique aucune action traumatique n'ait été produite, à peine le cathéter était-il enlevé, que le malade se mit à *pisser le sang en jet continu*. En quelques minutes, il avait rempli un petit bassin, d'une contenance d'un grand verre. Je pratiquai le plus rapidement possible un lavage uréthral antiseptique, et, malgré l'hémorragie, je fis une première séance de dilatation progressive que je poussai jusqu'au numéro 40 Béniqué. Cet instrument étant fortement serré par le rétrécissement, je n'allai pas plus loin. Le sang s'arrêta aussitôt, et le *soir même le malade ne perdait pas une goutte de sang à la miction*. Il y avait plusieurs années qu'il n'avait pu constater ce fait. J'ai continué la dilatation et ai atteint le numéro 60, sans autre incident notable. Le malade a très bien guéri, et aujourd'hui son état uréthral est excellent. Grâce aux relations qui se sont établies entre nous, j'ai pu me rendre compte, il y a très peu de temps encore, que la dilatation était demeurée intacte.

J'ai plusieurs observations analogues, quoique moins typiques. Il me paraît rationnel d'admettre qu'il existait, dans l'espèce, un tissu fongueux, vascularisé, tapissant la face interne de la stricture et dont l'aplatissement mécanique, le tassement par les bougies métalliques a fait disparaître la friabilité extrême, origine première des hémorragies.

J'ai vérifié deux fois la réalité de cette hypothèse par l'*examen uréthroscopique*, qui m'a décelé la présence de bourgeons charnus nombreux, saignant avec une extrême facilité, et siégeant sur toute l'étendue d'un rétrécissement cylindrique.

Les *rétrécissements valvulaires* offrent aussi une grande *tendance aux hémorragies*, sous l'influence du passage des béniqués.

Ces strictures sont, en effet, *très vasculaires*, contrairement aux coarctations cylindriques scléreuses dont le tissu serré et fibreux est presque dépourvu de vaisseaux.

La *structure des valvules uréthrales* se rapproche beaucoup de celle de la muqueuse du canal, qui leur donne naissance souvent par simple adossement suivi d'adhérence inflammatoire.

On comprend que le bec du béniqué arrivant au contact de pareilles coarctations en déchire facilement le bord libre après l'avoir refoulé d'avant en arrière. Grâce à sa forme et à son volume, l'instrument métallique ne peut pas s'insinuer au-dessus du repli valvulaire et rejeter celui-ci vers le plancher uréthral où il s'insère ordinairement. De plus, de telles coarctations sont relativement fragiles, et la moindre pression suffit pour les érailler et les faire éclater.

Dans de telles conditions, les hémorragies sont très à redouter. Mais elles sont d'ordinaire plus effrayantes que graves, car elles s'arrêtent bientôt d'elles-mêmes. Le moyen le plus simple de lutter contre elles, c'est de *comprimer le périnée à l'aide du poing gauche, tandis que la main droite empoigne la verge*. Par ce procédé, on exerce une action compressive sur la totalité de l'urèthre.

On peut aussi introduire dans le canal une grosse sonde qu'on laisse à demeure pendant quelque temps, et qui produit l'hémostase en distendant excentriquement les parois uréthrales.

Le *tourniquet périnéal d'Otis*, le *tourniquet uréthral de Hunter*, l'*appareil hémostatique de Bates* peuvent rendre service. Ils agissent à la façon des moyens que nous venons de signaler. Nous décrirons plus loin ces divers instruments,

SOINS A DONNER AVANT ET APRÈS LA DILATATION PAR LES BOUGIES DE BÉNIQUÉ. — Le jour de la séance, le malade devra ne pas se fatiguer, ne faire aucun excès, et éviter toute cause de congestion uréthrale.

On favorisera la déplétion sanguine du corps spongieux par des bains un peu prolongés.

On fera bien d'antiseptiser et de diluer les urines, par les moyens indiqués ailleurs.

Si le sujet est nerveux, il prendra du bromure.

Ces précautions font qu'il se présente calme et dispos, que son canal supporte une action dilatatoire plus étendue, et qu'il réagit moins au passage des instruments.

Une fois la séance terminée, le malade rentrera chez lui et se reposera. Il mangera peu et évitera soigneusement de se refroidir.

La quinine sera donnée à doses variables avant et après la dilatation, dans presque tous les cas.

L'antisepsie uréthrale directe doit précéder et suivre l'introduction du Béniqué chaque fois que le canal suppure.

L'anesthésie par la cocaïne est indiquée quand le sujet est sensible, impressionnable et qu'il redoute la souffrance.

Il est bon, une fois la séance terminée, de faire sortir du canal, par pression d'arrière en avant, la vaseline qui s'y est emmagasinée et qui y a été apportée par les bougies. Après cela, on fait le lavage antiseptique. Cette dernière précaution est surtout importante lorsque le canal *saigne*.

Quand on est arrivé au maximum de dilatation, et que le malade peut être considéré comme guéri, il ne faut pas l'abandonner complètement à lui-même. A la longue, il ne manquerait pas de perdre le bénéfice du traitement, et tout serait à recommencer. *On le soumettra à des séances éloignées de dilatation*, qu'on fera tous les mois ou tous les deux ou trois mois. A ce point de vue, on tiendra compte du *calibre auquel on est parvenu*, de la *tendance rétractile du tissu morbide*, et de la *nature du rétrécissement*.

Voici ma conduite en pareil cas :

1° Si j'atteins un numéro de la filière de Béniqué intermédiaire au numéro 55 et au 60, je dilate après guérison, *une fois tous les trimestres*. Il est rare que je ne retrouve pas en une seule séance le numéro maximum auquel j'ai laissé le malade ;

2° Si je ne parviens qu'au numéro 50 ou 55, je dilate une fois *tous les deux mois* ;

3° Au-dessous de 50, *je pousse le malade vers l'uréthrotomie interne*, estimant que la dilatation est insuffisante pour être durable. S'il refuse l'opération, je le fais revenir *tous les mois* pour subir une séance de dilatation.

Ces diverses périodes correspondent au temps que met un rétrécissement dilaté à commencer à perdre le bénéfice du traitement. Plus l'action dilatatrice a été forte, et moins est marquée la tendance au retour sur elle-même de la coarctation.

Qu'on se rappelle qu'il n'est *pas de stricture offrant une tendance plus rapide à se reconstituer que le rétrécissement traumatique.* Il faut donc surveiller celui-ci de très près, et le dilater très souvent, si on veut maintenir la guérison.

Pendant combien de temps doit-on faire ces séances espacées qui suivent la fin du traitement actif?

J'estime qu'il faut maintenir *durant une période de dix-huit mois le calibre maximum* que la dilatation progressive est parvenue à donner. Au bout de cette période on peut abandonner le malade à lui-même et le considérer *comme définitivement guéri*, si on a constamment retrouvé, sans avoir été obligé de le reconstituer à nouveau, le degré maximum de la dilatation. Je revois à chaque instant des malades que j'ai dilatés, comme je viens de l'indiquer, il y a quatre, cinq et même six ans, et dont l'urèthre n'a pas varié le moins du monde depuis cette époque.

Il est probable que cette longue période de dix-huit mois est nécessaire à la transformation et à la réfection des tissus uréthraux qui subissent, comme tous les éléments vivants, le double mouvement d'assimilation et de désassimilation caractérisant la vie. Les nouveaux tissus qui se substituent aux anciens se rapprochent plus que ceux-ci de la structure normale. Si pendant le temps nécessaire à cette transformation on oblige l'urèthre à conserver le *pli* qui lui a été imprimé par la dilatation, on a toutes chances de *rendre définitif le résultat acquis:*

B. Procédés violents

Nous avons, pour notre part, complètement renoncé aux divers procédés que nous allons mentionner et qui ont eu autrefois, et possèdent même encore, la faveur de certains médecins. Ils exposent en effet le malade à des accidents graves et nombreux en raison de leur action brutale et aveugle qu'il n'est pas possible de mesurer.

Les partisans eux-mêmes des moyens violents recommandent les plus grands ménagements dans leur application, ce qui prouve qu'ils ne sont qu'à demi rassurés sur la soi-disant innocuité des moyens de force.

Toute dilatation lente progressive doit être rangée dans le cadre actuel, *à partir du moment où on l'exécute brutalement, rapidement et sans méthode.* Dans ces conditions le béniqué et les bougies flexibles perdent toutes leur qualités thérapeutiques, en devenant des instruments jusqu'à un certain point semblables à ceux dont va suivre la description.

Un des plus anciens procédés violents est le *cathétérisme forcé* indiqué autrefois par Desault, Roux et Chopart et surtout préconisé par Boyer. Ce dernier employait une sonde métallique de volume moyen qui allait en s'amincissant du pavillon jusqu'au bec. Elle se terminait par une pointe mousse.

Le cathéter était poussé jusqu'au rétrécissement. On plaçait alors l'index de la main gauche soit sur le périnée, soit dans le rectum, afin de diriger l'extrémité de l'instrument qu'on forçait à franchir l'obstacle d'un seul coup, en déployant une force suffisamment considérable pour cela.

On connaît le cas célèbre de Henri IV chez lequel cette méthode fut appliquée avec succès par Turquet de Mayerne contre une rétention d'urine occasionnée par un rétrécissement infranchissable. Le chirurgien se servit d'un stylet piquant à l'aide duquel il ponctionna la stricture.

Mayor[1] préconisa un procédé de *dilatation forcée* qui consistait à introduire successivement dans l'urèthre six bougies d'étain d'un diamètre croissant de 4 à 9 millimètres. Ces instruments étaient passés dans la même séance, quelle que fût la résistance du tissu morbide. Le premier correspondait au numéro 24 Béniqué, et le dernier au 54. Une septième bougie très conique résumait, à elle seule, les six autres, c'est-à-dire qu'à son extrémité libre elle répondait au 24, et à son pavillon au 54 de Béniqué.

Mayor soutenait que « plus le rétrécissement est prononcé et opiniâtre, en d'autres termes plus l'urèthre offre de difficultés au cathétérisme et à la libre excrétion de l'urine, plus il faut s'armer d'un cathéter volumineux ».

On comprend combien une telle dilatation était suivie de déchirures des tissus pathologiques et même sains. Elle déterminait un véritable *éclatement* du canal, rapidement suivi de complications redoutables. Elle est tombée dans un juste oubli, que lui ont valu ses résultats déplorables.

De bonne heure apparurent des instruments qui, une fois introduits dans le rétrécissement, pouvaient *le dilater très activement en changeant de volume.*

Déjà Turquet de Mayerne insufflait de l'air dans l'urèthre de façon à le gonfler et à écarter les parois opposées de la coarctation.

Ducamp et Arnolt imaginèrent de faire pénétrer une sonde munie d'une vessie vide qu'ils gonflaient au moyen de l'eau dès qu'elle était en place dans l'angustie.

Thomas Luxmoor[2] inventa un cathéter formé de quatre lames

---

[1] *Sur le cathétérisme simple et forcé,* 1836.
[2] *Pratical obs. on strict.,* 1812.

voisines pouvant s'écarter à volonté l'une de l'autre lorsque l'appareil avait franchi la stricture.

Le dilatateur le plus célèbre est celui que créa *Michéléna* en 1847.

Il se compose de deux parties juxtaposées, simulant deux demi-sondes ou deux gouttières, dont la réunion forme un cylindre courbe. Le plan de séparation est transversal, de sorte qu'il existe une lame extérieure correspondant à la convexité, et une lame intérieure correspondant à la concavité du cathéter. La première est forcément plus longue que la seconde.

Si on exerce sur cette dernière une certaine traction, on redresse aussitôt la lame intérieure et on la tend, pendant que cet effort exagère la courbure de la lame extérieure. Les deux lames s'écartent donc l'une de l'autre. C'est la même chose que lorsqu'on tire sur les crins d'un archet de violon ou sur la corde d'un arc. Pour empêcher les lames de fléchir et les forcer à réagir contre une pression extérieure, Michéléna les a reliées l'une à l'autre au moyen de petites tiges articulées et parallèles, qui, lorsque l'appareil est au repos, sont couchées entre les deux lames, tandis qu'elles se redressent à mesure qu'on exerce la dilatation. L'instrument étant complètement ouvert, il ressemble à une échelle courbe, dont les deux montants seraient réunis à leur extrémité supérieure.

Cet instrument a été modifié un grand nombre de fois et en particulier par Montain, Rigaud, Civiale et Maisonneuve.

M. Horand [1], de Lyon, a ajouté à ce dilatateur une bougie conductrice analogue à celle de l'uréthrotome de Maisonneuve afin d'en rendre l'introduction plus facile.

Le dilatateur de *Rigaud*, de Strasbourg, offre à peu de choses près la même disposition.

Celui de *Perrève* [2] est un cathéter creux, divisé suivant sa longueur en deux moitiés qui s'écartent l'une de l'autre au moyen de mandrins interposés. Le volume de ces derniers doit varier avec la dilatation qu'on cherche à obtenir.

Afin de rendre plus efficace l'action dilatatrice qui, avec l'instrument précédent, ne porte que sur les parties latérales du canal, *Charrière* a exécuté le même appareil en le munissant de quatre valves.

Le dilatateur de *Holt* [3] est aussi composé de deux tiges qu'on éloigne à volonté l'une de l'autre à l'aide de trois mandrins gradués.

---

[1] *Contribut. à l'étude de la dilat. rapide*, par A. LARRIVÉ. Th. de Lyon, 1881.
[2] *Traité des rétréciss. organ. de l'urèthre, emploi méth. des dilat. mécan. dans le trait. de ces maladies*, 1847.
[3] *The immediate treatment of stricture*. London, 1861.

Thompson[1] a perfectionné la disposition générale de tous les cathéters qui précèdent en limitant à une zone déterminée l'écartement des deux lames juxtaposées composant son instrument. De cette façon l'action dilatatrice ne s'exerce que sur l'angustie et n'impressionne pas les segments non altérés de l'urèthre.

Corradi[2] de Florence (1869) conseilla l'emploi d'un cathéter métallique courbe de 2 millimètres de diamètre, et muni d'une rainure sur sa concavité. Celle-ci loge un fil métallique de 1 millimètre de diamètre. On peut l'en faire sortir à volonté ou l'y faire rentrer en tournant un bouton dans un sens ou dans l'autre. Lorsque le fil est saillant, l'instrument simule jusqu'à un certain point un arc tendu. On comprend que le fil est l'agent actif de la dilatation.

L'*uréthrotome à lame mousse de Horteloup* peut être rangé à côté des instruments de divulsion ou de dilatation brusque[3].

Il est composé d'un cathéter creux, mince et courbe, muni d'une bougie conductrice. Sur la concavité de l'instrument on voit vers la terminaison de la portion droite une rainure d'où sort un *couteau à lame mousse*, lorsqu'on pousse une tige métallique occupant le centre du cathéter. On règle la saillie de la lame au moyen d'une vis qui en limite la course. L'instrument est manié avec une seule main, grâce à trois anneaux dont son extrémité libre est munie. L'index et le médius servent à fixer le cathéter, tandis que le pouce en manœuvre la tige mobile.

On introduit l'instrument au-delà du rétrécissement, la lame étant cachée ; on le retire ensuite à soi après avoir fait saillir cette dernière d'une quantité suffisante. On obtient ainsi une sorte de divulsion brusque du canal.

M. Horteloup pense que la muqueuse étant ordinairement saine dans les coarctations, il est inutile de l'inciser et d'ouvrir une porte aux complications septiques. Le rôle de la lame doit être surtout *dilatateur*.

Signalons la *bougie de Langlebert*. C'est une sonde en gomme fendue longitudinalement, à partir de 6 centimètres environ de son extrémité vésicale. Une fois introduite, on pousse dans son intérieur un mandrin en baleine terminé par un renflement olivaire plus ou moins volumineux. L'avantage de ce cathéter serait d'éviter les fausses routes et de supprimer les frottements douloureux exercés sur les parois uréthrales par les instruments de dilatation.

[1] *Leçons clin.*
[2] *Mém. Acad. méd.*
[3] PEYNAUD. Th. de Paris, 1876.

Le *dilatateur de Gouley* [1] consiste en une sonde métallique creuse, conique, courbée et fendue longitudinalement. Les deux branches qui la forment se séparent latéralement grâce à un levier actionné par une vis. Le plus grand écartement correspond au numéro 20 de la filière américaine. Un système de graduation permet à chaque instant de suivre les progrès de la dilatation.

L'instrument de *Gross* [2] est composé d'une sonde en acier dont les deux derniers tiers sont fendus latéralement. Les deux lames qui résultent de cette disposition sont réunies entre elles à l'extrémité vésicale. On peut les écarter l'une de l'autre à l'aide d'un cône aplati, attaché sur une baguette et mû au moyen d'une roue qui le fait tourner sur son axe, et porte son grand diamètre dans telle direction qu'on désire.

Le *dilatateur de Stearn* est une sonde métallique à valves parallèles susceptibles de subir un écartement variable.

Celui de Powel est formé de six valves parallèles et juxtaposées, qui divergent à la façon d'un parapluie dont les baleines, au lieu d'être régulièrement courbes, seraient brusquement coudées.

L'*instrument de Schweig* consiste en une sonde terminée par un cylindre, d'où émerge une pièce longitudinale pouvant sortir ou rentrer à discrétion.

Le *divulseur de Thebeaud* est un appareil à valves parallèles, s'écartant à l'aide d'une traverse articulée qu'on oblique plus ou moins suivant le degré de dilatation cherché.

Dans le *dilatateur de Steurer*, un ballon élastique allongé termine une tige creuse. Une fois en place, on gonfle l'ampoule de caoutchouc à l'aide de l'eau poussée par une seringue.

Mentionnons enfin pour mémoire le dilatateur de Dieulafoy père, *sorte de spire en tire-bouchon* qu'on enfonçait dans les angusties à la façon d'une vis. Cet instrument, de même que le *cathéter à dilatation excentrique* de Robert, est tombé dans un juste oubli qui nous épargnera la peine d'en faire ressortir les dangers.

L'énumération précédente suffit pour montrer les tentatives nombreuses qu'on a faites pour perfectionner cette méthode. Cette multiplicité d'instruments est le meilleur argument contre la dilatation brusque, car elle démontre qu'il n'est pas d'appareil susceptible de la réaliser complètement, rapidement et sans danger. Un instrument répondant à ces desiderata se serait opposé à toute nouvelle combinaison.

Nous avons jusqu'ici omis à dessein de parler du *divulseur de*

[1] *Diseases of the urinary organs.*
[2] S. Samuel Gross, *Medical record*, June 15, 1878.

Voillemier, le plus célèbre de tous. Mais c'est afin de mieux le mettre en relief et de ne pas le confondre dans la nomenclature rapide que nous venons de donner. Cet instrument mérite une place à part. C'est celui en effet qui, en France, a le plus longtemps survécu. Si nous étions partisan de la divulsion, nous lui donnerions la préférence, car il est le mieux à même de bien effectuer cette opération.

Le *divulseur de Voillemier* n'a pas la prétention de ménager l'urèthre et d'atténuer l'action chirurgicale. Il agit brutalement, mais d'une façon mesurée. Il dilate d'un seul coup, en déchirant tous les tissus qui lui résistent. Il produit une *véritable uréthrotomie interne par déchirure*.

Ce procédé de force aurait pour avantage de donner bien moins de sang que l'incision nette à l'aide de la lame tranchante. De plus, les déchirures ne se feraient qu'au niveau des points rétrécis, les seuls susceptibles de résister au divulseur.

Ces conclusions sont très discutables. Il suffit d'avoir vu appliquer le procédé pour faire la part de l'exagération qu'elles comportent. Nous reviendrons bientôt sur ce sujet.

L'instrument de Voillemier est assez semblable à celui de Holt.

La pièce essentielle est un *conducteur* composé de *deux lames latérales, parallèles* et soudées à leur extrémité vésicale ; elles sont courbées à la façon d'une sonde. Ces lames sont planes en dedans, et convexes en dehors. Rapprochées elles forment un petit cathéter de 2 millimètres de diamètre.

Un *mandrin conique* creusé latéralement de deux rainures pénètre à frottement doux entre les deux lames. Chacune de ces dernières s'insinue au niveau de sa face plane dans une des rainures du mandrin, qui, en progressant, produit un écartement brutal égal à son diamètre transversal.

Le conducteur étant introduit fermé dans la vessie, on écarte l'une de l'autre les extrémités externes de ses lames latérales. On engage entre elles le mandrin et on le pousse d'un seul coup, aussi loin qu'il peut aller, avec une force suffisante pour déchirer tout ce qui lui oppose un obstacle.

On enlève le tout, et on place une sonde à demeure durant vingt-quatre ou trente-six heures, et dix jours plus tard on commence la dilatation à l'aide des bougies de Béniqué.

Terminons la description des instruments de *dilatation brusque* et de leur mode d'emploi en résumant le procédé de M. Le Fort dit de *dilatation immédiate progressive* [1].

---

[1] *Comm. Acad. méd.*, 1876. — *Étude sur un nouveau mode de trait. des rétréciss. de l'urèthre par la dilat. imméd. progress. de* LE FORT. — JANICOT. Th. de Paris, 1877.

Ce chirurgien dans les rétrécissements serrés et résistants s'efforce, au moyen de cathéters métalliques *coniques* munis d'une bougie conductrice, d'obtenir *en une seule séance*, et exceptionnellement en deux séances, *la dilatation complète* de la stricture.

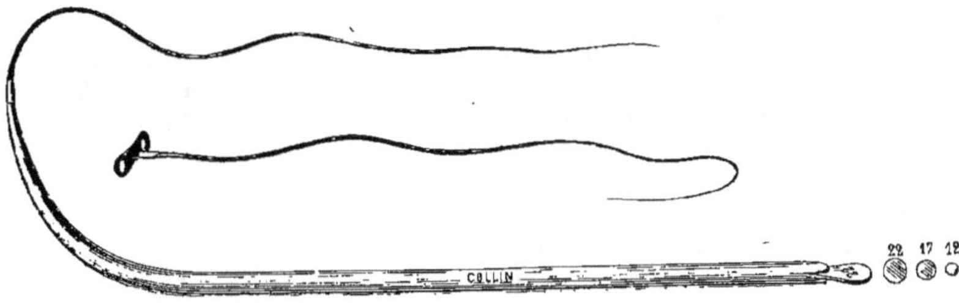

Fig. 89.

Il place une *bougie filiforme conductrice* dans l'urèthre, où il la laisse séjourner pendant vingt-quatre heures. Au bout de ce temps il visse sur son armature un premier cathéter *conique*, assez semblable à un béniqué par la forme générale.

Le plus grand diamètre de cet instrument répond au numéro 12 de la filière Charrière. Il va en s'amincissant de plus en plus jusqu'à l'extrémité du bec.

On pousse ce cathéter dans la vessie, avec une force suffisante de pénétration. On le retire et on lui substitue un cathéter numéro 2, dont le plus grand diamètre correspond au numéro 17. Après en avoir fixé l'extrémité sur la bougie conductrice, on l'oblige à traverser l'angustie, et on arrive au numéro 3, dont le diamètre maximum représente le numéro 22. On l'introduit de la même façon que les précédents. Parfois on met deux séances pour l'exécution complète du procédé.

Les bougies coniques de M. Le Fort sont rigides et ne peuvent pas ployer sous l'effort de propulsion qui est souvent considérable.

La dilatation est entretenue ultérieurement par le passage dans l'urèthre d'une bougie en caoutchouc numéro 18, d'abord tous les jours, puis tous les deux jours, et enfin toutes les semaines.

Des procédés que nous venons de signaler rapidement, il y a deux parts à faire :

1° Les uns sont destinés à *déchirer brutalement*, à rompre d'un seul coup les strictures uréthrales, quelle que soit leur résistance. C'est la *divulsion*. (Instruments de Voillemier, de Holt, etc.)

2° Les autres opèrent une *dilatation rapide* plutôt qu'une divulsion véritable (instruments de Michéléna, Horand, etc.).

Le procédé de M. Le Fort est intermédiaire aux deux classes précédentes. Son auteur se défend de divulser ; mais la dilatation qu'il détermine est tellement large et immédiate qu'il se rapproche beaucoup de cette pratique chirurgicale.

Tout moyen susceptible de donner à une coarctation serrée un élargissement instantané ou très rapide devient très voisin de la divulsion. A ce titre la dilatation la plus progressive perd ses qualités et se confond avec la divulsion si on la pousse trop rapidement et dans des limites trop élevées, si même on force le tissu pathologique au-delà d'un certain degré variable avec chaque stricture. C'est ainsi que les béniqués, qui sont des instruments de douceur par excellence, se transforment en divulseurs dès qu'on les pousse aveuglément, en forçant la coarctation qui leur résiste.

La combinaison plus ou moins ingénieuse des pièces qui composent les instruments de *dilatation violente* signalés ci-dessus permettent bien de se rendre compte *du degré d'écartement des parois de l'urèthre*, mais non pas de *celui de la résistance du tissu pathologique*.

L'effort exercé sur l'appareil par le chirurgien est baucoup multiplié par la disposition instrumentale de façon à rendre aisée la dilatation d'un rétrécissement même très dur. On mesure très exactement l'intensité de cette dernière, mais il n'est pas possible d'apprécier si elle est en rapport direct avec les limites de résistance de la coarctation.

Tel rétrécissement supporte une certaine dilatation sans se déchirer, alors que tel autre est divulsé par un élargissement bien plus minime. Il est donc important d'être à même de mesurer à chaque instant le *pouvoir de résistance du canal.* A ce point de vue les cathéters les plus simples sont ceux qui renseignent le mieux.

Avec nos *longues bougies coniques*, la main se rend à chaque moment un compte exact de ce facteur essentiel par le degré de force employée pour faire progresser l'instrument. Ici en effet il n'y a aucun bras de levier ni vis de pression capable de donner un écartement considérable au prix d'un effort insignifiant.

Il est vrai que, dans les procédés de dilatation rapide instrumentale, on est guidé par la *douleur du malade.* Mais cet élément, outre qu'il varie dans les plus larges limites avec chaque sujet, ne peut servir à rien du tout dans l'espèce, étant donnée l'instantanéité de l'action chirurgicale.

On peut donc reprocher à tous les *procédés de dilatation forcée*

de se rapprocher plus ou moins de la *divulsion*, et souvent de se
confondre avec cette dernière, à partir d'un certain degré qu'il n'est
pas possible d'apprécier à sa juste valeur en raison de la puissance mécanique des différents instruments employés et de la difficulté de tirer de l'effort déployé une notion exacte de la résistance
du tissu strictural. Quant à la souffrance du patient, elle est incapable de guider l'opérateur, car, lorsqu'elle éclate, la dilatation
forcée est déjà effectuée ou à peu près, l'acte chirurgical étant
essentiellement rapide.

A ces reproches échappe la dilatation à l'aide de nos longues
bougies coniques dont la caractéristique est de permettre à chaque
seconde *un dosage parfait de la dilatation*.

Le cathétérisme forcé et la dilatation forcée sont des moyens
qu'on abandonne de plus en plus aujourd'hui. Il serait fastidieux
de les discuter. Du reste, on peut leur opposer, en leur donnant une
valeur plus grande encore, tous les arguments que nous allons
donner contre la divulsion.

La *divulsion* est en effet encore acceptée par quelques spécialistes dont le nombre va en diminuant.

Arrêtons-nous un peu à son endroit.

Ce procédé, que nous rangeons parmi ceux de *dilatation violente*,
pourrait à la rigueur prendre rang dans la classe des *moyens destinés à inciser le canal*.

En effet, il provoque l'éclatement des tissus, et constitue une
véritable *uréthrotomie interne par déchirure*. C'est, en quelque sorte,
un *intermédiaire à la dilatation simple, et à la section du rétrécissement*.

Examinons d'abord la série des arguments invoqués par les partisans de la divulsion.

1° C'est une méthode rapide qui rétablit d'un seul coup le calibre
du canal et le passage de l'urine. Il est vrai qu'elle est brutale ;
mais elle supprime tous les tâtonnements du début de la dilatation,
toutes ces irritations uréthrales qui enflamment et exaspèrent la
coarctation, et qui nécessitent souvent l'interruption du traitement,
périodes durant lequelles on perd le bénéfice acquis jusque-là.

2° La divulsion expose moins que la dilatation le malade aux
cystites, pyélo-néphrites, prostatites, etc., qui résultent de ces
tâtonnements, de ces indécisions et de la longue durée du traitement.

3° Elle donnerait moins de mortalité que l'uréthrotomie interne.
En effet, d'après M. Perrin [1], celle-ci offre environ *trois pour cent*

---

[1] *Bull. Soc. chirurg.*, 1865.

de mortalité. Cet auteur est arrivé à ce chiffre en établissant une statistique générale résultant de l'addition des cas de Sédillot (21), de Maisonneuve (60), de Gosselin (16), de Trélat (4), de Demarquay (12), de Boinet (5), de Désormeaux (10), de Reybard (14), auxquels il faut joindre quinze observations personnelles.

A Bordeaux cette proportion est plus élevée, puisque 43 uréthrotomies internes ont donné huit morts [1].

Dans la divulsion la mortalité serait un peu moins forte [2], et on observerait moins d'accidents graves.

De plus l'uréthrotomie interne fournit constamment des récidives [3], tandis que celles-ci feraient défaut dans la divulsion.

4° La divulsion ne porte son action que sur le tissu stricturé, et épargne le reste du canal qui, grâce à son élasticité, se laisse dilater et ne résiste pas aux écarts des branches de l'instrument. La lame de l'uréthrotome, au contraire, n'épargne pas les zones uréthrales restées saines.

5° La divulsion donne moins souvent lieu à l'hémorragie que l'uréthrotomie interne, car dans une plaie par déchirure il se produit une hémostase naturelle résultant de la section par arrachement des vaisseaux sanguins.

Reprenons par ordre tous ces soi-disant avantages, et discutons-les. Nous adresserons ensuite à la divulsion un certain nombre de critiques.

1° Il est vrai que cette méthode est rapide comme *résultat immédiat*. Mais elle ne fait que créer une voie *momentanée* au passage de l'urine. Si on s'en tenait là, le malade ne serait pas long à perdre le bénéfice de l'opération. Voillemier conseillait de commencer à dilater dès le huitième ou dixième jour après la divulsion. Tout le monde est d'accord sur ce point. Le procédé actuel ne constitue *qu'une phase du traitement chirurgical des strictures*. Sa rapidité d'action ne se rapporte donc pas à la guérison du malade, mais simplement à l'élargissement initial de la coarctation.

Ceci établi, on comprend de suite que l'*uréthrotomie interne* présente exactement les mêmes avantages.

Ajoutons que la divulsion nécessite *un repos complet au lit de huit à dix jours*, alors que l'uréthrotomie interne arrête d'ordinaire le malade moins longtemps. [1]

1 Grégory, *De la méthode sanglante dans les rétréciss. de l'urèthre*. Th. de Paris, 1879.

2 Lonstau, *Étude sur la divulsion des rétréciss. de l'urèthre*, 1872.
L'Hinondel, *Parallèle entre l'uréthrotomie et la divulsion*, 1872.

3 Dolbeau, *Clinia. chirurg.*, 1867.
Tillaux. Th. d'agrégat.

Nous ne mettrons pas en parallèle la *divulsion* et notre méthode de *dilatation progressive extemporanée*. Cette dernière bien appliquée échappe à tous les reproches que mérite la première. Durant la période des dix jours de lit nécessités par la divulsion, on peut produire avec nos *longues bougies coniques* un résultat très voisin de celui donné pour la méthode de Voillemier, sans avoir exposé le patient à un accident quelconque et sans l'avoir obligé à garder le repos un seul jour.

Si notre procédé est insuffisant, en raison de la dureté trop grande du tissu strictural, nous préférons l'*uréthrotomie interne à la divulsion au point de vue de la rapidité*, et indépendamment des motifs plus importants qui vont suivre.

2° Dire que la *divulsion expose moins que l'uréthrotomie* le malade à la cystite, à la pyélo-néphrite et à la prostatite, c'est certainement très exagéré. Mais affirmer le même fait par rapport à la *dilatation* constitue une erreur de clinique. Il suffit de consulter les statistiques des malades divulsés pour se convaincre que cette opération est loin d'être innocente. Du reste, la comparaison des séries de malades traités par telle ou telle méthode et par des chirurgiens différents ne prouve rien du tout, si dans un cas l'antisepsie a été rigoureuse, et si dans l'autre elle a été négligée.

Un tel parallèle n'aurait une valeur réelle que *si le même chirurgien pratiquait dans les mêmes conditions et avec les mêmes précautions antiseptiques un certain nombre de divulsions et un nombre égal d'uréthrotomies internes.*

Il est un fait aujourd'hui parfaitement établi pour tous les spécialistes, c'est que *l'uréthrotomie interne faite très proprement est une opération d'une bénignité absolue.*

3° C'est commettre une erreur semblable de dire *que la divulsion expose moins à la mort que l'uréthrotomie interne.*

D'abord on a fait au moins vingt fois plus d'uréthrotomies que de divulsions, ce qui prouve que les chirurgiens ont davantage redouté le second procédé que le premier. Il est vraisemblable que cette préférence repose sur des faits d'observation et ne résulte pas d'une simple mode.

Dans tous les cas, les statistiques sont bien plus favorables à l'uréthrotomie interne qu'à la divulsion. La première, qui donnait environ 3 0/0 de mortalité, est actuellement très au-dessous de ce chiffre, tandis que la seconde le dépasse largement, et encore celle-ci comprend-elle un grand nombre d'observations dans lesquelles il ne s'est agi que d'une dilatation forcée et non d'une déchirure par écartement de la coarctation.

Trop de facteurs divers (état général, état des reins, complications, résistance vitale, âge, etc. etc.) sont négligés dans les comparaisons des statistiques entre elles pour qu'on puisse en retirer des données certaines. Dans l'espèce, cette comparaison répond à ceci : *Un très grand nombre d'uréthrotomies internes ont donné deux ou trois pour cent de mort, et donnent aujourd'hui moins de un pour cent ; un bien plus petit nombre de divulsions ont donné constamment plus de trois pour cent de mortalité.*

4° On a prétendu que la divulsion ne porte son action traumatisante que sur le tissu du rétrécissement, le seul qui résiste.

C'est là une simple vue de l'esprit. Pour établir ce fait, il faudrait tout au moins avoir fait un certain nombre d'autopsies, ce qui ne démontrerait pas la parfaite innocuité de l'opération.

Il serait important de vérifier ce qui arrive lorsque l'*urèthre est petit,* ou *qu'il est muni d'une de ces poches rétrostricturales qui se déchirent* avec une si grande facilité, ou qu'il est envahi par une *inflammation secondaire* qui lui enlève ses propriétés élastiques.

L'affirmation précédente est en l'état actuel une pure hypothèse qui me paraît invraisemblable quant à moi.

5° Arrivons à la question de l'hémorragie. Nous accordons que dans des circonstances extrêmement rares l'uréthrotomie interne donne lieu à un écoulement sanguin grave. Mais, si on compare le nombre de ces cas à celui considérable des incisions du canal, on voit que c'est une exception, une éventualité malheureuse sur laquelle il ne faut pas compter.

On n'a pas fait assez de divulsions (je parle des vraies divulsions et non pas des dilatations rapides) pour pouvoir affirmer qu'elles donnent au malade moins de chances d'hémorragies que l'uréthrotomie.

Quoi qu'il en soit, nous sommes aujourd'hui bien armés contre l'uréthrorrhagie.

Avec l'uréthrotomie, nous avons cet avantage de savoir où est la source exacte du sang, et d'en pouvoir apprécier les caractères ; avec la divulsion, cette notion disparaît, car on ne connaît ni le nombre, ni la forme, ni la direction, ni le siège, ni la profondeur des déchirures provoquées par l'écartement brusque qui agit comme une force aveugle.

Pour ce motif, l'hémorragie serait-elle plus rare dans la divulsion que dans l'uréthrotomie, on est plus désarmé et on agit avec moins de certitude lorsque cet accident survient dans la première que lorsqu'il se produit dans la seconde opération, ce qui établit une large compensation.

Aux arguments précédents joignons les suivants :

6° Il n'est pas possible de limiter la profondeur, l'étendue et le nombre des plaies uréthrales produites par le divulseur. Le canal se comporte comme un tube qu'on *fait éclater en y introduisant de force un corps trop volumineux.* Dans les deux cas, on ne peut pas régler les solutions de continuité et les empêcher de se porter au loin sous forme de longues fissures prolongées.

La comparaison précédente est d'autant plus rationnelle que le tissu fibreux des rétrécissements cylindriques fait ressembler beaucoup la zone malade de l'urèthre à un cylindre rigide et inextensible.

7° Lorsque la coarctation est assez serrée et dense pour résister à l'écartement du divulseur, le mandrin qui produit cette action peut refouler le rétrécissement au-devant de lui. Une rupture de l'urèthre par traction a été parfois observée en pareille circonstance. Dans tous les cas le résultat opératoire est nul.

8° Signalons le pincement de la muqueuse du canal entre les lames des divulseurs, lorsqu'on retire le mandrin.

9° Ces lames (surtout dans le divulseur à quatre branches) peuvent former des arêtes assez saillantes lorsqu'elles sont minces, pour entamer des tissus friables et pénétrer profondément dans les parois uréthrales, au moment de leur écartement.

J'accorde que ces deux derniers accidents n'ont pas une importance excessive.

Ils n'en doivent pas moins entrer en ligne de compte dans l'appréciation générale du procédé.

10° La douleur de la divulsion est beaucoup plus violente que celle de l'uréthrotomie, et toujours suffisante pour nécessiter la chloroformisation, car une syncope grave pourrait en être la conséquence directe.

L'anesthésie par la cocaïne suffit pour rendre nulle ou à peu près la souffrance due à l'incision uréthrale.

11° Quant à la récidive du rétrécissement, elle est plus fatale à la suite de la divulsion qu'à la suite de toute autre méthode.

En effet, l'uréthrotomie interne donne lieu à une cicatrice longitudinale assez mince et peu susceptible de se rétracter dans le sens transversal; la dilatation progressive n'en produit pas du tout.

Au contraire, la divulsion détermine des déchirures, des fissures, sans *direction réglée, sans ordre* et toujours *nombreuses.* A chacune d'elles correspond une cicatrice. Parmi ces dernières il en est qui affectent la disposition transversale ou oblique, condition très favorable, ainsi que nous le savons, à la rétraction ultérieure des parois du canal :

12° Les solutions de continuité produites par la divulsion sont, dans l'ordre chirurgical, celles qui se rapprochent le plus des plaies traumatiques de l'urèthre. Les cicatrices qui les comblent offrent en conséquence une grande analogie de structure avec celles qui succèdent aux blessures du canal. C'est dire qu'elles sont dures, inextensibles, fibreuses et fortement rétractiles. Elles substituent à la coarctation primitive un rétrécissement scléreux serré et ordinairement multiple et étendu, et réservent pour l'avenir de grandes difficultés opératoires.

Les motifs que nous venons d'exposer nous semblent suffire pour faire rejeter définitivement la *divulsion uréthrale*, et pour lui faire préférer systématiquement dans tous les cas l'*uréthrotomie interne*.

DES FAUSSES ROUTES

Elles peuvent être la conséquence des manœuvres, même les plus simples, exercées sur le canal, telles que la *dilatation* et l'*exploration. Mais elles succèdent de préférence aux méthodes de force comme la divulsion.* Voilà pourquoi nous rattachons leur étude au chapitre actuel.

On donne le nom de fausse route uréthrale à toute déchirure produite par l'extrémité d'un cathéter quelconque qui, au lieu de suivre la lumière de l'urèthre, se crée un chemin artificiel à travers les tissus normaux ou pathologiques.

Rarement observées dans un *canal sain* (corps étrangers introduits dans l'urèthre par des aliénés, etc.), les fausses routes appartiennent *aux prostatiques* et surtout *aux rétrécis* qui sont fatalement voués aux pratiques du cathétérisme. *Ces dernières seules vont nous occuper.*

Pour déterminer la formation d'une fausse route, l'instrument traumatisant, quel qu'il soit, doit posséder une *résistance* nécessaire à la rupture ou à la déchirure des tissus dans lesquels il pénètre.

La sonde de Nélaton, en caoutchouc rouge, est incapable, en raison de sa flexibilité et de sa souplesse, d'agir ainsi, quelle que soit la force de propulsion qu'on lui imprime.

Pour des motifs diamétralement opposés, les *bougies en baleine* sont les instruments les plus aptes à créer la fausse route.

Les cathéters en gomme, s'ils sont trop rigides, deviennent plus ou moins assimilables aux précédents.

Les *instruments métalliques* maniés par une main mal exercée sont très dangereux, principalement pour la *région bulbaire* de l'urèthre au niveau de laquelle le bec est arrêté par l'aponévrose de Carcassonne, le pubis et le sphincter interurèthral, et doit recevoir une impulsion particulière. C'est en ce point que siègent les plus grandes difficultés du cathétérisme, ainsi que nous l'avons vu. D'autre part, c'est là que les lésions uréthrales, qui donnent aux tissus de la friabilité et les prédisposent aux déchirures, se développent à leur maximum (poches rétrostricturales).

On conçoit combien le *cathétérisme forcé*, dont l'action est absolument *aveugle*, expose aux accidents de fausse route.

Il existe des conditions pathologiques très favorables à la détermination des déchirures uréthrales. Elles sont réalisées par l'*inflammation chronique* et la *suppuration*. Le processus phlegmasique ramollit en effet les tissus, et les rend fongueux et friables.

Une autre circonstance favorable réside dans le *resserrement exagéré des coarctations* qui les rendent infranchissables ou du moins très difficilement franchissables. Les cathéters viennent alors buter contre la partie antérieure des angusties ; leur extrémité tâtonne en ces points, pique les tissus, les éraille et pénètre dans la *paroi inférieure*, qui est la moins résistante.

Dès qu'une fausse route est créée, *les instruments ont une tendance à s'y engager*, même lorsqu'elle est de minime importance. De sorte qu'elle se trouve déprimée et creusée de plus en plus à mesure que les tentatives de cathétérisme se multiplient. Ce fait se produit surtout quand l'opérateur a la main lourde et maladroite.

Anatomie pathologique. — Les fausses routes, soit qu'elles surviennent chez les prostatiques, soit chez les rétrécis, occupent presque toujours le *plancher uréthral*. Elles sont très rares sur les parois latérales. Quant au plafond du conduit, il échappe à peu près complètement à leur localisation.

La paroi supérieure est en effet soutenue par les corps caverneux qui la doublent et lui donnent de la résistance. De plus, les cathéters, surtout s'ils sont flexibles, n'ont pas de disposition à la côtoyer. Nous savons qu'au contraire ils suivent le plancher uréthral qui est très dépressible et qui constitue la *paroi pathologique* par excellence, celle sur laquelle se donnent rendez-vous la plupart des lésions du canal.

M. Guyon [1] a établi que la *paroi inférieure est plus extensible que la supérieure*. Elle se laisse déprimer par les instruments, et

---

[1] *Leçons clin.*, p. 704.

est pour eux un guide peu fidèle, en raison de son peu de résistance. Cela explique pourquoi les fausses routes se produisent constamment à son niveau.

Parmi les points du plancher les plus exposés aux *déchirures par pénétration, signalons surtout la dilatation bulbaire.* C'est le siège d'élection de presque toutes les fausses routes, en raison de la tendance qu'a le bec des cathéters à venir déprimer en cul-de-sac la partie inférieure de ce segment uréthral. On sait que la dépression bulbaire est plus facile à réaliser chez le vieillard à périnée flasque, graisseux et mou, que chez le sujet adulte à périnée dur et maigre.

La tonicité du sphincter interuréthral joue un rôle en ce sens, qu'elle augmente la pénétration des bougies et favorise leur tendance à venir se coiffer du cul-de-sac du bulbe, et à le déchirer si la force de propulsion est assez forte pour cela.

Nous avons vu combien sont *fréquents les rétrécissements bulbaires.* Leur action s'ajoute à la précédente pour s'opposer à la progression des cathéters et prédisposer les fausses routes à se localiser dans le fond de l'urèthre antérieur.

Les tractions méthodiques exercées sur la verge au moment du cathétérisme offrent le grand avantage de *tendre le plancher uréthral,* de le rendre solide et résistant et d'en faire de la sorte un bon point d'appui pour l'extrémité des instruments qui le suivent. Il ne faut jamais négliger cette manœuvre au moment de l'introduction des bougies flexibles.

Ordinairement *la fausse route se produit en avant de l'obstacle.* Ce fait se comprend *a priori.* Le rétrécissement arrête le cathéter, qui déprime en avant de lui la muqueuse de la paroi inférieure et finit par la blesser et la traverser.

Les fausses routes sont fréquemment *multiples.*

Chez *les rétrécis qui sont en même temps prostatiques,* elles peuvent intéresser à la fois l'urèthre et la glande hypertrophiée. Ce n'est pas ici l'endroit de parler de fausses routes prostatiques ; qu'il nous suffise de dire que la prostate, lorsqu'elle est grosse, forme en face de la sonde une sorte de *mur vertical* qui imprime au canal une *coudure brusque.* Toute sonde qui n'est pas à *béquille* vient donc buter contre ce mur et le perfore, si la main de l'opérateur est brutale et le cathéter rigide. Tantôt l'instrument ne forme dans le lobe moyen de la glande (luette vésicale) qu'une simple dépression en cul-de-sac ; tantôt elle le traverse de part en part sous forme d'un tunnel qui s'ouvre dans la cavité vésicale.

Cette éventualité est singulièrement favorisée par l'existence des replis connus sous le nom de *valvules prostatiques.* Ce sont des sortes de petits nids de pigeon, constitués par la muqueuse et présentant leur concavité tournée vers le méat. Ils arrêtent le bec des cathéters, comme bien on le comprend.

Ces replis sont parfois formés par *l'hypertrophie des freins postérieurs du veru montanum* (Guyon)[1]. Dans ce cas ils partent de l'extrémité postérieure de cette saillie et vont se perdre sur les lobes latéraux de la prostate. Ils dirigent l'extrémité des bougies vers ces derniers, et, sauf une chance extraordinaire, un cathéter ne peut pas passer entre ces deux replis. Même en pareille circonstance, la fausse route pourrait se produire aux dépens du *veru montanum* (Guyon).

D'autres fois, les valvules résultent de l'*exagération de l'ouverture des glandules prostatiques*.

Chez les *rétrécis prostatiques* il est important de bien se renseigner par une exploration soigneuse de tous ces détails, et de s'attacher à suivre la paroi supérieure de l'urèthre qui est moins influencée que l'inférieure par ces diverses modifications de la glande.

Le *rétrécissement infundibuliforme* expose peu aux fausses routes, en raison de son évasement qui favorise la pénétration des bougies dans son intérieur.

Les *rétrécissements brusquement cylindriques* sont plus dangereux à ce point de vue.

A plus forte raison, les *coarctations valvulaires* sont-elles très favorables à la détermination de cet ordre d'accident. Elles agissent de la même façon que les valvules prostatiques.

Suivant la profondeur de pénétration du cathéter à travers les tissus uréthraux, les fausses routes présentent *plusieurs degrés* :

1° Tantôt c'est une simple piqûre, ou une éraillure superficielle n'intéressant que la muqueuse ;

2° Tantôt il s'agit d'une *ulcération* plus ou moins profonde en *cul-de-sac*. Sa direction est rarement perpendiculaire à l'axe du canal. Elle lui est d'habitude *oblique* ou *à peu près parallèle*.

La *longueur* est très variable.

3° Dans des circonstances moins fréquentes, la fausse route forme *tunnel*, c'est-à-dire que partie de l'urèthre en avant de la stricture elle s'ouvre dans le même conduit en arrière de l'obstacle. Elle constitue de la sorte une sorte de canal latéral supplémentaire capable de rétablir le cours des urines.

J'ai vu à l'autopsie que j'ai faite à l'hôpital Beaujon d'un malade sondé par un empirique, une fausse route partir de la

---

[1] *Atlas des malad. des voies urin.*

région bulbaire, en avant d'un rétrécissement serré, traverser l'aponévrose de Carcassonne, le lobe latéral gauche de la prostate et arriver jusqu'à la vessie, au niveau de son bas-fond.

On a observé des fausses routes atteignant le rectum et même le périnée. Mais ce sont des exceptions très rares qui ne s'expliquent guère que par une ignorance complète des règles du cathétérisme.

Dolbeau [1] rapporte que dans un cas la lame de l'uréthrotome de Maisonneuve poussée sur le conducteur qu'on croyait dans la vessie est venue se montrer au-devant de l'anus, au périnée.

La *forme* des déchirures varie suivant l'instrument qui les produit et la force employée pour le faire progresser.

SYMPTÔMES. — *Une douleur extrêmement vive et subite* est la première manifestation clinique de la fausse route. Elle est un peu plus faible quand les tissus de l'urèthre sont rendus mous et fragiles par une phlegmasie chronique. Quoique cela, elle offre toujours une intensité remarquable. Elle amène parfois la syncope. Son point maximum correspond à la région blessée. La souffrance s'irradie tout le long de la verge et vers l'hypogastre.

Assez souvent le chirurgien perçoit au moment de l'accident une sorte de *craquement*, de déchirure, et aussitôt après il a la sensation d'une *résistance vaincue*.

L'*uréthrorrhagie* apparaît ensuite. Son intensité dépend de la profondeur de la fausse route et de l'importance des vaisseaux ouverts. Elle varie depuis un *simple suintement* jusqu'à un *écoulement sanguin en jet continu*. Dans ce dernier cas, on dirait que le malade *pisse du sang*. La *congestion du corps spongieux et de la prostate* favorise l'abondance de l'hémorragie. L'hyperémie dépend le plus ordinairement alors de la réplétion vésicale par l'urine que l'on cherchait à évacuer au moment où on a produit la fausse route.

Les *efforts de la miction* exagèrent l'écoulement de sang, de même que le *passage des instruments* dans le canal.

Il arrive que l'uréthrorrhagie paraît assez peu abondante alors qu'elle l'est beaucoup. C'est qu'alors *le sang s'épanche et s'accumule dans la vessie* (blessure de la prostate). La pâleur du visage, la petitesse du pouls, la lipothymie, la syncope et tous les signes en un mot des hémorragies internes indiquent la nature de l'accident.

En même temps on constate une *distension rapide* du réservoir urinaire.

Quand dans ces circonstances on retire par ponction ou cathété-

---

[1] *Clin. chirurg.*, 1867, p. 326.

térisme l'urine contenue dans la vessie, ce liquide est mélangé à une forte proportion de sang.

L'hémorragie uréthrale peut *s'arrêter par formation d'un caillot* dans le canal. Mais, si on le déplace d'une façon quelconque, aussitôt elle reprend.

Le sang infiltre souvent les tissus périphériques, et envahit la couche cellulaire sous-cutanée de la verge, du scrotum, du périnée, etc. En ces points survient une *tuméfaction*, avec *couleur ecchymotique*. Si on comprime les régions ainsi gonflées, on fait couler aussitôt du sang par le méat.

Les tumeurs sanguines dues à l'épanchement hémorragique sont *fluctuantes*, et quelquefois donnent par la pression une sorte de *crépitation amidonnienne* due à l'écrasement des caillots.

Signalons les *hémorragies secondaires*, survenant quelques jours après l'uréthrorrhagie du début, et résultant soit de la chute d'une eschare, soit du déplacement d'un caillot obturateur. Elles sont d'ordinaire provoquées par une manœuvre chirurgicale exercée sur l'urèthre.

Le malade présente une série de *troubles urinaires* dus exclusivement à la fausse route.

La *rétention complète* peut succéder à une obstruction uréthrale par des caillots, ou à une compression sur le canal par l'épanchement périphérique, ou enfin à la tuméfaction inflammatoire des tissus, et aux spasmes réflexes.

La *rétention incomplète* est plus fréquente. Elle provient des mêmes causes agissant moins activement.

La fausse route crée ultérieurement un *abcès urineux* ou une *infiltration d'urine* qui se complique ou non de *fistule secondaire*.

Constamment il se développe une *uréthrite intense*, et le patient est exposé aux divers *accidents septiques*.

Dès que la fausse route est produite, on éprouve une difficulté parfois insurmontable à pousser une bougie jusque dans la vessie. Le cathéter a en effet une tendance naturelle à prendre la direction du trajet anormal qui est souvent plus largement ouvert que celui du rétrécissement, et dont l'orifice d'entrée se trouve placé au-devant de ce dernier.

Dans les tentatives de cathétérisme pratiquées en pareil cas, on ne saurait donc procéder avec trop de ménagements, dans la crainte de déterminer de l'hémorragie ou d'augmenter la profondeur de la fausse route.

Marche. Durée. Terminaison. — On note trois périodes bien tranchées :

1° D'abord les accidents sus-mentionnés éclatent avec une intensité variable ;

2° Puis au bout de deux ou trois jours apparaissent l'infiltration d'urine, les abcès urineux et les phénomènes septiques ;

3° Et enfin, après un temps relativement court, la fausse route se cicatrise et devient ainsi le point d'origine d'un *rétrécissement scléreux* qui s'ajoute à l'obstacle primitif pour le rendre plus dur, moins dilatable et plus grave. Cette coarctation secondaire possède tous les caractères des rétrécissements traumatiques.

La *terminaison* peut se faire par la *mort*, due surtout, à la première période à l'*hémorrhagie*, et à la seconde aux *accidents infectieux et à l'infiltration*.

Si le malade traverse ces deux phases, il a toutes les chances de *guérir* momentanément, car il sera plus tard aux prises avec un *rétrécissement scléreux secondaire* résultant directement de la fausse route.

Pronostic. — Il dépend surtout des soins immédiats donnés au malade et de la gravité de la fausse route.

Diagnostic. — L'apparition subite des symptômes précédents, au moment d'un cathétérisme difficile, doit faire penser aussitôt à la fausse route.

Néanmoins il faut se rappeler qu'il existe des rétrécissements très douloureux, ou saignant avec abondance et qui pourraient donner le change à un opérateur peu expérimenté.

Traitement. — Le traitement *prophylactique* consiste à cathétériser avec prudence et légèreté, sans jamais déployer de force et sans vouloir passer quand même lorsque l'obstacle s'y oppose. On aura soin surtout de bien *tendre le plancher uréthral* en tirant sur la verge.

Dans certains cas il est bon de *diriger à l'aide de la main gauche l'extrémité de la bougie ou de la sonde* par pression périnéale après qu'on a déterminé la position du rétrécissement, en suivant avec l'index la boule de l'explorateur à travers l'épaisseur des tissus.

Dès que la fausse route est produite, on essaie de placer une *sonde à demeure* afin de donner à la plaie le temps de se cicatriser et de garantir le malade de l'infiltration d'urine.

Si on ne peut y parvenir, on doit faire la *ponction de la vessie* pour évacuer l'urine, et un peu plus tard on recommence les tentatives de l'introduction de la sonde à demeure.

On ne fera jamais le cathétérisme forcé.

La sonde du Dr Laissement, terminée par une boule d'un certain volume (*fig.* 88), peut rendre des services en évitant de s'engager dans la fausse route, grâce à sa forme spéciale.

Fig. 90.

En cas d'impossibilité d'arriver au résultat cherché, l'*uréthrotomie externe* s'impose.

On luttera enfin par les moyens appropriés contre les divers accidents qui prédomineront dans le tableau clinique.

2° Moyens destinés a inciser le canal

Ces moyens comprennent trois opérations qui sont : 1° *l'uréthrotomie antérieure*; 2° *l'uréthrotomie interne*; 3° *l'uréthrotomie externe*.

Nous allons les passer successivement en revue.

1° Uréthrotomie antérieure

Elle a pour but d'inciser soit le *méat* (*méatotomie*) lorsqu'il est trop étroit pour un motif quelconque, soit *un rétrécissement voisin de cet orifice*. Cette opération est très suffisante contre les coarctations développées au niveau de la valvule de Guérin. Au-delà de ce point, elle perd ses droits, et doit céder la place à l'*uréthrotomie interne*.

Parmi toutes les incisions du canal, l'*uréthrotomie antérieure* est certainement la plus simple, la plus bénigne et la plus facile à exécuter. Pour ces motifs il est permis d'y recourir très fréquemment, même dans les cas où la dilatation serait capable de donner un résultat suffisant, si l'on estime que l'incision doive être suivie d'une guérison beaucoup plus rapide.

Actuellement l'*anesthésie par la cocaïne* annule la douleur de l'uréthrotomie antérieure. Il est nécessaire, pour avoir une insensibilité complète, d'injecter dans le tissu sur lequel doit porter la section de 2 à 4 centigrammes de chlorhydrate de cocaïne en solution à 2 pour 100. On emploie pour cela la seringue de Pravaz ordinaire.

L'*uréthrotomie antérieure* se pratique avec différents instruments.

À la rigueur un simple *bistouri boutonné* suffit. On l'introduit dans l'urèthre, à quelques centimètres du méat, le tranchant tourné en haut. Dans ce mouvement, on fait suivre le plancher du canal au bord mousse de la lame, de façon à éviter d'inciser. Une fois en place, on retire l'instrument à soi, en lui faisant mordre la paroi supérieure. On évite de pratiquer une *incision trop superficielle ou trop profonde*, et c'est en cela que consiste la difficulté.

On a conseillé l'emploi de l'*ancien bistouri caché*, dont la lame est protégée par une valve mousse qu'on retire à volonté quand on veut découvrir le tranchant. Cette disposition rend l'introduction plus aisée.

Il m'est arrivé plusieurs fois de me servir des deux instruments précédents, faute d'autres, et de constater qu'ils sont très suffisants.

Le *méatotome d'Otis* et *celui de Piffard* ne sont, en somme, que des bistouris boutonnés d'une forme particulière.

L'inconvénient de tous ces instruments est de ne pouvoir régler mathématiquement la *profondeur de la section*. On va un peu en aveugle, et, si on s'efforce de suivre les limites qu'on s'est tracées, l'opération perd de sa rapidité.

Il est possible à la rigueur de faire l'*uréthrotomie antérieure* à l'aide de l'uréthrotome de Maisonneuve. On introduit dans le canal à une distance de quelques centimètres du méat le conducteur, et on fait glisser sur lui la lame de façon à sectionner la paroi supérieure dans une étendue correspondante. Mais cette pratique est incommode en raison de la forme et de la longueur de l'appareil, et de la mobilité de la verge qu'un aide doit maintenir fortement fixée pour l'empêcher de fuir devant le couteau.

De tous les instruments préconisés, le plus commode dans l'espèce est *l'uréthrotome à bascule de Civiale*.

Il est formé de trois pièces essentielles qui sont :

1° *Une lame* mince et tranchante de 5 centimètres de longueur, terminée par un petit bras de levier coudé qui forme angle avec elle. À l'union de ces deux parties se trouve un orifice destiné au passage d'une vis d'articulation qui permet à la lame de basculer et de devenir saillante lorsqu'on abaisse le bras de levier.

2° *Un petit cathéter droit* de même longueur que la lame et muni d'une rainure profonde dans laquelle se loge cette dernière. Le cathéter est terminé par un manche de métal ou de bois permettant de saisir et de maintenir l'appareil. C'est à l'union du cathéter et du manche que se fait l'articulation de la lame.

Celle-ci est constamment retenue dans le fond de la rainure du cathéter par un petit ressort qui appuie sur la face inférieure du bras de levier de la lame ; de sorte que, pour faire saillir le tranchant, il faut combattre la tension du ressort par une pression sur la face supérieure du bras de levier.

3° Une petite pièce, qu'on peut appeler le *graduateur*, est destinée à limiter la saillie que fait la lame au-dessus de la rainure du cathéter. Elle est formée d'une petite fourche pouvant glisser au-dessous du bras de levier. Elle immobilise celui-ci d'autant plus qu'on la rapproche davantage de l'articulation de la lame, et inversement.

Cette description fait comprendre de suite le mode d'emploi de l'instrument. On règle d'abord la profondeur de l'incision en établissant le degré d'émergence de la lame. On introduit ensuite l'instrument dans le canal, à 4 ou 5 centimètres environ du méat, la rainure tournée en haut vers la ligne médiane. On appuie sur le bras de levier de façon à faire saillir la lame, et on tire l'appareil à soi d'un seul coup. C'est dans ce mouvement rapide que l'incision se produit. Pendant que la lame sectionne la paroi supérieure, le cathéter déprime la paroi inférieure sur laquelle il prend un *point d'appui*.

Le *méatotome de Gouley* est assez semblable à l'uréthrotome précédent. Il est composé de deux lames juxtaposées, à la manière des ciseaux. L'une d'elles est mousse, tandis que l'autre est tranchante sur son bord supérieur. Lorsqu'on veut inciser, on éloigne, après introduction de l'instrument au repos, ces deux branches l'une de l'autre à l'aide d'une vis qui règle l'angle d'écart, et on retire à soi l'appareil ouvert.

M. le professeur Guyon vient de modifier ce modèle (*fig.* 91).

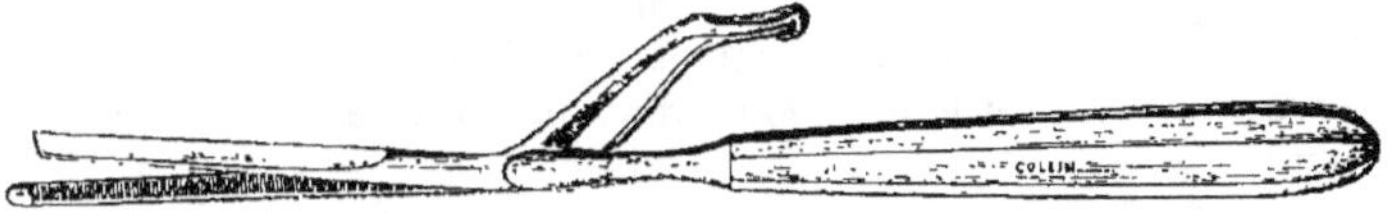

Fig. 91. — Méatotome de M. Guyon.

Le *méatotome de Mutchell* est en petit ce qu'est l'uréthrotome de Otis en plus grand (voir plus loin). C'est, en dernière analyse, un dilatateur formé de deux branches horizontales reliées entre elles par de petites tiges articulées et parallèles, qui, lorsque l'instrument est ouvert complètement, le font ressembler à une échelle. Une des deux branches porte une rainure dans laquelle glisse une lame tranchante qui rappelle celle de l'uréthrotome de Maisonneuve. On incise après avoir préalablement dilaté l'extrémité antérieure de l'urèthre. De cette façon le couteau est solidement appuyé sur son conducteur. La section se produit ici d'avant en arrière, à l'inverse des cas précédents.

Presque toujours l'incision doit porter sur *la paroi supérieure* de l'urèthre. Ce n'est qu'exceptionnellement qu'elle intéressera le plancher. Seul un rétrécissement épais de cette région légitimerait cette manœuvre.

En haut, il existe en effet une épaisseur de tissus suffisante pour permettre une incision profonde. C'est tout le contraire en bas. La paroi uréthrale y est relativement mince, et il serait imprudent de la sectionner trop largement.

Dans tous les cas, l'uréthrotomie intéressera la *ligne médiane*.

L'écart entre la lame et le cathéter de l'instrument de Civiale doit être au moins de *un centimètre et demi*. Lorsque la verge est volumineuse, on n'hésitera pas à le porter à *deux centimètres*. Il faut compter en effet que la paroi inférieure sur laquelle s'appuie le cathéter au moment de la section cède sous l'effort de l'instrument, et se déprime dans une certaine limite, ce qui donne une incision moins profonde que celle qu'on cherche à produire. De plus, la rétraction cicatricielle qui diminue sensiblement le résultat immédiat, doit entrer en ligne de compte.

Dès que l'opération est terminée, il s'écoule un petit jet de sang noir *veineux*, émanant du corps spongieux. L'hémorragie ne tarde pas à s'arrêter d'elle-même, et dans tous les cas elle cède facilement à la compression exercée sur les parties latérales du gland saisi entre le pouce d'un côté et l'index de l'autre.

On fera bien d'antiseptiser l'avant-canal avant et après l'opération, à l'aide d'une solution boriquée.

A chaque miction, l'écoulement sanguin se reproduit un peu. Il en est de même si le malade marche, se fatigue ou se livre à un effort.

L'hémorragie perd peu à peu de son importance et finit par se traduire par quelques gouttelettes rosées insignifiantes.

Il est de toute nécessité *d'empêcher la plaie de se réunir par première intention*, ce qui ferait perdre le bénéfice de l'opération, et rétablirait les choses en leur état primitif.

Pour cela, le meilleur moyen, c'est de passer les béniqués dès le second ou troisième jour après l'incision. On y est d'autant plus autorisé, que presque toujours l'uréthrotomie antérieure n'a d'autre but que d'ouvrir une porte d'entrée suffisamment large aux instruments dilatateurs, que rend nécessaire un rétrécissement profond.

Chaque séance de dilatation provoque une hémorragie d'intensité variable, mais constamment transitoire. Peu à peu, elle diminue de quantité, et au bout de la quatrième ou cinquième séance elle est nulle. Le méat suppure pendant quelques jours, il reste rouge et enflammé, et tout finit par rentrer dans l'ordre.

L'orifice se présente alors sous forme d'une *fente linéaire verticale très développée*, empiétant en haut, du côté de l'incision, sur le tissu propre du gland. Quand le malade est rétabli, si on écarte les lèvres du méat, on aperçoit au niveau de la commissure supérieure une bande *cicatricielle blanchâtre* et dure qui se rétracte dans une certaine mesure.

Les *accidents* qui peuvent se développer consécutivement à l'uréthrotomie antérieure sont nuls ou insignifiants. Lorsqu'ils surviennent, ils reproduisent exactement, mais en plus petit, ceux de l'uréthrotomie interne, sur lesquels nous nous étendrons à propos de cette opération. La raison de cette bénignité réside en ce que l'uréthrotomie antérieure crée une solution de continuité presque *extérieure*, ayant moins de chance de se contaminer que celle qui résulte d'une incision uréthrale profonde et dans tous les cas bien plus accessible que cette dernière aux pratiques de l'antisepsie.

2° URÉTHROTOMIE INTERNE

Cette opération a pour but d'inciser longitudinalement le rétrécissement à l'aide d'une lame tranchante.

L'idée première de l'uréthrotomie interne est très ancienne puisque Ferri (1553), Diaz (1576) et Ambroise Paré ont donné dans leurs ouvrages la description de *sondes coupantes* destinées à sectionner les épaississements et les « carnosités » du canal.

En 1824, Amussat eut l'idée de faire progresser la *lame coupante* sur un *conducteur* destiné à la diriger et à l'empêcher de s'égarer.

Ce fut là un progrès important, et à partir de ce moment un grand nombre d'instruments différents furent construits dans le but de perfectionner le manuel opératoire de l'uréthrotomie interne.

Avant de décrire *l'uréthrotome de Maisonneuve, celui qui est le plus connu et le plus employé en France*, nous allons passer rapidement en revue les divers modèles qui ont été préconisés tant dans notre pays qu'à l'étranger.

URÉTHROTOMES. — 1° Le *scarificateur de Ricord* est un cathéter droit ou courbe de l'extrémité duquel on peut faire saillir une petite lame convexe à l'aide d'une tige centrale ;

2° *Celui de Robert et Begin* est construit de la même manière, mais il est pourvu à sa terminaison d'une *gaine à renflement* destinée à cacher le couteau. Un mécanisme permet de découvrir ce dernier au moment où on retire l'instrument du canal.

3° L'*uréthrotome de Civiale* a survécu beaucoup plus longtemps que la plupart de ses congénères.

Il est composé d'une tige droite métallique renfermant à son extrémité une lame coupante cachée dans une fente. On rend le couteau saillant à volonté.

Le cathéter est terminé par un renflement olivaire aplati, à l'aide duquel on *accroche le rétrécissement* après l'avoir franchi. En tirant un peu à soi l'instrument, on fixe la stricture, on l'immobilise, et il suffit à ce moment de faire sortir la lame pour scarifier la bride pathologique. En tournant l'uréthrotome sur son axe, on fait autant de sections que l'on désire et dans tous les sens possibles.

Pour obtenir une incision plus profonde, Thompson conseille d'incliner un peu le manche de l'instrument, de manière à forcer l'extrémité opposée à appuyer davantage contre la paroi du canal. Dans ces circonstances l'axe de l'uréthrotome forme avec celui du canal une sorte de croisement.

Cette manœuvre est dangereuse et fait perdre à l'appareil ses qualités d'innocuité, car, en l'exécutant, on cesse de savoir à quelle profondeur on sectionne.

4° L'*uréthrotome de Mercier* est caractérisé par une gaine saillante, régulièrement conique qui termine la tige du cathéter. La lame coupante est logée dans une rainure creusée en long sur ce renflement.

5° Un autre modèle d'*uréthrotome de Mercier* porte dans l'intérieur d'un conducteur cylindrique trois petites lames divergentes qui sont montées sur un axe et que l'on peut faire sortir du tube à volonté. Une disposition spéciale permet d'inciser d'avant en arrière, et une autre d'arrière en avant.

6° *Celui de Sedillot* reproduit à peu près la disposition du numéro 4. La forme du couteau est modifiée légèrement, et l'instrument est muni d'une bougie conductrice.

7° *Ceux de Segalas et d'Amussat* n'offrent rien de spécial à mentionner.

8° L'*uréthrotome de Leroy d'Etiolles* consiste en une tige terminée par une olive, de l'extrémité de laquelle sort une petite lancette convexe qui rappelle assez bien ces grattoirs dont la lame, logée dans le manche, en sort ou y rentre par glissement.

Une autre disposition permet d'inciser non plus avec l'extrémité du cathéter, mais bien avec un des bords qui porte une échancrure comblée quand on veut, par un petit couteau convexe.

9° *L'uréthrotome de Voillemier* est semblable à celui de Maisonneuve, dont nous donnons la description plus loin. Il en diffère en ce que la lame tranchante est cachée par une lame mousse de même forme, mais légèrement plus grande.

10° *L'instrument de Trélat* se compose d'une sonde droite ou courbe, fendue à sa terminaison, et contenant dans son intérieur une lame articulée à sa partie moyenne. En poussant cette dernière à l'aide d'un mandrin, on lui fait décrire un angle tranchant. plus ou moins aigu et, par suite, capable de mordre plus ou moins profondément. Ce modèle vient d'être modifié par M. Albarran (*fig*. 92).

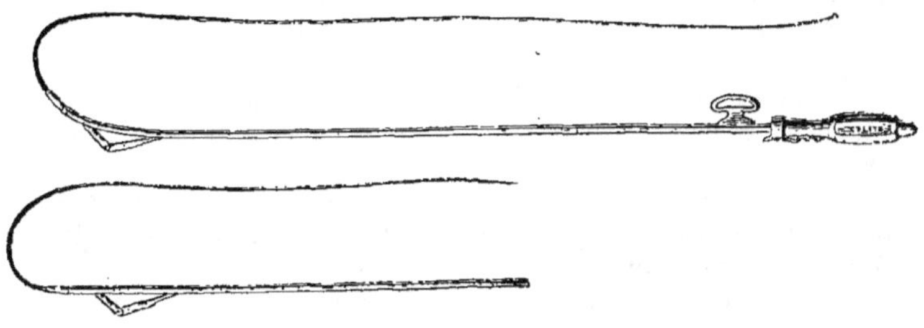

Fig. 92.

11° *L'uréthrotome de Caudmont* est la reproduction à très peu de choses près de celui de Civiale.

12° *L'uréthrotome courbe de Caudmont* a pour caractère de trancher sur la convexité, c'est-à-dire de mordre sur le plancher uréthral.

Le même auteur a aussi composé un dilatateur à deux branches divergentes, entre lesquelles se trouve un couteau convexe, agissant au moment de l'écartement des parois uréthrales. C'est un *uréthrotome dilatateur*.

13° *Boinet* a imaginé de fixer une double lame sur une tige contenue dans un cathéter creux lui servant de gaine. La tige est terminée par une extrémité fine et olivaire, qui doit pénétrer la première dans l'angustie. Le couteau vient ensuite. Cet instrument sectionne aussi bien à l'aller qu'au retour.

14° Dans *l'appareil de Dupierris*, le couteau articulé par une de ses extrémités, et mobile au niveau de l'autre, coupe en décrivant un demi-cercle, dont le plan coïncide avec l'axe du cathéter qui le contient.

15° Dans *celui de Favrot*, quatre lames occupant les extrémités des deux diamètres perpendiculaires d'un cathéter creux sont couchées dans des rainures *ad hoc*, au moment de l'introduction. On les en fait sortir quand on retire l'instrument du canal, et la section se fait alors.

16° L'*uréthrotome de Charrière* est muni d'une bougie conductrice sur laquelle on visse un cathéter droit ou courbe portant une lame mousse convexe très allongée. On en fait saillir une lame tranchante qui mord d'arrière en avant. Un autre modèle permet d'inciser d'avant en arrière.

17° Charrière a encore imaginé un scarificateur recouvert d'une sonde en gomme pouvant être laissée à demeure.

18° *Celui de Corbel-Lagneau* n'est qu'un scarificateur formé d'une lame coupante qui émerge de la rainure d'un cathéter droit.

19° L'*uréthrotome à lame mousse de Horteloup* a été décrit à propos de la divulsion.

Cet instrument n'est pas destiné à inciser comme ceux qui nous occupent en ce moment. C'est plutôt un agent de dilatation brusque.

20° L'*emporte-pièce en spirale de Mallez* repose sur une conception bizarre. Cet appareil a pour but d'enlever une rondelle du rétrécissement, comme le fait l'emporte-pièce.

Il est formé d'une bougie conductrice qui s'adapte à une petite spirale. Sur celle-ci on visse une sorte de sonde métallique à bout coupé, dont l'extrémité est circulairement tranchante. Arrivé au rétrécissement on tourne la sonde sur elle-même, de façon qu'elle continue à se visser sur la spirale. Elle progresse ainsi d'avant en arrière, et dans ce mouvement elle sectionne la rondelle qu'on veut supprimer.

Cet instrument me paraît très dangereux et complètement inutile. Je ne l'ai signalé que pour la curiosité.

21° *Instrument de Westmoreland*. C'est une sonde creuse qu'on pousse jusqu'à la stricture, et de laquelle on fait sortir une bougie conductrice qui, à un certain point de son trajet, porte un couteau convexe, sectionnant d'avant en arrière et d'arrière en avant.

Cette disposition rappelle assez celle de Charrière (modèle numéro 17).

22° *Uréthrotome de Peters*. Sonde courbe métallique, graduée sur sa convexité. Au niveau de celle-ci existe une rainure d'où émerge une lame tranchante convexe. Cet instrument rappelle un peu celui de Trélat et sectionne d'arrière en avant.

23° *Celui de Bumstead* est la reproduction du précédent à peu de choses près.

24° *Uréthrotome de Kinloch*. Tige droite, terminée par un bouton en-deçà duquel une lame convexe est couchée dans une rainure de la tige. Suivant qu'on relève le couteau ou qu'on l'abaisse, il mord ou ne mord pas.

25° *Uréthrotome de Bates.* Sonde courbe. Rainure sur sa concavité. La lame s'y dissimule. Elle agit dès qu'on la tire à soi. Sa forme est triangulaire de sorte que, lorsque l'instrument est ouvert, il ressemble un peu au brise-pierre. Le petit mors représente le couteau. Section postéro-antérieure.

26° *Uréthrotome explorateur de Gross.* Sonde droite terminée par une boule exploratrice coupée d'angle, et du talon de laquelle sort le couteau.

27° *Uréthrotome de Banks.* Variante du précédent.

28° *Uréthrotome de Gouley.* Il consiste en un cathéter présentant sur sa convexité une rainure qui aboutit, à l'extrémité de l'instrument, à un petit tunnel. Dans cet espace cylindrique on engage l'extrémité libre d'une bougie conductrice préalablement introduite dans la vessie. On fait glisser sur elle le cathéter. Nous avons déjà parlé de ce procédé ingénieux de conduction que Gouley a imaginé.

Le cathéter est formé sur un point de son trajet de quatre branches juxtaposées pouvant former un renflement fusiforme lorsqu'on met en jeu leur élasticité et qu'on les force à s'écarter l'une de l'autre. Entre elles émerge le couteau qui mord sur le rétrécissement préalablement dilaté.

29° *Uréthrotome dilatateur de Milne.* Cathéter courbe dans la concavité duquel une tige flexible peut venir former la corde de l'arc représenté par la sonde. Cette disposition rappelle celle du dilatateur de Corradi (voir plus haut). Le couteau glisse le long de la convexité, et agit lorsque la tige par sa saillie dans la concavité du cathéter a bien distendu le canal de l'urèthre. L'incision porte ici sur la paroi inférieure.

30° *Uréthrotome de Stearn.* Cathéter à deux valves latérales juxtaposées. Entre elles on pousse un mandrin qui les écarte. Il porte sur sa face supérieure une lame tranchante s'insinuant dans l'espace qui résulte de l'écartement des valves. Cet instrument éloigne l'une de l'autre les parois latérales, et sectionne en même temps la supérieure.

31° *Uréthrotomes de Smith, de Wyeth, de Nall.* Ils reproduisent à peu près les dispositions précédentes. Ce sont des appareils qui dilatent et coupent au même moment.

Il en est de même pour le *divulseur uréthrotome de Hunter*, pour celui de *Young*, et pour l'*uréthramétome de Brown*.

32° L'*uréthrotome de Rogers* mérite une mention spéciale, car il permet de mesurer le canal, de le dilater et de le sectionner.

C'est une sonde creuse pouvant être adaptée à un conducteur du système de Gouley. Elle présente vers son extrémité une légère *ondulation*, au niveau de laquelle l'instrument est formé d'une partie creuse demi-cylindrique extérieure, et d'une partie pleine intérieure. Si on imprime à l'axe de cette dernière une rotation égale à 180 degrés, l'ondulation se transforme en un fuseau, et représente le *squelette d'un bulbe* qui remplit et distend l'urèthre. En retirant à soi l'instrument ouvert dans la vessie, ce bulbe s'insinue dans le rétrécissement d'arrière en avant à la façon d'un coin et le distend. A ce moment on fait saillir une lame qui occupe la convexité supérieure du bulbe, et incise le plafond de l'urèthre d'arrière en avant.

33° Nous devons une courte description à l'*uréthrotome* très ingénieux d'*Otis*.

Cet appareil permet de faire la dilatation préparatoire d'une stricture trop étroite pour admettre l'instrument nécessaire à l'opération immédiate.

Il est composé de deux branches parallèles (il existe un modèle droit et un modèle courbe), qui s'écartent l'une de l'autre grâce à des tiges parallèles articulées, à la façon du dilatateur de Michéléna. Ces tiges couchées entre les branches lorsque l'instrument est au repos, se redressent de plus en plus et deviennent perpendiculaires à ces derniers, à l'état d'activité, rappelant la disposition des bâtons d'une échelle, par rapport aux montants. On obtient de la sorte une forte tension de la muqueuse uréthrale, qui se met au contact intime des branches, dont l'une est en haut, et l'autre en bas.

Le couteau glisse dans une rainure creusée sur la branche supérieure. La branche inférieure a pour rôle de déprimer fortement le plancher du canal.

La lame coupante ressemble à celle de Maisonneuve, mais elle est plus petite.

Le conducteur de Gouley facilite l'introduction de l'instrument.

Un cadran placé à l'extrémité de l'appareil, et sur lequel tourne une aiguille indicatrice, marque le degré d'écartement des branches.

Pour les *rétrécissements bulbaires*, Otis se sert d'un cathéter terminé par une boule allongée qui reproduit à peu près le moule plein de la dilatation uréthrale. On fait saillir du renflement un couteau qui incise à l'aller ou mieux au retour.

Le premier de ces deux modèles d'Otis est un bon instrument et d'une manœuvre aisée, quoique compliqué en apparence ;

34° Tout dernièrement M. Guyon a fait construire un *uréthrotome pour les rétrécissements larges*. C'est le même instrument que celui de Maisonneuve, mais le conducteur est énorme. C'est une véritable bougie dilatatrice offrant une rainure sur sa concavité. La lame est convexe et offre très peu d'émergence. Elle rappelle celle de Maisonneuve. Grâce à son volume, le conducteur distend le canal; et le couteau a prise sur les strictures même les moins accusées.

L'énumération qui précède et que nous aurions pu rendre plus considérable, s'il y avait eu intérêt à le faire, prouve les efforts qu'ont fait les chirurgiens depuis des années pour perfectionner l'*uréthro-tomie interne*. Cette multiplicité d'appareils, hâtons-nous de le dire, n'a pas donné les résultats qu'on pourrait croire, et, encore de nos jours, l'*uréthrotome de Maisonneuve* a conservé son rang. C'est jusqu'ici *l'instrument le plus parfait en même temps que le plus simple*. C'est lui qui est en France employé le plus souvent, et dont les résultats sont le plus à l'abri de la critique. Voilà pourquoi nous en avons réservé la description pour la fin de cette nomenclature.

35° *Uréthrotome de Maisonneuve.* Il présente tout d'abord le grand avantage de *sectionner à l'aller et au retour*.

Les instruments qui n'incisent qu'au retour sont passibles du reproche suivant :

Ils sont forcément d'un calibre assez élevé, le cathéter renfermant dans son intérieur la lame tranchante qui doit émerger au moment de la section. On est donc obligé de dilater assez activement la stricture avant de pouvoir l'uréthrotomiser. Avec l'instrument de Maisonneuve on peut, au contraire, opérer dès que le conducteur, qui est très mince, est parvenu jusqu'à la vessie. Si on le désire, il est très facile, en outre, d'opérer une seconde section d'arrière en avant.

Cet uréthrotome est formé de cinq parties, qui sont :

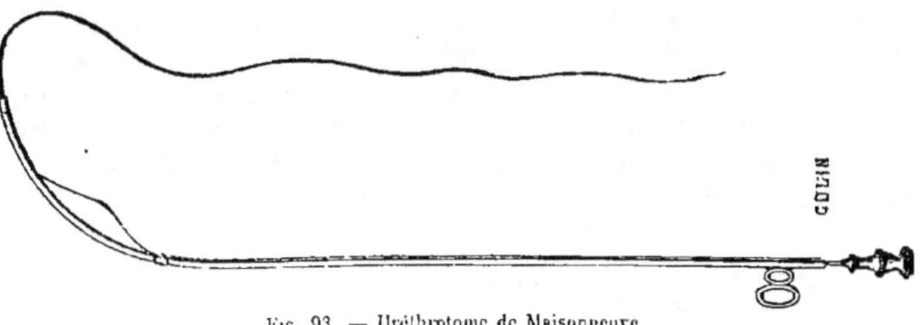

Fig. 93. — Uréthrotome de Maisonneuve.

1° *Une bougie filiforme* conductrice et *armée* à son extrémité libre d'un petit pas de vis ;

2° *Un cathéter courbe cannelé* de 1 à 3 millimètres de diamètre et de 30 centimètres de longueur. On peut lui donner telle courbure qu'on désire. Celle de Gély est préférable. Nous savons qu'elle est calquée sur un cercle de 10 à 12 centimètres de diamètre.

L'extrémité vésicale du cathéter est terminée par une vis s'insérant sur la bougie conductrice.

L'autre extrémité porte un anneau qui permet de fixer l'appareil.

Maisonneuve employait des cathéters cannelés *sur la concavité*, et d'autres cannelés *sur la convexité*, suivant qu'il désirait inciser la paroi supérieure ou la paroi inférieure du canal.

3° *Une lame tranchante.* Elle figure un triangle isocèle dont le sommet libre *est mousse.* Les côtés très légèrement concaves en sont *tranchants.* La base est soudée à l'extrémité d'un *mandrin* métallique flexible qui glisse dans la cannelure du conducteur. Ce mandrin, qui mesure comme ce dernier 30 centimètres de longueur, est terminé à son extrémité extérieure par un *bouton* destiné à l'application du pouce qui doit le faire progresser.

La lame que nous venons de décrire est dite *unilatérale* parce qu'elle ne peut inciser d'un coup *qu'une seule paroi du canal; la supérieure,* si elle glisse dans la cannelure creusée sur la concavité du conducteur ; *l'inférieure,* si elle glisse dans la cannelure répondant à la convexité du cathéter.

La *lame bilatérale,* qui n'est plus employée aujourd'hui, mordait à la fois sur *les deux parois latérales opposées.* Elle représentait un losange allongé, dont les angles obtus étaient mousses, et les quatre bords tranchants.

Une des faces de la lame portait une crête, une saillie linéaire qui se continuait avec le mandrin déjà signalé, et passait par les deux angles aigus. Le mandrin s'engageait dans la rainure du cathéter conducteur, de telle sorte que la lame était horizontale et ses tranchants incisaient longitudinalement à droite et à gauche.

4° *Une tige métallique* longue de 30 centimètres, droite, rigide et mince. Elle est terminée par une vis qui peut se fixer à l'extrémité externe de la bougie filiforme ou du cathéter conducteur, une fois qu'on a retiré l'anneau destiné à la prise de l'appareil.

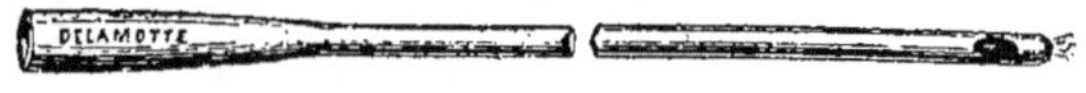

Fig. 94.

5° *Une sonde à bouts coupés et munie d'un œil latéral* complète les pièces de l'appareil (*fig.* 94).

Manuel opératoire. — Il comprend quatre temps :

Premier temps. — On place d'abord dans l'urèthre la bougie filiforme en suivant les indications données au chapitre de l'Exploration.

Dans certains cas on parvient au but en poussant jusqu'à l'obstacle une sonde de gomme, dans l'intérieur de laquelle on introduit la bougie armée dont on fait saillir la pointe hors de l'œil. En plaçant cet orifice en haut, on force l'extrémité de la bougie filiforme à suivre le plafond uréthral, et on évite ainsi la paroi inférieure sur laquelle siège le rétrécissement.

A ce procédé exceptionnel nous préférons de beaucoup ceux que nous avons mentionnés ci-dessus.

On s'assure que la bougie est bien parvenue dans la vessie, et ne s'est pas réfléchie en avant du rétrécissement. Cette précaution est des plus importantes, car la bougie va servir de conducteur au cathéter et elle ne remplirait pas son but, si elle ne traversait pas la totalité du canal. On a vu, dans certains cas, la lame de l'uréthrotome trancher la bougie ainsi repliée.

Il n'est guère possible de méconnaître cette position vicieuse, car, lorsque la bougie est dans la vessie, elle entre et ressort à *frottement* sous l'influence des mouvements de va-et-vient. Du reste, on n'a qu'à visser sur son extrémité extérieure la tige métallique droite, et à l'enfoncer dans l'urèthre. Si la bougie est repliée, elle ne tarde pas à se montrer au méat.

Parfois elle est si fortement serrée par la stricture qu'on prévoit que le conducteur n'aura pas assez de place pour progresser et prendre sa position.

Dans ce cas il est bon de laisser *la bougie à demeure* pendant le temps nécessaire au ramollissement et à un certain degré de dilatation (vingt-quatre heures environ).

Pour ma part, j'ai l'habitude de préparer la voie au conducteur par l'introduction préalable de ma *longue bougie conique numéro* 1, que j'enfonce aussi loin que possible. Je la retire ensuite, et je la remplace par une petite sonde creuse à travers laquelle, lorsque la vessie a été vidée de son urine, j'injecte une solution concentrée chaude d'acide borique. C'est alors que j'introduis la bougie conductrice et le cathéter cannelé, et que je pratique l'opération.

Deuxième temps. — On visse sur l'extrémité armée de la bougie filiforme le *cathéter cannelé* et, après s'être assuré que l'armature est solide, on pousse ce dernier vers la vessie, lentement et sans brutalité. Pendant ce mouvement la bougie conductrice s'enroule dans le réservoir urinaire.

Lorsque le cathéter arrive à la coarctation, il éprouve parfois une certaine difficulté d'introduction qu'on surmonte avec un peu de patience, quelques tâtonnements et quelques pressions méthodiques. Dans certains cas, Maisonneuve n'est arrivé au résultat qu'au bout d'un quart d'heure d'efforts. Grâce à l'introduction préalable de notre longue bougie conique, nous évitons toutes ces hésitations, et nous faisons pénétrer toujours le cathéter du premier coup.

Quand celui-ci est très serré par la stricture, Reliquet [1] conseille de le laisser en place avant d'opérer, pendant vingt ou trente minutes, de façon à ce qu'il prenne un peu de jeu.

Dans tous les cas difficiles, l'index de la main gauche doit diriger l'extrémité du cathéter à travers le périnée et le rectum. Cette manœuvre facilite beaucoup la pénétration.

On a proposé, dans les coarctations étroites, de tracer au cathéter une petite voie, à l'aide d'une scarification préalable pratiquée au moyen de l'uréthrotome de Charrière vissé sur la bougie conductrice [2]. Cette manœuvre complique l'opération. Nous lui préférons *l'introduction préalable de notre longue bougie conique* qui, dans tous les cas, facilite beaucoup la mise en place du conducteur cannelé.

Autrefois les chirurgiens étaient très préoccupés par l'idée d'empêcher le malade d'uriner lors de ce temps opératoire et surtout au moment de la section [3]. On attribuait en effet au contact de l'urine avec la plaie uréthrale tous les graves accidents septiques observés en pareil cas. Cette crainte est aujourd'hui bien diminuée. Elle n'a pas raison d'être lorsque l'urine du malade est normale. Elle disparaît complètement avec notre pratique, consistant, après le passage de notre longue bougie conique, à introduire une petite sonde creuse par laquelle on injecte de la solution boriquée dans la vessie. C'est le moyen le meilleur de rendre l'urine aseptique et d'en neutraliser l'action, si le malade pisse au moment de l'opération.

Gosselin [4] cite des cas d'impossibilité absolue d'introduire le cathéter à travers une coarctation très étroite. Je n'ai jamais observé de fait semblable avec la dilatation extemporanée préalable que j'ai l'habitude de faire.

Troisième temps. — On insinue dans la rainure de l'uréthrotome le mandrin qui porte la lame coupante, et on le pousse, en pres-

---

[1] *De l'uréthrotomie int.* Th. de Paris, 1865.
[2] Jamin et Guiard, Art. *Urèthre, in.: Dict. de méd. et de chirurg. prat.,* t. XXXVII, p. 245.
[3] Gosselin. *Clin. de la charité,* t. II, p. 456.
[4] *Loc. cit.*

sant fortement sur le bouton qui le termine. C'est le temps opératoire le plus important puisqu'il représente la *section du rétrécissement*, mais le plus facile à exécuter, car il n'y a qu'à pousser aveuglément le couteau.

Il faut veiller à ce qu'à ce moment-là le cathéter soit bien fixé et immobilisé. Le dos mousse de la lame écarte toutes les parties saines qui échappent à l'action du tranchant. Les brides fibreuses saillantes dans l'intérieur du conduit sont au contraire sectionnées à l'aller, et aussi au retour si, en tournant légèrement le cathéter sur son axe, on force le couteau à suivre une voie différente de celle déjà parcourue.

On doit faire attention que la verge soit tendue sur le cathéter. Sans cette précaution la muqueuse, très mobile au niveau de la portion pénienne, se plisserait au-devant de la lame qui pourrait l'intéresser. Si on se place dans de bonnes conditions, le couteau ne fend que les parties saillantes au dedans du canal.

La profondeur de l'incision est d'autant plus forte que le rétrécissement est plus serré, parce qu'alors la section divise un tissu plus épais.

Dans les coarctations infundibuliformes, la section, superficielle aux deux extrémités évasées, est plus profonde à la partie moyenne. Le trajet devient donc uniforme. *C'est le dos mousse de la lame qui limite la solution de continuité.*

En conséquence, celle-ci ne peut pas dépasser la hauteur de la lame.

Les anciennes lames à dos tranchant empêchaient de borner l'incision. On agissait en aveugle. La modification de Maisonneuve constitue un progrès important.

Aujourd'hui on n'emploie plus que le *cathéter à rainure creusée sur la concavité, de sorte que l'incision porte exclusivement sur la paroi supérieure du canal*

On veillera à ce qu'à l'aller comme au retour le cathéter soit fortement appliqué contre le plancher uréthral qui est dépressible, et qui, ainsi tendu, offre un point d'appui solide à l'instrument. De cette façon la lame coupe nettement le tissu malade et épargne complètement les tissus sains.

Autrefois Phillips ne se servait que du cathéter à rainure placée sur la convexité sous prétexte que les lésions les plus marquées occupent constamment la paroi inférieure.

Nous avons dit aussi qu'on a fait porter les incisions sur les parois latérales, à l'aide des lames bilatérales.

Ces méthodes sont dangereuses et inutiles.

L'incision de la paroi inférieure expose beaucoup plus que celle du plafond à l'*infiltration d'urine* et à l'*hémorragie*. La paroi supérieure est la plus courte, la plus régulière, et l'anatomie démontre que sa ligne médiane est la moins riche en vaisseaux. Ces qualités permettent à la section d'être plus nette, moins longue et plus exsangue.

Il est vrai qu'on ne sectionne pas les regions les plus altérées, *mais il faut savoir que le but de l'uréthrotomie interne est simplement d'augmenter le calibre de l'urèthre par l'addition d'une pièce nouvelle.*

« C'est une pièce nouvelle qu'on ajoute à une doublure trop étroite. » (Reybard.)

Ici la pièce en question, c'est l'incision dont les lèvres s'écartent l'une de l'autre, de façon à former une *surface losangique allongée* qui, en s'étalant, constitue le segment supérieur de la paroi du nouveau canal.

Le plafond uréthral doublé des corps caverneux fournit bien mieux cette surface que le plancher qui est trop mince pour cela.

De plus le plafond est soutenu et tendu par les corps caverneux, « comme le sont les téguments par les doigts d'un aide habile » (Guyon). Il ne se plisse pas et ne fuit pas au-devant de la lame, comme le fait le plancher.

Enfin Maisonneuve a noté plusieurs fois, lorsque la lame suit la convexité du cathéter, la section des parties saines au niveau de l'angle pénien.

Les *lames bilatérales* échappent, en partie, aux reproches qui précédent, mais elles déterminent fréquemment des *hémorragies graves*. De plus, en produisant deux blessures, elles créent deux cicatrices ultérieures, c'est-à-dire une double rétraction scléreuse.

Pour toutes ces raisons on n'emploie plus que les *lames unilatérales supérieures.*

Elles offrent trois hauteurs différentes qui sont utilisées pour inciser plus ou moins profondément :

La plus considérable est de........	9 millimètres
La moyenne......................	8 —
La petite........................	7 —

Les anciennes *lames bilatérales* offraient deux types :

Les unes mesuraient....	9 millimètres de largeur
Les autres.............	8 —

Quelques manœuvres spéciales facilitent le passage du couteau.

Il est bien de placer, au moment de son introduction, *la verge perpendiculairement à l'axe du corps*. Un aide est chargé de la maintenir tendue dans cette position. Le chirurgien fixe avec le pouce et l'index de la main gauche le cathéter à l'aide de l'anneau qui est situé à son extrémité extérieure, et il engage la lame graissée (vaseline boriquée) dans la rainure. Il la pousse à travers le canal en appuyant avec le pouce de la main droite sur le bouton qui termine le mandrin.

Au niveau du rétrécissement on éprouve une certaine résistance, surtout si le tissu est dense, scléreux. Pour la vaincre on doit bien tendre la verge, appuyer autant que possible le cathéter contre la paroi uréthrale inférieure, et exercer un effort énergique sur le mandrin. Dès que l'obstacle est sectionné, on sent que la lame reprend sa liberté. Parfois on entend le tissu pathologique crier sous le tranchant. *On retire, sans la changer de position, la lame qui au retour complète la section faite à l'aller.*

Si on voulait inciser en deux points différents, on n'aurait qu'à faire tourner un peu sur son axe le cathéter avant d'enlever le couteau. *Cette pratique n'est plus employée*, pour le motif que nous avons donné à propos de la lame bilatérale. Du reste la double incision ne ferait pas une place plus large.

QUATRIÈME TEMPS. — Il consiste à introduire un *sonde à demeure* qu'on doit laisser en place pendant quelque temps après l'opération.

La sonde ordinairement employée est à *bouts coupés*. Il est bon de la munir de deux yeux latéraux au voisinage de son extrémité vésicale afin de rendre plus difficile son obstruction.

La sonde à demeure a pour usage de favoriser l'écoulement de l'urine, et d'empêcher son contact avec la plaie fraîche.

Il est inutile et dangereux qu'elle distende le canal.

On a beaucoup discuté à son sujet. Les uns (Reybard, Gaujot) l'ont accusée d'irriter et d'enflammer la plaie, de la faire suppurer, et de favoriser ainsi la production de tissu cicatriciel rétractile.

Il n'en est pas moins vrai que c'est depuis que Maisonneuve a eu l'idée d'appliquer la sonde à demeure, dès l'uréthrotomie exécutée, que la gravité de cette opération s'est atténuée dans de grandes proportions. Velpeau [1] avait dit que les accidents observés en pareil cas résultaient de l'introduction dans le sang des principes toxiques de l'urine. C'est pour se mettre en garde

---

[1] *Leçons de clin. chirurg.*, p. 330.

contre cet empoisonnement que la sonde à demeure fut imaginée.

Malgré les critiques non justifiées de Gaujot [1], la sonde à demeure fut préconisée par M. de Saint-Germain [2], Sedillot [3], Gosselin [4], etc. etc., et son usage s'est imposé en fin de compte.

Aujourd'hui nous devons diviser en deux catégories les malades qu'on uréthrotomise :

Les uns possèdent des *urines alcalines septiques*;

Les autres ont au contraire une *urine normale.*

Priver les premiers de la sonde à demeure, c'est vouloir infecter comme à dessein leur plaie uréthrale, et les exposer à la septicémie et à la mort.

Le second groupe, au contraire, échappe à ces accidents, car l'urine non altérée est innocente au contact des solutions de continuité fraîches.

Mais, même chez ces derniers sujets, la sonde à demeure pare aux accidents d'infiltration, et garantit la plaie du contact mécanique de l'urine, qui lors de son passage dans l'urèthre entraîne toujours un peu le tissu embryonnaire très mou qui couvre peu à peu la surface incisée.

Gosselin conseillait de placer une sonde du numéro 21 ou 18.

M. Guyon, lorsqu'il incise par exemple avec une lame correspondant au numéro 23, n'introduit qu'une sonde du numéro 15 ou 16. Il ne cherche pas à opposer un obstacle absolu à l'urine qui s'insinue entre la paroi de la sonde et celle de l'urèthre. Pour lui *le simple contact* de ce liquide avec la plaie n'offre pas grand inconvénient. Mais, si la sonde distendait le canal et se trouvait bouchée, l'urine propulsée par la vessie, ne pouvant pas s'écouler à l'extérieur, ne manquerait pas de s'infiltrer dans l'incision.

M. Guyon préfère même laisser le malade uriner sans sonde que d'employer la force pour en placer une.

L'introduction de cet instrument se fait de plusieurs façons.

On peut, une fois le canal sectionné, enlever d'un coup le cathéter, le couteau et la bougie conductrice et *pousser directement la sonde à demeure* dans l'urèthre.

Mais la pénétration de cette dernière est facilitée, par un *conducteur.*

Le cathéter peut servir de conducteur, d'autant mieux qu'il est rigide. Voici comment. Dès qu'on a retiré la lame après section

---

[1] *De l'uréthrotomie interne,* 1860. — *Extr. du recueil des mém. de méd. chirurg. et pharmacie militaires.*

[2] *De la fièvre uréthrale.* Th. de Paris, 1861.

[3] *Gaz. des hôp.,* novembre 1861.

[4] *Clin. de la Charité.*

faite, on dévisse l'anneau destiné à maintenir l'instrument, et on adapte à l'extrémité du cathéter la tige métallique droite. On fait glisser le long de celle-ci la sonde à bouts coupés, comme sur un axe. Elle arrive ainsi sur le cathéter qu'elle continue à suivre progressant dans l'urèthre jusqu'à la vessie. Une fois en place, on retire la tige, le cathéter et la bougie conductrice (Reliquet).

Voici un autre moyen. L'uréthrotomie étant faite, on enlève le couteau et on dévisse le cathéter, mais on laisse la bougie conductrice. A l'extrémité de cette dernière *on fixe la tige droite sur laquelle on fait glisser la sonde à bouts coupés.* C'est la bougie conductrice qui la dirige jusqu'à la vessie (Phillips, Gosselin).

M. le Dr Malécot [1] vient tout récemment de faire subir à la sonde à demeure un perfectionnement que je considère comme très important.

L'ancienne sonde à bout coupé une fois en place devait être maintenue par les procédés que nous avons indiqués à propos des bougies à demeure. Cette fixation était malaisée, souvent incomplète, parfois douloureuse et mal tolérée, et presque toujours difficile à réaliser.

On obvie aujourd'hui à tous ces inconvénients avec le système de M. Malécot, qui est aussi simple qu'ingénieux. Son appareil se compose d'une sonde en caoutchouc rouge comme celle de Nélaton, *se fixant d'elle-même dans la vessie*, sans avoir besoin d'aucun soutien extérieur.

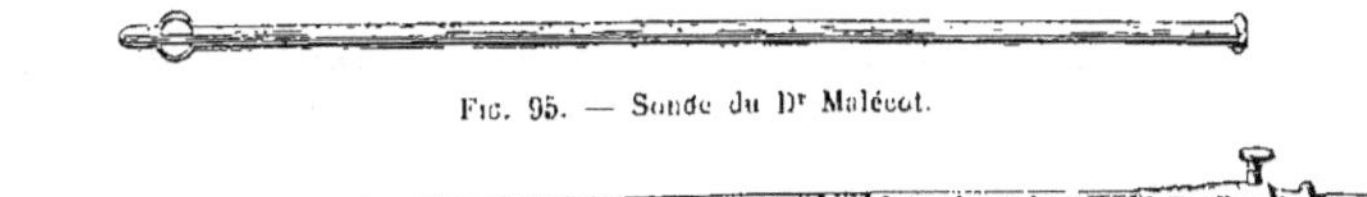

Fic. 95. — Sonde du Dr Malécot.

Fic. 96. — Mandrin du Dr Malécot.

La fixation se fait grâce à *deux ailerons* redressés par un *mandrin* pendant leur parcours dans l'urèthre, et qui, parvenus dans la vessie, viennent s'appuyer contre sa paroi par le simple retrait du mandrin.

Pour obtenir les ailerons, on incise longitudinalement et dans une étendue de 3 centimètres environ une sonde de Nélaton, au voisinage de son extrémité vésicale. Les incisions au nombre de quatre et parallèles sont distantes l'une de l'autre de 90 degrés. Elles divisent le tube de la sonde en quatre lanières juxtaposées. On sectionne transversalement deux d'entre elles situées dans des

1 *Congrès de chirurg.*, 1892.

points diamétralement opposés. On les raccourcit et on les soude à nouveau. Cette diminution de longueur force les deux lanières restées intactes à s'incurver en forme d'ailerons.

Le *mandrin est formé d'une tige de baleine flexible*, terminée par un cône sur lequel se fixe le pavillon de la sonde pendant le redressement.

Pour introduire l'instrument, on place dans sa cavité le mandrin, et on allonge la sonde de manière que le pavillon vienne prendre appui sur le cône fixateur. L'instrument se présente alors sous cette forme.

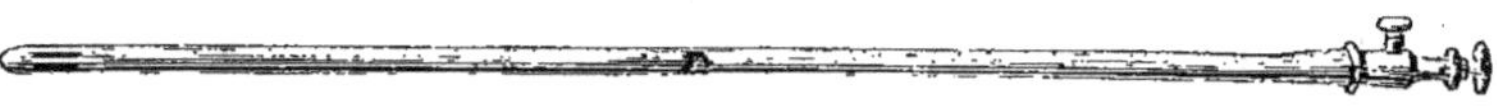

Fig. 97.

Une fois dans la vessie, *on désamorce le cône, et on retire le mandrin*. Aussitôt les ailerons reprennent leur position saillante et s'opposent à la sortie de l'instrument. Si la vessie se contractait à fond et venait appuyer sur l'extrémité interne de la sonde, ce mouvement ne ferait qu'exagérer la saillie des ailerons et augmenterait encore la fixation.

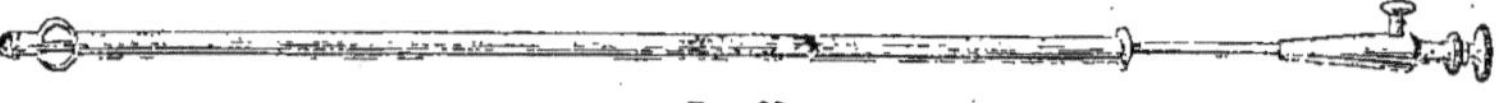

Fig. 98.

La traction directe est seule capable d'effacer les ailerons. Quand on veut enlever l'instrument, on n'a donc qu'à tirer doucement sur lui.

Il n'est point nécessaire pour l'introduction de la sonde que le redressement des ailerons soit absolument complet. Dès que leur angle est effacé, ils deviennent assez souples pour que leur glissement se fasse aisément dans l'urèthre.

Le dégagement du mandrin redresseur produisant un raccourcissement appréciable de la sonde ne doit se faire que lorsque celle-ci a franchi de plusieurs centimètres le col vésical. S'il était effectué trop tôt, les ailerons se fixeraient dans l'urèthre postérieur, d'où une douleur par pression et l'impossibilité de fonctionnement puisque les yeux de la sonde se trouveraient en dehors de la vessie.

Quand le malade retire le fosset, pour donner issue à l'urine, il évitera de tirer sur la sonde. Au contraire il la repoussera plutôt légèrement dans la vessie, avant de commencer l'évacuation.

Le mode de construction de la sonde de Malécot indiqué plus

haut n'a rien de commun avec celui d'une sonde dite *américaine*, que vendent certains fabricants. Cet instrument consiste en une sonde de Nélaton divisée longitudinalement vers son extrémité vésicale par quatre incisions équidistantes, et longue de 3 centimètres environ. Ces incisions transforment le tube de l'instrument en quatre lanières juxtaposées que l'on fait bomber par traction directe, en forçant l'élasticité du caoutchouc. Il en résulte une disposition fusiforme.

Le grand tort de cet instrument, c'est d'offrir *un minimun de résistance* justement dans l'endroit qui devrait être le plus solide puisqu'il est chargé de maintenir la sonde en place.

La sonde de Malécot échappe complètement à ce reproche. Il est évident que ce système de fixation pourra être appliqué à d'autres appareils tubulaires et *aux drains* en particulier.

Dans l'uréthrotomie interne, on devra enlever le couteau, le conducteur et la bougie filiforme avant d'introduire la sonde de Malécot, qui présente l'avantage de ne plus s'engorger, car les ailerons interceptent quatre ouvertures considérables assurant à l'urine une large voie d'écoulement.

Quelle que soit la sonde à demeure employée, il faut en *boucher* l'extrémité libre et ne l'ouvrir qu'à de certains intervalles pour laisser s'écouler l'urine; cette précaution est des plus importantes. Laissé ouvert, cet instrument permettrait en effet l'entrée de l'air dans la vessie, favoriserait la pénétration dans ce réservoir des germes pathogènes et des ferments uriques, et pourrait amener la transformation ammoniacale et les accidents qui en résultent.

Le séjour de la sonde à demeure dans l'urèthre ne doit pas dépasser *vingt-quatre ou quarante-huit heures au plus.* Une fois enlevée, on laisse le canal tranquille jusqu'à ce qu'on commence la dilatation par les bougies de Béniqué qui doivent compléter le traitement, *l'uréthrotomie interne ne donnant qu'un résultat immédial.*

Occupons-nous maintenant *des soins dont on doit entourer le malade.*

1° AVANT L'OPÉRATION. — Il est bon de *tonifier* le patient et de le soumettre à l'*antisepsie* directe (lavage) et indirecte (salol et acide borique par la voie buccale). Il faut lutter surtout contre l'*alcalinité de l'urine* si elle existe, et s'efforcer d'activer la *sécrétion* de ce liquide à l'aide des *diurétiques.*

J'ai l'habitude de prescrire des *grands bains* et de la *quinine*, comme traitement préventif de la fièvre uréthrale. J'ordonne les bromures aux rétrécis névropathes.

Je soumets enfin le malade à un régime sévère, et je lui interdis l'usage de l'alcool, du vin pur, de la bière et des liqueurs.

2° PENDANT L'OPÉRATION. — Ici se place la question de la *chloroformisation*.

Il ne faut pas hésiter à pratiquer *l'anesthésie générale* chaque fois qu'on se trouve en présence d'un sujet timoré nerveux et prédisposé à la syncope. Aujourd'hui qu'on donne le chloroforme à chaque instant, même pour de simples explorations, et qu'on est bien habitué à manier cet agent anesthésique, on n'a plus sujet à se montrer aussi réservé qu'autrefois.

Mais on peut très bien et dans presque tous les cas remplacer le chloroforme par la *cocaïne* qui procure une insensibilisation locale suffisante pour supprimer à peu près complètement la douleur de l'incision.

Pour ma part, j'ai substitué depuis plusieurs années ce procédé à la chloroformisation, avec des succès constants.

J'emploie la solution à 2 pour 100 de chlorhydrate de cocaïne, et 'ai soin de faire coucher horizontalement le malade, la tête basse, ainsi que l'a indiqué M. Reclus. J'applique la cocaïne à la surface du canal, sur la muqueuse, à l'aide d'une petite sonde creuse et de la seringue à instillation, ainsi que je l'ai dit précédemment. Je ne dépasse jamais 10 centigrammes de substance active, et, lorsque le canal saigne, je n'atteins pas cette proportion, car alors la muqueuse est douée de propriétés absorbantes plus énergiques qu'en l'état normal.

Ces quelques précautions me paraissent suffire pour mettre à l'abri des accidents signalés et qui sont d'autant plus à craindre qu'on applique la cocaïne sur un organe plus rapproché du cerveau.

Il est facile d'instiller la cocaïne sur la portion d'urèthre placée en avant de la stricture, mais c'est moins aisé de le faire en arrière d'elle ou à son niveau.

Cette répartition de la substance anesthésique est beaucoup facilitée par la manœuvre consistant à *dilater un peu le rétrécissement* avant de l'inciser, en introduisant notre longue bougie conique numéro 1.

Quoi qu'il en soit, dès que la cocaïne est mise au contact de muqueuse, on doit attendre *dix minutes* environ, avant de commencer l'opération. Ce temps est nécessaire à la production de la l'anesthésie locale, beaucoup plus longue à apparaître lorsqu'il y a simple contact superficiel de la cocaïne que quand on l'injecte dans le tissu cellulaire ou l'épaisseur des membranes.

Nous avons dit plus haut qu'avant le section uréthrale nous

injectons dans la vessie, après l'avoir vidée de son urine, une certaine quantité de solution boriquée concentrée.

3° APRÈS L'OPÉRATION. — Nous donnons toujours de la *quinine*, souvent du *bromure* si le sujet est excité, quelquefois de l'*opium* s'il ressent de la douleur. Les *diurétiques* sont constamment indiqués. Le *régime* doit être très sévère (*lacté mixte*).

On entretient la perméabilité de la sonde à l'aide de quelques lavages de la vessie à l'eau boriquée chaude.

Cette précaution est la meilleure pour prévenir la cystite infectieuse si souvent observée en pareille circonstance.

Il est d'absolue nécessité *de boucher hermétiquement l'orifice libre de la sonde* afin d'empêcher la progression des germes dans son intérieur jusqu'à la vessie.

A quel moment faut-il commencer la dilatation après l'uréthrotomie interne?

La section uréthrale donne un *résultat immédiat qui est excellent*, mais qui ne tarderait pas à disparaître si on abandonnait le malade à lui-même. En effet le travail de rétraction scléreuse continuant à s'effectuer progressivement, la stricture se reconstituerait comme auparavant. Si on veut conserver au malade le nouveau calibre uréthral, il faut donc faire appel à la *dilatation*.

Inutile de dire qu'on choisira systématiquement les *béniqués*, qui trouveront le passage largement ouvert et qui donneront la dilatation la meilleure et la plus rapide.

Civiale attendait quatre à six jours avant l'emploi des bougies.

Bonnet, Gosselin ne commençaient la dilatation que vers le dixième jour.

Reliquet conseille une expectation de six à sept jours après l'uréthrotomie. Il emploie les bougies de gomme d'abord, et dès qu'il a atteint le numéro 17, il prend les béniqués qu'il pousse jusqu'à 42 ou 44.

M. Guyon s'abstient de tout passage instrumental pendant huit ou neuf jours.

MM. Jamin et Guyard conseillent les bougies de gomme en premier lieu, jusqu'au numéro 14 ou 16, et les béniqués ensuite jusqu'au numéro 45 ou 46.

Pour ma part, j'attends un *septenaire* et j'introduis *ma longue bougie conique numéro* 2 sans brusquerie et sans développer de force. Il est rare qu'elle ne passe pas dès la première séance. Je m'adresse aussitôt après aux béniqués, et systématiquement je dépasse le numéro 50. Je me comporte comme je l'ai indiqué plus haut à propos de la Dilatation.

Accidents de l'uréthrotomie interne. — Ils sont : *locaux* et *généraux.*

1° ACCIDENTS LOCAUX. — Signalons tout d'abord l'*hémorragie* qui aujourd'hui est rare et le plus souvent insignifiante.

Elle résultait autrefois de *l'incision de la paroi inférieure ou de celle des parties latérales,* qu'on ne fait plus maintenant. La section exactement *médiane de la paroi supérieure* ne donne guère que quelques gouttes de sang; exceptionnellement sa quantité équivaut à une cuillerée à soupe.

Le moyen le plus simple de la combattre, c'est la *compression périnéale* (à l'aide du poing fermé) et *pénienne* (en prenant la verge à pleine main).

Un bon procédé consiste à introduire le plus vite possible *une sonde un peu forte* destinée à exercer une dilatation excentrique sur le canal. Dès que le sang est arrêté, on la remplace par une sonde plus petite.

On peut faire la compression périnéale à l'aide du *tourniquet d'Otis* qui exerce une pression sur l'urèthre de bas en haut.

Le *tourniquet uréthral de Hunter* est destiné surtout aux hémorragies de la portion pénienne. Cet instrument consiste en une sonde métallique courbe, qui est formée de deux larges valves pouvant s'écarter l'une de l'autre, une fois introduites.

Le *tube hémostatique uréthral* de Otis n'est, en dernière analyse, qu'une forte sonde élastique qui oblitère le canal par son volume.

Signalons l'ingénieux *appareil de Bates.* C'est une sonde garnie sur son trajet d'un ballon allongé qui l'entoure complètement. Ce ballon à son extrémité antérieure est muni de deux tubulures. On l'introduit vide dans l'urèthre et, dès qu'il est en place, on fait entrer par l'une des tubulures de l'eau très froide placée dans un réservoir un peu élevé. Le liquide après avoir traversé le ballon et l'avoir distendu s'écoule par la seconde tubulure. De cette façon on exerce sur l'urèthre une action de compression en même temps qu'une réfrigération très favorable à l'hémostase.

La *douleur* de l'uréthrotomie interne est ordinairement assez peu accusée. Elle ne se montre violente et persistante que chez les névropathes et les sujets impressionnables. Avant l'emploi de la sonde à demeure, elle éclatait brutalement dès la première miction qui suivait l'acte opératoire. Cet inconvénient a disparu aujourd'hui.

L'*uréthrite postopératoire* est la règle. Elle a pour caractère d'évoluer rapidement et de guérir spontanément. Il est exceptionnel qu'elle revête une certaine intensité. On l'a cependant vue produire des suppurations de plusieurs mois (Icard [1]). Une telle phlegmasie peut à la rigueur être suivie d'*abcès péri-uréthraux* et devenir le point de départ de *trajets fistuleux*. Quand elle se prolonge, elle compromet le résultat définitif car la cicatrice qui succède à une plaie suppurée est *épaisse et plus rétractile* que celle qui résulte d'une plaie qui suppure peu ou point (Reliquet).

Gaujot a accusé la sonde à demeure de provoquer la suppuration. Mais c'est inexact car cette dernière apparaît même dans les urèthres laissés libres après l'uréthrotomie. Il va de soi que, si la sonde était trop grosse, elle deviendrait pour le canal une cause irritative qui le prédisposerait à l'uréthrite.

Il faut tenir compte, dans l'appréciation de la suppuration post-opératoire, de l'état général du sujet et des soins locaux dont on l'entoure. L'antisepsie uréthrale (lavages boriqués et autres) mettra rapidement fin à la production du pus. Dans les cas rebelles il faut parfois arriver aux *instillations de nitrate d'argent*.

Les *cystites*, les *pyélo-néphrites*, les *épididymites*, etc., étudiées au chapitre des Complications, sont provoquées quelquefois par l'acte opératoire agissant comme cause déterminante chez le sujet déjà prédisposé par le rétrécissement.

L'*infiltration urinaire* ne s'observe plus à l'époque présente, grâce à la *sonde à demeure* qui garantit la plaie. Je me hâte d'ajouter qu'elle était rare même lorsque l'urèthre était laissé libre. Dès que l'urine peut s'écouler librement au dehors, elle n'a aucune tendance à s'infiltrer. Nous nous sommes expliqué là-dessus lorsque nous avons étudié cette complication.

Signalons l'*inertie vésicale* consécutive au rétrécissement (Mercier [2]). Elle peut persister malgré l'uréthrotomie interne. Dès lors l'urine s'écoule mal, et est même retenue dans la vessie, quoique sa voie d'émission soit largement ouverte.

J'ai observé ce fait un certain nombre de fois, tantôt après l'uréthrotomie interne, tantôt après la dilatation. Phillips, Gosselin, Mercier, Reliquet en ont cité des exemples.

A cet accident il faut opposer le *cathétérisme évacuateur* régulier dès que la sonde à demeure est enlevée. On choisira de préférence la *sonde de Nélaton* ou une sonde en gomme très souple.

J'ai obtenu les meilleurs résultats de l'application de l'*électricité faradique*. Je porte dans la vessie un excitateur courbe à extrémité métallique olivaire, et je le mets par un fil en communication avec

---

[1] *Trait. des rétréciss. de l'urèthre*. Th. de Paris, 1858.
[2] *Recherches sur le trait. des mal. des org. génit.-urin.*

un des pôles de l'appareil. L'autre pôle est relié à une plaque feutrée humide placée sur l'hypogastre. Un courant d'intensité variable, selon la sensibilité du sujet, est établi durant cinq ou six minutes. En même temps, on promène l'excitateur métallique sur toute la surface interne de la vessie.

Très rapidement, on sent la vessie se contracter et immobiliser l'extrémité de l'excitateur.

On voit l'ombilic se déprimer fortement et se porter de haut en bas grâce à la contraction de l'*ouraque*. Ce mouvement démontre très bien l'existence et la fonction des faisceaux musculaires contenus dans ce ligament.

Je termine chaque séance par une ou deux minutes de *courants continus à interruptions lentes*. J'insère pour cela les deux fils conducteurs sur les bornes d'une pile à courant continu, et toutes les secondes j'opère un changement du sens du courant. Il en résulte de fortes secousses qui sont très efficaces dans le rétablissement de la contractilité vésicale.

2° ACCIDENTS GÉNÉRAUX. — La *syncope* est assez souvent constatée.

On ramène le malade à lui en le couchant horizontalement la *tête basse* et en employant les autres moyens qu'on a l'habitude d'opposer à cet accident.

L'*infection purulente* n'existe pour ainsi dire plus depuis que l'antisepsie est rigoureusement observée.

La *fièvre* est assez fréquemment notée. Mais il y a lieu de bien séparer les uns des autres *les trois ordres* de circonstances qui la provoquent.

Tantôt c'est une *fièvre nerveuse*. Elle résulte de l'irritation générale provoquée par l'opération. C'est une réaction vasomotrice réflexe née de la douleur uréthrale. Elle n'a aucune gravité et tombe bientôt d'elle-même.

D'autres fois elle est due à la *septicémie*. Elle est toujours grave alors et revêt des caractères cliniques particuliers.

Elle peut enfin provenir d'une *complication locale*, dont les symptômes spéciaux indiquent l'origine et dictent le pronostic.

Résultats de l'uréthrotomie interne. — Voyons d'abord quelle est la *mortalité* que donne cette opération.

Sur 66 uréthrotomies faites dans les années 1862, 1863 et 1864, Maisonneuve eut 3 morts (Reliquet [1]). Perrin [2], en addition-

---

[1] Th. de Paris, 1865.
[2] *Bull. Soc. Chirurg.*, 1865, t. VI, p. 163-176.

nant 21 cas de Sédillot, 60 de Maisonneuve, 16 de Gosselin, 4 de Trélat, 12 de Demarquay, 5 de Boinet, 10 de Désormeaux, 14 de Reybard et 15 cas personnels, est arrivé à une mortalité de *trois pour cent.*

D'après la statistique de Grégory [1], 43 *uréthrotomies internes* ont donné 8 *morts* à Bordeaux; 5 *par fièvre urineuse.* 2 *par infection purulente et* 1 *par infiltration d'urine.*

Ce chiffre est très élevé et jure au milieu de ceux émanés des autres sources.

La statistique de Réverdin [2] est beaucoup plus favorable. *Sur* 52 *cas* opérés par M. Guyon, il n'y a eu qu'*une seule mort.*

D'après MM. Jamin et Guyard [3], depuis treize ans les statistiques de M. Guyon donnent constamment *la même proportion.*

Pour ma part, sur 39 uréthrotomies internes que j'ai pratiquées, *je n'ai perdu aucun malade.*

Des chiffres précédents, on peut conclure que *l'uréthrotomie interne bien faite et entourée d'une antisepsie intelligente est une opération bénigne.* Si on s'attachait à discuter tous les cas de mort publiés, on verrait qu'ils sont pour la plupart imputables à une faute opératoire ou à un manque de soins consécutifs.

RÉSULTATS IMMÉDIATS. — Le premier et le plus important est de *rétablir un large calibre à l'urèthre et une voie d'écoulement à l'urine.*

L'uréthrotomie interne fait *disparaître les accidents septiques* dus à la rétention, les *tumeurs urineuses, l'infiltration et la cystite* qui en sont la conséquence. En un mot, elle corrige d'un coup tous les *désordres mécaniques* créés par le défaut de l'élimination de l'urine.

RÉSULTATS DÉFINITIFS. — La plaie de l'uréthrotomie, nous le savons, donne lieu à une *cicatrice longitudinale* qui, en raison de sa direction, offre assez peu de tendance à la rétraction consécutive.

Quoique cela, « la récidive est la règle » (Tillaux [4]). « Elle est souvent rapide et, si le rétrécissement est abandonné à lui-même, il ne tarde pas à devenir aussi étroit qu'avant l'opération. » (Dolbeau. [5])

---

[1] *De la méthode sanglante dans les rétréciss. de l'urèthre.* Th. de Bordeaux, 1879.

[2] *Étude sur l'uréthrotomie int.* Th. de Paris, 1870.

[3] *Loc. cit.*

[4] *De l'uréthrotomie.* Th. d'agrégation, 1863.

[5] *Clin. chirurg.*, 1867.

Il n'est pas rare de voir des malades qui ont été uréthrotomisés deux et trois fois dans leur existence (Gosselin, Maisonneuve) et qui sont encore rétrécis. Il est vrai que ces faits s'observent chez les sujets qui se négligent et qui omettent de se faire dilater de temps à autre, une fois opérés, qui se livrent à des excès alcooliques et qui irritent leur canal par des fatigues, une mauvaise hygiène ou des inflammations locales.

Toutes les conditions précédentes sont très favorables à la réfection du rétrécissement et à la rétraction du tissu cicatriciel, résultant de la plaie opératoire.

En résumé, *l'uréthrotomie interne crée une large voie à l'urine. Mais ce résultat demande à être entretenu par la dilatation ultérieure, pour devenir définitif.* En effet, l'incision du canal ne détruit pas le tissu structural qui continue son évolution normale si on ne lutte pas contre à l'aide des bougies dilatatrices.

L'uréthrotomie interne n'est donc que la première phase du traitement des rétrécissements durs et serrés, qui doivent être sectionnés, parce qu'ils résisteraient, en vertu de leur densité et de leur rétraction, à l'action excentrique des instruments de dilatation.

Indications de l'uréthrotomie interne. — Elles sont *absolues* et *relatives.*

1° INDICATIONS ABSOLUES. — Elles commandent impérieusement l'incision uréthrale qu'on *fera d'emblée sans essayer d'une autre méthode.* On doit savoir qu'alors la dilatation sera impuissante ou insuffisante. Il est inutile de perdre son temps et de fatiguer le malade, et il vaut mieux recourir au seul procédé efficace.

Je fais ici tout d'abord allusion aux *rétrécissements traumatiques.*

Nous en connaissons les caractères, et nous savons que leur dureté et leur rétractibilité sont en discordance avec l'action dilatatrice.

L'uréthrotomie seule est capable *d'ajouter une pièce au canal trop étroit,* et à partir de ce moment la dilatation rend définitif le calibre uréthral ainsi reconstitué. *C'est sur la cicatrice opératoire que porte alors l'action des bougies.* Cette cicatrice est en effet jeune, embryonnaire, malléable. Elle obéit à l'action des instruments, à l'inverse de celle qui constitue le rétrécissement proprement dit et qui est complètement organisée et tout à fait scléreuse.

L'uréthrotomie interne s'impose encore dans le cas des strictures qui, après s'être laissées distendre dans de certaines proportions par les bougies, *refusent absolument le passage à des instruments plus volumineux.* Ici, le maximum d'écartement des parois uréthrales est atteint avant l'heure et, quoi qu'on fasse, on ne peut le dépasser par la dilatation. Si on laisse le malade à ce degré, il a toute chance de voir en très peu de temps son rétrécissement se reproduire, et tout est à recommencer.

L'uréthrotomie doit être pratiquée au plus vite, chaque fois *qu'un accident grave rétro-strictural fait son apparition* (cystite par rétention, infiltration, abcès urineux, septicémie, etc.).

A supposer que la dilatation puisse donner la guérison par elle-même, l'*intensité des phénomènes* nécessite une intervention plus rapide et qui lève l'obstacle d'un seul coup. Toute expectation deviendrait mortelle pour le malade. Il faut aller droit au but et l'atteindre au plus tôt. A ce titre l'uréthrotomie est le procédé par excellence.

Certaines coarctations deviennent, à un moment donné, *très irritables* et réagissent contre la moindre cause d'irritation, à tel point qu'elles ne supportent plus le passage des instruments, même d'un calibre peu élevé. A chaque séance de béniqué ou de bougies flexibles, l'urèthre se congestionne, et l'angustie se ferme un peu plus, du fait de l'hyperémie de ses parois.

Ce serait une grande faute que de vouloir dilater quand même de pareils urèthres. Le mieux est d'inciser et de rétablir en une fois une large voie d'écoulement. Aussitôt après cette opération l'irritabilité disparaît, et le conduit redevient très tolérant.

2° Indications relatives. — Ici *l'uréthrotomie peut être évitée* et remplacée par la *dilatation*. C'est au chirurgien de peser *le pour et le contre* et d'apprécier à leur valeur exacte les motifs qui poussent plutôt vers l'un que vers l'autre de ces deux procédés.

Dans les rétrécissements blennorrhagiques, il est bien rare que la dilatation ne réussisse pas, sauf les cas où la phlegmasie a été assez violente pour amener des éraillures inflammatoires du canal. Je fais ici allusion aux *rétrécissements scléro-cicatriciels*, qui, lorsqu'ils sont serrés, résistent à la dilatation ou ne lui obéissent que très péniblement, et se comportent d'une façon très analogue à celles des strictures traumatiques avec lesquelles ils ont de grands points de ressemblance.

Dès qu'on sait à quoi s'en tenir sur leurs propriétés physiques, il vaut mieux recourir d'emblée à la section uréthrale, que l'on pourrait *à la rigueur* éviter, mais que *légitiment les difficultés et la longueur de la dilatation*.

Il en est de même pour les *angusties difficiles à franchir*, tortueuses, cylindriques, compliquées de fausses routes. On comprend qu'une fois la voie trouvée, quelquefois après des heures de recherches, et une bougie filiforme introduite dans la vessie, il y a avantage à ouvrir de suite largement le chemin qu'on pourrait ne plus avoir la chance de rencontrer de nouveau.

Il ne faut cependant pas exagérer à ce sujet. La *bougie filiforme à demeure* donne constamment une dilatation très notable et au bout de vingt-quatre heures permet toujours le passage de notre longue bougie conique numéro 1, en partie ou en totalité. Celle-ci crée un passage rapide et son emploi évite fréquemment l'uréthrotomie. Si ce cathéter ne pouvait pas en un temps assez court (deux ou trois séances) *entrer en totalité dans l'urèthre*, ce serait le signe de la dureté du rétrécissement et de la nécessité de l'uréthrotomie.

Dans les *coarctations élastiques le canal perd avec une excessive rapidité l'élargissement obtenu tout aussi vite.* Si on met peu de temps à dilater, le rétrécissement en met aussi peu à se reproduire. De telle sorte qu'on reste sur place et les progrès sont nuls. C'est une indication à *sectionner la stricture.* Cependant je réussis souvent à éviter l'opération en poussant *la dilatation à l'extrême* et en atteignant le 56 ou le 60. Il faut pour guérir le malade par la dilatation *dépasser largement les limites d'élasticité du tissu morbide*, d'une façon très méthodique et très progressive.

Les *complications stricturales*, telles que les *fistules*, l'*irritabilité vésicale*, la grande prédisposition à la *fièvre urineuse*, etc., peuvent devenir des indications pressantes de l'uréthrotomie.

D'après Reliquet [1], « toutes les fois que dans le cours du traitement par la dilatation temporaire il apparaît un frisson après le cathétérisme dilatateur, il faut avoir recours à l'uréthrotomie ». Cette affirmation me paraît exagérée. J'ai souvent vu le frisson n'exister qu'à la première séance et ne plus se reproduire à partir de la seconde, surtout si on entoure le malade des précautions antiseptiques dont nous avons parlé.

En présence d'un calculeux rétréci, quelle est la conduite à tenir? On peut la résumer ainsi :

1° *S'il y a urgence absolue, à retirer la pierre* (accidents vésicaux ou autres), il faut *faire la taille d'emblée;*

2° *Si l'urgence est moins grande, on fera l'uréthrotomie, et un peu plus tard la lithotritie ;*

3° Enfin, si on est encore moins poussé à intervenir contre le calcul *on fera la dilatation* et *on la poussera* (si le rétrécissement le permet) *jusqu'au degré suffisant pour le passage des lithotriteurs.*

---

[1] *Loc. cit.*

Contre-indications de l'uréthrotomie. — Je n'en vois qu'une. *C'est le cas où l'on ne peut faire pénétrer la bougie filiforme conductrice.*

On ne fera jamais l'uréthrotomie sans cette bougie. Ce serait trop dangereux. En pareille occurrence on pratiquera l'uréthrotomie externe. On a vu des fausses routes extrêmement graves résulter de l'introduction du couteau de Maisonneuve sur le conducteur mal placé. La lame s'est montrée une fois au périnée audevant de l'anus (Dolbeau) [1].

Les complications rénales, vésicales et d'infection générale ne sont pas des contre-indications à l'uréthrotomie interne, bien au contraire. Cette opération, en rétablissant l'issue de l'urine, protège le malade contre beaucoup d'accidents et en particulier contre la septicémie.

3° Uréthrotomie externe

Cette opération a pour but d'ouvrir le canal de l'urèthre de dehors en dedans, au niveau du périnée, de façon à créer à l'urine une voie anormale.

Il est certain qu'il y a très longtemps que les chirurgiens incisaient les divers plans du périnée, et sectionnaient de cette façon le canal, pour en retirer les corps étrangers et les calculs, et donner issue à l'urine en cas de rétention. En cela, ils visaient moins les rétrécissements uréthraux que d'autres circonstances pathologiques, mais l'opération n'en constituait pas moins l'uréthrotomie externe.

Appliquée spécialement à la cure des coarctations, l'uréthrotomie externe date du milieu du xvii° siècle.

Faut-il la faire remonter à Richard Wisemann (1692), assistant du chirurgien anglais Edward Molins, ou à Cornélius Solingen, chirurgien hollandais (1680)? ou bien doit-on en rapporter l'honneur aux Italiens qui en auraient été les inventeurs dans le courant du xvi° siècle, d'après Jérôme Cardano et Durante Scacchi?

Nous ne nous chargeons pas de résoudre cette question d'histoire qui nous importe assez peu, d'autant qu'en ces époques éloignées on confondait ensemble l'incision périnéale superficielle, les ouvertures des abcès, l'uréthrotomie externe proprement dite et en un mot toutes les *boutonnières* pratiquées sur la région du périnée. Il est assez difficile de faire, dans toutes ces pratiques, la part exacte, qui revient à l'opération dont nous nous occupons.

[1] *Loc. cit.*

Il est certain que les chirurgiens qui incisaient le périnée ont fait cette ouverture *en arrière du rétrécissement* jusque vers le milieu du xviiie siècle. Leur incision ne visait pas du tout la coarctation. Elle était uniquement palliative et dirigée simplement contre le symptôme rétention (Fr. Colot[1], Tolet[2], Jean Palfin[3], Devaux[4]). Jean-Louis Petit[5] et Ledran[6] ont, en même temps qu'incisé le périnée pour combattre la rétention, *perforé le rétrécissement avec le trocart.* C'était un progrès, car l'opération s'attaquait déjà plus directement à l'obstacle pathologique.

D'autres chirurgiens, et en particulier G. de la Faye et Lassus, ont pratiqué des opérations plus ou moins analogues.

Au commencement du siècle actuel Desault s'est montré l'adversaire ardent de l'uréthrotomie externe, la déclarant presque toujours inutile et le plus souvent dangereuse. Il a entraîné dans son opinion Chopart, Roux, Lisfranc, Laugier, etc...

Il faut arriver à James Syme[7] (d'Edimbourg) pour trouver le véritable défenseur de l'uréthrotomie externe. Ce chirurgien vulgarisa cette opération. Il la généralisa à un grand nombre de cas, et il fut le créateur de l'*uréthrotomie externe sur conducteur.*

Il l'appliqua systématiquement dans tous les rétrécissements serrés, et l'opposa à l'uréthrotomie interne. Il est arrivé de la sorte à faire sienne cette opération à laquelle il a fini par donner son nom.

Pour Syme, la condition essentielle, *c'est qu'on puisse faire pénétrer un conducteur dans le canal.*

Or, en France, aujourd'hui comme à l'époque de Syme, une telle perméabilité uréthrale contre-indique l'uréthrotomie externe. Elle est la raison qui fait préférer l'uréthrotomie interne.

Syme fut exclusif. Il n'admit que l'incision périnéale dans tous les cas. En France on ne le suivit pas et on eut raison à notre sens. On conserva l'uréthrotomie interne chaque fois qu'il fut possible de l'exécuter, et *on ne pratiqua l'externe que quand on ne put faire autrement.* En Irlande l'opération de Syme fut aussi très attaquée.

Un peu plus tard, les chirurgiens français tels que Sédillot[8],

---

[1] *Traité de l'opération de la taille.* Paris, 1727.

[2] *Traité de la lithotomie.* Paris, 1699.

[3] *Anat. du corps humain.* Paris, 1726.

[4] *Traduct. du traité de la maladie vénérienne de Musitan.* Paris, 1711.

[5] *Mém. Acad. royale chirurg.* Paris, 1743, t. I, p. 338.

[6] *Traité des opérat. de chirurg.* Paris, 1742.

[7] JAMES SYME, *On stricture of the urethra and fistula in perineo.* Edinburgh, 1849; et *Lettre à l'Acad. impériale de Méd.*, nov. 1852.

[8] *Mém. sur l'uréthrot. ext. périnéale applicable aux rétréciss. de l'urèthre, Acad. des sc.* Paris, 27 octobre 1852.

Foucher [1], Bourguet d'Aix [2], Andrade [3] s'efforcèrent de ramener la faveur sur cette opération. Mais ils se gardèrent d'en faire, comme Syme, un procédé exclusif et systématique, destiné à remplacer l'uréthrotomie interne. Ils se contentèrent de la préconiser comme moyen à opposer aux coarctations infranchissables ou compliquées.

Dans une thèse restée célèbre, mon excellent maître, M. le professeur Tillaux [4], a écrit ceci : « L'uréthrotomie externe avec conducteur est une opération qu'il faut rejeter dans l'immense majorité des cas. L'uréthrotomie externe sans conducteur est une opération plutôt difficile que dangereuse. Il faut l'éviter autant que faire se peut ; mais dans quelques circonstances elle s'offre comme unique ressource. Il faut alors la pratiquer. »

Malgré le temps écoulé, cette conclusion essentiellement clinique est restée vraie. Il n'y a rien à y changer, et la plupart des chirurgiens français ne se comportent pas autrement. On a bien essayé d'établir par des statistiques que l'uréthrotomie externe pourrait être opposée avec avantage à un grand nombre de strictures (Carbonnel [5], Dudon [6], Grillot [7], Gassmann [8]).

Mais malgré ces efforts cette opération n'a pas franchi les limites que lui a données M. Tillaux.

Deux importants mémoires ont récemment essayé d'en relever l'éclat ; nous voulons parler de la thèse de Grégory [9] et de celle d'Eugène Monod [10].

Quoique cela, l'uréthrotomie externe n'est pas sortie du rang qu'elle mérite d'occuper ; *c'est une opération à laquelle on se résout, ne pouvant faire autrement, et qui s'attaque aux cas particulièrement compliqués.*

INDICATIONS. — Elles sont dictées surtout par les *traumatismes récents portant sur le périnée et intéressant directement l'urèthre.* Ici il y a déchirure ou rupture du canal, infiltration urinaire et

---

[1] *Mém. sur les indicat., les résultats et le manuel opérat. de l'uréthrot. ext.* Union méd., 27 décembre 1860.

[2] *Mém. sur l'uréthrot. ext. Bull. acad. de méd.,* 1861.

[3] *Des rétréciss. infranchiss. de l'urèthre et de leur trait. par l'uréthrot. ext. sans conducteur.* Th. de Paris, 1859

[4] Th. d'agrégation, 1863.

[5] *De l'uréthrot. ext.* Th. de Paris, 1866.

[6] *Id.,* 1867.

[7] *Id.,* 1868.

[8] *Id.,* 1873.

[9] *Loc. cit.*

[10] *Etude clin. sur les indicat. de l'uréthrot. ext.* Th. de Paris, 1880.

rétention consécutives. Le plus souvent, on ne peut pas introduire un cathéter par la voie normale, à cause du recroquevillement du bout postérieur ou de sa déviation (s'il s'agit d'une fracture du bassin).

Dans ces cas, l'uréthrotomie externe *ouvre d'abord une porte pour l'écoulement de l'urine infiltrée*. A ce titre elle s'impose d'une façon absolue.

L'incision faite, on est naturellement entraîné à la *recherche du bout postérieur* du canal dans lequel il est de toute importance de faire pénétrer la sonde molle qui traverse le bout antérieur. Lorsqu'on a atteint ce résultat, on a rétabli la continuité du canal et assuré la guérison du malade.

Mais il est bien évident que dans les traumatismes uréthraux, *si l'on parvient à placer d'emblée un cathéter creux dans la vessie, l'uréthrotomie externe perd en grande partie ses droits*. En effet on assure de cette façon l'écoulement de l'urine, et on pare aux accidents immédiats.

Plus tard la méthode de choix sera l'uréthrotomie interne, sauf le cas où le rétrécissement deviendrait tout à coup infranchissable, même pour le conducteur le plus fin possible.

Donc, en présence d'une contusion grave du périnée, avec rupture de l'urèthre, *l'uréthrotomie externe sans conducteur et immédiate est* l'opération qu'on doit préférer, car elle offre l'avantage de parer aux accidents immédiats, en rétablissant le cours de l'urine et en donnant issue à l'infiltration, et elle permet en même temps de placer la sonde dans la vessie.

L'uréthrotomie externe sera pratiquée, dans les circonstances graves, *aussitôt après l'accident*, ou du moins le plus tôt qu'il sera possible. Si l'*infiltration* et la *rétention* surviennent à une époque plus tardive, *on pourra temporiser un peu* sans inconvénient. Mais l'apparition de ces deux complications marquera l'heure de l'acte chirurgical.

Il est bien entendu que, si l'on peut faire pénétrer une sonde dans la vessie, la conduite sera toute différente, car cet instrument, en même temps qu'il garantit le patient des accidents immédiats, rend très aisée l'*uréthrotomie interne*.

Un second ordre de faits est constitué par les *rétrécissements dits infranchissables*.

Ici j'estime qu'à l'inverse des cas précédents il faut être plus réservé relativement à l'uréthrotomie externe. Il est en effet possible de l'éviter la plupart du temps.

Nous savons d'abord qu'il n'existe pas à proprement parler de rétrécissement absolument infranchissable, sauf les *oblitérations complètes de l'urèthre.* Chaque fois que l'urine suinte par le méat, même goutte à goutte, on peut parvenir avec de la patience et de l'habileté à introduire une bougie filiforme (Syme, Thompson, Phillips, Desprès).

En pareille circonstance *les insuccès sont très rares* (Maisonneuve, Voillemier, Ricord, Sédillot). *Ils légitiment l'uréthrotomie externe.*

Cette opération est celle qu'il faut appliquer systématiquement aux *oblitérations uréthrales et aux rétrécissements qui s'en rapprochent le plus.* Il est important de la pratiquer sans délai si la rétention est considérable.

Mais, *si on parvient à faire pénétrer une bougie, si fine soit-elle, on doit lui préférer l'uréthrotomie interne,* opération plus bénigne, aboutissant plus rapidement à la guérison complète, et moins sujette au retour offensif de la stricture.

Inutile de faire observer que dans le cas actuel l'uréthrotomie externe s'impose davantage, *s'il y a commencement d'infiltration,* car elle s'adresse alors en même temps à la coarctation et à l'épanchement d'urine auquel elle ouvre une porte.

Si on a affaire à un rétrécissement permettant le passage de l'urine, mais non pas celui d'une bougie filiforme, en raison de son trajet tortueux et accidenté, *on doit se décider pour l'uréthrotomie externe* dès qu'on a acquis *la certitude qu'on ne pourra pas franchir directement l'obstacle ou que les tentatives que l'on fait dans ce but fatiguent le malade et lui donnent la fièvre ou enfin qu'il y a urgence à établir une voie d'écoulement à l'urine* (septicémie).

Une autre indication est tirée de l'*existence d'une lésion rénale.* Celle-ci guérit ou tout au moins s'améliore dès que l'urine reprend son cours ; et dans le cas contraire elle s'aggrave avec une rapidité remarquable. Il importe donc d'agir vite, et l'uréthrotomie externe est le procédé suivi du résultat le plus immédiat possible, lorsqu'on ne peut pas arriver, en peu de temps, à introduire dans la vessie une bougie filiforme.

Les indications précédentes se rapportent *à l'uréthrotomie externe sans conducteur,* c'est-à-dire *à l'uréthrotomie externe qui s'impose, et qu'on fait sans arrière-pensée,* car il n'est pas possible de l'éviter.

Syme a préconisé l'*uréthrotomie externe sur conducteur.* Nous n'en sommes guère partisan, lui préférant l'uréthrotomie interne chaque fois que nous pouvons la pratiquer. Or, la possibilité de l'introduction d'un conducteur rend cette dernière opération très aisée.

Nous ne voyons guère qu'un cas où l'opération de Syme sur

conducteur soit autorisée : c'est celui des *rétrécissements compliqués de fistules périnéales*. Pour guérir ces dernières, il faut s'opposer au contact de l'urine avec leur paroi interne. Pour cela, il est nécessaire de dilater l'urèthre dans des proportions assez considérables. Si on ne peut pas pousser très loin l'élargissement du canal, on n'obtiendra pas un résultat complet.

L'uréthrotomie interne est alors l'opération de choix.

Mais il peut arriver qu'une fistule, même lorsque l'urine ne la traverse plus du tout, persiste à cause de l'organisation de sa membrane pyogénique. Il importe alors non seulement de détourner du trajet anormal le cours de l'urine, mais encore *de modifier la paroi fistuleuse*, à l'aide des cautérisations, des injections irritantes, et mieux encore au moyen de *larges débridements*. A ce titre l'uréthrotomie externe donne des résultats excellents. Elle est alors rendue extrêmement simple *par le conducteur uréthral qui marque au bistouri la voie qu'il doit suivre*.

Il va de soi que l'opération de Syme n'est applicable qu'aux rétrécissements occupant la région périnéale.

Ceux qui sont situés dans la zone pénienne n'ont rien à faire avec elle, car on peut toujours les franchir sûrement par d'autres moyens tels que le *cathétérisme forcé*, qui ici n'offre pas de dangers (voir *Oblitération uréthrale*).

Nous avons cité deux cas (de Nélaton et de Guyon) relatés l'un dans la thèse de M. Tillaux [1], et l'autre dans celle de M. Eug. Monod [2], de *rétrécissements péri-uréthraux*, dans lesquels l'uréthrotomie externe a amené la guérison sans qu'il ait été besoin d'inciser le canal, le débridement des brides fibreuses périphériques ayant suffi pour permettre le passage du cathéter jusqu'à la vessie. Il est évident qu'en pareille circonstance l'*uréthrotomie externe partielle*, c'est-à-dire sans incision des parois propres de l'urèthre, *est l'opération de choix*.

PROCÉDÉ OPÉRATOIRE. — On endort le malade au *chloroforme*, et on le place sur le bord d'une table, les cuisses fortement fléchies sur le bassin et écartées, et les jambes pliées sur les cuisses. Deux aides soutiennent les membres inférieurs, qu'on peut aussi fixer avec des liens.

A plusieurs reprises je me suis servi avec beaucoup de commodité des *porte-jambes* de M. le professeur Duplay. Ils consistent en deux leviers du premier genre fixés sur les bords latéraux de

1 *Loc. cit.*
2 *Loc. cit.*

la table. Ils s'articulent chacun avec une pièce en forme de demi-cercle autour de laquelle ils tournent en prenant toutes les positions possibles. Leur plan de rotation est parallèle à l'axe du malade. On peut les rendre horizontaux, verticaux ou obliques Leur extrémité libre est munie d'une sorte de soulier dans lequel est fixé le pied. Les fesses du patient sont placées sur le bord de la table qu'elles dépassent un peu.

On oblique les *leviers porte-jambes* de façon que les pieds soient fortement poussés vers la tête. Cette attitude force les jambes à se plier sur les cuisses, et les cuisses à se fléchir sur le bassin, et le périnée se trouve admirablement disposé pour l'opération.

M. Duplay a fait construire ses *leviers porte-jambes* dans le but de supprimer deux aides dans l'opération de la périnéorraphie. Ils sont très commodes aussi pour l'exécution de l'*uréthrotomie externe*.

On rase soigneusement le périnée, on le savonne et on l'antiseptise.

Premier temps. — On introduit un cathéter dans l'urèthre.

Lorsque l'*uréthrotomie externe se fait sur conducteur*, on fait parvenir le cathéter jusqu'à la vessie.

Le *cathéter de Syme*, le plus employé à cet usage, est une bougie métallique courbe et cannelée sur sa convexité, dans toute la partie qui correspond à la région périnéale.

On peut, dans les cas où l'introduction est malaisée, se servir du même cathéter adapté à une bougie conductrice d'après le système de Maisonneuve ou celui de Gouley (voir ci-dessus).

On n'emploie plus le dilatateur de Caudmont, qui, cependant, était assez commode, et qui consistait en un cathéter métallique courbe dont l'extrémité était formée de deux lames juxtaposées, pouvant s'écarter transversalement l'une de l'autre.

Quand le rétrécissement est infranchissable, on se contente *de pousser le cathéter aussi loin qu'on peut* et on le confie à un aide qui le maintient solidement en *faisant saillir la convexité vers le périnée*.

Deuxième temps. — *On incise suivant une ligne médiane* intéressant la totalité du périnée antérieur, c'est-à-dire allant depuis la racine des bourses jusqu'à la marge de l'anus. On sectionne couche par couche et dans toute la longueur de la plaie en faisant l'hémostase à mesure que c'est nécessaire. On place des écarteurs latéraux et on cherche, avec l'index de la main gauche, à sentir la rainure du cathéter uréthral, qui va servir de guide au bistouri.

On comprend que c'est d'autant plus aisé que le conducteur a franchi une plus grande étendue de l'urèthre coarcté. Lorsqu'il est parvenu jusqu'à la vessie, cette manœuvre est très facile.

TROISIÈME TEMPS. — *On ouvre l'urèthre avec la pointe du bistouri.* Lorque le conducteur traverse complètement le point stricturé, on pousse la lame vers la rainure, et on sectionne comme sur la sonde cannelée.

Quand le conducteur arrive jusqu'au rétrécissement sans le franchir, l'incision est plus difficile. On l'exécute sur la ligne médiane autant que possible, de façon à tomber le plus près qu'on peut du conduit intérieur de la zone coarctée.

On écarte les parois uréthrales soit à l'aide de fils passés dans leur épaisseur, soit à l'aide de petites pinces à griffes.

QUATRIÈME TEMPS. — *On recherche le bout postérieur.*
Cette manœuvre n'existe évidemment pas dans l'*uréthrotomie externe sur conducteur.*

Comme elle constitue le temps de beaucoup le plus pénible et le plus délicat de l'opération, on comprend qu'autant l'uréthrotomie externe est facile avec le conducteur introduit complètement jusqu'à la vessie, autant elle est *malaisée lorsque le cathéter n'a pas franchi la zone stricturée.*

Dans ce dernier cas, on cherche d'abord l'orifice du rétrécissement dans la masse fibreuse qui se trouve au fond de l'incision. On la sectionne peu à peu, et bien exactement sur la ligne médiane. En même temps on appuie sur le cathéter afin d'obliger son bec à saillir dans le fond de la plaie et à indiquer ainsi le siège de l'extrémité antérieure de la coarctation.

Après un certain nombre de recherches et de sections, l'urine s'écoule tout à coup. On passe de suite un stylet ou une bougie dans la vessie en suivant la direction du liquide.

. Il faut se rappeler que la *paroi supérieure* de l'urèthre est constamment la moins altérée. *Elle peut donc servir de guide au stylet* lorsque le canal est ouvert. Elle est surtout utile à ce titre *lorsqu'on fait l'uréthrotomie externe dans le cas de traumatisme périnéal.* La contusion déchire le plancher uréthral, mais épargne le plafond. De sorte que, lorsqu'on a incisé le conduit, on n'a qu'à faire suivre la paroi supérieure à une sonde fine pour la voir pénétrer directement dans la vessie. La même pratique est quelquefois très utile quand on fait l'uréthrotomie externe sans conducteur, pour un rétrécissement serré.

Dès que le stylet est arrivé dans la vessie, on glisse sur lui, comme sur un conducteur, *le gorgeret de Teale*, sorte de gouttière triangulaire très allongée et terminée par un petit bouton.

On n'a plus alors qu'à pousser le cathéter, et à en faire apparaître le bec dans la plaie. On lui fait suivre la concavité du gorgeret qui l'amène tout naturellement jusqu'à la vessie.

On peut très bien se passer du gorgeret, et il n'est pas besoin d'amener le cathéter jusque dans le réservoir urinaire. Voici comment on procède alors. Dès qu'on a trouvé le bout postérieur du canal, on y introduit une bougie armée, sur laquelle on visse la tige droite de l'uréthrotome de Maisonneuve. Sur cette dernière *on glisse une sonde à bout coupé* dont l'extrémité libre émerge de la plaie.

CINQUIÈME TEMPS. — Cela fait, *on introduit par le méat une bougie conique* dont on place le bout dans la cavité de l'extrémité libre de la sonde. On fixe ces deux instruments l'un à l'autre à l'aide d'une ligature, et on n'a qu'à tirer à l'extérieur la bougie, pour entraîner d'arrière en avant dans le bout antérieur la sonde qui occupe déjà le bout postérieur (Guyon).

On pourrait aussi *faire pénétrer dans le bout antérieur une sonde à bout coupé plus grosse que celle qui est placée dans le bout postérieur*, et on introduirait l'extrémité libre de cette dernière dans la cavité de la première que l'on retirerait ensuite.

Nous avons l'habitude d'employer un cathéter cannelé sur la convexité, comme celui de Syme, et terminé par une partie aplatie destinée à la préhension de l'instrument. Cette partie plate se dévisse, et à sa place on peut fixer une tige droite.

Quand nous avons rencontré l'orifice du bout postérieur, *nous poussons dans la vessie un gorgeret mince, et nous en faisons parcourir la gouttière par l'extrémité de notre cathéter cannelé* qui arrive très aisément jusqu'au réservoir urinaire. Nous enlevons le gorgeret, nous dévissons la partie plate du cathéter, et nous la remplaçons par la tige droite. Cela fait, sur cette dernière *nous glissons la sonde à bout coupé* qui pénètre aisément dans la vessie sur le cathéter comme conducteur. Nous enlevons celui-ci, et l'opération est terminée. Cette façon de procéder simplifie beaucoup le dernier temps.

Il est très important, pour l'exécution de l'uréthrotomie externe, que le périnée du malade soit en *pleine lumière*. Il est en effet difficile de bien voir dans le fond de la boutonnière, et de distinguer tous les détails susceptibles de faire rencontrer le bout postérieur.

Lorsque le jour est peu favorable, on obtient un bon éclairage en employant le *photophore électrique de Stein, de Schutz*, ou mieux celui de *Clar* que nous avons mentionnés déjà à propos de l'uré-throscopie. Ces appareils se fixent sur la tête, comme lorsqu'on les emploie pour l'examen direct de l'urèthre à travers un tube endoscopique droit (*fig.* 99 *et* 100).

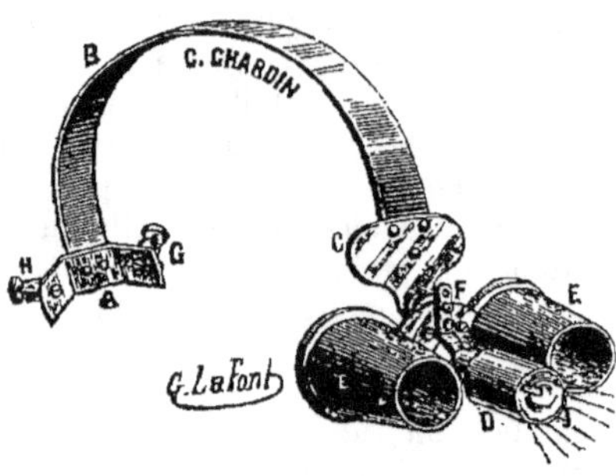

Fig. 99.

Dès que la sonde est en place, on *panse la plaie périnéale* avec de la gaze iodoformée ou du salol, et on attend la cicatrisation. On ne retire la sonde à demeure que lorsque le fond de la plaie est comblé de tissu néoformé et qu'on n'a plus sujet de craindre la sortie de l'urine par la solution de continuité périnéale. Ce résultat est d'habitude acquis au bout de quelques jours.

Contre-indications. — Certains auteurs, Syme en particulier, ont fait de l'uréthrotomie externe la *méthode rivale* de l'uréthrotomie interne.

Nous ne croyons guère, quant à nous, aux méthodes rivales, mais nous acceptons les *méthodes de choix*. Chacune trouve ses applications, et bien employée elle donne ce dont elle est capable.

Dire que « l'uréthrotomie interne est

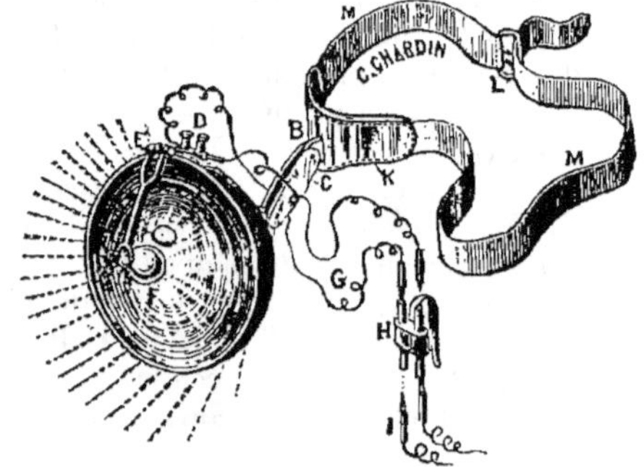

Fig. 100.

dangereuse au point de vue de la vie du patient, et inutile au point de vue du bénéfice apporté » (Grégory [1]) est une conclusion tellement exagérée qu'il est superflu de la discuter. L'uréthrotomie

1 *Loc. cit.*

interne a trop fait ses preuves et continue à trop les faire tous les jours pour qu'elle ait besoin d'être défendue. Tout le monde sait que, *bien faite*, c'est une excellente opération. Un avocat habile ne commence jamais par calomnier un adversaire dont la réputation est bien établie et d'ancienne date.

Relativement au *bénéfice de l'uréthrotomie interne*, nous nous sommes attaché dans ce volume à bien déterminer en quoi il consiste. Cette opération, pas plus que les autres, *ne donne un résultat définitif*. Elle constitue un *acte préparatoire à la dilatation*. Elle est destinée à permettre le passage ultérieur des grosses bougies. La guérison ne devient définitive qu'à la condition expresse pour le malade de passer par les phases de dilatation progressive décrites plus haut. L'uréthrotomie interne fait, d'une façon différente, ce que font nos longues bougies *coniques*. Celles-ci préparent l'entrée des béniqués lorsque le rétrécissement n'est pas très dur. Lorsqu'il est inextensible, celle-là agit de même. Elle n'est, en somme, *qu'une période initiale du traitement chirurgical*.

Si l'on s'arrêtait à elle, il est bien certain que le bénéfice acquis ne serait pas long à disparaître.

Déclarer l'uréthrotomie externe absolument innocente (Grégory) est une affirmation non moins exagérée que la précédente. L'*hémorragie*, l'*érysipèle*, le *phlegmon*, la *phlébite*, l'*infection purulente* même, sont des complications qui sont loin d'être rares dans l'espèce. La région opérée est *difficile à antiseptiser* parfaitement, et la statistique *bien interprétée* est loin d'être aussi favorable que celle de l'uréthrotomie interne.

Si on compare brutalement un certain nombre de cas d'uréthrotomies internes à pareil nombre d'uréthrotomies externes, on ne peut en tirer aucune conclusion exacte et vraiment scientifique. La statistique ne pourra avoir une signification réelle que lorsque dans les membres de la comparaison n'entreront que des observations assimilables comme âge, état général, vitalité du malade, complications, mode opératoire, soins consécutifs, intensité des lésions, etc.

Nous avons vu ci-dessus combien est *bénigne* aujourd'hui l'uréthrotomie interne.

Nous savons de plus combien elle est *rapide*. L'uréthrotomie externe est, au contraire, *bien plus longue*. La guérison met des semaines et parfois des mois avant d'être complète. Une *fistule périnéale* est toujours à redouter avec cette dernière opération.

Son exécution est autrement difficile que celle de l'uréthrotomie interne qui est admirablement réglée.

L'uréthrotomie externe est-elle moins sujette à la récidive que l'uréthrotomie interne? — M. Grégory répond oui. M. E. Monod compte cependant dans les divers auteurs *dix-neuf cas* où le rétrécissement s'est reconstitué avec une intensité remarquable. Mais ce chiffre n'a qu'une valeur minime, car il ne représente que les rares observations où le malade a pu *être suivi pendant quelques années* par le chirurgien qui l'avait opéré. Combien de cas ont été perdus ? Ce n'est pas possible de le savoir, mais le nombre est assurément considérable si on réfléchit qu'il y a très peu de temps encore les urineux se diffusaient dans tous les services de chirurgie où ils n'étaient l'objet que d'un très médiocre intérêt.

Du reste, *a priori*, il n'est pas possible de nier que l'uréthrotomie externe donne lieu *à une cicatrice fibreuse*, profonde, épaisse, rétractile, et semblable jusqu'à un certain point à celle des rétrécissements traumatiques. *L'uréthrotomie externe fait une plaie qui intéresse tous les plans de l'urèthre et du périnée, tandis que l'uréthrotomie interne ne sectionne que la muqueuse et souvent même en partie seulement.* Il est même probable que « ce n'est pas la cicatrice qui, dans les cas de récidive, revient sur elle-même, mais que ce sont bien plutôt les tissus altérés du rétrécissement qui continuent à subir leur évolution » (Reverdin [1]).

Chaque fois que nous avons eu l'occasion de pratiquer l'uréthrotomie externe, nous avons soumis le malade à des séances ultérieures de dilatation, que nous avons poussées, comme dans les cas précédents, aussi loin qu'il nous a été possible. Nous estimons que c'est grâce à cette précaution que nous avons obtenu de vraies guérisons. Ce qui le prouve, c'est que la cessation trop prolongée de l'action dilatatrice a été constamment suivie d'un resserrement du canal, qui n'aurait pas manqué de devenir très intense si nous n'avions pas réagi contre lui, à l'aide des bougies métalliques.

En conséquence, nous *regardons comme une contre-indication à l'uréthrotomie externe la possibilité opératoire de l'uréthrotomie interne.*

CATHÉTÉRISME RÉTROGRADE

En terminant, disons un mot de ce procédé qui a été employé par Verguin (1757), puis plus tard préconisé par Sedillot et récemment par M. Duplay [2] (1883).

On pratique la taille sus-pubienne et on cherche dans la vessie

---

[1] *Loc. cit.*
[2] *Arch. génér. de méd.*, p. 38 (1883).

l'orifice interne de l'urèthre. On y introduit une bougie qu'on pousse d'arrière en avant.

On engage une autre bougie d'avant en arrière dans le bout antérieur.

Les deux cathéters *se rencontrent au niveau de la plaie de l'uréthrotomie externe. On les lie ensemble* et, en tirant sur la bougie du bout antérieur, *on place normalement dans le canal la seconde bougie.* On fait alors *glisser sur elle comme sur un conducteur une sonde à bout coupé.*

Ce procédé est utile chaque fois qu'il n'est pas possible de découvrir le bout postérieur. Il n'aggrave pas le pronostic général, car l'incision hypogastrique est peu dangereuse par elle-même.

L'ouverture de la vessie *à vide* constitue le temps le plus difficile de l'opération. Le réservoir ne contenant pas de liquide se dissimule derrière le pubis, et il est parfois extrêmement difficile à reconnaître.

Un accident à éviter dans l'espèce, c'est l'*ouverture du péritoine* qui n'est pas relevé au-dessus du pubis, comme lorsque la vessie est fortement distendue.

J'ai vu le cathétérisme rétrograde parfaitement réussir entre les mains de mon regretté maître, M. Trélat. Il m'a rendu à moi-même un service signalé dans un cas très difficile que j'ai eu à soigner il y a deux ans.

3° Moyens destinés a détruire le rétrécissement

Existe-t-il un procédé réellement efficace pour détruire le tissu du rétrécissement ?

Nous ne le pensons pas, quant à nous.

Dernièrement on a tenté de remettre à la mode une ancienne opération de *Bourguet d'Aix*, nous voulons parler de la *résection de l'urèthre.*

Nous l'avons signalé à propos des *oblitérations uréthrales.*

Il ne nous répugnerait pas du tout d'exciser dans le cours de l'uréthrotomie externe un segment du canal converti complètement en cordon fibreux et de suturer les deux bouts ou de laisser un nouveau conduit se faire par cicatrisation autour de la sonde à demeure. Mais ici les conditions pathologiques sont tout à fait spéciales. Il s'agit de rétrécissements traumatiques dont l'évolution aboutit fatalement à la fermeture complète de l'urèthre. L'extirpation de la zone malade est légitimée par l'exagération de la stricture.

Dernièrement M. Quenu[1] a réséqué dans ces conditions 2 centimètres d'urèthre au niveau de la région pénienne, et a suturé au catgut les deux bouts libérés. Le résultat fut médiocre, car les sutures inférieures suppurèrent et la réunion ne se fit pas. Il se forma une fistule pénienne qui mit deux mois à s'oblitérer, et le malade conserva une virole fibreuse qui n'admit que le numéro 30 Béniqué.

Quoique cela, cette opération était dans l'espèce très rationnelle car il s'agissait d'un *rétrécissement traumatique*.

Mais la résection uréthrale appliquée à la cure du rétrécissement blennorrhagique (Jonon[2]) nous paraît condamnable.

Même à supposer que la réunion par première intention se produise à la suite des sutures, on substitue au tissu fibroïde de la coarctation une bande de tissu cicatriciel circulaire et transversale qui ne manquera pas, même dans les conditions les meilleures, de produire une stricture plus grave que celle qui existait primitivement.

Comme le rétrécissement blennorrhagique est souvent très long, sa résection doit amener un *raccourcissement du canal* dont l'effet ultérieur ne passera pas inaperçu au malade et gênera les fonctions péniennes.

Il ne nous paraît guère raisonnable de vouloir substituer à une opération bénigne et sûre dans ses effets, comme l'uréthrotomie interne, une opération incertaine dans ses résultats, exposant à des complications graves et sujette à amener des troubles fonctionnels ultérieurs même lorsqu'elle réussit très bien.

Nous ne parlerons donc pas davantage de la *résection uréthrale, que nous admettons dans les rétrécissements traumatiques tendant vers l'oblitération du canal, mais que nous rejetons dans tous les autres cas.*

Il y a longtemps que les chirurgiens ont eu l'idée de faire disparaître le tissu du rétrécissement et de substituer à l'incision de l'uréthrotomie interne une *destruction en totalité de la masse stricturale.*

Si ce résultat théorique pouvait être réalisé pratiquement, ce serait l'idéal.

Malheureusement nous n'en sommes pas là malgré le temps écoulé et les progrès réalisés.

La méthode dite de la *cautérisation* et née de cette conception

[1] *Soc. chirurg.*, 4 mai 1892.
[2] *Soc. chirurg.*, avril, 1892.

est complètement abandonnée à juste titre. On employait autrefois diverses *poudres escharotiques* portées dans l'urèthre au contact des tissus pathologiques qu'on cherchait à détruire directement.

Les suites étaient constamment mauvaises. S'il est vrai qu'on ouvrait immédiatement une certaine voie à l'urine par la mortification des parties rétrécies, le résultat n'était que transitoire, le processus morbide ne se trouvant pas enrayé. Il était même activé par la cautérisation qui substituait au tissu fibroïde, peu induré et peu rétractile, une cicatrice scléreuse, un noyau inodulaire dur, serré, et tendant indéfiniment à se resserrer.

La cautérisation fut en honneur jusqu'à *J. Hunter, Everard, Home* et *Whaleley*. Mais déjà plusieurs années avant l'époque de ces derniers chirurgiens, Desault et Chopart avaient montré combien la dilatation était supérieure à cette méthode qu'ils combattaient. Malgré eux la cautérisation survécut et fut perfectionnée par *Ducamp, Ségalas, Lallemand* et *Leroy d'Etiolles* qui firent construire toute une série de porte-caustiques dont il serait fastidieux de reproduire ici la disposition puisqu'ils ne sont plus du tout employés.

Le *nitrate d'argent* devient peu à peu le caustique exclusivement employé, se substituant à la potasse et aux autres agents escharotiques en usage autrefois.

On finit par comprendre que, si le caustique détruit, il donne lieu *à une formation cicatricielle* qui comble la perte de substance et aggrave la maladie ; et on vit que tout rétrécissement cautérisé devenait plus serré qu'auparavant.

C'est à cette période que la dilatation et l'uréthrotomie interne prirent le rang important qu'elles occupent dans le traitement et firent oublier la cautérisation.

L'idée de la destruction du tissu strictural reprit de la force au moment où l'électrolyse s'introduisit dans la pratique chirurgicale.

L'action qu'exerce le courant continu sur les tissus organiques fut découverte par Davy (1807) qui remarqua que ces derniers se décomposent sous l'influence électrolytique et que les *alcalis se portent au pôle négatif, tandis que les acides vont au pôle positif.*

C'est seulement en 1841 que Crusell de St-Pétersbourg et Wertheimber [1] songèrent à *appliquer l'action des courants continus à la cure des rétrécissements uréthraux.* Mais ils n'en comprirent pas le rôle. Ils pensaient, en effet, que le pôle négatif dissolvait les engorgements péri-uréthraux qui, pour eux, jouaient le rôle essen-

---

[1] Leroy d'Étiolles, *De la cautérisat. d'av. en arr. de l'électr. et du cautère électrique dans le trait. des rétréciss. de l'urèthre.* Paris, 1852.

tiel dans les coarctations. Ces tentatives ne furent pas concluantes.

Déjà, vers 1830, Matteuci avait fait agir le courant galvanique sur les tissus vivants, et Fabré-Palaprat [1] appliquait des *moxas électriques*. Ce dernier a publié la relation d'un stéatome du cou guéri par la galvano-puncture,

Ces résultats démontraient que le courant continu possède une action destructive efficace sur les substances vivantes.

En 1843, Schuster [2] a employé l'électrolyse dans la cure de l'hydrocèle, de l'ascite, des kystes et autres tumeurs.

Plus tard Scoutteten [3] traita de même façon trois loupes du cuir chevelu avec un succès relatif. Cet auteur admit que le courant galvanique détermine une *eschare dermique* dont la chute est suivie de l'évacuation de la substance kystique.

En 1867 Althaus [4] publia treize guérisons de tumeurs sébacées du crâne et de la face à suite de l'électrolyse.

Céniselli de Crémone (1860) précisa le mécanisme du courant continu, que Broca et Nélaton étudièrent à leur tour.

A la suite de ces applications diverses de l'électrolyse et de succès obtenus, l'idée devait venir de demander à cette méthode la destruction des tissus des rétrécissements.

Autrefois Watheley se servait de la potasse caustique, et Leroy d'Etiolles de la pâte de Vienne pour escharifier les coarctations. Ils s'étaient arrêtés aux *alcalis puissants* comme étant les meilleurs caustiques.

Tripier fut frappé de ce fait que les *cicatrices consécutives à l'application des bases caustiques sont molles et peu ou point rétractiles*, tandis que celles succédant à l'action des acides violents sont dures et fortement rétractiles.

Or le pôle négatif de la pile donne une cicatrice comparable à celle obtenue par les alcalis, tandis que le pôle positif en produit une assimilable à celle que forment les acides. *Le pôle négatif attire en effet par devers lui les bases de décomposition*, ce qui explique l'état savonneux de l'eschare, pendant que le pôle positif appelle les acides.

La cicatrice négative est donc molle et peu rétractile comme celle des caustiques basiques ; la cicatrice positive, au contraire, est dure et rétractile comme celle des acides.

Cette idée est en contradiction avec les faits cliniques. Il suffit d'avoir observé un sujet ayant par mégarde avalé de la potasse

---

[1] *Du galvanisme appliqué à la médecine*, 1828.
[2] *Mém. Acad. des sc.*, t. XVI et XVII.
[3] *Bull. Acad. méd.*, 1864-65.
[4] *Bred. méd. journ.*, 1867.

caustique, pour constater *que le rétrécissement cicatriciel de l'œsophage qui succède à cet accident possède à un haut degré la propriété rétractile, et est extrêmement dur*.

Quoique cela, MM. Mallez et Tripier [1] partirent de la conclusion précédente pour établir leur méthode électrolytique. Ils cher-
chèrent à détruire les rétrécissements par le *pôle négatif* qui, en
produisant une eschare molle et peu rétractile, devait *a priori* donner
une *guérison durable*. Ils firent remarquer que l'inflammation éliminatrice de l'eschare est peu intense et suppure peu. Or la rétractilité
cicatricielle est d'autant plus forte que la plaie suppure plus longtemps.

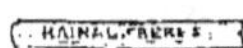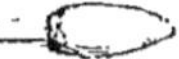

Fig. 101.

L'appareil de Mallez et Tripier est formé d'une *tige flexible*,
épaisse de 2 millimètres, constituée par un faisceau de fils
métalliques très fins et recouverte d'une enveloppe isolante. Ces
fils aboutissent, d'une part, à une petite armature permettant d'établir la communication avec la pile, et, d'autre part, à un pas de vis,
sur lequel on peut adapter des boules métalliques de différents
calibres et semblables par leur forme ovoïde à la tête des bougies
exploratrices ordinaires.

Il existe un jeu de boules graduées.

Plus tard la boule du mandrin fut remplacée par un *cylindre* de
2 ou 3 centimètres de longueur et d'un diamètre plus ou moins fort.

Pour opérer, on détermine d'abord le siège du rétrécissement,
ainsi que sa longueur par une exploration préalable. On introduit
ensuite le mandrin de façon que la boule se mette au contact de
l'extrémité antérieure de la coarctation. On établit le courant en
plaçant une plaque métallique garnie de peau de daim et imprégnée d'eau salée sur le ventre ou la cuisse du malade. *Cette plaque
est reliée au pôle positif, tandis que le pôle négatif de la pile est
adapté au mandrin à l'aide d'un fil conducteur.*

Autrefois l'intensité du courant n'était pas mesurée. Elle variait
avec chaque sujet, suivant la douleur provoquée. La séance durait
de sept à vingt minutes.

Dès que l'électrolyse est terminée, on constate un *léger suintement* sanguin et une *certaine douleur*. Sept à huit jours plus tard
l'eschare s'élimine sous forme d'une masse noirâtre et molle.

---

[1] *De la guérison durable des rétrécissements de l'urèthre par la galvano-
caustique chimique négative*, 1ʳᵉ édition, 1867 ; 2ᵉ édition, 1870, Paris.

Cette opération n'est pas exempte de dangers.

En effet on a noté, comme conséquence directe, de la *fièvre*, de l'*œdème pénien*, de la *dysurie*, de l'*épididymite* (Mallez et Tripier [1]), de l'*infiltration d'urine* (Reverdin [2]).

La *mort* a été signalée une fois sur cent opérés de Mallez [3].

MM. Mallez et Tripier avouent que leurs tentatives « n'ont pas toujours été couronnées de succès complet et durable ». Ils accusent un certain nombre de récidives, dont quelques-unes à très courte échéance (Duplay).

MM. Mallez et Tripier faisaient de l'*électrolyse circulaire*, c'est-à-dire qu'ils *agissaient sur toute la circonférence du rétrécissement*.

Reconnaissons qu'ils arrivaient à rétablir *momentanément* le cours de l'urine. Mais la récidive n'était pas longue à se produire, et la coarctation était plus serrée qu'avant le traitement.

Dès 1868 *Newmann*, de New-York, pratiqua l'électrolyse uréthrale sur l'homme d'après les travaux de Mallez et Tripier.

En 1873 il employa la même méthode chez la femme, dans les cas de rétrécissements du canal. Son but n'était pas de détruire la coarctation par action galvano-caustique, mais bien d'obtenir une *résolution des tissus fibreux à l'aide de courants faibles*. Il prétendait atteindre le but en huit ou dix séances, en vertu d'une sorte *d'action trophique interpolaire*. Pour éviter la destruction des tissus il espaçait les séances. Il employait une sonde isolée, terminée par une *olive nue de platine*, sur laquelle ou pouvait monter *une bougie conductrice* (*fig.* 102).

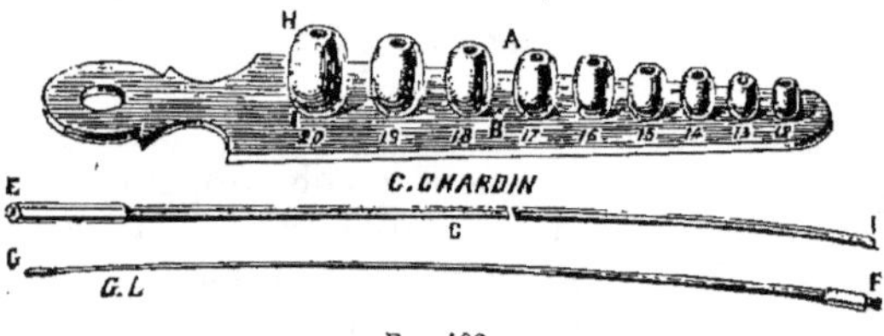

Fig. 102.

Je dois dire que j'ai uréthrotomisé un rétrécissement fibreux extrêmement serré que Newmann avait soigné autrefois par sa méthode et qui avait été l'objet d'une récidive des plus complètes.

Le Dr *Jardin*, assistant de Mallez, eut le premier l'idée de l'élec-

---

[1] *Loc. cit.*

[2] *Loc. cit.*

[3] Campos Bautista, *De la galvano-caustique chimique comme moyen de trait. des rétrécis. de l'urèthre*. Th. de doct., Paris, 1870.

trolyse linéaire. Sa conception fut toute différente de celle de son maître. Il ne chercha plus à détruire la stricture en totalité. Il voulut simplement *l'inciser*, comme on le fait dans l'uréthrotomie interne. *Mais il remplaça l'action de la lame tranchante par celle d'un fil de platine parcouru par le courant négatif de la pile.* En définitive il appliqua le principe de la destruction chimique des tissus par l'électrolyse négative pour produire une solution de continuité linéaire et longitudinale.

L'instrument de Jardin rappelle l'uréthrotome de Maisonneuve.

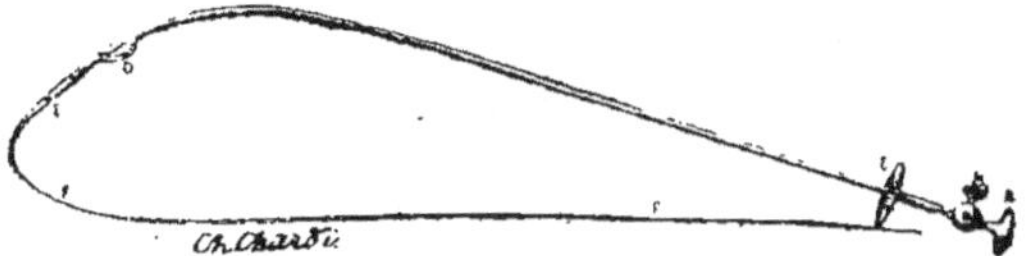

Fig. 103. — Uréthrotome de Jardin.

Il se compose d'une *bougie conductrice* vissée à l'extrémité d'un *cathéter cannelé sur la concavité et isolé.* La cannelure est métallique.

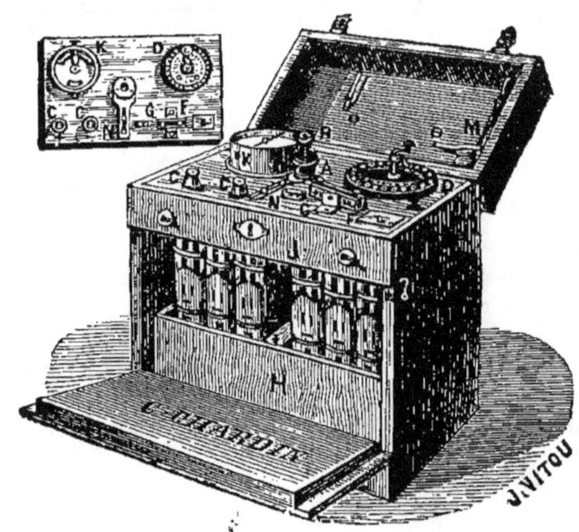

Fig. 104. — Appareil à courants continus.

On introduit la bougie et le cathéter qui lui fait suite de la même façon que les parties homologues de l'instrument de Maisonneuve.

On fait ensuite glisser dans la rainure le *conducteur électrique* qui est formé d'une tige supportant, vers son extrémité, un fil de platine convexe et saillant en forme de *dos d'âne*. Ce fil représente la lame tranchante de l'uréthrotome.

Le pôle positif de la pile est mis au contact de la cuisse sous forme d'une large plaque, et *le négatif est relié au conducteur électrique* qui pénètre dans l'urèthre. On mesure le courant à l'aide d'un *galvanomètre*. On pousse peu à peu et lentement dans le canal la tige chargée d'inciser par destruction galvanocaustique, et dès que l'obstacle est franchi, on interrompt le courant pour retirer le tout [1].

Pour Tripet, la *durée de l'opération est de une à six ou sept minutes, rarement douze minutes*. Exceptionnellement on est obligé d'administrer le chloroforme.

Le procédé de Jardin est d'une application facile et assez peu douloureuse. Il ne donne pas de sang et la fièvre est rarement observée. Il n'y a pas besoin de sonde à demeure. Dès que la section est terminée, le malade urine à plein jet et peut reprendre ses fonctions sans séjourner au lit le moins du monde (Tripet).

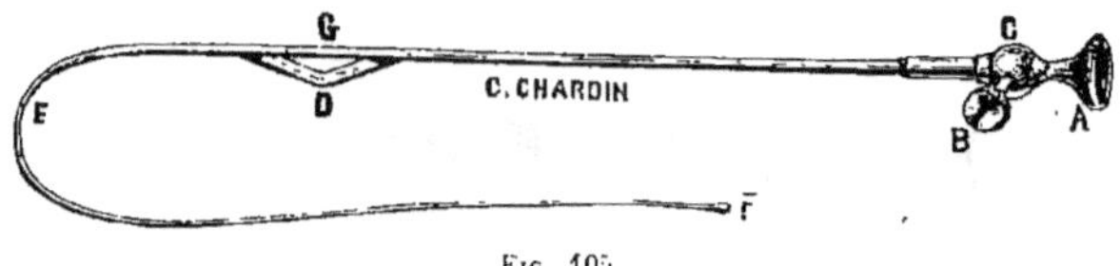

Fig. 105.

M. Fort a modifié l'appareil de Jardin en faisant fabriquer d'une seule pièce les diverses parties composant celui-ci. La lame est fixée dans une tige isolée et terminée par une bougie conductrice. On pousse l'instrument dans l'urèthre dans lequel on le fait progresser peu à peu à mesure que le courant exerce son action destructive.

M. Chardin a créé un modèle dans lequel la bougie conductrice est *vissée* sur la tige qui porte la lame. De cette façon on peut changer la bougie lorsqu'elle est détériorée sans avoir besoin de sacrifier l'appareil.

L'intensité du courant de l'électrolyse linéaire varie de 20 à 30 milliampères.

Dans les rétrécissements *cylindriques fibreux*, les seuls qui

[1] TRIPET, *Trait. des rétr. org. de l'urèthre par l'électrolyse.* Th. de doctorat. — Paris, 1881.

soient justiciables de l'incision sanglante ou électrolytique, la durée de l'opération est toujours de *quatre ou cinq minutes*. Lorsqu'elle n'atteint que quelques secondes, on a affaire à un rétrécissement valvulaire peu étendu, qui obéirait très bien à l'action de la *dilatation* que nous jugeons dans ce cas la *méthode de choix*.

Il est certain, et l'expérience directe sur l'animal le démontre aisément, que *l'action électrolytique est lente à se produire*. La décomposition chimique ne peut jamais être *instantanée*. Il faut donc, lorsqu'on applique à la cure des rétrécissements la méthode de Jardin, se garder de *pousser fortement la lame active*, sous peine d'exercer sur l'obstacle une sorte de *divulsion* comparable à celle produite par l'instrument à lame mousse de Horteloup. Dans ce cas, l'électrolyse perd tous ses droits, et l'instrument devient assimilable à ceux que nous avons vus *dilater brusquement et par force* les strictures uréthrales.

On comprend que plus la surface de l'électrode est limitée, et plus l'action chimique locale est intense. On est donc obligé de construire des lames de platine *extrêmement minces*, qui deviennent *coupantes* quand on leur fait supporter une action un peu forte de propulsion.

Si on se met en garde contre les causes d'erreurs que nous venons de signaler, et *si on ne veut utiliser que l'action électro-chimique exclusive*, la durée de la séance n'est jamais inférieure *à deux ou trois minutes, dans les cas les plus faciles*.

Nous ne faisons pas allusion ici à ces petites brides uréthrales insignifiantes, qui ne motivent en rien l'incision électrolytique, et que la dilatation guérit en rien de temps.

Il est évident que la plaie obtenue par l'électrolyse uréthrale *n'est pas plus linéaire que celle de l'uréthrotomie interne*. Elle l'est même bien moins. En effet, l'arc de platine qui sert d'électrode active n'agit pas seulement par son bord libre, mais aussi par ses faces latérales. De telle sorte que les parties mortifiées occupent une épaisseur assez considérable sur la paroi supérieure du canal[1].

Signalons l'uréthrotome électrolytique du *Dr Bay*.

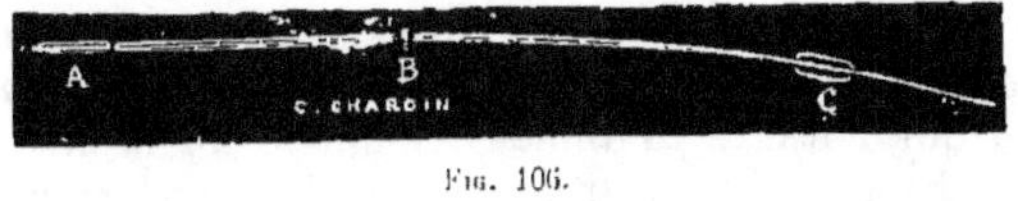

Fig. 106.

C'est une sonde de gomme qui est, au voisinage de son extrémité vésicale, traversée de dedans en dehors par un fil de platine.

[1] Monat, *Ann. des mal. des org. génito-urin.*, 1889.

Celui-ci en parcourt la face extérieure durant 1 centimètre et demi, pour venir ensuite occuper une place homologue sur la région diamétralement opposée. Le fil métallique rentre enfin dans l'intérieur de la sonde qu'il suit jusqu'à son extrémité libre.

On applique cet instrument comme les précédents. Il agit de la même façon, mais dans des limites très faibles, à cause du peu de saillie du fil de platine. L'uréthrotome de Baÿ produit deux destructions opposées, en raison de la disposition du fil actif. Il est capable de faire un peu de place en détruisant une faible portion de la surface interne de l'obstacle, mais il ne peut jamais ouvrir une voie suffisamment large pour qu'on puisse obtenir une guérison durable. Son seul avantage, c'est d'être d'un maniement dénué de tout danger, même entre des mains mal habiles.

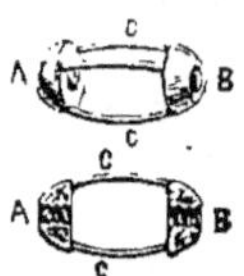

M. Guyon a fait construire des olives évidées, destinées à conduire le courant galvanique actif suivant trois méridiens, distants l'un de l'autre de 126 degrés environ. Les incisions portent ainsi sur la partie supérieure et les parois latérales de l'urèthre au niveau de leur continuation avec le plancher du canal. Ces olives sont montées sur une tige conductrice isolée. M. Guyon paraît avoir renoncé à cette disposition. J'ai pratiqué un nombre assez considérable d'électrolyses uréthrales dans le cours des rétrécissements uréthraux, et d'après les diverses méthodes préconisées. Voici mon opinion sur ce sujet.

L'action interpolaire de Newmann me paraît insignifiante et chimérique.

Le procédé de Mallez et Tripier donne un résultat immédiat qui ne saurait être nié, mais la récidive se produit fatalement et aboutit à une coarctation *plus serrée qu'au début*.

L'électrolyse linéaire de Jardin me paraît *le procédé le meilleur*. Mais, pas plus que l'uréthrotomie interne, *elle ne constitue une méthode curative définitive et n'est capable de donner une guérison durable*. Elle ne peut qu'ouvrir le canal longitudinalement, par section électrochimique. Elle fait exactement ce que fait l'uréthrotomie interne. Elle est comme celle-ci *la phase initiale du traitement* qui doit être continué et complété par la dilatation.

Ce qui démontre l'exactitude de cette conclusion, c'est *le nombre de récidives* qu'il est permis de constater chez les sujets qui ont été *exclusivement* soumis à l'électrolyse uréthrale.

Quoique l'uréthrotomie interne bien faite soit une opération innocente, il est certain que *l'électrolyse est encore plus bénigne*.

Dans tous les cas elle est plus qu'elle à la portée des médecins qui ne s'occupent pas spécialement des voies urinaires.

Ce serait injuste de la condamner comme on l'a fait, mais, pour nous, *son rôle est très limité*. Il se borne à la création d'une porte d'entrée pour les instruments de dilatation.

Elle constitue en somme une *uréthrotomie interne par destruction électrochimique négative*. Elle crée une solution de continuité, mais elle ne s'oppose pas plus que l'opération de Maisonneuve à l'évolution ultérieure des tissus morbides développés sur la paroi inférieure de l'urèthre.

Quoique cette opération ne donne pas naissance à une plaie vive et expose peu le malade aux dangers de la septicémie uréthrale, il n'est pas inutile de la faire précéder des pratiques de l'antisepsie, telles que nous les avons indiquées ci-dessus. Il faut, en effet, se rappeler les accidents que Mallez a signalés et qui résultaient en dernière analyse d'une infection directe.

J'ai l'habitude de pratiquer l'électrolyse dans les rétrécissements durs, difficiles à dilater, courts et *moyennement serrés*. Je réserve l'uréthrotomie interne aux coarctations très denses, longues et *extrêmement étroites*, car dans ces conditions l'incision par la lame tranchante, outre son instantanéité et la souffrance relativement minime qu'elle occasionne, assure une ouverture plus considérable que la destruction électrochimique qui est trop lente à se produire et trop douloureuse si on veut la rendre plus rapide.

Quel que soit le mode opératoire, j'estime que *la dilatation métallique, pratiquée ultérieurement dans de larges limites, est seule capable de rendre la guérison définitive.*

FIN

TABLE DES MATIÈRES

PREMIÈRE PARTIE

HISTOIRE DES RÉTRÉCISSEMENTS DE L'URÈTHRE

CHAPITRE PREMIER

CHAPITRE II

CHAPITRE III

DEUXIÈME PARTIE

COMPLICATIONS DES RÉTRÉCISSEMENTS

CHAPITRE PREMIER

CHAPITRE II

CHAPITRE III

CHAPITRE IV

CHAPITRE V

CHAPITRE VI

TROISIÈME PARTIE

TRAITEMENT DES RÉTRÉCISSEMENTS DE L'URÈTHRE

CHAPITRE PREMIER

CHAPITRE II

Tours. — Imprimerie Deslis Frères.

www.ingramcontent.com/pod-product-compliance
Lightning Source LLC
Chambersburg PA
CBHW051513060726
47597CB00001B/35